U0331363

# 眼科·视光-屈光矫正学

**YANKE SHIGUANG-QUGUANG JIAOZHENGXUE**

■ 呼正林 袁淑波 马 林 编著

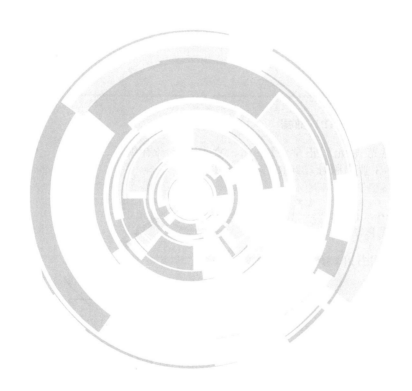

化学工业出版社

·北京·

《眼科·视光-屈光矫正学》是作者根据徐广第先生建议，编写的一部关于验光后怎样进行屈光学处置，以使被测者获得最佳矫正效果的专著。

本书是我国第一本以眼的屈光不正和眼-视光学异常为对象，介绍使用框架眼镜对屈光不正以及眼病所涉及的屈光问题进行矫正与矫治具体方法的实用性书籍。

本书既对眼科-视光学的基本理论知识、矫正和矫治基本原则进行了介绍，也对矫正与矫治过程中的具体情况进行了分析，并提出了相应的处置办法。本书还对白内障、青光眼、弱视眼、屈光手术后残留屈光的验光配镜问题提出了很多建议。

本书文字通俗简洁，图文并茂，特别适合眼科医生、验光师、配镜师在业余时间进行专业自学和日常工作中的查阅。本书为从事眼视光职业教育与培训工作的人员查阅相关知识提供免于翻阅过多书籍的便利，还可供各类视光学院校师生使用。

**图书在版编目（CIP）数据**

眼科·视光-屈光矫正学/呼正林，袁淑波，马林编著.
北京：化学工业出版社，2018.1（2024.1重印）
ISBN 978-7-122-31134-4

Ⅰ.①眼… Ⅱ.①呼… ②袁… ③马… Ⅲ.①屈光不正-矫正 Ⅳ.①R778.1

中国版本图书馆 CIP 数据核字（2017）第 300805 号

责任编辑：夏叶清　　　　　　　　　装帧设计：史利平
责任校对：边　涛

出版发行：化学工业出版社（北京市东城区青年湖南街 13 号　邮政编码 100011）
印　　装：北京虎彩文化传播有限公司
710mm×1000mm　1/16　印张 37½　字数 821 千字　2024 年 1 月北京第 1 版第 8 次印刷

购书咨询：010-64518888
售后服务：010-64518899
网　　址：http://www.cip.com.cn
凡购买本书，如有缺损质量问题，本社销售中心负责调换。

定　价：168.00 元

# 作 者 简 介

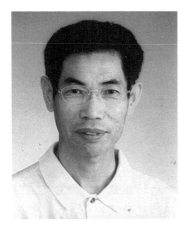

　　呼正林，国家职业技能鉴定高级考评员、质量督导员，眼镜验光员职业培训师。 1975 年毕业于内蒙古医科大学医疗系。自1980 年从事眼视光学教学工作，先后参与多层次学历和培训教育教学大纲及教学计划的制订工作。

　　著有：《眼屈光检测行为学》《眼科·视光-屈光矫正学》《渐进眼镜的验配与屈光矫正学》《实用临床验光经验集》《基础验光规范与配镜》《实用青少年验光配镜》《验光操作流程图解》《明明白白配眼镜》《眼睛健康，自己查》等。

# 前言
## PREFACE

随着对屈光矫正认识的提高，戴眼镜的人们的消费意识都得到了明显的提高。这不仅表现在眼镜戴用上，还表现在对屈光检测与配镜的要求上。正是在这样一种需求水平不断提高的基础上，眼镜行业所使用的仪器设备已经得到了普遍的更新。

例如在30多年前，我们绝大部分人还只能从书上看到的"验光器"，今天几乎成为眼镜店、配镜中心不可缺少的"综合验光仪"。裂隙灯、角膜曲率仪也已经达到了几乎普及的程度。

正是人们的消费意识与水平的不断提高和眼屈光检测与加工设备更新的因素，提供了眼镜行业的从业人员对知识与技能进行学习、更新的动力。

在这种形势下，与验光操作和加工配镜有关的著作的出版，正是眼镜行业员工对知识与技能学习、更新需求的一种必然趋势。本人在当代眼屈光学的先行者徐广第先生的鼓励和指导下，也曾在这方面做了一些工作，先后编写、出版了几本专业书籍。但是，终究感到似乎还缺少一块东西，直到在眼镜店及配镜中心看到经营人员解释问题时，才豁然明白：视光学应当包括什么内容？导致视光学异常的原因是什么？具体的表现又有哪些？矫正与矫治的原则是什么？具体的问题在屈光矫正中应当怎样处理？这些知识，对从事眼视光学工作的验光师、配镜师来说，应当说是具有极其重要价值的。但是与这些方面知识有关的学术资料恰恰如凤毛麟角。

倘若验光师、配镜师不清楚这些内容，就可能会被问得张口结舌，无以答对。倘若再不知道自己的知识浅薄的话，就会发生强词夺理、"我说的就是真理"的不该发生而又很难避免的现象。

当然，这也不能过度埋怨从业人员，他们获得这些知识的途径、知识的质量与戴眼镜的消费者是完全一样的。而7年制医学院校医疗系的教材中关于视光学方面的资料也不过只有25页而已。当我们的验光师、配镜师凭借这样的菲薄的知识来源，面对芸芸大众的雄厚知识底蕴，出现一些问题也是在所难免的，也是可以理解的。

当然，发生问题是不应当的，从事这一职业的人就不应该让这样的问题出现。正是基于这一观点，笔者特从老一辈视光学专家学者的经典著作中汲取营养，经过深入钻研、反复推演和论证，并广泛采集北京地区验光配镜工作者的经验与体会，在大量吸取近年视光学新的发现的基础上，增加了眼科常见疾病验光配镜方面的内容，编成这本《眼科·视光-屈光矫正学》。在新书出版之际，谨以本书奉献给恩师徐广第先生，作为这些年来自己谨遵师命在工作与学习中有所体会和收获的汇报。

　　谨期望这本书对从事眼视光学工作的眼科医生、验光师、配镜师及有关人员的屈光矫正实践有所帮助。

　　当然，这本书提出的"屈光矫正学"的这一命题，只是个人的一种探索，在这种探索中，难免会有这样那样的遗漏、不足，甚至还可能会有谬误。敬请广大读者在百忙之中不吝赐教，以便将来有机会再版时，能使本书的内容更加完善。

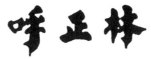

二〇一七年十月一日　于北京　镜缘斋

# 目 录

CONTENTS

# 第一章 ▶▶

# 眼的屈光

## 第一节 ┊ 屈光概述

眼屈光学，又称为眼科屈光学，简称屈光。关于这一名词的出现，应当是在 1914 年，由盈勒姆（Ingram）氏所译的《屈光学》。最早正式使用这一名称的我国学者为中国眼屈光学的奠基人毕华德。毕老于 1925 年将詹姆斯（James Thorings）的《Refraction of the Human Eye and Methods of Estimating the Refraction》译为中文，译著的书名为《眼科屈光学及其测定法》。

### 一、眼的屈光

#### 1. 屈光的概念

什么是屈光呢？简单地说就是屈折的光，或光发生了屈折，屈折就是光拐了一个硬弯。光为什么会拐了弯呢？从经典光学看，原因只有一个：光在传播中遇到了密度变化的客观条件。光的拐弯可能遇到了以下两种情况。

（1）介质密度的渐进变化

如图 1-1（a）所示，密度从低到高呈渐进递增形式。这时，光的传播就会是一条渐进的曲线。海市蜃楼，就是人在海边、沙漠中，景物的光在通过下密上疏的空气所产生的光路弯曲时，我们所看到的自然景观现象，就是景物折射在天空中的折射像。

（2）介质密度的突然变化

介质密度的骤然变化是现实中最为常见的密度变化形式，如空气与水构成的界面，光通过这一界面时，其光路将会在界面表现曲折为一个角度。我们的眼镜也是利用了这一界面现象。不过，光在通过镜片时必须两次通过界面［图 1-1（b）］，一次是由空气到玻璃，一次是由玻璃到空气，光在通过透镜后所产生的光线的偏移现象（空心双向箭头所指示距离）才是镜片对光的曲折作用。尽管光是通过两次折射完成对光的曲折作用的，但这对于光学的计算与应用则是很烦琐的事情。

（3）光学对屈光的简化

人们找到了一种将光路简化的方法。这种方法就是将通过透镜所发生的两次光的曲折［图 1-1（c）中虚线所示］，简化为一次曲折［图 1-1（c）中实线所示］，这也就

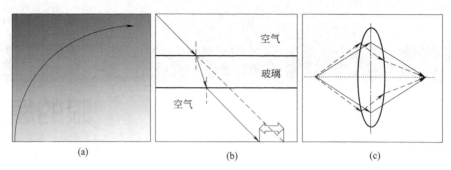

图 1-1　自然界中光曲折的两种形式及屈光的光学简化

是说：尽管我们忽略了、简化了中间过程，可我们明确了光的起点与终点，也就了解了透镜对光的作用。这就使透镜光学得到了在理论上的简化，这也为透镜的应用带来了极大的便利，透镜的应用也就成为相对比较简单的一件事情了。而这种简化的屈光学理念，也正是学习、运用眼屈光学原理，并进行屈光矫正的出发点和目标。

**2. 眼的屈光**

眼的屈光，又叫做眼的折射、眼的屈折、眼折射。

（1）眼的屈光是眼自身的功能

眼的屈光就是指光在进入眼以后所发生的曲折过程。屈光学在表述眼的屈光时，也采取了不同的图解方式。当表述眼的成像原理与视力时，则会使用图 1-2（a），即平行光线入眼后经过眼的屈折交叉地通过节点，然后成像在视网膜上。当表述屈光性质时，就会省略"交叉通过节点"这一环节，直接成像在视网膜上。这也就是说，在屈光学中，为了更清楚地解释问题的实质，在图解方面有时是采取了忽略过程这一方法的，而且使用这一方法进行图解的观念还是相当多的。

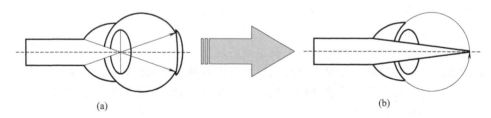

图 1-2　眼屈光的示意图

所谓眼的屈光就是指：无限远来的平行光经过无调节眼的屈折后，在视网膜上形成清晰的、倒立和缩小物像的功能，这就是眼屈光的定义。应当说，眼的屈光是一种功能，是对进入眼的光所表现出来的一种生物物理作用。

（2）眼屈光的几个有关名词

当我们将眼屈光学定义中的词进行相应调整的话，就会派生出有关眼屈光方面的某些相应的名词：

① 更换"功能"：

——"功能"更换成"现象"，就派生出：眼的屈光现象；

—— "功能" 更换成 "作用"，就派生出：眼的屈光作用；

—— "功能" 更换成 "过程"，就派生出：眼的屈光过程。

② 调整定义可引导出的名词：

将 "在视网膜上形成清晰的、倒立和缩小物像的功能"，调整为："在视网膜上形成清晰的、倒立和缩小物像的眼" 后，可以引导出以下定义：

—— 在句首加上 "能"，引导出正视眼的定义；

—— 在句首加上 "不能"，则引导出非正视眼的定义。

③ 更换语句，将导出各种屈光不正眼的定义：

将 "在视网膜上形成清晰的、倒立和缩小物像的功能"，作如下更换：

—— "成像在视网膜前"，这种眼就叫做近视眼；

—— "成像在视网膜后"，这种眼就叫做远视眼；

—— "不能成为焦点而成为两条焦线"，这种眼就叫做散光眼。

## 二、眼屈光的要素

在结构上可以影响眼的屈光状况的因素有三个，即眼前后轴的长度、眼的屈光指数、屈光面的弯曲度。这三个因素就叫做屈光三要素。这三个要素中，任何一个要素异常，都会导致眼屈光的异常。而任何一个要素的异常，又会起到加强或修正另一个因素和两个因素的异常的作用。

### 1. 屈光三要素

（1）眼前后轴的长度

眼轴对屈光的影响是最常被人们所述及的一个因素，当眼的屈光指数、屈光面的弯曲度处于正常状态下，眼的前后轴正常（24mm），被测眼就是正视眼。当眼的前后轴的长度缩短时，就是远视眼；当眼的前后轴的长度增大时就是近视眼。图 1-3 所示意的就是这种情景。

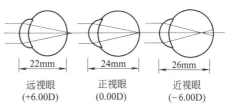

图 1-3　眼前后轴与屈光不正的关系

同时图 1-3 中也传递了另外一个信息：眼的前后轴每缩短或增长 2mm，眼的屈光度约发生 ±6.00DS 的变化。即眼的前后轴每缩短或增长 1mm，眼的屈光度约发生 ±3.00DS 的变化。有人说：增长 1mm 屈光度增加 −3.00DS，减少 1mm 屈光度增加 +3.00DS，这看起来精确的说法其实并不精确。我们以眼的总屈光度 +58.64D 和图中的数据为例进行计算：

前后轴缩短：$\dfrac{58.64}{X}=\dfrac{24}{22}$，$X=53.75D$，缩短 2mm 减少屈光度 4.89D。

前后轴增长：$\dfrac{58.64}{X}=\dfrac{24}{26}$，$X=63.53D$，增长 2mm 增加屈光度 4.89D。

这就是说，我们可以将因前后轴长度变化对屈光度影响的规律表述为：

前后轴 ±1mm，产生 2.94D±0.5D 的屈光变化。即每缩短 1mm，将需增加屈光矫正镜度＋2.445D；每增加 1mm 将需增加屈光矫正镜度－3.445D。

通过以上的计算与解析，眼的前后轴增加与减少所产生的镜度变化存在 1.00D 差异。但在综合叙述时，则以±1mm 的轴长变化，产生约±3D 的变化的表述相对比较简洁，这就是大家日常以"前后轴每缩短或增长 1mm，眼的屈光度约发生±3.00DS 的变化"的原因。

（2）眼的屈光指数

当眼的前后轴、屈光面弯曲度两个要素的数据均正常的情况下，眼屈光系统的屈

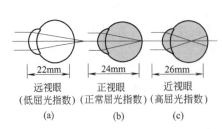

远视眼　　　正视眼　　　近视眼
（低屈光指数）（正常屈光指数）（高屈光指数）
(a)　　　　　(b)　　　　　(c)

图 1-4　眼屈光指数对屈光的影响

光指数大小也可以影响眼的屈光。人眼正常的屈光指数为 1.336。具有正常屈光指数的眼为正视眼 [图 1-4（b）]。当眼的屈光指数大于 1.336 时，平行光线入眼后就会成焦在视网膜之前，说明被测眼表现为近视眼 [图 1-4（c）]；而屈光指数小于 1.336 时，平行光线就会成焦在视网膜后，被测眼则将表现为远视眼 [图 1-4（a）]。

（3）屈光面的弯曲度

当前两个要素在正常生理数据状态时，眼的屈光状态将取决于屈光面弯曲度的大小。

眼的屈光面弯曲度正常 [图 1-5（b）]，被测眼为正视眼。眼的屈光面弯曲度过大，屈光力增强 [图 1-5（a）]，被测眼即为近视眼。倘若眼的屈光面弯曲度过小，屈光力就会减弱 [图 1-5（c）]，被测眼则为远视眼。

在眼的屈光面中，屈光面弯曲度对屈光影响最大的是角膜的弯曲度，其次是晶状体。最典型的事例就是圆锥角膜，被测者的屈光度会向屈光矫正的负镜度方向明显偏移。

**2. 屈光要素与眼的屈光**

人眼屈光的三个要素在决定眼屈光状态时，它们的作用不是孤立的，而是综合的。眼的屈光状态，总是由各个要素作用力的"中和"的综合效能所决定的。为了能够比较清楚地说明这种作用，在此我们只以眼轴长度和屈光指数这两个要素为例进行说明。

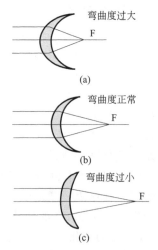

弯曲度过大
F
(a)

弯曲度正常
F
(b)

弯曲度过小
F
(c)

图 1-5　弯曲度与焦点的关系

当一个要素的数值增大或缩小时，另一个要素的增大或缩小，两者联合必然要产生"代数和"的作用，这种代数和的作用必然表现为两种类型：

（1）使屈光作用被加强

当两种屈光要素数值变化的方向一致时，其联合作用就会得到加强。例如，眼轴

增长，屈光指数增大，其各自的增大负性屈光矫正镜度的作用就会叠加增强。同理，眼轴缩短，屈光指数减小，被测者的正性屈光矫正镜度的作用也同样会被增强。

（2）使屈光作用被抵消

当两种屈光要素数值变化的方向作用相反时，其联合作用就会表现为各自作用的相互抵消。这种抵消有以下两种形式：

① 完全性抵消：两种屈光要素数值变化的方向作用相反，作用力的绝对值相等，两者各自的作用就会被完全抵消。

② 不完全性抵消：倘若两种屈光要素数值变化的方向作用相反，作用力的绝对值不相等，两者各自的作用就会发生不完全抵消。变化绝对值较小要素的作用和绝对值较大的要素中与其等值的部分就会被相互抵消。而绝对值较大的要素中未被抵消的部分，就是两者的综合作用的表现形式。

### 三、眼屈光与眼-视光学

说到眼屈光学，就不能不说到眼-视光学。问题是：这门学问到底是该叫眼屈光学，还是应当叫眼-视光学呢？后者与前者进行比较，到底有什么不同？至今没有明确的说法，也没有一个能够被大家都认可的解释和答案。为了弄清这个问题，就需要简单回顾一下两个称谓的由来。

詹姆斯的《Refraction of the Human Eye and Methods of Estimating the Refraction》这本书名直译应为《人眼的折光和折光诊断法》。我国著名眼科学家、中国眼屈光学的奠基人毕华德先生将这本书的名称译为《眼科屈光学及其测定法》。从毕老编译这第一本眼科屈光学以来，老一辈屈光学工作者在著述中更习惯于使用"眼屈光学"，如毕华德、李凤鸣、孙桂毓、徐广第、徐宝萃等，它们一般不使用"眼-视光学"这个词，如李凤鸣主编的《中华眼科学》（2005 年 2 月出版），依旧将这部分内容的第八卷命名为"眼屈光学"。这就是说，"Refraction of the Human Eye"这个词组，被认可的译文应是"眼屈光学"或"眼科屈光学"。

近年来，这一学科 随着国际交往的增多，国内新一代眼屈光学工作者，使用"眼-视光学"这个词的频率在不断提高，并将"眼-视光学"取代"眼屈光学"予以应用。例如，高等院校在专业教育的学科设置上无一例外的使用了"眼-视光学专业"这一名称。那么，"眼-视光学"这词的真正词义是什么呢？我们首先来看这个词的英文来源：

一般认为，眼视光学的英文为：Optometry。这一单词源于古希腊语的"optos""metron"两个词。Optos 的中文意义是：看；metron 的中文意义是：测量。

Opto 作为字首，表义：眼、视力、视觉。metro 作为字首，表义测量、量度；作为字尾（metry），表义测量法、度量法、度量衡。Optometry 的中文直译应为：视力测定法、验光［法］［胡咏霞主编《英汉、汉英医学分科词典（眼科学分册）》］，这一释义直接采用了梁实秋主编的《远东英汉大词典》的相关词条。

在国内各类书籍中，笔者至今尚未见到关于"眼-视光学"的明确定义，大部分陈述，都是站在"眼-视光学"的角度对其他的称谓进行评判，但对自己赖以立足的

"眼-视光学"的既无定义又陈述繁杂却熟视无睹。这就是当前"眼-视光学"和"眼屈光学"并存，而"眼-视光学"又不能一统天下的现状。

## 四、眼-视光学

笔者在阅读老一辈屈光学家的经典著作的基础上，也阅读了年轻一代屈光学工作者的相关著述。笔者在此仅从自己的认识对"眼-视光学"进行尝试性定义，并简要剖析"眼-视光学"的内涵及其知识体系。

### 1. 眼-视光学的定义

多年以来，之所以找不到关于"眼-视光学"定义，无非是对这一学科归属的争议所造成的。这一学科是该姓"医"，还是应该姓"理"。这一行业是医疗性服务，还是商业性服务。这一学科可能就是既"医"又"理"，不"医"不"理"这么一门科学。从行业角度考虑，是有"医"又不全是"医"；是"商"又不全是"商"。要想准确定位是很难的。这应当是任何边缘性学科生存的现实。"眼-视光学"作为一个边缘性学科也必然如此。承认学科的边缘特性，力争归于谁不如自立门户，这就是从事眼-视光学职业的人需要携手共济要做的事情。

当我们抛开门户之见，眼-视光学的范围自然就会跃然纸上：眼、视觉、矫正和矫治。串联起来就应当是：关于人眼精细辨别视觉、屈光检测与矫正屈光不正及某些视觉功能性眼病矫治的科学就是眼视光学。这就是眼视光学的定义。

### 2. 眼-视光学的内容

笔者认为，"眼-视光学"最基本的内容有三个方面：眼、视觉、矫正与矫治，之所以说这三个方面是最基本的内容，就是因为这三个方面只要缺少一个，这个学科就会残缺不全。

（1）眼

这里的眼，是指人眼。眼，既是这个学科的研究对象，也是这一学科、职业出之于服务的对象。倘若不了解眼的生物、生理特性，不能说无法从事这项工作，但可以肯定地说：要想始终保持这项工作较高的质量是不现实的。

（2）视觉

眼-视光学另一重要内容，就是视觉。眼-视光学中的视觉，至少应当包括以下三项内容。

① 视力：视力应当是眼-视光学在视觉方面的核心内容。眼视光学所要解决的一切问题，都离不开视力。可以说，没有视力就不会有眼屈光学和眼-视光学这样的学科。

② 视功能：近年来随着对视觉功能认识的不断提高，业内同仁对视功能的重视程度得到明显提高。笔者认为，视功能是眼-视光学的重要内容。以前业内对这一方面内容的重视程度相对较低，而且往往将双眼视功能的问题归入斜视之中。在当前，这项内容的被强调是这一学科可以称为"眼-视光学"的重要依据之一。

③ 检测：检测是指对视力、视觉功能的检测，不管是检测内容还是检测方法，

当然也包括我们今天所使用的检测仪器设备，都获得了极大地丰富。高性能、新技术在屈光检测方面的应用，使这一学科获得了前所未有的发展，应当说这应当是这一学科成为"眼-视光学"的又一依据。

（3）矫正与矫治

这一学科的第三项内容就是对前述检测中发现的问题进行处置。这项内容包括两个方面，一个方面是矫正，另一方面是矫治。

① 矫正：矫正是指通过一定辅助物品的应用或通过适当方法的实施，达到光学干预并实现即时改善视觉精细分辨力的行为活动过程。显然，属于这一类的有以下三项：

——普通眼镜矫正：普通眼镜，又叫做框架眼镜，简称眼镜。这是被大家一致认同的叫做屈光矫正或光学矫正的方法。

——隐形眼镜矫正：这是第二种被大家一致认同的可以叫做屈光矫正方法，这种矫正方法陷入争论的原因，就是这种方法到底姓不姓"医"，非医可不可以做。

——屈光手术矫正：这是第三种应当被叫做矫正的方法，之所以说屈光手术属于矫正，是因为手术最终是在没有改变内部结构，仍旧是通过手术的方法（切削角膜，或植入人工晶体）达到光学干预的既定目标。当然，归入矫治也未尝不可。

以上三种方法尽管不完全相同，但都是通过光学干预的方法，达到即时改善视觉精细分辨力这一目的。应当说，三者有着异曲同工、殊途同归的渊源。所不同的，只是方法而已。

② 矫治：矫治则是指通过一定辅助物品的应用或通过适当方法的实施，不以即时改善视觉精细分辨力，而是以最终改善视觉功能状况为目的的行为活动过程。常见的两种称为矫治的方法是：对斜视与隐斜视和低视力处置方法。

——斜视、隐斜视与弱视：这是以眼位改变为标志的双眼视觉功能障碍。对这种障碍进行处置，则不仅仅要考虑到视觉效果的改善，还需要注意到其潜在功能的恢复问题、外观形象等多方面的综合效应问题。例如一名弱视眼，对即时的处置可能不会有特别明显的效果，但随着矫治时间的推进，则会出现明显的结果。

——低视力：这是一种以视力明显下降为特征的视觉功能的低下状态。在处置中要想恢复视觉的精细分辨力是比较困难的，对这样的被测者的处置给予更多关照的则应当是实际生活能力和生活质量的提高。

**3. 眼-视光学的科学体系**

根据以上"眼-视光学"所涵盖的内容，这个学科应包括的知识点（也可以说是课程），笔者认为应当包括如下内容：

（1）光学

① 几何（线性）光学 ——为主。

② 物理（波动）光学。

（2）应用光学

① 透镜光学。

② 眼镜光学。

（3）眼解剖与生理

① 屈光解剖生理。

② 生理光学。

③ 视觉生理。

a. 人的视觉

b. 双眼视觉与视神经生理学

c. 视觉心理物理学

（4）基础医学（全科医学）

（5）眼科学

① 眼科基础。

② 眼病学。

③ 眼屈光学。

④ 斜视与弱视学。

⑤ 低视力学。

⑥ 屈光手术学。

（6）验光（屈光检测）学

① 验光器械学。

② 屈光检测学。

③ 双眼视功能检测学。

（7）眼镜与眼镜配制

① 眼镜美学。

② 眼镜架与眼镜片。

③ 镜片光学冷加工。

④ 眼镜的配制与调整。

（8）隐形眼镜学

（9）眼保健与眼病预防

（10）眼-视光业经营学

以上所列的课程清单，只是笔者在平时学习与教学中积累的个人体会，这也是笔者在遇到一些问题时，去寻找解疑答案的方向所在。笔者期望这一清单对各位同仁能够起到提示作用。

## 第二节 ⋮ 正视眼与非正视眼

在"眼-视光学"领域，在不使用调节力的情况下，根据眼的屈光状况，可以将眼分成两大类，一类是正视眼，另一类是非正视眼。各种非正视眼的状态又被统称为屈光不正。但是正视眼不应叫屈光正眼，这个称谓应算是合理不合法。

## 一、正视眼

**1. 什么是正视眼？**

正视眼又叫做屈光正常眼、正常眼、屈光健康眼。正视眼就是指：在不使用调节力的情况下，能将无限远来的平行光线聚焦在视网膜上的眼，就是正视眼。用屈光度来表示的话，其数学表达式为：$D_\infty = 0.00D$。

**2. 正视眼的种类**

正视眼可以分为两种类型。

（1）标准正视眼

倘若眼的各种物理性参数均正常，这种正视眼就叫做标准正视眼。

（2）非标准正视眼

倘若眼的各种物理性参数存在不正常，但是参数之间可以被相互抵消，这种眼尽管相关参数不正常，但仍能将无限远来的平行光线聚焦在视网膜上，这种眼依旧是正视眼。但因有别于标准正视眼，故叫做非标准正视眼。

## 二、非正视眼

非正视眼又叫做屈光异常眼、屈光不健康眼。非正视眼就是指：在不使用调节力的情况下，不能将无限远来的平行光线聚焦在视网膜上的眼。非正视眼有以下三种：

**1. 近视眼**

只能将无限远来的平行光线聚焦在视网膜之前的眼，叫做近视眼。近视眼的数学表达式为：$D < 0.00$。近视眼是屈光矫正中所见到最多的屈光不正类型的眼。这是我国眼-视光学工作者所面对的最主要的服务对象。

根据我国著名眼科学家陈耀真（1954）统计：单纯性近视占非正视眼的 51.97%。

**2. 远视眼**

而将无限远来的平行光线聚焦在视网膜之后的眼，则叫做远视眼。远视眼的数学表达式为：$D > 0.00$。

远视眼在非正视眼中所占比例较少。根据我国著名眼科学家陈耀真（1954）统计：单纯性近视只占非正视眼的 14.75%。

**3. 散光眼**

被测眼不能将无限远来的平行光线聚焦，而在不同的子午线上形成两条焦线的眼就叫做散光眼。

在非正视眼中单纯性散光眼并不多见，根据我国著名眼科学家陈耀真（1954）统计：单纯性散光只占非正视眼的 5.99%，其中单纯近视散光为 2.13%，单纯远视散光为 3.86%。复性散光眼比单纯性散光所占的比例要稍多一些，为 7.29%，其中，复性近视散光为 21.21%，复性远视散光为 5.76%，混合散光为 0.32%。

陈耀真的上述统计数据，与我国现阶段对屈光不正的统计数据相近。陈耀真所统计的这一组数据对屈光矫正工作是具有一定参照意义的。

### 4. 关于远视眼、正视眼和近视眼的屈光划分

（1）简单通俗划分方式

对远视眼、正视眼和近视眼的屈光度划分，通常是用简单通俗的划分方式。这种划分的形式为：

① 屈光度≥＋0.25D 的眼，叫做远视眼；

② 屈光度介于±0.25D 之间的眼，叫做正视眼；

③ 屈光度≤－0.25D 的眼，叫做近视眼。

（2）生理屈光范围划分方式

汪芳润先生在《近视眼》中说，有一些屈光学专家根据人眼生理屈光的现实及其在视觉精细分辨力上的表现状况，提出了生理屈光范围划分方式，这种划分方法的形式如下：

① 屈光度≥＋0.75D 的眼，叫做远视眼；

② 屈光度介于＋0.75～－0.25D 之间的眼，叫做正视眼；

③ 屈光度＜－0.25D 的眼，叫做近视眼。

## 三、与光学矫正有关的屈光异常

与光学矫正有关，但又同典型非正视眼在症状表现与矫正方面存在一定差异的屈光异常，最常见的有以下三种：

### 1. 老视眼

这是一种随年龄增大，生理机能自然性减退在视觉方面的表现。这种生理机能的减退是以调节力的逐渐降低为标志。人眼调节力的减退一般认为是从 10 岁开始的，此时，除在调节近点检测时会发现近点距离在逐渐增大以外，是没有任何症状的。当被测者在 50 岁±（3～5）岁时，调节力减退到不能进行持久近距离工作时，就会出现明确的主诉症状。此时，正值老年，应当说这就是老视眼名称的由来。

对老视眼的矫正，可以分成两种形式。

① 对单纯性老视眼，是要解决近距离工作的调节力补偿问题。

② 对并发性老视眼，则是要在远用屈光得到完全矫正镜度的基础上，解决近距离工作的调节力补偿问题。

两种方矫正方式中要遵循的一致理念就是，在视远的基础上，给予适当的屈光正镜度的补偿。

### 2. 屈光参差眼

参差就是不一样，屈光参差就是两只眼的屈光矫正度不一样。但是，并不是说两眼屈光度只要有参差就要下屈光参差的诊断。一般认为，当两眼屈光度参差超过±2.50D 时才能诊断为病理性屈光参差，这样的屈光参差在诊断上大多简称为：屈光参差。

**3. 低视力眼**

低视力是眼-视光学矫治工作的重要对象。那么，什么是低视力呢？诊断低视力有以下两个条件，只要满足一个条件，诊断就可以确立：

① 0.3＞最低矫正视力≥0.05；

② 10°≤视野＜15°。

过去，对低视力关注度相对较低，当被测者的视觉分辨力低于 0.05（指数/3m）时，则为盲，这是根据中华医学会第二届全国眼科学术会议（1979 年）建议统一采用世界卫生组织的盲目标准（1973 年）。

本节仅仅从正视眼和非正视眼的角度，对眼进行了简单的分类形式上的阐述，有关非正视眼（近视眼、远视眼、散光眼）和与光学矫正有关的屈光异常（老视眼、屈光参差、视觉疲劳以及低视力）的相关内容，请参见本书的第六～十一章及第十三章的相关内容。

# 第三节 屈光不正的分类方法

之所以要分类，就是要使众多的相关对象及其相关知识条理化、系统化、科学化，以便使人们更容易地学习、传播和应用相关知识。对屈光不正进行分类也是出于这样的一种目的。那么，用什么方法对屈光不正进行分类呢？笔者阅读了王超廷、崔国义主编的《眼科大词典》，徐宝萃、徐国旭编著的《眼屈光学》，徐广第主编的《眼科屈光学（第四版）》，李凤鸣主编的《中华眼科学（第二版）》等眼屈光学的经典著作与相关章节，当前对屈光不正进行分类的方法基本上有三类。第一类是根据眼屈光元件的位置进行分类；第二类是以屈光不正发生的特征进行分类；第三类是根据屈光不正的性质进行分类。

## 一、屈光元件的性质

这种分类方法是在演屈光不正分类上最为精细的方法。这种分类方法的最大优势在于将屈光不正与眼的各种结构的相互关系紧密相连，使我们能够更好地理解各种屈光不正与眼解剖状态的有机性关联。应用这种分类方法，一般是从眼屈光元件的位置、表面状况、屈光率、偏斜和缺失五个方面进行分析。

### 1. 屈光元件的位置

（1）屈光系统总的位置

屈光系统各个元件位置的改变，将会表现为眼屈光系统总体间距的改变，而总体间距的大小，是造成眼屈光异常的最为常见的原因。

① 总体间距过于紧密：具体将会表现为眼的前后轴缩短，由于这样的原因造成的屈光不正，就被称为轴性远视眼。

② 总体间距过于疏松：这种改变必然会导致眼的前后轴增大，这种屈光不正因

11

是由前后轴增大所致，因此就叫做轴性近视眼。

（2）屈光元件单体位置的改变

在眼的前后轴并无异常，但是眼屈光系统中单个元件异位，也会影响眼的屈光状态。这种异位一般是指晶状体位置的改变。

当晶状体向前方移位时，就会成为近视眼，我们不妨称其为移位性近视眼；而晶状体向后移位时，又会成为远视眼，也可以称其为移位性远视眼。

**2. 屈光表面状况**

屈光面的表面状况与眼的屈光性质有着密切的关系。这里所说的表面状况是指屈光元件表面的光滑程度和形式。而光滑程度强调的是表面是否规则，形式强调的则是表面的形态。

（1）规则屈光面

屈光面的光滑程度一般分成两个档次。表面光滑的称为规则，表面不光滑的则称为不规则。规则的屈光面又可以分为球面与柱面两种。

① 屈光面呈球面：因球面的曲率半径异常所导致的屈光不正，就叫做曲率性屈光不正，俗称球面屈光不正。导致曲率性屈光不正的主要因素是角膜曲率的改变，其次是晶状体。

——屈光面曲率半径过大（弯曲度过小）所导致的屈光不正，叫做曲率性远视眼。

——屈光面曲率半径过小（弯曲度过大）所导致的屈光不正，叫做曲率性近视眼。

② 屈光面呈柱面：屈光表面尚属规则，但在不同子午线方向上却存在曲率上的差异，这种眼就叫做散光眼。规则屈光面的散光又分为以下两种：

——规则散光：表现曲率差异最大的两条子午线呈正交状态的散光眼，就叫做规则散光眼，俗称规则散光。这种散光根据成焦后焦线的所在位置，又可分为单纯近视散光、复性近视散光、单纯远视散光、复性远视散光和混合散光五种。

——斜交散光：倘若表现曲率差异最大的两条子午线不呈正交状态，这种散光就叫做斜交散光，或称为双-斜散光。

（2）不规则屈光面

假如屈光面不光滑，就会在各条子午线上无规律可循，既不呈正交也不成斜交，这种眼就被称为不规则散光。这种散光用普通眼镜或软性隐形眼镜进行屈光矫正一般都很难取得满意的矫正效果。

**3. 屈光成分屈光率**

当屈光成分的屈光率（俗称屈光指数）异常时，也会使入眼的光线发生位移，从而使眼的屈光状态发生改变。这种屈光异常，就被称为曲率性屈光不正，或指数性屈光不正。

① 屈光力增大：造成近视眼，称为指数性近视眼；

② 屈光力减小：造成远视眼，称为指数性远视眼。

**4. 屈光成分的偏斜**

人眼屈光系统中可以发生偏斜的只有晶状体和视网膜，不管是哪一种成分偏斜产生屈光不正形式都将是散光。但是两者因各自的位置不同，在形式上的表现并不完全相同。

① 晶状体偏斜：一般会引起复性远视散光或复性近视散光。

② 视网膜偏斜：通常多发生于高度近视眼，因此视网膜偏斜引起的散光眼多为高度近视性散光。

**5. 屈光元件的缺失**

屈光元件的缺失最常见的、影响又较大的就是晶状体的缺失。当晶状体缺失时，屈光系统对光的屈折力将明显减小而成为高度远视眼。

## 二、根据发生的特点

人们还可以根据屈光不正发生的特点进行划分，了解这种划分可以帮助我们对屈光不正进行相关特征的定性，对屈光不正的矫正方法的选择、矫正效果及其预后，有一定的参考价值。

**1. 原发性屈光不正与继发性屈光不正**

根据屈光不正发生的状况，可以将屈光不正分为两类。对没有明显诱因而发生的屈光不正，就叫做原发性屈光不正；对由于全身疾病或其他眼病诱发的屈光不正，就叫做继发性屈光不正。两者进行比较，后者屈光不正的程度更深，屈光度更不稳定、进展较快。

**2. 先天性屈光不正与后天性屈光不正**

根据屈光不正发生的时间，可以把屈光不正分为两类：

（1）先天性屈光不正

在胚胎发育和出生前后，因遗传因素或眼的发育异常所导致的屈光不正，就叫做先天性屈光不正。先天性屈光不正，多表现为轴性屈光不正，其次为曲率性屈光不正。这类屈光不正，常会伴有其他先天性缺陷，如早产儿的视网膜病变、视网膜营养不良、小眼球小角膜、球形晶状体、葡萄膜缺损等。这种屈光不正被发现的一般都比较晚，矫治效果往往不是十分理想。

（2）后天性屈光不正

后天性屈光不正是指出生后因发育、疾病和用眼习惯问题所引发的屈光不正。这类屈光不正从发生的年龄上又可以分成两种：

① 早发性屈光不正：这种屈光不正，又叫做发育期屈光不正、调节性屈光不正、学生性屈光不正、学校性屈光不正，还被称为生理性屈光不正、静止性屈光不正。

这种屈光不正大多是由发育过程中眼的结构发生变异所致。这种屈光不正的矫正镜度一般发展平稳，通常情况下，每年最大的正镜度的递减量＜0.75D（即负镜度的递增值＜－0.75D），而≥1.00D 的相对较少。通常在 20 岁以前，正镜度的递减总量不大于 3.00D。当然，在当前过度使用手机和过度用眼的情况下，近视每年增加 −1.00DS 以上者也是司空见惯的事情。应当说，这是眼-视光学工作者所面对的最广大的服务对象。

这种屈光不正对光学矫正的适应状况相对比较理想，除高度远视眼外，通过合理验光配镜都可以使矫正视力达到（或超过）1.0。

② 成人（或迟发）性屈光不正：这种屈光不正是指人的生长发育进入相对静止的发展时期后所新发生的屈光不正。导致这种屈光不正的原因大多与职业工作、注视习惯等高强度近距离用眼有关。这种屈光不正眼最多见的就是成年性近视眼，其眼轴稍长，矫正镜度一般较低，可以单眼发生，光学矫正效果良好。

**3. 生理性屈光不正与病理性屈光不正**

眼-视光学又根据屈光不正的程度与发展速度分成两种，一种叫做生理性屈光不正，另一种叫做病理性屈光不正。

（1）生理性屈光不正

生理性屈光不正这种称谓，通常只适用于远视眼与散光眼。

① 生理性远视眼：因年龄较小，眼球尚未发育到正常大小所伴有的远视性屈光不正，就叫做生理性屈光不正。初生儿的眼所具有的 +2.50～+3.00D 的屈光矫正镜度，就是生理性屈光不正。这种屈光不正的屈光矫正镜度，绝大部分人会在眼球随年龄的增长逐渐发育的过程中逐渐降低，并最终在眼球的发育中被抵消。

也有一部分人，到成年以后仍有不同程度的远视屈光矫正镜度，这可能是因被测者出生时远视屈光矫正镜度较大，存在一定程度上的非生理性远视成分，生长发育过程只能将其中的一部分抵消掉。未被抵消掉的远视屈光矫正镜度，应视其为生理残余性远视。

② 生理性散光：生理性散光有以下两种，一种叫做牵拉性生理散光，另一种叫做固有性生理散光。在实际屈光检测中提到的生理散光大多指的是后者。

a. 牵拉性生理散光：这种散光大多是指眼外肌强力收缩，眼外肌腱牵拉巩膜所致。这种散光成分，通常表现为是一过性的。当较长时间高强度使用集合力时，散光可能就会出现，只要眼稍事休息，散光就可以得到缓解。

b. 固有性生理散光：固有性生理散光一般是在两种因素的作用下形成的。第一，眼睑自身的牵张力对角膜的持续压迫作用；第二，角膜自身水平径＞垂直径所导致的正交屈光差异。

牵拉性生理散光无需处理，应建议其注意合理用眼及使用助视工具。对于固有性生理散光，需要根据散光的程度来进行处置，对于 0.50DC 在屈光矫正中可以考虑使用等效球镜予以解决，而对于等于和高于 0.75DC 的散光则需用圆柱面镜予以矫正。

（2）病理性屈光不正

只要是近视眼，不管屈光度大小，一律不作生理性的定性。当高度近视眼伴有视网膜、脉络膜的退行性变，甚至存在失明危险性的近视眼，就叫做病理性近视眼，又叫做变性近视眼、变态近视眼、进行性近视眼，也称为恶性近视眼。

病理性近视眼的特征为：前房深、瞳孔大、反应慢、锯齿缘囊样变性；睫状肌因无调节刺激而萎缩，后部巩膜因牵拉而变长、变薄；晶状体因营养不良而有混浊；玻璃体因退行性变而发生液化；视网膜弧形斑较大，豹纹状眼底，巩膜后葡萄肿。光学屈光矫正效果一般较差。

### 三、屈光不正的性质

按眼的屈光性质进行分类，则是眼-视光学最为常见的一种屈光不正的分类。这种分类一般是以平行光线进入无调节眼后成焦所在的位置来确定屈光不正的名称。

**1. 近视眼**

在近视眼中根据有没有散光可分为两种。合并有散光的就称为复性近视眼，对没有散光的就称为单纯性近视眼。

**2. 远视眼**

远视眼的分类也可以根据有没有散光分成两种。合并有散光的就称为复性远视眼，对没有散光的就称为单纯性远视眼。

**3. 散光眼**

散光眼根据两条焦线所在的位置，可以分为五种（图1-6）。

（1）单纯近视散光

一条焦线（＋）在视网膜上，另一条焦线（□）在视网膜之前的眼就叫做单纯近视散光［图1-6ⓑ］。

（2）复性近视散光

两条焦线（♡）均在视网膜之前的眼，就叫做复性近视散光［图1-6ⓐ］。

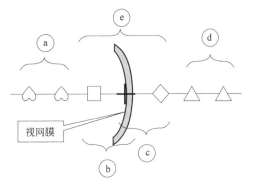

图1-6 散光眼的分类示意图

（3）单纯远视散光

一条焦线（＋）在视网膜上，另一条焦线（△）在视网膜之后，就叫做单纯远视散光［图1-6ⓒ］。

（4）复性远视散光

两条焦线（△）均在视网膜之后的眼，就叫做复性远视散光［图1-6ⓓ］。

（5）混合散光

一条焦线（♡）在视网膜之前，一条焦线（◇）在视网膜之后的散光眼，就叫做混合散光［图1-6ⓔ］。

第二章 ▶▶

# 屈光矫正

## 第一节 ┊ 屈光矫正

### 一、屈光矫正

#### 1. 什么是屈光矫正

（1）矫正

要了解"矫正"的意义，首先就得了解这个词。

矫，形声字。从矢，从乔，乔亦声。"乔"本义为"高而上曲"，转义为"拱起"。"矢"与"乔"联合起来表示"把弯箭反向拱起"。本义：把弯箭反向拱起，即把弯箭弄直。把弯曲的物体弄直这就是"矫"的原意。包含"矫"的词：

矫［jiǎo］：①将弯曲的东西弄直：～正曲木。〈引〉纠正，改：～枉过正，～正了偏差。②假托，诈称：～令。③强，勇武：～健的步伐，～捷。④举起，抬起来：～首（抬头）。⑤姓氏，主要在中国北方。⑥矫［jiāo］，古代投壶，箭从壶中跃出而手接之复投谓之"矫"，也称为"骁"。

矫矢——矫直箭矢；矫揉——使物或曲或直（"矫"是改直，"揉"是变曲）；矫直——矫正弯曲使之直；矫枉——矫正弯曲。比喻纠正偏邪：匡正，纠正。

矫正，属于动宾词组，其中："矫"是动词做谓语使用，"正"是名词，在这里做宾语使用。矫正一词最早见于汉代刘穆之的《南史传》："穆之斟酌时宜，随方矫正，不盈旬日，风俗顿改。"是动词词组。

"矫正"概念被引入社会领域，成为司法方面的专门用语，意指国家司法机关和工作人员通过各种措施和手段，使犯罪者或具有犯罪倾向的违法人员得到思想上、心理上和行为上的矫正治疗，从而重新融入社会，成为其中正常成员的过程。

（2）屈光矫正

简单说，屈光矫正就是：把眼的屈光发生的"不正"的问题重新弄"正"。那么，眼的屈光发生的"不正"包括什么呢？近视眼、远视眼、散光眼、老视眼都属于屈光不正，屈光矫正就是要通过物理光学的器具把处在不正状态矫正到"人工正视眼"的状态。这是屈光矫正的第一种涵义［图 2-1（a）］。

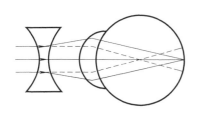

(a) 屈光矫正的第一种涵义

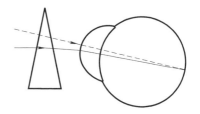

(b) 屈光矫正的第二种涵义

图 2-1　屈光矫正的两种涵义的示意图

屈光矫正的第二种涵义则是：对视线偏斜的矫正［图 2-1（b）］。当眼的集合功能发生异常时，眼的视线就会发生偏斜，这就是隐斜视、斜视，所发生的视功能异常就被称为双眼视功能异常。对这种情况使用光学器具予以处置就是光学矫正，倘若这种异常不能用光学器具予以矫正，就需要通过手术的方法来解决，这就是矫治。

**2. 矫正在眼科中应用**

"矫正"概念在医学中应用非常广泛。而眼科则是使用"矫正"这一名词最多的医疗部门的科室。眼科中关于矫正的概念，有两种形式：

（1）单纯性矫正

什么是单纯性矫正呢？应当说这是一种通过相应的手段，使眼睛的视力即刻得到提高的方法。这样的矫正方式就是单纯性矫正。通过这种方式获得的视力，就叫做"矫正视力"。戴眼镜是最常见的对"眼睛不好的人"实施的单纯性矫正，这种方法面对的对象是有屈光不正的人，因此，习惯上把这种方法称作"屈光矫正"。

（2）矫治

所谓"矫治"，实际上是"矫正"与"治疗"复合词的简称。在眼科的矫治概念中，也同样使用单纯性矫正的方法。但是，这些方法往往很难使"眼睛不好的人"的视力即刻得到明显的提高。对于这样的情况，仅仅用"屈光矫正"这单一的矫正方法，显然是不够的。还需要配合"治疗"的方法。例如，对青少年弱视进行视功能训练、尝试使用左旋多巴胺。

眼科学中被称为"矫治"的另一项应用就是"屈光手术"。屈光手术有两类：

① 角膜屈光手术：这种手术就是通过"机械削薄"的办法在角膜上做一只"人工镜片"，从而达到改变人眼的屈光状态。最常见就是近视眼的准分子激光矫治手术。

② 眼内屈光手术：这是一种通过在眼内植入人工晶体办法，改变人眼屈光度的办法。此种方法最普遍的应用就是治疗老年白内障。

角膜屈光手术、眼内屈光手术这两类手术之所以被叫做"矫治"，则是因为不管是做一只"人工镜片"还是植入一枚"人工晶体"，其作用都是要改变、改善人眼的屈光状况，这就是"矫正"概念，而这种"矫正"目标的实现又是通过"医学治疗"手段来实现的，这就是人们将这两种手术称为"矫治"的原因所在。

**3. 矫正在眼科、视光学的目的**

矫正，在眼科、眼视光学所要达到的最基本目的有以下两个：

（1）提高、改善视力质量

眼科、眼视光学凡说到"矫正"，一定是与眼的屈光不正密切相关的，都指的是使用某种光学的器具、手段作为人眼屈光的欠缺的补充，使眼睛达到（或趋近于）最理想的"人工正视眼"状态。这种状态下的眼就可以使屈光不正的眼的视力得到相应的改善、提高。最大程度上达到改善、提高屈光不正被测者的视力，并使其获得舒适的视觉感受，这就是眼科、眼视光学"屈光矫正"的目标。

（2）为视觉功能恢复创造良好的客观条件

"矫正"在眼科、眼视光学另一个作用，就是为视功能低下者的恢复创造良好的条件。这种情况最常见于少儿弱视矫治中。要想成功地矫治弱视，有两项措施：① 精确的屈光矫正；② 科学的视觉训练。而要想使视觉训练获得成效，就必须以"精确的屈光矫正"作为基础。从"矫治效果"看，只要做好这两项工作，这类青少年视力恢复到正常视力是没有问题的。矫治后，凡是被告知"疗效不理想""有效但恢复缓慢"的，都应当是这两项工作存在欠缺所致。

其次是针对虽有屈光不正但从未采取"矫正"措施的被测者，这样的被测者的视力往往会低于 1.0，有个别的甚至会低于 0.6。对于这样的被测者来说，"矫正"的效果要比青少年弱视的效果要差一些，但是只要经过"矫正到位"和接受必要的指导、训练，就可以使被测者的矫正视力得到适当的改善与提高，一般来说提高约 2 行的视力分辨力应当不是问题。

## 二、矫正视力

在眼科、视光学领域里的"矫正"，特指对眼屈光不正的矫正。在此有必要强调一个概念：有"屈光不正"存在，才有矫正的必要。与屈光矫正密切相关的就是"矫正视力"。

### 1. 什么是矫正视力

矫正视力只一个比较概念，是相对于"异常的"裸眼视力而言。裸眼视力代表其生理的实际视力，裸眼视力正常，也就不存在"矫正"必要，自然也就没有"矫正视力"。矫正视力，特指通过戴用眼镜矫正屈光不正之后得到的视力。换句话说，矫正视力就是戴眼镜后的视力。

### 2. "矫正视力"的客观要求

矫正视力并非一种纯粹的生理视力，而是一种在光学透镜辅助下得到的"获得性视力"。这种获得性视力一定要满足以下要求：

（1）不改变人眼自身的屈光

"矫正视力"，一定不改变人眼固有的屈光状态的、暂时性视力状态。矫正措施在就会呈现"矫正视力"，措施去除自然就恢复原始的生理状态，这种生理状态下的视力就是"裸眼视力"。

（2）使用可以去除光学器具

"矫正视力"，是指使用光学器具（一般特指眼镜、角膜接触镜），而且这种光学器具是随时可以去除的。使用不能随意去除的光学器具获得的视力,不能叫做"矫正视力"。如人工晶体植入,虽然可以改善、提高人眼的视力,但这时的视力不能叫"矫正视力",因为"人工晶体"是不能随意去除的,这也就是说没有与之对应的"裸眼视力",自然就不能叫"矫正视力"。植入"人工晶体"后的视力与正常眼的视力在分辨力与检测方面是没有本质区别的。因此,习惯上将"人工晶体"后的视力归入"裸眼视力"范畴。

（3）一定要优于裸眼视力

第三个客观条件,就是"矫正视力"一定要优于"裸眼视力"。倘若"矫正视力"不能优于"裸眼视力","矫正视力"就没存在的意义。一般来说,理想的矫正视力是:单眼 1.0,双眼 1.2。但在屈光矫正中,也会遇到一些被测者的矫正视力无法达到理想的状态的情况,对于这样的被测者应不应当配镜呢?这往往是被测者举棋不定的时刻。从视觉生理意义上讲,只要"矫正视力"优于"裸眼视力"就应当配镜,这既是提高"矫正视力"的办法,也是保证视觉分辨敏锐程度不受损伤的不可或缺的条件。

## 三、屈光矫正方法

目前矫正屈光不正采用的方法主要有两种:眼镜矫正和屈光手术矫正。

### 1. 眼镜矫正

（1）框架眼镜矫正

在矫正屈光不正中,佩戴框架眼镜是目前最常被采用的方法。眼科、眼视光领域一致认为:这种矫正方法是目前最为安全有效的方法。有些人怕被人看到自己戴眼镜,往往会以"佩戴眼镜不美观"为托词,拒绝戴用眼镜。应当说,这种认识并不正确。存在屈光不正,就应当配戴眼镜,否则就会影响眼对外界信息的高质量获取。

（2）角膜接触镜矫正

这种角膜接触镜,是我国最早由上海吴良材眼镜店在 1946 年尝试从国外引进的。1962 年,上海医学院与上海眼镜二厂联合研制出了国内最早的 PMMA 硬性-角膜接触镜开始,1972 年生产出国内最早的软性-角膜接触镜。从我国生产第一片角膜接触镜开始,角膜接触镜的验配就进入快速发展的节奏,目前,上海、北京、天津、广州、武汉、西安都有生产角膜接触镜的公司。这种眼镜有以下几种,但使用最为广泛的还是第一种。

① 软性角膜接触镜:这是人们不愿意戴用框架眼镜矫正所采用的一种方法。这种眼镜的矫正的视觉效果与框架眼镜相近,但戴用者自己会感到略差（特别是初次戴用）。这种镜片亲水性比较强,戴用中有较好的舒适度。

② 硬性角膜接触镜:我国最早引进的是不透气性的硬性角膜接触镜,在当前已经被近年来生产的透气性能较好的硬性角膜接触镜所代替,这为一些特殊类型的屈光不正（如高度散光）提供了较好的矫正手段。

不管是软性角膜接触镜,还是硬性角膜接触镜,都有一种特殊设计的 toric（复曲面）镜片，这种镜片通过棱镜设计、配重设计、截平方式（图 2-2），使镜片在角膜上具有了良好的方向定位功能。

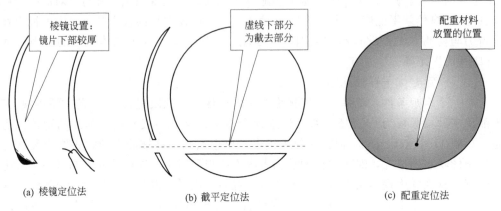

(a) 棱镜定位法　　　　　(b) 截平定位法　　　　　(c) 配重定位法

图 2-2　复曲面角膜接触镜的定位设计

角膜接触镜通常又被叫做"隐形眼镜"，这是年轻人时常会采用的一种屈光矫正的方法。

③ 塑形角膜接触镜：通常把这种镜片叫做"角膜塑形镜"，俗称"OK 镜"。"OK"这两个英文字母，实际是英文词组 Ortho keratology 的缩写，这个"OK"叫法，实际上是隐喻了让人联想的意义。"OK"最初出自 1839 年波士顿报纸的文字游戏栏目中，作为"ollkorrect"["allcorrect"的变体（意思是"都对"）]的首字母缩略字。

角膜塑形镜的应用，历来存在一定的争议。争论焦点有两个：a. 戴用的安全性问题；b. 是否确实有永久性的治疗近视眼的作用。目前对这两方面疑问，没有第三方试验的证实，但国家相关部门曾经强制性禁止这种眼镜的经营，尽管目前禁令没有明确被撤销，但目前这项业务又重新如火如荼了。但是，这种眼镜戴用后存在的视觉功能异常（视力波动、复视、眩光、角膜散光）、角膜"隐窝现象"、角膜的上皮损伤、无菌浸润、色素沉着、角膜溃疡（甚至穿孔）、镜片与角膜的黏附固着都是很现实的不良并发症。

④ 特殊类型隐形眼镜：这种类型的隐形眼镜包括角巩膜镜、巩膜镜、Piggy-back 联合隐形眼镜、软硬结合接触镜等。Piggy-back 联合隐形眼镜是指在一只眼上同时使用软、硬两种镜片，其中软性隐形眼镜戴在角膜上，硬性眼镜再戴在这枚软性隐形镜片上。结合接触镜，则是一种将 Piggy-back 使用的两种镜片加工制成的单只镜片。但是这类特殊性隐形眼镜片目前尚未获得 CFDA（国家食品药品监督管理总局）准入许可。

**2. 屈光手术矫正**

屈光手术目前是眼科、眼视光领域非常热门的一种手术，其中最为火爆的应当是近视眼的角膜屈光手术和白内障的人工晶体植入。

（1）角膜屈光手术

近视眼接受角膜屈光手术目的最直截了当的表述就是：摘掉眼镜，即实现不戴眼镜重新看清楚世界。但是，这一目标能否实现，取决于诸多因素，影响最终矫正效果的最重要因素有三个：

第一，手术者对矫正量的控制状况。

一般来说，近视眼在手术后的恢复中经常会出现"近视回退"现象，而这种"回退"又不是恒定的。对待这种情况，手术者经常会根据自己的经验，在手术时适当加大手术量予以适当"过度矫正"。这样的话，"近视回退"的量与"过度矫正"的量的难以琢磨的符合程度就成了关键："近视回退"的量小于"过度矫正"的量，最后的结果就是"人工"远视眼；两者相符，最后的结果就是"人工"正视眼；"近视回退"的量大于"过度矫正"的量，最后的结果就是"人工"轻度近视眼。这三种情况，都会存在不同程度的近距工作时视觉疲劳的发生，而"人工"远视眼、"人工"正视眼会表现得更为突出。

第二，医学检查、护理的状况。

屈光矫正手术前都需要进行严格的眼科的医学检查：常规检查、散瞳验光、角膜地形图检查、角膜厚度检查、主观验光、眼压测定、角膜知觉、泪液量及泪膜破裂时间等周密的检查，高度近视还要仔细检查眼底状况。倘若术前检查不精细，些许的偏差就会导致不可预测的结果

术后护理的质量是保证屈光矫正手术矫治效果的一项不可忽视的工作。一旦接受手术，就要在规范的护理、检查、药物应用条件下，维持、养护好眼的状态以争取最佳的手术效果。这个过程相对比较漫长，一般而言，PRK 术后一年内、LASIK 术后3 个月内都属于组织修复、功能恢复期，护理不当就会导致不可预测的问题发生。

第三，术后的用眼状况。

屈光手术并非令近视眼摘掉眼镜的一劳永逸的办法。如果术后不注意科学合理用眼的话，近视仍旧要发生，而且其发生、发展的速度可能会更快。

目前眼科、视光学界的有识之士一致认为：如不是工作及特殊需要而不能戴眼镜者，尽量不要急于考虑屈光性手术，应首选戴镜，手术宁晚勿早。屈光矫治手术毕竟是一种改变眼球自然生理结构形态的手术，而且这种手术目前尚没有达到人们所预期的那种完善程度。手术的并发症和副作用，仍旧是不能回避的问题。据著名台湾眼科医生报告：100％的人存在眩光，只是程度不同；99％的人有夜间视力减弱；60％～70％的人会有眼睛干涩症候群；术后大约 10 年，会出现老视眼症状表现；接受屈光手术的人，存在屈光回退、屈光不稳定的现象，而且角膜炎症、上皮增生时有发生。术后出现不规则散光、角膜混浊也并非鲜见，而由此引起角膜中心部的永久性改变，从而造成丧失最佳矫正视力的情况也是存在的。因此，接受屈光手术一定要慎重。

（2）晶体手术

共四种（分为有晶体眼与无晶体眼手术）。

① 有晶体眼屈光性人工晶体植入术：手术原理就是在病人角膜缘做一微小切口，把一种特制的人工晶体植入患者眼球内的前房或后房内，不磨损角膜，也无需摘除原

来晶体，保留患者眼球生理结构的完整性和调节功能。这种手术，实际上是把镜片由戴在眼外移到眼内。而且手术是可逆的，万一不需要这种人工晶体，做个小手术便可取出。该手术效果好，矫正屈光范围大，本技术适合于 1300～3000 度超高度近视、300 度以上散光、角膜很薄不能实施激光手术的患者。根据患者眼球情况和人工晶体安装的位置可分为 2 种手术方式：一种为前房型（前房虹膜夹持型，简称 ACL；前房房角支撑型，简称 PCL）；另一种为后房型（简称 IC）。

② 无晶体眼人工晶体植入术：这是针对无晶体眼的人工晶体植入，这种手术宜早不宜迟。

③ 超声乳化＋人工晶体植入术：手术方法是首先在角膜缘作一个小切口，然后用超声乳化的方法将原来晶体粉碎后吸出，植入经过计算后的人工晶体，可用来治疗白内障合并近视或远视的患者。Phaco＋IOL 的优点是手术可同时治疗白内障和近视及远视眼。目前此种方法已在临床上广泛应用。

④ 双联人工晶体植入术：手术方法是首先在角膜缘作一个小切口，然后用超声乳化的方法将原来晶体粉碎后吸出，植入两只经过计算后的人工晶体，用来矫正极高度远视眼合并白内障患者。

（3）巩膜手术（即后巩膜加固术）

此手术是应用医用的硅胶海绵、异体巩膜或阔筋膜等作为保护加固材料，加固和融合后极部巩膜，支撑眼球的后极部，阻止后极部的进行性扩张和眼轴进行性延长，一定程度上减少了近视眼的度数。同时，术后形成新生血管，增强脉络膜和视网膜的血循环，兴奋视细胞，活跃生物电，提高视敏度。此术适合于控制高度近视的眼轴进行性延长，尤以青少年高度近视眼球轴长超过 26mm、近视屈光度每年加深发展超过 1.00D 者有重要意义。

**3. 屈光不正预防、治疗的探索**

屈光不正（主要指近视眼）预防、治疗的方法，是多年以来人们一直探索的问题，目前已经涉及的方法既有物理的方法也有化学的方法。物理的方法包括：物理力学方法、光学方法、电生理方法；化学的方法就是指药物治疗。以这两类方法的原理制作的产品，在国内已经不下上千种之多。总的看来，这些产品的生存能力都比较差，呈现的趋势则是：新产品层出不穷，老产品不断地退市。

在近视眼的预防、控制方面还会经常提到营养饮食的方法和眼的健康保健问题。

（1）关于眼的饮食疗法问题

在近视眼的预防、控制方面还会经常提到营养饮食的方法，基本有以下几个方面：

① 提供充足的维生素 A：视黄醛是构成眼睛感光物质的重要原料，维生素 A 则有保护眼睛和其他上皮组织，间接抵抗感染的功能。维生素 A 充足，可增加眼角膜的光洁度，使眼睛明亮，看上去神采奕奕。

② 补充足够的蛋白质：眼球视网膜上的视紫质由蛋白质组成，缺乏时除肌肉柔弱、发育不良、易于感染、水肿、贫血外，还会出现视力障碍。因此，要给孩子多吃蛋白质含量较高的食物，如瘦肉、鱼、乳、蛋类和大豆制品等是有益的。

③ 不可缺少钙和磷：钙磷可使巩膜坚韧，并参与视神经生理活动。钙磷缺乏时，易发生视力疲劳，注意力分散，易引起近视。

④ 维生素 C、B$_1$、B$_2$ 不可少：维生素 C 是眼球晶状体的重要营养成分，摄入不足会使眼球晶状体混浊，并且是导致白内障的重要原因之一。富含维生素 C 的食物有橘、柑、柚、番茄、各种水果和蔬菜等，鲜枣、猕猴桃的维生素 C 含量更为丰富。维生素 B$_1$、B$_2$ 是参与包括视神经在内的神经细胞代谢的重要物质，并有保护眼睑结膜、球结膜和角膜的作用，还可预防和延缓外眦及眼角尾纹的形成。

⑤ 微量元素不可忽视：微量元素在人体内含量虽然不到体重的百分之一，但作用很大。没有它们，新陈代谢难以进行，儿童健康会受到影响。微量元素如锌、铬、钼、硒等，也参与眼睛内各种物质的代谢，调节其生理功能，不可忽视。

（2）良好的用眼习惯

看书写字姿势要端正，看书时间长了要休息片刻；不要在光线暗弱及直射阳光下看书。

有屈光不正就需要矫正，不要卧床、乘车、走路时看书。看手机不应当没有节制。

身体距离书桌一拳，食指距离笔尖一寸，眼睛距离书桌一尺。写字要保证两只眼都能看见自己写的字等。

眼药包括眼药水和眼药膏，品种很多，大部分属抗菌消炎药或含激素的眼药。对于细菌性结膜炎、角膜炎，我们经常使用的主要成分为氯霉素的眼药水。眼药水最好不要滥用，还是由医生帮助定夺为宜。

多吃一些有益于眼的食物，养成良好习惯。

# 第二节 屈光不正的光学矫正

说到屈光不正的光学矫正，就得首先了解眼的光学性质，只有了解了眼的光学性质，才能更好地了解屈光不正矫正的原理。

## 一、眼屈光的光学特征

这里所说的眼屈光状态的光学特征，是指不同的眼屈光状态与透镜在成像比较的一致性。依眼的正常数据可知：正视眼的总屈光度为 +58.64D。这也就是说，平行光线入眼后，在 +58.64D 屈折力的作用下就会成像（成焦）在视网膜上。图 2-3 中的 E 所示意的长度，就是代表正视眼的主光轴的前后轴的长度，通常认为这一长度为 24mm。

当眼的前后轴长度发生变化时，眼的屈光力也会发生改变。眼轴变长，屈光力增大；眼轴变短，屈光力减小。

### 1. 近视眼雷同于凸透镜

当面对近视眼像什么性质的透镜这个问题，好多人都会不假思索地回答：近视眼

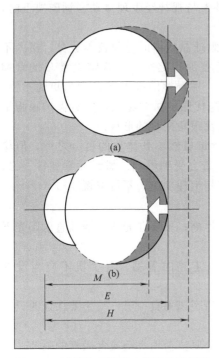

图 2-3　近视眼与远视眼光学性质示意图

像凹透镜。这种回答是以屈光矫正镜度的性质做了错误的参照所致。近视眼则是眼前后轴的长度延长，这也就表示近视眼的总的屈光力要大于＋58.64D。当我们假定正视眼为平光镜时，近视眼的眼轴增长［图 2-3（a）］所产生的光学效能只能是正透镜效应。倘若眼的前后径的长度增加 2mm，眼的屈光力就会增加就会增加约＋6.00D 的屈光力。正视眼（＋58.64D）可以看到无限远。而新增加的＋6.00D 的屈光力，恰好使眼的视中心凹与眼前约 0.1667m 的点建立了共轭关系。正是因为近视眼产生了正透镜效度的变化，才导致了近视眼的远点在眼前有限距离这样的特征，因此可以说，近视眼在光学性质上与凸透镜相雷同。

### 2. 远视眼雷同于凹透镜

当眼的前后轴的长度变短时［图 2-3（b）］，眼对光的屈折力就会下降。当视线从视中心凹发出后，经过屈光系统较小的屈折力的作用，在出眼时会呈发散的状态。因此，远视眼的视中心凹在眼前是没有共轭点的。视线出眼的发散效应与凹透镜对光线的效应完全相同，应当说远视眼在光学效应上与凹透镜雷同。对于远视眼来说，屈光力相对较小，因此远视眼无法将无限远（∞）来的平行光会聚在 H，而会聚在了 E，这显然是受到眼对光的发散作用所致。这又从另一个角度说明了远视眼与凹透镜的雷同。在正常的＋58.64D 的基础上，缩短眼的前后轴 2mm，就等于减少了约＋6.00D 的屈光力，眼只能发挥约＋52.64D 的屈光力。

### 3. 屈光不正眼的光学特性

通过眼球的客观形态和以上叙述，笔者认为，眼的光学特性应从以下两个方面进行描述：

（1）客观的球形状态

从形态上看，眼球是一个球体，因此，只能产生正透镜作用。平行光线的经过角膜与晶状体的屈折作用，其焦点一定要在角膜与晶状体的联合主点的后面。这是从眼球的客观形态来看。

（2）以正视眼为参照

正视眼是不需要屈光矫正的。当我们将这种不需要屈光矫正的状态视为平光镜（0.00D）时，就会发现：远视眼相对于正视眼的平光镜状态，就是一个相对性的凹透镜；而近视眼对于正视眼的平光镜状态，就应当是一个相对性的凸透镜。

从客观形态进行分析，我们得到的是眼球在屈光力方面的绝对数据。而当以正视眼为参照标准时，我们所得到的就是近视眼、远视眼在屈光力方面的相对数据。前一种分析对正确理解眼球屈光的实质——成像在视网膜这一概念有比较大的帮助，而后者对屈光矫正的原理的深入理解将会提供一个简明的理解途径。

① 远视眼的光线入眼径路：图 2-4（a）显示的就是光线进入远视眼的径路示意图。远视眼相对于正视眼而言是短眼，当无限远来的平行光线，进入无调节的眼后，本应在 E 处聚焦，但是远视眼的视网膜却是在 E 之前的 H，因此只能在眼球视网膜后面的一点 E 聚焦（图中的虚线就是远视眼成焦在视网膜上的光路示意）。怎样才能使光线进入无调节的眼后聚焦在视网膜上呢？只有一个办法，这就是进入眼的光线必须是集合光线（图中的实线就是能成焦在视网膜上的光路示意）。自然光源中是没有集合光线的，因此远视眼要想在自然环境中既看清楚东西，又不发生视觉疲劳，应当是不可能的，唯一的生理解决途径就是拼调节力，年轻时尚可对付，一旦上了年纪视近困难、视觉疲劳都将成为生活的常态。但是，"凸透镜"为我们提供了获得集合光线的现实性。

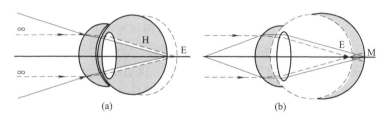

图 2-4　远视眼与近视眼的屈光示意图

② 近视眼的光线入眼径路。图 2-4（b）显示的就是光线进入近视眼的径路示意图。相对于正视眼而言，近视眼是长眼。当无限远来的平行光线，进入无调节的眼后，会在 E 处聚焦，但是近视眼的视网膜却是在 E 之后的 M，因此入眼光线只能在眼球视网膜 E 聚焦（图中的虚线就是近视眼成焦在视网膜上的光路示意）后继续前行，而在视网膜处只能呈现一个"弥散光斑"效应。什么样的光线进入无调节的眼后聚焦在视网膜上呢？只能是人眼前的某一点发出的发散光进入眼的光线。自然光源都是发散光，因此近视眼尽管看远模糊，但看眼前的某一点还是清晰的，而这一点距眼的距离可以用倒数来表示：

$$距离(m) = \frac{1}{-D}$$

用于矫正近视眼的"凹透镜"所起的作用就是使眼前的光线更大程度地"发散"，以达到将近视眼眼前有限远的这一点拓延到无限远。

## 二、屈光矫正的目的

说到屈光，最终要落实在矫正上。屈光矫正要达到什么样的目的？需要采取什么样的方法？屈光矫正的核心到底是什么？在此，笔者对这几个问题进行简单的解释性表述。需要说明的是，对这几个问题的简单表述的概念将是要贯穿在本书的有关屈光矫正的相关陈述之中的一个基本概念。

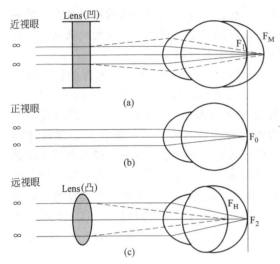

图 2-5 近视眼、远视眼的光学矫正示意图

**1. 屈光矫正的目的**

图 2-5 为近视眼远视眼屈光矫正与正视眼屈光对照图。

（1）正视眼的光路图

从图 2-5（b）可以看出，无限远来的平行光经过眼的曲折，恰好成交在视网膜上（$F_0$），$F_0$ 与 ∞ 成为共轭点，因此无需矫正。

（2）近视眼的裸眼与矫正的光路

如图 2-5（a）所示，近视眼眼球的前、后径变长，∞ 来的平行光经过眼的曲折，不能成焦在视网膜上（$F_M$），只能成焦在视网膜前相当于正视眼视网膜所在之处的 $F_1$ 处，$F_M$ 与 ∞ 不是共轭点。因此，近视眼在看远时也就不可能有清晰的视觉。

当我们给予近视眼适当的凹透镜时，就会将 ∞ 来的平行光以一定的发散程度投向我们的眼，经眼屈光系统的曲折，恰好会聚在近视眼的视网膜上（$F_M$）。此时，$F_M$ 与 ∞ 就在凹透镜的参与下建立起了光学共轭关系。

（3）远视眼的裸眼与矫正的光路

如图 2-5（c）所示，远视眼眼球的前、后径缩短，∞ 来的平行光经过眼的曲折，不能成焦在视网膜上（$F_H$），只能成焦在视网膜的后方——相当于正视眼视网膜所在之处的 $F_2$ 处，$F_H$ 与 ∞ 不是共轭点。远视眼要想获得清晰的视觉就必须调动调节力，在这里可能会有以下三种情况：

① 调节力不能将光线的会聚点从 $F_2$ 调节到 $F_H$，$F_H$ 与 ∞ 就不能建立共轭关系，被测眼也就看不清 ∞ 的目标。

② 调节力可以将光线的会聚点从 $F_2$ 调节到 $F_H$，但调节储备不足，被测眼尽管仍旧可以获得清晰的视觉但不能持久，而且视觉疲劳将肯定存在。

③ 被测眼的调节力，不但可以将光线的会聚点从 $F_2$ 调节到 $F_H$，而且储备充足。此时，被测眼不但可以获得清晰的视觉，而且不会出现视觉疲劳。

显然，前两种情况需要补充一定的正镜度，才能使光线的会聚点能够从 $F_2$ 调节到 $F_H$，并保有一定的储备。

通过以上叙述，我们可以说：屈光矫正就是要使无限远来的平行光的会聚点从视网膜之外回归到视网膜上，这就是屈光矫正方法、原则要达到的最终目的。

**2. 镜-眼的光学中和**

达到屈光矫正目的光学矫正方法的途径只有一个，这就是透镜与眼屈光力的中和。当忽略镜-眼距离时，这种光学的矫正的原理可以用下列算式予以表述：

$$D_L + D_E = +58.64D$$

式中，$D_L$ 代表镜片的屈光力；$D_E$ 代表眼的屈光力；58.64D 是标准正视眼的屈光力。即镜片与眼的屈光力的代数和等于 +58.64D。这也可以说：屈光矫正镜度的检测过程，就是创建人工正视眼状态的过程。

通过上面这个式子，可以这样理解屈光矫正镜片与眼的关系：当 $D_E = +63.64D$ 时，$D_L$ 一定应当是 −5.00D。这是在忽略镜-眼距离时简单形式。在实际普通眼镜屈光矫正时所使用镜-眼距离为 12mm，代入下列公式，可知被测者在眼前 12mm 处应使用 −5.32D 的透镜进行矫正，实际使用透镜应为 −5.25D 的镜片。

$$D_{Lens} = \frac{58.64 - |D_E|}{1 + 0.012(58.64 - |D_E|)}$$

同样道理，当 $D_E = +53.64D$ 时，$D_L$ 一定应当是 +5.00D。被测者在眼前 12mm 处应使用 +4.72D 的透镜进行矫正，实际使用透镜应为 +4.75D 的镜片。

读者通过这一段并不长的文字，应体会到屈光矫正中的一个核心原理、一种调整方法：

① 核心原理：创建被测者的人工正视状态；

② 调整方法：适当改变镜距，会起到镜度及放大效率的微调作用。

这两点对验光师、修理员以及取镜部的工作人员都具有一定积极的操作意义。

### 三、光学矫正的局限性

屈光学家普遍认为：光学矫正是对屈光不正进行处置的方法中副作用最少、效果最好的一种方法。鲍尔（Paul Riordan-Eva）和约翰（John P. Whitcher）在《眼科学总论》中写道：框架眼镜，这是屈光矫正的最安全的方法。我国当代眼屈光学的先行者徐广第先生则更明确地告诉我们：这种毫无痛苦立刻奏效的传统光学矫正方法，即使在科学进步的今天，尚无一种医疗效果可以与之相媲美。

但是，我们也必须看到，光学矫正也存在其自身的局限性。我们可以从两个方面来看待这一问题。

#### 1. 视觉需求的差异

在屈光矫正中，人眼的视觉需求是存在差异的。这种差异与眼的屈光、心理特征及其个性需求等因素有关。

（1）视觉需求的个性化

屈光矫正必须符合被测者的个性化视觉需求，这种需求是由多种因素决定的，最常见的因素包括以下 3 个方面。

① 屈光矫正的科学与合理　在屈光矫正中，最重要的显然是屈光矫正镜度。但是其他的相关数据（装配、戴用）也是极其重要的。笔者在此只举两个例子来说明这一问题：

——眼镜的正常戴用状态如图 2-6（a）所示。当一个人所戴用的眼镜出现前倾变形 [图 2-6（b）]，在不予调整而戴用时间又较长时，就会在视觉上产生对这种异常前倾角的生理适应。这种异常适应就会使屈光矫正的光路处在不科学的状态，视近头

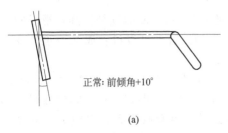

(a)

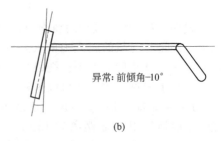

(b)

图 2-6　前倾角比较示意图

位也会发生异常，对未来的屈光矫正也会带来潜在的问题。尽管这样的戴用不科学，但对于已经适应的被测者却又是合理的，这就是被测者现实的个性需求。

　　如何解决不科学的问题呢？这就要对戴用中的眼镜经过多次适当的调整、适应，直至经过一定时间后前倾角达到正常为止。也是被测者视觉的潜在的科学需求，也是更高层次的个性化需求。

　　——人们在戴用眼镜时，还有一个习惯的问题。尽管屈光矫正眼镜的合理戴用镜距为 12mm，但是有的人会更习惯于较小的镜距，也有人偏爱较大一些的镜距。这也是视觉心理方面的个性化需求。对这种情况，我们需要做的一是要说明，二是要进行必要调整。

　　在这里，举上面两个实例仅想说明的是：具体的一副眼镜只有在特定的情况下，才能发挥最大的屈光矫正效能。而特定的情况就是：被测者在近期戴用屈光矫正眼镜时所建立起来的心理及视觉定势。这是我们必须要面对的情景。

　　② 个人对矫正目的的认定　个人对戴用眼镜进行屈光矫正必然是要达到一个目的：提高视觉的分辨率。作为一名验光师，仅仅了解到这种程度是不够的，这可能就会导致因使用范围不当而产生戴用不适的现象。例如，最初使用老花镜的人，常常会有看电视不清楚的抱怨，这就是一种典型的使用范围不当的实例。因此，验光师在屈光检测中，至少要了解被测者在使用屈光矫正眼镜时，有没有特殊的需求。这是必须要了解的，并且需要给予关照的一个问题。

　　在屈光检测中，往往会遇到被测者主动要求降度等情况。这种情况是多种因素引起的，主要有两种因素。

　　第一种因素就是固有观念，就要戴用不太清楚的眼镜。类被测者一般认为：眼镜越清楚，屈光度变化得越快。

　　第二种因素就是对矫正处方来源途径的信任感。一般这种情况是由于对处方书写者及单位的思维定势所致。

　　以上两种因素，是造成屈光矫正在个性因素方面影响较大的因素。这种个性影响的结果，是以戴用者牺牲一定视觉清晰程度作为代价的。

　　③ 个人对款式的心理诉求　影响个性矫正需求的另一因素，就是个人对眼镜款式的需求。这种需求最常见的是选择较为宽大的眼镜架。

　　图 2-7（a）是选择适宜大小眼镜架时，两个镜片的主光轴针对无限远的目标则是

平行的，这将获得最理想的屈光矫正效果。

当选择了较大规格的眼镜架时，两个眼镜片的主光轴将是会聚的［图2-7（b）］，被测者的视线通过镜片的光学中心时，是可以通过副光轴保持正确的注视方向的，但使用非光学中心时将会发生屈光度和视线的偏斜现象，这必然会给戴用者带来使用中的不舒适。虽然戴用者经过一定时间的戴用可以适应，一旦适应这种异常的主光轴的异常情况，常常会为将来换用新的眼镜找不到最佳配适状态埋下隐忧。为了将这种隐忧降低到最低程度，就需要对眼镜进行必要的减小镜面角的调整［图2-7（c）］。

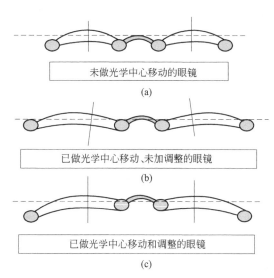

图 2-7　选择大眼镜架对镜片主光轴的影响及调整

（2）人的适应能力

人的适应能力是不同的：有的人对镜度的变化极其敏感，即便是±0.25D的变化都可能难以承受；但大部分人对±0.25D镜度的变化，则不会有什么明显的反应。这就是人的知觉的敏感度。一般来说，知觉敏感度较高的人，对新眼镜的适应相对较差，所需适应的时间相对较长。而知觉敏感度较低的人，对新眼镜的适应相对较快，所需适应的时间就会相对较短，有的人甚至感受不到还有个适应的问题。

人在戴用眼镜时所表现出来的适应能力，和多种因素有关，最常见的主观因素有：眼镜戴用经历、人的气质类型等；最常见的客观因素有：矫正镜度的偏差、应用范围失当。这些因素都会影响被测者对新眼镜的适应状况。

（3）人眼的生理状态

屈光不正的眼，在什么情况下应当接受屈光检测？在什么情况下应当接受怎样的屈光矫正？这就是我们所说的眼的生理状态问题。

① 关于屈光检测的条件：屈光检测，既同检测的客观条件有关，也同被测者的主观生理状态有关。这里所说的条件指的就是后者。显然，被测者接受屈光检测应在眼处于最放松的条件下进行。特别要注意学生与成年人的不同。

——关于学生屈光检测状态：在现实中，青少年因学业紧张，往往会选择寒、暑假期间进行验光与配镜。具体说，又会集中在两个时间段：放假之初、假期即将结束。那个时间段更合理呢？笔者认为：后一时间段才是最合理的。这是因为两个原因：

a. 假期之初，孩子刚刚结束一个学期的紧张学习，无论是身体状况和视觉功能都不可能立刻脱离精神的高张力状态。

b. 这一时期，孩子往往要参加一些辅导班，紧张程度尽管比平时有所降低，但是可能有些孩子生理张力还会处于相对较高的状态。应当说,假期即将结束的1～2周时间是学生接受屈光检测的最佳状态。

——成人屈光检测状态:关于对成人屈光检测的状态问题,一般是没有寒暑假这个条件的。但是,成人近距高强度工作的负担要比青少年、学生要小得多,即便紧张也是暂时的事情。因此,成年人的验光与配镜并无特定的时间段,只要避开工作相对紧张的阶段就可以了。但是应当注意,尽可能在头一天睡眠良好的上午接受屈光检测,一定要避免在晚上进行验光。

② 接受屈光矫正的条件:按常规观念,屈光不正者只要戴上眼镜似乎就万事大吉了。应当说,这种认识是不全面的。这里需要考虑的一个问题是:能不能有效减少戴镜者的视觉疲劳,提高其工作效率?

视觉疲劳一般是在眼的调节力负荷比较大的时候出现。而调节力难以负荷的现象又以持久的视近工作最为突出。尽管视觉疲劳并不会给人带来什么严重的足以致命的问题,但是视觉疲劳使人注意力不能集中,思维能力下降,工作效率也会明显下降。在当今高速发展的社会,能力与效率的竞争已经成为一个主旋律。这就向我们提出了一个课题:为在高效率工作中保持最良好的工作状态提供必要的屈光学的支持。

屈光学解决这一问题的最有效方法,就是减少持久的视近工作人对调节力的使用程度。调节是眼通过晶状体变凸来实现视近的一种生理功能,晶状体凸度越大所付出的调节力也就越大。只要我们佩戴近用眼镜,使用适当的凸透镜效应的镜度代替晶状体的变凸的程度,就会减少调节力的负荷,就可以减少视觉疲劳的发生。

例如,我们要看25cm距离的目标,对于一名正视眼来说,就需要付出4.0D的调节力。假如一个人(39岁)有6.0D调节力可以使用,在这一距离恰好使用4.0D的调节力,并把1/3的调节力作为储备,应当说恰好满足需要。倘若这个人(44岁)只有4.0D的调节力,就会发生:只要看25cm距离的目标就要发生视觉疲劳。这就需要给予一定的正镜度补偿才能减少被测者调节力的付出。我们只要给予≤+4.00D的补偿就可以部分或全部替代生物性调节力的使用,就可以使其在高效率工作中保持最良好的工作状态。

前面我们介绍了人对屈光矫正的种种不同个性需求,面对这些个性需求,我们能遵循的一条根本原理就是:需求决定一切。具体的需求,需要具体的方法予以具体地解决,准备通过一种万应灵药的方法来处理一切眼镜的戴用问题则是不太现实的。这就是说:眼镜并不能保证可以适应所有人所有的设身处地的各种情景。必须根据被测者的状况,针对现实的人们所处的生活情景制定相应的光学矫正方案,这才是眼-视光学工作者最根本的工作原则。

### 2. 眼镜片

前面我们就个性需求方面对屈光矫正的影响进行了探讨,应当说情景性的个性需求是造成屈光矫正局限性的主体因素。那么,造成屈光矫正局限性的另一因素则是屈光矫正的客体因素,这个因素就是镜片本身。关于镜片我们仅从三个方面来分析屈光矫正的局限性。

（1）像差是客观的

当前已知的任意一种镜片都存在着像差。所谓没有像差，只具有相对的意义，绝对没有像差的镜片是没有的。只能是在一定条件下，某一种镜片像差相对较小或不太明显而已。要想戴用眼镜以后，在整个镜片的矫正视野中获得完全一样的视像效果是不现实的。周边的清晰度与像质总要比镜片的中心区域要差一些。当眼镜戴用时的镜距出现偏差时，这种现象将会更加明显。

镜片在像差方面在视觉上影响较大的有两种像差，一种是球面像差，另一种是色像差。

球面像差在视觉上的知觉反应是：镜片中心区域和镜片周边区域的像清晰度有差异。周边区域与中央区域比较，前者的正性曲折力要大一些。

色像差在视觉上的知觉反应是：注视镜片的周边视野时，会出现颜色光带效应——在物体边缘呈现一条彩色的光带。

戴镜者对这两种像差影响的陈述，一般都会以像质的情况的方式予以表达：像的清晰度不佳。这种清晰度的不佳，尽管只出现在周边区域，但被测者往往会以简单的不清楚来表述，这是眼-视光学工作者必须注意的问题。

解决这种透镜像差问题，是没有根本的方法的。这种像差和色散只能在一定程度上得到减轻，具体方法有以下三种：

① 减小镜距：减小眼镜戴用的镜距是减少像差和色散的一种简单方法。这种方法对已经加工成型装配成成品镜的情况最为适宜。当将眼镜的使用镜距减小时，周边的像差和色散会有所下降，戴镜者对周边的使用也会相对降低，这是使像差和色散得到相对减小的两个因素。

② 减小片径：缩小镜片的直径，就会使镜片的周边区域相对较小，而在周边区域像差和色散增大的现象就会因周边区域的减小而得到有效的控制。简单地说像差和色散较大的周边区都被切割掉了，较大的像差和色散也就没了，这不就可以说像差和色散被减小了吗？

③ 看中央区：戴镜者只看中央区域，自然对周边区域所产生的像差就会"视也不见"。为什么是"视也不见"？而不是视而不见。视而不见，是指能看到但未能知觉到，这属于注意力的问题。视也不见，是根本看不到也就谈不上看到的问题了。看周边区才会有明显的像差，不看当然没有明显的像差。

但是这里也必须看到一个现实的问题：人戴用屈光矫正眼镜绝不是为了要使用镜片的中心区域，周边区域也是要用的。那么，只看中间区域，周边区域的像差和色散不是会永远存在下去吗？这是现实，没有什么好办法。但是，人的视觉适应性是很强的，一般会在一周后，这种明显的像差和色散就会转化成"视而不见"的现象。

（2）镜度增减梯度

造成屈光矫正局限性的因素中，镜度的增减梯度也是不可忽视的一个条件。按常规道理来说，任何一个事物被切分的次数越多也就越精确，被切分部分的间距越小镜度也会越高。说到此，我们就需要从镜度的递进率说起。

① 两种镜度的递进率：透镜镜度的递进率值，采取的是共同约定的方式来处理

的。这种约定在历史上有两种：一种是 $\frac{1}{8}$D（即 0.125D）；另一种是 $\frac{1}{4}$D（即 0.25D）。两种方式一直是并存的。前一种递进值，在我国六七十年代时还是存在的，其镜度采取两位数表示法，假如确有三位小数，则将第三位小数舍去，舍去的值（0.005D）不做进位处理。其镜度的记录形式为：±0.12D、±0.25D、±0.37D、±0.50D、±0.62D、±0.75D、±0.87D、±1.00D、……。其中±0.12、±0.37、±0.62D、±0.87D 的实有屈光矫正镜度应分别为：±0.125D、±0.375D、±0.625D、±0.875D。但是这种递进率在屈光矫正中已基本不再使用。当前只使用±0.25D、±0.50D、±0.75D、±1.00D、±1.25D、±1.50D、…。

② 矫正镜度的约定：透镜镜度的递进率我们是可以约定的。但是，眼屈光不正矫正镜度却是不能约定的。但是，在当前检测并确认的屈光矫正镜度中，是绝对没有±0.125D、±0.375D、±0.625D、±0.875D 这样的矫正数据的。这就跟约定好了似的，难道在屈光不正中，就没有 0.01D、0.02D、0.03D、…、0.24D，只要有度数就得是 0.25D？应当说，这是不符合事物的客观规律的。这里也存在着一个关于屈光矫正镜度的约定，以镜度 0.00～0.25D 为例，这个约定应当是：

a. 将镜度进率≤0.12D 的情况，归入 0.00D；

b. 将镜度进率>0.12D 的情况，归入 0.25D。

这就是说，当一个人的屈光矫正镜度为+2.18D 时，只能将其归入+2.25D。应当说+2.18D 是非常精确的，但是没有这样的镜片可用。那么，用+2.25D 进行矫正准确吗？答案应当是否定的。但是，用+2.25D 的镜片显然比用+2.00D 的镜片更接近矫正值（+2.18D），因此只能使用+2.25D 的镜片，这又是合理的。

③ 矫正镜度的精度：客观地讲，屈光不正的屈光矫正镜度的精度并不高，它的递进率只相当于对眼用镜片国家标准要求的 1/3。国家标准要求：镜度允差的最小值为 0.08D。在这样的意义上说，屈光矫正在矫正数值上就包含有一定程度上的模糊对应关系。

当人们约定屈光矫正镜度的递进值为 0.25D 时，遵照这一递进率确定的屈光矫正镜度又是精确的。当我们说+1.75D、+2.00D、-1.50D、-2.25D 是正确的屈光矫正镜度时，我们就是以 0.25D 的递进率作为参照标准。

（3）镜-眼视处于相对状态

眼镜在屈光矫正中的局限性，还表现在眼镜与眼之间是处于相对稳定的状态。在眼镜的实际戴用中，因行走、跑跳和客观原因造成的眼镜前后移位，都可能发生屈光矫正镜度的或多或少的偏差。

例如，-6.00D 的眼镜向后移动 3mm，即镜距由 12mm 减小到 9mm 时，将会产生过矫-0.09D 的效果。假如向前移动 3mm，即镜距由 12mm 扩大到 15mm 时，将会产生欠矫-0.09D 的效果。

当眼镜镜架调整没有完全到位时，眼与眼镜就会处于不稳定的状态，影响屈光矫正的效果。图 2-8 实线所示意的就是眼镜正确的位置。假如眼镜的弯点长过长（即图中虚线所示意的位置），就会出现眼镜发生位置前移和下滑现象，就会在戴镜者对镜距的不

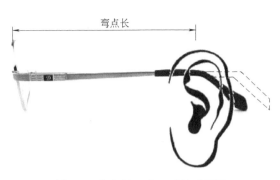

断修正中，使其所使用的屈光矫正镜度表现为不稳定的特征。应当说这种情况在我们周围的戴镜者中还是比较常见的，可以说这是戴镜者尚未意识到的随处可见的戴用现象。

通过以上的分析，不难看出屈光矫正的局限性，至少与以下三种因素有着密切的关系：

其一，戴用者的个性需求。

其二，眼镜自身性能的特征。

图 2-8　弯点长正确、过长对照图

其三，眼镜与人之间的戴用状况。

这也说明，屈光矫正是一项系统性的技能艺术，它不但需要掌握相关的屈光学技术与技能，它同样需要丰富的社会人文知识。对于眼镜与戴用者光学构成，同样需要特别熟悉，掌握达到镜-眼最合理状态的方法、途径和技能。因此，一名眼-视光学工作者要想达到并保持比较高的技艺境界，终生要做的事情就是：不断地学习。

# 第三节 屈光矫正适应证与局限性

屈光矫正可以改善、提高人眼的视觉分辨力，使某些视力不好的人获得良好的矫正视力。但是，屈光矫正并非万能的东西，它也有自设的适应证和局限性。

## 一、屈光矫正的适应证

从对屈光不正的矫正效果看，屈光矫正有即刻可以显现明确效果的，也有不能即刻发生明显效果却会发生延续效果的。

**1. 各种屈光不正**

各种类型的屈光不正是屈光矫正的绝对适应证。屈光不正包括：远视眼、近视眼、散光眼，以及各类型的复性屈光不正。就屈光矫正效果而言，大致有以下规律：

① 近视眼的矫正效果一般会优于远视眼；

② 高度屈光不正的矫正效果比低、中度屈光不正要差，超过 10.00D 屈光不正的矫正效果都会相对较差；

③ 不规则散光的矫正效果比规则散光矫正的效果要差；

④ 年轻人的矫正效果要比老年人更好；

⑤ 对中度及以上屈光不正者，有戴镜经验的矫正效果要优于没有戴镜经验的人，这种差异在老年人最为明显。

**2. 少年儿童弱视**

一般来说，少年儿童弱视大多是中、高度远视引起的并发症，一旦发生弱视，处理不当很容易导致终生的视觉残疾。这是当前需要引起广泛认识的一种情况：针对少年、儿童由中、高度远视眼导致的弱视眼，各种训练设备层出不穷，各种矫治机构也如雨后春笋，但矫治的效果不容乐观。应当说，目前少年、儿童弱视眼的矫治与视觉训练亟待规范。

**3. 眼的调节功能异常**

因各种因素导致的调节功能的异常，都是屈光矫正的适应证。

例如老视眼，这是一种因年龄原因发生的晶状体硬化所导致的调节功能下降，其具体表现就是视近易疲劳，以至视近困难，这无疑是屈光矫正的适应证。

因各种因素导致自身眼的生理机能异常而发生的调节弛缓、调节超前、调节滞后，均为屈光矫正的适应证。

**4. 双眼视功能异常**

隐斜视、轻度斜视，集合功能异常所引起的双眼视功能问题，都可以通过单光镜片结合三棱镜来处理。

**5. 视功能训练**

不管是什么原因导致的视功能障碍，只要进行视觉训练就一定要解决屈光矫正的问题。倘若不能得到良好屈光矫正，视觉训练很难发挥其应有的作用。当前，在少年、儿童弱视的矫治中，经过以年做计算单位的"规范"视觉训练却"效果不明显"的情况并不鲜见。之所以"训练"了却"无效"，有两种原因值得我们关注：

① 屈光矫正不到位，特别是年龄较小的儿童，正镜度矫正不足则是极为普遍的。

② 视觉训练不到位，例如训练中孩子会用触觉不由自主地去弥补视觉功能的不足，这等于训练中"视功能训练"被忽视了。这大多是视觉训练人员指导不够造成的。

## 二、屈光矫正的局限性

屈光矫正并非一种解决视力不良状况的万应灵药，它也有其自身的局限性。大致上说，屈光矫正效果受到五种因素的制约。

**1. 眼自身的生理功能**

屈光矫正是否有效、效果是否明显，与被测眼的生理功能状况密切相关。倘若被测者眼睛仅是单纯性屈光不正的问题，屈光矫正都会获得比较满意的矫正效果。倘若被测眼的组织结构已经破坏而导致视力低下，要想通过屈光矫正恢复正常的矫正视力，可以说这是办不到的。这也就是说，被测眼自身眼的视觉生理的现实状态、潜在的视功能潜力，是决定矫正效果优劣的重要条件。

**2. 当前科技水平的限制**

屈光矫正的效果也要受现实的科学技术水平的制约。例如当前用于屈光矫正的眼镜片其镜度递进值为 0.25DS 和 0.25DC，显然人眼的度数变化要比这个递进值精细的多。但是，这是现实的科学技术水平，而且这一递进值又是眼视光学普遍认可的科学标准。因此，对一些个别希望矫正到 2.0 的想法，我们只能说：只能碰运气（而且这种运气的概率很小）。

### 3. 年龄

年龄也是影响屈光矫正效果的重要因素。一般来说，年龄越小，屈光矫正后获得的矫正效果也就会越好，老年人获得的屈光矫正效果比年轻人要差一些。以视力检查为为指标，少年儿童、成年人经过屈光矫正获得 1.0 的矫正视力不是难事。但是，对 65 岁以上的老年人来说要想达到这样的矫正效果是困难的，因此对于年龄较大的被测者是不能刻意追求 1.0 的矫正视力的。

对弱视眼的矫治，年龄对矫治效果的影响是很大的。倘若是学龄前的儿童，视力的提高是可以以周来计算的；倘若是中、小学生，其视力的提高则需要用月来考量；超过 12 岁，弱视的矫治则是极为困难的；25 岁以后，弱视没有再进行矫治的意义。

但是，25 岁以后的弱视，尽管弱视矫治没有实际意义，但是接受屈光矫正还是非常必要的。有一部分验光师对这种情况，习惯上在矫正中给予患眼平光镜的配制，这种方法是不正确的。尽管对弱视眼即便是完全正确的矫正，矫正视力也不能得到明显提高，但是经验告诉我们：这样的被测者，戴上屈光矫正眼镜，立体视觉、距离感觉都会有一定程度的提高。而经过一段时间的戴用，虽然矫正视力没有明显的提高，但其精细辨识能力都会有相应的提高。

### 4. 戴镜经历

是否戴用过屈光矫正眼镜，也会对现实的屈光矫正存在着一定的潜在的影响作用。这种影响有两个方面：

（1）正向影响作用

有过戴镜经验的被测者，在接受屈光矫正时，一般不会发生明显的不适应。特别是原戴眼镜配制的质量较高的，只要验光不发生偏差、眼镜调整到位，对新眼镜的接受都不会发生问题。这就是有戴眼镜经历对新眼镜的正向影响。

（2）负向影响作用

但是，也有不少戴眼镜的人会说，只要配一副新眼镜，都要适应很长时间。这种情况，大多是由验光偏差、眼镜架挑选不适宜、眼镜装配不当等因素造成的。这些戴镜的不舒适，就会对新配的眼镜发生负向的影响。

应当说，了解被测者的戴眼镜的经历，是制定屈光矫正方案的重要的参考信息。例如：有戴眼镜经历的近视眼，在并发老视时，推荐使用渐进眼镜，一般都会很快适应。但是，对于没有戴眼镜经历的远视眼，在并发老视时，推荐使用渐进眼镜就不是最好的矫正方案，因为这样的人，很难保证舒适的戴用感觉，这样的人在经过戴用远用、近用眼镜一段时间后，再配用渐进眼镜舒适程度将会明显提高。

### 5. 验光师的学识与技能水平

以上关于屈光矫正的局限性问题均属于验光师需要面对的客观因素，而验光师自身的学识与技能水平才是屈光矫正中的主观因素。就目前而言，屈光矫正中的一些问题的发生绝大部分是由这种因素引起的，例如：在散光矫正中将高度散光肆意做等效球镜处理的案例时有发生。这样做的结果，不但无法使被测者得到最佳的矫正视力，而且会导致视觉疲劳长期得不到应有的解决。再如，对于眼位的认识，这应当是处在屈光矫正一线的弱项，对于非正交潜在的隐斜视几乎缺乏认识，一旦遇到这样的被测者就不可能得出科学、合理的矫正方案。因此，对于验光师来说，学习、学习、再学习是终生的追求，否则就无法不断提高自己的学识水平和技能水平。

## 第四节 ┆ 屈光检测与矫正效果

屈光检测的最终目的，就是要为被测者制定一个矫正或矫治方案。达到这一目的也许并不难，但是，制定一个科学、合理的矫正或矫治方案却需要验光师在掌握屈光检测机能的同时，还必须对人眼屈光的动态生理与验光的关系有一个最基本的了解。

### 一、屈光检测是基础

屈光检测是视光学整个学科知识体系的核心。视光学之所以获得了很大的发展，这是人们对眼屈光认识不断深入，要求屈光检测向更深入的领域扩展的结果。屈光检测是整个屈光矫正的基础，没有屈光检测就谈不到屈光学，更不可能有屈光不正的矫正的问题。屈光检测又是一项对心智技能要求较高的操作行为。因此，单纯的动手能力强或单纯的动脑能力强，都无法高质量进行屈光检测。要进行高质量的屈光检测，既需要有丰富的视光学知识，也要在操作上注意行为的控制。在行为的控制方面应当注意以下几个问题：

**1. 屈光检测必须建立在视觉生理的基础上**

进行屈光检测，必须从视觉生理的角度去理解、控制操作程序。例如，在进行屈光矫正镜度的精细调整中，对 0.25D 镜度调整幅度只宜采用：一加、一减、再加。也就是说先加 0.25D，视力下降，就得减去；视力稍有提高就需要将其保留。倘若，在对 0.25D 调整中，加上减去重复 3～4 次，被测者的分辨能力也就疲劳了，也就是辨识敏度下降，精细对比分辨力也会相应下降，这显然就会影响屈光检测的准确度。之所以会出现这样的情况，就是因为检测中持续的同值刺激量的反复刺激降低了视觉的反应能力。

**2. 从镜-眼综合生理光学的角度理解镜片的矫正作用**

在屈光检测与矫正中，单纯用验光镜片的屈光度来评价屈光检测的结果是不太科学的。这是因为，人眼的屈光状态并非一种固定的状态，而是处于一种生理的动态运动之中。这种运动状态表现为两个方面：

（1）发展生理动态

人的一生中，生理机能是在不断的变化中。人眼的屈光状态也是在不断的变化中，尽管这种变化比较缓慢。7～8 岁之前，屈光矫正的正镜效度在不断增加；8～30 岁期间，屈光矫正的正镜效度下降的速度较快；30 岁以后，屈光矫正的正镜效度会再度小幅缓慢增加；50～65 岁有一个屈光矫正的正镜度快速增加的阶段（徐宝萃认为是 50～75 岁）；70 岁左右，屈光矫正的正镜效度会再次下降。参见图 2-9 所显示的曲线。

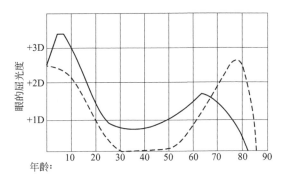

图 2-9 年龄与屈光变化的相互关系曲线

图中，实线所示是根据徐广第《眼科屈光学》中的相关资料绘制，
虚线所示是根据徐宝萃《眼屈光学》中的相关数据绘制而成

这种屈光的发展生理动态变化，在人的一生中都在发生着。这也说明，在这种属于自然的生理变化过程中，不通过客体侵入或制造创伤的办法，是没有办法使这一过程发生逆转的，也同样没有使某一阶段的动态变化发生逆转的可能性。

（2）瞬时生理动态

人在现实生活中，视距在不断的变化中，人的肌体的状态也是在不断的变化中，这种变化既包括人的心理情绪状态，也包括人的生理机能状态。这些变化都有可能在一定程度上影响被测者眼的屈光在瞬时发生一定的变化。

以上两种变化，不可能不对屈光检测产生或多或少的影响。当然，这种影响，在实际的屈光检测中还很难进行定量测定。但是，这也说明，期望人眼的屈光状态终生不变是不可能的，这种变化不能用戴不戴眼镜来衡量，这是验光师应当清楚的第一个问题。验光师应当清楚的第二个问题是，在时间上成序列的屈光检测结果有可能不相同，因此，两次验光的数据不同，这两个数据中的任意一组都不具备推翻另一组数据的充分条件。这也就是说，验光师所检测出的屈光矫正镜度只应当是眼镜-眼的综合屈光效应的一部分，而眼镜-眼的综合屈光效应的目标就是达到（或接近于）人工正视状态。

**3. 屈光矫正应立足于视觉的效能与感受**

对于屈光矫正镜度，经常会提到矫正度数准不准的问题。那么，屈光矫正镜度与眼镜作用是一种什么关系呢？这应当是一个并不太清晰的概念，但是这又是一个必须搞清楚的概念。验光师可以从以下 3 个方面了解这一问题。

① 屈光矫正镜度准，是否就一定能获得清晰的矫正视力呢？

一般情况下，镜度准，就应当可以获得清晰的矫正视力。但是，两者是不具备 $1+1=2$ 这样的恒定规律的。在被测者为弱视眼，或屈光间质混浊时，都有可能无法获得清晰的视力。在这种状态下，屈光矫正镜度准与不准，根本无法用被测者的矫正视力的好坏予以衡量。但是，这时被测者对屈光矫正镜度的准确又具有特殊的需求，这在儿童弱视中显得极其重要，这将直接关系到他视力的恢复与视功能重建的可能性与恢复质量的优劣。

② 矫正视力良好就一定是最佳的矫正效果吗？

矫正视力良好，但影响被测者的生活（工作）质量的屈光矫正度肯定不是屈光矫正的最佳方案。这种情况最容易发生在中、高度屈光不正第一次验、配镜和第一次戴用眼镜之时，还会出现于戴眼镜后，多年未进行屈光复查，镜度增长幅度过大时也会出现这种情况。引起这种现象的还有一种情况就是：第一次戴用屈光矫正眼镜的散光矫正度偏差过大，再次验光进行散光轴与度的纠偏时。在这几种情况下，往往会出现稍动就头晕的感觉，甚至有人还可能感受到眼的运动都产生头晕、恶心的主观感觉。这足以说明，屈光矫正必须对被测者的矫正视力和生活（工作）质量进行综合考虑，才能制定最佳的矫正方案。

③ 视力不佳，一定可以通过使用眼镜的方法予以解决吗？

有人认为，视力不佳就能用眼镜予以解决。这种认识是不正确的。眼镜镜片的作用只能对光线产生一定的规则的屈折作用，因此只能较好地解决发生规则屈光变化的被测眼的视力低下的问题。这也就是说，眼镜对因视神经系统病变、屈光系统的变性及占位性病变所引起的视力下降是不会有明显作用的，甚至是不起作用的。

## 二、屈光矫正的效果

验光师对被测者进行屈光检测，是要为被测者检测出正确的屈光矫正镜度，制定出科学合理的矫正方案。但是最终的目的是要实现通过戴用眼镜使屈光不正得到有效的矫正。因此，一名验光师并非检测出屈光矫正镜度、制定了矫正方案就算完成了对被测者的服务，要想实现高质量的服务，验光师还应当关心被测者的屈光矫正效果。我们可以从三个方面对屈光矫正效果予以评估。

### 1. 最佳的矫正视觉效果

所谓最佳的矫正视觉效果应当是：通过光学镜片的光学矫正，被测者能够达到的最佳矫正视觉效果。这种效果，应当是最舒适的视觉效果条件下的最佳矫正视力。很显然，不具备最舒适的视觉效果条件的最佳矫正视力不能算作最佳的矫正视觉效果。而矫正视力极佳，却造成基本生活行动困难的，无论如何也无法被叫做最佳的矫正视觉效果。

### 2. 最舒适的视觉效果

什么是最舒适的视觉效果呢？戴用眼镜后不能产生复视、不能产生视觉疲劳、不能产生严重的晕动觉，这就是最舒适的视觉效果。被测者戴上眼镜后报告的戴用效果：跟没戴之前一样，当然是最为理想的状态。

但是，作为一名验光师来说，应当有一个清醒的认识：这种现象是根本不存在的。只能说明这种变化没有被测者想象的那么大而已，因为最起码可以肯定，戴眼镜与不戴眼镜所获得的物像大小是不会相同的。除非新、旧眼镜的屈光矫正镜度完全一致。

**3. 最小的机械作用力**

第三个评价条件，就是眼镜与人体接触的部位，在接触时必须保证机械作用力最小。眼镜与人体接触没有作用力是不可能的。但是，眼镜不能造成人体接触部位的损伤这样的基本要求，还是应当做到的。

# 第五节 屈光矫正的总原则

要想实现较好的屈光矫正效果，验光师所制定屈光矫正方案必须能够满足以下条件：

① 必须对被测者无害；
② 符合被测者屈光矫正的生理需求；
③ 符合屈光学的科学道理。

## 一、矫正的总原则

对屈光矫正所要遵循的原则，绝大多数教材都从两个方面，即近视眼的矫正原则、远视眼的矫正原则予以表述。应当说这是一种非常传统的概念，这种概念在对近视眼屈光矫正与远视眼屈光矫正的分别表述中，应当是合理的。但是，假如说近视眼的屈光矫正原则与远视眼的屈光矫正原则不同，也是可以的。但是，因这样的比较所得出结果就说两者的屈光矫正原则，只能说明我们对屈光矫正的思维观念还停留在算数计算的水平之上。我们可以把若干正、负屈光矫正镜度值记录为数轴形式（图 2-10）。数轴的下部为负镜度，上部为正镜度。

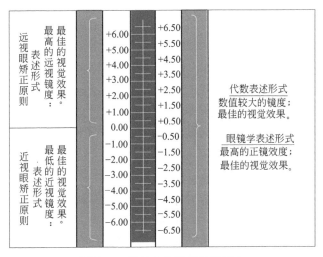

图 2-10　数轴上的数值比较概念

让我们比较一下这样的两组数据：①－5.00DS 与－2.00DS；②＋2.00DS 与＋5.00DS。

对②应没有疑义，不管从算数角度，还从是带数角度看，＋5.00DS 都大于＋2.00DS，用最高的镜度方式予以表述的话，使用＋5.00DS 是顺理成章的事情。

但对①，则不同。从代数观念上讲：－2.00DS＞－5.00DS。但从算数意义上讲，这两个数无法进行直接比较，只能有两种分辨方式：－2.00DS 比－5.00DS 少－3.00DS；－5.00DS 比－2.00DS 多（或高）－3.00DS。正是后一种表述方式，是近视眼的屈光矫正原则用最低屈光矫正镜度予以表述的算数学出发点。这里必须说明这样一个概念：说 500 度近视比 300 度近视高 200 度，并不符合日常应用的数学概念，这必定是对－5.00DS 与－3.00DS 两个数值进行比较，很显然 （－3）－（－5）＝＋2，因此，用"最低屈光矫正镜度获得最佳矫正效果"的表述"近视眼的矫正原则"并不准确，这只不过是"斜画斜来"的约定俗成而已。

当我们将近视眼的屈光矫正镜度和远视眼的屈光矫正镜度排列在同一个数轴上，就会发现，不管是远视眼还是近视眼，我们所确认的屈光矫正原则都是以代数值较大的屈光矫正镜度为选择对象，正是因为这一数值在镜度比较中永远居于数轴正值效度一侧，因此，被称为最高正镜效度。而使用最高正镜效度，达到最佳的屈光矫正效果，这就是屈光不正的最高矫正原则。

本书作者并不想改变这种约定俗成的"斜画斜来"，但验光师及一切从事眼视光工作的同仁在心中必须要有"最高正镜效度"这个概念。而矫正原则简单化要比原来的复杂化更明了，这将会使我们在知识的理念上提升到一个新的境界。

## 二、应当关注的问题

验光师从事屈光检测的最根本的目的，应当说只有两个。一个目的是谋生，另一个目的就是实现自己的人生价值。那么只求谋生，不追求价值可不可以呢？也未尝不可。但是，这显然与这一职业对从业人员的要求是不相符的。这里所说的应当关注的问题，就是针对既具有谋生需求，又准备实现某种价值的验光师在一次次具体的屈光检测中最应当关注的几个问题。

### 1. 提高自己的学识水平

眼视光学是一门涉及多学科知识内容的学科。一名验光师的成长离不开对相关学科知识的汲取和学习，而这种汲取和学习，主要是通过自学来完成的。因此，自觉地从相关学科中吸取有益的知识，这是使自己取得较大谋生效能，实现自己最大人生价值所不可或缺的积累过程。

### 2. 精湛自己的技能水平

眼视光学又是一个不断有新的科技手段予以说明与辅助的学科。角膜地形图的应用、波前像差理论在屈光学中的介入，都说明了这一点。那么，孤子理论这样崭新的学说，会不会被引入屈光学呢？笔者认为，这种可能是存在的。因此，验光师面对日新月异的屈光学的发展，必须不断丰富自己的知识、技能水平，不断提高自己的屈光检测的艺术水平，这应当是验光师不断追求的一个目标。

**3. 真心实意地服务于被测者**

验光师在工作实践中应当始终保持一个正确的心态，既然我们是要通过屈光检测解决被测者的屈光矫正问题，就应当以真心实意的态度，用高质量的专业技术服务于被测者，这是验光师从事职业工作的客观要求，也是验光师个人追求高质量工作、体现敬业价值的必然趋势。

**4. 追求出类拔萃**

验光师必须有一种始终追求上进的积极心态，心中必须有一个始终追求出类拔萃的进取精神，没有这种精神，没有这样的追求，是很难做好眼视光矫正工作的。

# 第三章

# 眼的调节

## 第一节 ┊ 调节概述

上一章中，我们对眼的屈光状态、正视眼、屈光不正都有了了解，也对屈光不正的分类有了一定的了解。这些知识，应当说都是在我们的眼注视无限远的目标时的屈光状态，是眼通过其自身的屈光表面的弯曲度和屈光介质的折射率两个因素在静止状态下，所表现的焦点与视网膜的相互位置关系。

从纯物理性能角度来看问题，我们可以将眼球理解为一个特定的透镜，是在探讨平行光线经过这个透镜后，成焦在预设的光屏（视网膜）上、之前、之后的问题。成焦在预设的光屏上的眼就是正视眼，成焦在预设的光屏之前的眼就是近视眼，成焦在预设的光屏之后的眼就是远视眼。

### 一、基本概念

我们的眼并不是一个固定焦距的透镜，而是一个不仅能看到无限远的目标，还能看到近距离的目标的生物性变焦距的光学构造。当我们眼的屈光力适宜看远之时，近距离的目标将不会清晰地成像在视网膜上。而我们要想将近距离的目标清晰地成像在视网膜上，眼的屈光力就必须增大，眼的这种生理功能就是调节。

#### 1. 调节的定义

眼的调节是人眼的一种生理功能，这种功能主要是通过晶状体的凸度变化来实现的。眼调节的定义最简单的表述形式就是：人眼在不同的时刻，将不同距离的光线集合于视网膜上成为焦点的功能就是调节。

从静态屈光来考察，眼的调节是专指注视近距目标时所表现的能够成像在视网膜上的能力。从动态屈光来考察，眼的调节应当有两个方向：

（1）由远及近时的调节

从注视较远的目标到转换到注视较近的目标 ［图 3-1 （a）］，眼的调节力的变化是由小逐渐增大的过程。从总的趋势看，这是一个趋向于最大调节力的过程。因此，这种调节就叫做正镜效度调节，简称正调节。

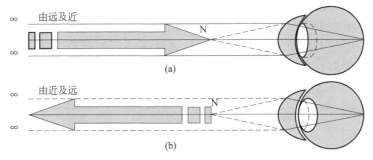

图 3-1　正调节与负调节注视点转移示意图

（2）由近及远时的调节

倘若我们从注视较近的目标到转换到注视较远的目标［图 3-1（b）］，眼的调节力的变化是由大逐渐减小的过程。从总的趋势看，这是一个趋向于零的过程。因此，这种调节就叫做负镜效度调节，简称负调节。

**2. 眼调节的属性**

调节是眼的一种特殊功能，这种功能表现为两种特性：一种是物理的属性，还有一种则是生物的属性。

（1）调节的物理属性

人眼是一个由多个生物光学元件构成的光学结构，这些光学元件包括：角膜、房水、晶状体、玻璃体，还包括保证高质量成像的视网膜以及辅助系统。这个光学结构无论从精密程度上讲，还是其小巧程度上讲，都是今天人工所无法达到的。眼的成像功能就是调节的物理属性。

（2）调节的生物属性

眼又是一个生物结构，具有自动感光、自动成像的功能。当我们注视目标的距离发生变化时，眼就会根据目标的距离进行自动调节，并使目标成像在视网膜上。眼的这种自动调节能力就是调节的生物属性。

眼的调节，正是在精密的物理性调节和自动的生物性调节的基础上，终生不渝地为我们观察、认识与改造世界的活动在服务着。

**3. 眼调节的实质**

眼调节的实质，说的就是调节最终要达到的目的。调节的目标就是要将所注视的近距离目标发出的入眼光线成焦在视网膜上，这就是调节的实质。如何能够实现眼的调节呢？从理论上讲，通过改变：①眼前后轴的长度；②晶状体在眼中的前后位置或凸度；③角膜曲率以及改变眼屈光介质的折射率等，都会使眼的调节力发生变化。而人眼进行调节时，则主要是通过晶状体的凸度变化及由此而引发的晶状体前表面前移来实现的。

人眼为实现调节的目标，就要进行调节，眼内相应屈光数据就会发生变化，眼的屈光力就会发生相应的改变。眼的调节静止状态与最大调节状态的眼的屈光数据如表 3-1 所示。从表中可以看出：眼在调节力增加时，晶状体的前表面的位置前移、屈光力的增大最为明显：前表面的曲率半径缩小 46.7%，屈光力增大 87.5%，相当于眼的总屈光力则增大了 11.93D。这也就是说，眼的调节是以晶状体的前凸为主，在一定意义上说，眼的调节可以说就是晶状体的调节。

表 3-1 静止状态与最大调节状态时眼的屈光数据对比

| 屈光单元 | 计量点位置 | 单位 | 调节静止时 | 最大调节时 |
| --- | --- | --- | --- | --- |
| 角膜前表面到晶状体 | 前表面 | mm | 3.60 | 3.20 |
| | 后表面 | mm | 7.20 | 7.20 |
| 晶状体曲率半径 | 前表面 | mm | 10.00 | 5.33 |
| | 后表面 | mm | 6.00 | 5.33 |
| 晶状体表面屈光力 | 前表面 | D | 5.00 | 9.375 |
| | 后表面 | D | 8.33 | 9.375 |
| 晶状体屈光力 | 总体 | D | +19.11 | +33.06 |
| | 第一主点 | D | +5.678 | +5.145 |
| | 第二主点 | D | +5.808 | +5.255 |
| 眼的屈光力 | 总屈光力 | D | +58.64 | +70.57 |
| | 第一主点 | D | +1.348 | +1.772 |
| | 第二主点 | D | +1.602 | +2.086 |
| | 第一焦点 | D | −15.707 | −12.397 |
| | 第二焦点 | D | +24.387 | +21.397 |
| | 第一焦距 | D | −17.055 | −14.169 |
| | 第二焦距 | D | +22.785 | +18.903 |

正是因为晶状体担当着人眼进行屈光调节的作用，所以晶状体可塑性大小就决定了眼的调节潜能的状况。青少年的晶状体可塑性较强，因此调节的潜能也就会较大；而老年人随着晶状体的逐渐硬化，其可塑性就会明显减弱，因此其调节潜能就会逐渐减弱，甚至消失。

**二、有关调节的名词**

调节是眼-视光学中的重要的理论知识，在一定意义上说，在屈光检测与屈光矫正实践中，掌握关于调节的基本概念是做好工作的最基本的要求。对于这方面的理论知识，我们首先需要了解这几个有关名词。

**1.调节与屈光状态**

根据是否使用了调节力，可以将人眼的屈光状态分成以下两类：

（1）静态屈光状态

人眼在不使用调节力的屈光状态，就叫做静态屈光。正视眼在注视无限远时的屈光状态就是静态屈光。近视眼在注视眼前有限远的远点及以远目标的屈光状态也是静态屈光。而远视眼在看无限远时需要使用与远视度一致的调节力，因此远视眼在明视条件下是不存在静态屈光状态的。

（2）动态屈光状态

人眼在使用调节力进行注视时所表现的屈光状态，就叫做动态屈光状态。在动态屈光中，我们可以根据被测者的注视行为将动态屈光状态分成以下几种：

① 绝对动态屈光状态：当我们在注视距离变化的目标时，我们眼的调节就会处于持续的动态变化中，这时眼所处的屈光状态，就可以叫做绝对动态屈光状态。根据调节作用的方向，又可以分成以下两种：

a.正性动态屈光状态：是指注视距离由远及近时，眼的调节力呈逐渐增大的调节运动状态，就叫做正性动态屈光状态。

b.负性动态屈光状态：是指注视距离由近及远时，眼的调节力呈逐渐减小的调节运动状态，就叫做负性动态屈光状态。

在进行屈光检测与矫正中，需要给予更多关注的是正性动态屈光状态，因为这种状态最容易反映出人眼与视觉疲劳的关系。

② 相对动态屈光状态：以正视眼为例，当注视有限远某一固定距离时，眼必然处于调节状态。但是我们的眼又处于调节力固定在一定程度上的屈光状态。这种状态有别于绝对动态的屈光状态，又与静态屈光状态不同，因此称为相对动态屈光状态比较妥当。

③ 极限动态屈光状态：当我们的眼使用最大调节力进行注视时所处的屈光状态，就叫做极限动态屈光状态。

**2. 调节与注视点**

（1）明视远点

明视远点简称远点。眼在明视条件下，不使用调节所能看到的最远之点就是明视远点。不同性质的眼的明视远点不同：正视眼的明视远点位于眼前的无限远，近视眼的明视远点位于眼前的有限距离，而远视眼的明视远点位于眼视网膜后的有限距离。正视眼与近视眼的明视远点都属于实性远点，而远视眼的远点则属于虚性远点。实性远点是我们的眼可以看到的点，而虚性远点则是我们的眼无法看到的点。

明视远点的距离为被测眼完全屈光矫正镜度的倒数：

$$远点距离 = \frac{1}{完全屈光矫正镜度}，\quad 即\ r = \frac{1}{D}$$

对于屈光不正者，近视眼计算后的结果为负值，远点位于眼前；远视眼计算后的值为正值，远点必然位于视网膜后。而正视眼为 $1/\infty$，其远点必然位于 $\infty$。

（2）明视近点

明视近点简称近点。明视近点是指眼在使用最大调节力所能看到的最近距离的点。这就是说，当注视近点时，我们所使用的调节力最大。

（3）明视远点与明视近点的关系

通常情况下，明视远点的距离大于明视近点的距离。但是在以下条件下，明视远点的距离与明视近点的距离将会发生变化：

① 当被测眼的屈光矫正镜度的绝对值等于调节力时，明视远点与明视近点为同一距离的点，被测者所能看清楚的就是包含这个点的一个狭小的景深空间。

② 当被测眼的屈光矫正镜度的绝对值大于调节力时，明视远点的距离将小于明视近点的距离。此时的被测眼则是远目标看不清楚，近目标也看不清楚。

**3. 调节与注视区域**

上述名词，是以调节与点的关系为对象的有关调节的名词。当然，调节还与注视区域有关。与调节区域有关的名词有以下两个：

（1）调节范围

调节范围又称为调节距离，是指由远点至近点之间的可视范围。调节范围是以远点至近点的距离线段的长度来表示的。在这一区间，越接近于远点的点对调节力要求就越小，越接近于近点的点对调节力要求则将越大。

（2）调节程度

调节程度又叫做调节广度。在这里首先要说明的是，在调节程度计算上，大多采用两种方式予以表述：眼休息时的屈光力与眼用最大调节时的屈光力之差；眼完全休息时注视远点与用最大调节力注视近点的屈光力之差。这两种表述方式都有两个共同的问题无法得到合理的解决：

① 远视眼看不到远点，而且只要看就会调节，因此在明视条件下也就不存在调节休息的问题。

② 近视眼在注视眼前有限远的距离时是不使用调节力的，当使用近点调节力减少的数据是 $1/r$，并非零，而 $1/r$ 就是眼应当付出而又无法付出的那部分调节力。

正是基于以上原因，笔者特将远视眼、正视眼和近视眼与调节远点、调节近点、调节范围、调节程度相互关系以数据方式列入表 3-2 中以供参考。并对调节程度进行了试定义：调节程度就是注视近点应使用的调节力与注视远点调节力的屈光力之代数和。

表 3-2　眼的屈光性质与调节范围、调节程度的关系

| 屈光性质 | | 远视眼（+5D） | 正视眼 | 近视眼（-5D） |
|---|---|---|---|---|
| 远点 | 距离($r$) | 眼后 0.2m | ∞ | 眼前 0.2m |
| | 调节力($R$) | 0D | 0D | 0D（即屈光矫正镜度+5D） |
| 调节近点 | 距离($p$) | | 眼前 0.1m | |
| | 调节力($P$) | 15D | 10D | 5D |
| 注视区域 | 调节范围($a$) | 眼后 0.2m～∞～眼前 0.1m | ∞～眼前 0.1m | 眼前 0.2m～眼前 0.1m |
| | 调节程度($A$) | 15D | 10D | 5D |

以表 3-1 中近视眼为例，其远点距离（$r$）为 -0.2m，恰好无需付出调节力（而其本身也没有调节力可供支付，具体到不同程度的近视眼能否付出相应的调节力，则要视其近视屈光矫正度的情况而定，这样不妨计作使用了"屈光矫正镜度+5D"调

节力）。其近点距离（$p$）为 0.1m，应使用"10D＋屈光矫正镜度"的调节力。其调节范围为：0.2-0.1＝0.1m。其调节程度为：5D。

又例如表中的远视眼。其远点距离（$r$）为 0.2m，付出（屈光矫正镜度＋5D）的调节力可以看清楚无限远的目标。其近点距离（$p$）为 0.1m，应使用 10D 的调节力。客观上讲，其调节范围应由 0.2m～∞和∞～0.1m 两段调节范围所组成。其调节程度为：屈光矫正镜度＋10D＝15D。

### 三、屈光状态与调节

不同屈光状态的眼的调节状况是不同的，这是因为不同屈光状态的眼所具有的调节力是不同的。近视眼的调节力比正视眼小，远视眼的调节力要比正视眼大。不同屈光状态的眼在调节力方面的这种区别，应当说与人的生理适应能力是有关的。当我们需要增大生理效能之时，我们的肌体就会在一定程度上通过强化生理功能的正性作用得以强化。但是，我们的肌体在适应上却不能通过强化负性生理功能得以强化。例如，我们的心肌去极化电位为－90mV，心肌细胞内的电位只要达到－90mV 就会产生去极化。低于这一电位，心肌细胞的去极化就不会发生，心脏的活动就会停止。我们的眼同样不具有强化负性调节的作用。因此，近视眼在注视远点之外的目标时，不可能通过加强负性调节作用来实现清晰注视远点以远的目标，这种想法只能是一种不切实际的幻想。

#### 1. 屈光状态与调节

（1）正视眼

从理论上讲，正视眼的远点在眼前的无限远。因此，正视眼在看无限远时，是不需要使用调节力的。当看有限远的物体时，因物体不在远点，观察者就必须使用调节力。正视眼在注视有限远时所使用的调节力是注视距离（m）的倒数，注视 2m 距离所使用的调节力为 0.5D，注视 1m 距离所使用的调节力为 1D，注视 0.5m 距离所使用的调节力为 2D。

从实际上看，无限远的点是谁也不能用直视的方式看到的，只要看到了物体，观察者一定使用了调节力。只不过是所使用的调节力非常小，在屈光矫正工作中一般是作为忽略对象来看待的，这个被忽略的值为对 6m、5m 及以远的目标所使用的调节力。当远用屈光矫正镜度检测视距为 6m 时，被忽略的调节力即为 0.167D。我国使用的远用屈光矫正镜度检测视距为 5m，因此被忽略的调节力就是 0.20D。

一般来说，在屈光检测中被忽略的调节力不会对屈光检测结果产生重大的影响。但是，对屈光镜度比较敏感的人，这一忽略也会产生一定的视像差异（当然，视像差异也是很小的）。对于的确有视像差异又急于得到解决的情况下，一般可以通过眼镜的戴用调整予以解决，具体方法是"适当缩小镜距""调平镜面角"等，可使这一问题得到一定程度的解决。

（2）远视眼

只要看就会使用调节，这是因为远视眼被测者的远点在眼球的后面（图 3-2），

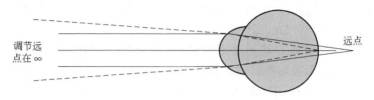

图 3-2　远视眼的远点与调节远点示意图

无法看到，看不到也就与调节不会产生关联。而远视眼被测者的眼的前方不存在远点，存在的点有两种：一种是眼到近点之间的点，另一种点是近点与远点之间在眼前的点。要看清楚无限远的点，远视眼就得使用与其屈光不正程度相当的调节力，使无限远的目标成为视中心凹的调节性共轭点。这就是说，远视眼在看无限远时也是要付出调节的。当要看清楚眼前的有限远的物体时，则需要再付出与距离相适应的调节力，即要使用与其屈光不正程度相当的和与视距（m）倒数之和的调节力。因此，远视眼只要看，就需要付出调节。

（3）近视眼

近视眼的远点是在眼前的有限距离。这一点与被测眼的距离，恰好等于被测者屈光矫正镜度的负倒数。例如被测眼的屈光矫正镜为 −2.00D，其远点必然在 −（1/2）m，即远点距离在眼前的 0.5m。

远点之外的点，近视眼在不矫正的情况下是无法看清楚的，远点之外的物体是处于一种朦胧（即雾视）的状态之中。看不清楚当然也就没有调节力可以使用。

人在使用最大调节力时，所看到的那一点就是调节近点。距离近点越近，所使用的调节力就越大；距离远点就越近，所使用的调节力就会越小。随着年龄的逐渐增大，人的调节潜力就会逐渐减小。到 60 岁时，一般只能保有 1D 的调节力，这就是上年岁的人要发生老视的原因所在。

我们的眼在注视时，调节力的负荷与物距呈反比。物距越小，眼所承担的调节负荷就会越大。物距越大，眼所承担的调节负荷就会越小。

**2. 屈光矫正与调节**

不同的被测者，屈光矫正所要解决的问题不一定相同，但是，屈光矫正的目标一般来说至少应当保证两个目标的实现。一个是清晰的视觉，另一个是舒适的感受。在被测者视觉分辨力正常的情况下，清晰的视觉与屈光矫正镜度有关。而影响舒适感受程度的原因比较多。调节的干扰问题是不可忽视的一个重要问题。

调节力较大的人，所发生的影响力就会较大。反之，所产生的影响力也就会比较小。既然调节力会影响舒适程度感受，这种影响显然与调节力大小有关，调节力越大的屈光状态，越应当给予重视，在屈光检测与矫正中，也就更加需要对其调节力的影响加以有效的控制，这也是之所以要关注青少年验光配镜的一个重要原因。

就眼的屈光状态而言，在年龄相同的条件下，远视眼的调节力＞正视眼的调节力＞近视眼的调节力。在这三种屈光状态中，调节力最需要得到控制的应当是远视眼。因此，在屈光检测中，最需要使调节得到放松的是远视眼，尤其是调节潜力比较大的青少年远视眼。当前，青少年近视眼发生率是很高的，可能也和青少年因过多、过长时间高强度使用调节力，对眼的调节的控制未得到有效关注及处理有关。

# 第二节 ⋮ 调节静息态与张力性调节

这里所说的视点，是指视线通过眼的屈光系统在眼的主光轴上的会聚点。在正视眼处于静息状态时，我们的视点就位于无限远，这一点和我们通常所说的远点为同一个点。当我们的眼处于最大调节状态时，我们的视点就位于眼前的有限距离，这个点也就是我们通常所说的近点。

## 一、调节静息态

关于人眼调节的话题，应当算作眼-视光学中一个永恒的话题。尽管调节得到了相当高的重视，但对调节的认识还存在着差异却是不争的事实。而本节要讨论的调节静息态问题就是这样一个问题。

### 1. 经典理论与现实

（1）经典理论

人眼在调节"静息"时，"静态眼"视网膜的空间共轭点位于无限远，此时的调节量为零。这就是将眼注视远点所使用的调节力视为零的理论基础。自然状态下正视眼的静态调节的远点就会在无限远。同理，近视眼的远点就在眼前的有限距离，远视眼的远点就会在视网膜之后。经典调节理论有两个关键的论点。

① 调节的发生：只有当调节刺激存在时，才会发生主动的调节，而且这种调节一定是正向的调节。

②"静态眼"：将不使用调节力时的眼称为"静态眼"。并将处于黑暗中的眼、闭合状态时的眼和注视空旷明视野的眼定义为"静态眼"，即将在没有视觉分辨目标状态下的眼定义为"静态眼"。

（2）现实的眼

但是，眼-视光学研究中却发现了一些特殊的近视现象。这些特殊的近视现象中影响最大的有以下 3 种：

① 夜近视：这是最早被发现的一种近视状态。一般认为造成这种近视状态的原因有 3 个因素：a. 瞳孔扩大，球面像差增大；b. 星光微弱、视野缺乏细节，导致双眼处于轻度集合状态所伴随的轻度调节状态；c. 明视觉向暗视觉的转移及色差的作用。3 种作用对屈光变化的影响范围在$-1.00 \sim -1.50D$之间。

② 高空性近视：这是在飞行员飞行驾驶中发现的一种近视状态。当飞行员的视野中没有具体物体、只有空虚视野时，将会产生$-0.50D$近视。这种近视现象给航空安全带来了极大的隐患，这正是高空性近视引起航空视觉研究者重视的原因所在。

③ 器械性近视：这是验光中使用面部接触性检测器械以来得到关注的一个问题。当器械温度过低或被测者有意无意地感知到近距的器械时，也会产生一定的近视。一般认为，这种原因引起的近视≤−2.00DS（也有同仁讲最高可达到−4.00DS）。就常见的情况，这种近视表现≤−2.00DS还是可信的，−4.00DS则略显夸张。

类似的近视现象，还有：潜水性近视、高压氧性近视、高山性近视、负重性近视、低视野性近视等。对这些近视现象，经典调节理论是难以解释的。

**2. 调节静息态**

上述近视现象是经典调节理论无法解释，但又是客观存在的现象。因此，有人提出了人眼静止调节力不等于零的论点。现已知调节的静止点位于眼前的 0.7～2m，有人将这一点称为暗焦点。这也就是说，人们在静止调节时实际上使用了 0.5～1.5D 的调节力。人们将这种黄斑缺乏形觉细节时调节的非零状态就称之为调节静息态，并且明确：这种状态与照明条件无关。

调节静息态（regulate the state of quiet breath）是眼没有受到形觉刺激时，眼的调节所处的状态。这种状态是一种视近的调节状态，视网膜的共轭点不在无穷远，而是在眼前有限远的距离，这可能与人们经常处于看近的工作、生活状况有关，属于一种看近的预备状态。调节静息态在屈光方面的表现则是一种近视现象。

对于近视现象，一般都归因于调节的增加。尽管增加的调节力是有限的，却说明引起调节的原因不完全取决于视距的变化。

## 二、张力性调节

上述所讲的各种近视现象，只不过是我们的眼在不同环境条件下的调节静息态的形式，反映了睫状肌基础性紧张的客观现实，这种基础性张力表现出来的调节就是张力性调节（tonic accommodation，TA）。

**1. TA 的差异**

雷波维茨（Leibowitz）用激光屈光计对大学生进行了检测，发现 TA 的范围为 0～4.0D，平均为 1.7D。并发现两个特征：① 个体差异很大；② 存在明显的波动，在极短的时间变化幅度可达到 1.0D。这些差异的产生与两个因素有关：

（1）TA 的变化形式与注视点的性质有关

当我们注视 TA 点时，没有 TA 的变化。只有在注视非 TA 点时，才会有 TA 的变化。注视点为远点时，TA 上升。当注视点为近点时，TA 则下降。

（2）TA 的变化幅度与调节持续的时间有关

不管是 TA 的上升，还是 TA 的下降，都表现为：持续时间越长，变化幅度越大。

**2. TA 的形成与屈光**

不少人发现，远调节并非仅由副交感神经活动的抑制所完成。当刺激交感神经时，将会通过 β 受体的作用使睫状肌舒张，从而起到抑制与降低调节的作用而表现为远调节。这就说明，TA 的形成是由于交感神经-副交感神经所固有的紧张性及其相互作用的结果，而交感神经的支配对 TA 的形成则具有极其重要的作用，这已经被一些药物的实验所证实。

（1）屈光状态与神经支配

在对不同屈光状态进行的植物神经支配调查中发现：不同屈光状态的植物神经支配强度是有一定差别的。远视眼的植物神经支配力较强；迟发型近视眼在植物神经支配方面则较弱。而正视眼与早发型近视眼的植物神经支配强度，则居于远视眼与近视眼之间。

（2）屈光状态与 TA

正是上述植物神经支配对不同屈光状态的影响，不同的屈光状态的 TA 也是不同的。这种 TA 的不同表现为：

远视眼＞正视眼＞迟发型近视眼。早发型近视眼与正视眼相近。

上述 TA 的差异性，对屈光矫正是有重要意义的。客观上讲，高就应当降，低就应当升。那么，TA 的差异性在屈光矫正方面有什么意义呢？

① 远视眼的 TA 较高，这可能就是远视眼容易发生视觉疲劳的原因。在验光与配镜中就应当解决 TA 过高的问题：让远视眼戴用屈光矫正眼镜后，TA 接近正视眼的水平，这应当是对远视眼进行屈光矫正时所必须要注意的问题。

② 在我国，近视眼一般都是早发型近视。因此，TA 与正视眼基本相近。这也就是说，对近视眼的验光与配镜中避免人为地导致 TA 增高就成为主要问题。怎样才能防止这种现象的发生呢？笔者认为：只要不产生屈光矫正镜度的生理性的过度矫正，TA 就不可能发生异常变化。

③ 对于迟发型近视眼，是否可以考虑对其 TA 采取升高的处置呢？在这个方面，笔者尚未看到相关的资料。应当说这种可能性是存在的，但是怎样进行操作还有待工作在屈光矫正第一线的验光师们去探索。

### 三、调节反应时间和调节联动

#### 1. 调节反应时间

调节反应时间是视觉心理学中重要的心理物理量。这里仅介绍 3 个概念：注视近距离目标时的调节兴奋时间、注视远距离目标时的调节舒缓时间和调节持续时间。

（1）调节兴奋时间

① 调节兴奋潜伏时间：指开始注视近处的视觉刺激目标至调节产生时所用的时间。这一时期所用时间为 0.36s。

② 调节兴奋时间：指调节作用出现直至达到最大调节作用时所用的时间。这一时期所用时间为 0.75s。

（2）调节放松时间

① 调节放松潜伏时间：指开始注视远处的视觉刺激目标至调节放松开始时所用的时间。这一时期所用时间为 0.38s。

② 调节放松时间：指调节开始放松直至达到调节完全松弛时所用的时间。这一

时期所用时间为 0.56s。

（3）调节持续时间

调节持续时间是指持续使用一定调节力所能维持的时间。这一时期所用时间为 15.0s。

从上述对调节反应时间长度的介绍，我们就可以知道：调节兴奋所需要的时间为 1.11s，调节放松所需要的时间为 0.94s。这就说明，我们的眼在完成每一次调节所用的时间是非常短暂的。这也就提醒我们的验光师，在验光与屈光矫正中必须注意一个问题：对被测者视觉反应进行判断用时过长是不太妥当的。

为了便于比较，特将上述数据汇总成表 3-3。

表 3-3　调节反应时间　　　　　　　　　　　　　　单位：s

| 调节兴奋时间 | | 调节放松时间 | | 调节持续时间 |
| --- | --- | --- | --- | --- |
| 潜伏时间 | 兴奋时间 | 潜伏时间 | 潜伏时间 | |
| 0.36 | 0.75 | 0.38 | 0.56 | 15.00 |
| 1.11 | | 0.94 | | |

通过上述数据，我们不难看出，调节放松时间小于调节兴奋的时间，这和绝大多数验光师头脑中的"放松调节比调节兴奋更难"的认识显然是不相符的。而调节的持续时间，又远比一些人想象的时间要短得多。这将对验光有什么作用，目前尚无明确的说法。应当说，调节反应时间的情况，与屈光检测中先检测远用屈光矫正镜度、后检测近用屈光矫正镜度的顺序是一致的。对于调节持续时间则向我们提出了新的要求：在检测近用屈光矫正镜度时一定要讲究节奏，每一个检测动作都应在 15s 内结束，否则就容易出现检测偏差。

**2. 调节的生理屈光表现**

眼在调节中，眼的屈光状态是怎样的呢？这个问题并不是屈光矫正中的大问题，但对于一名验光师而言，也是不可以不知道的概念。这个概念中有三个问题。

（1）调节静止

人眼在调节静止状态下，将呈现什么样的屈光状态呢？首先我们必须清楚，处于静止状态的眼最多见的两种情况是：①在完全黑暗的情境中；②飞行员在拉起机头面对无云的蓝天时。后一种状况就是徐广第先生所讲的虚空状态——即没有明确细节注视目标的状态。一般认为，人眼在这种情况下，其视网膜的共轭点并不在无限远，而是在眼前的 0.7～2m 之间。这也就是说，处在这种静止状态下的眼的调节状态不为零，其调节力在 0.5～1.5D 之间。

（2）调节微动

我们在注视某一近距离目标时，眼的屈光状态也不是静止不变的，而是处于轻微的动态屈光平衡之中。一般认为，持续注视某一近距离目标时，眼的调节处在屈光轻微动态中，会有两种表现：①屈光微动范围在 0.04～0.14D 之间；② 小瞳孔至大瞳孔变化之间的微动频率在 0.5～2 次/s。笔者猜想，调节微动两种表现形式的综合效应如图 3-3 所示。

（3）调节后置

所谓的调节后置，是指通过客观方法检测到的调节力值，比理论上计算出来的调节力要小，这种现象就叫做调节后置。理论调节力与实测调节力的差就是被测者的调节后置量。例如人在注视 0.33m 处的理论调节力为 3.0D，但在客观屈光检测时实际测得的调节力约为 2.2D，两个数值的差约为 0.8D，这个差就是被测者的调节后置量。

**3. 调节三联动**

双眼在进行调节时，调节并非一个独立的生理动作。和正性调节同时发生的生理动作还有：双眼的会聚（视线的集合）和瞳孔的缩小。在视觉生理学中，这种视觉方面的联动现象就被称为调节三联动。我国当代眼屈光学的先行者徐广第先生对调节三联动进行了较为深入的探究，曾多次强调：在屈光矫正与近视眼预防工作方面，一定要充分考虑调节三联动的问题，否则的话，就可能难以取得满意的效果。徐老在北京理工大学的一次即兴演讲中曾经风趣地说过：调节与集合是双眼视觉的生理基础，屈光矫正中不理睬调节与集合功能者，将不会吃到好吃的果子。

在这里，笔者之所以要引用徐老曾经讲过的话，就是期望验光师们对调节三联动的问题给予重视。关于调节三联动的生理过程与屈光矫正的关系，我们将在本书第五章中进行介绍。

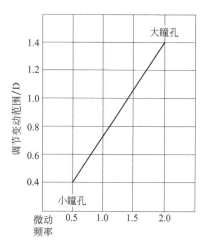

图 3-3　调节微动表现形式猜想示意图

# 第三节　眼的调节作用与原理

## 一、晶状体在调节中的作用

眼的调节，主要是指晶状体的调节。晶状体在眼的调节中所发生的变化有两个方面：其一是晶状体的直径的变化，其二是晶状体表面弯曲度的改变。而调节所引起的屈光改变主要是由晶状体厚度增加和前表面的弯曲度的增大所致。在静止状态下，晶状体的前曲率半径为 10mm，使用最大调节时，晶状体的前曲率半径缩短为 6mm。晶状体的后曲率半径的变化极小，眼的光学结构随之发生相应调整，从而使眼的屈光力增加，以适应注视眼前某一点的需要。

### 1. 晶状体在屈光学中的作用

晶状体是人眼中一个非常重要的屈光间质，在屈光中起着极其重要的作用。

对于晶状体在调节中所发生形态变化，我们可以通过瞳孔区的角膜及晶状体的反光视眼来进行观察。当我们在暗室中将一支蜡烛点燃，通过观察瞳孔区的映光就会发现三个影像（图3-4）：一侧为中等大小的最亮的正立像，这个像是角膜前表面反射的影像。中间是一个较大的正立的虚像，这是晶状体前表面的反射的光。另一侧为较小的中等亮度的倒像，这是晶状体后表面的反射影像。之所以是倒像，说明光入眼后光的交叉发生在晶状体前表面与后表面之间。当被测者注视远距离目标时，中间的直立的虚像与倒立的像之间的距离就会相对较近。当被测者注视近距离目标时，中间的直立虚像就会向较大的直立像移动，而倒立像的位置基本不变。这就说明，在进行调节时，真正起到增加屈光力的决定作用的是晶状体前凸的改变。

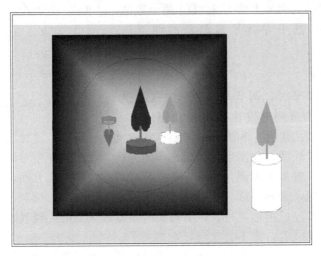

图3-4　晶状体的映光试验

在调节中，晶状体的弹性是决定调节力能力的关键因素之一。倘若晶状体的弹性下降，我们的调节力就会下降，所能看到的近点距离就会增大。弥补调节力的不足有两种方法。一种是通过植入人工晶体的办法解决，另一种也是最常用的解决办法，就是使用透镜助视的办法弥补眼调节力的不足。助视镜中最多用的就是老花镜、双光镜和渐进眼镜，有一部分人可能还需要用放大镜予以辅助。

**2. 动态调节的概念**

从晶状体调节所发挥的作用进行考察，这种作用只有绝对正性作用，不存在绝对负性作用。人们提到的负性调节作用，只能是相对性的。这也就是说，调节力的值只有正性值，某一个正性值针对比之更大的正性值而言则是一个相对的负值。

例如一名正视眼看2m时所使用的调节力为0.5D，当他看0.4m时则需使用2.5D调节力，两者的调节力的值都是正值。假如我们设定后者为"标准值"的话，那么，0.5D相对于"标准值"则为−2D。

我们以正视眼为例来分析眼的动态调节。当我们注视无限远的目标时，眼所使用的调节力为绝对的零调节力，注视2m距离目标时，则使用0.5D的调节。倘若由注视无限远到注视2m距离的目标，我们的眼则使用了0.5D的正性调节力。当再次到注视0.4m距离的目标，就又使用了2D的正性调节力，一共使用了+2.5D的调节力。倘若，我们以注视 0.4m 时所使用的调节力为零，当我们又从注视 0.4m 距离的目标到注视 2m 距离的目标，其使用的相对调节力就是 2D 的负性相对调节力。这种相对调节与验配近用眼镜镜度的把握有着极其密切的关系。

前一节中，我们已经述及调节静息态的问题。当缺乏注视细节时，眼的"暗焦点"位于眼前的 0.7～1.5m 之间。我们在此假定眼的"暗焦点"就位于眼前的 1.0m 处，并以此"暗焦点"为调节零点的话，那么在注视距离<1.0m 时所使用的调节为相对正调节力，而注视>1.0m 时所使用的调节力则为相对负调节力。我们在现实的生活、学习与工作中，就是不断地在注视远距离目标与近距离目标的视觉转换中，来完成动态调节变化的。而这种动态的调节变化则取决于晶状体的对调节的顺应性——晶状体对调节反应的灵敏度，这就是在验光中对调节灵敏度进行检测的原因所在。笔者认为，在验光中倘若能以"暗焦点"为屈光检测的一个基准点进行调节灵敏度的测定，可能会更接近调节灵敏度的生理状态。

## 二、眼调节的原理

我们的前辈对眼的调节原理进行了大量的研究与探讨。但是在这一问题上仍旧存在着较大的争议。在此，笔者谨就所见到的屈光学经典著作中论述的进行简单的综述。

### 1. 眼调节的活动

（1）黑姆霍茨（Helmholtz）的弹性学说

最早对调节原理进行描述的是黑姆霍茨（Herman von Helmholtz，1821～1894，德国生理学家和物理学家）在 1885 年提出来的弹性学说（或称为松弛学说），这一学说中所描述的调节过程及晶状体的变化如表 3-4 所示。黑姆霍茨认为人眼的调节是受第三对脑神经——动眼神经的支配，在调节的过程中将会伴随着两个反射：

表 3-4　黑姆霍茨弹性学说的调节过程

| 注视距离 | 睫状肌→ | 悬韧带→ | 晶状体囊→ | 晶状体→ | 屈光力 |
|---|---|---|---|---|---|
| 远目标 | 松弛 | 紧张 | 被牵引 | 扁平 | 减小 |
| 近目标 | 收缩 | 放松 | 松弛 | 回缩变凸 | 增大 |

① 瞳孔括约肌收缩所致的瞳孔缩小。这一变化将会减少球面像差，使视敏度得到提高。瞳孔缩小还可以使入眼的光线减少，起到保护视网膜免受强光照射的作用。

② 内直肌收缩所产生的双眼会聚。这种作用可以使近目标的物象正好投射到双眼的视中心凹上，保证双眼的单视的实现。

迄今为止，黑姆霍茨的弹性学说仍旧是广为人们接受的调节学说。

（2）朱切尔宁（Tscherning）的双曲线学说

朱切尔宁对调节中的晶状体的变化进行了描述。调节时晶状体的形态并非呈球形改变，因为晶状体的前表面并非球面，而是一个双曲线形态（如图 3-5 中图形的上面的曲线形式）。并认为，视近时睫状肌收缩，悬韧带张力增强，牵引脉络膜向前，玻璃体以向前的推动力压挤晶状体，使晶状体的形变只能以玻璃体晶状体窝为后界，向前方凸。对这种玻璃体的正压作用，加藤静一先生通过在全麻条件下及死后阿托品化的眼系统进行观察中发现：这种正压作用在调节上具有重要的作用，并认为观察的结果难以支持悬韧带张力改变的学说。

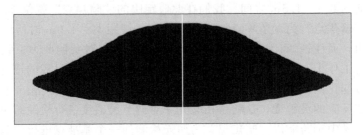

图 3-5　晶状体前表面双曲面示意图

**2. 调节的神经支配**

一般认为调节、辐辏及缩瞳是由动眼神经支配的。但在近代，更多兴趣是在双重神经支配上。现在已经知道，瞳孔的散大与缩小是相互拮抗的，但副交感神经作用远大于交感神经的支配作用。

（1）神经支配与正、负调节的研究

正调节是指视近时晶状体变凸使屈光力得到增强，这一过程是由副交感神经支配的。负调节是在趋向明视远距离目标时晶状体变扁平以致屈光力降低，这一过程到底是由交感神经支配，还是由副交感神经支配尚无定论。这个方面有两种说法：

① 有人说，交感神经兴奋在调节中起部分作用。

② 也有人说，副交感神经的抑制对调节具有主导作用，最大的调节作用为 11.0D；而交感神经对调节的作用则很小（10～40s 内 1.5D）。

笔者特别选择申尊茂、徐增宇对调节神经机制的研究观察，将其结果用表 3-5 予以汇总。两人的观察的结论：M-胆碱能阻滞药（如阿托品）使屈光矫正镜度的正镜度增大；肾上腺素受体药（去甲肾上腺素）对远点无作用；拟肾上腺素药物（麻黄碱）的作用，则是使远点距离增大，瞳孔扩大。

表 3-5　申尊茂、徐增宇对调节神经机制的研究观察

| 报告人 | 使用药物 | 辅助用药 | 观察结果 | |
| --- | --- | --- | --- | --- |
| 申尊茂 | 阿托品 | 可卡因 | 正镜度增大 | 支持二元说 |
| 徐增宇 | 麻黄碱 | | 远点远移（远 2.2cm；−0.156D） | |
| | | | 瞳孔散大（7.234mm→8.375mm） | |
| | | | 近点移近（近 0.7cm；0.144D） | 近点稍近移后，又返回原近点 |
| | 去甲肾上腺素 | | 对远点无作用 | 近点稍近移后，又返回原近点 |

（2）交感神经支配作用的研究

对肾上腺素受体药对调节的影响，也有相当多的专家学者进行了大量的研究，表

3-6 中所列的就是国外一些专家对交感神经与调节的关系进行的一些相关试验。

笔者在这里通过表 3-5 和表 3-6 介绍了药物对调节的影响,并非建议验光师一定要熟记表中的具体内容。这是因为:①这些药物并非是对调节产生作用药物的全部;②在药物的作用下,验光的结果会发生屈光与调节的偏移现象。提醒验光师在验光中一定要关注被测者药物的使用情况。而被测者也应当主动将自己的药物的使用情况告知验光师。

表 3-6 肾上腺素受体药对调节影响的相关研究

| 报告人 | 药物 | | 结果 |
| --- | --- | --- | --- |
| Cogan | | 误切出单侧交感神经链 | 调节幅度比正常眼增大 1~2.5D |
| Tornqvist | | 电刺激猴的交感神经 | 发生远视性屈光不正 |
| Heath,Mattila | 去氧肾上腺素 | 局部点眼 | 近点距离增大 |
| Garner | 去氧肾上腺素 | 局部点眼 | 调节反应下降 2.5D |
| Cogan | 盐酸肾上腺素 | 球结膜下注射 | 调节幅度降低 1.5D |
| Biggs | 盐酸肾上腺素 | | 发现上述现象,调节反应曲线不变 |
| Harwitz | 异丙肾上腺素<br>去甲肾上腺素 | | 调节幅度明显降低 |
| | | | 预先应用 β-阻滞剂,调节幅度不变 |
| Biggs | 肾上腺素 | 球结膜下注射 | 发生远视性屈光不正 |
| Toates | | 从静止点→调节增加 | 副交感神经输出增强 |
| | | 从静止点→调节减弱 | 交感神经输出增加 |

# 第四节 神经性调节与常规调节测定

## 一、神经性眼的调节

验光师除了解与屈光因素有关的眼的调节概念之外,还有必要了解与神经精神因素有关的眼的调节问题。只有这样,我们才能在屈光检测中做到排除这些非屈光因素的影响,更准确地把握眼的调节的问题。神经精神因素引起的调节大致有以下四类:

### 1.疼痛性眼的调节

这种调节又叫做冬德尔氏调节。这种调节的发生与瞳孔的调节有关。因创伤、疾病等原因引起的疼痛,都会通过神经反射导致瞳孔扩大效应的发生。发生这种效应的因素还有:焦虑、恐惧、兴奋等。当瞳孔扩大时,眼的球面像差与色像差就会增大,眼的视域深度就会减小。这也就在一定程度上导致了视像清晰度的降低,不清晰的视像必然会反射性地引起过强的调节。尽管疼痛性调节的发生机制是比较清楚的,但当前对这种调节的量到底是多大则还不是很清楚。

**2. 互感性调节**

这是一种神经性的共济性生理机能。当只有一只眼因刺激而发生调节时，另一只眼尽管并未接受到相应的刺激也会产生同样的调节反应。这种调节效应就叫做互感性调节。这种调节是在大脑神经中枢参与下实现的。

**3. 闪光性调节**

闪光是指高亮度频闪的光，这种光将导致瞳孔缩小。瞳孔缩小，眼的视域深度就会增大。这就会导致被测者会使用较小的调节力就可以获得清晰的视像。但是这种使用较小的调节实现的清晰视觉的主观感觉并不舒适。这是因为光的频闪引发的瞳孔大小的高频率变化使调节适应性变化的张力过大。这种高频率的调节张力波动就会导致眼的不舒适，甚至导致眼的疲劳，有时还会伴有眼痛。

**4. 癔病性调节**

癔病患者也会导致异常调节的发生。这可能与被测者精神、神经异常导致神经调节与反射出现偏差所引起。

上述几种神经性调节是验光过程中可能遇到和发生的调节现象。验光师在屈光检测中，能够识别、避免诱发这些调节现象，则是保证高质量验光不可不解决的问题。

## 二、调节幅度的测定

眼-视光学中对调节的检测有四项，这四项检测包括：调节幅度、调节状态、调节灵敏度和正、负相对调节的检测。而调节幅度的检测则是最重要的调节机能的检测。

**1. 检查调节幅度的意义**

当被测者具有比较充分的调节能力时，视近的视觉就不会发生困难。随着年龄的逐渐增加，眼的调节力也会随之降低，近点距离也会逐渐增大。当调节力降低到一定的程度时，就会发生视觉疲劳，继而发生视近困难。

调节幅度检测目的就是要了解被测者可以调动的全部调节能力，为进一步评定被测者视近的屈光状态和近用屈光补偿的视觉需求积累必要的生理数据。

**2. 调节幅度的检测方法**

调节幅度的测定有两类方法。一种是检测法，另一种是估算法。检测法又包括推进法与镜片法两种具体的方法。

（1）推进法

① 检测条件：

其一，被检者必须使用完全性屈光矫正镜度。

其二，注视要求：被测者应始终注视的近用视力表中的视标所在行的视标，一定是比远用最佳视力值高一行的视标所在行。一般情况下，多习惯使用 0.8 的视标。

其三，检测初始距离：使用综合验光仪应以 0.4m 为初始距离，使用徐广第设计的近用视力表应以 0.3m 为初始检测距离。

其四，检查顺序：眼屈光学界基本约定成俗的检测顺序应为先右、再左、后双眼。即先检查右眼，再检查左眼，最后检测被测者的双眼。

② 检测步骤：推进法检测检测步骤，可以分为3步。

第1步：将视标置于被测眼前适当距离，请被测者观察报告视标的视像状况。报告视像清晰者，验光师应采用移近法对其进行检测；报告视像模糊者，应采用移远法对其进行检测。

第2步：第2步可以有两个操作方向。

其一为移近法：将视标卡逐渐向被测眼的方向移近，直至视像模糊，记录距离。

其二为移远法：将视标卡逐渐向远离被测眼的方向移远，直至视像清晰，记录视像模糊状态的最远距离。

第3步：上述距离均以 m 为计量单位，距离的倒数就是被测眼的调节幅度。

（2）镜片法

① 检测条件：与推进法的检测条件大致相同。所不同的方面有两点：镜片法检测距离固定为 0.4m；使用近用辅助照明。

② 检测步骤：检测方法中包括3步操作。

第1步：将视标置于被测眼前适当距离，请被测者观察报告视标的视像状况。报告视像清晰者，说明被测者的调节幅度≥2.50D（综合验光仪）；报告视像模糊者，被测者的调节幅度＜2.50D。

第2步：加入透镜进行测定。

其一，加入正镜度：对报告视像清晰者，验光师应在被测眼前逐渐加入正镜度，直至被测者视像模糊，记录所加入的正镜度值。

其二，加入负镜度：对报告视像模糊者，验光师应在被测眼前逐渐加入负镜度，直至被测者视像清晰，记录被测者保持视像清晰时所加入的最大负镜度值。

第3步，计算：调节幅度＝2.50－所加入镜度的代数值。

（3）单眼调节幅度与双眼调节幅度的评价

一般情况下，两眼的调节幅度是相等的。那么有没有两眼调节幅度不相等的情况呢？这种情况是存在的。这种情况一般发生在以下几种眼-视光学异常状态：

① 单侧无晶状体眼病使用隐形眼镜矫正者；

② 单侧人工晶体眼；

③ 单侧青光眼并使用缩瞳药者；

④ 单侧虹膜睫状体炎并使用睫状肌麻痹剂者；

⑤ 交替视力；

⑥ 双眼高度屈光参差；

⑦ 先天性单侧眼球震颤；

⑧ 单眼弱视及低视力。

除上述原因外，两眼调节幅度出现明显差异，一般是检测中出现了问题或由操作不当所致。

**3. 调节幅度的估算方法**

估算法也包括两种方法，这两种方法分别是：查表法和公式法。

（1）查表法

这种方法是一种最为简单的方法。验光师经常使用的是 Donder 编制的年龄与调节幅度对照表（表 3-7）。

表 3-7　Donder 年龄与调节幅度对照一览表

| 年龄/岁 | 调节幅度/D | 年龄/岁 | 调节幅度/D |
|---|---|---|---|
| 10 | 14.00 | 45 | 3.50 |
| 15 | 12.00 | 50 | 2.50 |
| 20 | 10.00 | 55 | 1.75 |
| 25 | 8.50 | 60 | 1.00 |
| 30 | 7.00 | 65 | 0.50 |
| 35 | 5.50 | 70 | 0.25 |
| 40 | 4.50 | 75 | 0.00 |

这种方法虽然叫做查表法，但在实际工作中更多人采取的是：记住这个表格，在头脑的记忆中去读取相关年龄的调节幅度值。记忆这个表格的开始阶段，应强调对 10 岁、50 岁、60 岁和 70 岁这几个年龄的调节幅度值进行强化记忆，其他年龄可以类推，这是记住这个表格的诀窍。

（2）公式法

这是通过简单的公式进行计算来确定调节幅度的方法。这也是验光师比较乐于选用的一种方法。最常用的就是 Hofstetter 提出的经验公式。经验公式共有以下 3 个：

$$A_{\text{mini}} = 15 - 0.25n$$
$$A_{\text{mean}} = 18.5 - 0.30n$$
$$A_{\text{big}} = 30 - 0.40n$$

上述 3 个公式中，$A_{\text{mini}}$ 为最小调节幅度；$A_{\text{mean}}$ 为平均调节幅度；$A_{\text{big}}$ 为最大调节幅度；$n$ 为年龄。

在上述 3 个公式中，因误差的原因，一般不主张使用最大调节幅度公式。应用最为广泛的应当是最小调节幅度计算公式。

### 三、调节状态的测定

**1. 调节状态的检测意义**

调节状态是指调节反应对调节刺激的应答状况。调节反应量高于调节刺激量就被称为调节超前。调节反应量低于调节刺激量就叫做调节滞后。这种方法当前最常用于老视眼的近用附加正镜度（add）的确定。

**2. 调节状态的检测方法**

进行这项检测一般以使用综合验光仪更为方便。

（1）检测条件

进行这项检测必须满足以下几个条件。

① 双眼使用完全性屈光矫正镜度。

② 将十字栅格视图置于综合验光仪前近用悬吊杆 0.4m 处。

③ 双眼均使用负圆柱镜轴位在 90°方向、镜度为 ±0.50D 的交叉圆柱面镜。这样的设置使十字栅格视图的横线在前，竖线在后。倘若负圆柱镜轴位在 180°方向，则将使十字栅格视图的横线在后，竖线在前。此处，我们将以负圆柱镜轴位在 90°方向为准进行介绍。

④ 保证良好的照明条件。

（2）检测步骤

第 1 步，在前述条件下，请被测者观察十字栅格视图的线条，并报告是横线条清晰，还是竖线条清晰，或是清晰度一致。三种情况的判断如下：

——横线条和竖线条清晰度一致：调节反应与调节刺激相等。

——横线条清晰：调节反应小于调节刺激，说明被测得调节状态为调节滞后。

——竖线条清晰：调节反应大于调节刺激，说明被测得调节状态为调节超前。

两组线条均清楚，说明横线条的焦线位置在视网膜之前，而竖线条的焦线位置位于视网膜之后，最小弥散圈恰好位于视网膜上。横线条清楚，说明横线条的焦线位置在视网膜上，最小弥散圈和竖线条的焦线均位于视网膜之后。竖线条清楚，说明竖线条的焦线位置在视网膜上，最小弥散圈和横线条的焦线均位于视网膜之前。

第 2 步，根据被测者报告的情况选择下述检测：

第一种，翻转交叉圆柱镜：这种方法适合于竖线条清晰者。翻转交叉圆柱面镜后，报告竖线条清晰，结束检测；如果仍报告竖线条清晰者，为纵向视觉优先选择者，此方法检测无效。

第二种，逐渐加入正镜度。这种方法适合于横线条清晰者。在双眼同时逐渐加入 +0.25D 正镜度，直至横线条与竖线条清晰度一致，所加入的正镜度就是被测者调节滞后的量。这个量就是老视眼试验性近用附加正镜度（即 add）。

### 四、调节灵敏度的检测

**1. 调节灵敏度的检测意义**

这项检测的目的是要了解调节反应对调节刺激的反应速度。调节功能与集合功能的状况都会对调节反应的速度产生影响。双眼测试灵敏度不正常，单眼灵敏度也不正常者，说明调节异常。如双眼测试灵敏度不正常，单眼灵敏度正常，说明双眼视功能异常。

**2. 调节灵敏度的检测方法**

（1）检测条件

这项检测需在下列条件下进行：

① 双眼均应用完全性屈光矫正镜度。

② 双眼前均加用偏振镜片。

③ 将近用视力表放置在被测眼前 0.4m 处。

④ 被测者在检测中注视视标的视力值应在 0.6～1.0 之间。

(2) 检测工具

这项检测需使用翻转镜（图 3-6），更多的人习惯于将这种辅助镜称为反转镜，翻转镜的英文为 flipper，这个单词的原意为鳍状肢（如鲸的尾鳍，游泳者使用的双足脚蹼）。这里之所以要介绍英文单词的原意，就是要使读者更形象地了解这种辅助用镜的使用方法。这里需说明一点，检测中，必须根据被测者的近用光学中心距（NCD）设定翻转镜的光学中心距。

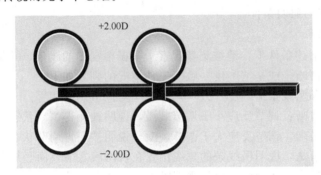

图 3-6  翻转镜示意图

(3) 检测步骤

第一步，请被测者在前述条件下，注视 0.4m 处的近用视标。

第二步，验光师将翻转镜 +2.00D 透镜组置于被测者的双眼前，请被测者对近用视标进行观察，并报告视标变清晰的时刻。

第三步，被测者报告视标清晰之时，验光师即刻将翻转镜垂直翻转，令 −2.00D 透镜组置于被测者的双眼之前，请被测者继续对近用视标进行观察，并再次报告视标变清晰的时刻。

待被测者报告视标再次清晰之时，再以第二步、第三步的顺序检测下去。

这项检测的时间是 1min。检测完毕，记录 1min 内 +2.00D/−2.00D 的循环次数。

这项检测的检测顺序也是：先右、再左、后双眼。即先检查右眼，再检查左眼，最后检测被测者的双眼。

(4) 正常值

请参见表 3-8。

表 3-8  调节灵敏度双眼与单眼翻转镜翻转循环次数/分钟的正常值

| 年龄 | 6 岁 | 7 岁 | 8～12 岁 | 13～30 岁 | 30～40 岁 |
| --- | --- | --- | --- | --- | --- |
| 双眼循环 | 3.0 | 3.5 | 5.0 | 8.0 | 9.0 |
| 单眼循环 | 5.5 | 6.5 | 7.0 | 11.0 | |

## 第五节 睫状肌麻痹剂与眼的调节

睫状肌麻痹剂对眼的屈光到底有什么作用呢？诸多药物学家、生理学家、眼-视光学专家都对睫状肌麻痹剂的作用进行了大量的研究，在这里，笔者谨将这些专家阐述的睫状肌麻痹剂对眼屈光的影响，以及睫状肌麻痹剂在验光中的基本应用方法介绍如下。

### 一、睫状肌麻痹剂对眼屈光的影响

#### 1. 睫状肌麻痹剂对屈光的影响

表 3-9 所列的是中外学者就睫状肌麻痹剂对眼屈光影响的几个相关研究的基本状况。这几个研究反映了这种药物对眼屈光作用规律。

表 3-9　睫状肌麻痹剂对眼屈光的影响

| 报道者 | 试验对象 | 使用药物 | 对照项目 | 研究结果 |
|---|---|---|---|---|
| Staper | —[1] | 阿托品、后马托品 | 主观验光 | 散瞳后屈光差为:1.234D |
| Young | — | — | | 降低程度与人的种族有关 |
| 矢泽兴司 | — | — | 主观验光 | 向远视侧偏移 1.0D |
| 杨希谋 | — | 阿托品 | 主观验光 | 近视眼符合率为 90%[2] |
| | | | | 远视眼基本符合率为 64.1%[3] |
| 陈开达 | 中小学生 | 托比酰胺 | 常瞳近视 | 平均下降 0.5D[4] |

① 表中标有"—"的项目,表示原资料缺少明确对象。

② <20 岁符合率为 82.83%;>20 岁符合率为 94.1%。

③ <20 岁符合率为 8.4%;>20 岁符合率为 60.0%。

④ 符合率:7～8 岁 66.7%;9～10 岁 79.5%;11～12 岁 90.3%;13～14 岁 95.7%;15～16 岁 96.3%。散瞳后平均下降 0.50D。

什么情况下，偏移镜度量会增大呢？应当说只有一种情况：常瞳条件下，验光师没有将被测眼的调节力进行有效控制。被测眼在注视中使用了过多的调节力就会使镜度的偏移量增大。这种镜度的偏移量到底应当是多少，并无一个不变的固定数值。因此，用使用睫状肌麻痹剂后检测出的屈光矫正镜度来推断眼的完全屈光矫正镜度是不太可靠的。被测眼完全屈光矫正镜度的确定，必须由主观屈光检测来确定。

应用睫状肌麻痹剂后，瞳孔必然会散大。瞳孔散大到底能产生多大的屈光度变化呢？经屈光学专家们测定：应用睫状肌麻痹剂后，眼的屈光矫正镜度将向正镜度方向偏移+0.50～+1.25D。更多人认为+0.50D 左右。

① 任何性质的被测眼的屈光在散瞳后均向远视侧偏移。

② 屈光性质对散瞳屈光反应程度不同，远视眼的屈光矫正镜度变化幅度较大，近视眼的变化幅度较小。

③ 年龄越小，药物的作用越明显。反之作用相对较弱。

63

④ 表中未能显示出的另一个规律是长效药物的作用强于短效药物。

**2. 消除睫状肌的调节作用**

应用睫状肌麻痹剂后，药物作用于睫状肌使之处于麻痹而失去调节张力状态。这种失张力状态的程度与药物的类型有关。作用较强而又持久的药物几乎可以完全消除睫状肌的调节张力。作用较弱、作用时间较短暂的药物消除睫状肌的调节张力的作用就会相对较弱。因此，不同的药物排除调节干扰的作用是不同的。

这里要说明一点，应用睫状麻痹剂后眼所处的状态，并不是人眼的自然生理状态。人的自然生理状态是在一定生理张力条件下的生命状态。倘若我们能找到一种药物，恰好可以消除过度调节并保持睫状肌的生理张力，这种药物才是最理想的睫状肌麻痹剂。可是，至今不能说哪一种药物具有这样的作用。这就是当前既要通过睫状肌麻痹剂排除调节的干扰，又不能用睫状肌麻痹后检测出来的屈光矫正镜度作为屈光矫正眼镜配制数据的原因所在。

**3. 增大眼的球面像差和球面色散**

应用睫状肌麻痹剂后，睫状肌的收缩作用就被消除，这样就会使眼的状态发生两种变化。

（1）瞳孔极度开大

虹膜中央的瞳孔就会完全开大，这也就丧失了成像的小孔作用。这样的话，眼的球面像差与色像差就会加大，在视觉上的景深也会变小。这显然就降低了被测者对物体形态的精细辨别能力。

（2）调节完全取消

应用睫状肌麻痹剂后眼睛暂时失去调节功能，这时应用者就丧失了清晰分辨距离目标的能力，所能看清晰的只是很小的一个径深范围；在这种状态下，虹膜失去对光反应作用，也就无法抵御强光对视网膜的侵害。这种情况都将会给应用者的生活、学习、工作带来一定的不方便。

当然，睫状肌麻痹剂应用后，不但可以影响被测者的视觉分辨力，也有可能会降低检测者对"影"动的判别能力，这是因为使用睫状肌麻痹剂后，瞳孔的增大会增大观察时的球面像差与色像差，检测出来的屈光矫正镜度往往会向正镜度方向偏移。倘若验光师能准确把握中央区域的"影"动信息，检测出来的屈光矫正镜度就会略向负镜度偏移（相对于边缘区）。假如验光师不能准确把握中央区域"影"动的信息，而是通过扩大的整个瞳孔来判定的话，检测出来的屈光矫正镜度就必然会向正镜度偏移。

**二、睫状肌麻痹剂的应用与屈光矫正**

当药物作用消失后，通过复检所测定出来的屈光矫正度，就一定没有调节干扰的问题了吗？当前恐怕还没有人敢这样肯定地说。当前对屈光不正的眼镜矫正，说到底是对被测眼在常瞳条件下屈光异常状态的矫正。那么，睫状肌麻痹后的屈光检测的意义何在呢？应当说，这是排除被测眼调节张力过高，是核定已经接受的屈光矫正镜度是否存在过度矫正现象的一种方法。各国对验光中是否使用睫状肌麻痹剂的要求并不完全一致，在发达国家一般并不强调"散瞳"验光，这些国家的眼科工作者对国内验光中普遍应用"散瞳验光"的做法是很不理解的。因为不管散瞳与否，配镜的屈光数据都需要在没有药物的作用的条件下检测中得到。因此，"药物控制调节张力"与取得配镜数据准不准没有关系。应当说是否"散瞳验光"与验光准不准有关的说法，是很值得商榷的。

到底怎样使用才算合理，目前眼科学界的共识有以下几个方面：

**1. 被测眼调节力较大的应当使用**

影响调节力大小的常见因素有 3 个：年龄大小、屈光性质和注视距离。

（1）调节力的大小与年龄的大小成反比

年龄越小，调节力越大；反之，调节力就会小。年龄小的被测者，应当是使用睫状肌麻痹剂的适应人群。但是，到底小到什么程度则比较难以界定，基本范围是：14～16 岁以下。特别精确的年龄划分则是困难的。例如，16 岁平均调节力为 12.0D，17 岁平均调节力为 11.8D。能说 12.0D 调节力就应当应用睫状肌麻痹剂，而 11.8D 就没必要应用睫状肌麻痹剂吗？

（2）调节力的大小与调节使用程度呈正比

远视眼只要看就会使用调节，因此远视眼调节力就较大；近视眼只有注视眼前有限远的远点以及近的目标时才会使用调节力，因此近视眼的调节力也就相对较小。调节力越大，对屈光矫正镜度的影响也会越大。因此，具有较大调节力的远视眼，应当是使用睫状肌麻痹剂的最合理对象。

（3）调节力的大小与注视距离成反比

注视距离越小，使用的调节力就越大；反之，就会越小。使用调节力越大，调节对屈光所产生的影响也就会越大。因此，注视距离越近，越需要使用睫状肌麻痹剂。

**2. 未经矫正的，有调节干扰可能的屈光不正者应慎用**

没有接受过屈光矫正，怀疑有调节干扰可能的被测眼，应是睫状肌麻痹剂使用的指征。但是，应当考虑：高度远视眼、老年人、前房中央深度过浅者应列为禁用或慎用范围。

**3. 非第一次接受屈光矫正者，没有必要使用睫状肌麻痹剂**

目前，只要一提到验光，人们就会在散不散瞳这个问题上纠结，通过前面的叙述，应当清楚：① 散不散瞳与验光准不准没有必然联系；② 散瞳药作用期间检测的数据不能用于配镜；③ 可以用配镜的度数一定是没有药物作用的情况下检测出来的；④ 验光准不准只取决于可以算数的验光中对调节的控制和操作的节奏。因此，对于已经接受过屈光矫正者，对其调节状况已经基本界定的情况下，其屈光矫正状况就应当是基本合理的，这种不是第一次验光的配镜者，就没有必要使用睫状肌麻痹剂。当然，被测者有明确的视觉疲劳症状则另当别论。但是，认为所有的被测者都有视觉疲劳现象，只能是说说而已，绝无此种可能性，这恐怕连说者自己都不会相信真有其事。明知既然不能使用瞳孔散大时检测的数据配镜，而又强调一定要散瞳的做法，只能被认为：这不过是一种营销策略而已。

#### 4. 睫状肌麻痹剂应用的禁忌

睫状肌麻痹剂不是任何人都可以使用的。验光师应特别注意以下 4 类被测者应列入禁用范围：

① 有屈光不正而且需要矫正的青光眼被测者。这种被测者使用睫状肌麻痹剂极容易导致病情恶化。

② 进入临产期或处于授乳期的妇女，不得使用睫状肌麻痹剂。否则，药物将会通过脐带血、母乳进入胎儿、幼儿体内，导致心率、呼吸加快等药物反应。

③ 前房角狭窄的被测者。在瞳孔杯散大的情况下，容易诱发青光眼。

④ 对睫状肌麻痹剂有过敏史及过敏体质的被测者。

### 三、必须使用睫状肌麻痹剂的情况

我国著名眼屈光学家徐宝萃先生对睫状肌麻痹剂在验光中的使用，特别告诫我们，在以下四种情况下务必要使用睫状肌麻痹剂进行验光：

① 幼儿和智力发育不全，不能用主观法进行镜片检测，而必须用客观检影方法决定其屈光状态者；

② 具有斜视或斜视倾向，特别是具有内斜视的远视或远视散光，无论主观验光法或客观验光法，都必须在充分散瞳麻痹睫状肌的情况下来决定眼镜处方；

③ 年龄在 15 岁以下或 16～30 岁以下，视力或屈光度不稳定，闭目休息片刻视力即好转或屈光度减弱的，可能有异常调节紧张存在者；

④ 具有明显眼疲劳症状，怀疑有屈光不正或调节异常者。

使用睫状肌麻痹剂进行验光，是不能排除主观验光及行走试戴在验光中的作用的。只有根据睫状肌麻痹剂应用状态下的验光结果，经过主观验光测定、核定，并接受行走试戴实践的检验的镜度，才是科学、合理的屈光矫正镜度。我们必须认识到：行走试戴的实践检验，永远是确认配镜屈光矫正数据的最高的验光行为准则。

## 第六节 调节功能异常

在屈光矫正中，验光师不但要面对人眼的正常调节功能，也要面对随年龄的变化调节功能逐渐下降的问题，而且也需要对调节功能的异常给予足够的重视。倘若不能正确处置调节异常的问题，也不太容易能保证做到对屈光不正与眼屈光异常的正确、合理和舒适的矫正。

### 一、调节痉挛

调节痉挛又称为调节过度、调节强直、超常调节。这是一种由两眼睫状肌张力过高产生异常收缩，使调节付出量超过相应距离辐辏力的一种调节状态。

**1. 调节痉挛的种类**

（1）根据性质进行分类

① 功能性调节痉挛：睫状肌在疲劳状态进行持续性工作，是睫状肌发生功能性痉挛的原因。功能性调节痉挛的原因，就是过度用眼。诱发功能性调节痉挛的常见情景有：照明不足条件下的阅读、持续长时间的近距离阅读。当身体健康状况较差时这种情况更容易发生。

② 器质性调节痉挛：当使用依色林、异氟磷和新斯的明等缩瞳药时，睫状肌就会发生强直性收缩。眼部或全身其他部位的器官也可能会出现调节痉挛。这种调节痉挛就叫做器质性调节痉挛。

（2）根据持续时间进行分类

① 阵发性调节痉挛：当睫状肌受到某种刺激时也会出现调节痉挛，如三叉神经痛就可以通过三叉神经的眼支的神经刺激作用导致睫状肌的痉挛。这种阵发性调节痉挛的特点就是当刺激结束以后痉挛现象就会消失。

② 强直性调节痉挛：当睫状肌处于持续张力过高的状态时就会导致强制性调节痉挛，发生这种痉挛的最常见原因是：有机磷中毒、吗啡中毒、缩瞳药的使用。

**2. 调节痉挛原因**

引起调节痉挛的原因有以下几种情况：

① 神经精神性疾病：流行性脑炎、脑膜炎、眶内炎症、三叉神经痛等神经性疾患，都可以通过神经刺激作用导致调节性痉挛。

② 药、毒物作用：应用缩瞳药（依色林、异氟磷）、有机磷中毒等，都有可能会诱发调节痉挛的发生。

③ 屈光不正、眼肌病：当被测者存在屈光不正（尤其是远视眼、散光眼）、眼肌异常、身体状况不良等情况下，长时间超近距离阅读均可能导致调节痉挛的发生。

④ 照明不足：照明不足是导致上述第三种原因情况下诱发调节痉挛的最常见原因。

**3. 调节痉挛症状**

调节痉挛的症状主要有两种，其一是视力下降，其二是视觉疲劳。

（1）视力下降

调节痉挛引起的视力下降，以远视力下降、近视力"正常"为特点。这里之所以将正常两个字加上引号，是因为在调节痉挛时被测眼的远点与近点都将移近。这种情况极像近视眼的表现。调节痉挛引起的视力改变与近视眼的视力改变在稳定性上还是有一定差异的。近视眼的视力改变一般相对比较稳定，而调节痉挛引起的视力改变常常会呈现一定的波动、间歇的特征。

据徐广第先生讲，调节痉挛被测者睫状肌的紧张度甚至可以表现为 $-20.00D$ 的屈光矫正镜度。而在正常情况下，睫状肌的紧张度仅表现为 $-1.00D$ 的屈光矫正镜度。对于调节痉挛，验光师在验光中常常会发现两种表现：① 检影检测时，中和点会出现一定的漂移现象；② 应用雾视法难以缓解调节痉挛。

（2）视觉疲劳

调节痉挛的另一种表现就是以视觉干扰为主要特征的视觉疲劳。被测者在机体自我感觉方面有：眼部不适、头晕、头钝痛、眉弓部胀痛、眼睑沉重。视觉方面症状可以表现为：阅读不能持久、复视。

（3）其他

由疾病引起的调节痉挛，还会有与相应疾病有关的症状。强制性调节痉挛者还可能会有巨视症、夜盲症等

**4. 处置**

（1）一般处置

一般处置是指验光师对被测者叮嘱的注意事项及非屈光学的对症矫治。对于调节痉挛者，第一要务就是一定要暂时停止近距离工作。

对被测者要叮嘱问题主要有四个方面：① 加强体育锻炼，增强机体体质；② 改善不良用眼习惯和视觉工作条件；③ 去除与治疗原发疾病；④ 减少近距工作时间。

（2）验光与矫正

对有调节痉挛疑问者，应使用睫状肌麻痹剂进行检影验光。根据散瞳后的检影检测和复检的结果，再经主观检测及行走试戴的情况进行具体分析。在具体分析的基础上，精确确定被测者正确的屈光矫正镜度。

（3）药物的应用

当被测者调节痉挛比较严重时，前述的常规处理方法的矫正与矫治效果就会不明显。对这样的被测者则需使用睫状肌麻痹剂以解除睫状肌的痉挛。

**二、调节麻痹**

睫状肌完全松弛、调节处于完全丧失的状态就是调节麻痹。

**1. 原因**

导致调节麻痹的原因有两大类：一类是药物、毒物的作用，另一类是某些疾病。

（1）药物、毒物作用

① 应用散瞳药：口服、点用睫状肌麻痹药都会导致睫状肌麻痹而至瞳孔散大。屈光检测中使用阿托品、托品酰胺等，则是较为常见的一种主动导致暂时性调节麻痹的方法。

② 阿托品、有机磷中毒：调节麻痹还可以因阿托品、有机磷的不当应用所引起。如误服农药乐果的中毒。

（2）疾病

① 动眼神经麻痹：眼的调节动作是由动眼神经支配的。因此动眼神经的损伤就会造成调节麻痹。导致动眼神经损伤的原因主要有两种：眼部的创伤、病毒的感染。

② 神经系统疾病：多发性神经炎、脊髓痨、颅内肿瘤，某些代谢性疾病所发生神经的变性，都会导致睫状肌的麻痹而出现调节麻痹。某些传染性疾病也会出现调节

麻痹，如患白喉者。

**2. 症状与诊断**

（1）视觉症状

① 羞明炫目：调节麻痹者瞳孔散大，光通量增大，使被测者视网膜接受的光过多。因此，被测者会有炫目及畏光、皱眉、睑裂变窄的临床表现。

② 近视力下降：调节麻痹对视力的影响主要表现为近视力的下降。但是，被测者的屈光性质不同，视力的表现也会有一定差异，具体表现如表 3-10 所示。一般来说，中度及以上的近视眼，在调节麻痹时大多不会出现近视力的障碍。

表 3-10　调节麻痹的视力下降状况

| 屈光性质 | 远视力下降 | 近视力下降 |
| --- | --- | --- |
| 正视眼 | 正常 | 下降 |
| 远视眼 | 下降 | 下降 |
| 近视眼 | 不受影响 | 不受影响 |

（2）其他症状

被测者除具有相关疾病的症状之外，还可能会有小视症。倘若被测者为完全麻痹，则近点无法测出。

**3. 处置**

（1）主动选择麻痹者

例如，验光时应用睫状肌麻痹药所导致的睫状肌麻痹，一般无需处置，待药物作用一定时间后作用就会下降，睫状肌的功能就会自然恢复。也可以使用缩瞳药促进调节功能的恢复速度。

（2）治疗原发疾病

在治疗与矫治因疾病引起的调节麻痹时，一定要积极对原发疾病进行治疗。去除相关疾病的存在，应当是最重要的措施。

（3）对于异常视觉症状的处置

被测者因调节麻痹发生羞明、炫目时，在处置上有以下几种方案可以选择：

① 治疗原发病：针对引起调节痉挛的原发疾病进行针对性治疗。

② 给予必要的辅助治疗：应用 $B_1$、$B_{12}$、ATP 等药物予以辅助治疗，这种辅助治疗可能会对调节的恢复有一定的帮助。

③ 针对调节麻痹的处置方法：

a. 因主动应用药物而发生羞明、炫目的能够耐受者，可以选择等待药物作用自行消失。

b. 调节麻痹发生羞明、炫目而又不能耐受者，可以选择局部滴用缩瞳药促进其恢复。倘若被测者不愿使用缩瞳药，也可以戴用深色眼镜以减少光对眼的刺激。

c. 对睫状肌功能无法恢复者，则需戴用凸透镜眼镜予以矫正。

### 三、调节衰弱

调节衰弱又称为调节功能不足、调节不足、调节衰退、调节低下。这是一种由于双眼睫状肌收缩能力表现并伴有集合功能低下的调节功能异常。

导致调节衰弱的常见原因有：睫状肌收缩能力减退、晶状体硬化、晶状体弹力减退等，导致睫状肌、晶状体发生这种改变的原因有：屈光不正、眼部的疾病、全身体质下降等。

根据发生原因，我们可以将调节衰弱分成以下三类。

① 因年龄原因发生调节逐渐减退的调节衰弱，可以视为生理性调节衰弱，这就是老视眼的调节衰弱。

② 因疾病（代谢性疾病和中枢神经系统疾病）引起的调节呆滞现象，如糖尿病引发的晶状体硬化等。

③ 身体过度疲劳、尤其是肝功能不良者也会引起调节疲乏无力现象，如长期嗜酒引起的视近的视觉疲劳。

调节衰弱主要的临床表现为：被测者双眼的调节力会随用眼时间的延长，将会表现为调节反应能力逐渐衰减。因此，当对调节近点进行反复测量时，近点距离将会逐渐增大。经闭目休息后，调节近点又会有所恢复。当长时间注视近距离目标后，向远方眺望时会出现暂时性视像模糊。有些被测者还会有小视症，甚至会出现一定的目标远移感觉。

对调节衰弱者的处置有以下三个方面：

① 矫正屈光不正：有屈光异常者，应当接受合理的屈光矫正。尤其是远视眼及散光眼更应注意屈光矫正的问题。

② 调节功能训练：调节功能的训练无疑是一种极为有益的方法。对仅有调节衰弱者可以使用精细目标由远及近的移动来进行训练。

③ 倘若被测者尚有集合功能异常的话，还应当在训练中考虑使用三棱镜的问题。

### 四、调节反应时延长

调节反应时延长又被称为调节迟滞、调节迟缓、调节延时。这种调节异常属于一种特殊的调节衰弱类型。这种调节异常的调节力一般都比较低。

引起调节反应时间延长的原因，除引起调节衰弱的因素之外，还有维生素 $B_1$ 缺乏、睡眠不足、神经官能症等。高度近视眼在接受屈光手术后，常常会有这种调节异常出现。

调节反应时延长，最典型的症状表现为：当被测者最初注视某一目标时，其视觉是模糊的，稍待片刻视觉模糊状态就会得到改善。具有这种表现的被测者，常常会让别人产生一种被怠慢感，这是被测者很难适应的生活现实问题。

对于存在调节反应时延长的被测者，只能通过调节训练使症状逐渐改善。

**五、调节异常处置中应当注意的问题**

在对调节异常进行处置中，需要注意的问题就是：在调节异常的情况下，是否也存在集合的问题。这里有调节异常可能合并集合异常的问题，也可能是调节异常纠正后又出现了集合的问题。应当说调节与集合是眼的功能中不可分离的两个内容。但是两者并非一定是同步的。例如，闭合一只眼用单眼进行注视，就没有集合作用的发生。当在注视中使用三棱镜时，眼就会仅仅有集合作用的发生，调节作用不一定非要相伴而行。这些都是需要我们在对被测者进行屈光矫正中必须予以考虑周全的事情。关于这方面的内容，我们将在本书第五章的相关内容中予以介绍。

## 第一节┊集合概述

### 一、集合概念

#### 1. 从一张照片说集合

图 4-1 是我国著名画家齐白石大师的照片，这是在中国摄影界中一幅非常著名的名人肖像。这张照片真实地反映了一代国画大师形神兼备的气韵与特征。但是，从事眼镜工作的人应当能发现大师所戴用的眼镜是有值得探讨的问题的：齐白石大师所戴用的眼镜属于黏合型双光眼镜，眼镜的黏合的子片位于眼镜片的正下方。这种子片的黏合位置，在今天看来显然是不正确的。

双光眼镜的子片位置应如图 4-2（b）所示，但齐白石大师戴用的双光眼镜的子片却如图 4-2（a）所示。那么，不正确的原因是什么呢？从形态方面看，这就是一个位置方面的差异问题。但从视觉生理方面来考虑的话，齐白石大师的这副眼镜显然未能解决的问题是：双眼近用注视时，所必然会产生的双眼辐辏（即双眼视近集合）所产生光学中心向内的偏移。但是，这一现象是眼镜设计制作者无意忽视所造成呢？还是考虑到大师的创作特点而有意为之呢？这个问题至今还不是很清楚。但是有一点可以肯定，今天我们再制作这样的双光眼镜的话，就极不应该了，因为这样的眼镜既不符合相关质量的标准要求，也与视近的生理状况不相符。

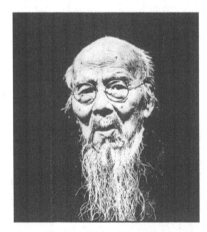

图 4-1 齐白石的肖像照

#### 2. 集合的基本概念

那么，什么叫做集合呢？集合就是双眼同时注视一个目标时，双眼所产生的水平协同异向转动的现象。这也就是说，不管是会聚作用，还是散开作用，都是集合功能

不可或缺的部分。集合的发生是在内
直肌与外直肌的协同作用下完成的。

（1）正集合与负集合

眼球的会聚与散开既然都是集合概
念，那么怎样区分呢？请参阅图 4-3，当
双眼视线发生会聚时所产生的眼球内
转，这种集合就被称为正性集合，简
称正集合（图 4-3 左）。

这种集合是注视点由远向近的视

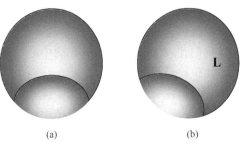

（a）　　　　　　　（b）

图 4-2　双光眼镜子片的位置

距变化时必然要发生的集合。双眼的视线散开时眼球就会发生外转，这种与正性集合
方向相反的动作就称之为负性集合，简称负集合（图 4-3 右）。这种负集合是在视线
由近向远的连续视距变化时必须要发挥作用的集合。

（2）集合角与视线距

① 集合角：是指双眼视线所夹的角（图 4-4）。双眼在注视无限远时，视线平行
无夹角可言，其集合力应视同为零。在无限远与眼之间的任意距离，我们的眼都会发
生不同程度的会聚，都将会有一定的集合力。但是眼屈光学中所讲的集合，一般是指≤
5m 时的集合。在同一被测者，视距越远视角越小，视距越短视角越大。这就是说视
角的大小与视距呈反比。

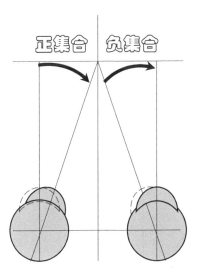

图 4-3　正、负集合示意图

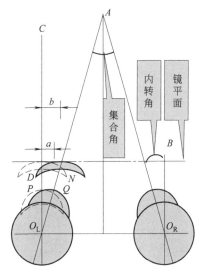

图 4-4　集合角与视线距的关系

② 内转角：双眼会聚时，我们的眼将以眼球的旋转中心为轴向内旋转，双眼会
聚时单眼内转的角度就叫做内转角（图 4-4 中的∠AOB）。

③ 集合与视线：从远目标到近目标的转移注视中，双眼必然要发生集合，我们
仅从右眼的运动角度（图 4-4 左）考察视线：将会由 $O_LC$ 内转到 $O_LA$，瞳孔中心的
位置也将由 $P$ 内转到 $Q$，同时，屈光矫正眼镜的光学中心也将会由 $D$ 移动到 $N$ 点的

位置。这种因集合所发生的瞳孔中心的内移和屈光矫正眼镜光学中心位置的内移，始终是以视线的会聚为动力的。

当我们注视无限远时，瞳孔的中心（$P$）和矫正镜片的光学中心（$D$）均在视线上。瞳孔中心距等于光学中心距。

倘若我们注视有限远的距离，瞳孔的中心（$Q$）和矫正镜片的光学中心（$N$）也应当在视线上。但是在距离上却是不同的：瞳孔中心距恒大于光学中心距。

以上所介绍的瞳距与光学中心距的差异变化，就是徐广第先生反复强调视线距测量的原因所在。应当说，屈光矫正眼镜的镜片光学中心必须在相应的注视视线上。因此，徐广第先生提出的在屈光矫正中确认通过光学中心的两眼视线间的距离的论述是非常正确的。

**3. 影响集合角的视觉生理因素**

在正常生理情况下，影响集合角大小的因素有两个，一个是视距，另一个是两眼的距离。

图 4-5 所显示的就是视距与集合角的关系。在两眼距离一定的情况下，注视相对远的 $A$ 点时所会聚成的集合角，必然就要小于注视相对远的 $B$ 点时所会聚成的集合角。简单说，集合角的大小与视距大小呈反比。

图 4-6 所显示的是双眼瞳孔距离与集合角的关系。图中 $O_LO_{R1} > O_LO_R$，在注视同一视距的 $A$、$A_1$ 点时，$O_L$、$O_{R1}$ 在注视中所形成的集合角比 $O_L$、$O_R$ 所形成的集合角要大。这就是说，在同样视距的条件下，两眼的距离与集合角的大小呈正比。眼屈光学对双眼距离更习惯使用眼的旋转中心距这一名词予以表述。

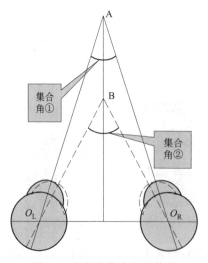

图 4-5　视距与集合角的关系

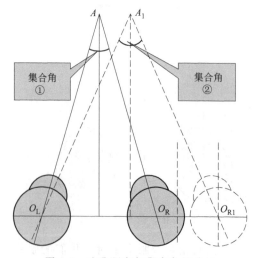

图 4-6　瞳孔距离与集合角的关系

**4. 集合角的计量**

集合角的计量方式有三种：米角（MA）、棱镜度（△）、厘弧度（▽）。

（1）米角

这是一种最为常有的一种集合角计量方式。这种计量方式是以注视距离（以 m 为单位）的倒数表述。即：米角（MA）$=\dfrac{1}{d}$。注视距离为 1m 时（图 4-7 中的 $A$ 点），其集合角为 1MA；图中 $B$、$C$、$D$ 分别为 0.75m、0.5m、0.33m 的注视点，与这三个点相应的集合角分别为：1.33MA、0.5MA、0.33MA。当注视距离为 2m 时，集合角为 0.5MA。

这种方法虽然简单易行，但是并不精确。这是因为同样的集合米角，对瞳距不同的人的角度是不同的：瞳距较大的人，集合角较大；瞳距较小的人，集合角也会相应较小。例如，瞳距分别为 50mm、60mm、70mm 的三名被测者，其 1MA 的三棱镜度形式分别为：$5^\triangle$、$6^\triangle$、$7^\triangle$。

（2）棱镜度与厘弧度

人们为了更精确地计算集合量，又提出了棱镜度和厘弧度这两种计量方法。图 4-8 中的 $A$、$B$、$C$、$D$，就是集合三棱镜度表现形式的对应点。而 $A'$、$B'$、$C'$、$D'$ 则是集合厘弧度表象形式的对应点。

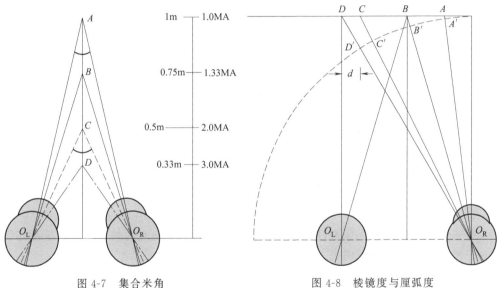

图 4-7　集合米角　　　　　　图 4-8　棱镜度与厘弧度

棱镜度与厘弧度在表述集合量时所产生的差异。$1^\triangle \approx 0.57293870°$，以当前所知最大瞳距（84mm）注视 1m 距离为准，双眼的集合角约为 $4.80157335^\triangledown$。倘若按三棱镜度计算应为 $8.4^\triangle$，相当于 $4.81268506^\triangledown$。两者仅差 $0.01111171^\triangledown$，这样的差异对屈光矫正应当不会导致矫正视觉的差异。从实用的角度看，使用棱镜度的计算方法更为便捷，也更适合于屈光矫正的需求。

双眼注视中，单眼使用集合量的三棱镜度可以用下列公式予以计算：

$$P_{单眼集合} = \frac{PD}{2}\frac{1}{d}$$

式中，$P$ 为棱镜度；$PD$ 为瞳距，cm；$d$ 为视距，m。

## 二、常用的集合名词

有关集合的名词是比较多的，前面我们介绍了集合的基本概念，在此我们介绍的是最常用的集合名词。有关相对集合概念我们将在下一章中予以介绍。

### 1. 常用集合名词

（1）集合远点和集合远点距离

集合远点又称会聚远点、辐辏远点。辐辏作用完全消失时双眼所会聚的点就是调节远点。集合远点到眼球旋转中心的距离就是集合远点距离。

验光师一定要清楚，集合远点并不一定有清晰的视觉，例如近视眼。

（2）集合近点和集合近点距离

集合近点又称会聚近点、辐辏近点。能保持双眼单视的两眼最大会聚程度所能注视的点就是集合近点。集合近点到两眼眼球旋转中心连线的距离就是集合近点距离。

验光师必须清楚，集合近点并非可以获得舒适视觉的注视点。

（3）集合范围

集合范围又叫做集合幅度、辐辏范围、辐辏幅度，是指集合远点到集合近点的距离（单位为 m）。

（4）集合广度

集合广度又叫做集合强度、集合限、辐辏广度、辐辏强度、辐辏限。集合广度是指自集合远点到集合近点双眼的内转程度，一般是以 MA 予以表述。

### 2. 动、静态性集合

（1）动态性集合

动态性集合又称为动态性辐辏。这是在调节状态下出现的集合。在注视任何距离可以看到的点时，我们的眼都必须使用一定的动态集合。

（2）静态性集合

静态性集合又被称为静态性辐辏。在无调节作用下所出现的集合现象就是静态性集合。静态集合可以分成两类：

① 绝对性静态集合：在注视无限远时，眼的集合处于零集合状态，这样的集合就是绝对性静态集合。

② 相对性静态集合：在注视某一点时，我们的眼处于一个相对稳定的集合状态，这一没有集合变化的稳定状态，我们可以称之为相对性静态集合，也可称之为动态集合的稳定状态。我们可以将这一被稳定注视的点称为集合探访点。当集合探访点位于集合近点以远时，被测者的视觉就相对舒适。

## 三、现实屈光状态中的集合

这里所要说到的问题是在不同的屈光状态下集合与调节的关系问题，也就是要明确集合在相应屈光状态中的潜在运动趋势的问题。

**1. 正视眼的调节与集合**

我们所面对的被测者，其调节与集合有什么相互关系呢？两者又是处于什么状态之中的呢？这对屈光矫正来说是必须要了解的，这就得从正视眼的调节与集合的相互关系说起。正视眼的调节与集合的关系如图 4-9 所示。

当被测者注视眼前 1m 处的目标时被测眼，所使用的集合力为 1MA，其调节力为 1.0D；当其注视 0.5m 处的目标时，被测者将会使用 2MA 的集合力、2.0D 调节力。当其注视目标移远至 2.0m 处的时，被测者必然会使用 0.5MA 的集合力、0.5D 调节力。我们可以用最简捷的言语将调节与集合的关系表述为两句话：

① 调节力与视距的乘积恒为 1；

② 集合力与视距的乘积恒为 1。

当然我们还可以用"正视眼所使用调节力、集合力均为旋转中心到注视目标距离的倒数"这句话来表述正视眼在集合付出与调节付出的一致性。这种调节与集合付出数值一致的状况，眼屈光学中就叫做调节与集合的平衡。

**2. 球面屈光不正的集合**

倘若被测者为球面屈光不正，调节与集合的平衡就会被打破。在验光与制定屈光矫正方案时，验光师应注意两个问题。

（1）屈光不正中的调节与集合

屈光不正者的眼，因具有一定的屈光矫正镜度，调节与集合间的平衡就会被打破。远视眼在注视无限远的目标时，就会使用与屈光矫正镜度相一致的调节力，其集合则为零。这就是说远视眼在现实视觉状态中，集合将会永远落后于调节。图 4-10 的左半侧图显示的就是 +2.00D 远视眼在注视 1m、0.5m、0.25m 时调节力与集合力的使用状况。

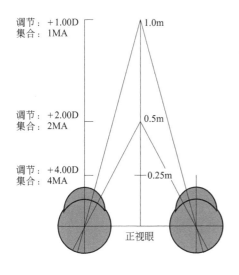

图 4-9　正视眼的调节与集合

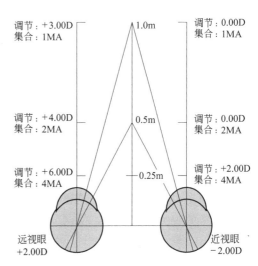

图 4-10　远、近视眼的调节与集合

图 4-10 的右半侧图显示的就是－2.00D 近视眼在注视 1m、0.5m、0.25m 时调节力与集合力使用的状况。被测眼的远点距离为 0.5m，因此在注视 0.5m 目标时被测眼无需使用调节力，却要使用 2MA 的集合力。而注视 0.25m 目标时则需使用 2.0D 的调节力，所要使用的集合力也将增大到 4MA。这就是说，近视眼的集合永远会超前于调节。

从以上叙述中，我们可以说，屈光不正者的调节力付出取决于其屈光矫正镜度的值，屈光矫正镜度为"＋"者，则要超标付出；屈光矫正镜度为"－"者，无法低标欠付，因此只能以牺牲远点以外的清晰视觉为代价。

（2）矫正失衡方法与过程

① 调节与集合失衡的矫正方法：屈光不正中调节与集合的失衡将会表现为视远、视近时的隐斜视，甚至会导致趋近注视时隐斜的加重（或转变为显性斜视）。怎样纠正这种调节与集合的失衡呢？

纠正这种调节与集合的失衡方法只有一种，这就是化解失衡的原因。屈光不正的调节与集合失衡是屈光不正所造成的，而这种失衡的程度与被测者的屈光矫正镜度有着一定的联系。这也说明，只要我们解决了屈光不正这一视觉状况，调节与集合的失衡就会被纠正。只要我们令屈光不正者使用完全性远用屈光矫正镜度，就可以帮助其构建起一个"人工正视"状态下镜-眼系统。在这个新构建起来的"人工正视"状态条件下，就会使被测者重新建立起注视无限远时调节与集合均为零的状态。这就是说，戴用完全性远用屈光矫正镜度的眼镜是纠正以屈光不正所致调节与集合失衡的最为简单的方法。

② 纠正调节与集合失衡需要一个过程：戴用新的眼镜后，常常会出现戴用不太舒适的感觉，这种不适的感觉经常是难以解释清楚的，有时也是很难找出确切的原因的。笔者认为，有相当一部分人是由于戴用新眼镜破坏了原有的"适应平衡定势"，是一种对定势所产生的暂时性不适应。

纠正调节与集合的失衡是需要有一个过程的。这一过程时间的长短，会因被测者的个体特征与屈光矫正镜度等的差异而不同。

一般而言，低度屈光不正、戴用过屈光矫正眼镜的人这一过程会极为短暂，有时几乎难以被察觉。但对中、高度屈光不正者，尤其是初次接受屈光矫正的高度屈光不正者来说，这一过程会较长，甚至还可能表现为难以接受这一过程。这是因为被测者在长期的屈光不正状态中，在一定程度上适应了这种调节与集合失衡现状。当其接受完全性远用屈光矫正镜度后，就会出现对其已经形成的"适应平衡"的不适应状态。对于这种状况，应当怎样处置呢？笔者认为，应当把握住以下两个基本原则：

——纠正失衡是正确的：只要存在调节与集合的失衡，就应当得到纠正。两者的平衡是正常的视觉生理状态，使调节与集合失衡的被测者恢复到平衡状态之中，显然是最合理的、最正确的方案。这应当是要确立的第一个原则。

——应当循序渐进：当被测者因种种原因，在接受完全性远用屈光矫正镜度后，往往对彻底纠正失衡是难以承受的。这时，就应当想到被测者发生了"适应平衡"条件下的新的失衡状态。对于这种情况，我们不可以让被测者强行适应，这种强行适应是一件极不舒适的事情。遇到这种情况，最佳的处置办法就是：循序渐进，逐渐纠正，最终使被测者获得完全屈光矫正状态下的调节与集合的生理平衡。这是应当遵循的第二个原则。

什么是循序渐进，逐渐纠正呢？这就是说，对暂时不能纠正全部失衡的被测者，我们应当采取分阶段予以逐步纠正的方法进行处置。一般情况下，对具有≥1.0矫正视力的被测者来说，其调节与集合的全部失衡量的纠正，都将会在2～3个阶段中予以解决。

# 第二节 ▏集合的种类

## 一、非自主性集合

集合可以分成两类，一类是自主性集合，另一类是非自主性集合。非自主性集合则是一种视觉的生理性心理反射。非自主性集合可以分成以下四种（图4-11）。

### 1. 张力性集合

人在非觉醒状态下，双眼的视轴是呈现一定程度的外转的。当人进入觉醒状态对无限远进行注视时，双眼的内直肌就会接收到比外直肌更多的维持肌张力的指令，这就使视轴由原来的外转状态转为对无限远的注视状态。这种由非觉醒状态到觉醒状态所产生的集合就叫做张力性集合。

### 2. 调节性集合

人在注视有限距离的目标时，与所使用的生理调节相伴而发生的集合就是调节性集合。这是非自主性集合中最主要的一种集合。这种集合也是一种由中枢神经的兴奋所产生的生理性调节而伴随产生的集合。局部使用缩瞳药尽管也可以使调节发

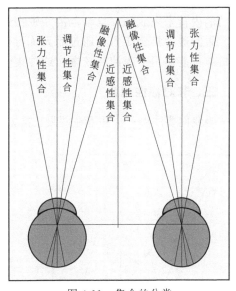

图4-11 集合的分类

生改变，但因中枢神经未兴奋，因此就不会发生集合。

### 3. 融像性集合

融像性集合又称作融合性集合，也有人将其称为立体融合性集合。当双眼注视某一目标，物像并非落在双眼视网膜的对应点上，而是落在对应点一定距离的颞侧（或鼻侧），这种轻微的对应差异，就可以通过神经反射对集合进行适当调整。这种因融像而发生的调整性集合就叫做融像性集合。

### 4. 近感性集合

近感性集合又称为接近性集合、精神性融合。这种在注视近距离目标时，在调节性集合的基础上所发生的由精神心理因素所引起的集合就叫做近感性集合。这种集合力为 $2.5^\triangle \sim 3.5^\triangle$，一般认为在眼科临床上意义不大。在屈光检测中，往往会因被测者对近距目标过于关注、情绪过度紧张、仪器温度过低等刺激而发生。近感性集合就是人眼对近距目标视觉适应一种倾向。特别是青少年第一次接受验光时，尤其容易发生。近感性集合往往还会伴有近感性调节，这有可能会导致近视眼的过度矫正或远视眼的矫正不足的现象，这是验光师在验光中必须要注意的一个问题。

这种非自主性集合是在大脑枕叶知觉中枢参与下的一种视觉心理知觉活动，属于条件反射性生理活动，这种活动所产生的集合范围在 $30^\triangle \sim 60^\triangle$。对非自主性集合的检测，是验光中重要的集合检测项目，关于集合的检测我们将在本章的第五节中予以介绍。

### 二、自主性集合

这是一种视觉反射性运动中唯一能实现自我控制的机能，这种机能的发起是由大脑额叶发出的神经冲动来执行的。这种集合是在主观意识作用下，双眼通过同步协调运动的内转来完成的，集合范围大致在 $60^\triangle \sim 140^\triangle$。

眼的这种集合能力是通过后天练习获得的。一般情况下，这种集合能力是作为一种特殊技能而用于表演或炫耀。这种集合发生时，应用者的视觉将为复视。

### 三、非对称性集合

当我们要注视一个并不在两眼正前方、而是在侧前方的物体（图 4-12 中的 $B$）时，我们既可以通过头的转动看到，也可以通过双眼的转动来完成对目标的注视。这种通过双眼转动来实现对侧方目标注视中所呈现的集合运动，显然是非对称性集合。这种集合是通过同步非对称运动来来实现的。图中两眼与 $B$ 点之间线条反映的就是这种情况。这种双眼同步非对称运动所产生的集合就叫做非对称性集合。在我们的现实生活中，这种非对称性集合要远多于对称性集合。

人们发现，非对称性集合是由快速的扫视和缓慢的异动两种运动共同完成的。从神经支配方面看，两眼的神经支配力在非对称集合中是不相等的。笔者认为，非对称集合是在两眼的同向运动和异向运动两种神经冲动相互作用之下实现集合协调的。从眼屈光学领域看，相关的论述还比较少。从眼屈光

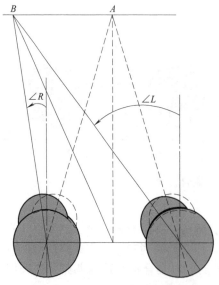

图 4-12　对称性集合与非对称集合

学矫正意义上说，非对称性集合这一现象是需要予以考虑的。戴用屈光矫正眼镜后所建立起来的镜-眼系统的矫正视觉感受，肯定会与裸视状态下的视觉感受有所差异。当然，这种非对称性集合对于不同的人所存在着的差异，既有主观因素，也有客观因素。但是这种影响在矫正镜片性质方面必然会表现为以下两点：

① 屈光矫正矫正镜度越高影响将会更明显；

② 远视镜度比近视镜度影响要大。关于非对称性集合在屈光矫正中的影响，笔者认为，至少有以下两个方面的问题是值得探讨的。

**1. 调节力**

需要探讨的第一个问题，就是这种非对称集合状态下的双眼的调节力是否相等。笔者认为两种可能性都有。

当这种非对称性集合在两眼差异较小、视距较大时，两眼使用的调节力是相等的，两眼单视的清晰视像是由正常的融合机制来完成的。

假如两眼集合差异较大而视距又较小时，两眼使用的调节力可能就是不相等的，两眼单视清晰视像的实现，则必须有双眼的调节深度范围协调机制参与到双眼的融合之中。

每个人都存在大量的非对称性集合现象，但是每个人都清楚：过大的非对称性集合状态下的双眼并不是十分舒适的。

**2. 矫正的关照**

第二个值得探讨的问题，就是屈光矫正中，我们应当如何关照被测者，使之尽可能减少非对称性集合现象对矫正视觉的影响。

人们在裸眼状态下，双眼的运动是同步的。当向侧前方注视时，我们不会体会到视像有什么特殊变化，也不会有什么特别的不舒适感觉。当我们戴用屈光矫正眼镜后，尽管我们的双眼的运动仍旧是同步的。但是，眼镜却是处于眼前的一个固定位置。眼镜片所固有的球面像差和色像差，都有可能会增大，这些像差有可能对双眼调节深度范围有一定干扰。

这也就提醒我们：在屈光矫正中，对这一问题进行必要的关注是必要的。对所有的初次戴用屈光矫正眼镜（特别是戴用渐进眼镜）的人，都应当以鼓励被测者在初期戴用时一定要注意：以使用镜片的中心区域为主，尽可能少使用镜片的周边区。

# 第三节　眼的集合原理

## 一、眼的运动概述

### 1. 单眼运动

单眼运动有两种形式，一种是转动，另一种是旋转。其中转动的性质为主动的，而旋转多为伴随一定转动形式的眼球辅助或伴随运动形式。图 4-13 就是眼球空间立

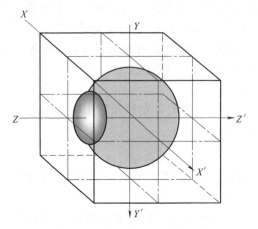

图 4-13　眼球在空间的转动轴

体坐标体系示意图。眼球的运动总是围绕着水平轴（$XX'$）、垂直轴（$YY'$）矢状轴（前后轴，$ZZ'$）来完成的。眼围绕 $YY'$ 转动，就会产生内转与外转；眼围绕 $XX'$ 转动，眼就会产生上转、下转。当眼球围绕 $ZZ'$ 转动时，则产生内旋或外旋的旋转运动。

眼球发生上转、下转、内转、外转时（图 4-14），其运动的发生是由上直肌、下直肌、内直肌、外直肌单一地收缩（和其相对应的眼外肌的舒张）来完成的。

当眼球向内上、内下、外上、外下运动时，仅有内直肌的运动是无法完成的，还必须有斜肌的参与才能够完成的。其中上斜肌的主要作用是内旋，次要作用是下转及外转。下斜肌的主要作用为外旋，次要作用为上转及外转。

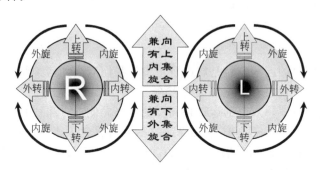

图 4-14　眼球转动与旋转示意图

## 2. 双眼运动

在实际生活中，人们的视觉是通过双眼的注视活动来完成的。因此，在眼屈光学的矫正中，我们一定要注重人的双眼运动。人的双眼运动可以分为双眼同向运动和双眼的异向运动。

双眼的同向运动包括追随运动和扫视运动，眼的这种同向运动是在注视距离相对比较稳定的状态时发挥作用的眼的运动形式。眼的基本异向运动有两种：双眼的会聚运动和双眼的散开运动，这种运动是在视距发生明显变化时，以双眼同时内转（或外转）为特征的运动形式。当然这两种运动也可以发挥良好的协同作用。图 4-15 所示意的两只眼由注视 $D$ 点过渡到对 $N$ 点的注视，显然就需要双眼将这两种运动有机地结合在一起才能完成注视的转移。

眼屈光学中，给予更多关注的眼的运动，是在眼前正前方距离的远⟷近转换中的眼位变化。我们的眼在这种变化中有一个鲜明的特点：眼球将会同时发生一定程度的眼球垂直方向上的改变。这也就是说，集合的发生不仅仅是眼球的内转，还会有一定程度的眼球垂直运动，同时还有一定程度的眼球的旋转运动：

① 当我们的眼向下方注视近距离目标之时，眼球将会有一定程度的外旋。

② 在抬眼向上方的注视近距离目标之时，眼球也会有一定程度的内旋。

眼球在近距离注视时所发生的这种伴随性旋转运动，尽管幅度不大，但对中高度散光及对矫正轴位方向偏差反应敏感者，则会导致对屈光矫正眼镜的近用注视时的不舒适。

在眼科学中，将注视无限远时的眼位称为第一眼位；将向上、下、内、外四个方向转动的眼位称为第二眼位；将向斜的方向转动的眼位称为第三眼位。这

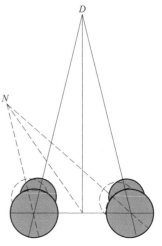

图 4-15 双眼注视转移示意图

也就是说，一个验光师在实际验光中，对第三眼位需要给予关注，应明确眼球的旋转是否对屈光矫正的舒适度发生了影响。当这种影响存在时，我们必须明确被测者远用屈光矫正镜和近用屈光矫正镜的圆柱面镜的轴位是不相同的。在进行屈光矫正眼镜的设计时，就需要对远用眼镜与近用眼镜进行分别设计，仅在处方上书写远用屈光矫正镜度和近用附加正镜度是远远不够的。

## 二、眼集合

当注视一个近距离目标时，只要这个点在被测者远点及远点以远，被测者的眼就不会发生调节。但是，集合作用却是一定要发生的。因此，在视觉生理中，集合的使用比调节的使用要更多。

### 1.单纯集合的神经支配

这里讲的单纯性集合是指眼球只做水平性眼球运动的集合。眼集合的发生是由视距的变化引起的。被测者由注视远距离目标向近距离目标转移时，就会发生正集合作用。反之，就会发生负集合作用。集合又可以分成两种：主动性集合和非主动性集合。两种集合在神经支配上的最大差异表现在以下两个方面。

（1）正集合的神经支配

① 神经中枢位置不同：控制主动性集合的神经中枢位于大脑的额叶（布鲁曼氏8α、β、δ区），而控制非主动性集合的神经中枢则位于大脑的枕叶纹状区（19、18、17区）。图 4-16 为集合神经中枢所在的位置与神经传导路径的示意图。

② 传出神经传导路径：一般认为，大脑额叶中枢发出的神经纤维是通过皮质中脑束到达中枢的佩阿利氏神经核的，而大脑的枕叶纹状区发出的神经纤维是通过皮质中脑束到达中枢的佩阿利氏神经核的。再由佩阿利氏神经核与第三对脑神经（动眼神经）的外侧核发出的二级纤维传到两眼的内直肌，引起相应集合运动的发生。

（2）负集合的神经支配

被测眼有注视近距离目标转为对远目标的注视时，两眼则会自动分开，这就是视远的分散运动。对这种负集合作用的中枢的位置当前的认识还不是很明确，一般认为应在脑桥外展神经核的附近，通过什么通道传导负集合的神经冲动也不是很明确。

**2. 眼球垂直转动**

眼球的垂直运动属于同向运动，也可以分为主动运动与非主动运动两种。主动运动的神经中枢位于大脑额叶在四叠体上丘进行神经元的转换，人们认为：还原后的神经纤维，将经内侧纵束下行与动眼神经核、滑车神经联系继续下行，完成双眼同向垂直运动指令的神经传导。在眼屈光矫正学中对非主动性垂直运动更加关注，这种运动是在人们视觉运动中真正要使用的运动。同向垂直运动分为两种，一种为上转，另一种为下转。下面我们就对非主动同向垂直运动的神经支配问题进行简单的介绍：

（1）眼球的上转的神经支配

图 4-17 所显示的眼球上转时的神经中枢与非主动同向垂直运动的神经中枢，分别位于大脑的额叶与枕叶纹状区（19 区）。由枕叶发出的神经纤维在四叠体上丘上内部形成突触，完成换元，由此发出的神经纤维在动眼神经外侧核中的下斜肌核形成突触并完成换元后，直至眼的下斜肌。而额叶出的神经纤维则需在动眼神经外侧核中的上直肌核形成突触完成换元，由此发出的神经纤维直达眼的上直肌。

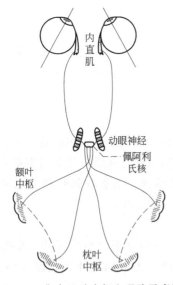

图 4-16　集合运动中枢和通路示意图

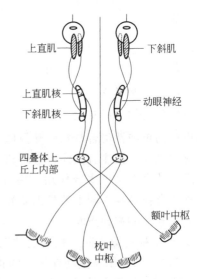

图 4-17　两眼上转运动的神经中枢及神经通路

（2）眼球的下转的神经支配

图 4-18 所显示的就是支配眼球下转的神经中枢与支配眼球上转神经中枢所在的位置大体相当。但是，由神经中枢所发出的神经纤维走行的位置却并不相同。支配眼

球下转的神经显微将进入四叠体上丘的下外部并在此换元，由此发出的神经纤维分别进入动眼神经中的下直肌核、滑车神经核，经再次换元而至下直肌核上斜肌。

上面叙述仅仅是对眼球单纯性水平运动与垂直运动神经支配的问题进行的介绍。眼在注视中所发生集合，出现这种单纯性集合的状况是相对较少的，更多的则是眼球水平异向运动和垂直同向运动的综合性运动。仅以人在阅读状态中的眼位而言，眼球的运动至少应当是内直肌、下直肌和上斜肌共同作用的结果。

这也说明，验光师在进行屈光检测与矫正中，特别是对近用屈光矫正镜度的检测中，一定要考虑内直肌、下直肌和上斜肌的作用力对眼的影响问题。其中，内直肌收缩所产生的力将使眼球内转，下直肌收缩所产生的力将使眼球下转，这两种力的综合方向使眼球向内下转动。对于这种指向内下方的综

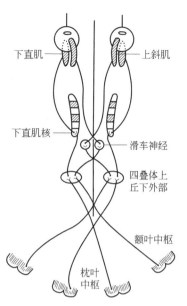

图 4-18　两眼下转运动的神经中枢及神经通路

合运动，在屈光矫正中一定要将镜片的近用光学中心，准确地装配在眼镜镜圈的近用视线所通过的相应点上。上斜肌的收缩将必然引起眼球的外旋运动，这种运动将会导致屈光矫正镜度成分中圆柱面镜的矫正轴位及镜度的偏差，这是验光师在进行近用屈光矫正中极有必要注意的一个问题。

### 三、眼的斜视角

在眼科检测中还经常会通过测定视轴与眼轴的夹角来考察斜视角。测量两者的夹角有三种方式：卡帕（κ）角、阿尔法（α）角和伽马（γ）角。

卡帕角是指瞳孔中心线（垂直于瞳孔中心的直线）与视轴的夹角。阿尔法角是指眼屈光系统的主光轴（眼的光轴）与视轴的夹角。伽马角则是指注视点与旋转中心的连线（实际注视线）与光轴的夹角。图 4-19 就是这三种角的示意图。

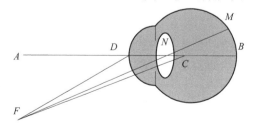

图 4-19　眼的 α、γ、κ 角示意图

F—固视点；C—旋转中心；N—节点；AB—光轴；FM—视轴；
∠ANF＝α 角；∠ACF＝γ 角；∠ADF＝κ 角

对这三种角的检测一般是采用角膜光反射与瞳孔中心的偏差来进行判断。一般认为这三个角的差异极小，临床上对这一差异多不予考虑。实际工作中大多对卡帕角进行测量。测定卡帕角的方法有视野计法、同视机法，还可以采用角膜反光法进行卡帕角的大致判断。使用角膜反光法对卡帕角进行判定需要注意以下两个方面：

① 正、负卡帕角的判定是斜视角需要判定的第 1 个方面，是通过角膜反光点的位置来判定的。角膜反光点位于鼻侧者，为正卡帕角；角膜反光点位于颞侧者，为负卡帕角。

② 斜视角需要判定的第 2 个方面是卡帕角大小。关于应用角膜反光点所呈现的位置对卡帕角的判定，图 4-20 中的四幅图，分别为卡帕角 0°、正卡帕角 15°、25° 和 40° 时，角膜反光点的位置示意图。

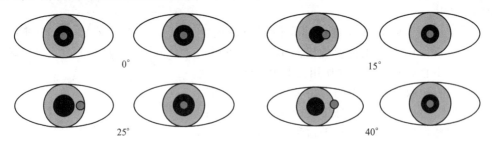

图 4-20　反光法判定卡帕视角的示意图

# 第四节 集合的临床测定

集合功能的检测是眼视功能检测中一项不可缺少的检测。其中最基本的集合功能检测有两项，一项是集合近点的检测，另一项是相对集合力的检测。

## 一、集合近点的测定

在屈光矫正中，对静态集合和动态集合的考察，是通过对 5m 视距状态下的集合力的检测和对近点位置的检测。

### 1. 集合近点的检测

集合近点的检测是集合功能检测中重要的检测内容。这是对被测者进行集合能力进行初步检测的项目。集合近点的检测最常用的方法是移近法。

（1）检测条件

进行集合近点的检测，有四个基本的条件必须遵守。这四个基本条件是：被测者在检测时必须使用远用完全屈光矫正镜度；注视用视标须选用呈单行纵向排列（图 4-21）的视标，或使用单个视标；起始检测检测距离为 0.4m；应使用近用辅助照明。

（2）检测过程

在进行被测者尚未熟悉的任何检测时，检查者首先要做的不是检测，而是要向被测者讲清楚操作的要点，告知被测者给予配合的动作及报告的内容。屈光检测也是这样，当前有相当多的戴眼镜者尚不了解集合功能的检测方法，因此验光师在进行这项检测前，有必要向被测者讲清楚检测要点及相关事宜。

① 双眼视像分离的检测：在被测者使用完全性屈光矫正镜度的基础上，请被测者用双眼注视0.4m处的视标。在提醒被测者保持双眼注视状态的情况下，将视标向被测者逐渐移近，请被测者及时报告双眼视像的变化。当被测者报告看到两列（注：使用单个视标时则为两个）视标，说明被测者已经达到两眼视像分离。此时，视标所在的位置已经超越了被测者集合能力。记录此时视标到眼之间的距离。

② 双眼单视恢复的检测：在双眼视像分离后，请被测者保持复视注视状态。验光师将视标再次向检测眼移近5～10cm。继而将视标逐渐移远，当被测者报告双眼视像已经合一时，记录这一检测距离。

图4-21　单行纵列视标

知道了被测者上述两个视距，我们就得出了被测者两个集合幅度的数距：视像破裂的集合幅度与视像恢复的集合幅度。

（3）正常值

破裂点集合：距离为（2.5±2.5）cm。

恢复点集合：距离为（4.5±3.0）cm。

**2. 远距离水平聚散力的检测**

进行远距离水平聚散力的检测要对相关检测设备进行如下选择与设定：

① 将被测眼矫正视力较差眼最佳矫正视力行的上一行的单一视标设置在5～6m；

② 综合验光仪设置：如图4-22所示，在双眼前方放置旋转三棱镜。假如没有综合验光仪这种设备，也可以在单侧眼使用旋转三棱镜。没有旋转三棱镜，则直接使用三棱镜进行检测。

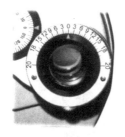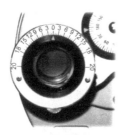

图4-22　检查水平聚散力旋转棱镜初始设置位置

远距离水平聚散力检测程序如下：

（1）注视与叮嘱

请被测者注视远距离单一视标，叮嘱被测者及时报告视像质量的变化。

（2）棱镜递增速率

以约 1△/s 的速率持续增加底向内的三棱镜度。

（3）基底向内（BI）棱镜检测

检测中确定三个视像转折点：模糊点、破裂点、恢复点。具体检测程序如下：

① 第一次报告：视像开始模糊。记录此时双眼所加入的三棱镜度值之和，这就是模糊点的三棱镜度。继续增加底向内的三棱镜度。

② 第二次报告：视像已经分离，停止三棱镜度的加入。记录此时双眼所加入的三棱镜度值之和，这就是破裂点的三棱镜度。以 1△/s 的速率减少底向内三棱镜度。

③ 第三次报告：视像再次恢复为单一视像，停止旋转三棱镜的操作。记录此时双眼所加入的三棱镜度值之和，这就是恢复点的三棱镜度。

远距离水平聚散力的 BI 检测中，因被测者应用完全性屈光矫正镜度，远距离注视时调节已经趋近于零，一般不会出现模糊点，只有代表最大负融像集合的破裂点。检测中出现模糊点，说明被测眼应用的屈光矫正镜度存在正镜度过矫的问题，需重新核定远用屈光矫正镜度。

（4）基底向外（BO）棱镜检测

恢复检测初始状态，再次依前述检测的办法，以 1△/s 的速率持续增加底向外的三棱镜度进行检测，并确定模糊点、破裂点、恢复点的三棱镜度。

（5）记录

将上述检测结果以下列方法记录。远距离水平聚散力：BI——模糊点/破裂点/恢复点；BO——模糊点/破裂点/恢复点。无模糊点时，记录时应用适当符号（如：*、x 或 0）予以标记。

**3. 远距离垂直聚散力的检测**

垂直聚散力检测的原理与水平聚散力检测的原理相同，所不同的是检测方向，在聚散力的程度上表现为：垂直聚散力明显小于水平聚散力。因此，在检测垂直方向的聚散力时，只采取改变单侧棱镜度的办法进行检测。检测中应当注意以下四个方面：

① 须设置与视距相适应的屈光矫正值和近用光学中心距。

② 在旋转棱镜的设置上，须按照图 4-23 所示予以设置。

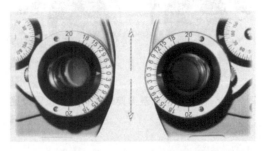

图 4-23　检查垂直聚散力旋转棱镜初始设置位置

③ 须选用单个视标或水平单行视标（图 4-24）。

## Read these Words Letter by Letter

图 4-24 单行水平视标

④ 被测者在针对远距离垂直聚散力，或近距离垂直聚散力的检测的单项检测中，只进行破裂点、恢复点的确认。

验光师检测远距离垂直聚散力时，被测者应使用完全屈光矫正镜度，并遵循以下检测程序：

（1）注视与叮嘱

请被测者注视远距离单行（或单一）视标，叮嘱被测者及时报告视像分成两行（个）和恢复为一行（个）视标。

（2）棱镜递增速率

以约 $1^\triangle/s$ 的速率持续增加右眼基底向上（BU）的三棱镜度。

（3）基底向上（BU）棱镜检测

确定视像破裂点、恢复点这两个视像转折点。

① 第一次报告：视像已经分离成两个。记录右眼前所加入的基底向上（BU）三棱镜度的值，这个值就是破裂点的三棱镜度，记录此值。

再稍增加基底向上（BU）棱镜度 $2^\triangle \sim 3^\triangle$，以使视像分离更清晰。然后，以 $2\sim 3^\triangle/s$ 的速率逐渐降低减少基底向上（BU）三棱镜度。

② 第二次报告：视像已经恢复为一个，停止三棱镜度的加入。记录此时双眼所加入的三棱镜度值之和，这就是恢复点的三棱镜度，记录此值。

（4）记录

将上述检测结果以下列方法记录。远距离垂直聚散力：右眼 BU—破裂点/恢复点。

### 二、动态集合的测定

近距离水平聚散力的检测使用的检测距离为 0.4m。检测中应设定好近点矫正值与近用光学中心距。需要说明的是，这项检测是在视近条件下进行的检测，因此不会出现远距离水平聚散力 BI 的检测中没有模糊点的情况。

具体检测、记录方法与远距离水平聚散力的检测、记录方法相同，在此不再赘述。表 4-1 所列为水平聚散力测定时视像观察的转折点，以及测定的正常值与标准差。

**2. 近距离垂直聚散力的检测**

近距离垂直聚散力检测中，应使用近距离屈光矫正处方，或使用习惯的近用镜度。应使用近用光学中心距（使用综合验光仪应将视距调节杆置于内收位）。检测距离为 0.4m。

检测方法和记录方式，与远距离垂直聚散力检测方法和记录方式相同，在此不再赘述。

表 4-1　远、近水平聚散力正常值与标准差一览表

| 检测方向 | 检测距离 | 视像转折点 | | | 基底向内 | | 基底向外 | |
|---|---|---|---|---|---|---|---|---|
| | | 模糊 | 破裂 | 恢复 | 正常值 | 标准差 | 正常值 | 标准差 |
| 水平 | 远距 | √ | | | | | 9 | ±4 |
| | | | √ | | 7 | ±3 | 19 | ±8 |
| | | | | √ | 4 | ±2 | 10 | ±4 |
| | 近距 | √ | | | 13 | ±4 | 17 | ±5 |
| | | | √ | | 21 | ±4 | 21 | ±6 |
| | | | | √ | 13 | ±5 | 11 | ±7 |

远距离垂直聚散力与近距离垂直聚散力的预期值相同，其破裂点为 $3^{\triangle} \sim 4^{\triangle}$；其恢复点为 $1.5^{\triangle} \sim 2^{\triangle}$。

### 三、睫状肌麻痹剂对眼集合的影响

据当前可以查到的相关资料，尚未见到睫状肌麻痹剂应用后对集合产生影响的报道。睫状肌麻痹剂应用导致调节力的降低，这是人所共知的基本常识。当然这种情况也会因交感神经刺激的增强而发生。例如有人通过击打兔的鼻部引起其发生了大约1D 的远视偏移。通过刺激灵长类的颈交感神经节，也可以引起一定程度的屈光度下降。人在应用睫状肌麻痹剂后，其屈光矫正镜度也将向远视侧偏移 0.5～1.00D。尽管睫状肌麻痹剂对集合没有直接作用，但因其对调节有着极为明确的影响，这也就必然会对集合与调节的相互关系发生间接的影响。例如高度远视眼并发内斜视的儿童，在使用睫状肌麻痹剂以后，在调节被抑制的同时，也会发生内斜减轻甚至消失的现象。这也就掩盖了被测者双眼视功能的异常改变。与之相类似的现象可能还会有：近视眼应用睫状肌麻痹剂后的外隐斜加大。

睫状肌麻痹剂应用以后，药物对调节与集合的均衡状态到底会产生多大的影响，目前还不是很清楚。但对于眼屈光学工作者、验光师来说，当前有必要理清这方面的一些基本概念，必须认识清楚以下几点，并给予一定的注意。

① 睫状肌麻痹剂对集合的直接影响还未发现，但对调节/集合的"生理均衡"的影响是肯定存在的。

② 应用睫状肌麻痹剂后眼的双眼视功能状态，并不能全面反映人在正常生活、工作状态中的正常状态。

③ 至今没有人能明确证明：睫状肌麻痹状态的双眼视功能对屈光矫正具有不可替代的意义。因此，至少在当前可以肯定地说：双眼视功能的检测只能在正常的明视条件下进行。

# 第五节 集合功能异常

验光师要想做到对被测者实施高质量的屈光矫正，就不能不了解集合功能的异常。集合功能异常包括：集合功能不全、集合痉挛、集合疲劳、散开功能过度、散开功能不全。

## 一、集合功能不全

集合功能不全又称为集合不足、集合功能不足、辐辏功能衰弱。集合功能不全是一种双眼异向运动不能协调的集合功能的异常。这样的被测者在眼的运动方面的特点是：单眼运动功能正常，双眼同时内转时表现为集合功能表达不全。在眼屈光学中，一般将单眼运动功能正常而集合近点＞70mm（有人认为这一数据为80mm，也有人认为这一数据为100mm）者判定为集合功能不全。

### 1. 临床症状

集合功能不全者的非特异症状是比较明显的，这些症状包括：眼睛的酸胀、疼痛、结膜充血（以鼻侧较为明显）、头痛等。这种症状经常与过多、过长的近距离工作有关。被测者在视觉主观上会有视力模糊。虽然视近状态下的水平性复视不一定必然出现，但这种表现则是集合功能不全的最典型症状。

集合功能不全可以分为绝对集合功能不全和相对集合功能不全。两者的区别在于通过临床常规检查是否能够被检查出来。通过常规检测可以发现近点距离较大者，就称之为绝对集合功能不全。有明确的视近水平性复视，常规检测没有明确发现，就应使用同视机进行检测，发现辐辏范围偏小者，被测者这样的集合状态就称之为相对性集合功能不全。

### 2. 常见分类及处置方法

眼屈光学对集合功能不全的分类，一般是根据发生原因来进行分类的。常见的集合功能不全有以下五种：

（1）原发性集合功能不全

这种集合功能不全，一般没有明显的外隐斜。在注视远距离目标时的外隐斜仅为≤$3^\triangle \sim 4^\triangle$，注视近距离目标时的外隐斜大多≤$8^\triangle$。个别人甚至有轻度的内隐斜现象。这种集合功能的最常见的诱发原因为：身体的过度劳累、体质虚弱和植物神经功能的失调（如植物神经功能的紊乱及较严重的神经衰弱等）。

对原发性集合功能不全治疗应注意两个问题。其一，去除诱因：注意劳逸结合、健康状态的维护和心理的调适；其二，加强集合的训练，通常情况下经过训练都会取得比较满意的效果。

（2）屈光性集合功能不全

对未接受屈光矫正的屈光不正者来说，视网膜中心凹大多只能获得模糊不清的视像。而模糊的视像就会导致发生比较性集合功能的不足。导致这种集合不足的最常见的两种情况如下：

① 远视眼的过度矫正。这种情况一般发生在伴有调节性内斜视的青少年远视眼，在经过阿托品应用条件下的验光并取得较好的眼位矫正效果后，检测者选用了瞳孔散大情况下的屈光矫正镜度。这种情况也就导致了被测者在常瞳条件下的正镜度的过度矫正，致使被测眼处于一定的"人工近视"状态，调节力使用率降低，集合冲动兴奋性降低，其结果必然表现为一定程度上的集合功能不足。

② 未经矫正的中高度近视眼。近视眼的调节力相对较低，调节功能是落后于集合功能的。调节功能薄弱的中、高度远视眼，没有足够的调节力带动相应集合，也会出现外隐斜和视近时外隐斜的加重（甚至出现显性外斜视）。

对于由于屈光原因引起的集合功能不全，应当注意三个问题。

第一，在制定屈光矫正方案时，验光师一定要遵守不能过度矫正的原则。

第二，如果确有需要对被测者进行一定程度的过度矫正，一定要加强对被测者的屈光复查与随访的管理，及时调整屈光矫正镜度。只有这样才能预防和控制集合功能不全的发生。

第三，对于调节性内斜视者，验光师一定要注意：在有效矫正内斜的同时一定做好集合功能不全的预防工作。

（3）老视性集合功能不全

这种集合功能不全，是随着年龄的逐渐增大、调节生理功能逐渐下降而发生的一种自然生物性集合功能不全。据报道，这种集合功能不全在老年人的发生率可以达到25％。在老视发生的过程中，近点距离逐渐增大，因而老视者在注视近距离目标时比较容易发生外斜视。

徐宝萃先生正是基于以上原因，提醒我们在进行老视眼的矫正中，一定要注意集合功能不全的补偿问题。而最常用的补偿方法就是：加用适当的基底向内的三棱镜，或通过移动镜片光学中心位置的方法。

（4）眼外肌手术后集合功能不全

这是指在施行内直肌单纯截腱术或内直肌退后术，因过分分离肌组织而引发的一种集合功能异常。对这种原因所导致的集合功能不全唯一的治疗办法就是再施行手术进行治疗。

（5）身体衰弱性集合功能不全

当被测者身体健康状况不良或处于大病后的恢复期，都会出现因身体机能的下降而导致身体衰弱性集合功能不全。这种集合功能不全，大多伴有调节机能不全的现象。而且经常会伴有其他器官功能的低下。

这种集合功能的不全的处置的要点是：加强机能恢复性治疗，促进机体恢复。身体状况一旦改善，集合功能将自然会得到改善。

## 二、集合功能过强

集合功能过强又称为集合过强、集合痉挛、辐辏过强、辐辏过分、辐辏痉挛、近点反射痉挛等。这是一种因内直肌过度收缩使眼球过度内转，导致集合能力大于调节能力的一种集合功能异常。最常见于青少年，急躁、烦躁、愤怒等精神情绪的改变常常是诱发集合痉挛的原因。生理性的高调节张力也会导致集合功能的过强，这应当是导致内斜视、潜在性内隐斜比较常见的原因。

**1. 临床症状**

集合功能过强的主要症状为头痛、眼球运动的异常。被测者可以感觉到的两种运动异常包括：注视转移的跳动感和外展功能不足。倘若被测者原有内隐斜视的话，一旦发生集合功能过强就会发展为显性内斜视。被测者主要的视觉症状有以下几种。

近距离精细目标模糊，被测者常会通过明显缩短视距，使视网膜获得较大的像的办法来提高眼的分辨力。这种情况常会被误认为近视。

被测者注视远距离目标时，会有复视和模糊的症状。被测者到底表现为复视还是模糊，与集合力过强的程度和视距两种因素有关。一般说来，在这种集合异常中，复视只是模糊程度较低状态的表现形式。因此，被测者集合力过强程度越高，视距越大模糊程度越高。

被测者的视远的视力明显不良，甚至会降低到 0.3 以下。这种情况常会被误诊为近视眼、近视眼合并弱视，这是验光师必须注意的问题。集合过强与近视眼的鉴别，可以通过表 4-2 中所列的检测项目进行鉴别。

表 4-2　近视眼与调节过强鉴别

| 检查项目 | 近视眼 | 调节过强 |
| --- | --- | --- |
| 凹透镜的作用 | 矫正效果良好 | 矫正效果较差[①] |
| 瞳孔 | 瞳孔较大 | 瞳孔过小 |
| 矫正视力 | 可以矫正到正常 | 难以矫正到正常 |
| 睫状肌麻痹剂的应用 | 使用凹透镜矫正 | 正透镜、凹透镜[②] |

① 常常会在 0.3 以下。

② 所使用的凹透镜的矫正镜度与裸眼视力程度不符。

另外需要注意的一个问题是：被测者原有的主观复视症状突然消失。这种情况往往与被测者发生了单眼抑制有关，这是验光师必须给予注意、并须采取相应措施予以处置的问题。

**2. 处置方法**

（1）矫正

对有屈光不正的被测者，特别是因调节异常引起集合功能过强而发生调节性内斜视者，一定要进行完全性的屈光矫正，这是对集合功能过强者必须要采取的第 1 步。绝大多数集合过强者在接受完全性的屈光矫正镜度的矫正后，其内斜视现象均可以消失或得到明显的减轻。

（2）治疗

对无屈光不正却又存在持续性调节功能过强的被测者，应考虑给予相应的药物治疗。经常使用的药物有睫状肌麻痹剂和洋金花溶液。应用睫状肌麻痹剂时应首选阿托品。

对经完全性的屈光矫正或应用睫状肌麻痹剂后集合功能过强无法得到明显缓解的被测者，则应考虑进行手术治疗，以防双眼视功能的破坏而难以恢复。

### 三、集合疲劳

有些人将这种集合功能异常归入集合功能不全之中，徐广第先生特将其单列为一种。这种集合疲劳现象，大多发生在以下四种情况：

① 被测者存在屈光不正；

② 存在眼位异常；

③ 身体状况不佳；

④ 视觉工作的视觉卫生条件较差。

集合疲劳的发生大多会与从事较长时间近距离工作有着一定的关系。对集合疲劳的检查，主要是近点距离。处置的重点是促进全身健康状况的改善和改善视觉卫生条件。

### 四、散开功能过度

有的人又将这种集合功异常称为外展麻痹、散开麻痹。这是一种以视远时两眼视轴过度分开为特征的集合功能异常。一般认为散开功能过度的病因不明。有人认为其病变部位位于脑干两外展神经核之间。也有人认为这种集合异常可能与屈光不正和集合功能不全有一定的联系，以续发于辐辏功能不足者最为常见。

**1. 临床症状**

对这种集合的异常，被测者的主观所能感觉到的症状并不明显。有的可能会有一定程度的视觉疲劳症状。

被测者的眼位体征还是比较明显的。被测者注视远距离目标时，两眼的视轴的散开超过了平行状态呈现一种外隐斜状态，有报道介绍外隐斜可达到 $8^\triangle \sim 40^\triangle$。这种集合功能的异常可以表现为间歇性发作。在发作状态时，视远时可以出现交叉性复视现象。

被测者在注视近距离目标时，眼位无明显异常。

**2. 处置方法**

对于对散开功能过度的处置办法，现将赫雨时、徐广第提出的方法综述如下：

因散开功能过度的原因不明，治疗相对比较困难。眼肌训练可能有一定的作用。经长期观察，散开功能过度的程度比较恒定时，可以考虑手术治疗，但实施手术应慎重。

首先应矫正屈光不正，并注意增强体质，应用正位训练可获得比较满意的效果。

### 五、散开功能不全

散开功能不全又称为辐辏麻痹、散开麻痹。这是一种非常少见的集合功能异常。

散开功能不全是一种以视远时两眼视轴分开不充分为特征的集合功能异常。这种异常应属于功能性的，可能与屈光不正、远视、调节不足等屈光机能异常相伴存在，也可能是集合功能过强的一种续发表现。

**1. 临床症状**

散开功能不全的临床症状的主要表现是：远——内斜；近——正位、外斜。

（1）远——内斜

注视远距离目标时为内隐斜视，内隐斜程度大多在 $4^{\triangle} \sim 8^{\triangle}$ 以上。倘若被测者机体状况下降时，往往可转变为间歇性同侧复视（甚至为显性同侧复视）。

（2）近——正位、外斜

在注视近距离目标时，被测者的内隐斜现象减轻、消失，甚至可以表现为一定程度的外隐斜。

尽管被测者存在隐斜甚至是显斜的问题，但被测者各眼的侧方运动无异常。被测者有视觉疲劳症状，也有的被测者还会有头疼症状出现（这种头疼多为整个头部的疼痛）。

**2. 处置方法**

对于散开功能不全的治疗比较困难，眼肌正眼位的训练没有明显的作用。配用底向外的三棱镜是解决视远内隐斜的一种光学干预方法，而且也是唯一能解决被测者复视症状的办法。但是，这种方法也会使散开功能不全的永久化而进一步导致肌无力的发生。应当说，应用底向外的三棱镜解决视远内隐斜是一种有隐忧，又是消除视远内隐斜使被测者消除症状、获得舒适的主观视觉感受的唯一办法。

如散开功能不全属于原发性，而且其程度又是稳定的话，实施外直肌及肌腱的折叠术可能是有所帮助的。倘若散开功能不全为集合过强的续发型，则应着重控制集合功能的过强，以免发展成为内斜视。

# 第五章

# 调节与集合的关系

## 第一节 ┊ 调节与集合的联动

要想清楚地了解调节与集合的关系，就需要了解其神经反射的通路，就需要了解调节对集合的影响，集合又可能会对调节发生哪些影响。只有这样，我们才有可能利用调节与集合功能的生理作用，做好眼屈光学的卫生保健和屈光矫正工作。

### 一、调节与集合的神经支配

眼的正常生理功能（泪液分泌、瞳孔缩小、睫状肌收缩）是由副交感神经支配的。副交感神经必须在与交感神经在相互作用的制约与平衡中，才能实现眼的正常生理功能。

#### 1. 缩瞳、晶体调节与泪液分泌

瞳孔的缩小与晶状体的调节作用是由睫状短神经来支配的。这一神经纤维来源于动眼神经核群中的爱-威氏核，由爱-威氏核发出的神经纤维经动眼神经，由睫状神经节的运动根进入节内，换元后形成睫状短神经进入眼内，并分布于瞳孔括约肌和睫状肌。这条路径司职的功能就是：瞳孔的缩小与睫状肌中的环状肌的收缩，从而控制入眼光的量和实现对晶状体的调节。

副交感神经还有支配泪液分泌的作用。支配泪液分泌的神经来源于蝶腭神经节，由此发出的神经纤维经上颌神经、颧神经、颧颞神经进入泪腺神经，分布于泪腺，司职泪液的分泌。

#### 2. 光反射

任何神经反射都必须由感受器、传入神经、神经中枢、传出神经、效应器五个部分构成。人对光的反射活动也是由这五个部分构成。其感受器为视神经细胞，传入神经为视神经，其神经中枢位于爱-威氏核，这三个部分所构成的传入过程就称为传入弧。由两侧的爱-威氏核发出的神经纤维经动眼神经进入睫状神经节，换元后经睫状短神经入眼并分布于瞳孔括约肌，图 5-1 显示的就是这一神经传导的路径。瞳孔括约肌就是光反射的效应器。爱-威氏核、传出神经、瞳孔括约肌所构成的传出过程就叫

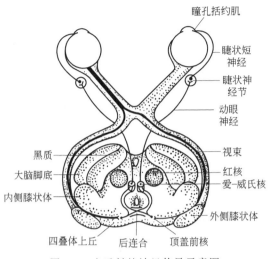

图 5-1　光反射的神经传导示意图

做传出弧。当适宜的光射入我们的眼时，就会产生神经刺激，这种刺激将沿传入弧、传出弧这一途径完成对光的反射活动。

从以上简略的叙述中，我们可以了解到：眼的调节反射、光的反射和爱-威氏核、睫状神经节有着极为密切的关系，当这两个部位发生病变就会使视神经、瞳孔括约肌的联系受到影响，眼的调节（包括晶状体调节、瞳孔调节）就会发生问题。这是验光师应了解的基本知识之一。

**3. 近反射**

当我们用双眼注视某一目标时，我们的眼就会即刻出现瞳孔大小、晶状体凸度、双眼会聚程度的改变。说的更确切一些就是：当我们注视一个近距离目标时，瞳孔缩小、调节程度增大（晶状体变凸）、集合程度也增大（双眼会聚），这种同时发生的生理的联合反应活动，就称为近反射。徐广第先生特将这种眼的联合运动形式称为调节三联动。关于近反射的传导路径，当前比较一致的认识如下：

（1）调节反应

调节反应是在大脑皮质神经中枢参与下完成的。当一定距离的光刺激视网膜时，视神经细胞就会兴奋，并将神经冲动经视神经、视神经交叉、视束、外侧膝状体、视放射，最终进入大脑枕叶纹状区（布鲁曼氏 17 区→19 区）。经枕叶神经中枢信息处理后，由布鲁曼氏 19 区传出反应指令，经中脑后，再经佩阿利氏核、阿逊费德氏副核，并由阿逊费德氏副核再发出节后纤维分布于睫状肌于瞳孔括约肌。司职晶状体的调节和瞳孔的缩小。调节反应如图 5-2 右所示。佩阿利氏核也同时发出神经纤维至内直肌，对双眼行使集合功能。

（2）集合反应

集合的启动源于两眼内直肌的本体感应器，经动眼神经进入脑，再经三叉神经的中脑核，终止于动眼神经核。集合反应的传出神经自动眼神经核的佩阿利氏核而后分布于两眼内直肌（图 5-2 左）。

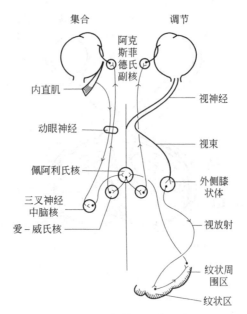

图 5-2　近反射传导径路示意图

### 二、调节与集合的相互作用

对于缩瞳、调节和集合反应的三联动的认识，应当说总体上是一致的，但细节方面是有差异的。这种三联动最常见的反应形式是：同时相伴发生。但是，三种反应之间并非不可分离，这样的实际例子很多。

例如，环境光的亮度变化就可以导致瞳孔大小的变化。最典型的例子就是初发老视眼在晚上阅读细小的文字时，须到近用灯光下才能看清字迹。被测者的调节力并无改变，瞳孔却缩小了，正是后者的变化导致眼的深径觉的变化，从而使视觉状况得到一定的改善。

再如，当闭上一只眼，只用一只眼在不同时刻注视不同距离的目标，我们都是可以获得清晰的视觉的。之所以都可以获得清晰的视觉，就是因为我们的眼在注视视距的变化中不断地调节着。在这种情况下，只要保持我们的眼与目标的方位不变，集合也不可能发生。

例如，当正视眼用＋3.00D 的凸透镜代替调节时，看 0.33m 距离的目标时，调节将不会发生，但 3MA 的集合则是一定要发生的。倘若被测者是一名－5.00D 的近视眼，他在注视 0.2m 的目标时也是不可能使用调节力的，却必然要使用 5MA 的集合力。

通过以上三个例子，我们可以确认：缩瞳、调节和集合三个反应都是可以单独发生的。在这里摆在我们面前的有两个问题需要明确。

第一，联动在什么情况下发生？

缩瞳、调节和集合三个反应的联动，只有在自主性的注视中发生。但必须有一个条件，这就是注视目标必须界于远点与近点之间，至少也要满足近点以远这一最基本的条件。在这样的条件之外，缩瞳、调节和集合的联动都不太可能发生。

第二，三个反应之间联动的条件是什么？

那么，联动发生又需要什么具体的条件呢？应当说必须有三个基本条件：双眼、视距与视度。倘若我们用凸透镜代替视度的话，调节就不会发生，但集合是必然要发生的。在使用适宜的底向内三棱镜的情况下，调节也可以在没有集合发生的情况下单独发生。

通过以上叙述，我们可以这样说，联动是有其特有的规律的，期望通过单纯解决调节的问题或通过单纯处理集合的问题，来达到一揽子解决调节与集合的问题是不现实的。只有对调节与集合同时采取相应的措施，才能同时对调节与集合的问题起到干预、整合的作用。

# 第二节 正、负相对性调节

说到眼的调节，就不能不说到眼的相对调节。什么是眼的相对调节呢？相对调节就是在设定某一集合量的条件下，被测眼所能调动的调节能力。这也就是说，在固定集合状态下被测眼所能运用的调节潜力。相对调节又叫做储备调节、显性调节、可用调节幅度。

## 一、正相对调节

正相对调节又叫做正相对储备调节、正储备调节、隐性调节。

### 1. 正相对调节的概念

这种相对调节还可以叫做剩余调节，即相对调节超过集合作用的剩余部分。这种剩余调节的量与注视目标的距离成反比。距离越远所使用的调节力就会越小，剩余的调节力就会越大。剩余的调节力越多，工作就会越舒适，工作时间也就会越持久。这正是被测者因正相对调节大于调节消费而保有充分的调节储备的结果。反之，剩余的调节力就会越少。剩余的调节力越少，工作就会越困难，就越容易出现视觉疲劳。

### 2. 正相对调节的含义

被测眼在发生正相对调节之时，被测眼在调节方面一定处于以下三种调节的综合状态之下：

① 聚散调节状态：与集合作用处于一致的调节作用。

② 正集合性调节：是指在集合发生时，所表现出来的超过集合作用的调节量。

③ 正调节储备量：是指在集合发生时，尚未使用的调节量。

这种调节又叫做近调节、视近调节、精神性调节、正融合性调节。正相对调节是在双眼使用负镜效度下注视近距离目标时的调节，因此人处于正调节之时，只要具有正相对调节力——即有可以随时调用的调节储备，这种调节储备就应当是可以随时被调用的，这就是人们又将这种调节叫做随意调节、正随意性调节的原因所在。

## 二、负相对调节

负相对调节又叫做负相对储备调节、负储备调节、消耗性调节。

**1. 负相对调节的概念**

负相对调节是指相对调节低于集合程度的部分。眼距离目标的距离越近，调节作用越强，消耗性调节使用的量就会越大，剩余调节的量也就会越小。剩余调节量越少，从事近距离工作的难度也就越大。

**2. 负相对调节的含义**

被测眼在发生负相对调节之时，被测眼在调节方面一定处于以下三种调节的综合状态之下：

① 聚散调节状态：调节作用低于集合作用。

② 负集合性调节：是指在集合发生时，所表现出来的低于集合作用的调节量。

③ 调节能力：因调节低于集合，无调节能力可以调用。

这种调节又叫做远调节、视远调节、负融合性调节。负相对调节是指双眼在正镜效度下注视近距离目标时的调节，人处于负调节之时，无现实的调节力可用，这种调节又叫做负随意性调节。处于负相对调节状态下的被测者都会在视近的工作中发生一定的问题，轻者视觉疲劳，重者将无法正常地进行近距离的视觉作业。

### 三、正、负相对调节在屈光矫正中的意义

在屈光矫正中，之所以要进行正、负相对调节的检测，就是要为被测者保持舒适的近距离工作状态，找到尽可能合理的近用屈光矫正度。

被测者只有在保持尽量多的正相对调节之时，才会在视觉作业中有可用的调节功能，才可以有舒适的视觉感受。假如，正相对调节过低的话，视近工作就不可能持久，就容易发生视觉疲劳。刘家琦主编的《实用眼科学》中讲得非常明白：最低限度也应是正负相对集合大致相等，保留 1/3 的调节才能使被测者维持阅读时舒适而持久的视力。

正、负相对调节的检测是眼-视光学中一项重要的检测。这项检测就是了解在双眼注视状态下，在保持一定集合时调节力的可变程度。这项检测的结果有两个作用：

① 有助于双眼视功能的分析；

② 精确老视眼近用附加正镜度的值。

### 四、正、负相对调节测定

**1. 检测条件**

① 检测中，被测者需使用完全性远用屈光矫正镜度。需要说明的是老视眼，在使用完全性远用屈光矫正镜度的同时，还需使用试验性近用附加正镜度。

② 使用近用照明灯，保证检测中的良好照明。

③ 注视要求：被测者应始终注视近用视力表中的视标所在行的视标。注视的视标行，一定是比远用最佳视力值高一行的视标所在行。

④ 检测距离：为 0.4m（综合验光仪）。

**2. 正、负相对调节的测定**

对正、负相对调节进行检测，一般要求先检测负相对调节力（NRA），后检测正相对调节力（PRA）。这是检测对调节控制的客观要求所决定的。

（1）负相对调节的检测

① 检测：在双眼前以＋0.25D/次的速度，逐渐增加双眼前透镜的正镜效度，直至被测者报告视标持续模糊为止。

② 记录：记录达到视标持续模糊最初的正镜度值，这个值就是被测者的负相对调节量。

上述检测完毕，应将所加正镜度及时清除，并确认被测者所见视标处于清晰的视像状态。已经确认，即可进入正相对调节力的检测。

（2）正相对调节的检测

① 检测：在双眼前以－0.25D/次的速度，逐渐增加双眼前透镜的负镜效度，直至被测者报告视标持续模糊为止。

② 记录：记录达到视标持续模糊最初的负镜度值，这个值就是被测者的正相对调节量。

**3. 老视眼矫正中的应用**

根据 NRA 与 PRA 的数量关系，可以对老视眼的试验性近用附加正镜度进行评定。评定与处置方法如下：

（1）第一种情况

正、负相对调节量的绝对值相等，即｜NRA｜＝｜PRA｜，说明所使用的试验性近用附加正镜度准确，无需修正。

（2）第二种情况

正、负相对调节量的绝对值不相等，即｜NRA｜≠｜PRA｜，说明所使用的试验性近用附加正镜度存在偏差，必须予以修正。纠正偏差的计算公式如下：

$$\mathrm{add}_{精确}=\mathrm{add}_{试验}+\frac{\mathrm{NRA}+\mathrm{PRA}}{2}$$

在上述各项调节的检测中，验光师需要注意的一个问题是，这些相关检测大多是在 0.4m 的条件下完成的检测。倘若被测者习惯近用距离为 0.3m，应给予相应的正镜度补偿。这是验光师在屈光检测与矫正中必须注意的一个问题。

# 第三节 ┆ 集合调节比率的测定

## 一、集合/调节比

集合/调节比，又叫做 AC/A 比率（AC/A ratio），AC/A 就是调节所引起的集合与调节之比英文单词的字头组合。AC/A 比率就是调节性辐辏的调节力与其所诱发的调节性辐辏的数值的比例形式。其正常值为（3～5）：1。即 1D 的调节力可引起 $3^{\triangle}\sim5^{\triangle}$ 集合力。

## 二、常用 AC/A 测定法

AC/A 的检测是双眼视功能检测中的重要内容。A 为调节，C 为集合。AC/A 即为调节性集合与调节的比值：调节变化 1.0D 时所带动的集合量。AC/A 的单位为：棱镜度/屈光度。AC/A 的检测有两种方法，一种是隐斜法，另一种是梯度法。两种方法均需在使用完全性屈光矫正镜度下进行。

**1. 隐斜法**

有的学者将这种方法叫做远近法。这种方法的检测，是以视远的隐斜量与视近的隐斜量为基础，通过计算来获得 AC/A 的信息的。因此，这种方法是以视远的隐斜与视近的隐斜的检测作为核心检测内容的。

（1）视标

在这项检测中，为了被测者始终处于稳定的调节状态，一般主张远视力、近视力检测中均应使用 1.0 的视标。

（2）检测

① 远距离、近距离眼位测量：进行这项检测时，必须对三个项目依序进行检测。

首先，要对被测者进行视远隐斜度的检测；

其次，要对视近隐斜度进行检测；

再次，量取被测者正确的瞳距，瞳距值不宜直接采用电脑验光仪所给出的瞳距值。条件许可时，最好使用瞳距仪进行检测。

② 检测方法：检测方法大多采用遮盖加三棱镜法进行检测。

（3）AC/A 的计算

① 简单比较：对于 AC/A 最简单的应用方法是简单比较法。这种方法就是将视远隐斜度与视近隐斜度进行比较，得出关于两者的大、小比对结果，并以此得出相应结论。

这种计算方式简单，操作也无需烦琐运算，因此，这种方法是验光师比较乐于使用的一种方式，具体分析方法是：

视远内隐斜度＞视近内隐斜度——AC/A 比率偏低；

视远内隐斜度＜视近内隐斜度——AC/A 比率偏高；

视远内隐斜度≈视近内隐斜度——AC/A 比率正常。

② 精确计算：应用隐斜法时，用于 AC/A 计算公式有两个，这两个公式实质上是完全相同的。

$$AC/A = PD + \frac{a^{\triangle} + b^{\triangle}}{D_n}$$

$$AC/A = PD + (a^{\triangle} - b^{\triangle})d_n$$

式中，$PD$ 为远用瞳距，cm；$a^{\triangle}$ 为视近隐斜三棱镜度；$b^{\triangle}$ 为视远隐斜三棱镜度；$d_n$ 为以长度单位表述视近的距离；$D_n$ 为以屈光度来表述视近的距离。

例如：$PD = 70$mm，5m 视距检测外隐斜为 $2^{\triangle}$，0.30m 视距检测内隐斜为 $5^{\triangle}$。则：

$$AC/A = PD + (a^{\triangle} - b^{\triangle})d_n = 7 + [5 - (-2)] \times 0.30 = 9.1$$

AC/A 为 9.1。

（4）注意事项

隐斜法测定过程中，往往会出现调节反应不一定与调节刺激相符的现象，这是调节滞后与焦深的影响。因此，在检测中，验光师需要加强与被测者的交流，或请被测者大声陈述报告内容来分散被测者的注意力，将调节滞后与焦深的影响控制在最小的程度。只有这样，检测的结果才能更为准确。

**2. 梯度法**

有的学者也将这种方法叫做调节梯度法，这种方法是在设定固定检测距离的情况下，通过加入一定球面镜度以减少被测者的调节力，从而达到减少相应集合的方法来考察 1D 的调节到底诱发了多少集合这个问题。正式检测前，一定要设定一个检查距离。对这一距离各类文献中没有明确规定，但在距离计算方面，多以 0.40m 为常例，笔者认为：这一距离的设定应以屈光矫正的实际相吻合，应与被测者戴用眼镜的应用距离相一致。检测程序共分为两步进行。

（1）初始隐斜度测量

首先，要对被测者使用完全屈光矫正镜度的条件下，在设定的距离进行隐斜度的检测。

（2）再次隐斜度测量

其次，要在被测者使用完全屈光矫正镜度的基础上，再加入一定的球面镜度的条件下，再次对被测者进行设定的距离进行隐斜度的检测。

加入的球面镜度是凸透镜时，将减少调节，也会相应减少集合；加入的球面镜度是凹透镜时，将增加调节，将相应增加集合力的使用。

球镜度的增减幅度为 ±1.00D。也有的人习惯用 ±3.00D 的增减幅度。

（3）计算

① 计算公式：在梯度法的相关文献中有两组公式。根据对相关报道的比较，使用情况与公式如下：

——第一组公式：用于附加凸透镜时。

$$AC/A = F^\triangle - S^\triangle \; ; \; AC/A = \frac{F^\triangle - S^\triangle}{D} \; 。$$

——第二组公式：用于附加凹透镜时。

$$AC/A = S^\triangle - F^\triangle \; ; \; AC/A = \frac{S^\triangle - F^\triangle}{D} \; 。$$

公式说明：$F^\triangle$ 为 first$^\triangle$、初始隐斜度；$S^\triangle$ 为 second$^\triangle$、再次隐斜度。

② 计算：应用梯度法进行检测，对最后的计算尽管也有公式可以应用，但是验光师在实际工作中，是绝对不会使用公式进行笔算的，因为用口算完全可以解决问题，笔算会产生弄巧成拙的结果。

以上两种方法是在实际工作中应用最为普遍的方法。两种方法中，后一种方法因计算简单而更受青睐。两种方法进行比较，梯度法检测的数值较隐斜法要低。这是因为隐斜法在检测视近隐斜时，与视远隐斜检测时进行比较，被测者存在近感性集合的影响问题。梯度法是在同一视距条件下的检测，因此近感性集合的影响是不存在的。因此，人们普遍认为梯度法检测的数值应当更接近实际。

### 三、AC/A 检测的意义

对 AC/A 的检测，是眼-视光学中一项重要的检测。但是，有相当一部分低年资验光师对这项检测还是极少应用的。

**1. AC/A 检测的临床意义**

那么，这项检测的意义是什么呢？应当说，这项检测对水平眼位的诊断具有重要意义，特别是对调节性内斜视及间歇外斜视的诊断具有重要的意义。其意义主要表现在以下几个方面：

（1）确定眼位偏斜的类型

根据检测的结果可以确定水平眼位偏斜的类型。AC/A 比率高者则为辐辏过强型，AC/A 比率低者则为散开不全型。

（2）为间歇性斜视提供矫正依据

所谓间歇性斜视，是指从隐性斜视到显性斜视的过渡性眼位异常类型。其显性斜视表现为间歇性，一般情况下多与注视近距目标有关。这种间歇性斜视在眼位不出现显性斜视时，将表现为隐性斜视。远视眼得不到矫正的话，注视近距离目标时大多会具有内隐斜，并有向显性内斜视发展的趋势。而近视眼在得不到矫正的情况下，注视近距离目标时大多会具有外隐斜，并有向显性外斜视发展的趋势。对于这样的被测者给予相应的屈光矫正则是必要的。

（3）确定水平眼位异常的矫正方案

通过 AC/A 的检测，可以对水平眼位矫治的方案提供重要的依据。如 AC/A 比率正常的调节性内斜视的眼位偏斜，一般会在接受远视性屈光矫正镜度的矫正后得到完全的缓解。对因调节所引发的间歇性眼位异常，也具有同样的意义。对这样的被测者，显然应当选择屈光矫正的方法进行眼位的纠正，没有必要实施手术矫正。

（4）为手术方案的选择提供依据

这项检测的结果还可以为斜视的手术矫正方案的制订与设计提供重要依据。对于辐辏过强型水平眼位异常，应选择内直肌徙后术。对于散开不全型者，则应选择外直肌加强术。

**2. 药物对 AC/A 的影响**

在进行 AC/A 检测时，验光师有必要注意被测者的用药情况。其中应用阿托品者，会导致 AC/A 增高，而毛果云香碱则会导致 AC/A 降低。当前在青少年验光中应用阿托品是比较普遍的，因此验光师应注意两个问题：

第一，对于水平型眼位异常者，AC/A 的检测与散瞳验光应当都是必要的。但是，两种检测应当有一定的间隔时间。AC/A 的检测应在避开阿托品作用期时进行。

第二，对于存在水平眼位异常者，应首先对被测者进行 AC/A 的检测后，再进行散瞳验光。这样的话，可以避免两次检测间隔时间过长所造成的不必要重复检测。

应用阿托品后，药物对 AC/A 比率的影响到底有多大，尚未见到相关资料。

# 第四节　屈光不正中调节与集合的关系

正视眼的调节功能与集合功能是处于生理的最佳状态，不论是在数值上，还是在生理功能上，都处于均衡状态。其双眼的调节力和集合力的使用均处于与视距呈反比的状态。当被测者注视距离为 1m 的目标时，其调节力为 1.0D，其集合力为 1.0MA。当注视 0.5m 的目标时，其调节力为 2.0D，其集合力为 2.0MA。注视 2.0m 的目标时，其调节力为 0.5D，其集合力为 0.5MA。这就是说，正视眼被测者在注视任何距离的目标时，其调节力均等于集合力。图 5-3 就是这种情况的示意图。

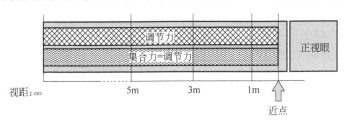

图 5-3　正视眼调节力与集合力的关系

▨：调节力　▨：集合力

## 一、远视眼的调节与集合

远视眼在注视无限远的目标时，将使用与其屈光矫正镜度一致的调节力。倘若被测者的屈光矫正镜度为 +1.00DS，被测者在注视无限远时将使用 1.0D 的调节力。但是，此时被测者将不会使用集合力。对于屈光矫正镜度为 +1.00DS 的远视眼来说，要想看清楚眼前 5m 的目标，就注视 5.0m 的目标时将使用 1.2D 的调节力，而集合力仅需要付出 0.2MA，即调节力＜集合力（图 5-4 上）。被测者在注视任意距离的目标时所使用的调节力一定是由以下两部分所构成的。

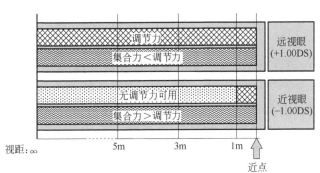

图 5-4　远视眼与近视眼调节力与集合力的比较

▨：调节力　▨：集合力　▨：无调节力可用

① 为看清楚无限远的目标需要付出的调节力：这部分调节力的数值一定是被测者眼的完全性屈光矫正镜度。

② 从无限远到看清眼前有限距离目标所需要付出的调节力：这部分调节力一定是注视距离的倒数。

以上两部分调节力之和，就是被测者在裸眼状态下注视有限距离目标时所必须要付出的调节力。

假如被测者注视 1.0m 的目标时将使用 2.0D 的调节力，而集合力将只会付出 1.0MA。这就是说远视眼在调节力与集合力的使用中，始终存在着这样一种数量关系：集合力＋完全屈光矫正镜度＝调节力。这个关系式，至少可以告诉我们两个应注意的问题：

① 远视眼应当接受合理屈光矫正镜度的矫正。不进行屈光矫正的远视眼，集合力与调节力的付出就不平衡。问题的核心是调节力的付出过多。

② 我们只要将上述关系式变换成：集合力＝调节力－完全屈光矫正镜度，就可以非常清楚明了解决远视眼调节与集合失衡的关键所在：从被测者注视目标时所使用的调节力中减去与屈光矫正镜度相当的调节力。在屈光矫正的现实中，就是要被测者戴用完全屈光矫正镜度的眼镜。当被测者调节储备尚能满足需要的时候，远视力与近视力均"正常"，这里之所以要加上引号，只是强调：这种正常，只不过是在不正常的生理活动中的一种适应后的生理适应状态。

## 二、近视眼的调节与集合

近视眼在调节与集合的关系上与远视眼迥然不同。远视眼问题是过多使用了调节力。而近视眼则是在相当大的程度上没有调节力可用。图 5-4 下所示意的是屈光矫正镜度为 −1.00DS 被测者调节与集合比较状况。此被测者所能看清楚的最远的距离为 1.0m。而 1m 以远距离的目标是无法看清晰的。既然被测眼的远点在 1.0m，被测者在注视眼前 1m 距离的目标就不会使用调节力，但双眼注视这一目标时一定要使用 1.0MA 的集合力。倘若被测者注视 0.5m 距离的目标时，必然要使用 2.0MA，所用的调节力一定是 1.0D。

计算远视眼及近视眼注视眼前有限远调节力，可以使用下述公式进行计算。

$$A = \frac{1}{d_N} + D$$

式中，$A$ 为代表调节力；$d_N$ 为代表近点距离；$D$ 为代表屈光矫正镜度（代数值）。

从上述叙述中不难看出，近视眼的调节永远是落后于集合的。其调节力是不能满足远点以远距离目标的清晰视觉需要的。在裸眼状态下，近视眼注视远点以远的视觉永远是模糊的。这就是近视眼在屈光矫正中所要解决的最主要问题。从针对视距这一变量进行考察的话，我们就会发现：近视眼在未经屈光矫正时，调节将永远落后于集合。这也就是说，近视眼在裸眼状态下，调节与集合也是不平衡的。解决这一问题就要使用屈光矫正眼镜。

### 三、散光眼的调节与集合

在屈光不正中，散光眼在正交轴线上分别有一条焦线。倘若两条焦线的方向如图5-5所示，则垂直焦线在前，水平焦线在后。散光眼被测者在注视中会因两种生理机制获得相对清晰的视像，在获得清晰视像的过程中必须更频繁地使用调节。

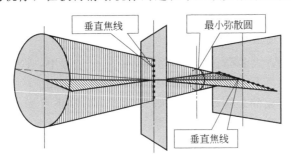

图 5-5　散光眼的垂直焦线与水平焦线示意图

**1. 最小弥散圆选择**

当注视目标没有明显的方向倾向时，我们的眼将会通过调节使视像的弥散圆尽可能地聚焦在视网膜上。

**2. 焦线方向选择**

当注视的目标有明显的方向性时，我们的眼将会通过调节使视像相应的焦线聚焦在视网膜上。需要对目标进行垂直方向的分辨时，将选择垂直焦线，其散光的轴位将在水平方向。对目标进行水平方向的分辨时，将选择水平焦线，其散光的轴位将在垂直方向。当被测者需要对目标进行频繁正交方向的分辨时，视网膜将会不断地在两条焦线之间进行视网膜选择。这种频繁的选择必然会增加调节的负荷，这就是散光眼视觉疲劳现象出现较多的原因。

在被测者中，单纯性散光眼相对较少，散光眼更多的是以复性散光的形式出现。从视觉疲劳发生率上看，其发生的规律是：

① 中低度散光发生率较高。高度散光者，一般会因调节作用有限而选择放弃调节的办法来处置，故视觉疲劳现象反而减少。

② 混合散光＞复性远视散光＞复性近视散光。

散光眼在进行焦线选择过程中，不仅需要调节的不断变化，集合也可能要被调节所带动而发生一定的变化。这可能也是散光眼视觉疲劳相对比较明显的原因之一。

通过以上叙述，可以得出结论：解决注视中视网膜的频繁焦线选择问题，是散光眼屈光矫正要解决的根本问题。而使用适宜的圆柱面透镜，正是使散光眼的两条焦线被分别矫正到既定的共同位置（视网膜上）的最有效的方法。

### 四、屈光不正的适应性均衡问题

以上我们讲了屈光不正者在裸眼状态下调节与集合的关系，也说明了从调节与集合方面屈光矫正中要解决的根本问题。那么，在屈光矫正中是否就可以万事大吉了呢？验光师们的实践显然是不太支持这样认识的。这是因为人是活生生的人，对所处的环境、生理状态都具有很强的适应性，而屈光矫正就是要在人们已经适应的视觉状态中进行。屈光矫正工作只有落实到屈光不正者现实的适应状态中，才能达到解决其现实的视觉需求目标。屈光矫正要落实到什么样的现实之中呢？这个现实就是调节与集合不等的适应平衡中。

**1. 调节与集合的适应性均衡**

屈光不正的发生，大多都会有一个过程。在这个过程中，视力状况以及视觉疲劳都将发生一定的变化。人的生理机能和视觉习惯都会发生相应的改变，这种变化显然是渐进变化中逐渐完成的。例如，近视眼被测，会将注视目标尽可能放在自己的眼前。而远视眼又会将注视目标尽可能远离自己的眼，这种情况在合并老视眼时则更加明显。

一名正视眼在注视 0.5m 的目标时，将会使用 2.0D 的调节力和 2.0MA 的集合力。而屈光矫正镜度为 $-2.00DS$ 的近视眼，在注视同一距离时仍将使用 2.0MA 的集合力，但无需使用调节力，也没有调节力可用。从正常生理角度考虑，2.0MA 的集合力和 0.0D 的调节力是不平衡的，但对于被测者而言这种情况又是现实的，也是合理的。处于这种状态下的被测者的眼，必然会经过长时间的适应而建立起一种新的动态平衡。正是这种新平衡的建立，使得屈光不正者在未经屈光矫正前，除相应的视觉症状之外，并不会产生对屈光不正的不适应。而被测者还会通过改变或调整自己的视觉习惯，来适应自己的屈光状态。

**2. 屈光矫正与新的均衡建立**

当我们对被测者进行屈光矫正中，经常会遇到：使用某一屈光矫正镜度时，被测者的矫正视力非常理想，但被测者却会感到头晕，难以适应。这样的被测者几乎都会得到同样的解释：这是初戴眼镜必然会出现的现象。但是，这种现象为什么就是必然的呢？被测者是不可能再得到进一步的答案了。

上述情况的产生，应当是被测者已经形成的调节与集合不等形式的平衡状态被打破所造成的。而这种适应性平衡的打破又是突然发生的，被测者的双眼的视觉功能对调节与集合的相等状态产生了暂时性不适应所致。应当说这是一种在新的条件（即屈光矫正条件）下，视觉功能对已经适应的常态条件下的一种适应性调节与集合的矫正"失衡"状态。

在实际屈光矫正中，我们不可能通过渐进的方式来解决这种调节与集合的矫正失衡。但是，不进行屈光矫正又是不合乎屈光矫正原则的。对于这种情况，我们只能采取分阶段（或跨越式）的方式来设计被测者的屈光矫正方案。具体方法是：

（1）跨越式镜度

既然被测者无法接受完全性屈光矫正镜度，就应当在保证相对较好一些的矫正视力基础上适当降低屈光矫正镜度。所谓的跨越式镜度，就是指给予被测者的屈光矫正镜度，绝不是能够获得舒适视觉感受的镜度，只能是不够舒适但又是被测者可以耐受的屈光矫正镜度。

（2）分阶段矫正

经过一次跨越式镜度的矫正，被测者并未达到屈光矫正的最终最佳结果。这就是说，被测者暂时并未使用所应接受的完全性屈光矫正镜度，达到这一目标还需要分阶段予以逐步落实。到底分成几个阶段，是分两个阶段，还是分三个阶段，或更多一些阶段，这要根据在验光中被测者对镜度的视觉与心理反应的情况而定。一般说来，分的阶段越多，被测者的舒适程度会越高一些，但费用也会相对较多；分的阶段越少，舒适度也就会相对较差，但费用也会相对较少。在实际屈光矫正中，以分成两个阶段者最多，对个别人可能也会分成三个阶段，超过三个阶段的则极少。

（3）完全屈光矫正视目标

在屈光矫正的方案中，不管分成几个阶段，对被测者所实施的屈光矫正目标是不能更改的，这个目标就是：完全屈光矫正镜度的矫正。因为这是使用最高正镜度获得最佳矫正效果的唯一正确选择。

# 第六章

# 近视眼

近视眼是最多见的一种屈光不正。尤其是在亚洲，近视眼的发生率是非常高的，这是我国老一辈眼屈光学界专家、学者给予高度关注的屈光不正。对于近视眼的矫正、矫治、治疗及其康复的方法则如雨后春笋般层出不穷，但能够获得长久生命力的方法还是不多的。发现、寻找能够超越光学透镜矫正法的方法，应当是眼-视光学工作者的共同期盼，但时至今日结果依旧差强人意。在此，我们只针对近视眼的发生、生理变化、症状与并发症、屈光检测、矫正与预防的问题进行必要的叙述与讨论。

## 第一节 ┊ 近视眼的原因

在当前，近视眼发生的原因应当说有三种，即环境学说、遗传学说、形觉剥夺学说。最为流行的是环境与遗传综合学说。

**一、环境学说**

环境学说是近视眼发生上影响最大也是最为经典的学说。所谓环境学说，就是指关于近视眼与近距离过度用眼有关联的这一学说。

**1. 调查与实验**

环境学说是引起关注度相当高的近视眼发生学说，支持这种学说的资料，来源于对近视眼所开展的流行病学调查和动物模型的创建实验。

（1）流行病学调查

① 国外相关调查：对近视眼进行的调查，可以追溯到 1867 年。科赫在调查中发现学习年限增加，近视眼发生率就会上升。

在西方近视眼的发生率一般为 15％～20％。在英国曾经进行过这方面的调查中发现：17 岁以下近视眼的发生率为 17％，40 岁及以上近视眼的比例为 30％。

日本曾经对第二次世界大战前后的近视眼发生状况做过回顾性调查，调查结果是：第二次世界大战开始时，近视眼发生率较高；第二次世界大战结束时，日本近视眼的发生率降低；第二次世界大战后，近视眼的发生呈逐渐上升趋势。在 1999 年 4月，日本相关部门对东京地区进行了近视发生率的调查，调查结果显示：发生严重近视的状况与年龄有关。具体情况如表 6-1 所示。

表 6-1 东京［1999 赫贝德（Hubed）和威尔（Wieael）］**严重近视发生率调查统计表**

| 年龄/岁 | 11 | 15 | 17 | 成年人 |
| --- | --- | --- | --- | --- |
| 严重近视发生率 | 30％ | 50％ | 70％ | 80％ |

据新加坡有关报告，新加坡医学院的学生中近视眼的发生率为 98％。

关于随学业期限的延长、年龄增大近视眼发生率增长的报告是相当多的。这些报告都反映出近视眼的发生与近距离工作的视觉负荷过大是有一定关联的。

② 国内相关调查：在我国，对近视眼的发生状况的调查资料是相当丰富的。在这里，笔者仅介绍基本状况。在所有的调查报告中，都呈现一种趋势，即近视眼的发生率：大学生＞中学生＞小学生。有两组数据是非常典型的：

——在对学生的调查中，初中毕业生中近视眼的发生率为 46％，高中毕业生近视眼的发生率则上升为 64％。

——在另一项对城市学生的调查中，小学生近视眼发生率为 28％，初中生为 60％，高中生为 85％，大学生为 90％。

两组数据都显示了同样的一种趋势：持续近距工作的时期越长，近视眼发生率也就会越高。而且显示初中阶段和高中阶段是近视眼发生率增长最快的两个时期，应当说，这和升学带来的近距工作压力过大是有很大的关系的。

（2）动物实验

动物实验采用的基本方法有三种：一种是创建动物模型，另一种是对生活在不同环境中的动物进行视觉调查，还有一种就是阿托品（Atropine）实验。

① 动物模型的创建：通过实验观察法，创建动物模型的基本方法有以下两种。

第一种，眼睑人工闭合实验。国外在 1977 年，威瑟尔（Wiesel）以猕猴作为实验对象，进行了通过眼睑缝合观察对视觉影响的实验。对猕猴进行单侧眼睑缝合，使之处于特殊的视觉环境中。经过一定时间，再打开缝合，应用睫状肌麻痹剂后使用带状光检影镜进行检测，并将眼球摘除再测定其眼轴的长度。研究显示，年龄越小，缝合时间越长，对视觉所造成的影响也就越大。影响最大的是对 2 周龄、缝合 18 个月的猕猴，被缝合眼与对照侧眼的屈光差达到－13.50D，眼的前后轴较对照侧眼增长 20％。这种眼睑的缝合对发育成熟的猕猴则没有影响。

第二种，部分视程限制实验。沃尔曼（Wallman）在 1980 年选择鸡作为实验对象，进行了部分视程限制对视觉影响的实验。在实验中，将鸡分成：正常组、A 组、B 组、C 组。具体试验如下。

——实验分组：

正常组：不加限制。

A 组：限制双眼向侧方看远，只能看到正前面的前方。

B 组：限制右眼看前，只能向侧方看远；左眼不加限制。

C 组：右眼用半透明膜遮盖。

——实验时间：

喂养 4～7 周，做屈光检查和眼轴长度测量。

——实验结果：

A 组：与自然状态下生长的屈光度基本一致。

B 组：所受到的影响最大，产生了高度近视（平均值为－10.00D）眼轴明显增长。

C 组：被半透明膜遮挡的右眼也发生高度近视（平均值为－12.00D），而且这一组眼球增大的程度最为严重。

——实验结论：

限制看近，只能看远，其屈光度与正常组相类似。显然，引起近视的原因与看近是有关系的，应当说这是环境学说最有力的证据。

② 动物视觉调查：有人曾经对自然环境和人工喂养条件下的动物（如猫）进行视觉检查，结果发现：野生环境下的动物皆为远视眼；人工喂养条件下的宠物则为近视眼。

③ 阿托品实验：有的科学工作者应用阿托品对动物近视眼发生、发展的影响进行了观察。观察的结果发现，近视的发展速度减慢、近视程度下降，有的则出现了近视消失的状况。

这种观察也曾经在人眼进行过，历时四年，同样获得了发展减慢、近视程度下降结果。但是，缺乏长期的观察，远期效果尚未有明确的报道。

**2. 与环境有关的其他因素**

（1）汉字与书写

在环境因素中，汉字是一个不可忽视的条件。汉字在识别上要比字母文字难度大得多，汉字中如图 6-1 中所示的两个字分别为 33 画、36 画，再如"龘"的笔画已经

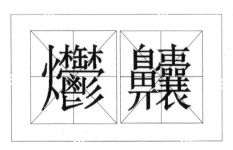

图 6-1　汉字"爩"和"鑻"

达到 40 画。显然这类多笔画字识别的难度是比较高的，这显然对视力的要求是很高的，假如这两个字使用书籍通常所使用的五号字识别的难度将会更大。倘若书写者字迹潦草，基本上就无法清晰识别。以徐广第为代表的许多老一辈的屈光学专家认为，这种字迹本身所带来的识别难度，在视觉的负荷方面比字母文字要大，汉字识别难度与近视眼的发生是存在一定的因果关系的。所有使用汉字地区的近视眼的发生率就会相对较高，日本与韩国的文字与汉字是有着一定渊源的，近视眼的发生率也相对较高。中、日、韩三国近视眼发生的状况，恰好反映了屈光学家们的这一认识的正确。

（2）膳食质量

也有屈光学专家提出了近视眼的发生还与人的膳食质量有一定的关系。有关调查

研究报告：喜欢素食的人群与民族，近视眼的发生率相对较高；喜欢肉食者则发生率相对较低。人们认为，动物蛋白摄入量过少则是近视眼的诱发因素之一。这显然又和我国国民的生活习惯相吻合。

（3）环境污染

在社会经济不断发展的今天，环境的污染也给人们身体造成了一定的影响。据有关报道，有机磷对视觉的影响是不良的，与近视眼的发生有一定的联系。

（4）微量元素和维生素

在对近视眼发生原因的研究中，人们发现近视眼的发生和微量元素及维生素的缺乏有一定的关系，已经明确的微量元素为锌、铜，已经确认的维生素为维生素A。当然被认为与近视眼发生有关的物质还有很多，在这里不再一一列举。

**3. 环境学说综述**

应当说，环境学说是近视眼发生因素中为眼屈光学专家所普遍认可的因素之一，并进行了大量的研究与实验。确认：近视眼的发生与很多因素有关，在诸多因素中最值得优先关注的则是高强度近距视觉工作，眼的调节负荷过大。但是也必须承认一个现实，就是近视眼发生的最根本原因至今仍是一个谜。在今天，我们只能这样说：近视眼的发生与环境学说有关是不争的事实，但发挥关键作用的原因我们还不清楚到底是什么。

**二、遗传学说**

遗传学说是近视眼发生方面又一个受到普遍认同的因素。遗传学说的主要观点是：近视眼的发生与遗传有关。这种学说的资料主要来源于近视眼者人群关系的调查。

**1. 发生调查**

在遗传学方面，对近视眼的调查主要是从家族、种族两个方面来进行的。

（1）家族调查

在近视眼发生者的家族调查中，显示近视眼的发生具有一定的家族倾向。这种调查一般是以具体家庭为主线进行的，现在看到的调查报告显示如下的倾向：

① 夫妇俩人皆为近视眼者，其子代中近视眼的发生率相对较高。

② 夫妇俩人皆为非近视眼者，其子代中发生近视眼的概率相对较低。

③ 夫妇俩人只有一方是近视眼者，子代中近视眼的发生率则介于①、②之间。

（2）种族调查

大量的调查研究显示，近视眼的发生存在着比较明显的种族差异。在已知的调查中的结论是：

① 中国人近视眼的发生率是比较高的，而生活在其他地区的华人近视眼的发生率与生活在本土的人基本相近。同样，日本人、德国人、犹太人也是近视眼发生率较高的民族。

② 非洲人近视眼发生率相对较低。与非洲人有着密切民族渊源的美国黑人，近视眼的发生率同样是比较低的。

**2. 遗传学说的归因**

不管是家族调查，还是种族调查，调查的结果都显示了近视眼的发生和人的血统是有一定关系的。到底是什么原因导致了近视眼的发生呢？眼的屈光结构、状态，以及屈光结构的生理光学数据等，都是要通过遗传方式进行传递和继承的，应当说这是生命体在产生、发育与发展中不可抗拒的生物进化规律所决定的。

眼屈光学界认为：遗传因素是近视眼发生的重要因素，这种遗传与性别无关，近视眼的遗传方式属于常染色体隐性遗传。眼屈光学界普遍认为：高度、重度近视眼肯定与遗传有关，这是被遗传学调查结果证实的。轻度近视眼尽管这种遗传性不像高度、重度近视眼那样清晰，但与遗传有关则是不争的事实。

## 三、形觉剥夺学说

从沃尔曼的实验中，从用半透明膜遮盖形成近视这一现象看，使用半透明膜遮盖要比只看近对形成近视眼的影响更大，所造成屈光的负镜度更高。这说明失去目标细节形象刺激对视觉的影响是非常大的，这种失去目标细节视觉状态是一种处于一种浓雾中的视觉感受，也可以说是我们的视觉丧失所有目标细节的状态。这种状态就是被我国当代眼屈光学的先行者徐广第先生概括的虚空状态。

**1. 形觉剥夺的概念**

当我们给眼的刺激创造了一个"虚空"状态时，从被测眼的视觉所面对的对象就是一个缺乏细节的目标——不明确的虚无缥缈的空间。而我们创造这一状态的行为就被称作形觉剥夺。一般认为，尽管遮挡是在眼前，但视网膜的细胞会把"虚空"信息传输到视神经中枢，神经中枢就会通过传出神经对眼进行调节。在这种神经调节中，神经递质以及其他因子所发挥的影响作用才是必然的，我们的生理机制正是在这种努力办好事情的前提下办了一件不太好的事情——玻璃体居留的空间增大。在视觉生理学的研究领域中，现已查明：多巴胺的减少，可能是导致视细胞功能低下、促使玻璃体腔异常增大的神经递质因素。

有人通过视觉生理实验中，对多巴胺在视觉生理上的作用作了进一步的探讨。这种探讨是从两个方面进行的：应用多巴胺，应用多巴胺激活剂。多巴胺有两种最多见的异构形式，一种是左旋多巴，另一种是右旋多巴。现已经证明：对视觉可以产生生理效能的是左旋多巴，右旋多巴则无效。应用多巴胺激活剂，一般是阿扑吗啡（Apomorphine）。应用这两种方法，都有效地抑制了玻璃体腔和眼球的增长，从而对近视眼的发生和发展起到了预防与控制作用。当然关于多巴胺对视觉及近视眼的作用仍处于研究探讨阶段，徐广第先生认为，对多巴胺的进一步深入研究，可能会为通过药物控制眼球过度增长的办法找到有关近视眼预防与治疗的简单而有效的新途径。

**2. 关于低照度与形觉剥夺**

扬（Young）在1961年对照度在近视眼发生上的作用进行了实验，得出了低照度条件下可以诱发轻度、中度近视眼的结论。赫贝德（Hubed）和威尔（Wieael）在1975年又对这一课题进行了实验，再次证实了扬的结论。

有的学者认为：低照度照明条件是一种特殊形式的形觉剥夺现象。这种特殊形式有两种比较明显的表现形式：

（1）中心视力照明条件不良

这种情况大多发生在青少年夜间阅读与书写，对目标的照明度过低。此时，因目标亮度低，目标的辨识难度加大；瞳孔相对加大，视距的变化引发的调节的活动更加频繁。

（2）周边视野缺乏必要的光刺激

这种情况是指在夜间近距工作时，尽管中心视区较亮，看书、写字应不成问题。但是，眼的视网膜周边区域因周围环境较暗，得不到应有的充分光刺激（图 6-2）。这是近年来引起一些眼屈光学专家关注的一个问题。这种情况被认为是最值得注意的特殊形式的视觉剥夺情景。

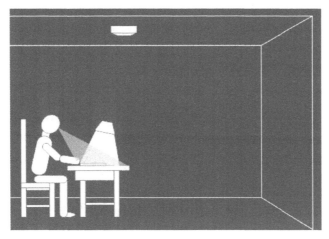

图 6-2　周边视野缺乏必要光刺激环境示意图

在动物实验中，上述特殊形式的视觉剥夺情景都证实了与近视眼有一定关系，而周边视野缺乏必要的光刺激也同弱视的发生有关。

### 四、得到普遍认同的近视眼发生机理

环境学说、遗传学说是两个均被确认的近视眼的发生原因。那么，两种原因在近视眼的发生上发挥的作用到底有多大，这是从事近视眼预防、矫治、矫正工作的人士期望知道的事情。对于这一问题的认识有以下三点：

**1. 两种原因都在发挥作用**

中国在 20 世纪 70 年代之前，眼屈光学界普遍主张环境学说是发生近视眼的原因。自 70 年代起，眼屈光学界普遍认为：近视眼的发生，是在两种因素共同作用下的结果，即兼而有之的认识，日本眼屈光学界在近视眼发生原因方面的认识，与我国眼屈光学界的认识基本一致。

**2. 两种原因的作用**

任何一名眼屈光学工作者，都不可能会否定两种原因中的任何一种。但是，站的

角度不同其表述的言语就会显示出一定的倾向性。例如，在美国从事眼科医生职业者，一般会主张以遗传因素为主的兼而有之的发生说；而从事验光师工作的人，多主张以环境因素为主的兼而有之的近视眼发生说。

在我国现阶段，眼科医生与验光师之间这种认识上的差异似乎不是十分明显。眼屈光学界一般认为：

① 遗传因素与环境因素在近视眼发生中的作用分别是：60％和40％。

② 遗传因素只是近视眼发生的潜在因素。

③ 环境因素是导致近视眼发生的重要因素。

这就是说近视眼的发生上有以下两条途径。

第一条途径：以遗传因素作为潜在的基础，环境因素激活了潜在因素而发生了近视眼。

第二条途径：没有遗传因素，环境因素直接导致了近视眼的发生。

而后者在生命的延续与人类再生产过程中，又通过遗传与变异的链条向遗传转化。这可能就是近视眼人数呈逐年增加趋势的原因所在。

**3. 原因与影响**

两种原因在近视眼的发生上的影响力与年龄有关。年龄越小，影响越大。尤其是处在发育期的动物，而以幼小动物最为明显。这也是老一辈屈光学专家不断呼吁预防近视眼一定要从娃娃做起的原因。

# 第二节 ┊ 近视眼的眼球改变

从严格意义上说，近视眼是不能被称为眼病的。近视眼与正视眼最大的不同，就是近视眼的前后轴大一些。在生理生化过程方面应当说并没有改变。眼球长短，和人的个子高矮是同样一种性质的问题。姚明身高2.18m，潘长江身高为1.58m，是姚明有病呢？还是潘长江有病呢？可以肯定说，他们谁都没病。对这两个人，我们只能是以心理上的尺度来衡量：一个是真高，一个是比较矮（很少会说真矮）。一个-6.00D的近视眼只比正视眼长1/12，比姚、潘间1/3的差距小多了，因此近视眼没有道理被认为是病，通俗地说，近视眼就是人眼中身材较高的眼。

说近视眼绝对不是病也是不正确的。当近视程度较深，被测眼已经发生了相应的病理性改变（如发生了晶状体的混浊，并发了青光眼等），这就发生了质的改变，此时近视眼就应当被称为病，此时所实施的治疗的方向，只能是这些病理性改变，仍旧与眼球的长短没有关系。

**一、眼球解剖形态改变**

这里说的改变，是指在眼的屈光方面有异于正常生理状况的改变。这种改变有两种，一种是原发性改变，另一种是继发性改变。

**1. 原发性改变**

这里说的近视眼在解剖学上的原发性改变，是指所有的近视眼都发生的改变。这些改变，也是轻度近视眼唯一具有的改变。近视眼在解剖学上的原发改变，表现在以下几个方面。

（1）眼球的前、后径变长

眼球前、后径增大是轴性近视必然要发生的一种改变，增大的幅度与近视眼的屈光矫正镜度成正比。大致上说眼轴每增加 1mm，屈光矫正镜度大约需要增加－3.45D（习惯上这一数据被认为是－3.00D）。

（2）眼的前房深度增深

近视眼的前房深度增深是近视眼必然要发生的又一种改变。前房深度的变化与近视眼的屈光矫正镜度相关，而且是一定的正性关系，但更为精确的数据关系当前尚未见到。

（3）瞳孔增大

瞳孔增大是近视眼解剖上的一个规律性改变。到底是原发性的呢？还是继发性的呢？这一问题还没有人予以说明。

据笔者推测：瞳孔的增大可能是眼球发生前、后径变化后的一个必然现象。眼球前、后径增大，可能是眼球后部玻璃体腔整体性增大后，在前、后径方面的表现形式而已。这就是说眼球的垂直径、横径也会有一定程度上的增大，巩膜前孔的直径可能会略有增大，而此处的睫状体会因整体眼球的增大而发生一定程度的后退，虹膜因睫状体的牵拉作用而扩大。

**2. 继发性改变**

继发性改变是指在原发性改变基础上进一步发生的改变。继发性改变一般不会出现在轻度近视眼。继发性改变可能会出现在中度近视眼，而高度近视眼、重度近视眼则是一定要出现的。

（1）眼底的改变

轻度、中度近视眼一般不会出现眼底的变化。眼底出现改变大多说明近视眼为高度近视眼。这种眼底改变性质为退行性变，具体表现形式有以下四类：

① 近视弧形斑：造成这种改变的原因是眼轴增长、巩膜扩张，视盘处的脉络膜在颞侧发生弧形撕脱后，巩膜处于直视暴露状态所形成的弧形改变。严重者甚至可以形成环形斑（图6-3）。在所形成的弧形斑内，可以见到散在的色素斑点和脉络膜血管。

② 豹纹状眼底：玻璃体腔的增大，

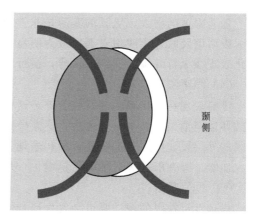

图6-3　弧形斑示意图

因眼底的脉络膜变薄，透光性增强，脉络膜毛细血管伸长所造成的色素上皮层营养状况不良，又会使色素细胞中的色素脱失。在这样的作用下，脉络膜血管暴露，眼底就会呈现豹纹状变。

③ 黄斑部变性与萎缩：对于高度近视眼来说，在黄斑部可能会有出血现象（多为散在的小出血点）、血管增生现象（正常情况下，黄斑部是没有血管的）。这个部位还可能会出现形状不规则的白色斑点，这种白色斑点提示我们黄斑已经存在萎缩现象。还可能出现黑色的圆形色素斑。这些现象都应当属于营养代谢功能相对低下所致。

④ 巩膜后葡萄肿：高度近视眼的眼轴增长，眼球壁就会变薄，眼的后壁变薄得更为明显。巩膜在眼内压的作用下就会向后膨出，而形成巩膜后葡萄肿。眼轴越长，巩膜后葡萄肿的发生率就越高（表6-2）。

表 6-2　眼轴长度与葡萄肿发生率的关系（王仲均）

| 轴长度/mm | 26 | 27 | 28 | 29 | 30～35 |
|---|---|---|---|---|---|
| 葡萄肿发生率/% | 29.41 | 34.49 | 36.11 | 74.04 | 100.00 |

（2）屈光系统的改变

① 角膜：高度近视眼可见后弹力层的破裂，这可能与眼球增大对角膜的牵拉作用有关。在老年近视眼的角膜还可能会看到梭形色素沉着。

② 晶状体：晶状体的改变一般不会单独发生，晶状体的变性通常是眼内广泛性变性而被测者又比较容易知觉到的一种改变。这种改变突出的表现在晶状体颜色的加深、混浊和晶状体脱位。晶状体混浊进程缓慢，一般以后极型最为多见。

③ 玻璃体：玻璃体要充填在增大的玻璃体腔中，其正常的网状结构就会遭到不同程度的破坏，灰色纤维、空泡就会增加，这就是玻璃体的变性。近视眼在玻璃体的方面的另一种比较常见的变化就是液化。液化的玻璃体会有点状、块状或条索状漂浮物出现，临床症状则表现为"飞蚊症"。

（3）巩膜的改变

随着眼球的增大，巩膜的变薄是非常明显的，在病理性近视眼尤其突出。巩膜的变薄以后壁及眼外直肌附着部后最为明显。1958年库亭（Curtin）发现：巩膜的这种变化表现在纵行纤维的变细、变薄，横行纤维的分离或消失。

（4）脉络膜的改变

主要表现在脉络膜的进行性萎缩，这种萎缩是脉络膜发生变性、色素细胞弹性纤维破坏以至消失、新生血管增生，逐渐导致基本结构消失的一种改变。这种改变在脉络膜的外层要比内层更加明显，最初表现为小血管闭塞，继之毛细血管消失并逐渐累及大血管、弹性层开裂、结缔组织增生，最终脉络膜组织结构消失并与视网膜融合。

（5）视网膜变性

病理性近视眼的视网膜也会发生退行性改变。这种改变一般发生在脉络膜退行性改变发生之后，多以某一个血管分布区为单位。具体表现是：细胞排列不规则、细胞间有色素集聚、弹性层消失，最终将和视网膜融合。变性改变比较严重区域的色素细胞及视细胞会先后减少，以至消失。周边部视网膜（尤其是锯齿缘）会出现囊状变性。萎缩、融合组织的收缩所产生的牵引力，会导致视网膜裂孔、视网膜脱离。

## 二、近视眼的视光生理变化

导致近视眼生理改变的最根本因素就是眼的前、后轴的增大。

### 1. 近视眼视点的改变

眼的视点变化最突出的表现，就是远点移近。眼的前、后轴的增长是导致近视眼视点位置改变的直接原因，图 6-4 所示为近视眼远点移近的示意图。近视眼眼轴的长就相当于正视眼角膜顶点的位置前移。这就是近视眼从视中心凹发出的视线要经过更长的路程、更大一些的屈折程度，从角膜被折射到有限远的眼前。这一点就是近视眼的远点。近视眼远点的移近，应当说是近视眼在生理光学改变方面的标志性改变。

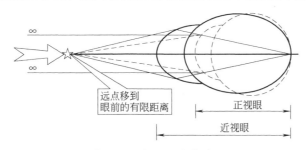

图 6-4　近视眼远点的移近

近视眼的远点距离与屈光矫正镜度绝对值呈反比。也可以说，近视眼的远点距离与远用屈光矫正镜度绝对值的乘积恒为 1，即

$$d_r R_D = 1$$

式中，$d_r$ 为远点距离；$R_D$ 为远用屈光矫正镜度绝对值。

表 6-3 就是 $0.00 \sim -7.50D$ 屈光矫正镜度与其相对应的远点距离对照表。这里之所以要列出这个表，就是要提醒大家注意一点：只要我们能确认单纯性近视眼被测者的远点距离，就可以确定被测者的屈光矫正镜度。这应当是验光师在对单纯性近视眼进行检测时，初步确认单纯近视眼的屈光矫正镜度和对检测出的屈光矫正镜度进行复核时可以使用的最简单的方法。

表 6-3　$0.00 \sim -7.50D$ 屈光矫正镜度与远点距离对照表

| 远点距离 | 远用屈光矫正镜度 | 远点距离 | 远用屈光矫正镜度 | 远点距离 | 远用屈光矫正镜度 | 远点距离 | 远用屈光矫正镜度 |
| --- | --- | --- | --- | --- | --- | --- | --- |
| ∞ | 0.00D | 0.5m | −2.00D | 0.25m | −4.00D | ≈0.17m | −6.00D |
| 2.0m | −0.50D | 0.4m | −2.50D | ≈0.22m | −4.50D | ≈0.15m | −6.50D |
| 1.0m | −1.00D | ≈0.33m | −3.00D | 0.22m | −5.00D | ≈0.14m | −7.00D |
| 约0.67m | −1.50D | ≈0.29m | −3.50D | ≈0.18m | −5.50D | ≈0.13m | −7.50D |

对近视眼的近点的变化的关注程度，一般要比对远点的移近的关注程度要低。翟惠芳曾对 $10\sim19$ 岁青少年的 256 只眼进行过测定，发现：将近视眼同正视眼进行比较，前者的调节近点距离要短，近视眼的调节近点距离与近视程度呈负向相关。

**2. 调节力与集合力的改变**

近视眼的远点在眼前有限远，远点至近点间这一范围就是近视眼可以获得清晰视觉的区域。而无限远到远点这一相对广大的区域是近视眼无法看清楚的区域，其视觉状态就是"雾视"。

（1）调节力相对低下

一名正视眼被测者在注视 $\infty$ 的目标时是不使用调节力的，而在注视眼前 0.2m 的目标时，将使用 5.0D 的调节力。

而近视眼在不用调节的情况下可以看到眼的远点是在眼前的有限距离。在这一点以及这一点之外，近视眼不会使用调节（也没有调节力可用）。当一名屈光矫正镜度为 $-5.00D$ 的近视眼，可以看清楚得最远一点，距眼的距离为 0.2m，在被测者注视这一点时不使用调节力。而在这一点之外，视觉的分辨模糊程度与注视距离成正比。

从以上叙述看，同样注视 0.2m 的目标，近视眼要比正视眼少用 5.0D 的调节力。少用的调节力可以存起来吗？显然不行，不用则废，这就是生物的适应法则。这就是近视眼调节力相对比较低下的原因。

（2）集合力相对较大

近视眼调节储备力比较低，在眼前有限远的远点之外是没有调节力可以支付的。但是，近视眼在注视有限远的远点之外的点时，却需要付出与视距相应的集合力。这就是近视眼在集合力方面比调节力要大的原因。

例如，一名 $-3.00D$ 的近视眼，在注视 0.33m 的目标时，不用使用调节力（也没有调节力可用），但要使用 3MA 的集合力；而在注视 0.25m 的目标时，被测者将使用 1D 的调节力，却要使用 4MA 的集合力。这就是说，$-3.00D$ 近视眼的被测者在裸眼条件下，只要保持视觉的清晰，就需使用较调节力数值大于 3.0D 的集合力。

（3）调节力与集合力的关系

正视眼的调节与集合是同步的，即使用多大的调节力，也就会使用多大的集合力。但对于未矫正的近视眼，因调节力较低，因此就会相对处于低调节张力状态，这就是人们通常所说的高 AC/A 的状态，这种高 AC/A 是相对于正视眼而言。杨少远先生经测定，确认近视眼的 AC/A 明显高于正常眼。这正是近视眼在注视近距离时出现外隐斜的原因，这种情况在高度近视眼中更为明显。这种情况以近距离注视时尤为明显：使用较少的调节，却要使用相对较大的集合。

对于已经得到屈光矫正的近视眼，邸保忠先生在 1984 年测定：其外隐斜度均在正常范围之内。邸保忠先生认为：AC/A 的数值是相对稳定的，但是也有一定的适应性，是先天获得和后天适应两种作用协同的结果。这在一定意义上说明，对近视眼进行屈光矫正不仅仅具有改善视力的作用，还具有保持比较良好的 AC/A 状态的作用。在这个意义上说，近视眼获得矫正也是正常 AC/A 生理的需要。

**3. 并发老视眼的问题**

正视眼大约在 45～50 岁之时，会因调节力减低到视近工作不能持久的程度。而远视眼大多会在 45 岁之前发生老视现象，倘若是高度远视眼则有可能在 30 岁以前发生。有人顺理成章地认为：近视眼发生老视眼的现象会推迟，甚至有人认为近视眼的人不会发生老视眼。

客观上讲，近视眼不发生老视眼这种看法是不正确的，只不过是近视眼的近点移近，使得被测者在看近时比正视眼看得更近一些。因此，在近视眼合并早期老视眼时，尽管近点距离也会增大，但推移到同一距离近点的时间要比正视眼晚一些，这就是近视眼出现老视现象较晚的原因。

老视是人随年龄增大，调节力下降所发生的自然的生理变化。应当说这种变化对任何一个人来说都是必然的。具体是否能够表现出来，这必须视被测者具体的情况而定。原来近点距离较大的人，就会比较早地表现出来；而近点距离较小的人，就会比较晚一些表现出来。而老视眼又是以阅读困难、难以进行持久近距工作为标志来确认的。这实际上是将眼所发生"老"的生理变化和眼所发生"老"的视觉现象混淆的一种误解。应当说，眼的"老"是必然的，具体的表现应根据具体情况进行分析。尽管近视眼合并早期老视眼时，其近点尚未增大到单纯老视眼那样远，但这一新的近点距离一定比被测者原来的近点距离要大。

通过以上叙述，可以肯定地说，只要一个人活的年龄足够大的话，眼的老视生理变化就会必然发生。而是否会表现出临床的老视眼状况，则与被测者的客观屈光状况有关。关于这方面的情况，我们将在本书第十章中予以介绍。

## 三、其他生理方面的变化

**1. 生理代谢方面的变化**

这方面的相关报道并不多。但在关于近视眼的一些并发症的叙述中，则往往会提到近视眼的生理代谢偏低是导致这些症状的原因。这些并发症往往表现为解剖结构与生理的退行性变。但也有人将这些变化归于原因不明。

**2. 眼内压方面的变化**

正常眼压是维持房水动力学稳定和眼球形态的必不可少的条件。通过眼压测量可以观察到房水的动力学变化，了解眼球结构和功能的变化。正常人的眼压为 1.47～2.79kPa（11～21mmHg）。眼压随年龄增长而稍有增加。

（1）近视眼眼压的变化

近视眼的眼压比正视眼偏高。总的状况是：轻、中度近视眼的眼压与正视眼的眼压相近，高度近视眼的眼压明显高于正视眼。根据李淑珍对近视眼的眼压的测量，近视眼的眼压平均值为 2.5kPa（19mmHg）。托木理松（Tomlison）在对各种屈光状态的眼进行眼压测量调查中，有两个发现：

① 近视眼高于正视眼，正视眼高于远视眼；

② 在 8～16 岁的屈光参差者中，眼轴长的眼明显高于对侧眼。

我国人的眼压的正常值一般在8～21mmHg，24h眼压波动≤4 mmHg，两眼眼压差≤4 mmHg。我国人高眼压的判定标准一般认为：倘若直立位＞21mmHg、卧位测量＞23mmHg 就应当判定为高眼压。24h 眼压波动≥8mmHg，两眼眼压差≥5mmHg，则应判定眼压异常。

近视眼的眼压增高，在眼科临床上具有重要的意义：容易导致青光眼。应当说，青光眼是近视眼比较严重的并发症。但是，近视眼并发青光眼时的临床症状却并不一定明显。这可能是较薄的眼球壁的张力减小，缓解了眼压数值所致。对于近视眼进行眼压测量，一般不宜使用压陷式眼压计［如斯丘茨氏（Schiötz's）眼压计］，只能使用压平式眼压计［如高尔德曼氏（Goldmman）眼压计］。使用压平式眼压计进行测量，高度近视眼者的开角型青光眼发生率比正视眼约高6～8倍。这是值得注意的一个倾向。

（2）与眼压有关的几个问题

国内外学者在近视眼眼压问题的研究方面，还对巩膜硬度、房水流畅系数及眼调节对眼压的影响进行了研究，下面仅就这三个方面比较公认的认识简介如下：

① 巩膜硬度系数（E 值）：各家对眼的巩膜硬度系数（E 值）的正常值（0.027）没有太大的争议。近视眼的巩膜硬度系数偏低，而且近视程度越高这个值也就越低（表6-4）。莫尔特（Merte）认为：这一现象在病理性近视眼尤其突出，但也有个别的例外。

表 6-4　高春顺先生对 588 只眼测量结果统计表

| 屈光度范围 | 测量眼数 | 巩膜硬度系数 |
| --- | --- | --- |
| −3.00D 以下 | 222 | 0.0196±0.00088 |
| −3.25～−6.00D | 156 | 0.0188±0.00075 |
| −6.25～−9.00D | 92 | 0.0172±0.00013 |
| −9.00D 以上 | 38 | 0.0162±0.00017 |

② 房水流畅系数（C 值）：又称为抵抗系数，是指在每毫米汞柱眼压条件下，每分钟由眼内排出的房水体积，这个数值是用附加压力大小和它所引起的眼内容的改变求出的。一般认为，正常眼的房水流畅系数（C 值）为：0.14mm/(mmHg·min)。

关于近视眼的房水流畅系数研究，一般均报道 C 值降低。福田公子报道，高度近视眼 C 值明显下降。荒木实报道：正视眼在调节时比静止时明显要高，但近视眼调节前后的 C 值没有差别。

现在已知：老年人的正常眼中有23％的眼 C 值降低，而近视眼中有60％的眼 C 值降低。当近视眼高于−10.00D 时，眼房水生成的速度比正常眼将明显下降，仅为正常眼的33％。

有资料指出，观察近视眼的房水动力学和眼压变化的关系时，进行眼球压迫试验测量动态房水流畅系数的变化比单纯测量更具临床意义。

③ 调节对眼压的影响：据汪芳润先生对 11～18 岁学生的观察研究发现：阅读后

眼压均升高，其中远视眼升高的幅度最大，其次为正视眼，近视眼的升高幅度相对较低。汪芳润先生在随访中发现调节前后压差较大的近视眼发展的速度较快。斯彼利赫（Свирин）也发现，进行性近视眼眼压升高的幅度比正常眼要明显，而调节力则明显下降。这说明调节和眼压的变化，在近视眼的发生、发展中具有一定的作用。至少可以说，调节、眼压和近视眼的发生、发展是存在一定联系的。

# 第三节　近视眼的症状

所有的屈光不正都会有两个主要症状：一个是视力下降，另一个是视力疲劳。但是，不同类型的屈光不正所表现的症状又是不同的。近视眼则是以视力下降的症状为主，以视觉疲劳为辅。远视眼的症状则是以视觉疲劳为主，以视力下降为辅。这只是从屈光不正总体的印象来说。具体情况必须具体分析才能做出正确的判断。

## 一、视力下降

这里所说的视力是指近视眼的裸眼视力。近视眼最突出的症状就是视力下降。导致视力下降的原因是被测眼远点距离缩短。远点之外所有的距离的目标都无法看清楚。

当近视眼的视力下降时，其主诉就是：看远模糊、看近清楚。这也是我们可以观察到的现象。在主观行为上必然会表现出两种现象：伸头看物，眯眼观察。可以看清楚的最远的点，应当有两种表现：

① 单纯性近视眼：远点距离等于被测眼屈光矫正镜度倒数的相反数。单纯性近视眼的裸眼视力状况与屈光矫正度大小的关系是紧密相关的：屈光矫正度越大，裸眼视力越差。图 6-5 显示的是近视屈光矫正度与裸眼视力的关系。表 6-5 则是屈光矫正镜度与裸眼视力关系的对照表形式。

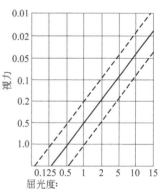

图 6-5　近视度与裸眼视力的关系

表 6-5　单纯近视眼的屈光矫正度与裸眼视力对照表

| 屈光矫正度/D | −0.50 | −1.00 | −1.50 | −2.00 | −3.00 | −4.00 |
| --- | --- | --- | --- | --- | --- | --- |
| 裸眼视力 | 0.8 | 0.4 | 0.3 | 0.2 | 0.15 | 0.1 |

来源：高田孝：《近代眼镜学读本——贩卖眼のための眼镜学入门》。

② 复性近视眼：远点距离小于被测眼屈光矫正镜度倒数的相反数。但在视觉分辨上则有明显的方向性。

双眼视力单眼视力的关系一般表现为：当两只眼的屈光矫正镜度相近时，其双眼视力一般会稍高于单眼视力；当两只眼的屈光矫正镜度有明显差异时，双眼视力一般是与单眼屈光矫正度较低侧眼的视力相当。

近视眼在视力下降方面还表现为视物的模糊程度与远点外的距离有关，这个距离越大，模糊程度也就越高。在视觉模糊的同时，物体边缘会出现颜色模糊的过渡视觉现象。倘若近视程度比较高，远点外的距离又比较大的话，就会使目标的颜色表现为模糊的色块。

当近视眼屈光矫正度的绝对值大于眼所具有的最大调节力时，就会出现看远、看近都模糊的现象。这种情况一般会出现在 30 岁以上的重度近视眼和中度近视眼合并老视眼。

个别合并弱视的近视眼，其远视力、近视力则都会明显下降。

## 二、视力疲劳

通常情况下，近视眼很少发生视觉疲劳。这是因为近视眼远点距离与近点距离都缩短：远点距离的缩短，使被测者在注视近距目标时，使用的调节力就会相对较小；近点距离的缩短，又使得被测者在注视近距离目标时，具有相对较大些的调节储备。

近视眼并非绝对不发生视觉疲劳。近视眼发生视觉疲劳有以下两个因素：

### 1. 调节与集合的不协调

集合力向调节力的靠拢这种现象，在近视眼是比较常见的。这就是说，近视眼调节力较低，调节性集合很难被带动起来。这样的话，被测眼就会用较少的集合力来适应近视眼自身的调节力低下。这种适应，必然使被测眼会处于潜在的外隐斜状态。这种状态所产生的视觉干扰就会导致视觉疲劳。这种情况最多见于轻度近视眼。

### 2. 调节张力的动态变化

高度近视眼的调节范围很小，有效的径深觉也相对较小，远点与近点之间的距离又非常近。不进行矫正的近视眼在进行近距离视觉工作时，哪怕是视距发生轻微的变化，也需要进行频繁的、较强的调节。这就使被测者的眼会处于高张力调节状态，这是高度近视眼者发生视觉疲劳的一个比较常见的原因。

## 三、其他症状

### 1. 立体视觉的变化

近视眼在立体视觉上也与正视眼者不同。近视眼在没有得到矫正时，远点与近点之间是可以获得清晰视力的范围，而远点之外是视觉的模糊区。清晰区是获得良好立体视觉的区域。近视眼只能在远点到近点这一范围才会有明确的立体视觉。因此，近视眼立体视觉的最小分辨力一般变化不大，但立体视觉范围会明显减小。这就是说，对远点距离以内物体的立体分辨锐度不会有明显变化，而对远点距离以外的立体视觉分辨力则必然明显下降。

### 2. 矫正后视觉的变化

近视眼戴用屈光矫正眼镜后，视觉会发生什么变化呢？这一问题还没有见到相关报道。笔者认为，这个问题对屈光检测程序的控制及对被测眼在矫正后的现象，都具有一定的意义。笔者从以下三个方面来简要说明这一问题。

（1）视像的变化

所有的近视眼在屈光矫正后，都会有一个共同的视觉感受：视像变小。变小的程度与屈光矫正镜度的绝对值成正比关系，即屈光矫正镜度的绝对值越大，视像缩小的程度也就越大。

视像的这种变化可能会在短时间内影响矫正者视觉的恒常性。这是近视眼在获得最初矫正时需要给予关注及叮嘱的一个问题。但是，这一影响会在极短的时间得到修正。

（2）视力的变化

当近视眼获得完全矫正之时，就会产生明显的视觉变化。这些变化可以概括为三点：

① 远视力得到提高：远视力会得到明显的提高。但是，这种提高的最终程度却不一样。基本规律是：近视程度越高，所获得的矫正视力会相对较低。倘若以边缘锐利来表述视标的分辨力的话，能达到 1.0 矫正视力的近视眼的屈光矫正镜度应当小于－6.00D（表6-6）。

表6-6 近视眼屈光矫正镜度与矫正视力的关系

| 矫正镜度/D | －5.00 | －6.00 | －7.00 | －8.00 | －9.00 | －10.00 |
|---|---|---|---|---|---|---|
| 矫正视力 | 1.2 | 0.9 | 0.7 | 0.6 | 0.5 | 0.4 |

② 近视力可能发生的问题：当近视眼得到屈光矫正以后，在远视力得到提高的同时，矫正状态下的近点距离也会相应增大。通常情况下，近视力不会发生问题。如青少年在获得屈光矫正后，既可以获得较好的矫正远视力，也可以具有较好的矫正近视力。

但是，当被测者年龄较大，或屈光矫正镜度的绝对值较大时，则可能会发生在光学矫正条件下，视近时会发生模糊的"视力下降"的表现。这是因为被测者调节力较小，在视近时无法实现将注视点调节到预定目标的一种特定的表现。

③ 视觉的主观感觉：被测者在戴用完全屈光矫正镜后，可能会产生头晕现象，这种情况一般出现在高度近视眼最初的矫正时，或者是对镜度比较敏感的被测者。可能发生后一种情况的有：a.初次戴用矫正眼镜的被测者；b.已习惯欠矫状态的被测者；c.使用与原戴用眼镜存在低度圆柱面镜度差异者。

（3）立体视觉的变化

对于近视眼来说，在戴用屈光矫正眼镜后，立体视觉会得到明显改善，主要表现在立体视域的增大。

# 第四节 ┊ 近视眼的并发症

近视眼的并发症是指：除前述症状之外，不是所有的近视眼都有的，却又是近视眼在发展中可能会发生的症状。在此，仅介绍外隐斜与外斜视、玻璃体液化、视网膜脱离、晶状体混浊、弱视和青光眼六种。

## 一、外隐斜与外斜视

大多数近视眼都存在着外隐斜的倾向。这是因为调节与集合关系失调后导致眼外肌平衡不协调所致。近视眼在注视近距离目标时，因不使用（或少使用）调节，导致无法有效地调动集合功能，眼的辐辏就处于弱化的状态，这就是近视眼存在外隐斜倾向的原因。特别是未得到矫正的先天性近视眼，这种倾向性会更明显。

共同性外斜视是近视眼常见的一种并发症，在一定意义上说，这种眼位的异常就是近视眼外隐斜倾向在一定条件的扩展。这种并发症不但容易引起视觉疲劳，而且会加重视力的减退，使双眼单视功能受到破坏，还可能会影响面部的形态。

### 1. 外斜视的间歇性与固定性

近视眼的外隐斜倾向性在一定条件下，可以转化成间歇性外斜视或固定性外斜视。

（1）间歇性外斜视

是指高度近视眼在注视远距离目标时，一般不会出现显性斜视，而在注视近距离目标时，就可能会发生外斜视的现象。这种现象最明显的就是：远用屈光矫正眼镜看远距离目标时眼位"正常"，而在看近则又需裸眼观察，此时就会出现单侧眼的外斜，头位也会随之发生变化，应当说这是使用单光眼镜的高度近视眼在合并老视眼时经常出现的一种现象。

（2）固定性外斜视

这种外斜视大多是由外隐斜经间歇性外斜视转化而来。

### 2. 外隐斜与外斜视的特点

近视眼合并外隐斜与外斜视者，大多会表现出以下几个特征：

① 大多呈进行性过程。

② 易发生于面型宽，眶距、瞳距较大者。

③ 外斜多在0°～20°之间，当外斜较大时外斜多为交替性。

④ 很少伴有弱视。

⑤ 多伴有视觉疲劳。

### 3. 近视眼合并内斜的问题

近视眼并发斜视的形式，尽管最常见的是外隐斜、外斜视，但是内隐斜、内斜视也时有发生。

斯科洛兹曼（Schlossman）统计806名内斜视者中，近视眼占9.2%，在这些近视眼中有44.5%的人近视的屈光度高于−5.00D，而且弱视的发生率也相对较高，而且矫治效果相对较差。

勒泰（Rethy）对50名0.5～14岁近视眼合并内斜视的人进行检查，其偏斜角度为5°～30°，这部分人的屈光矫正状况大多有散光或屈光参差。勒泰还曾对303名屈光矫正镜度大于−4.50D的近视眼进行了调查，内斜视者有42人，占总数的 13.9%。

塞贝斯泰恩（Sebestyen）报道：早产儿为近视眼者，大多为高度近视眼，有内斜视者约为 70%，多合并有屈光参差。

内尔逊（Nelson）报道：先天性内斜视者有 5.6% 为近视眼。

一般认为，近视眼合并内斜视有以下几种情况，都有一个逐渐发展的过程。

① 多见于青年人，多伴有复视，这类内斜视多属于共同性内斜视。

② 近视程度较深（可达−15.00～20.00D），双眼轻度内收，一般不伴有复视，最终可导致固定性内斜视。这种内斜视的原因，大多认为与眼外肌的炎症、纤维化和退行性变有关。

③ 极少数是由于与远视眼、正视眼产生内斜视的相同原因所致。

## 二、玻璃体液化

玻璃体液化是近视眼又一比较常见的并发症，特别是高度近视眼。玻璃体液化的发生大多归因于扩大的眼球存在营养不良、色素膜的变性，使玻璃体正常结构破坏所致。过度用力和头部的震荡都可能会诱发或加重液化的发生。一旦出现液化，玻璃体结构的破碎结构就成为其中的游离漂浮物。玻璃体液化后，被测者就会有这样的主诉：当头位突然改变时，眼内就会出现扬起的漂浮物，头静止时这些漂浮物就会逐渐下沉，也有人形容像"煤末"。这种现象就叫做飞蚊症。

飞蚊症只是一种自觉的症状，这种"飞蚊"可呈点状、条状，在明亮的室外自觉症状较轻，在室内症状会稍重。一般认为，"飞蚊症"不影响视力。实际上，只有不太严重的"飞蚊症"才对视力没有明显的影响。假如液化程度较重，"飞蚊"又未能落到底时，也会发生影响视力的现象，这种现象大多发生在向下方注视之时（如近距阅读时）。这种影响的特点就是：影响的位置与程度的不稳定性。

## 三、视网膜脱离

视网膜脱离是近视眼的又一种比较常见的并发症。近视眼发生视网膜脱离，一般多见于中、高度近视眼，尤以高度近视眼更为多见，据格内特（Gernet）估计约占近视眼的 1%。

多数报道，在视网膜脱离与近视矫正度间的关系显示：小于−8.00D 的近视眼中，发生视网膜脱离的屈光矫正度的峰值在−5.00D；而且显示视网膜脱离的发生，在年龄上有两个高发期是比较明确的：其一是 21～30 岁，其二是 51～60 岁，70 岁以上者则较为少见。

近视眼与视网膜脱离是否存在因果关系，还是一种伴生现象，尚不是十分清楚。这就是说，近视眼发生视网膜脱离的具体机制尚不清楚。但是，导致视网膜脱离的基本条件的共识：视网膜裂孔的形成。导致视网膜裂孔形成的主要因素有以下两个：

### 1. 玻璃体变性

当玻璃体出现退行性变时，变性的玻璃体与玻璃体的囊样变性就会同视网膜发生粘连，这种粘连所产生的牵拉力就会使视网膜出现裂孔。液化的玻璃体就可以从被撕裂的视网膜中流到视网膜之下，使视网膜发生脱离。

**2. 视网膜变性**

近视眼发生视网膜变性一般为广泛性退行性病变。这种病变，多表现为赤道及周边部的萎缩、囊样变性，最多见的发生部位在视网膜的颞上象限。变性的视网膜由于其韧性降低，极容易因变性玻璃体的牵拉或由于外力造成震荡所撕裂而形成裂孔。这就是说，有裂孔可以发生视网膜脱离，没有裂孔也会发生视网膜脱离。据荻野诚司统计：$-3.00\sim-8.00$D 的近视眼中发生视网膜脱离的有 $2.4\%$，大于$-8.00$D者发生视网膜脱离的有 $2.7\%$。

视网膜脱离的发生，大多是由某些因素所诱发。这些诱发因素包括：头部受到撞击，剧烈震动或剧烈运动，身体的加速度，体内压力的变化。这些原因都会导致变性的视网膜突然出现裂孔与脱离。

### 四、晶状体混浊

近视眼发生晶状体混浊，最终发展为白内障，被认为是可能迟早要发生的病理改变。尽管两者间到底是同时存在，还是存在因果关系还不是非常清楚。但是，病理性近视眼因存在眼内的广泛性变性，晶状体的混浊应认为是近视眼的并发症，而白内障则是近视眼晶状体混浊的必然病理发展结果。

作为近视眼并发症的晶状体混浊→白内障的变化过程有以下特点：

① 病程迁延，发展缓慢；

② 多为核性混浊→白内障，视力下降出现得较早；

③ 晶状体的皮质有较大的透明区及色泽棕黄；

④ 晶状体摘除的并发症较多；

⑤ 有发生晶状体脱位的可能性。

### 五、弱视

通常情况下，近视眼在远点到近点这一区域内是有清晰视觉的，一般很少发生弱视。但是近视眼并非绝对不会发生弱视，只要具备一定的条件弱视同样可以发生。近视眼发生弱视的条件有以下几个：

① 早期性双眼高度近视眼者。

② 因视力发育异常所导致的双眼同视功能异常者。

③ 双眼视像大小明显不同或双眼清晰度明显不同者。

④ 高于$-6.00$D 的近视眼发生弱视比例增大。

⑤ 高度近视者并发弱视多表现为重度弱视。

近视眼并发弱视，有可能会表现为远视力矫正不良，而近视力没有明显异常。

### 六、青光眼

近视眼与青光眼两者存在的联系，是眼科学界和眼屈光学界普遍关注的一个问题。普遍认为近视眼并发青光眼与较高的近视屈光矫正度有关。

**1. 简述**

一般认为，近视眼并发青光眼的规律为：近视眼高于 $-9.00 \sim -10.00D$ 时，青光眼发生率则会明显增加；男性多于女性；高度近视眼发生率为正常眼的 $6 \sim 8$ 倍。近视眼并发青光眼还有两个值得注意的倾向性：

① 科尔内强调，年轻人近视眼屈光状态的负镜度化进程明显加快是早期青光眼的一个重要症候。

② 开角型青光眼的发生率，近年来呈明显升高的趋势。

**2. 症状、体征的基本特点**

① 一般没有明显的症状。

② 对比敏感度异常（比单纯近视眼、单纯青光眼要明显）。

③ 视野检查，可以发现生理盲点稍增大（生理盲点不规则提示视网膜和脉络膜存在萎缩现象）。

④ 眼底的改变：弧形斑明显增大；视盘境界、色泽对比模糊；视盘苍白则提示存在视盘凹陷的可能。

⑤ 前房较深，角膜弯曲度增大。

⑥ 巩膜壁变薄；球壁硬度下降；房水流畅系数较低；压陷眼压轻度升高。

以上六种近视眼的并发症中，以外隐斜与外斜视、玻璃体液化这两种最为多见。其次是视网膜脱离、晶状体混浊这两种。视网膜脱离的发生大多与外力的作用有关，当近视眼只有具备一定条件时才会导致弱视或青光眼的发生。

# 第五节 近视眼的屈光检测

我国是一个近视眼人口众多的国家。对一名工作在这个国度的验光师来说，了解近视眼基本知识，掌握屈光检测的规范程序，熟悉近视眼检测的基本要点是极其重要的。关于屈光检测的规范操作程序，笔者已经在《眼屈光检测行为学》中进行了比较详细的阐述，又在《基础验光规范与配镜》《验光操作流程图解》进行了必要的介绍，在此不再进行介绍。需要了解有关这方面知识内容的读者，烦请参考上述三本书。在此，仅探讨关于近视眼屈光检测的要点、注意事项及其矫正原则这三个问题。

## 一、屈光检测的要点

尽管不能排除在偏远地区还存在未经屈光检测就进行屈光矫正的现象，但这只是极个别的现象。从总体上看，近视眼进行屈光矫正前，都必须经过屈光检测这一程序的认识，已经成为近视眼被测者的共识。对于验光师来说，在对近视眼屈光检测中至少要注意三个问题：即检测目标、检测的规范问题和远用与近用的需求问题。

### 1. 检测目标

近视眼最突出的表现就是视远模糊，这是由于前后轴增大，眼的远点位于眼前有限距离所致。对近视眼进行屈光矫正，所要解决的第 1 个问题就是视远的视觉需求问题。从眼屈光学的角度对屈光的光路进行分析就可以得出解决这一问题的办法：就是使被测眼的远点位置发生改变，只要将其远点引导到无限远（图 6-6），被测者视觉上的模糊就可以获得圆满的解决。这就是屈光检测要达到的目标。

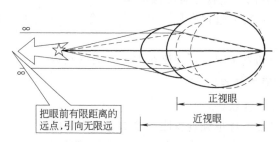

图 6-6　近视眼矫正的原理示意图

（1）屈光矫正的完全性与不完全性

当屈光检测达到了上述目标时，这种屈光矫正结果就叫做完全性矫正。

当屈光检测中，被测者对使用完全性屈光矫正镜度感觉不舒适（头晕、恶心等），就会给予降低一定镜度的处理。此时，屈光检测的结果：并未将有限远的原点移到无限远，只不过是将原来较近的远点移向了相对较远的位置。这个新的位置就是被测者的光学矫正远点。这样的屈光矫正现象就叫做不完全性矫正。以未移到无限远仍居于眼前的远点为界，此点以远，视力模糊；此点至近点之间则是可以获得清晰视觉的区域。

（2）屈光矫正与过度矫正

近视眼进行屈光矫正所使用的镜片是凹透镜。倘若所选用的镜片的镜度恰好与近视眼的屈光性能相互抵消的话，其光学矫正的远点就会与无限远的点重合。倘若所使用的屈光矫正镜度比较大的话，平行光经过镜片后发生发散的程度就会较大。这时，本应会聚到视网膜上的光束，就会向后推移到视网膜后。这种现象就叫做近视眼的屈光过度矫正。

当光线进入我们的眼，经眼的屈折后的光路进行考察的话，我们就会发现平行光入眼后将成像在视网膜后（图 6-7）。倘若我们从被测者视线的角度进行考察，近视眼的过矫现象将必然如图 6-8 所示：在不使用调节力的情况下将无法形成清晰的视觉。

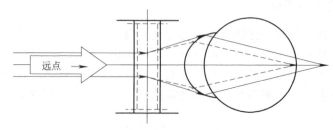

图 6-7　近视眼过矫现象的光路示意图

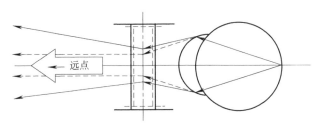

图 6-8 近视眼过矫现象的视线走行图

## 2. 检测要规范

对近视眼进行屈光检测，首先要做到的就是要规范。规范的检测程序和精确的操作行为，是获得正确、科学、合理的屈光矫正镜度的两个重要保障。关于验光有"医学验光"和"光学验光"之说，应当说这种划分是自认为自己属于"医学验光"范畴的人发明的两个名词。即便如此，从行为学角度和要达到的目的两个方面来考察，两者并无本质的区别。它们所针对的对象都是屈光不正的眼，两者要达到的目的都是要取得正确、科学、合理的屈光矫正镜度，都是要对暂时不适于进行屈光矫正的人予以有效的筛选。"医学验光"也好，"光学验光"也罢，关键的是实施检测的人的操作程序与行为是否规范。应当说，验光的质量并不取决于在这个名词前是加上什么样的修饰词，而在于验光的过程是否规范和精确。验光的过程规范就是科学合理的，否则就是不科学、不合理的。科学合理的屈光检测的程序是由 8 个步骤所构成的（图 6-9）。在此必须说明一点：这 8 个检测步骤中的任何一步，都是规范的检测程序所不可缺少的。

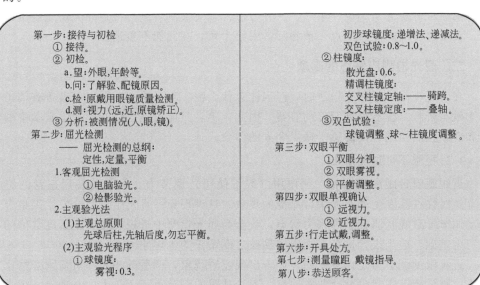

图 6-9 规范屈光检测程序的检测步骤示意图表

**3. 远、近用的问题**

近视眼被测者请求接受屈光检测的目标就是：解决远用视像模糊的问题。这是一个人所共知的常识性问题，近视眼被测者产生这样需求的心理定势是可以理解的。但是，一名验光师在屈光检测中仅停留在解决视远模糊的问题上就不太妥当了。验光师进行屈光检测时，应当对被测者屈光矫正的效果进行全面的斟酌。即不但要考虑屈光矫正镜度在视远时的效果，而且需要对屈光矫正镜度在视近时的效果。这也就是说，要对屈光矫正镜度远、近两种使用情境中的效果进行考察与对比。之所以要这样做，是基于人用眼观察世界时，既要看远，也要看近。

（1）远用屈光矫正后的视近问题

绝大多数近视眼被测者在使用远用屈光矫正镜度时，是可以解决视近的问题的。但是，这种情况不是绝对的。在以下几种情况，就可能出现使用远用屈光矫正镜度无法解决视近困难的问题：

① 合并老视眼；

② 调节力严重不足或麻痹；

③ 高度近视眼初次戴镜矫正等。

（2）远用屈光矫正视近问题的解决

对于出现使用远用屈光矫正镜度而无法解决视近的问题，是需要与被测者就相关问题进行交流的。这种情况的解决办法不外乎 3 种：

第一种方法：视近时，摘下远用屈光矫正眼镜。

第二种方法：配用视近的专用眼镜。

第三种方法：配用远、近兼用眼镜（双光眼镜、渐进眼镜）。

第一种方法无需细说。第二、三种方法都须对被测者进行视近屈光矫正镜度的检测，关于这方面的注意要点，请参阅本书第十章，在此恕不赘述。

**二、屈光检测应注意的事项**

在对近视眼进行屈光检测时，应当注意什么呢？对于这个问题，笔者曾查阅了一些文献与资料，没有得到明确的答案。因此，笔者只能根据自己在屈光学教学中的体会和在眼镜店担纲咨询的感受谈点个人的体会。

**1. 近视眼不可过度矫正**

近视眼看近距离目标时，须使用（或不使用）调节力，但需要使用正常的集合力，这时往往会发生调节向集合靠拢的现象。这种现象一旦发生，就会发生因集合力带动调节导致睫状肌处于高张力状态，就会为屈光检测中近视屈光矫正镜度数值的增大奠定基础。应当说，这是近视眼容易被过度矫正的生理原因。

近视眼的调节力是比较低的，倘若出现过矫现象，调节的相对性负荷则必然比较沉重，视觉疲劳症状也就会非常明显。不论从眼的调节负荷还是人的心理上，视觉疲劳都会成为导致近视眼屈光矫正镜度出现异常增速现象的不可忽视的诱因，这是验光师在对近视眼进行屈光矫正中必须注意的问题。

**2."散瞳"不能解决所有的问题**

"一定要散瞳后验光"这种说法在科普书籍以及报纸杂志上几乎随处可见，描绘着一种类似不散瞳就不能验光、只有散瞳验光才是正确的观念。应当说，这种说法是片面的。之所以说是片面的，就是因为这一立论没有条件的限制。在应用睫状肌麻痹剂进行散瞳时，应至少注意以下两个方面：

（1）"散瞳药"的应用范围

睫状肌麻痹剂是一种通过阻断（妨碍）乙酰胆碱与 M-胆碱能受体结合的阻断剂，俗称散瞳药。这类药物主要有阿托品、后马托品、托比酰胺等，在眼屈光学领域，通常被选择性地应用于屈光检测。在常用的三种药物中，以阿托品的作用最为充分。

什么样的屈光不正者需要进行散瞳验光呢？这就要从这类药物的作用说起，这类药物作用于平滑肌，使其暂时处于麻痹或不全麻痹状态，这就起到暂时消除了睫状肌收缩能力的作用，使被测者视近时眼的调节力暂时性缺失。药物的这种作用就是取消睫状肌在调节中的动力支持。

从目前眼屈光学对"散瞳药"应用讲，是针对过度调节所导致的屈光矫正镜度的负镜效度倾向。这种倾向性与调节力的大小是密切相关的。因此，只有那些具有过度调节可能的被测者才是应用"散瞳药"适应症。将所有的人或将某一年龄段的所有人都列入"散瞳药"的应用范围是不妥当的。

（2）过度调节的排除问题

对存在过度调节的被测者来说，最理想的"散瞳药"应当是只消除过度调节的药物。但是，这种药物现在还没有。要想消除过度调节的作用，只能将其"过度"和"合理"的调节力一并消除。从这一点来理解的话，"散瞳药"在消除"过度调节"时所发挥作用只能是一种矫枉过正的办法。在"散瞳药"作用下的屈光状态与正常人觉醒状态时的屈光生理状态是不同的。

在使用"散瞳药"后进行屈光检测得出来的屈光矫正镜度，与常瞳条件下检测的屈光矫正镜度进行比较，肯定存在一定的屈光差。但是，对于如何界定屈光差数值中的调节力的成分，即"过度调节""合理调节"和其他等成分的比例各自是多少，至今尚无科学、合理的区分方法和指标尺度。应当说通过使用"散瞳药"排除过度调节的作用，只能是一种尝试的方法。也可以说，在我们还不能精确确认屈光差中的"过度"和"合理"的数量比例基数值的今天，讲"散瞳药"具有排除因过度调节引起的屈光偏差的作用，还是有些为时过早。因此，在屈光检测中应用"散瞳药"应当采取审慎的态度。

通过以上叙述，我们还必须确认一点：散瞳后的"瞳孔散大"并非人眼的正常生理状态，"散瞳药"只是通过使人眼调节力达到或趋近于零的方法来实现瞳孔散大的。那么，瞳孔的散大所造成的眼的球面像差和色像差，显然也会影响眼的屈光。这种影响到底有多大，目前也是不十分清楚的。

**3. 降度矫正只能是暂时的**

近视眼在进行初次屈光矫正中，在使用完全性屈光矫正镜度时，往往会出现不能适应的现象，而高度近视眼则尤为突出。其临床表现多为晕动感、头晕，甚至恶心等。对于这种情况，实际屈光矫正中大多会采用适当降度的方法予以解决，被测者的主觉症状一般都可以在一定程度上减轻。

通过适当降低矫正度的办法来解决主觉症状的问题，是处置近视眼初次戴用眼镜出现不适应现象的有效方法。但是，也必须明确一点：这种方法不是近视眼矫正的原则方法，只能作为暂时应用的权宜之法。凡是采用这种方法处置了的被测者，验光师都有必要对其进行定期随访与定期复检。定期复检以 3～6 月为一个周期较为适宜。倘若在复检时发现，可以适当提高屈光矫正镜度以接近或进一步接近完全屈光矫正镜度。在不出现特别明显的主觉不适应症状的情况之下，则以戴用新确认的矫正镜度的眼镜为宜。屈光矫正的最终目标应是：使被测者的矫正视力恢复到其最佳的生理状态。达不到这一目标的矫正现象都应归属于暂时性的过渡性矫正。

### 三、矫正原则

**1. 矫正原则**

（1）屈光矫正的总原则

只要问到屈光矫正的原则，眼镜行业中的从业人员都会告诉你：近视眼的矫正原则是……，远视眼的矫正原则是……。这是多年来教科书提供给我们的经典格式。有没有对屈光矫正总原则的表述方法呢？这是眼屈光学一直疏于关注的问题。应当说，这个总原则是客观存在的。为了说清楚这个问题，让我们以代数学的数轴为线索来对屈光不正的矫正情况进行必要的探究。如表 6-7 所列。

① 一名近视眼，使用 -1.00D 和 -2.00D 的测试镜片都可以获得 1.0 的视力，我们将会选用 -1.00D 作为被测者的屈光矫正镜度。

② 而一名远视眼，使用 +1.00D 和 +2.00D 的测试镜片都可以获得 1.0 的视力，我们将会选用 +2.00D 作为被测者的屈光矫正镜度。

表 6-7　近视眼、远视眼测试镜度状况与矫正镜度对照表

| 屈光性质 | 近视眼 | | 远视眼 | |
|---|---|---|---|---|
| 获得 1.0 视力的试镜片光度 | -2.00D | -1.00D | +1.00D | +2.00D |
| 确定的屈光矫正镜度 | | ✓ | | ✓ |

当我们将 -1.00D（▲）和 -2.00D（△）、+1.00D（☆）和 +2.00D（★）分别标记在图 6-10 中的数轴上时，就会发现：不管是正镜度还是负镜度，在获得同样的矫正视力时，用于屈光矫正的数值一定是数轴上偏右侧方（▲、★）的那一个屈光数值。这也就是说：被选择作为屈光矫正镜度的数值，就是代数学中较大的数值。依此进行推理：当测试镜片为 -1.00D 和 0.00D 时，我们将不会为其配制眼镜；同理，测试镜片为 +1.00D 和 0.00D，我们一定应当使用 +1.00D 作为被测者的屈光矫正镜度。

对于以上所述，我们可以用两句话对屈光矫正的总原则予以概括：

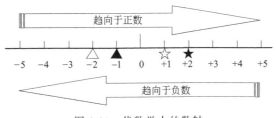

图 6-10　代数学中的数轴

第 1 句话：使用最大正镜效度的矫正镜度；

第 2 句话：获得矫正视力的最佳矫正效果。

以上两句话，应当是对所有形式的屈光不正进行屈光矫正的总的指导原则。

（2）近视眼的特殊表达形式

对于近视眼的屈光矫正，同样适用于上述屈光矫正的总原则。也可以针对矫正镜度的性质，表述为：应用最低的近视镜度，获得最佳的屈光矫正效果。这种表述形式尽管是大家所熟悉的，但是这种表述方式与镜度值的实际数量关系是相悖的，因为$-1.00D>-2.00D$，而不是$-1.00D<-2.00D$。只能说，应用最低的近视镜度获得最佳的屈光矫正效果这种说法，只能说是屈光矫正总原则的特殊表述形式。

这个原则，也可以说是：验光师对被测者进行屈光检测、实施屈光矫正的最终目的。当被测者为高度近视眼时，首次戴用眼镜对完全性屈光矫正镜度是很难适应的，此时验光师就应将屈光矫正镜度予以适当的降低。待适应以后再予以调整。

**2. 矫正实务**

（1）最佳矫正视力

说到最佳矫正视力，有些人认为就是要矫正到 1.0。这种认识并不完善。人的最佳视力显然不只是 1.0，还有 1.2、1.5，甚至还有 2.0 的视力。那么，矫正视力也不可能只是 1.0，能矫正到 1.2、1.5 的情况下，矫正到 1.0 就不能叫做最佳正视力。倘若被测者只能矫正到 0.8，根本无法达到 1.0，1.0 就不可能是最佳矫正视力，其最佳矫正视力只能是 0.8。验光师在把握最佳矫正视力这一问题上，值得注意的有以下两个方面：

① 最佳视力的尺度标准：对于验光师以及被测者来说，最佳矫正视力既是客观的，也是潜在的。最佳矫正视力需要通过屈光检测来获得。当然，这个被检测出来的能获得最佳矫正视力的屈光矫正镜度，不能被其他验光师彻底否定。否则，该视力值就不能叫做最佳矫正视力。

② 并发弱视：对于已经并发弱视的被测者来说，其"最佳矫正视力"也应当是客观的和潜在的。但是，在即时的屈光检测中，这一"最佳矫正视力"是无法被被测者的主观知觉所证实的。确定被测者"最佳矫正视力"的方法只能有两种：检影镜验光、电脑验光仪验光。在这两种方法中，验光师一般比较倾向于使用前者。

（2）矫正视力出现偏差的原因

在验光师的实际工作中，有时会出现在检测中所获得的最佳视力经其他验光师的检测被推翻的现象，这种现象一般会表现为屈光矫正镜度的偏差或最佳视力的偏差。造成这种现象的主要原因有以下几个：

① 观念偏差：观念偏差是指验光师在未检测时或检测中预制或创建的矫正模式和实际屈光状况不相符的矫正模式。例如，面对较大的散光矫正镜度，有的验光师就会产生"不可能有这么大的散光度"的心理定势，这就会因验光师的不自信导致验光结果的偏差。

② 利益干扰：有的人从经营角度考虑或从简化后续配镜程序方面的考虑，明明存在屈光度的偏差，却要使矫正镜度向自己的不良观念倾斜，如极个别眼镜店会因其镜片储存的镜度不全，人为地改变被测者的屈光矫正镜度。这种做法在职业上是极不道德的。

③ 操作偏差：过分依靠电脑验光仪、精确调整不到位、屈光检测时间过长，是导致屈光矫正度与矫正视力出现偏差的三种最根本的操作性原因。这就要求验光师的检测程序必须规范、操作行为必须到位。

在检测时间方面，近年来有一种限定检测时间的倾向性，要求屈光检测的时间至少要达到 30~45min。这种做法显得过于刻板。应当是：该长的就应当长，该短的就应当短，这才是正确的操作时间概念。倘若该长的反而短了，该短的反而长了，这就不应当了。在检测时间上的长变短、短变长都会导致检测的偏差。因此，在屈光检测中，既要防止把需要较长时间进行的检测却被"无知"者人为缩短的现象，也要防止将仅需较短时间进行的检测却被"有知"者刻意延长的现象。

# 第六节 ▏ 近视眼的矫正与矫治

我国是近视眼发生率较高的国家，作为一名工作在中国的验光师，必须对近视眼的矫正、治疗和预防有较为全面正确的了解。

近视眼的矫正一般专指戴用普通眼镜与角膜接触镜进行的光学矫正。近视眼的治疗一般是指药物、物理及手术的方法。

## 一、近视眼矫治的概述

对近视眼进行处置方法的称谓很多，相对较为普遍的方法有光学矫正、药物治疗、手术治疗，近些年又有按摩疗法、物理疗法、生理疗法等。在此，笔者谨以最通俗的方式，就这些方法在近视眼的应用意义谈点个人的认识。这些认识是笔者从事屈光学职业教学、验配咨询工作 38 年来的拙见，愿能对读者起到些许的帮助。

### 1. 物理疗法

在当前，近视眼矫治方法中属于物理疗法的有磁场、温热、按摩、红外线、离子导入等方法。

应当说，在近视眼的治疗与预防工作中，这类物理方法的应用是比较普遍的。但是，对这方面的较高信度的研究报告尚未见到，其中也没有一种方法能在近视眼的治疗与预防工作中长期立足。这些物理作用对人眼解剖结构、生物组织与生理功能影响程度的研究，尚缺乏有影响力的研究成果。

**2. 药物疗法**

对近视眼进行治疗的药物，必须达到无害、有效、方便、经济的要求。实施药物治疗的方式有三种：一种是滴眼药；另一种是口服药；还有一种是咀嚼药。

（1）滴眼药

滴眼用的药物有两类：一种是睫状肌麻痹剂，如阿托品、后马托品、托比酰胺等；另一种是血管收缩药，如交感酚。据有关报道称这两种方法对控制近视的发展都有效。但是，这些药物都缺乏高信度，目前敢对人眼长期使用这些药物的人应当还没有，大多仍停留在短期应用方面。

（2）口服药

国内尚有口服药治疗近视眼的报告，药物成分不详。在这方面，笔者尚未见到相关的药物改变眼球构成数据和生理功能方面的研究结果。

（3）咀嚼药

通过药物咀嚼的方法进行近视眼的辅助治疗，是国内近年出现的一种新的方法。应当说，通过咀嚼肌的运动影响眼的生理机能是一种新的探索方式。但是，需要对这种方法进行矫正原理的研究，截至目前还没有高信度的研究报告。

使用药物对近视眼进行治疗与预防，应当是一种有益的探索。但是，近视眼的治疗与预防工作是一项科学性很强的事业，因此，所取得的成果必须能被广大同仁所复制出来。

**3. 手术疗法**

对近视眼进行手术治疗是巴拉库埃尔在 1956 年予以实现的。对近视眼常见的手术疗法先后有：角膜表面放射状切开术（PK）、表层角膜镜片术（ALK）、角膜磨镶术（ALK）、中央角膜激光切削术（PRK）和原位角膜激光磨镶术（LASIK）等。现在最多见的是中央角膜激光切削术和原位角膜激光磨镶术。

用手术方法治疗近视眼，被医学界称为是一种较为理想的方法，是一种简单易学、无明显副作用的方法。但是这种方法必定是一种创伤性方法，从比较意义上说，这种方法在近视矫正方法中仍旧是一种风险较大的治疗方法。对手术疗法在近视眼治疗中的作用，屈光学家较为一致的看法是：

① ＞8D 的近视眼，屈光矫正效果较差；

② 不能保证被测者术后不使用屈光矫正眼镜；

③ 手术远期效果尚不明确；

④ 手术器械、操作方法有待进一步改进；

⑤ 受术眼术后有重新趋向近视化的趋势，尚有待新的对策。

**4. 生理疗法**

采用生理疗法，也是近视眼预防与控制的相关机构比较常用的一类方法。这些方法中，比较传统的是远眺法、远-近交替注视法等。这类方法对舒缓眼的紧张程度是有益的，必定提供了一个中断持久近距离工作的可能性。但是，这种方法对远期效果尚缺乏较长时间观察和研究。

**5. 光学矫正法**

在近视眼的矫正中，被屈光学家最认可的方法是：通过透镜，对近视眼进行光学矫正。在光学矫正近视眼方面有两种屈光矫正行为：

（1）单纯屈光矫正

这种对近视眼的屈光矫正方式，应当说是一种常规的屈光矫正模式，是对所有的近视眼被测者都适用的。这就是本节相关内容所要介绍的主要内容。

（2）近用附加矫正

这是近年来针对青、少年近视眼的预防与控制开展较为广泛的一种光学矫正方法。关于这一问题，我们将在本章第七节中予以介绍。

综上所说，近视眼的矫正、预防与治疗尽管方法很多，但是像光学矫正这样相对经济、效果确切、安全可靠的方法，还是极难寻觅的。因此，我国著名的屈光学专家徐广第明确地告诉我们：至今仍认为镜片矫正是治疗真性近视的最好方法。

## 二、公认的近视眼验、配镜常识

人类对近视眼的探索已经有几百年的历史，应当说积累了不少经验。但是，近视眼在病因、性质方面的不确定性，决定了其在防治方面至今尚未找到特异性治疗与防治的方法。因此，在近视眼的矫正、治疗与预防上都存在着一定的争议。在配镜方面的争议则表现在：对配镜必要性的认识、配镜度数的深浅、矫正视力的指标和近视屈光矫正眼镜是否需要常戴等方面。尽管在这些方面存在差异，但是，屈光学界也有相对比较统一的认识，这些认识包括以下两个方面。

**1. 屈光矫正的必要**

屈光学界认为，被测者为低度近视者可以缓配。但是影响学业、工作与生活者，则应当配镜，需要予以及时矫正。但是，并非低度近视就绝对不应当配。在实际工作中，验光师一般对低于-0.75DS的近视被测者，大多不建议配镜矫正。而对近视屈光矫正镜度等于或高于-1.00DS者，就应建议被测者尽快配镜。

**2. 屈光检测与眼镜配用**

（1）远、近用问题

在屈光矫正中，一般认为：-3.00～-6.00DS的近视眼被测者可以配用两副眼镜：

① 一副用于远用，眼镜镜度应使用最高正镜度矫正形式；

② 另一副眼镜则用于近用，近用眼镜的镜度应使用：在远用最高正镜度形式基础上加入+1.50～-2.00DS的屈光矫正镜度。

通过这样的两副眼镜，被测者既可以良好地视远矫正视力，又可起到避免视近疲劳产生的作用。这种在视近时适当加入低度附加正镜度的方法，也可以对被测者的调节起到一定的保留作用，从而减少视觉疲劳的发生。

（2）配镜与未来

对用屈光矫正眼镜与近视眼的屈光发展的相互关系的认识，屈光学专家们比较一致的意义是：14 岁以上的近视眼发展与是否戴用眼镜没有明显的关联。这也就是说，近视眼的预防工作应在 14 岁之前进行。

（3）睫状肌麻痹剂的应用

对于在屈光检测到底需要不需要进行"散瞳"这个问题，眼屈光学界比较一致的意见是：

① 青少年近视眼（特别是 14 岁以下）在第一次配镜之前，最好进行"散瞳"后的验光。

② 14 岁以上已接受过正确屈光矫正者，再次验光不需要"散瞳"。

③ 25 岁以下的远视眼接受屈光矫正前，需要"散瞳"。

④ 客观检测与主观检测存在明显偏差者，应当接受"散瞳"。

⑤ 有明显调节紧张或痉挛者，也应当接受"散瞳"。

从以上公认的意见看，需要"散瞳"的只是人群中的一部分人。在医学上有一个惯例：能吃药治好的病，就不能开刀治。否则就成了让人"留下买路财"的买卖。屈光检测也一样，不需要散瞳的我们就不应该一味地去给人"散瞳"。这就好比医生不能让所有光顾医院的人都接受感冒预防接种是一个道理。因为：不是所有的人都要在某一时段一起得感冒。"散瞳"只有针对特定的对象才是正确的医学行为。

在"散瞳"这个问题上，验光师必须清楚这样一个现实：睫状肌麻痹剂应用条件下所检测的屈光矫正镜度，是不可以作为定配眼镜依据的。待睫状肌麻痹剂作用消失后，再进行复检，并以复检时所测得屈光矫正镜度为基础，并经过行走试戴的检验的数据才是定配眼镜的屈光矫正数据。这个数据才是被测者正常生理状态下的屈光矫正镜度。而应用睫状肌麻痹剂导致瞳孔散大条件下所检测的屈光矫正镜度，充其量只能是个参考。

应当说青少年在第一次配镜前，在睫状肌麻痹剂条件下接受屈光检测的目的，并非是要以此直接确定配镜用的屈光矫正数据，而是要达到了解是否存在调节干扰的问题，调节干扰有多大的问题。倘若验光师只以睫状肌麻痹剂条件下所检测到的数据作为配镜依据的话，得到的结果只能是：几乎所有的近视眼都会承受近视眼屈光矫正度矫正不足的现实。

### 三、青少年近视眼的矫正

近视眼的远点位于被测者眼前的有限距离。因此，近视眼一般极少有视觉疲劳的症状出现，因此，近视眼最大的问题是视力下降。对于青少年近视眼的屈光矫正也必须考虑这样一个现实。

#### 1. 被测者是否真有视觉疲劳

当青少年近视眼被测（或家长代替）主诉有视觉疲劳症状时，验光师就需要对被测者的眼是否存在视觉疲劳予以鉴别。

倘若主诉视远时有视觉疲劳，请不要轻易相信，因为近视眼在视远时是处于雾视中，这种条件下不会有视觉疲劳。验光师需要的是：头脑中要有一个观念，两个认识。

一个观念：近视眼看远时无调节力可用，就不应当有视觉疲劳。

两个认识：

其一，学业沉重所造成的巨大心理压力，被主诉为身体的非特异性症状群；

其二，被测者极可能是远视眼，由于过度调节所造成了近视现象。

假如是前者，应当减轻学业负担，但是这一点真正做到却很难。倘若怀疑为后者，就应当进行睫状肌麻痹剂应用后的验光。倘若扩瞳后检测的屈光度较常瞳时增加 +1.00D，只能列为可疑远视眼；增加 +1.50D 时，基本可以确定被测者应为轻度远视眼。

**2. 视力状况**

（1）裸眼视力状况

检测被测者的裸眼视力的目的，就是要了解被测者视力减退的状况，以便确定是否建议被测者进行配镜矫治。一般情况下，0.5 视力的视效率约为 90%，维持正常的生活与学习应当不会有太大的问题，倘若被测者无意佩戴眼镜，也可不配。倘若被测者主观上感觉视力下降对学习、生活有影响的话，就应当予以配镜。

（2）双眼视力均衡状况

在视力检测时，还要注意双眼视力的均衡问题。假如被测者双眼的视力是均衡的，不管配镜与否，两眼的视功能就是均衡的，就不易出现视觉疲劳。假设被测者右眼的视力为 0.5，左眼的视力为 1.0，就会有以下几种情况：

① 当被测者注视距离为 ∞ 时，双眼均不使用调节力；

② 当被测者注视距离为 1m 时，右眼无调节力可用，左眼使用 1D 的调节力；

③ 当被测者注视距离为 0.5m 时，右眼仍无调节力可用，左眼使用 2D 的调节力；

④ 当被测者注视距离为 0.25m 时，右眼使用 1D 调节力，左眼使用 4D 的调节力。

假如被测者不戴眼镜，在①情境中不会出现视觉疲劳，但双眼单视不良；在③情境中有可能出现视近时的视觉疲劳，但双眼单视比较良好；②情境则介于①、③之间；在④情境中，视觉疲劳明显，双眼单视比较良好。这种情况下的被测者就应当接受用配镜的方式解决屈光不正的矫正问题。

（3）屈光矫正的矫正视力指标

① 常规矫正视力指标：在屈光矫正中，大多数验光师是以单眼矫正视力为 1.0、双眼矫正视力 1.2 作为屈光矫正指标的。这是在实际屈光检测中极为普遍的做法。

② 值得重视的一种矫正视力指标：近年来，在屈光矫正指标方面有一个新的动态，值得验光师给予必要的关注，这个动态就是：对青少年近视眼进行屈光矫正时，只要近视眼被测戴镜后能够适应，就应当使其矫正视力达到最敏锐的状态。这就是

说，假如被测者通过戴用一定的屈光矫正镜度可以达到 1.2 的矫正视力，就要使被测者达到 1.2；倘若被测者通过戴用一定的屈光矫正镜度可以达到 1.5 矫正视力，就应当使其获得这样的矫正视力。英国通过对近百名青少年近视眼被测者进行了屈光矫正的对比实验观察，将被测者平均分为两组：第 1 组接受矫正视力 1.0 的屈光矫正，第 2 组接受矫正视力 1.2（或 1.5）的屈光矫正，这项实验原计划进行 3 年。当实验进行到 2 年时，试验研究人员不得不中止了实验。这是因为，第 1 组被测者近视度的增长幅度明显大于第 2 组被测者。应该说，这项研究的结果有值得验光师思考的价值。

尽管我国尚未见到相关研究，但据一些具有丰富验光经验的验光师介绍，在实践中的确有这样的倾向。这些验光师在屈光矫正实践中，大多采取了中庸的处置方法，即单眼以矫正到 1.0 为准，力争使双眼矫正视力达到 1.2 或 1.5。

**3. 注意被测者的眼位状况**

验光师在屈光检测与矫正中，还应注意被测者的眼位状况。对于眼位状况应着眼于两个方面：

（1）眼位偏斜的类型

验光师应养成一种习惯，在接待被测者时对其进行眼外观的视诊。青少年近视眼一般发生眼位偏斜的现象并不多见。但是，只要"近视眼"有眼位的偏斜，就应当给予高度的重视。假如被测者为内斜视，就应当考虑被测者是否是近视的问题。当然，近视眼中不是没有内斜视，但绝对是少之又少的个案（特别是青少年）。一旦发现被测者有斜视现象，应仔细检查鉴别，以便做出正确的诊断，以免将远视误诊为近视。

（2）眼位偏斜的矫正

对于存在眼位偏斜的近视眼，一定要戴用屈光矫正眼镜，即便近视程度较低，也必须戴用。对于外斜视的近视眼，一经矫正，其调节力就会得到相应的改善，并使集合功能也同时相应地提高，使偏斜的眼位得到相应的纠正。假如被测者戴用远用屈光矫正眼镜视近时仍有眼位偏斜现象，则应考虑另行配用近用眼镜予以解决。

**四、成人近视眼的矫正**

在对成年近视眼进行屈光检测与矫正时，并非对青少年矫正应注意的问题就可以弃之不管，只不过是更应当对成年才会表现突出的一些问题给予更多一些的关注。这些问题应当包括：高度近视眼的验光配镜问题、屈光参差的验光配镜问题、糖尿病性近视眼的验光配镜问题以及大直径镜片的配镜问题。

**1. 高度近视眼的验光与屈光矫正**

高度近视眼，在屈光分类上是指高于 $-6.00DS$ 的近视眼。但在屈光检测与配镜中需要给予高度关注的是高于 $-8.00DS$（也有学者认为是 $-10.00DS$）的近视眼。这类近视眼多为遗传因素所引起。对这类被测者验光师应注意两个方面：

（1）眼的病变

这类被测者大多会伴有眼底的继发性改变：豹纹状变，视盘的弧形斑、视神经乳头颞侧萎缩斑等。因此，对这样的被测者，验光师有必要对其进行眼底检查，以便全面了解被测者的状况。

（2）矫正视力

高度近视眼往往伴有视细胞的萎缩，矫正视力往往难以达到满意的程度，有的被测者的矫正视力仅仅能达到 0.8～0.6，甚至更低。因此，对高度近视眼进行屈光检测与矫正，不宜过度追求矫正视力的满意，只要矫正视力有所提高就已经达到屈光矫正的目的。在屈光检测中切记；在配镜中不宜使用过高的近视屈光矫正度，以免视近发生困难。

**2. 屈光参差性近视眼的验光配镜**

对病理性屈光参差性近视，特别是混合型屈光参差在验光与配镜中需注意以下几点：

（1）无自觉症状

① 交替视力：当被测者习惯于一只眼看近、另一只眼看远时，被测者往往使用交替视力，就没有明显的自觉症状。对这类被测者不必强求进行配镜矫正。

② 单眼视：当被测者的一只眼存在弱视时，就会出现单眼视现象，没有确切的立体视觉（仅凭现实经验来判定物体的远近），这样的被测者往往也不会有自觉症状。

（2）双眼视像差异过大

当双眼屈光度存在参差现象时，双眼同视情况下就会出现视像模糊甚至出现同心性复视现象。对这种现象解决的方法有两种：

① 配用角膜接触镜：对屈光参差较大的被测者，可以选择戴用角膜接触镜，这样在一定程度上可以解决视像不等的问题。

② 配用等像眼镜：另一种解决双眼视像不等的配镜方法就是定制双眼等像眼镜。这种方法可以解决解决双眼≤3%的视像差。

计算公式：

——形式放大倍率（SMS）公式：$S = \dfrac{1}{1 - \dfrac{t}{n} D_1}$；$\left[ D_1 = \dfrac{n}{S(n-t)} \right]$

——后球面数据计算公式：$D_2 = -\dfrac{(S-1)n}{t}$；$r_2 = \dfrac{1-n}{D_2}$

——前球面数据计算公式：$D_1 = -\dfrac{D_2}{1 - \dfrac{t}{n} D_2}$；$r_1 = \dfrac{n-1}{D_1}$

公式英文字符说明：$D_2$ 为后球面屈光度；$S$ 为形式放大率；$n$ 为镜片折射率；$t$ 为镜片厚度；$r_2$ 为后曲率半径；$D_1$ 为前球面屈光度；$r_1$ 为前曲率半径。

等像眼镜配制的计算：

例如：两眼视像差为 5%，形式放大倍率为 1.05。设定：$t = 0.004m$，$n = 1.50$。求 -5.00DS 的无焦等像镜片。

$D_2 = -(S-1) \times n/t = -(1.05-1) \times 1.50/0.004 = -18.75D$

$r_2 = (1-n)/D_2 = (1-1.50)/(-18.75) = 0.02667m$

$D_1 = -D_2/[1-(t/n)\times D_2] = 18.75/[1-(0.004/1.5)\times(-18.75)] = +17.86D$

$r_1 = (n-1)/D_1 = (1.50-1)/17.86 = 0.02800m$

即使用折射率为 1.50 的光学材料，制作形式放大倍率为 1.05 中央厚度为 0.004m 的无焦等像镜片，前面：曲率半径为 0.02800m，屈光力为 +17.86D；后面：曲率半径为 0.02667m，屈光力为 -18.75D。

**3. 一过性近视眼的验光与屈光矫正**

一过性近视眼可见于糖尿病初期，患者感觉到的是三多一少（吃得多、喝得多、尿得多；体重减少）的症状，再就是视远时视力下降。这些症状也见于糖尿病治疗不利，病情突然恶化时。一过性近视眼还可见于使用缩瞳药后，此时瞳孔缩小、明度下降、景深增大。验光师遇到这些情况，一定要问清病史和用药史，一般情况下，一过性近视无需配镜矫正，重要的是要建议被测者对原发病进行及时有效的治疗。

**4. 大直径镜片的屈光矫正**

在眼镜实际配制工作中，时常有较大直径镜片眼镜的事情发生。这种眼镜，业内人多将其称为大框架眼镜。尽管这种眼镜当前已经有所减少，但有相当一部分领导人还是有定配这种眼镜的习惯。因此，做好这种眼镜的定配及调整工作还是必要的。定配、制作、调整这种眼镜，应做好以下工作：

① 准确计算光学中心的内移量；

② 尽可能选用宽材、深色眼镜架；

③ 尽可能选用高折射力镜片；

④ 镜片磨制、装配眼镜时，应使镜圈居于镜片边缘位置的前 1/3 与中 1/3 交界处（图 6-11 左）；

⑤ 镜面角（图 6-11 右）要适当调小（以双眼视线垂直于光学中心为准）。

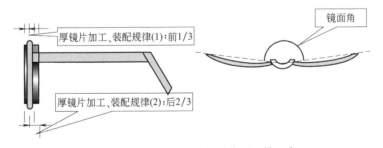

图 6-11 镜圈与镜片的相对位置、镜面角

## 五、近视眼合并老视眼的矫正

有人认为，近视眼的人不会出现老视眼。这种认识是错误的，近视眼同样要发生老视，发生的时间应当说与正视眼并无区别。但是，由于近视眼的屈光生理特点，老视所表现出来症状的时间会稍晚一些。在对近视眼合并老视眼的被测者进行屈光矫正中，除需要关注前述问题之外，在老视的矫正中还需注意以下两个问题。

**1. 近视眼合并老视现象的表现**

近视眼发生老视病理生理改变时，并不一定就会表现出症状。近视眼合并老视后，因近视程度不同，被测者发生老视现象的时间也会有差异，其表现也不完全相同。因此，验光师必须根据被测者的具体表现来确定。

例如，－3.00DS 的近视眼在进行近距工作时，常常会摘去眼镜，用明视远点来解决看近的问题，其老视现象发生的时间也就会相对较晚一些。

假如被测者为高度近视眼，发生老视时可能就会发生远点距离小于近点距离的现象，此时，被测者在视近时，大多会采用增大镜距的办法解决近距工作的问题。高度远视眼发生老视现象的时间一般会早于低度近视眼。

以上两个例子说明，近视眼在发生老视的时间有早有晚，表现的症状也存在差异，但是有一点是相同的，这就是：近视眼被测者一旦出现老视现象，就一定会减少调节力的实际支出。应当说，这是对近视眼并发老视进行确认的最重要依据。

**2. 近视眼的老视眼矫正**

在对近视眼合并老视的视近屈光矫正镜度的检测与矫正中，还应当有一个近用附加正镜度的量化概念。从发生老视时间的先后考察，老视现象的发生以远视眼为最早，其次是正视眼，而近视眼感觉视近工作困难的时间比正视眼要晚 3～5 年左右。不同性质的屈光不正，初用老视镜的近用附加正镜度后的透镜性质的是有所区别的。所使用的近用眼镜的形式包括：远视眼、正视眼为凸透镜，而近视眼则因近视程度的不同，使用的透镜的形式则不同。这些信息已列入表 6-8，仅供参考。

表 6-8　不同类型屈光不正发生老视的年龄、初始附加正镜度即透镜形式一览表

| 比较项目<br>屈光类型 | 发生老视<br>现象的年龄 | 初用近用<br>附加正镜度 | 近用眼镜的透镜形式 |
|---|---|---|---|
| 远视眼 | (40±2)岁 | 0.50～0.75D | 凸透镜 |
| 正视眼 | 45 岁左右 | 1.00～1.50D | 凸透镜 |
| 近视眼 | ≥50 岁 | ≥1.50D | 凹透镜、平光镜、低度凸透镜 |

关于近视眼合并老视戴用什么类型眼镜的问题，笔者认为，从使用方便程度、戴用舒适程度以及镜片可适应程度看，应用渐进眼镜应是一个绝大多数人可以接受的方案。从社会人文角度看，使用渐进眼镜对社会公共关系、保持个人良好的心态也有一定的意义。在渐进镜片的选择上，应考虑视近时人的头部运动（视近时需要稍稍低头）与眼动的特点和近视眼对渐进镜片有较好的适应性进行综合考虑，以选用过渡区较短类型的渐进镜片为宜。因为，过渡区较短的渐进镜片更符合人在视近时头与眼的运动生理数值。

## 六、近视眼矫正中应当注意的三个问题

在近视眼矫正中，必须注意三个问题：不能过度矫正；不能借用眼镜；解决视近问题。这三个问题的内容并不多，却对近视眼的正确矫正和有效控制近视眼的发展具有重要的意义。这就是将这三个问题单列为一项内容的原因。

### 1. 不能过度矫正

近视眼的过度矫正就会造成人工远视。人工远视也会像远视眼那样，在视远与视近时都会使用调节。因此，近视眼的过度矫正是导致视觉疲劳发生的客观条件。而近视眼调节广度的低下、调节储备有限，这是近视眼容易发生视觉疲劳的生理条件。这两种条件共同形成了近视眼过度矫正时更容易发生视觉疲劳这样一种现实现象。在这种情况下，被测者可能会感到戴上眼镜就会不舒适，这种不舒适可能会表现出两个特点：视距越短不舒适越明显，矫正明视近点距离明显增大。

过度矫正的危害就在于：增大了被测眼的调节张力，视觉疲劳现象被人为放大，这就为近视眼屈光矫正镜度的快速增长创造了条件。

### 2. 不能借用眼镜

有的被测者，因眼镜丢失、懒于验光，在偶尔使用他人眼镜后，就可能会产生借用他人眼镜的想法。但是必须说明：这种做法不妥。应当说：偶尔用他人的眼镜看看并不会产生什么严重的问题。但是，要借用则是两回事。这就会使用一副与自己的屈光矫正镜度不同的眼镜，这可能就会为重新验光带来麻烦；可能使自己对视觉的主观感觉出现偏差，导致以后的屈光检测的不准。借用眼镜还有可能导致近视发展的速度增快。

### 3. 解决视近问题

一般情况下，近视眼使用矫正视远模糊的远用屈光矫正镜度，也可以兼顾视近的问题。但是，在高度近视眼、并发老视眼的情况下，就会发生使用远用屈光矫正眼镜无法解决视近的问题。这里最需注意的是年轻的高度近视眼，在初次接受眼镜矫正后，戴上眼镜无法看书、报的现象，这是高度近视眼调节储备比较低的生理特征必然要有所表现的现象。对于这种现象，我们只能也必须用增加近用附加正镜度的方式予以解决，或者在视近时暂时使用放大镜予以辅助。

### 4. 关于隐斜视、斜视的矫正

近视眼伴有水平性眼外肌功能平衡失调，只有戴用矫正眼镜才能够缓解。不管近视程度如何，这种情况都必须进行屈光矫正。

近视眼最常见的是外斜视与外隐斜，内斜视、内隐斜相对比较少见。

（1）外斜视的矫正

尽管这类被测者双眼功能可能已经受到破坏，但戴用完全屈光矫正镜度的眼镜，就会引起一定的调节，从而带动集合功能，使眼的外斜倾向减轻，甚至有可能消失。经过使用完全屈光矫正镜度的眼镜后，调节力可能会出现适应性增大，也可能是残存

的外斜视得到进一步的缓解。戴用眼镜是修复这种双眼视功能的重要手段。

（2）外隐斜的矫正

中老年性近视眼、高度近视眼在初次戴用屈光矫正眼镜后，有一部分人会出现视近时的视觉疲劳现象。这往往是由于被测者在视远、视近时，其外隐斜的程度不同所致，这就是通常所说 AC/C 异常的一种表现。

（3）内斜视、内隐斜的问题

内斜视、内隐斜在近视眼被测中是比较少见的。遇到存在内斜视、内隐斜的"近视眼"时，一定先确认被测眼的屈光性质，再确定矫正方案。

视近时的内斜视、内隐斜大多属于远视眼的表现。因此，一定要首先确定被测眼到底是近视眼，还是远视眼。只有确认了被测眼的屈光性质，才可能谈得上矫正。当 AC/A 比值高者，其视近时的内隐斜程度比视远时的要大。适当增加近用附加正镜度，视觉疲劳症状就会减轻或消失，斜视程度也会相应下降。这类被测者一般需要配远近兼用眼镜（双光眼镜、渐进眼镜），或分别配用远用、近用眼镜各一副。

## 七、隐形眼镜的矫正

当前，使用隐形眼镜进行屈光矫正的人以青年人为主，似乎女性比男性要多一些；从职业方面看，体育工作者、文艺工作者中应用的比例相对较大。关于这方面的知识，请参阅谢培英教授编著的《角膜接触镜》。在此，仅介绍隐形眼镜矫正的常识性要点。

### 1. 适应症

（1）矫正屈光不正

隐形眼镜应用于屈光不正的矫正，尤其是在近视眼的矫正方面更是众所周知的事情。屈光不正是隐形眼镜第一适应症，这是不可否认的。隐形眼镜在屈光矫正方面独具优势的方面有三点：

① 高度屈光不正：隐形眼镜的镜距为零、外界目标所成的视像较大、镜片的直径比较小以及矫正视野中的放大率趋于一致，这些因素都为矫正高度近视，减小戴用中的晕动觉等不适应问题提供了一定的保证。

② 高度屈光参差：隐形眼镜的镜距为零、双眼像的差异性减少，这是隐形眼镜可以适应于较大屈光差的屈光参差的原因所在。

③ 不规则散光：隐形眼镜通过泪液与眼形成一个光学整体。隐形眼镜的前表面就成为了这个整体光学结构的界面，而角膜的不规则就会由镜片与角膜间的泪液填充所弥补。因此隐形眼镜对角膜的不规则散光有比较理想的矫正作用。

（2）治疗眼病

在讲到隐形眼镜的适应症时，都会提到对某些眼病的治疗作用。但是，在隐形眼镜的应用中，其治疗眼病的作用并没有得到应有的关注与应用。

① 亲水性软性隐形眼镜：据有关隐形眼镜的专业书籍上介绍，这种隐形眼镜可以试用于角膜干燥症、大泡性角膜炎、角膜穿孔、角膜溃疡等。

② 硬性隐形眼镜：这种隐形眼镜可以用于虹膜缺损、圆锥角膜和角膜移植等。在硬性隐形眼镜中还有一种角膜塑形镜片（Orthopaedic Keratotomy），简称 Ortho-K，俗称"OK 镜"。这种"OK 镜"，是通过对角膜的正性压力作用使角膜弯曲度降低，并由此达到在一定时间内改变眼屈光状态的作用。"OK 镜"的这种作用也应当叫做治疗作用。使用"OK 镜"应当是一个"治疗"近视眼方面值得探索的方法。尽管"OK 镜"不一定具备替代普通眼镜的潜在力，但在近视眼的症状性治疗方面也应当是一个比较有希望的方法。

（3）美容用品

隐形眼镜的第三个作用就是美容。隐形眼镜作为美容的工具，有两个方面的价值。

① 生活美容：文艺工作者、年轻人（特别是年轻女性）因嫌戴用普通眼镜"不好看"，而换用隐形眼镜，就应当属于生活美容。

② 医学美容：当有的人因外伤角膜上出现白斑等异常时，使用隐形眼镜以遮盖角膜上的病损现象，就应当属于医学美容的范畴。

**2. 副作用**

使用隐形眼镜也必须清楚两点：第一，我们是在一个连些许灰尘都不允许停留的地方放置了一只镜片；第二，在使用隐形眼镜获得一定益处的同时，也会有一定的副作用随之产生，主要表现在以下五个方面：

（1）角膜

隐形眼镜对角膜造成的副作用有五点：

① 角膜的水肿，这与角膜上皮的损伤、缺氧有关；

② 角膜的增厚，这与角膜低氧状态导致细胞肥大有关；

③ 感染概率增大，可以见到的如单纯疱疹、霉菌感染、细菌感染等，最严重的应当是绿脓杆菌的感染（可以导致角膜穿孔），这与戴用隐形眼镜后结膜囊清洁不畅和角膜感觉敏感度下降有关；

④ 角膜上皮出现小凹，这可能是镜片的机械作用和新陈代谢受干扰所致；

⑤ 角膜上皮放射状沟，这可能与眼睑通过镜片对眼球的持续按摩所致。

（2）结膜

① 结膜充血（这是初戴的反应），适应后充血现象会消失或减轻。但这也说明戴用隐形眼镜后，眼睑对异物的感觉敏感度下降；

② 巨乳头状结膜炎的发病率明显增高；

③ 个别人有可能对某些镜片材料成分会发生过敏现象。

（3）泪液

① 正常的泪液膜层被破坏，类脂质的量增多，眼屎会增多；

② 泪液中的中性白细胞（W.B.C）增多，这有两种可能：物理性刺激和细菌性感染。

（4）眩光现象

这种现象是由镜缘的泪液和镜片本身造成的，这种现象以负镜度镜片最为明显。

（5）沉淀

镜片上的沉淀物有蛋白质沉淀物、类脂质、胶冻块、黏多糖、无机钙盐和霉菌等，隐形眼镜一旦有沉淀出现就会表现出明显的角膜刺激症状，也极容易发生巨乳头状结膜炎。

戴用隐形眼镜发生或轻或重的副作用是一种必然现象，忽略副作用的存在是错误的，对于戴用者来说，应当做的就是：做好镜片的清洗、保养和正确戴用的各个环节工作，将副作用控制在最低程度，这才是唯一的选择。

**3. 镜度的换算**

通常情况下，屈光检测获得的只是普通眼镜所使用的屈光矫正镜度。那么，怎样将其转换成隐形眼镜的屈光矫正镜度呢？一般而言，转换的方法有 3 种。

（1）电脑验光仪检测法

当前，我国所使用的电脑验光仪，一般都有镜距的调节模式，分别设定有 3 个数据，这三个数据分别是：0.00mm、12mm、13.75mm。只要我们将镜距设定在0.00mm，电脑验光仪检测出来的屈光矫正镜度，就是已经换算好的隐形眼镜的屈光矫正镜度。应当说这是一种最简单的方法。但是，验光师大多不愿使用这种方法来确定隐形眼镜的屈光矫正镜度。验光师及定配镜人员更习惯于使用第三种方法，即用验光检测出的普通眼镜的屈光矫正镜度，通过查表来进行镜度转换。

（2）计算法公式计算法

通过顶点镜度换算公式进行计算，应当是最为精确的镜度转换方法。但是这种方法又是比较麻烦的方法。

① 计算公式：$D_{CL} = \dfrac{D_F}{1 - dD_F}$

上式中字母的意义如下：

$D_{CL}$——隐形眼镜镜度；

$D_F$——普通眼镜去光矫正镜度；

$d$——屈光检测时所使用的镜距（一般采用 12mm，即 0.012m）。

② 计算举例：

例如：被测者的眼光所获得的去光矫正镜度为 −7.25D，求隐形眼镜的屈光矫正镜度。

将验光所得数据代入公式：

$$D_{CL} = (-7.25)/[1 - 0.012 \times (-7.25)] \approx -6.67D$$

因没有 −6.67D 矫正镜片可用，必须对其进行修正，−6.67D 恰好位于 −6.50D与 −6.75D 之间，而且距 −6.75D 较近，故将其修正为 −6.75D，这就是配置隐形眼镜的屈光矫正镜度。

（3）经验法

经验法又叫做查表法。这种方法中有两种参考用表：一种参考用表为镜度偏差修正表（表 6-9）；另一种表为普通眼镜与隐形眼镜的镜度换算表。我们首先介绍镜度偏差修正表的使用方法。

表 6-9　隐形眼镜度换算偏差修正表（以后顶点距离 12mm 为计算基准）

| 验光镜度 | 换算差值 | 验光镜度 | 换算差值 |
|---|---|---|---|
| ＜4.00D | 0.00D | 9.25～10.00D | ±1.00D |
| 4.00～5.00D | ±0.25D | 10.25～11.00D | ±1.25D |
| 5.25～7.00D | ±0.50D | 11.25～12.00D | ±1.50D |
| 7.25～9.00D | ±0.75D | 12.25～13.00D | ±1.75D |

① 镜度偏差修正：这种方法是使用最为普遍的一种方法。使用这种方法一般采取隐蔽的方式予以使用。这也说明这种查表的方式是既实用又不好意思让被测者知晓的事。

对于初学者，使用这种方法有一个简易的途径，可以在较短的时间内实现无表镜度修正的方式。在此，我们通过表 6-9 应该可以发现，在镜度转换表中有 4 个要点：

a. 去光矫正镜度＜4.00D 时，无须修正；

b. 4.00～5.00D 时，修正值为 0.25D；

c. 5.00～10.00D 时，每增加 2.00D，修正值增加 0.25D；

d. 10.00D 以上时，每增加 1.00D，修正值增加 0.25D。

对于以上规律，不难看出关键是要记住 b、d 两点，其次是记住 c，a 不用记，只要按这个规律记忆，普通眼镜与隐形眼镜间的换算就会迎刃而解。

② 镜度对照查表：下面，我们再介绍镜度查表法（表 6-10）。

将屈光检测所获得的屈光矫正镜度转换成隐形眼镜所用的屈光矫正镜度的更为精确的方法，就是直接查表法。只要找到相应的镜度就可以直接查出与之相对应的隐形眼镜的屈光矫正镜度。如被测眼的验光所得的矫正度数为 −6.50D，查表可知隐形眼镜的矫正镜度为 −6.00D。

在实际工作中，最常用的方法是第一种，第二种方法大多很少使用。使用最多的是第三种方法中的镜度偏差修正法。这里着重讲了单纯性近视眼矫正中的隐形眼镜镜度的换算方法。关于复性屈光不正的换算方法，我们将在第七章中予以介绍。

表 6-10　4.00D 以上时，后顶点镜度转换表（以后顶点距离 12mm 为计算基准）

| 近视屈光矫正镜度转换 | | | |
|---|---|---|---|
| 验光＝隐形 | 验光＝隐形 | 验光＝隐形 | 验光＝隐形 |
| 4.25＝4.00 | 6.87＝6.37 | 9.75＝8.75 | 14.25＝12.25 |
| 4.50＝4.25 | 7.00＝6.50 | 10.00＝9.00 | 14.75＝12.50 |
| 4.75＝4.50 | 7.12＝6.62 | 10.25＝9.12 | 15.00＝12.75 |
| 5.00＝4.75 | 7.37＝6.75 | 10.50＝9.25 | 15.50＝13.00 |
| 5.12＝4.87 | 7.50＝6.87 | 10.75＝9.37 | 15.75＝13.25 |
| 5.37＝5.00 | 7.62＝7.00 | 11.00＝9.62 | 16.25＝13.50 |

续表

近视屈光矫正镜度转换

| 验光＝隐形 | 验光＝隐形 | 验光＝隐形 | 验光＝隐形 |
|---|---|---|---|
| 5.50＝5.12 | 7.75＝7.12 | 11.25＝9.75 | 16.75＝13.75 |
| 5.62＝5.25 | 7.87＝7.25 | 11.50＝10.00 | 17.00＝14.00 |
| 5.75＝5.37 | 8.00＝7.37 | 11.75＝10.25 | 17.25＝14.25 |
| 5.87＝5.50 | 8.12＝7.50 | 12.00＝10.37 | 17.62＝14.37 |
| 6.00＝5.62 | 8.25＝7.62 | 12.50＝10.75 | 18.00＝14.50 |
| 6.12＝5.75 | 8.50＝7.75 | 12.75＝11.00 | 18.12＝14.75 |
| 6.37＝5.87 | 8.75＝8.00 | 13.00＝11.25 | 18.50＝15.00 |
| 6.50＝6.00 | 9.00＝8.25 | 13.50＝11.50 | 18.75＝15.25 |
| 6.62＝6.12 | 9.25＝8.37 | 13.75＝11.75 | 19.00＝15.50 |
| 6.75＝6.25 | 9.50＝8.62 | 14.00＝12.00 | 19.50＝16.00 |
| 隐形＝验光 | 隐形＝验光 | 隐形＝验光 | 隐形＝验光 |

远视屈光矫正镜度转换

注:1.近视度数:框架眼镜度数见等号前数字,换算后隐形眼镜度数见等号后数字。

2.远视度数:框架眼镜度数见等号后数字,换算后隐形眼镜度数见等号前数字。

3.4.00D以下,不需顶端距离的度数补偿。

# 第七节 ┊ 近视眼的预防与控制

近视眼的预防工作是一项关系人的视觉健康的大事,但是它又是一项说起来容易做起来却相当难的工作。但从眼的健康与眼的卫生方面看,这又是一项必须要做的事情,这项工作不但与青少年的身心的健康发展有关,也对我们民族的未来、与我国科学技术水平发展有着极其重要的意义。这项工作远未达到应当达到的理想的状态,仍需这个社会的共同支持与努力。下面仅就近视眼的预防与控制问题,谈点个人的认识与体会。

## 一、近视眼预防、控制的基本方法

在近视眼的预防方面,可能需要做的事情很多,但是笔者认为至少需要考虑方法、原则和方向三个方面。

### 1.合理用眼,防止过度

合理用眼是方法,防止过度是目标。用眼合理应当说有两个方面,一个方面是近距工作用眼的时间;另一方面就是用眼的客观环境条件。

(1)近距工作用眼的时间

眼屈光学认为,眼持续高调节张力状态,是导致近视眼发生与发展的重要原因。

因此，合理用眼首先就需要尽可能舒缓和减少眼的调节张力负荷。具体方法不外乎以下 2 点：

① 控制视近工作的时间和间隔　在当今的生活、学习和工作中，要想回避视近工作是比较困难的。从事书案工作的人，都会对持续近距工作对眼所产生的影响有所体会：远距离的目标会有一个短暂的模糊时期，而且近距工作的强度越大、时间越长，这个模糊期也就会相对较长。这就是持续的眼调节的高张力状态所造成的调节强直在视觉上的反映，这显然是一种"近视现象"。当我们的眼睛长期处于这种"近视现象"之中时，近视眼的发生与发展也就成为必然。

为了避免、减少"近视现象"的发生，那就需要对视近工作时间进行必要的控制。一般认为，视近工作的持续时间成年人以 1～1.5h 为宜，青少年则以 45min～1h 为宜。在持续一段时间后，应让紧张的情绪舒缓、让眼得到适当休息。眼的休息就是望远，是否一定要看远方的绿树、青山呢？这要根据自己工作、生活和学习的条件而定。但有一点可以肯定：让眼休息的视距至少应当是 5m。

眼休息的时间可长、可短，一般认为 10～15min 较为合适。当然，假如某一项工作需要持续 3 个小时，也就应当适当延长眼的休息时间。

② 增加视近工作的距离　注视的距离越近，我们的眼所付出的调节力也就会越大。只要在相对较远的距离进行阅读，我们就会减少调节力的支付量，就会使眼的调节处于相对舒缓一些的状态。采用多大的视距进行近距离工作才适宜呢？原则上是越远越好。但是，人的肢体长度是有限的，又由于书籍字型、大小印制习惯囿束，阅读书籍和抄写文字的距离不可能很大。一般认为这一距离应在 1 尺左右，即 0.33m 左右，眼屈光学检测中习惯上用 30cm 作为阅读检测距离。但是，对近距工作所使用的距离进行实测就会发现：更多被使用的距离一般都在 25～28cm 之间。因此，近距离工作时使用适当附加正镜度以满足视近调节的实际需求是非常值得推广的方法。

（2）用眼的客观环境条件

合理用眼的第 2 个方面就是要给眼睛提供一个适宜的注视、观察条件。在这个方面需要注意的有两点：

① 适宜的照明条件　从人眼的视觉辨识精细程度看，视近要比视远的精细度高。因此，近距离工作对照明条件的要求要高于视远的要求。这正是在照明条件不好的室内从事近距工作要设置近距附加照明的原因。这也是验光室为什么一定要设置近距阅读附加照明灯的原因所在。怎样的照明叫做适宜，这是一个不太容易能说得非常具体的问题，因为精细程度不同的工作对照明的要求是不相同的，精细程度越高对照明的要求也会越高。掌握适宜的照明条件的两个原则是：

第一，照明充分。这是获得舒适视觉最基本的条件。这就要求光线既不能暗淡，也不能刺眼。

第二，避免视像的模糊。视像模糊是形成频繁调节进而导致视觉疲劳不可忽视的条件。因此，回避注视形成模糊视像的目标，应当是做好用眼卫生不可忽视的一项长期需要严格自律的工作。以下三件事是值得特别注意的。

第一件，光线暗、弱和直射阳光下不得看书、写字；

第二件，卧床、行走时，在动荡的车厢内不得看书、报；

第三件，不得长时间注视视屏，尤其是画面跳动剧烈和光闪频繁的节目。

② 适宜的材料状况　对于所阅读的材料，应尽可能选择字迹清晰、字号稍大，色泽柔和的纸张印制的书籍和资料。当前，在书籍发行方面有两种倾向对视觉卫生是不利的。第一种倾向是盗版书籍的盛行，这类书籍无论从纸张的状况、印刷的质量，还是过小的字迹、清晰程度等都存在一定的问题，很难给视觉提供高质量的信息；第二种倾向是书籍所使用的纸张颜色过白得有些刺眼。这两种倾向都会增加阅读的分辨负担，都会促进视觉疲劳的发生。这显然会对近视眼的预防与控制带来一定的负面影响。尽可能不看、少看以上两类书对合理用眼应当是有益的。从这方面看，拒绝盗版书籍不仅仅是一个尊重知识产权的问题，这项工作对青少年眼睛健康发育与近视眼控制的积极意义则是更为深远的。

**2. 增强体质，从小做起**

在近视眼预防工作中，增强体质是一个必然要提到的题目。这样一个议题，有可能是基于体质差容易得病这一观念。那么，体质状况到底与近视眼的发生与发展有什么联系呢？这个问题还不是很清楚。但是，适当增加体育锻炼的时间，保证充足的营养质量总是一件好事。获得健康的体魄的过程，对我们起码有两个好处：

第一，健康的体魄。可以给我们的生活、工作、学习提供高素质的本钱。

第二，视觉的休息。给我们趋于疲惫的眼睛提供片刻的缓解视觉疲劳的时间。

当然，增强体质是我们一个永恒的话题，应该是百利而极少有害的一件事情，只要从小做起、持之以恒，我们在生命的历程中就会受益无穷。

## 二、近视眼防、治、矫原则

**1. 近视眼防、治、矫的要求**

多年以来，对近视眼的工作内容基本上可以用 3 个词来概括：预防、矫治、矫正。这 3 项工作在健康意义上讲，预防应当是第一重要的内容，再依序排列应为矫正，最后才应是治疗。但是，当今对近视眼所开展的工作所呈现出的繁忙程度，这 3 项工作排序恰好倒置。近视眼的预防工作，仅仅靠专家的呼吁显然是不够的，需要全社会及政府相关部门在人、财、物上的通力合作，只有这样才有可能使这项工作出现实效。

矫正是指通过眼镜对近视眼进行的光学矫正，这项工作是开展得最为阳光的一项工作，这正是无所不在的眼镜店、验配镜中心所从事的工作。矫治是指通过非光学的方法对近视眼的进行被称为带有医学治疗性质的工作，青少年眼病保健防治中心、近视眼预防治疗中心所开展的就是这类工作。这两种性质的工作是当前对近视眼指向最为明确的两类工作。这两项工作的方法尽管不完全相同，但其工作性质和采用的方法必须能够满足以下两个要求：

（1）对眼本体无害

不管应用什么方法，必须对眼睛本身无害，这是开展近视眼预防、矫治与矫正工作必须要达到的要求。

例如，对视网膜进行照射，使用具有较高能量的激光显然是不妥的。使用物理疗法进行矫治，其安全系数如何、是否得到合理的控制都有待证实与确认。

（2）有一定科学道理

使用某种方法进行矫治、矫正前，应用者总会找到一定道理。关键的问题不是能否找到道理，因为只要找，道理就可以找到。关键的问题是，道理是否符合科学的道理。有人也许会说，我已经说服了许多人，没道理能说服人吗？应当说，能说服人不一定就符合科学道理。小孔眼镜曾经说服了千千万万的人，但最终不过是一场闹剧而已。

例如咀嚼药片，通过咀嚼肌的运动带动眼的调节运动，可以预防、控制近视眼，这种说法就有点离谱了。众所周知，眼的调节运动是眼对视距变化的生理反应，与咀嚼肌的运动是无关的。有谁见过嘴一动，视力就变的现象呢？另外，为什么偏要吃药片呢？嚼块糖可以不可以呢？可以说，通过咀嚼药片的方法防治近视眼的道理至今还没有被充分的科学说明。因自身知识有限，笔者不敢说咀嚼药片就一定不能防治近视眼，但可以肯定地说：咀嚼肌的运动与眼的调节运动无关。

**2. 监管与教育并重**

要想做好近视眼的预防、矫正、矫治工作，仅提倡从业者的自律是不够的。加强对相关部门职业活动的监管，加强对消费者科普知识的教育，是促进这项工作向健康方向发展的关键。据汪芳润先生所编著的《近视眼》中介绍，预防控制近视眼的方法数以百计，这些方法都在重复着由兴盛到陨落的过程。数以百计的方法被时间淘汰，只能说明对这些方法的应用效果评定、可行性的监察出现了不当。这不但造成了人、财、物的损失，给应用这些方法的人所造成视觉牺牲应当是难以估量的。倘若消费者在面对这些方法、产品有更多一些科学的认识，可能也就不会有数以百计这么庞大的数据。因此，加强对相关部门职业活动的监管和加强对消费者眼屈光学科普知识的教育，是两项值得探讨和有必要做好的两项工作。

**3. 综合措施，持之以恒**

有人也许会问，我们最应该做好哪一项工作呢？谁都不可能告诉你这个问题的明确答案。因为这个答案是没有的。应该说，在近视眼唯一的原因没有被确认之前，不可能会有这个问题的最终的答案。

对近视眼的发生，目前比较统一的认识是归因于多因素综合作用的结果。因此，采取综合措施，长期地坚持下去，这是当前近视眼预防工作必须采取的工作方式。预防近视眼的综合措施，说到底就是要做到讲究视觉卫生、科学合理用眼，主要内容有以下 6 个方面：

（1）改善近距工作照明条件

预防近视眼首先要注意的就是照明问题，而居于照明条件之首的当然是中、近距工作照明问题。特别是室内环境与桌面照明的问题。

① 用于工作的房间的自然照明条件至少要达到：窗户（m²）：房间（m²）≥1：6，

光线透照方向为：左→右。否则，就需使用人工照明，照度不得低于75lx。

② 阅读、书写工作时，材料表面的照度应≥200lx，在使用白炽灯的情况下灯光最常用的设置有以下两种：

a. 40W，照明距离30cm；

b. 60W，照明距离≤50cm。

显然，后一种灯具照明设置光的覆盖面积更大一些。倘若使用荧光灯，可以按白炽灯∶荧光灯＝4∶1的比例进行设置。需要注意的是应避免光线对视觉的干扰问题。

（2）坚持用眼卫生

讲究用眼卫生，是指用眼行为的合理性问题。阅读强度、持续时间是衡量用眼行为的两个最重要的指标。

① 阅读强度方面：应选用对比度较强、字迹较大的材料。对于字迹过小的材料则应适当缩短阅读的持续时间。阅读的距离应控制在30cm。书写的距离一般会稍小于阅读距离，但也不宜<25～28cm。

② 阅读持续时间：一般认为裸眼和完全矫正时的阅读持续时间以1～1.5h为宜。

（3）规避视像模糊

造成视像模糊的原因大致上讲有三个：目标本身清晰程度较差；目标位置与视线方向的不稳定（目标持续的绝对或相对跳动，如乘车、走路等）；照明条件不良（照度过低、灯光频闪等）。不管是哪一种原因引起的视像的持续性模糊、视像的跳跃都不适宜从事近距阅读工作。

（4）避免视觉疲劳

上述三个方面，有一方面做不好的情况下，都会诱发视觉疲劳。引起视觉疲劳的原因还有：身体健康状况下降、长时间注视视屏图像等。一旦出现视觉疲劳，首先要做的就是要暂时停止近距离（特别是对视屏图像的注视）工作；其次是寻找原因；最后，也是最重要的，就是一定要克服视觉疲劳现象。

（5）合理膳食、增进健康

合理膳食是指饮食要适当、均衡、持之以恒。过食某一类或某一种东西都不一定对机体有益。

例如，偏酸性食物（糖类、肉类）和偏碱性食品（杂粮、豆类、蔬菜、菌类、坚果类）就是在摄入上应当做到均衡的两种食品。过多食用糖类食品时，将可能会对视神经细胞、睫状肌、巩膜的发育产生不良的影响，导致近视眼的易发。而拒绝糖类食品又会使视神经细胞的发育缺乏必要的能量供给。现实生活中值得我们注意的一个倾向是：维生素类、微量元素类等药物的摄入成为一种时尚。应当说，这是一种可能会带来一定不良影响的习惯。例如有的婴幼儿补充鱼肝油后所产生维生素A摄入过量，就是相当常见的药物使用不当。

只要我们在食品摄入上保持兼食并用，就可以保持人的最适宜的生命条件。在这种条件下，我们的眼和视觉也就会正常地发育。

（6）适当运动、增强体质

"生命在于运动"这是众所周知的道理。当有一个健康的体魄时，我们就会有较强的生命力和良好的心理情绪状态，这显然对保持良好的视觉状态具有重要的意义。但是，运动一定要量体定量、量力而行。

对于我们的眼来说，适当运动当然就是指视觉的运动。徐广第先生所提倡的双眼合像法，应当是预防、控制近视眼一种不错的方法。图 6-12 是笔者对徐老双眼合像原理的示意图：图中左眼注视的是垂直绘制的线条，右眼注视的是水平绘制的线条，分别成像于左、右眼的视中心凹，从而在中央眼形成模拟视远的双眼单视像。徐老正是根据这一原理，特设计了预防近视眼的手指操训练法。手指操的训练方法如图 6-13 所示。进行手指操训练法，需要先将自己的一个手指竖直放置在眼前 30cm 处，再确定一个 5m～∞间的目标（最好选择远距离目标）。

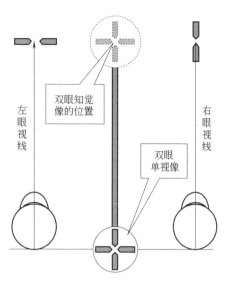

图 6-12　双眼合像原理示意

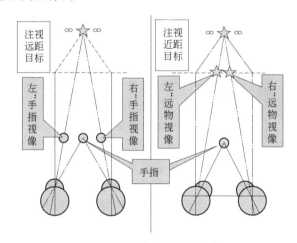

图 6-13　手指操训练法示意

首先进行远→近的训练：使操练者注视远距离目图标，此时近处的手指就会形成两个像。使视线由注视远距离目标逐渐移近，直至手指。稍停留片刻，转入下一训练。

其次进行近→远的训练：使视线由注视手指，逐渐移远，直至远距离目标，再回到远→近的训练中。

如此循环往复，每次训练 5～15min，每天的训练次数可以不限。这种方法可以使眼既得到有效的休息，又可以使调节力与集合力得到训练，应当说，这对近视眼的预防会有一定的作用，也会对缓解眼的调节张力减弱近视眼的发展速度起到积极的作用。

### 三、渐进眼镜对近视眼的防、控作用的探讨

使用渐进眼镜开展对近视眼的预防与控制的应用，是使用近用附加正镜度的三种方法之一。

#### 1. 近用附加正镜度法

使用近用附加正镜度这种方法，最通俗的称谓是雾视法。这种方法作为一种屈光度判断的辅助方法，最早是由弗列登奔博格（Friedenbenberg）在 1903 年首先介绍的。此后，米勒斯（Miles）等提出用这种近雾视法防治近视眼的论点。此后，许多国家的学者都对这一论点进行了研究和探讨。其中最具影响的应当是：沙菲尔（Schaeeffel，1988）和斯科米德（Schmid，1996）通过对雏鸡实施散焦实验证实：

① 凸透镜具有诱导雏鸡眼向远视发展的作用；

② 凹透镜则有诱导雏鸡眼向近视发展的作用。

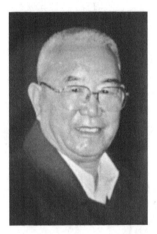

图 6-14　徐广第，中国当代眼屈光学先行者之一

（1）叫做"近雾视法"并不准确

通常人们习惯上将加入 +1.00～+2.00DS 用于视近的方法叫做近雾视。这个名称并不妥当，使用这样的镜度视远肯定是"雾"，但视近时必然是清晰的，显然"近雾视"是不存在的。因此，徐广第先生（图 6-14）摈弃了过去的视觉描述，而采用了行为描述的方式，将其称为"佩戴低度凸透镜"，应当说这种称谓是比较合理的。

（2）低度凸透镜的应用

低度凸透镜的应用有三种形式：单光眼镜、双光眼镜、渐进眼镜。从应用前景看，渐进眼镜不管是从形象视觉方面，还是从主观视觉方面都具有较大的潜力。原来徐广第比较担心的百姓的消费水平问题，在国际镜片厂家生产线向国内的迁移、我国眼镜片生产企业渐进镜片投入生产这两个变化中，这个老一辈屈光学家担心的问题已经得到基本解决。

#### 2. 渐进眼镜与近视的防控

（1）预防、控制原理

使用渐进眼镜预防、控制近视眼的原理，是以近视眼发生的经典理论为基础的。既然持续的过度视近、过度调节是近视眼发生的重要条件，那么消除视近、减少视近调节的付出就应当可以起到预防、控制近视眼的作用。使用近用附加正镜度，必然会减少调节力的使用，而正镜度的放大作用可能在一定程度上降低视近的机体反应。这是使用渐进眼镜预防、控制近视眼最根本的原理。

渐进镜片在镜片上设置了相应的视远区、视近区，这就使戴用者在配置、调整合理的情况下，顺应视远、视近的视线所及的位置均获得与之相适宜的屈光矫正镜度，

达到无须刻意追求，就可以在视近时自然获得预设的近用附加正镜度。这就大大降低了家长的监督负载。

而渐进镜片的戴用外观视觉像的自然连续特征又克服了双光镜片的像跳跃现象。从近视眼矫正、预防、控制兼顾的方面来看，应用渐进眼镜是戴用者从美观上更易接受的一种方案。

（2）add 是＋1.50DS、＋1.75DS 还是＋2.00DS

① 常用的青少年渐进镜片的种类　以生产和投入市场的先后进行排列，国内应用最为广泛的渐进镜片有以下 4 种：

——MC青少年渐进镜片：苏拿公司生产，这是第一款专为青少年设计渐进镜片。其 add 为＋1.50DS，渐进通道标称长度为 10mm。

——KID青少年渐进镜片：宝利徕公司生产，这是一款与 MC 青少年渐进镜片设计方式基本一致的青少年渐进镜片。add 为＋1.75DS，渐进通道标称长度为 10mm。

——好学生青少年渐进镜片：依视路公司生产，add 为＋2.00DS，渐进通道标称长度为 10mm。

——"U"视青少年渐进镜片：万新公司生产，add 为＋1.50DS，渐进通道标称长度为 14mm。

以上 4 种镜片，到底是哪一款更好一些呢？应当说这是消费者和验光师最为关心的一个问题。而这又是一个最难回答的问题：镜片本身很难说其在应用上存在什么优劣。关键是这三个不同的近用附加值是否得到合理的应用，应用得合理当然就好，否则，肯定就要差一些。

② 渐进镜片选用的要点

第一，通道宜短勿长。客观上讲，青少年的脸要短于成年人，一般来说身高也会相对要低一些。因此，青少年戴用渐进眼镜，一定要选渐进通道较短的渐进镜片。这类渐进镜片可以使戴用者更容易适应近用区的使用，近用区的范围也会相对较大。

第二，调节是参照系。近用附加正镜度越大，减少调节力的作用也就会越大；反之，减少调节力的作用也就会越小。需要减少的调节力较多，自然应当选择 add 值较大的渐进镜片；而调节力减少需求较少的，选择 add 值相对较小的渐进镜片才是合理的。而对根本无调节力可减的，又想看 25cm 远的目标者来说，使用近用屈光矫正镜度为＋4.00DS 的眼镜应是唯一选择。

（3）关于渐进眼镜验配的要点

关于渐进眼镜的验光、配镜要点，验光应注意屈光矫正镜度和瞳距两方面的 5 个关键问题，配镜（包括调整）应当注意装配与调整两个方面的 5 个问题。

① 验光方面。

——镜度：散光度、远用镜度（过高、过低）、近用加光度；

——瞳距值。

以上这些数据，都必须准确。

② 配镜方面。

——配镜：配镜高度（过高、过低）、镜面角；

——调整：镜面角、前倾角。

以上这些数据，需根据被测者面部的特征、眼镜架选择的状况和主观习惯等情况进行针对性调整。笔者特将《渐进眼镜验配与屈光矫正学》中关于渐进眼镜验配镜工作中需要控制的要点示意图（图 6-15）列于此，以供读者参考。

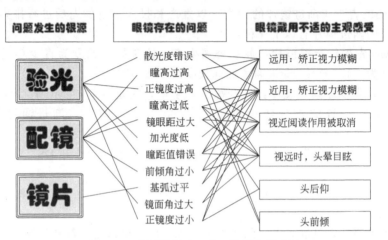

图 6-15　渐进眼镜验、配工作要点示意图

只要上述相关环节的工作控制好上述相关项目的数据，为被测者配制一副合适的渐进眼镜不应当是件困难的事情。

（4）争议与现实

关于渐进眼镜在预防、控制近视眼方面的作用是有争议的。有的研究证实有效，有的研究又说作用不明显（等同于说无效），也有的人说这种镜片会导致年轻的戴用者调节力储备的下降。但众多的研究中，尚没有一个研究证实这种方法对眼有危害，也没有一项研究说渐进镜片视近时没有减轻调节的作用。这就是徐广第先生推测渐进眼镜有可能成为预防近视的理想方法的原因所在。

笔者认为，从近视眼的发生原因和渐进镜片的功能上看，渐进眼镜还可以称得上是预防、控制近视眼的较为理想的一种选择。应当说，至少在今天，这样的认识还是正确的。但是，这种镜片是否适宜从小戴到老，目前还没有相关的研究报告。

# 第八节 | 近视眼研究

## 一、近视眼发生原理的研究

近视眼是现代社会中始终困扰着人们的一个问题，而对发生原理的探讨，更是历久不衰的一个研究课题。现在比较公认的两种导致近视眼的原因就是遗传学说和环境因素，随之而来的还有包括微量元素、饮食习惯等多因素的多因子学说。这些诸多因素，都有相关的报告予以证实，但是至今还没有能确认导致近视眼发生的确切原因。

关于近视眼研究的动物实验很多，使用的动物有鸡、树鼩、小鼠、兔、家猫、隼、松鼠、鱼等，其中以鸡、恒河猴、狨猴为主要使用的实验动物。有关视觉剥夺、视网膜周边离焦的研究最为流行。

**1. 关于视觉剥夺的研究**

视觉剥夺，是指将实验动物设置在可以看到光但看不到物体形态的实验条件下，经过一段时间，观察动物屈光状态和眼轴的变化的一种实验。这种实验的典型研究如下：

① Wiesel 1977 年将 8 只狨猴的眼睑缝合，使狨猴眼处于半透光状态，将其养在明亮的环境中，分别持续时间 19 天～26 个月，除一只成年猴没有改变外，其他小猴都发生了眼轴的明显增加（其中 6 只眼轴增加均大于 1mm）。1979 年，Wiesel 等又做了这样的实验，不同的是将猴子养在全黑的条件下，实验结果：这些猴子并未发生近视。

② Wallman 等 1980 年对莱亨雏鸡进行了限制视野的实验，将实验鸡分为三组：A，限制看远的视野，只能看近（图 6-16）；B，限制看近的视野，只能看远；C，半透明膜全遮盖，喂养 4～7 周。结果是：A、C 两组均发生了高度近视，而 B 组未发生近视。

这种实验国内也在进行，国内的实验大多是沿袭国外的实验。例如：朱小松 1992 年做了雏鸡眼睑缝合实验，结果是：11 只雏鸡的人工近视为 $[(-22.78)\pm(-7.06)]D$。

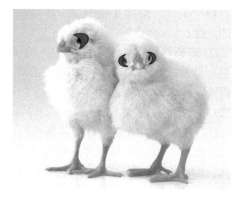

图 6-16　限制视远视野的雏鸡

20 世纪 60 年代，徐广第先生在关于瞬间"高空空虚性近视"对视觉干扰问题的研究中，通过实验证实：只要在歼击机的风挡玻璃上标画上"合像视标"，就可以使飞行员克服"高空近视"的发生，飞行员的目视距离增加 50%。

这类研究得出的结论：当眼睛不能接受物体形态的刺激时，眼轴长度增长就趋向于加快，眼的屈光向近视方向增长的速度也会增大。徐广第先生的研究，通过飞行员在缺乏形态视觉刺激的瞬间变化，向我们明确揭示了：缺乏物体形态的刺激的眼存在着趋向于近视的倾向性。据此，我们不难推测：这种倾向性持续存在，应当是近视发生、进展加速中不可忽视的一个因素。

**2. 关于离焦的研究**

"视觉剥夺"研究的是对眼睛"看"与"不看"的研究，而"离焦"则是对眼睛视野"选择看"的研究，这是近年来最热门的关于近视眼的研究。

Smith 等使用中央开洞的近视镜片给正视眼的恒河猴强制戴用，这样就使视网膜周边处于远视性离焦状态。实验结果：实验猴子的眼轴增长，导致了近视的发生。而且，即便是切除黄斑，也无法阻断这种远视性离焦状态对近视发生的诱导作用。

Hoogerheid 1971 年曾提出：近视发展时，至少是在水平方向上，视网膜周边的近视性离焦是向远视性离焦变化的。近期，人们使用开窗式综合验光仪对人眼视网膜周边的离焦状态进行了测量。发现：远视眼视网膜周边呈相对近视性离焦状态；近视眼则呈相对远视性离焦状态。

在离焦调控的研究中，屈光矫正状况被反复提及：近视的矫正不足常可使近视的发展较慢（Phillips，2005），戴用正镜则可以中断趋向于近视的诱导过程（Xiaoying Zhu，2003）。

关于离焦的问题的研究，实质上是：视野不同区域视觉清晰度对比状况对屈光倾向性影响的研究。这项研究的成果就是：周边视网膜的信号对眼屈光发育的趋向性起着不可忽视的作用。

关于"离焦影响屈光"的研究，应当说还正处于逐渐深入的研究中，还有待进一步的理论研究、动物实验的进一步验证。就目前而言，这项研究也存在值得探讨和商榷的问题：

① 理论与现实：关于"离焦"的研究，可以说目前已经达到"视网膜视觉信号"水平。但是，人眼周边视网膜到底需要多大的"离焦"量，"离焦"区域和清晰区域各需要多少，针对人眼个性差异是否可以找到解决的途径，应当说这些都还是未知数。

② "离焦"的研究：目前"离焦"实验，大多是重复"离焦"诱导近视的研究。而关于已经近视，如何能将离焦理论反向实验证实解除"离焦"的作用，则是极为少见的。因此，目前的"离焦"仍停留在近视发生的层面，是否能在近视眼预防与控制方面有所作为，尚需大量工作予以证实。

③ 应用"离焦"的商榷：在上述两个问题尚未解决的今天，周边离焦眼镜片、离焦角膜接触镜却已经出台应市，这种做法很值得商榷。其一，人的眼睛是运动的，普通框架镜片不可能对视网膜产生稳定的"离焦"状态，纯属概念炒作；其二，使用近用正镜度附加方案的镜片，其作用是减少视近时的调节，不属于"离焦"的作用。

## 二、近视眼治疗方法的探索

### 1. 眼睛锻炼法

眼睛锻炼法，通俗地讲就是"转眼法"，这种方法目前非常流行。目前，不但有人在自己做，还有一些机构在做。接受这种"诊疗"的人，有的人说真管用，也有的人说这纯属瞎扯。这种方法到底管用不管用，就成了众多家长非常关心的事情。

（1）"转眼睛"的由来

"转眼睛"可以追溯到 1885 年，一名美国眼科医生贝茨博士创立的"贝茨视力训练恢复法"。根据贝茨的理论，一切屈光不正（近视、远视和散光）的原因，只不过是"不正常的精神状态"所引起的"紧张"，这种说法纯系唯心主义说法。贝茨认为，眼镜不能消除这种紧张，反而妨碍了视力的矫正，紧张状态使眼睛越来越坏，眼镜的度数也越来越深。"贝茨视力训练恢复法"就是：使视力器官通过训练不断调整自身机制，从而达到和纠正甚至根治近视和视力问题的方法。

贝茨医生观点的核心是他的调节理论。"调节"是指一个人转眼注视不同距离的东西时，每只眼内调节焦点的过程。眼解剖学公认的事实是，这种调节是通过眼球晶状体改变形状来完成的。当眼睛注视较近的物体时，称为睫状肌的一束肌肉使晶状体变得更为凸出。晶状体的这种变化已经被人拍摄下来，并且已做过精确的测定。然而，贝茨医生竟然全盘加以否定。他说，晶状体"不是产生调节的因素"。调节焦点是通过改变眼球总长度来完成的，而且这是由于眼球外部的两束肌肉（眼外肌）的作用！贝茨的这种说法显然是与眼的调节生理相违背的。"贝茨视力训练恢复法"的训练方法如下：

① 手掌按摩法：闭眼，将手掌覆盖住双眼，完全阻挡光线，让眼睛感到温暖、舒适的感觉，保持 5min；每日 3～5 次。

② 尺子游戏：近视从 15cm 的短尺开始，竖放；逐步加长最后达到使用米尺。远视则相反。将尺子边缘向上放置在两眼之间，尺子一边架在鼻梁上，另一边抵住额头下方。捏住尺子下缘使尺子成一直线，刻度与眼睛垂直。这时如果将目光聚焦远处，尺子产生的二重影像看起来像一条隧道的两条边，且两条边缘同样清晰。将视线收回，这时隧道的边缘开始交叉相遇。往复看，每次 3～5min。

③ 眨眼：经过手掌按摩后，以每 10s 眨 2～4 次的频率眨眼几十次。

④ 呼吸：经常注意自主呼吸，如果发现因专注于某事物抑制呼吸时，注意恢复正常呼吸。

⑤ 眼睛移位运动：目标从清楚移动到不清楚，来回移动进行眼球移位运动。

⑥ 视觉训练：使用贝茨·增视仪进行视觉训练，只需眼跟着发出的三色营养光训练使眼的睫状肌恢复弹性。

⑦ 视觉记忆恢复。

贝茨的方法到底管不管用呢？我们还是看一看一篇当时的记录吧。下面的引文摘自 1952 年 4 月 12 日美国《星期六评论》上的贝内特·塞尔夫的专栏文章：

"他（指贝茨——编者注）站起来发表讲话时没有戴眼镜，显然，他阅读放在讲台上的讲稿没有感到困难。是'眼操'真正使他恢复了正常视力吗？当他滔滔不绝地讲下去时，我和在场的 1200 名客人惊奇地望着他……后来他突然支吾起来——于是大家明白了令人不安的真相。他根本不是在读他的讲稿。他事先把它背下来了。为了重新想起他的讲话，他把讲稿越来越贴近眼睛。讲稿离他眼睛只有一英寸左右，但他仍读不下去，于是不得不把手伸进口袋去找放大镜，以便看清字迹。这实在令人尴尬……"

然而，当贝茨的信仰者在患青光眼、视神经萎缩或其他必须立即接受医学治疗否则便会失明的眼疾时，那才会发生真正的悲剧。每一个伪医学家的周围都有不少这样的悲剧。对任何有见识的读者来说，这些悲剧都是十分简单而又明显的教训。

以上就是贝内特·塞尔夫在文章中讲述并亲自看到的：一辈子都在实践"转眼睛"的贝茨博士最终的"很不争气"的自我表现。这应当是"转眼睛"对治疗近视眼有没有效的最真实写照。

教训就在于，当你遇到一种遭到正统医生普遍反对的新医学理论时，你最好相信医生的意见。当然，这个自封的天才有可能真是他所自命的那种人，可能是远远走在顽固的同行们前面的另一位巴斯德，这种可能性总是存在的。然而这种机会却非常稀少。如果说有一个江湖医生后来证实是个天才，那么便有一万个江湖医生后来证实：他还是江湖医生。如我们所看到那样，他们之中有许多是聪明人，他们写文章和谈话都很机智，很有说服力。但是，作为医学上的外行人，在对待最可宝贵的健康问题时，决不要相信不可靠的判断。你可以保持开明的思想，但遵从内行医生的一致意见却是最可靠和最明智的行动方针。

(2) 什么样的人说管用

眼睛锻炼法，1952 年在发明人贝茨自己身上，没有能体现出他说的那种作用，几十年过去了，为什么还有人相信这种方法有用呢？而且不少成年人说这是自己的真实体验。这里到底存在着什么样的秘密呢？

人眼的屈光状况，在一生中都是处在不断的变化中，尽管这种变化比较缓慢，但确实是在不断的变化中。少年儿童至 30 岁呈现的是正镜度的减退（即负镜度增加）；30～50 岁处于基本稳定的状态，屈光度有变化也是微小的正镜度增加（即负镜度减退），这种变化一般不会超过 0.75D；50～65 岁（徐宝萃认为是 50～75 岁）有一个屈光矫正的正镜度快速增加的阶段，正镜度的增加幅度约为 1.00D（徐宝萃认为这种变化的最大幅度应在 2.50D）；70 岁左右，屈光矫正的正镜效度会再次下降。关于人眼屈光度一生的变化状况，请参见图 2-9 所显示的曲线。下面仅以个人屈光度正镜度化的状况（表 6-11）为例来说明这个问题。

表 6-11 个人 54～69 岁期间屈光正镜度化的状况

| 日期 | 2002 年 3 月 31 日 | | 2017 年 7 月 5 日 | |
| --- | --- | --- | --- | --- |
| 眼别 | R | L | R | L |
| 球镜度 | −6.75DS | −6.00DS | −5.25DS | −4.75DS |
| 柱镜度 | −0.50DC | −1.25DC | | −0.75DC |
| 柱镜轴位 | 170° | 75° | | 77° |

15 年间，右眼的综合镜度减少了−1.75D，左眼的综合镜度也减少了−1.62D。近视减少这么大的幅度，应当是很令人振奋人心的，但是这里必须强调：这是眼屈光自然的发展规律，与锻炼不锻炼眼睛无关。

30 岁以后，人眼就会呈现缓慢的正镜度化过程，50 岁以后这一过程就会加速。只要超过 30 岁，不管治不治、锻炼不锻炼，近视眼的人的度数都会逐渐减退。倘若经过治疗、锻炼，就认为是治疗、锻炼的作用，这纯属是一种误解。

（3）转眼睛的作用到底是什么

转眼睛，需要使用的是眼外肌，眼外肌的作用是牵动眼球围绕眼球旋转中心转动，外在的表现就是眼球的内转、外转、上转、下转以及双眼的会聚和相对散开。目前，在医学上还没有发现眼外肌对眼的屈光有什么影响作用，因此眼外肌的运动也不会对眼的屈光状态发生影响。

那么转眼睛到底能起到什么作用呢？能起到的作用应当只是：为眼睛谋求到了一个短暂的避开近距离工作的休息时间与空间的条件。

（4）利用人眼的调节潜力营造"成功"的假象

人眼的调节力是有一定潜力的，10岁孩子眼的调节力为13.2D，随年龄增大调节力逐渐减退：30岁时降低到8.7D，50岁降到1.9D，70岁降到1.0D。调节潜力越大，能够看近的距离也就会越小：10岁能看清楚的最近距离约为7.5cm，50岁的人能看清楚的最近距离约为52.6cm，70岁的人则1m之内是看不清楚的。青少年、成人所具有的这种调节潜力，往往会被不良的"近视治疗"所利用，使用的方法有以下三种：

① 目前，在屈光矫正中近视的"过度矫正"是很常见的现象，利用这种现实中的"过度矫正"渲染"近视治疗"有效性是司空见惯的办法。这只能说明，曾经的"过度矫正"被掩盖，而本应得到的"正确矫正"却成了宣传"近视治疗"成功的工具。

② 第二种方法，则是利用对视标识别的训练，造成"近视治疗"的有效性的假象。

在对视力表上的视标进行辨识时，到底要看到什么程度才是判断视力的要求的？这个看似简单的问题，其实并不简单。图6-17显示的就是人眼看到视标时在清晰程度方面的三种情况，其中：图（a）是判定人眼视力状况的最标准的分辨视标形态；图（b）是判定人眼视力状况的可以接受的分辨视标形态；图（c）这样的视觉分辨质量是不可以作为判定视力状况依据的。（a）与（c）这两种视觉分辨程度，在视力标值上大约要相差3～4个等级［相当于屈光度（−1.50±0.50）DS］，甚至相差会更多。

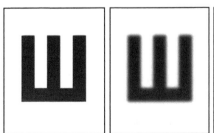

(a) 正常的分辨程度　(b) 可以接受的分辨程度 (c) 不可以采用的分辨程度

图6-17　视标分辨的清晰度比较

在这里，有必要说明以下两个问题：

第一，识读视力表的标准。不管是检测者还是被检测者，对视力的检测都是很清楚的：在实际视力检测中，被测者是凭着指出视标的开口方向来确认视标方向的；而检测者则是以被测者所报告的认识视标的状况来判定视力的。但是，对到底应当看到什么程度，知道的人就不多了。客观地讲，识读视标最标准的识别程度应当是：看清视标的开口空档的底是平的。

第二，就目前视觉生理学上的研究，视觉训练可以提高视觉的识别力，但不能提高视觉的分辨力，视觉识别力和视觉分辨力是两个不同的概念。凡是针对近视眼实施的视觉训练，一定是用"识别力"的概念代替"分辨力"的概念，这就是通过训练可以提高1～3行识别视标开口的道理所在。

③ 第三种利用调节潜力作为"治疗近视"有效的办法就是：开始把孩子配镜的度数人为提高，在治疗以后，再逐渐将配镜度数回归正常。应当说，这又是一种极不道德的方法，因为近视是严禁过度矫正的。

**2. 饮食调理法**

通过饮食调理，力图对近视眼发生、发展起到预防、控制的作用，尽管人们对这种方法喜闻乐见，但是这种方法并没有明确、充分的证明，只是一种宁可信其有的办法而已。目前，流传的饮食疗法如下：

① 宜多食用动物肝脏。动物肝脏中维生素 A 的含量远远超过奶、蛋、肉、鱼等食物，能保护眼睛，维持正常视力，防止眼睛干涩、疲劳，维持健康肤色。

② 多食用含胡萝卜素、维生素 A、维生素 $B_1$、维生素 $B_{12}$、维生素 C 和钙、铁等眼睛保健的必需营养物质，可明目。例如可以适当食用枸杞，枸杞就是含有这些物质的一种食品。

③ 宜食蓝莓。具有活化视网膜的功效，可以强化视力，减轻眼球疲劳。

④ 宜多食鱼。吃鱼可以防止由于年龄引起的黄斑恶化。

⑤ 多食牛肉、粗面粉、糙米、葡萄、蘑菇、香菇、银耳和木耳等富含铬的食物。

⑥ 避免过多摄入辛辣刺激、甜腻的食物。

**3. 中医中药**

有人说，中医也可治疗近视，而且这方面的报告也不少，而且有"确之凿凿"的统计数据。但是，在医学领域只是人云亦云，只是作为一种方法而存在，并没有权威的科学认证。这些方法大致有以下 6 种：

（1）中药治疗

中医治疗近视眼主要是根据全身情况采用中药整体辨证论治，认为脏腑尤其是肝肾在视力的调节上具有重要作用。研究发现，中药的疗效不稳定、持续用药的疗效不理想，有效的方剂极少，对此有待进一步研究和提高。

（2）针灸治疗

针灸疗法常被认为是防治近视行之有效的方法之一。目前认为：针灸治疗近视眼的方法的机理的研究有待进一步深化。存在的问题是：远期疗效还不理想，多有复发现象，对近视的预防、控制可能有一定的积极作用，但是对近视没有确切肯定的疗效。

（3）耳针疗法

用耳针防治近视是近几年来国内广泛应用的一种方法。用于防治近视眼的方法有：耳穴针刺、耳穴埋针、耳穴贴压、耳穴按摩4种。存在的问题仍旧是远期疗效不明确。

（4）点穴治疗

能够缓解肌肉痉挛，促进血液循环，对近视的预防控制或有一定的作用。但是，远期疗效不明确。

（5）穴位按摩方法

通过选经取穴，采用穴位按摩，力图通过刺激眼部周围神经感受器和末梢血管，从而获得局部调整。该方法保健效果明显，但是，这种方法对近视眼的疗效是否确切，还需要更深入的生理生化学的证明。在这种治疗中经常会加用麝香，在需经过长期按摩治疗中的这种加用是否妥当值得商榷。

（6）电磁疗法

采用传统中医学的观点，通过对眼部穴位的刺激来期望对近视产生治疗作用。这类产品确实对眼部的血液循环、睫状肌的放松起到了一定的作用，但一直没有一个产品能被广泛接受和认可。此方法只是短暂的刺激，没从根本上解决产生的近视诱因。

**4. 阿托品**

近视眼的治疗方法是人们始终追求并探索的一个课题。目前，最热门的方法当然是阿托品在近视治疗方面的应用。应用阿托品治疗近视眼并不是一件新鲜事，最早开展这项治疗的Donder（1811年），Junge在1969年曾做过详细介绍，Junge的方法至今仍是用得最多、研究时间最长的疗法。

（1）Junge治疗法与治疗状况

① 给药方法。

第1种，长期给药法：一般连续用药数月至数年。个别的报道，有连续用药7年的（药物浓度不详）。

第2种，短期给药法：连续用药数日至数月，这种用药方法最为普遍。

第3种，间歇给药法：15天为一疗程，间隔1个月，再进入第2个疗程（全年共8个疗程），这也是采用比较多的给药法。

第4种，交替疗法：左、右眼交替给药。Bedrossina采用的是，每天滴眼1次，第1年只点右眼，第2年改点左眼。

第5种，低量给药法：采用小剂量、低浓度用药，如用0.01%的制剂代替1%的制剂。

第6种，复方给药法：采用复方制剂（其中阿托品一定是小剂量）。

② 疗效。对于疗效的判断，一般是以视力为指标，个别报道亦有使用屈光度的。

以视力为指标的报告的有效率的统计数在 40.38%～95.87% 之间。以屈光度为指标的报告的有效率的统计数在：下降 0.58～(0.1±0.25)D 之间。

③ 存在的问题。士歧幸雄、丸尾敏夫、Луквский 均报告：用药期间有效，停药一段时间后均恢复原屈光状态。

Белечая：将治疗时间分 3～10 天、30 天、45 天三组，使用 0.1% 阿托品点眼，2～4 周后，大多数视力无变化。

Zauberman 认为：可以降低睫状体张力，但不能阻止近视眼的发展。

Аветисов：点用期间可能使近视发展减慢，甚至可能使近视程度减轻，停药后发展速度加快。

Нестеров：长期使用，有可能诱发近视眼。

Moor：由于视近时必须戴用近用眼镜，长时间实施下去非常困难。

Bruwn：给兔眼点用阿托品实验，发现睫状肌组织萎缩、巩膜变薄，屈光趋向近视。

Whitmore 认为：阿托品即便治疗近视眼是有效的，但也不宜采用，这种方法的潜在的危险是：

a. 瞳孔散大，到达视网膜上的光通量可增大到正常瞳孔的 25 倍，处在这样强的光照条件下，对视细胞的损伤能达到什么程度，目前还无法预知。

b. 通过散大瞳孔进入眼的光线只能在视网膜上形成模糊的视像，而这种视像对视觉本身就是一种损伤，尤其是对处于视觉发育期的儿童。

c. 可能导致全身性药物副作用，造成情绪与精神方面不良影响，这种影响对少年儿童更为明显。

d. 阿托品防止近视眼进展的作用远没有人们期盼的那样大，即使无危险，也不值得试用。

（2）ATOM1 和 ATMO2 临床研究

目前，有关使用阿托品治疗近视的研究最新资料应当是：Chia A，Chua WH，Cheung YB，et al. Atruopine for the treatment of childhood myopia：safety and effi-cacy of 0.5%，0.1%，and 0.01% doses（Atruopine for the Treatment of Myopia 2），Ophthalmology，2012，119（2）：347～354。这项课题做了两期研究，第一期的研究报告的名称《Five-Year Clinial Trial on Atruopine for the Treatment Myopia》（即《阿托品控制近视的 5 年临床研究》），简称 ATMO。第 2 期的报告是《Five-Year Clinial Trial on Atruopine for the Treatment Myopia2：Myopia Control with Atruopine 0.01%》。

① 研究方法。这两期关于滴用阿托品对近视进展研究，将实验者分为：未用药组及浓度分别为 1.0%、0.5%、0.1%、0.01%组，一共五组。实验前，对参加试验的孩子检测屈光矫正镜度。然后，对参加试验的孩子滴用相应浓度阿托品液药物两年，观察期设定为 5 年，每 6 个月进行一次屈光矫正镜度检测。

② 报告。这项试验得出的结论如图 6-18 所示。

对上面统计图的解释如下：

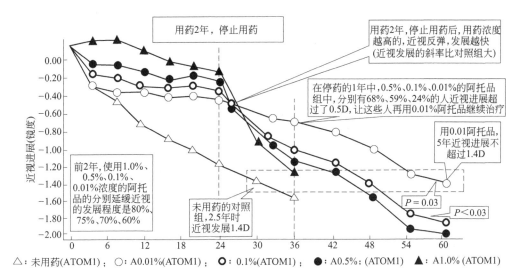

图 6-18 阿托品控制近视的研究统计

a. 前 2 年，1.0%、0.5%、0.1% 和 0.01% 浓度的阿托品的分别延缓近视的发展程度是 80%、75%、70% 和 60%。

b. 2 年后停止用药，停药后，浓度越高的近视反弹、近视发展越快（表现为近视发展的斜率比未用药组还大）。然而，0.01% 浓度的阿托品的近视反弹现象则不明显。

c. 在停药的 1 年中，0.5%、0.1% 和 0.01% 的阿托品组中，分别有 68%、59%、24% 的人近视进展超过了 0.5D，让这些人再用 0.01% 阿托品继续治疗。

d. 用 0.01% 阿托品的，5 年近视进展不超过 1.4D。

e. 未用药的对照组，在 2.5 年时近视进展就 1.4D 了。

③ 实验的分析。这项实验，对于未用药组和滴用 1.0% 阿托品液者，停药后，只观察了 1 年，显然这两组后 2 年的试验是缺失的。这样的话，就造成了用 3 年的实验结果与 5 年的实验结果进行对照，两者的可比性只能具有相对的意义，凭这样的对照来确认 5 组参试的结论显得不够充分。

应用药物的组别中，除 0.01% 组，其他三组都呈现停药后一年中的负镜度加速增长的趋势。这种加速增长的原因是什么？不得而知。而 0.01% 组，在停药后一年没有负镜度加速增长的趋势，但是在用药期间呈现的负镜度变化平稳，这又是什么原因造成的？也没有明确的结论，只能推测：可能是通过 M4 受体的介导作用。

另一个值得探讨的问题，就是 5 年后这些参试者的屈光度又将是怎样变化的。倘若再往后，参试者与未参试者最终殊途同归了，这项试验的意义也就很有限了。

阿托品存在副作用是客观的，长期使用是否妥当，是要经过严密科学证明的。这项试验之所以能够进行的基础就是人为设定的一个先决条件：阿托品的副作用、长期使用产生的不良作用，都予以忽略不计。否则就不会避开动物实验，而将孩子直接作为实验对象。未经动物实验，直接将孩子作为实验对象，总是不踏实，总感觉这样的做法里缺点什么。

尽管0.01%阿托品被看作是很有前景的近视控制药物，但是要最终确定其价值，还需要做大量的工作，还要大量的科学证明，既要瞻前又要顾后，这绝非是一两次实验所能解决的问题。

### 三、近视眼预防、控制难的病根在哪里

关于近视眼的预防、控制，几乎到了年年讲、月月讲、时时讲的程度。但是，近视眼在人群中的比例递增攀升的趋势却始终没有改变，近视眼发生的年龄也在趋于低龄化，青少年近视眼屈光度增长的速度也是惊人的，为什么讲来讲去的近视眼的预防、控制就不能落在实处呢？

#### 1. 病根在哪里

在知识爆炸、新技术不断更新的时代，人们在生活、工作中只注重对外部世界精彩的追求，但是对如何去适应则完全无暇顾及。这是近视眼预防、控制难的个人因素。

关于近视眼预防、控制方面，基本上停留在发文件、宣传、教育上，但这些措施都很难真正做到人的心里面。到头来，该讲的只管讲，该做的却没做。最终就形成了：不近视的不着急，真就变成了近视；近视了，着急了，想恢复到过去基本上没希望；一旦近视了，不戴眼镜看不清楚，戴上眼镜使用不合理，度数就会长。

在近视眼方面虽然提出了各种有益的建议，但是，不管是成人还是少年儿童，能保证按这些建议去做的人几乎没有，这就是近视眼预防、控制难难以解决的不容乐观的客观大环境。人在快节奏的社会生活中，对于"近视不近视这样不影响大局"和"近视度数增加多少"的问题，是不会主动长期做什么的。在家里，预防、控制近视本身应当是孩子自己的事情，但是对于这件事着急的恰恰不是孩子自己，而是家长。这就说明，预防、控制近视的成功与否，取决于这个问题的主体的被唤醒和行动，倘若我们能找到一条途径，让人们顺便就可以做成而且又能让孩子随心所欲地去做事情，只有这样才能把近视眼预防、控制的事情做到实处。

#### 2. 对于近视的理性思维

对近视眼应当怎样认识，这是一个非常现实的问题，在头脑中有必要建立科学理性的认识，这就要做到以下6个方面。

（1）正视现实

正视现实，是指面对自己的屈光状况，不管怎样想不通，是什么就是什么，着急上火是没用的。倘若自己眼睛是正视眼，这是一个很好的屈光状况，但是这也就需要自己去精心维护这种状态。否则，你就要付出代价。对于已经是近视的人，就不要再去想不近视怎样怎样，倘若想通过屈光手术"治疗"，那就得心理上做好能承担手术所带来的并不是偶发的副作用和后遗症的困扰。就目前眼科学、眼视光学界公认的对近视眼的最安全、有效的办法只有：戴眼镜进行屈光矫正。

（2）近视，并非洪水猛兽

有人一说近视，就觉得是不得了的事情。特别是众多的家长，一听说自己的孩子近视了，往往会对孩子横眉冷对，一顿指责、教导则是不可避免的。那么近视到底是什么呢？这要从两个方面说：

① 这就好比人的身高，有人高一些有人矮一些，都很正常。中国大陆男性和女性的平均身高分别是 1.718m 和 1.597m，姚明是 2.26m，潘长江 1.6m，假如与屈光状态来类比的话，姚明就相当于屈光不正中的"高度近视眼"，而潘长江就相当于屈光不正中的"远视眼"，姚明的高成就了一代篮坛巨星，潘长江的矮成就了演艺界的一个传奇。

② 近视了，就一无是处了吗？当人近视后，在看近上是有优势的。对于轻度近视来说，最适合从事的就是书案、操作电脑、看书、写字这类工作，他能在裸眼情况下不使用（或少使用）调节力的情况下，长时间持续工作，既不产生视觉疲劳，还不易增长度数。显然这对保持良好的情绪、心态，高质量地完成书案工作具有极为重要的作用。

（3）一旦近视，矫正是必要的

一旦近视了，往往会采取尽量推迟配眼镜的做法。作为家长，更是抱着"戴上眼镜，就摘不下来了"想法，只要老师不干涉，能不让孩子戴就不戴。这些人并不清楚一旦近视了，看到的世界到底是什么样的。图 6-19 就是－1.00DS 近视眼在戴眼镜和不戴眼镜看到的北京白塔寺的影像。

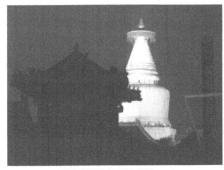
近视戴眼镜看到的夜景

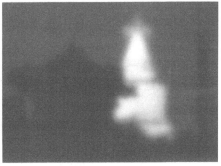
近视不戴眼镜看到的夜景

图 6-19　近视眼戴眼镜与不戴眼镜看到的视像差异

两相对照，可以看出：近视眼戴上眼镜看到的影像是精细的，不戴眼镜看到的只能是大概的轮廓。只能看到轮廓的，到底损失了多少应当看到的信息，恐怕很难说清楚。但是，假如长期处在这种只了解轮廓的状态下，得到的外界信息应当是非常不全面的，这显然对思维反应能力和敏感程度形成、发展是极为不利的。从这一点上思考，作为近视眼来说，就没有道理不配眼镜。作为孩子已经是近视的家长来说，没必要在"戴上眼镜，就摘不下来了"想不通，只要还不想让自己的孩子在将来总比别人慢半拍，那就应当给孩子配眼镜。

（4）不让看，是行不通的，得教会怎么看

近视眼的发生和过多看近的活动密切相关。不让看近，显然是不成的，特别是孩子，只要看书、写字一定是要看近的，而且现在学校还会在电脑上留作业，这更离不了看近。这样就形成了恶性循环：不近视的，看成近视了；近视的配的眼镜看清远了，戴着看远清楚的眼镜再看近，近视度数非长不可。为了不长度数，不看书、不写字显然不行，家长自己就不干了。不让孩子看手机，也是一件难事，家长都看，怎么能约束孩子不看呢？那么这里就有一个看近怎么看的问题。这里给大家提供一个简便易行的办法：

看书、写字的视距一般要求是 1 尺（即 0.33m，简约说法是 0.3m）的视距。但是在现实家庭生活中看书、写字是在写字台上，此时实际的距离应在 0.25～0.28m。根据这个现实的视距计算的最适宜屈光度：

$1/(-0.25)m=-4.00D；1/(-0.28)m=-3.57D$。

这就是说 $-3.50～-4.00D$ 的近视眼，最适宜在这种条件下用裸眼看书、写字，无须戴眼镜。不戴眼镜会比戴眼镜更轻松。

假如是操作电脑，视距一般在 40cm，这样的话 $1/(-0.40)m=-2.50D$，也就是说 250 度及以下的近视眼，看电脑是不用戴眼镜的。

（5）近视的预防、控制是自己的事情

近视的预防、控制是自己的事情，其他人着急是没用的。对于孩子来说，近视眼的易发期正值孩子思维趋于独立的所谓一个"逆反期"，强迫他去做什么，往往是适得其反，越不让做什么他是越要去做。所以，要想让孩子做好"近视的预防、控制"这件事，不能依靠"命令"，殊不知孩子还想发号施令呢。当然，做好这件事也不难，但是，至少要做好三件事：

① 教会孩子做一个大人，既然长大了，就得像大人一样管好属于自己的事情。

② 既然近视已经成为现实，无须追究过去，将来让度数不长（或少长）总是要控制的。

③ 近视度数无限制地长下去，终究不是好事情，很可能会影响自己理想的实现。

（6）不要道听途说

关于近视眼康复、治疗的说法很多，有关近视眼康复、治疗仪器也是层出不穷，你方唱罢我登场，几十年过去了，能站住脚的近视眼的康复、治疗仪器，目前还真的说不上来。当然，"康复、治疗仪器"存在着潜在的巨大商机，因此还会一波一波地不断涌现。但是，要想尽可能防止这些道听途说的"官方"信息对眼睛造成危害，一定要记住以下几点：

① 从医学上讲，眼睛是严禁按压的，尤其是角膜，这是医学领域的禁区。

② 人眼的调节作用，只有正调节、相对负调节的作用，绝对的负调节是不存在的。

③ 人眼的屈光介质最适宜的环境是自然光，激光并不是人眼适宜的光照环境，不同波长的激光都会导致眼睛相应部位的损伤（表 6-12）。

表 6-12　不同波长激光对眼的损伤部位

| 波长分区 | 波长范围/nm | 主要损伤部位 |
| --- | --- | --- |
| 紫外激光 | 180～400 | 角膜、晶状体 |
| 可见激光 | 400～700 | 视网膜、脉络膜 |
| 近红外激光 | 700～1400 | 视网膜、脉络膜、晶状体 |
| 远红外激光 | 1400～$10^6$ | 角膜 |

注：高光煌主编《激光辐射医学防护》1998 年 5 月第 1 版。

④ 人眼是一个习惯于冷而惧怕热的器官，在持续过热的环境中容易导致角膜、晶状体蛋白的变性，使其透明度在一定程度上减退。

⑤ 人身体的任何组织，都不具有被磁铁吸上的功能。因此，指望磁力作用制导血流、房水的运动速度、方向，只能是空想。

只要能关注这几个方面，在选购"眼康复、治疗仪器"时，就不会发生"打眼"的事情。

## 第一节 ⋮ 远视眼的概况、定义与屈光

远视眼是人类最常见的一种屈光不正。一般认为，在非洲、欧洲、美洲等诸国较为多见，而我国、日本、东南亚则相对较少。其实，远视眼在我国并不少见，远视眼在屈光不正中所占的比例还是比较大的，只不过是配眼镜的人比较少而已，这既与远视眼的视觉特征有关，也与人们对远视眼认识还不够深入有关。因此，了解远视眼的基本知识，掌握远视眼屈光矫正的原则与方法，就成为眼屈光学工作者的必修课。

### 一、远视眼的概况

只要一提到屈光不正，人们就会想到近视眼。那么远视眼在屈光不正中所占的比例如何？远视眼的屈光检测与矫正应当注意哪些问题？这就是本章中所要解决的问题。为了了解远视眼的基本情况，就需要我们从了解眼科与眼屈光学家们的相关调查数据谈起，这些调查数据尽管比较陈旧，却是我们正确认识远视眼的不可缺少的基本素材。

#### 1. 近视眼：远视眼

宋琛在 1958 年曾对幼儿园、小学、中学、大学的学生进行了调查，调查结果如表 7-1 所示。

表 7-1　各级学校学生屈光状态调查表

| 校别 | 幼儿园 | 小学 | 初中 | 高中 | 大学 | 总计 |
|------|--------|------|------|------|------|------|
| 总眼数 | 834 | 1548 | 1704 | 1242 | 2100 | 7428 |
| 远视眼 | 738(88.49%) | 364(23.51%) | 245(14.38%) | 144(11.60%) | 119(5.67%) | 1610(21.68%) |
| 近视眼 | 6(0.72%) | 174(11.24%) | 315(18.49%) | 415(33.41%) | 717(34.14%) | 1627(21.90%) |
| 正视眼 | 84(10.07%) | 1010(65.25%) | 1140(66.90%) | 683(54.99%) | 1263(60.14%) | 4180(56.27%) |
| 混合散光 | 6(0.72%) | | 4(0.23%) | | 1(0.05%) | 11(0.15%) |

从上列调查表可以看出：随着年龄的增大，远视眼有逐渐减少的趋势，近视眼有逐渐增多的趋势，而两者的总计人数及比例基本相当。

另据我国诸位眼科、屈光学专家对到屈光门诊就诊的屈光不正进行统计，结果如表 7-2 所示。

表 7-2　各位专家对门诊近视眼与远视眼就诊比例的统计表

| 专家 | 统计时间 | 近视眼：远视眼 | 专家 | 统计时间 | 近视眼：远视眼 |
|---|---|---|---|---|---|
| 陈耀真 | 1954 | 3：1 | 童启哲 | 1954 | 2.4：1 |
| 茅祖裕 | 1957 | 2.4：1 | 吴燮灿 | 1958 | 1.2：1 |
| 胡茂生 | 1960 | 1.84：1 | 宋　琛 | 1962 | 3：1 |
| 徐宝萃 | 1963 | 2.9： | 蒋润全 | 1987 | 3：1 |

诸位专家的门诊调查中，有一个共同点：就诊的被测者中，近视眼的比例远远大于远视眼，这一结果与前表迥然不同。这是否可以说明两个表中有一个是不准确的呢？应当说两个表之间并不存在这样的关系。这只能说明：

（1）统计对象的范围不同

前表调查对象所面对的是某一年龄段所有的人，而后表所面对的则是对已经作了选择的人进行的第二次选择。而后一次选择又恰好处于近视眼的多发、易发的阶段。统计对象有别，因此两个表没有可比性。

（2）远视眼中，就诊、配镜者相对较少

这是因为轻度远视眼（少年儿童中的中度远视眼）既无视力下降，也无视觉疲劳。因此，也就不会产生屈光检测与配制屈光矫正眼镜的需求。而近视眼则不同，近视者必然视力下降，就会进行屈光检查、配制矫正眼镜。这就是光顾眼镜店、验配中心者中近视眼较多的原因所在。

**2. 远视眼需要更多的关注**

从以上叙述中，应当看出：尽管远视眼验、配镜人数相对较少，但其实际人数要比来验、配镜的人数多得多。我们对这些众多的远视眼人群给予的关注是不够的。

远视眼中的中、高度远视眼在得不到及时矫正的情况下，视觉疲劳就会经常发生，还会出现弱视、内斜视等并发症。尤其是青少年远视眼的表现会更加明显，预后也会相对较差。

以上两种客观情况，决定了我们对远视眼的消除视觉疲劳、防治弱视、保护视力必须给予应有的重视。这将是关系到提高远视眼者学习与工作效率，提高其视觉健康水平的现实问题。

## 二、远视眼的定义

**1. 对远视眼的认识**

人们对远视眼的认识，经历了一个从错误认识，经过不断修正，再到正确认识的过程。这一过程历经 200 多年才告完成。

关于"远视眼"这个词是由沃德（Daza de Valde's）在 1623 年首先使用的。所描述的"远视眼"现象是：视近距离增大。这实际上描述的是老视眼的视觉表现。应当说，这说明当时的眼科学界还不能对老视眼与远视眼进行鉴别。海姆博格（Hamberger）在这一历史条件下，于1696年对这种"远视眼"现象进行了光学分析。杰尼（Jean Janin）于1772年将人的屈光状态分为三类（即正视、近视、远视），并将这一认识引入到眼科临床实践，但仍认为"远视"只发生在老年人。

英国的眼科医生杰姆斯.沃勒（James Ware），于1813年突破了将老视眼误认为是远视眼的藩篱，首先阐明了远视眼与老视眼的不同：① 远视并非老视；② 远视眼是屈光介质（角膜、晶状体，或两者兼之）在凸度方面与视网膜的距离不相匹配所致。同时指出：配用凸透镜可以矫正被测者的远、近视力状况。

从远视眼这一名词的首次使用到基本正确的认识，远视眼经历了整整190年的时间。弗兰兹·冬德尔（Franz Donders）在19世纪中叶对远视眼的光学性质与分类进行了比较完整的阐述，进一步确定了对远视眼多发性的认识，最后完成了远视眼与老视眼在屈光性质方面的科学的分离。

**2. 远视眼的定义**

（1）远视眼的定义

平行光线自空气与角膜所形成的界面折射入眼后，经过未进行调节眼的屈光系统的屈折后，不能成焦在视网膜上（$F'$），而是指向视网膜（也可表述为球）后有限距离的点（$F$），这样的眼就叫做远视眼（图7-1）。

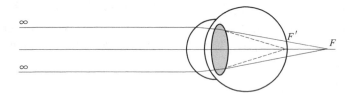

图7-1　远视眼定义概念示意图

简单说，就是将无限远来的光线成焦在视网膜后的静息状态的眼就叫做远视眼。

（2）定义中的关键信息

上述定义中，有两个信息具有重要的意义。

① 远视眼是一种屈光不正：这样的眼成焦在视网后的 $F$ 点，而不能成焦在视网膜上的 $F'$ 点。这只是针对处在静息调节状态的眼而言。

② 远视眼与老视眼不同：远视眼与老视眼是不同的。

其一，老视眼是由于调节力下降所引起，而远视眼没有调节力的下降。

其二，老视眼的视远能力正常，视近生理功能下降；而远视眼尽管视近也可能存在异常，但其视远生理功能异常才是远视眼屈光生理状态关键。

**三、远视眼的屈光**

**1. 远视眼的共轭关系**

（1）无调节状态下的共轭关系

平行光线（即无限远来的光线）通过不使用调节力的远视眼就会成像在球后的某

一点（$F'$），这就是说：∞与 $F$ 点是互为共轭的两个点。而落在视网膜上的则是一个光斑（图 7-2 中的 $\overset{\frown}{AB}$），即焦点前弥散空间的一个横截面。既然落在视网膜上的是光斑，当然就不会有清晰的视像。

（2）调节状态下的共轭

远视眼被测者在目标不清晰时，就会进行自动调节（睫状肌收缩，晶状体前凸），此时就会使入眼的平行光线原来聚焦在球后的焦点（图 7-2 中的 $F$ 点）向前移动到视网膜上的点（图 7-2 中的 $F'$点），这一点可以叫做调节焦点。眼所使用的令 $F$ 点移动到 $F'$的调节力就是远视眼完全矫正所要使用的屈光矫正镜度。而 $F'$点就是∞在被测眼的调节共轭点。当无限远的目标能够和视网膜中心凹形成调节共轭关系时，被测者就可以获得清晰的视觉。

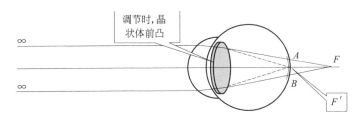

图 7-2　远视眼的近目标光学成像示意图

当被测者的调节力低于其屈光矫正镜度时，就将失去清晰的视觉；当被测者的调节力等于其屈光矫正镜度时，尽管可以获得清晰的视觉，但肯定存在视觉疲劳；当被测者的屈光矫正镜度接近其调节力时，就会出现频繁的视觉疲劳。只有屈光矫正镜度明显低于调节力时，才会有相对舒适的清晰视觉。

**2. 远、近目标的成像**

远视眼在调节静态时，远距离目标将以平行光束的形式入眼，必然会在视网膜后成像（图 7-3 中的 $F$）。而近目标（图 7-3 中的 $F'$）则是以发散光束的形式入眼，这就使得其入眼后以更小的聚合程度成像于更加靠后的某一点（图 7-3 中的 $F''$）。倘若远目标的焦点调节到视网膜上（$F'$）的力量为 $D_{F \to \underline{F}}$ 的话，那么将 $F'$的焦点 $F''$调节到视网膜上（$F'$）的力量一定是调节力 $D_{F \to \underline{F}}$、$D_{F'' \to \underline{F}}$ 两者之和。$D_{F \to \underline{F}}$ 是被测者的远用屈光矫正镜度，$D_{F'' \to \underline{F}}$ 则是被测者的最大近用附加镜度。

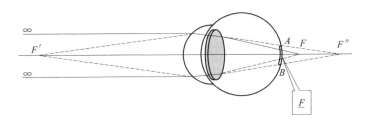

图 7-3　远视眼的近目标光学成像示意图

### 四、调节性屈光分类名词

**1.调节性屈光分类的名词**

（1）绝对远视

绝对远视又叫做固定性远视。绝对远视是指被测眼使用全部调节仍旧不能代偿的远视部分。

在屈光检测逐渐加入正镜度镜片的过程中，被测眼最初达到的矫正视力1.0所使用的屈光矫正镜度就是被测眼的绝对远视度。

（2）能胜远视

能胜远视又叫做可克服性远视、能胜性远视、能动性远视、条件性远视、制胜性远视、智能性远视。能胜远视是指被测眼通过使用调节力可以克服（或代偿）的远视部分。

在屈光检测中，我们会发现：当我们检测出被测眼的绝对远视度之后，再继续加入适当的正镜度镜片，被测眼仍旧能保持1.0的矫正视力，此时检测到的屈光矫正镜度就是远视中的能胜远视的成分。在绝对远视度基础上，能够保持1.0矫正视力所新增的最大正镜度值就是被测眼的能胜远视度。

（3）显性远视

显性远视又叫做明显性远视。显性远视是指：使用与不使用调节力所呈现出来的联合性远视。简单说，显性远视就是绝对远视度与能胜远视度之和。

（4）隐性远视

隐性远视又叫做潜伏性远视。隐性远视是指：能够被睫状肌生理性张力所代偿的远视部分，即应用睫状肌麻痹剂后所显现出来的远视部分。

（5）总合远视

总合远视又叫做综合性远视，简称总远视，是指在眼的调节作用完全消失时所显现出来的全部远视屈光矫正镜度。也可以说，总合远视就是显性远视度与隐性远视度之和。

**2.实例释义**

在以上名词解释中，我们就会发现：在对被测眼进行绝对远视和能胜远视（显性远视）的检测过程中，被测眼的瞳孔始终处于常态条件之下。只有在检测隐性远视时，才使用阿托品使瞳孔扩大。表7-3就是一名只具有0.5裸眼视力的远视眼被测者实际检测过程的统计表。

表7-3　一名远视眼被测检测过程与调节性屈光的意义

| 序号 | 检测方法 | 瞳孔 | 镜度加入总量 | 视力 | 新加入镜度量 | 调节性屈光的意义 | | |
|---|---|---|---|---|---|---|---|---|
| 1 | 单纯性镜度加入 | 常态 | +1.50D | V:1.0;N0.6 | +1.50D | 绝对远视 | 显性远视 | 总合远视 |
| 2 | 单纯性镜度加入 | 常态 | +3.50D | V:1.0(再增则降) | +2.00D | 能胜远视 | | |
| 3 | 1%Atropin滴眼,镜度加入 | 扩大 | +4.50D | V:1.0 | +1.00D | 隐性远视 | | |

上述案例中，被测者的显性远视度为＋1.50D，能胜远视度为＋2.00D。远视眼的这两种远视度，在其成长发育中不是一成不变的，将会随着年龄的不断增长、调节力的逐渐减退而变化：显性远视度会逐渐增大，能胜远视度就会相应减小，最终会将能胜远视度全部转为显性远视度。这一转变过程是漫长的，但却是持续的。这说明：远视眼在能胜远视还存在的情况下，定期接受屈光检测是必要的。

# 第二节 远视眼的原因与分类

## 一、眼视光学意义上的分类

眼的视光学分类是指以眼的屈光要素作为分类依据的远视眼的分类方法。屈光要素成分的构成如图 7-4 所示。

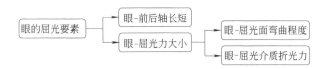

图 7-4　眼的屈光要素构成示意图

从图 7-4 可以看出，人眼的屈光状态是由眼的前后轴的长短和屈光力的大小这两个因素所决定的。眼轴的变短或屈光力的减弱，都会使眼变成远视眼。

**1. 轴性远视**

由于眼轴相对较短所发生的远视眼就叫做轴性远视眼（图 7-5 第 2 图）。轴性远视眼是远视眼中最常见的一种。

（1）轴长与屈光度

从眼屈光状态的总体来考虑的话，眼的前后轴发生±1mm 的变化，屈光度将会发生±3.00D 的相应变化。确切地说，眼的前后轴每缩短 1mm，将需增加屈光矫正镜度＋2.445D，这在本书第四章中已进行过介绍，在此不再赘述。为了叙述上的方便，我们仍采用眼轴缩短 1mm 增加正镜度＋3.00D 的传统说法予以表述。我们以古尔斯特兰德模型眼和眼轴的标称长度为例，远视眼前后轴的长度与屈光矫正镜度间的对应关系如表 7-4 所列。

表 7-4　远视眼屈光矫正镜度与眼的前后轴长的关系对照表　　　　　　　mm

| 主点屈光力（屈光度） | 古尔斯特兰德模型眼 | | 眼球的常规标准 | |
|---|---|---|---|---|
| | 轴长 | 与正视眼的轴长差 | 轴长 | 与正视眼的轴长差 |
| 0.00D | 24.39 | 0.00 | 24.00 | 0.00 |
| ＋1.00D | 24.01 | 0.28 | 23.67 | 0.33 |
| ＋2.00D | 23.63 | 0.76 | 23.33 | 0.67 |

续表

| 主点屈光力<br>（屈光度） | 古尔斯特兰德模型眼 | | 眼球的常规标准 | |
|---|---|---|---|---|
| | 轴长 | 与正视眼的轴长差 | 轴长 | 与正视眼的轴长差 |
| +3.00D | 23.27 | 1.12 | 23.00 | 1.00 |
| +4.00D | 22.92 | 1.47 | 22.67 | 1.33 |
| +5.00D | 22.60 | 1.79 | 22.33 | 1.67 |
| +6.00D | 22.27 | 2.12 | 22.00 | 2.00 |
| +7.00D | 21.96 | 2.43 | 21.67 | 2.33 |
| +8.00D | 21.65 | 2.74 | 21.33 | 2.67 |
| +9.00D | 21.36 | 3.03 | 21.00 | 3.00 |
| +10.00D | 21.07 | 3.32 | 20.67 | 3.33 |

一般认为，眼轴的缩短大多不超过 2mm，这就是超过 +6.00D 远视眼比较少见的原因。但是，将 +6.00D 作为远视眼的硬性规定却是错误的。据徐宝萃《眼屈光学》中报告远视眼有达到 +20.00D 的个案，徐广第《眼科屈光学》也曾报告有高达 +24.00D 的远视眼。

（2）生理与病理性远视

儿童时期的远视眼大多为生理性。新生儿的眼轴约为 17.3mm，呈 +2.00～+3.00D 的远视状态。一般认为，这是古人类为了猎食、防御而主要使用远视力在生物遗传性方面的反映。

当眼的发育呈现不协调：眼的垂直径、横径的发育过快，或前后径长发育过缓时，就会在成年时仍存在明显的远视，这种情况就可视为眼发育失调、发育不全。

因眼底新生物（肿瘤、炎症性肿块等）产生、眼球壁组织的水肿、视网膜脱离等病理性原因，所导致、诱发的远视眼属于病理性远视眼。病理性远视眼在症状上的表现形式为：激进性、突发性，远视程度可能会呈现渐进发展的态势。

**2. 屈光性远视眼**

导致屈光性远视眼的直接因素有两个。一个是曲率的改变，另一个是眼屈光介质折射力的变化。因曲率减小所发生的远视叫做曲率性远视眼（图 7-5 第 3 图），或叫做弯曲性远视。因折射力减弱所引发的远视叫做指数性远视眼（图 7-5 第 4 图）。不管是哪一种远视眼，有一点是共同的：针对视网膜而言，眼的屈光力减弱。

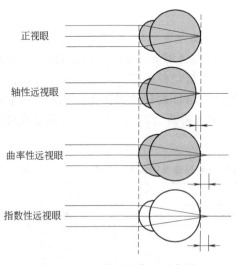

正视眼

轴性远视眼

曲率性远视眼

指数性远视眼

图 7-5　屈光性远视类型示意图

（1）曲率性远视眼

人眼任何一个屈光面的弯曲度的减弱（曲率半径的增大）都会发生弯曲性远视眼，曲率性远视眼则是针对曲率半径的增大的一种表述形式。导致曲率性远视眼最多的因素是角膜弯曲度的减弱，因晶状体弯曲度改变导致的曲率性远视眼相对比较少见。因为先天的、外伤和角膜疾病等，都将导致的扁平角膜而导致曲率性远视眼的发生。按光学球面理论进行计算可知，角膜曲率半径每增加 1mm，眼的屈光度将增加 $+6.00D$。

一般情况下，角膜曲率改变所引起的远视眼，其屈光矫正镜度大多 $\geq +6.00D$，散光程度较重。在忽略远视眼总屈光矫正镜度有可能存在生理变化的情况下，对轴性远视眼和曲率性远视眼进行一般性诊断与鉴别时，可参照表 7-5 进行。

表 7-5　远视屈光鉴别诊断参考表

| 远视类型 | 球镜度 | | >6.00D,散光度 | |
|---|---|---|---|---|
| | <6.00D | >6.00D | 低度 | 高度 |
| 轴性远视眼 | √ | | √ | |
| 曲率性远视眼 | | √ | | √ |

（2）指数性远视眼

指数性远视眼是指因眼的屈光介质折射力下降所导致的远视眼。导致眼的屈光指数下降的原因包括：角膜、房水、晶状体和玻璃体，而以晶状体的屈光力的下降为主，产生的影响也相对较大。

糖尿病性远视眼则是一种最为典型的指数性远视眼。糖尿病性近视眼是人尽皆知的事，但糖尿病性远视眼也是客观存在的一种现象。胡纳尔（Horner）在 1873 年报告：一名糖尿病患者，突然视力下降，戴用老视眼镜看远时，变得清楚了。以后就有了对糖尿病患者出现远视的现象的探讨，病例也时有报告。

一般认为，血糖浓度的改变所导致的晶状体皮质一过性屈光指数的改变，是眼的屈光性质发生暂时性改变的主要原因。杜克-艾尔德（Duke-Elder）在 1949 年指出：晶状体与房水间渗透关系的改变起着主导作用。

① 血糖升高导致近视的过程是：体内水的储存充分时，血 $Na^+$ 随糖的大量排出而减少。继而组织液中的 $Na^+$ 减少、渗透压降低，眼房水渗透压低于晶状体。这时，房水中的水就会经晶状体的囊膜及帕替特氏管进入晶状体并使之膨胀，屈光力增大，最终导致糖尿病性近视。

② 血糖降低导致远视的过程是：当血 $Na^+$ 升高时，组织液就会因 $Na^+$ 的浓度使渗透压升高，进一步引起房水渗透压高于晶状体。从而引起水由晶状体向房水的移动，晶状体屈光力也会随之减弱，这时糖尿病性远视也就发生了。

当一名长期罹患糖尿病而且"视力正常"的患者在得到妥善治疗的情况下，就会表现为名义上的指数性远视眼。这种远视，实际上是一种生理视力状态的回归。

## 二、远视与年龄

人眼的屈光力随着年龄的增长，要先后出现两个阶段性的变化。我国著名眼屈光学专家徐广第先生、徐宝萃先生绘制的人眼因年龄增长屈光力变化的示意图（图2-9），两条曲线尽管稍有差异，但大致走向基本一致。

**1. 屈光变化趋势**

在人的一生中，眼在屈光力变化方面，要经历明显下降、基本稳定、逐渐攀升和再次下降这样四个时期，具体发生的时间大致如下：

① 30岁以前，人眼的正性屈光力呈现明显下降趋势。

② 30～50岁期间，人眼的屈光力基本稳定，没有明显变化。

③ 50～70岁左右期间，正性屈光力又呈逐渐攀升趋势。

④ 在65岁以后（徐宝萃认为75岁左右）人的屈光力又将呈现再次下降态势。

**2. 需要关注的时期**

人眼的屈光力之所以会发生上述的变化，是眼轴的动态增长和晶状体屈光力的动态变化这两种因素，起了至关重要的决定作用。

① 在三岁以前，婴幼儿的眼的前后轴大约会增长4～5mm，相当于人眼要增加10.00～15.00D的屈光力。但人在3岁前实际并未获得增加这样大屈光力的结果，这是因为，由眼轴增长的对屈光力的影响，已经大部分被眼球、晶状体横径的增长所抵消。最后得到实现的屈光变化为（2.00±0.50)D的去正镜度的结果。

② 人从50岁（远视眼45岁，或更早些）调节力的下降明显加速，晶状体更趋于扁平，此时则会出现一个短暂的、轻度的正镜度回升期。

③ 在65～75岁之间，人的晶状体进一步硬化。此时，眼的屈光力将会将会有一定程度的增大，使之进入再一次去正镜度化的时期。当被测者存在白内障疾患时，去正镜度化的效能就会更加明显。

以上人在一生中所表现出来屈光度变化信息，提示我们：在人的一生中有三个时期，需要对眼屈光学的变化给予重点关注。第一，30岁之前；第二，50岁之后；第三，老年期。因为这是三个屈光变化相对较大的时期。在这三个时期中，加强眼的监护、定时进行屈光检测就显得十分必要。

## 三、远视眼的其他分类

除从眼-视光学的屈光学意义上进行分类之外，我们还可以从远视的性质、有无散光和远视的程度上对远视眼进行分类。

**1. 远视的性质**

从屈光性质进行分类，远视眼可以分为单纯性远视眼、病理性远视眼两种。两者的鉴别诊断如表7-6所示。

**表 7-6 单纯性远视眼与病理性远视眼鉴别诊断对照表**

| 远视的性质 | 单纯性远视眼 | 病理性远视眼 |
|---|---|---|
| 发生 | 普遍 | 少见 |
| 原因 | 屈光配合性偏差 | 眼部疾病、手术 |
| 与遗传的关系 | 常染色体遗传(存在时) | |
| 屈光度 | 一般＜＋3.00D | 多≥＋6.00D |
| 眼球形态改变 | 无明显变化 | 眼轴特别短、眼球小 |
| 合并症 | — | 多影响视功能 |
| 视力 | 较好 | 不良 |
| 矫正效果 | 效果良好 | 效果不佳 |

**2. 有无散光**

对远视眼进行分类，还可以根据被测者是否存在散光进行分类。没有散光的远视眼叫做单纯远视眼，包含散光成分的远视眼就叫做复性远视眼。

这种分类是常被应用于眼屈光学临床的一种分类方法，这也是一个验光师与被测者进行信息沟通的联结点。

**3. 远视的程度**

根据远视眼屈光矫正度的程度进行分类，这是又一个验光师与被测者进行沟通的信息联络点。这种方法是一种应用更为广泛、使用更为频繁的方法。但是，这种方法的划分，不管是在国外还是国内都存在着一定程度上的不统一。

当前在国内趋于一致的三种划分方法如表 7-7 所列。

**表 7-7 按远视眼屈光矫正镜度的程度的分类表**

| 远视的程度 | 轻度远视眼 | 中度远视眼 | 高度远视眼 | 重度远视眼 |
|---|---|---|---|---|
| 畑文平的分类 | ＜＋2.00D | ＋2.00～5.00D | ＞＋5.00～10.00D | ＞10.00D |
| 普通分类 | ＜＋3.00D | ＋3.00～6.00D | ＞＋6.00D | — |
| 《中华眼科学》 | 0.00～＋3.00D | ＋3.25～5.00D | ＞＋5.00D | — |

上表中的三种分类，以第三种分类更为多用，这是与近视眼按程度进行分类的数值的绝对值一致的数据，可能这就是更多被使用的原因所在。

# 第三节 远视眼的眼的改变

眼的前后轴相对较短，这是远视眼最具特征的改变。但是，远视眼不仅仅是一个眼的前后轴改变的问题，它还有其他相应的解剖学与生理学的变化。了解这些变化，对更好地掌握、应用屈光检测、矫正原理，做好远视眼的光学矫正工作是极为必要的。

## 一、远视眼的解剖生理改变

一般而言，轻度远视眼在解剖学上尽管有变化，但并不明显。因此，这里所说的改变主要是指高度远视眼的改变。

### 1. 解剖学改变

远视眼在解剖上的改变可以归结为两个字：小、低。小，是指眼球小；低，是说发育程度低。

（1）眼球小、前房窄

远视眼的眼球小，说的是眼球各部的结构都普遍地比较小。眼的结构中唯一例外的是晶状体，它在形状大小上的变化不大。这就形成了远视眼的晶状体相对较大的客观现实。睫状肌的经常性紧张性收缩又促进了晶状体的变厚。正是眼球小、晶状体较大和变厚这 3 个原因，使得晶状体的位置相对靠前，并将虹膜前推，而致前房角变窄。这是高度远视眼容易发生青光眼的原因所在。因此，在高度远视眼应用睫状肌麻痹剂就要谨慎。

（2）黄斑发育异常

高度远视眼常常会出现眼底的病理性改变。以中央视网膜发育不良最为严重。通常认为，中央视网膜的增厚和发育不良是高度远视眼视力不良的重要原因。

（3）α角增大

黄斑部与视盘的距离相对比较大，这是远视眼在结构上可同正视眼进行区别的一个参考性特征。具有这一特征的远视眼，角膜会明显地偏离中央。当视轴穿越角膜时，位于光轴鼻侧的视轴就形成了阳性的 α 角。此时，光轴就会相对向颞侧偏转，被测者就会呈现出外斜视的状态。但是，被测者这种状态又是间歇的，这是因为远视眼经常处于调节紧张状态，眼球的向内集合作用减少了外斜视的表现力所致。

（4）其他改变

远视眼的其他改变还包括睫状肌环状肌纤维的肥大和增厚。高度远视眼存在屈光参差时，屈光度较高侧的面部还会存在欠丰满的现象。还可能会发生小眼球、葡萄膜缺损等异常现象。

### 2. 远视眼病理与临床

远视眼在眼屈光学方面主要的病理改变就是：屈光结构的构成不协调。一般认为，正视眼在屈光构成上是协调的，近视眼的眼轴增长与远视眼的眼轴缩短则是不协调的。显然，此处说的协调与否是以正视眼为参照的。从客观角度进行分析，任何屈光不正眼，都是由眼的各个结构发生不同程度的改变与变异而产生综合效应的结果。前述解剖结构的变化在屈光检测与矫正的意义至少有以下三个方面：

① 一般远视眼：光学矫正可以获得比较理想矫正效果。
② 中央视网膜发育不良者：光学矫正的效果不理想。
③ 睫状肌麻痹剂的使用：慎重。

## 二、远视眼的调节与调节范围

### 1. 远视眼的远点与近点

（1）远视眼的远点与调节远点

远点就是被测者在不使用调节力的情况下所能看到的最远一点。这一论点在正视眼、远视眼都是正确的。但是，对于远视眼，这一论点显然解释不通。请参看图 7-6，当远视眼在不使用调节力的情况下，其视网膜中心凹处发出的视线，通过 A、B 两点出眼后，只能以发散的形式指向"超∞"的虚拟的点。平行光线进入处于静态调节的远视眼，经眼的屈光系统的折射一定会汇聚到球后的 F 点，这一点就是远视眼的"远点"。当然，这个"远点"是无法真实看到的虚拟的远点。当从不使用调节力的远视眼的视中心凹发出光，光线将会沿着"超无限远"方向呈发散状态前进，将发散光线反向延长，"超无限远"的光线将会汇聚到球后的 F 点，这一点就是远视眼的远点。因此，远视眼的远点是一个看不见的点，用"所能看到的最远一点"进行远视眼远点的定义是不妥的。建议使用下面这句话来定义远视眼远点：

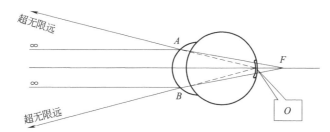

图 7-6 远视眼的远点

在不使用调节的情况下，与视中心凹共轭的点就是远点。

显然这句话可以既适用于远视眼，也适用于正视眼、近视眼。

当无限远来的平行光线在远视眼的视网膜上投射为一个模糊的像时，眼就会发生自动的调节。调节后的像质与被测眼的调节力有关。

① 在所具有调节力范围内，调节后的像的质量就是清晰的，其调节远点位于眼前的无限远。

② 倘若调节需求超过了自身调节力限度，调节后的像的质量就一定是模糊的，其调节远点仍旧会停留在球后。应当说，这只可能是一种偶然现象，长此以往必然会放弃调节而诱发弱视。

（2）远视眼的近点

远视眼在不使用调节力（图 7-7 中①）时，无限远来的平行光线必然成交在视网膜后。这也就是说，远视眼的远点必然居于眼球后面的某一点（图 7-7 中的 $F_D$）。要想让此点由看不到的虚点转换成看到的实点，眼就得使用能够对抗 $O \rightarrow F_D$ 这段焦点距离差的调节力（图 7-7 中②），使这个虚点前移到视网膜上。

倘若，使眼前的近距离的 N 点发出的光，在眼不使用调节的情况下，其会聚的

点 $F_N$ 与视网膜的距离必然大于 $F_D$ 到视网膜的距离。如果被测者只使用视远的调节力（图 7-7 中②），其会聚点只能由 $F_N$ 点前移到 $F_D$ 点。要想将 $N$ 点发出光的会聚点 $F_N$ 前移到 $O$ 点，必须使用比视远的调节力更大的调节力（图 7-7 中③），我们可将这种调节力称为视近调节力。当使用的调节力是最大程度时，而 $N$ 点发出的光恰好会聚到视网上（图 7-7 中 $O$ 点），$N$ 点就是被测者的调节近点。

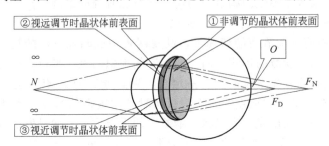

图 7-7　远视眼远点、近点与调节比较示意图

从以上关于远点与近点讨论中，始终有一个信息潜伏在字里行间：看清楚近点所使用的调节力比看清楚远点的要大。这也就提示我们：看清楚近点要比看清楚远点更为费力，而远视眼则显得更加突出。在屈光检测的临床实践中，验光师会发现：远视眼在临床表现上，一定有两个特点：

① 视近的问题（阅读困难）一定比视远的问题要发生得早。

② 当我们用光学眼镜解决了视远的问题时，视近的问题往往会迎刃而解。否则的话，被测者一定是合并（或发生了）老视眼现象，或者是视远的屈光矫正没有到位。

**2. 远视眼的调节力**

不使用调节力的远视眼，在眼前的可视范围内没有远点，从眼屈光学角度看，只有外界来的集合光才可能成像在视网膜上。因此，要想使无限远来的平行光线聚焦在视网膜上，就需要加大眼对光的屈折能力。而晶状体的凸度增大就是增加眼屈光力的途径。当晶状体凸度增加所产生的正镜效度恰好能抵消眼轴变短（或屈光指数下降）所产生的眼的负镜效度的时候，视中心凹就会与无限远的点形成调节性共轭关系。而晶状体凸度增加所产生的正镜效度，也正是进行屈光矫正所需补给的远视眼的屈光矫正镜度。

（1）未经矫正的远视眼的调节

远视眼在裸眼注视时，其调节功能上的鲜明特点就是：调节与视物过程并存。这就是说，未经矫正的远视眼，不管视距大小，只要用眼进行注视就必须使用调节。调节力使用的最小值，是在看无限远时所使用的调节力。因此，远视眼在裸眼注视目标时，都必须动用动态调节力。所谓远视眼的静态调节，也只能是针对无限远的目标，在动用一定程度调节力基础上的不完全性静态调节。

（2）已经矫正的远视眼的调节

远视眼经过完全矫正后，在注视无限远的时候就会使调节力降为零，并看清楚无限远的目标。应当说，这就是对远视眼进行屈光矫正的眼-视光学的目的。矫正的理想目标就是使被测眼在注视无限远时的调节为零。

（3）远视眼完全矫正后的阅读问题

远视眼在完全矫正的条件下，会不会出现阅读问题呢？最简单的办法就是用验光镜片进行镜度测试性推算。也可以通过计算来求出答案。

① 精确计算法：例如被测者远点调节力（$D_R$）为 7.00D，其近点位于球后 100cm，求被测者调节力（$D_A$）。

$$D_A = D_p + D_R = -1 + 7 = 6D$$

近点位于球后 100cm，其近点距离（$p$）为 $-1m$，$D_p$ 即为 $-1D$。

当被测者的远视度被完全矫正后，可供使用的调节力为 6D。按屈光矫正的惯例，在实际中应使用 2/3 的调节力，即 4D，被测者可以舒适看到的近点应为：$1/4 = 0.25m$。看近目标应当不会发生问题。

倘若，被测者的 $D_R$ 为 5.00D，其 $p$ 为 250cm 时，$D_A = 2.5D$，被测者可以舒适看到的点应为：$1/1.67 = 0.60m$。显然这名被测者阅读是困难的，这就有必要接受近用附加矫正镜度的检测。

② 镜片试验估测法：对于戴用完全屈光矫正眼镜用于近距阅读发生问题的被测者，我们也可以使用验光镜片通过实验的方法进行附加正镜度加入的估测。具体操作方法（如图 7-8 所示）是：

a.首先检测出远用屈光矫正镜度。

b.确认阅读困难存在和习惯（或舒适的）阅读距离。

c.通过加用正透镜验光镜片，找到可以看清楚 2/3 阅读距离的最小附加正镜度。

d.使用远用屈光矫正镜度和 2/3 阅读距离的附加正镜度应用在习惯的阅读距离之中。

两种方法比较，前一种方法精确，但比较麻烦，后一种方法尽管不太精确，但比较实用。

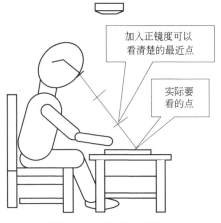

加入正镜度可以看清楚的最近点

实际要看的点

图 7-8 镜片试验估测法

**3. 远视眼的调节范围**

调节范围是指远点与近点间距离，这我们已经在本书第二章中进行了介绍。在此我们仅就远视眼的调节范围中涉及的几个问题予以介绍。

（1）远视眼的调节过程

在一定意义上说，调节范围就是从注视远点过渡到注视近点的过程的长度表现形式。远视眼的调节范围也必然是这一过程的长度表现形式。远视眼的调节过程是不同的，这要视调节力强弱而定。

① 调节力较强时的调节过程。我国著名的屈光学专家徐宝萃在《眼屈光学》明

确指出：调节力较强的远视眼的调节范围，由两段距离所构成：

第一段构成范围：位于被测眼球后的远点至眼前无限远的距离；

第二段构成范围：眼前无限远至明视近点的距离。

简单地说就是：球后远点→眼前∞的距离和眼前∞→明视近点的距离之和，这就是调节力较强的远视眼的调节范围。在调节过程中，眼前∞→明视近点是被重复的区段，这正是远视眼的调节范围要比正视眼大的原因。但是，必须强调一点：调节范围比正视眼大的远视眼只限于调节力较大的被测眼。

② 调节力较弱时的调节过程。当调节力不足时，远视眼的远点、近点都位于眼球之后。这种情况下的调节过程只限于眼球的后面：即球后远点到球后近点。因此，不再有构成范围的重复，球后远点与球后近点距离就是被测者的调节范围。在这种情况下，远视眼的调节范围就可以小于正视眼，甚至会小于近视眼。

（2）远视眼调节范围的计算

综前所述，远视眼的调节范围，既可以大于正视眼，也可以小于正视眼。因此，准确把握被测者的调节范围也就成为远视眼矫正中一个不可忽视的课题。对于远视眼的调节范围我们可以通过计算来获得。

① 调节范围的计算公式和基本方法。

a.计算公式：$R_a = r - p$。

b.计算方法：基本的计算方法是用远点距离减去近点距离。也可以使用远用屈光矫正度先求出远点的距离，再用远用屈光矫正度与调节力之和求出近点距离。最后求出被测的调节范围。

② 计算示例。

例1：被测者45岁，远用屈光矫正镜度为+5.00D，其调节力3.00D。求$R_a$。

被测者的远点（$r$）为 $\dfrac{1}{5.00} = 0.20$（m）；

被测者的近点（$p$）为 $\dfrac{1}{5-3} = 0.50$（m）。其远点与近点均位于眼球之后。

$$R_a = \frac{1}{5.00} - \frac{1}{5-3} = 0.20 - 0.50 = -0.30\,(\text{m})$$

被测者的调节范围（$R_a$）为 $-0.30$m。

例2：被测者45岁，远视眼为+2.00D，其近点位于眼前0.25m。求$R_a$。

被测者的远点（$r$）为 $\dfrac{1}{2.00} = 0.50$（m），位于眼球之后；

被测者的近点（$p$）为眼前0.25m。

被测者的调节范围 $= 0.50 - 0.25 = 0.25$（m）。其调节范围为：球后0.50m～眼前0.25m，即由球后0.50m～∞，∞～眼前0.25m两段距离构成。

通过以上计算，已经说明了调节范围的计算方法。在此需要进一步说明的是：前一例示例的方法，是针对调节力相对较弱者；例2示例的方法，则是调节力相对较强者。显然，前者需要解决近用附加矫正镜度的问题，后者则无需近用附加矫正镜度。

什么样的情况不需要考虑近用附加矫正镜度的问题呢？例2已经明确了这个概念：明视近点位于眼前阅读距离之内。

### 三、远视眼调节与集合的失调

远视眼在调节与集合的使用上是不均衡的，这种不均衡表现为调节力使用过多，集合力使用相对不足。了解调节与集合的这种不均衡现象与临床意义，对远视眼的屈光矫正是有重要意义的。

#### 1. 远视眼的注视

为了说明这一问题，我们首先就要分别对远视眼注视远距离目标、注视近距离目标的情况进行分析，只有这样，我们才能更透彻地了解远视眼的调节与集合。

（1）对远距离目标的注视

双眼单视要求注视远距离目标时，我们双眼的视线必须要保持在平行或趋于平行的状态。但是，远视眼在不使用调节时，视网膜上的像是模糊的，视像的模糊就必然会调动调节，这就出现了正性的调节与零集合的并存现象。当一名屈光矫正镜度为+4.00D的远视眼在注视∞的目标时，就必然要付出4.0D的调节力，而其集合力则为零。这就是远视眼在注视远距离目标时调节与集合的不均衡。

（2）对远距离目标的注视

在注视近距离目标时，我们双眼的视线就要会聚，注视距离越近双眼的会聚程度也就会越大。在双眼会聚的同时，调节力的付出也会相应增大。仍以屈光矫正镜度为+4.00D的远视眼为例，在注视0.25m时，使用的集合力为4MA，所付出的调节力则为8.00D。这就是远视眼在注视近距离目标时调节与集合的不均衡表现。

#### 2. 调节与集合的失衡

我们已经了解了远视眼的在注视中调节与集合的失衡概念，在眼-视光学矫正中，仅仅了解概念是不够的，还应当了解这种失衡的严重性。表7-8就是对一名+4.00D的远视眼在这种失衡状态的相关数据。

表7-8　+4.00D远视眼视距与调节、集合及比的关系

| 视距/m | 100.00 | 10.00 | 5.00 | 4.00 | 2.00 | 1.00 | 0.50 | 0.40 | 0.25 | 0.10 |
|---|---|---|---|---|---|---|---|---|---|---|
| 调节/D | 4.01 | 4.10 | 4.20 | 4.25 | 4.50 | 5.00 | 6.00 | 6.50 | 8.00 | 14.00 |
| 集合/MA | 0.01 | 0.10 | 0.20 | 0.25 | 0.50 | 1.00 | 2.00 | 2.50 | 4.00 | 10.00 |
| 调节：集合 | 401：1 | 41：1 | 21：1 | 17：1 | 9：1 | 5：1 | 3：1 | 2.6：1 | 2：1 | 1.4：1 |

从表7-8中，我们可以看出：不同的视距，调节比（调节：集合）是不同的。我们仅以视距100m、0.1m为例进行分析：从100m到0.1m，调节力增大到前者3.49倍，而集合力却增大到前者的1000倍。这就是说，集合力值变化的幅度约为调节力值变化幅度的287倍。对这种数值变化的差异，笔者认为可以有两种表述形式：

① 距离越大，单位调节力所承载的集合负荷越小；反之，单位调节力所承载的集合负荷就会越大。

② 距离越大，集合力被单位调节力带动的可能性越小；反之，集合力被单位调节力带动的可能性就会越大。

这种不同视距调节比的变化，恰好与远视眼在注视近距目标时容易发生内斜视相吻合。在注视近距离目标时，远视眼的低调节比所产生的集合功能应激兴奋性的提高，是内斜视易发的根本原因。

**3. 解决调节与集合失衡的方法**

远视眼调节与集合的失调的核心就是：过多的调节和集合的相对不足。解决失调的方法，也只能有两个：替代过多的调节；辅助不足的集合。但在实际屈光矫正工作中一般会选用替代过多的调节的办法。

当被测者接受了完全屈光矫正之时，就可以从调节与集合的失衡状态摆脱出来，重新回到调节与集合的平衡状态之中。例如，表 7-8 中的被测者在接受＋4.00D 的矫正后，调节与集合就会处于同步状态。

但是，我们也会发现：在实际屈光矫正中，并非所有的人都能接受完全性屈光矫正。这是因为，被测者在多年视觉作业中，对长期的调节与集合失衡的状态在一定程度上已经适应，并建立起了新的适应性平衡。当高度远视眼在初次进行屈光矫正时，应用完全性屈光矫正镜度，已经建立起来的适应性平衡就会被打破，这就是高度远视眼对初次应用完全性屈光矫正镜度难以或不能适应的原因。对这样的被测者，就需要暂时使用适当降度的不完全性屈光矫正镜度，待适应后，再应用完全性屈光矫正镜度进行矫正。

# 第四节 ┊ 远视眼的症状与并发症

一般认为，对屈光不正的症状的认识有两个观点。

第 1 个观点：屈光不正的主要症状，一个是视力下降，另一个是视觉疲劳。

第 2 个观点：远视眼是以视觉疲劳为主，近视眼是以视力下降为主。

应当说，第 1 个观点是正确的，而第 2 个观点则是不全面的。在眼-视光学的屈光检测中我们会发现视力下降的远视眼也是相当多的。"以视觉疲劳为主"只是说明视觉疲劳是远视眼最容易出现的一种经常的、比较普遍的主诉症状，并不能说明远视眼的视力下降就不重要。当读者阅读完本节第一个问题的内容之后，就会清楚：远视眼的视力下降也是一个不容忽视的问题。

## 一、视力障碍

远视眼的视力状况与近视眼不同。只要是近视眼，视力一定下降。而远视眼，则是有的下降，有的不下降。什么原因在影响远视眼的视力下降程度，这是首先要解决的一个问题。

**1. 影响远视眼视力的原因**

什么原因会影响远视眼的视力，这是进行屈光矫正时必须要了解的问题。从眼屈光学方面考虑，被测者的调节功能强弱、远视眼的程度和显性远视比是三个不可忽视的原因。

（1）与调节功能有关

远视眼的裸眼视力的状况和眼的调节功能的强弱有关。调节功能比较差的，被测眼的裸眼视力就差；而调节功能比较强的，裸眼视力就会比较好一些。这种情况同个体自身的调节功能状况有关，也同年龄有关。对于未经矫正的年龄较大的远视眼，调节力生理性的衰退也会导致裸眼视力相对较差，而且矫正视力也会相对较差。

调节功能较强的远视眼，之所以裸眼视力比较好的原因，就在于较强的调节力起到了对远视眼自动矫正作用。不论是轻度远视眼还是中度远视眼，甚至高度远视眼，都有可能在这种自动矫正作用之下达到裸眼视力的正常。这样的眼，就被称为假性正视眼。

（2）与远视眼的程度有关

① 两份调查资料：对远视眼裸眼视力状况的调查报告是很多的，结论大致相同，笔者特从浩如烟海的资料中选择了梅田先生和徐宝萃先生的两份统计表以供分析与参考。

梅田先生在 1920 年对 206 只远视眼的裸眼视力进行检测，并对检测结果按最低视力、最高视力和平均视力进行统计处理，其结果如表 7-9 所列。

表 7-9　远视屈光矫正镜度与视力分布情况统计表

| 远视度/D | +0.50 | +1.00 | +1.50 | +2.00 | +2.50 | +3.00 | +3.50 | +4.00 | +10.00 |
|---|---|---|---|---|---|---|---|---|---|
| 调查眼数 | 55 | 81 | 25 | 19 | 11 | 1 | 9 | 2 | 3 |
| 最低视力 | 0.5 | 0.2 | 0.2 | 0.1 | 0.1 | — | 0.1 | 0.02 | — |
| 最高视力 | 1.2 | 1.2 | 0.9 | 0.5 | 0.4 | 0.3 | 0.2 | 0.06 | 0.02 |
| 平均视力 | 1.0 | 0.9 | 0.5 | 0.4 | 0.4 | 0.3 | 0.2 | 0.02 |

徐宝萃先生在 1978 年曾进行过一次远视眼裸眼视力状况的调查。这次调查将 532 只远视眼按屈光矫正镜度状况分为 5 组，对所有的眼进行裸眼视力的检测，并按视力≥1.0、视力<1.0 分两档进行统计。详细情况如表 7-10 所示。

表 7-10　远视屈光矫正镜度与视力状况的关系

| 屈光矫正镜度/D | 调查眼数 | 裸眼视力≥1.0 | | 裸眼视力<1.0 | |
|---|---|---|---|---|---|
| | | 眼数 | 比例/% | 眼数 | 比例/% |
| ≤+0.50 | 21 | 21 | 100 | 0 | 0 |
| +0.75 | 67 | 53 | 79.10 | 14 | 20.90 |
| +1.00~+1.50 | 240 | 123 | 51.25 | 117 | 48.75 |
| +2.00~+2.50 | 64 | 20 | 31.25 | 44 | 68.75 |
| ≥+2.75 | 140 | 0 | 0 | 140 | 100 |

② 资料分析：通过上列两个统计表，我们可以明确远视眼的裸眼视力在远视程

度上有两个明显的倾向。

第一个倾向：远视程度越高，裸眼视力下降的程度越明显。表 6-9 中，远视度 +0.50D 时，最高裸眼视力为 1.2，而远视度 +2.50D 者的最高裸眼视力仅为 0.4。

第二个倾向：远视程度越高，裸眼视力下降者的比例越大。表 6-10 中，远视度 +0.50D 者中裸眼视力 <1.0 的为零；+0.75D 者中裸眼视力 <1.0 的增加到 20.90%；当被测者的屈光矫正镜度 ≥+2.75D 时，100% 的被测者的裸眼视力 <1.0。

两份资料也显示出一个未能说清楚的问题。这个问题就是，同样的屈光矫正镜度，为什么就有的视力好，有的视力差呢？这里显然还潜藏着另一个因素，这就是我们下面所要说的问题。

(3) 与显性远视比有关

远视眼的视力状况还与显性远视比有关。显性远视比就是能胜远视与绝对远视之比。即使用调节力可代偿的远视度与使用全部调节力不能代偿的远视度之比。

① 显性远视比：$\dfrac{H_f}{H_a}$，即 $\dfrac{能胜远视}{绝对远视}$。

显性远视比与裸眼视力之间存在如下关系：

a. 显性远视比的比值越大，裸眼视力下降程度越小；比值越小，裸眼视力下降程度越大。

b. $H_f=0$ 时，裸眼视力下降幅度最大（达到最大值）；$H_a=0$ 时，视力不下降。

② 显性远视比的变化。显性远视比并非固定不变的，会因年龄的增大或因眼的某些疾病而变化。因年龄的增长所发生的变化就叫做显性远视比的生理性变化，因眼的某些疾病引发的变化就叫做显性远视比的病理性变化。

显性远视比的生理性变化是指随年龄增大，调节力减小，显性远视比值减小，在裸眼视力的表现为：视力下降趋于明显。

显性远视比的病理性变化是指先天性无晶体眼、后天性晶体摘除所导致的调节力趋于零，绝对远视趋于最大值，裸眼视力的表现为：视力下降趋于最大程度。此时，基本上可以认为显性远视中的 $H_f$ 趋近或等于零，裸眼视力下降达到最大值，完全是绝对远视的视觉能力（表 7-11）。

表 7-11　绝对远视度与视力的对应关系（Eggere，1945）

| 绝对远视度/D | | 0.50 | 0.75 | 1.00 | 1.50 | 2.00 | 2.50 | 3.00 | 4.50 |
|---|---|---|---|---|---|---|---|---|---|
| 视力 | 小数视力 | 0.6 | 0.5 | 0.4 | 0.2 | 0.15 | 0.1 | 0.06 | 0.05 |
| | 分数视力 | 20/30 | 10/20 | 20/50 | 20/100 | 20/150 | 20/200 | 20/300 | 20/400 |

**2. 远视眼视力障碍的特点**

验光师在屈光检测与矫正中，应对远视眼在视力障碍方面三个特点予以充分考虑。这对屈光矫正方案的确定、矫正目标的确认和屈光矫正现实的认识都具有一定的指导意义：

① 远视程度对视力的影响：深者，影响大；浅者，影响小。

② 调节力大小对视力的影响：大者，影响小；小者，影响大。

③ 年龄大小对视力的影响：大者，影响大；小者，影响小。

## 二、视觉疲劳

持续使用调节，是远视眼视觉生理的一个重要特点。这是产生远视眼第二个症状的根本原因，也是远视眼在屈光矫正中，被测者对远用矫正视觉出现不舒适主观感觉的重要原因。

**1. 视觉疲劳的概念**

视觉疲劳是指：长时间过度用眼所产生的，以眼部自觉症状为基础和身心因素导致的主观症状相互交织在一起的综合症候群。

视觉疲劳是一种主观的自觉症状，尽管有时症状特别明显，但确切的临床体征却比较少。因此，视觉疲劳在诊断上是既容易又比较困难的一件事情。远视眼发生视觉疲劳的概率远远比近视眼要大，在对远视眼进行屈光矫正中一定要保持对视觉疲劳给予足够的重视，这是使远视眼得到高质量屈光矫正的重要保证。

**2. 远视眼导致视觉疲劳的因素**

（1）眼-视光因素

长时间近距工作、高度专注性注视所产生的调节负荷过度，集合过度引起的内隐斜与内斜视，都可以导致视觉疲劳的发生。

（2）客观理化因素

外界的物理、化学因素在一定条件下都可能会以不适刺激的方式引导视觉疲劳的发生。例如强烈的频闪光、高频的噪声，甚至强烈的气味都可能诱发视觉疲劳。强烈的频闪光是通过瞳孔的快速缩放导致睫状肌张力过高甚至痉挛所诱发。高频噪声、强烈气味可能是通过心理途径的影响而促进了视觉疲劳的发生。

（3）心身因素

心身因素是包括身体状况、生活节奏、性格情绪以及人际关系等的多种因素。全身性疾病、工作过度紧张则是诱发视觉疲劳的最常见原因。有的人会由于心情压抑忧郁、人际关系紧张导致的神经衰弱和感觉过敏，都会在远视眼视觉疲劳的发生方面起到一定的推波助澜的作用。

**3. 远视眼的视觉疲劳症状**

远视眼视觉疲劳的症状主要表现在眼部及眼周围的反应性症状为主。

眼部症状的主要表现为：视力的不稳定、眼部的酸胀，严重者可有眼部的压迫感、深部痛觉等。

出现比较早的眼部周围症状为：不同程度的头痛，大多表现为额部、眼眶上部的疼痛。偏头痛也可能会发生，这种情况更容易表现在并发老视眼的情况之下。不明原因的结膜充血、流泪与眼部的某些迁延性炎症，都有可能是视力疲劳引发的临床表现。这就是说，视觉疲劳在眼部主观反映上是多样的而又是不确定的。

视觉疲劳除可以表现为眼部及眼周围的症状外，还会有全身的反应性症状。对于中老年人，视觉疲劳还会表现为肩胛部、背部的不适。青少年在发生比较严重的视觉疲劳时，还可能会表现出消化系统的症状，如食欲不振、恶心、干呕甚至呕吐等症状。

### 三、远视眼的并发症

远视眼最常见的并发症有两个：一个是弱视，另一个是内隐斜与内斜视。这两种并发症最容易出现在幼儿与青少年。一旦发生，就可能对其视觉功能造成终生的障碍，给未来的生活与就业带来比较严重的影响。因此，在对远视眼进行屈光矫正中，一定注意对这两种并发症的矫治问题。

#### 1. 弱视

弱视是屈光不正一种比较常见的并发症，以远视眼最为多见。而幼儿、青少年远视眼的发生率更为突出。远视眼导致弱视的原因，首先是远视眼的屈光参差性，其次是由于调节力过大带动了集合，使双眼中屈光度较低的眼的视线像内偏转所致。

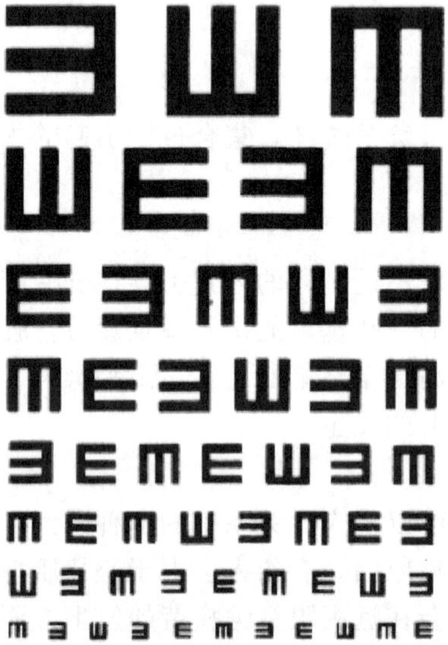

伴有弱视者对集簇视力表（图7-9）进行观察时，会表现为视觉分离辨识困难，即难以将等距视标进行分离性分辨，表现为集簇视力下降。

伴有弱视的幼儿、青少年双眼视功能都会比较差，而且一旦矫治延误将会导致终生难以恢复或重建视功能的机会。这是在屈光矫正中必须要注意的问题。

#### 2. 内隐斜与内斜视

应当说，内隐斜是远视眼的一种生理性倾向。轻度内隐斜一般没有什么自觉症状。内隐斜程度较高的被测者会伴有视觉疲劳（尤以视近时更为明显）。

内斜视是幼儿、青少年中、高度远视眼比较常见的并发症。这是内隐斜倾向性不能代偿的一种必然趋势。轻度的内斜视一般为间歇性，

图7-9 集簇视力表

只在视近时出现。比较严重的也会发展为恒定性内斜视。视近性内斜视对视觉的影响，大多只表现为近距作业时双眼单视功能下降。而持续性恒定性内斜视将会使双眼视觉受到严重破坏，立体视觉功能则完全丧失。远视眼中并非绝对没有外斜视，对于具有外斜视的被测者，在屈光矫正方面应当注意的是：使用适当矫正不足的方案是比较妥当的处理策略。

远视眼的这两种并发症本身并非严重改变，但对被测者视觉正常发育和视觉功能的建立与保持方面的影响是极为严重的。因此，远视眼的这两个并发症，只要发生就应当给予及时矫治。

### 四、远视眼的症状鉴别诊断

**1. 远视眼的诊断**

对远视眼的诊断，应根据裸眼远视力、近视力的状况，检影检测的结果确定远视眼应当并无困难。根据检影、电脑验光仪检测的结果，再根据加用验光镜片后矫正视力的状况进行调整，就可以确定远视眼的屈光矫正度。

**2. 远视眼可能发生的错误诊断**

（1）误诊为近视眼

也许有一些人认为这种误诊是不可能的。这种认识并不正确。将轻度远视眼（甚至中度远视眼）误诊为近视眼是极易发生的事情。

① 误诊原因：轻度远视眼的青少年（特别是学生），因学业紧张所导致的高强度近距作业，常常会使睫状肌处于持续的高张力状态，而且又难以得到缓解的时间。这种情况就会导致远视力的下降，近视力正常的"近视症状"。

验光师在屈光检测中，遇到上述情况，往往会因被测者的"近视症状"和被测者对凹透镜可以使视力有所提高的现象，将被测者误诊为近视眼。

在这种误诊中，验光师所发生的操作行为缺陷有两个方面：

a. 对被测者调节的控制出现了疏忽；

b. 对行走试戴环节观察不够充分。

② 误诊后的判定：

a. 主观症状：当轻度远视眼被误诊后，被测者尽管在视力方面自我感觉清晰度有所提高，但是视觉疲劳症状特别明显，大多数人会说：难以承受。"轻度近视眼"在戴用眼镜后有这种主诉的被测者，就应当考虑轻度远视眼被误诊为轻度近视眼的可能性。

b. 检测处置：对有这种误诊可能的情况，验光师一定要做三件事：

第一件要做的事：了解症状、检查视力。了解被测者眼镜的戴用状况和戴镜后的症状，注意检查被测者远视力、近视力。例如，倘若基本未戴过眼镜，说明症状明显；视力不稳定，说明睫状肌调节不稳定；戴镜时头晕、恶心，可能与视觉疲劳有关。这些情况都有助于对屈光矫正的情况做出判断。

第二件要做的事：检查近点距离。对怀疑有误诊可能的被测者，验光师一定要检查他的近点距离。近点距离相对较大，也应当是确认误诊的一个重要证据。

第三件要做的事：放松调节、检影检测。放松调节有两种方法，一种是雾视法，另一种是睫状肌麻痹剂应用。对青少年应尽可能应用后一种方法。屈光检测，一定要在放松调节后，通过检影法进行检测。此时应当注意，不可以过分依赖主观检测。在一线工作的验光师曾有人告知笔者，个别被测屈光矫正镜度的误差曾有达到－4.00DS 的现象发生。

这里需要说明的是远视眼被误诊为近视的现象，在应用睫状肌麻痹剂的情况下，一般都会起到消除假象，恢复到其屈光状态的本来面貌的作用。

（2）误认为正视眼

① 被误认的原因：远视眼既然可能被误诊为近视眼，同样也可能会被误认为是正视眼，两者区别就在于误认为正视眼时，验光师对被测者的调节力可能进行了一定程度的控制，但控制尚未达到应有的效果。

② 被测者的视觉表现：当调节力较强时，远视眼被测者所需的屈光矫正镜度就可以通过眼的调节予以自动纠正。这样的被测者可以获得比较理想的裸眼远视力和裸眼近视力。这样的"正视眼"通常条件下的视觉感受与正视眼没有太大的区别，唯一可以鉴别的就是近距离工作时的持久力相对较差。

从发生的可能性而言，这类被误认的现象应当不在少数，但接受屈光检测与配镜的人却极少。这类被测只有在老视现象提前发生后，才会在屈光检测中被检测到远视眼的存在的现实，和推测出被测者曾经有远视性屈光不正的经历。

这也提醒我们：当出现老视现象的年龄提前时，这名被测者肯定存在远视性屈光不正。不但需要矫正老视现象，还必须对远视眼进行矫正。同时也应当清楚此类被测者的"近用正镜度"的值一定会大于我们的经验数字。

③ 常规屈光检测中鉴别方法：对上述"正视眼"进行甄别的方法有两个。

第一个甄别的方法是使用检影法，特别是在应用睫状肌麻痹剂后的检影检测。

第二个甄别的方法是使用低度镜片。选一只浅度数的凸透镜（一般使用＋0.50DS）进行视力测试。在裸眼前加入镜片后，视力下降者，多为正视眼；视力上升或不变者，则基本可以肯定是远视眼。

对以上两种方法的应用，最好是两种方法相结合，这样做的效果将会更为可靠。

（3）与老视眼的混淆

在屈光检测中，还会因为验光师的学识与经验方面的原因，导致远视眼与老视眼的混淆。

远视眼与老视眼发生混淆最常见的因素是："验光师"误认为两种情况都使用凸透镜，而且都有改善视力状况的作用。

应当说，远视眼与老视眼是不同的，远视眼是一种屈光不正，而老视眼从严格意义上说它不属于屈光不正，只属于年龄增大所出现的一种生理功能的自然性减退现象。两者的最大的区别是矫正眼镜的使用效能。远视眼在矫正后，既可以看远也可以看近；老视眼矫正用的眼镜只能看近，不能看远。

**3. 一个典型案例**

在远视眼的屈光矫正中，必须充分考虑调节紧张等因素对屈光矫正镜度的影响，以及对主观视觉感受的影响。典型的远视眼的表现往往最容易出现在学龄期，特别是在应付升学考试之时。成年人最容易在过度疲劳、过度衰弱时发生，还经常会伴发神沮丧、急躁等症状。下述案例，是我国著名眼-视光学专家徐广第先生在《眼科屈光学》中所介绍的典型案例。

被 测 者：李××，女，31岁，译报员。

主　　诉：两眼视物模糊，看近不能持久。

病　　史：1974 年。产后，感到看书、译电码困难，稍加坚持既感觉眼胀、眼痛、头晕、恶心等。

1975 年 6 月。被某医院眼科诊断为：双侧近视、集合不足。配近视矫正眼镜一副。因感不适，配镜后未戴用。

去其他医院就诊，疑为青光眼。其自己认为患了肿瘤。

1977 年 5 月 10 日。入院。

检　　查：① DV—1.0，NV—1.0；有时—1.2（但不能维持，波动较大）。注视稍久视力下降，甚至可达 0.8。

② 集合近点为 12cm，调节近点为 14cm。隐斜计检测：集合不足。

诊　　断：轻度远视、散光。

入院日志：1977 年 5 月 12 日。后马托品散瞳，检影检测结果如下：

R：+0.75DS+0.50DC×165°。

L：+0.50DS+0.25DC×180°。

住院后处置：

继之，进行阿托品散瞳检影检测，结果远视屈光矫正镜度未变。

在睫状肌麻痹条件下，令被测者坚持戴用眼镜如下：

R：+0.75DS；

L：+0.50DS 的眼镜。

隔日检影检测 1 次，进行屈光状况观察。先后检影检测 20 次，被测屈光度并无变化。

眼镜戴用反应：

开始有些不适应。约半个月后，主观感觉只有戴用眼镜才能看近和进行近距离工作。

3 周后，戴眼镜注视远目标已经很清楚。

1977 年 6 月上旬。曾在两个上午，分别坚持校对和打字 2.5 个小时，未发生任何症状。

1977 年 6 月 17 日。出院。出院时检查：DV—1.5，NV—1.5。

出院诊断：轻度远视眼。

并发视觉疲劳（已治愈）。

建　　议：长期带用屈光矫正眼镜。

定期复查。

随　　访：经一年多的随访，未发现与视觉相关的任何症状。

徐老通过介绍上述远视眼矫正案例，至少向我们传递了在远视眼的屈光矫正方面 4 个值得注意的信息：

① 视觉疲劳，在轻度远视眼比较容易发生；

② 远视眼发生视觉疲劳是应当也需要得到及时诊断和处理的；

③ 使用阿托品、后马托品在对远用矫正检测时，作用基本一致；

④ 视觉疲劳的发现与证实可能需要一个过程。

从上述对视觉疲劳的矫治案例充分说明：一名优秀的验光师，不但要解决屈光矫正中的实际问题，而且更要有对已发生的矫正问题的处置方法运用能力。后一种能力应当是层次更高的解决实际问题的能力。

# 第五节 远视眼的屈光检测

对眼的屈光不正进行检测一定要规范，这是取得正确的屈光矫正数据的重要保证。远视眼作为屈光不正的一种，当然也不能例外。关于规范验光的问题请参阅笔者的《眼屈光检测行为学》《基础验光规范与配镜》，在此不再赘述。在此仅就远视眼在屈光检测中所需要注意的几个问题进行介绍。

## 一、需要关注的一个问题

在对远视眼的屈光检测中，有一个问题需要格外注意，这就是完全矫正镜度矫正的问题。远视眼的完全性矫正到底是矫正总远视度，还是矫正显性远视度，答案并不十分明确。但是又是一个必须要解答的问题。下面仅就个人的认识来与读者共同探讨这一问题。

总远视度是需要应用睫状肌麻痹剂后才能获取的数据，显性远视度则不需要应用睫状肌麻痹剂就可以获得。在排除过度调节的情况下进行屈光检测，前者比后者的数值要大0.50～1.00D（幼儿、青少年的这一数值可能还要大一些）。这就是说，当被测者显性远视度为+2.00DS时，其总远视度可能就会在+2.50～+3.00DS。对于这样的数值差异，笔者认为不太可能有唯一的选择的方案。必须根据不同的情况予以确定。

### 1. 没有并发症的一般被测

对没有并发症的远视眼，以显性远视屈光矫正镜度矫正为宜。这是因为被测者在常瞳条件下进行观察时，使用的就是显性远视屈光矫正镜度。使用总远视度就会表现出来过度矫正的现象。在任何情况下，屈光不正的过度矫正都是错误的，这是验光师必须牢记在心的法则。

### 2. 对有过度调节的被测者

使用主观检测法对有过度调节的被测者进行检测，检测出来的屈光矫正镜度往往不是真正的显性远视度，使用这一数值将会有一定程度的矫正不足。因此，对疑有过度调节应使用睫状肌麻痹后的屈光检测，在取得屈光度矫正数据后，再通过主观检测及行走试戴进行必要的调整，只有这样才能够得到正确的屈光矫正镜度。

### 3. 对于伴有内斜视的被测者

对于伴有调节性内斜视者，倘若使用显性远视度就可以纠正内斜视，就应当使用显性远视度。倘若使用显性远视度不能纠正内斜视，而总（或介于总远视度与显性远视度之间）远视度可以纠正斜视症状，则应使用总（或介于总远视度与显性远视度之间）远视度。即便被测者对这样的镜度有不太适应的现象，也应当劝说被测者尽可能使用这样的镜度，只有这样才能更好地保护和恢复正常的双眼视觉功能。

**4. 对于伴有弱视的被测者**

对伴有弱视的被测者，要想即时达到提高其主观精细分辨视觉能力是不现实的，也是不可能的。但是，必须检测到被测者所具有的、能达到的精细分辨能力的屈光矫正镜度。只有使用这样的镜度，才会保证患眼的视网膜获得高质量清晰图像的刺激，才会为患眼视觉精细分辨能力的恢复或重建奠定基础。对这样的被测者，不论是过矫或欠矫，都将对精细分辨能力的恢复、重建产生不利的影响。

## 二、视力的矫正

对屈光不正的矫正，最直接的表现形式就是视力的变化。主观视力的改变，是被测者评价屈光矫正效果两个最重要的指标之一（另一指标是舒适程度）。对于验光师来说，了解对矫正视力期望值与视力矫正可能性间的关系是非常必要的。

**1. 视力矫正的顺序**

在进行屈光矫正镜度检测中，矫正的顺序一定要先对远用矫正视力进行矫正，再对近用矫正视力予以核实、检测，发现视近距离偏大，就应当告知被测者还需要进行近用矫正。这个顺序是绝对不能颠倒的。这是因为，远用矫正视力是要在没有调节干扰的情况下获得，而近用矫正视力的考察与检测则是需要在合理的调节程度下进行的。否则，就可能会发生调节对远用矫正视力所需的镜度的干扰现象。

（1）远用视力矫正

远用视力的矫正必须在最大程度上排除调节力的干扰，方法有两个。

其一是使用睫状肌麻痹剂，进行散瞳验光。

其二是通过完全雾视法解除调节的干扰作用。在实施完全性雾视法时，要注意两个指标：

① 加入的凸透镜镜度为：+3.00～4.00D；

② 达到的雾视程度视力值应为：0.1/5m。

一般认为，达不到 0.1 的雾视度，缓解调节力的作用就是不完全的。

（2）近用视力矫正

矫正近用视力检测，一定是在远用矫正视力的基础上的进一步进行的一项检测。具体处理方法如下：

① 当被测者使用远用屈光矫正镜度，也同时可以解决视近的问题时，被测者的近用视力的"矫正"就应当选择通过眼的自动调节机制来完成的方案。

② 被测者使用远用屈光矫正镜度解决视近问题感到有困难时，就应当选择通过适当附加正镜度（add）的应用予以缓解的方案。

③ 被测者使用远用屈光矫正镜度无法进行视近作业而远用视力又正常者，则必须使用替代性近用附加正镜度予以解决。替代近用附加正镜度值应为作业距离的倒数。例如作业距离为 0.25m，其替代近用附加正镜度值为 +4.00DS；又如作业距

为 0.30m，其替代近用附加正镜度值为＋3.33DS，在实际应用的镜度中没有这个镜度，因此只能在＋3.25DS、＋3.50DS 两者间选择一个数值。

**2. 视力矫正的尺度**

在远视眼的屈光矫正中，远用视力到底能够被矫正到多少？这既是远视眼被测者比较关心的问题，也是验光师极愿了解的问题。但介绍这方面内容的资料相对较少，笔者特选用了相关资料中的两个表，以供读者参考。

（1）裸眼视力与绝对远视度的关系

表 7-12 是依格尔在 1945 年就远视眼的绝对远视度与裸眼远视力两者的关系进行调查后，根据调查结果所编制的统计表。从表中可清楚地看出：绝对远视度越小，视力所受到的影响就会较小；反之，所受的影响也就越大。这种情况，很自然地就告诉我们两个有价值的屈光矫正信息：

① 裸眼远视力越低，绝对远视度就越大，所需屈光矫正镜度也会相对较大。相反，绝对远视度越小，所需屈光矫正镜度也会相对较小。这对在屈光检测中把握试片的镜度和强化控制调节的强度是有积极作用的。

② 当裸眼远视力下降与屈光矫正镜度高低不相符时，应当考虑检测中是否发生不当：只给予了球镜度矫正，散光度未得到矫正；检测时间过长，诱发过度调节；也应考虑裸眼视力的检测失真存在的可能性。

**表 7-12 裸眼远视力与绝对远视度的关系对照表**（Eggere，1945）

| 裸眼远视力 | 0.6 | 0.5 | 0.4 | 0.2 | 0.1 | 0.08 | 0.06 | 0.05 |
|---|---|---|---|---|---|---|---|---|
| 绝对远视度/D | ＋0.50 | ＋0.75 | ＋1.00 | ＋1.50 | ＋2.50 | ＋3.00 | ＋3.50 | ＋4.00 |

（2）远用矫正视力参照表

不同程度的远视眼，在屈光矫正中能都被矫正到 1.0 吗？答案肯定是否定的。伯劳伊柯玛曾经在 1909 年就这一问题进行了调查，伯氏共选择了四组调查对象，这四组调查对象分别是：＋1.00～＋2.00D、＋3.00～＋4.00D；＋5.00～＋6.00D；＋7.00～＋10.00D。调查结果如表 7-13 所示。

**表 7-13 远视矫正度矫正到正常视力的百分比**（Broekema，1909）

| 远视矫正度 | ＋1.00～＋2.00D | ＋3.00～＋4.00D | ＋5.00～＋6.00D | ＋7.00～＋10.00D |
|---|---|---|---|---|
| 矫正为正常视力的百分比/% | 82.0 | 63.5 | 44.4 | 15.1 |

伯劳伊柯玛的调查证实这样一个现实：屈光矫正镜度越低，矫正到正常视力的人所占比例就会越高。而屈光矫正镜度越高，能矫正到正常视力的人也会越少。

表 7-13 虽然可以说明一定的问题，但是，所陈述的数据概念是比较模糊的，这是因为表中缺少＋2.00～＋3.00D、＋4.00～＋5.00D、＋6.00～＋7.00D 这三组屈光矫正的相关数据。鉴于此，笔者通过统计方法对表 7-13 中的数据进行了在数据编辑上的统计处理，得出表 7-14 的结果。

表 7-14 视力被矫正到 1.0 在远视眼不同屈光矫正镜度的百分比

| 远视度 | 0.5 | 1.5 | 2.5 | 3.5 | 4.5 | 5.5 | 6.5 | 7.5 | 8.5 | 9.5 | 10.5 |
|---|---|---|---|---|---|---|---|---|---|---|---|
| 矫正到正常视力的百分比/% | 91.8 | 82.0 | 73.0 | 64.0 | 54.0 | 45.0 | 35.0 | 26.0 | 16.0 | 7.0 | 0.0 |

这个表又向我们补充了在视力矫正方面的两个信息：

① 甚高的屈光矫正镜度（＞＋10.00DS）不可能矫正到 1.0。

② 大于＋6.00DS 的远视眼可以矫正到 1.0 的被测者不足 1/2。

从上述相关的研究报告可知，验光师在对远视眼的矫正视力把握方面，应当具有的合理观念是：不放弃矫正到 1.0 的方向，矫正到合理的矫正视力则是最终目标。

### 三、睫状肌麻痹剂的应用

前房角变窄，这是高度远视眼容易发生青光眼的原因所在。因此，在远视眼的屈光检测时，使用睫状肌麻痹剂需要谨慎，基本的做法是：

① 青少年轻、中度远视眼：属于睫状肌麻痹剂应用的适应范围。

② 青少年高度远视眼：慎用。

③ 有明显内隐斜与内斜视的青少年远视眼，应当应用睫状肌麻痹剂（最好是应用阿托品）。

④ 成年远视眼：一般不应用睫状肌麻痹剂。

⑤ 高年龄的高度远视眼，尤其是患有高血压的中老年远视眼：严禁使用睫状肌麻痹剂。

⑥ 对所有准备应用睫状肌麻痹剂的被测者，都应当进行青光眼病史的询问，有青光眼病史的被测者，严禁使用睫状肌麻痹剂。

在使用睫状肌麻痹剂状态下检测的屈光度，一般是不作为屈光矫正镜度进行使用的。对于散瞳后所检测的屈光矫正度，如何处理才能成为可以应用的配镜镜度呢？眼屈光学的惯例是：应用阿托品时，减少＋1.00DS；应用后马托品，减少＋0.75DS。减少后的镜度可以用于定制屈光矫正眼镜。为了稳妥起见，建议这一镜度能够在行走试戴检验确认之后再予以确定。

### 四、屈光矫正中经常被忽视的一个问题

在获得比较理想矫正视力的远视眼被测者中，还会有戴用完全性远用屈光矫正镜度眼镜时出现视远稍感模糊但又矫正视力正常的现象，这种现象在因天气不好造成的照明条件不良的时候尤其明显，这样的模糊感在夜晚会有所加重。

#### 1. 发生原因

之所以会出现上述现象，是因为验光的检测距离为 5m，而这种检测又是在非自然光条件下进行的。只要外界光低于验光室的亮度，上述现象就可能会发生。

5m 的检测距离就是屈光度掩盖了 0.2D 的调节力。当实际使用的距离为 10m 时，则存在＋0.1D 的屈光差；当实际使用的距离为 20m 时，则存在＋0.15D 的屈光差。而当被测者实际注视的距离为∞时，则存在＋0.20D 的屈光差。正是这一屈光差的存

在导致了在不同条件下的主观直觉感受：

① 外界光线强于验光室，眼的瞳孔会自动缩小，通过减少球面差来抵消掉屈光差的作用，因此被测者不应当有模糊的主诉。

② 夜晚，眼的瞳孔自动扩大，眼的球面像散作用增强，屈光差就会比较容易被发现，主观上就可能会有略显模糊的感觉。

③ 当验光室的光线强于室外时，这种现象的发生原因与夜晚相同。

**2. 处理方法**

上述现象的实质就是：被测者被合理地过度矫正了＋0.20D。对于这样的被测者主诉解决方法有以下三种：

① 请被测者适应。对这种情况，大多数被测者可以通过实际戴用，在几天内适应。

② 减小镜距。当减小镜片后表面与眼的距离时，就可以起到适当降低镜片对眼的正镜效度，从而减少被测者主观感受。

③ 以上两种方法都不能达到预期效果时，只能采取在 5m 检测到的屈光矫正镜度的基础上减去＋0.25D 球镜度的办法予以解决。这种解决办法，就使得被测者处于＋0.05D 的矫正不足的状态，在看远距离目标时仅可能使用＋0.05D 的调节力，对视力与视觉都不可能发生影响。

# 第六节 ┊ 远视眼的光学矫正

远视眼的矫正方法有光学矫正法、手术矫正法两种。光学矫正法中又包括普通眼镜矫正法、隐形眼镜矫正法两种。手术矫正法中最常用的有六边形角膜切开术、角膜热成形术、激光原位角膜磨镶术（Lasik）。本书仅就普通眼镜矫正法的原则与矫正中需注意的问题予以介绍。其他有关矫正的方法，请参阅相关著作。

## 一、远视眼光学矫正的原则

在进行远视眼的矫正中，必须遵循屈光不正矫正的总原则。远视眼的屈光矫正原则与屈光不正的总原则是一致的，只不过是前者比后者可以省略一个字的问题。但是，仅了解远视眼的屈光矫正原则，是做不好远视眼的屈光矫正工作的，还必须了解远视眼矫正的相关附则，只有这样才会更好地做好远视眼的屈光矫正工作。

**1. 远视眼矫正的总原则**

远视眼的矫正使用的是凸透镜，即正镜度镜片。在正镜度镜片的使用中，远视眼所使用的是可以获得最佳矫正视力时可以使用的最大镜度的镜片。这就是远视眼的矫正原则。简言之，远视眼的屈光矫正原则就是：使用最高的镜度获得最佳的屈光矫正结果。这一原则只有在并发外斜视的远视眼是例外。

**2. 远视眼矫正的附则**

远视眼矫正中的附则是在被测者存在并发症、合并老视眼时才会被应用。这样的附则有三个：

（1）内斜视——充分完全矫正

对于具有内斜视的远视眼，必须使用充分的完全性屈光矫正镜度，才会使内斜视症状缓解。假如通过少许过度矫正方可以纠正内斜视者，可以采取少许过度矫正的方案。无效者，不得过度矫正。对经屈光矫正无效的被测者，应建议其及时接受手术矫正，以免影响视功能的正常发育及正常的视觉功能。

（2）视近困难——近用附加

对于视近困难者，应当给予适当近用正镜度的补偿。仅解决视近问题可以使用单光老视眼镜；需要同时解决远、近距离视觉需要者，可以选用双光眼镜或渐进眼镜；对习惯于长时间戴眼镜者，最好应用渐进眼镜。但要注意，远视眼使用渐进眼镜应尽可能选用内渐进形式的渐进镜片，使用这样的镜片在戴用适应方面会相对容易一些。

（3）不能适应——暂时降度

对于初次使用矫正眼镜，对完全性矫正镜度难以适应者，应当予以适当降度。适当降度只属于方法，绝不是目的。降度矫正的目的则是为将来接受完全矫正镜度作必要的准备。

## 二、学龄前儿童远视眼的光学矫正

学龄前儿童远视眼，一般很少会有症状，大多可以获得比较满意的远、中、近距离的清晰视觉。当然，大于+5.00D者除外。即便有远视眼存在，在没有并发症的情况下，也可以不用配镜。

通常情况下，在出生时绝大部分人都是远视眼。随着幼儿年龄的增加，眼的正镜度化过程会使远视屈光矫正镜度在一定程度上逐渐减轻（或近视矫正镜度逐渐上升）。一般来说，这种减轻幅度为+2.50～+3.50DS（或近视矫正镜度增加-2.50～-3.50DS）。这种减轻的程度，每年的屈光度下降幅度一般不会大于0.50DS，达到0.75DS表示趋于偏快，超过0.75DS则表示远视屈光矫正镜度减退过快（即近视屈光矫正镜度增长过快）。

### 1. 无症状的学龄前儿童远视眼的处置

对于没有症状的学龄前儿童远视眼，一般不易被发现。这种类型的远视眼，一般都是在屈光学调查或因顽固性外眼炎症的诊治或在体检中被发现。对于这样的儿童可以不用配镜矫正。但是应做以下两件事：

（1）建议定期复查，注意观察

这样儿童有必要每半年进行一次屈光检查，并对检测的结果进行对照。

① 对半年屈光度变化≤0.25D者，只作记录，继续观察。

② 对半年屈光度变化0.25D<DS≤0.75D者，应向家长讲清可能存在的问题，并缩短屈光检测的间隔时间。

③ 半年屈光度变化>0.75D者，应查明原因。倘若能够排除眼病的原因，就应当进行光学矫正。得到光学矫正的儿童，仍需坚持每半年进行一次屈光检查的要求进

行观察。

（2）观察的内容

上文中所提到的观察内容，至少应包括两项：①有无眼位偏斜现象；②有无注视偏头现象。这两种现象的出现，可能是斜视、弱视发生的信号，应及时复查，不可掉以轻心，以免造成不良结果。

**2. 对有症状的学龄前儿童远视眼的处置**

（1）高度远视眼

对于＞＋5.00D 的学龄前儿童远视眼，进行光学矫正应当遵循早、足的原则进行。早，说的是要尽早配镜矫正，这样可以起到预防弱视、斜视发生的作用。对学龄前儿童含有比较明显散光的远视眼，应当及时接受光学矫正，因为这样的被测者更容易发生弱视。假如远视眼儿童的屈光矫正镜度≥＋5.00D，但远视力正常，也没有症状和并发症，也可以不用配镜，但必须注意观察。

倘若已经发生弱视，则应速配，在矫正远用屈光不正的同时，还必要考虑到使患眼获得理想的视像的问题，以便恢复和重新激发患眼的视力发育。还可以通过训练法促进其视力的恢复过程。

（2）有内斜视的远视眼

对于伴有内斜视的学龄前儿童远视眼，必须强调应用睫状肌麻痹剂后的验光，以确定是否存在过度调节的问题。对于这类被测者进行处理的基本方法如下：

① 原则上是使用完全矫正镜度进行矫正。力争能够消除调节所导致的过度集合作用，以改善、促进眼外肌达到肌力平衡的状态。

② 倘若散瞳后眼的屈光力等于（或高于）常瞳状态下的屈光力＋1.00D，应考虑被测者有过度调节的可能。此时，被测者所使用的屈光矫正镜度有两种选择：

第一种选择：用散瞳后眼的屈光力减少＋0.50～＋1.00D 的屈光数值作为屈光矫正镜度。

第二种选择：假如使用散瞳后眼的屈光矫正镜度，可以纠正更多内斜视程度时，可以尝试使用散瞳后所测得的眼的屈光矫正镜度。这样的处理，被测者可能会有些不适应（矫正视力会稍差一些），但对双眼视功能的恢复与重建是有益处的。

③ 倘若被测者远视矫正度较大（常在＞＋6.00D），出现无法适应完全性远视屈光矫正镜度时，则只能适当降度矫正。但是必须在 3 个月后进行屈光矫正镜度的复查，并及时予以换配完全性远视屈光矫正眼镜，以便能更充分地克服和控制调节性内斜视的问题。

（3）伴有顽固性外眼炎症的远视眼

屈光矫正镜度较高的学龄前儿童远视眼，还经常会出现迁延不愈的睑缘炎、麦粒肿、慢性结膜炎，甚至还会有胃肠系统的症状出现，也有人报告还有可能出现神经精神方面的症状。一般认为，这类症状的产生是由于两种原因的作用：

① 远视眼伴有的眼与机体的过度紧张所导致的反射性反应；

② 视力不佳所造成的经常性过度揉眼导致外眼感染。

这样的被测者经过戴用屈光矫正眼镜，也可以使这些症状得到缓解。香港地区的同仁认为这是降低了眼的紧张程度的结果。也有人认为，这是增进视力后有效减少了揉眼，使感染概率下降所发挥的作用。

### 三、青少年远视眼的光学矫正

此时期是人的一生中学习最集中、近距离作业持续时间最长的一段时间。从年龄上讲，大约应在 6～24 岁、25 岁这一年龄段。在这一期间，青少年远视被测者随年龄的增长，其眼的远视程度呈下降趋势，其各种与之相关的症状也会相应减少。假如其症状未减反而增多，就必须给予注意，这种现象大多是由于学业紧张、近距工作迅速增多而诱发视觉疲劳所致。这种视觉疲劳在各种程度的远视眼都可能发生。

**1. 生理变化的特点**

（1）显性远视比的变化

在这一年龄变化期间，眼的调节力将会从 14D（11.8～16.3D）下降到 10D（7.8～12.2D），远视眼的屈光矫正镜度也会减少＋2.50～＋3.00D，有的人可还会下降＋3.50D。正是这两种生理变化，使得远视眼的显性远视比将会发生相应的变化：显性远视成分逐渐增大，而隐性成分则会逐渐减小，并且是处于一种持续的变化之中。不同的人显性远视比又是不同的。这就决定了在屈光检测中，验光师通过检测获取被测者显性远视度、隐性远视度数值的必要性。

（2）视觉疲劳是否存在

在这一期间，过多、过频地使用最大或接近最大的调节力就会导致视觉疲劳的发生。这种情况在阅读、书写距离过近，而且学业紧张的学生中最容易出现。较高的屈光度，以及由此引发的内斜视（包括内隐斜）则更会加剧视觉疲劳的发生。因此，确定是否存在视觉疲劳，是远视眼屈光检测中有必要进行确认的屈光症状。

**2. 屈光检测的要点**

（1）散瞳验光问题

倘若对被测者疑有视觉疲劳，就应当应用睫状肌麻痹剂进行屈光检测。不散瞳只能进行推测，但证据不可能充分。

（2）检查内容

对视觉疲劳可疑者进行屈光检测时，总远视度、隐斜（或显斜）在视远、视近时的隐斜（或显斜）的棱镜度偏差也是不可或缺的检测项目。

**3. 屈光矫正的要点**

（1）青少年远视眼，裸眼远用视力≥1.0

无视觉疲劳、内斜视者，无须配、戴镜。但有必要定期进行屈光检测观察，以每年至少检查 1 次为宜。

（2）需要配镜矫正

① 需要配镜的对象。有明确的视力疲劳症状、有内斜视、裸眼远用视力＜1.0，

都应当配镜矫正。即便是只有其中一种表现者，也应当配镜矫正。

② 配镜处置方法。对青少年远视眼，进行屈光矫正的镜度应用原则是：**完全性屈光矫正镜度矫正**。

当被测者难以接受这一镜度时，就应当暂时适当降度矫正，这种情况一般会发生在高度远视或存在调节痉挛之时。经 3~6 个月，经过再次验光，修正所使用的屈光矫正镜度。直至修正为完全性屈光矫正镜度时为止。

对有内隐斜（或内斜视）者，屈光矫正处置有以下两项内容：

其一，使用完全性屈光矫正镜度进行矫正。

其二，完全矫正后，仍旧有比较明显的内斜视，可以尝试加用近用附加正镜度以满足视近工作的需求，加入的值一般为：+2.00~+2.50D。但这里需明确：这种加用只针对视近时内斜视量增大时才可能有效。

### 四、成年期远视眼的光学矫正

成年期在这里是指 25~45 岁这一年龄段的时期。

**1. 生理变化的特点**

成年期远视眼在眼-视光学生理上有两个特点：

（1）屈光矫正镜度的相对稳定

此时期的远视眼，其远用屈光矫正镜度基本处于稳定状态（参见图 6-6）。

（2）调节力的持续下降

眼的调节能力继续下降。这一阶段眼的调节力将从 10D（7.8~12.2D）下降到 3.6D（1.9~5.9D）左右。调节能力的减低，就使这一时期的眼的隐性远视成分逐渐转成为显性远视成分。这种远视成分的改变在该时期的后半程（35~45 岁）尤其突出。

正是以上两个生理特点，使此时期的远视眼的视觉疲劳现象明显增多，合并老视眼现象的比例呈增大趋势。据报道，高度远视眼的老视现象甚至可以在 25 岁时发生。

此时期的低、中度远视眼，在阅读上应当没有太大问题，尤其是在这一时期的前一阶段。高度远视眼可以在整个时期都会存在阅读引起视觉疲劳的问题，而低、中度远视眼在这一时期的后一阶段才会出现类似问题。

**2. 屈光检测的要点**

对成年期远视眼进行屈光检测应当注意两个问题。其一，对最大调节力的测定；其二，近用附加正镜度的测定。这是对成年期远视眼进行屈光矫正的两项重要内容。

**3. 屈光矫正的要点**

在屈光矫正中，要根据被测者阅读状况来确定具体的矫正方案。

（1）能维持阅读的远视眼的矫正方案

第一矫正方案：使用全部显性远视度，对被测者进行完全性屈光矫正镜度的配镜矫正。

第二矫正方案：使用比总远视度稍低一些的屈光矫正镜度进行矫正。最常使用的屈光矫正镜度，是在总远视度基础上减少＋0.50～＋0.75D。

对于能维持阅读的成年期远视眼，是没有必要使用近用附加正镜度的。

（2）不能维持阅读的远视眼的矫正方案

① 对被测者的视远需求，须使用完全性屈光矫正镜度进行矫正。

② 应使用近用附加正镜度，以改善被测者的阅读状况。近用附加正镜度的应用，既可以使用单光眼镜，也可以使用双光眼镜、三光眼镜和渐进眼镜。

笔者建议，只要是有远视眼光学矫正经历的被测者，以推荐使用渐进眼镜为宜。这是因为此时期的被测者，在工作中所承载的负荷往往较大，在体力上也正处于盛年，在心理上往往会有回避"老"的潜在意识，而使用双光眼镜、三光眼镜常会被人联想的"老"，渐进眼镜的使用恰好能解决这一问题。

## 五、中老年远视眼的光学矫正

中老年是指 45 岁以上被测者，这一时期的远视眼调节力明显减退，单光眼镜已经无法适应兼顾远、近目标的屈光矫正的兼用方案。

### 1. 生理变化的特点

（1）调节力下降，调节储备不足

这一时期的远视眼的调节力继续下降。当剩余调节力减少到不能满足 1/3 储备时，视觉疲劳就会更加容易发生，缓解的时间也会相对较长。年龄越大，其表现也就会越突出。

（2）远视度成分的变化

远视度成分在这一时期发生的变化会表现在两个方面：① 隐性远视成分向显性远视成分转化的速度加快；② 能胜远视成分向绝对远视成分的转化速度加快。

远视度成分变化总的趋势是：被测者的远用屈光矫正镜度向总远视度趋近。即隐性远视度不断趋近于零、显性远视度不断趋向于总远视度。

### 2. 屈光检测的要点

这一时期的被测者中的大多数人，都应当属于年龄较大的人，在屈光检测中已经不宜再应用睫状肌麻痹剂。因此，对这部分被测者只能在常态瞳孔条件下进行。验光师在屈光检测中最应当注意的是对被测眼的调节进行有效的控制。对这类被测者进行调节的控制，一般常用方法是充分雾视。即在客观检测所获得的屈光矫正镜度（或原有的远用屈光矫正镜度）的基础上，加用＋3.00～＋4.00DS 镜片，将被测者的视力控制在 0.1。使其经过 15～30min 的"人工近视状态"的"雾视"状态，其调节力一般都会得到放松，再采用镜度递减法进行检测。在实施检测的过程中，应当注意以下两点：

（1）检测时间不宜过长

检测的时间不可以过长，不管是什么验光，倘若检测时间≥30min，都会导致调节的控制失效。时间越短，对调节的控制才会越有效。

（2）镜度调整应采用递减法

表 7-15 是应用雾视法后，进行镜度递减检测的三种方案，读者可以根据自己的情况进行选用。

表 7-15　雾视法中镜度递减方案比较表

| 方案 | 第 1 调整方案 | | | 第 2 调整方案 | | | 第 3 调整方案 | | |
| --- | --- | --- | --- | --- | --- | --- | --- | --- | --- |
| 考察项目 | 调整次数 | 减少镜度 | 剩余雾视度 | 调整次数 | 递减镜度 | 剩余雾视度 | 调整次数 | 减少镜度 | 剩余雾视度 |
| 镜度调整次数、每次减少镜度与剩余雾视度 | 1 | +0.25 | +3.75 | 1 | +0.50 | +3.50 | 1 | +0.50 | +3.00 |
| | 2 | +0.25 | +3.50 | | | | | | |
| | 3 | +0.25 | +3.25 | 2 | +0.50 | +3.00 | | | |
| | 4 | +0.25 | +3.00 | | | | | | |
| | 5 | +0.25 | +2.75 | 3 | +0.50 | +2.50 | 2 | +0.50 | +2.00 |
| | 6 | +0.25 | +2.50 | | | | | | |
| | 7 | +0.25 | +2.25 | 4 | +0.50 | +2.00 | | | |
| | 8 | +0.25 | +2.00 | | | | | | |
| | 9 | +0.25 | +1.75 | 5 | +0.50 | +1.50 | 3 | +0.50 | +1.50 |
| | 10 | +0.25 | +1.50 | | | | | | |
| | 11 | +0.25 | +1.25 | 6 | +0.50 | +1.00 | 4 | +0.50 | +1.00 |
| | 12 | +0.25 | +1.00 | | | | | | |
| | 13 | +0.25 | +0.75 | 7 | +0.25 | +0.75 | 5 | +0.25 | +0.75 |
| | 14 | +0.25 | +0.50 | 8 | +0.25 | +0.50 | 6 | +0.25 | +0.50 |
| | 15 | +0.25 | +0.25 | 9 | +0.25 | +0.25 | 7 | +0.25 | +0.25 |
| | 16 | +0.25 | +0.00 | 10 | +0.25 | +0.00 | 8 | +0.25 | +0.00 |
| 三种方案的比较 | 过于烦琐、用时过长，不常用（综合验光仪除外） | | | 简洁、实用，用时稍短、常被使用 | | | 简洁、可用，常被使用 | | |

镜度调整的方式，只应当沿着逐渐递减正镜度方向调整。相邻镜度间的反复应尽可能减少，以免诱发过度调节而造成屈光矫正镜度的偏移。

当然，这种反复也不是绝对不可以。当确定最终屈光矫正镜度时，就会出现相邻镜度间的对比性调整与测试。但是，确定最终屈光矫正镜度时，也不能没完没了地反复，这种操作的不当之处就在于：这样的方法可以导致被测者分辨阈值增大、精细分辨能力下降。这就使被测者对±0.25DS 甚至±0.50DS 的视觉效果难以进行主观分辨。显然这对屈光矫正镜度的精确性的把握难度就会明显加大。最后确定镜度时，0.25DS 调整以控制在 3 次为宜，即加、减、加，根据被测视觉主诉反映予以确定。

**3. 屈光矫正的要点**

对于远用屈光度，以应用完全性屈光矫正镜度进行矫正为目标，对于近用视力的矫正应以习惯视距为准来确定近用附加正镜度。对于还有一定调节力的被测者，应予补充必要的正镜度，但一定要注意给被测者留有一定的调节储备。对于调节力已经丧失者，只能给予完全替代性正镜度，替代性正镜度应为应用视近距离的倒数。

### 六、屈光矫正后的深径觉

在景物视觉空间可以获得清晰视像的距离范围就叫做深径觉范围，深径觉范围在摄影艺术中被称为景深。被测者使用屈光矫正镜度以后，也存在所获得的深径觉范围的问题。验光师在制定屈光矫正方案时，这一问题也是应当考虑到的问题。

#### 1. 径深计算公式

（1）远用径深计算公式

对远用屈光状况的视觉径深范围的计算，可以通过下面两个公式进行计算，就可以计算出远用屈光状况的径深远点和径深近点，两者间的距离就是被测者的远距离径深范围。

$$r_{\mathrm{D}} = \frac{1}{D_{\mathrm{R}}}；即远用屈光矫正的径深远点 = \frac{1}{远点调节力}$$

$$p_{\mathrm{D}} = \frac{D_{\mathrm{s}}}{3}；即远用屈光矫正的径深近点 = \frac{剩余调节力}{3}$$

在裸眼状态下注视远点所使用的调节力就是远点调节力。不同屈光状态下所使用调节力不同，其远点的位置也不同。正视眼在注视远点（∞）时，不使用调节力，其远点为∞。远视眼则必须使用与屈光矫正镜度一致的调节力，其远点位于眼球之后。近视眼的远点在眼前的有限距离，也不使用调节力，其远点就在眼前的有限远。

当使用完全远用屈光矫正镜度矫正后，屈光不正眼的远点都会被矫正到被测者眼前的∞。此时的远点可以叫做矫正远点。

（2）近用径深计算公式

对屈光矫正条件下的近用视觉径深范围的计算，则首先要计算出被测者的近用附加正镜度。再根据近用附加正镜度计算得出是近视的径深远点和径深近点。两者间的距离就是被测者的近距离径深范围。

$$\mathrm{add} = \frac{1}{d_{\mathrm{h}}} - \frac{2D_{\mathrm{s}}}{3}；即近用附加正镜度 = \frac{1}{习惯阅读距离} - \frac{2×剩余调节力}{3}$$

$$r_{\mathrm{N}} = \frac{1}{\mathrm{add}}；即近用屈光矫正的径深远点 = \frac{1}{近用附加正镜度}$$

$$p_{\mathrm{N}} = \frac{1}{\mathrm{add} + D_{\mathrm{s}}}；即近用屈光矫正的径深近点 = \frac{1}{近用附加正镜度 + 剩余调节力}$$

在视近时，屈光矫正后，也会出现类似远用径深远点与近点的变化问题。在此不再赘述。

当我们将远用径深范围计算出来后，远用屈光矫正的径深近点小于习惯阅读距离，该被测者将不用进行近用附加矫正。此时，也就不用再对近用屈光矫正的径深远点、近点进行计算。

远用屈光矫正的径深近点若大于习惯阅读距离，该被测者就应当进行近用附加矫正镜度的矫正。

**2. 计算实例**

被测者，男，65 岁，DV：+1.00DS，$D_s$：0.75D；习惯阅读距离为 0.25m。

（1）裸眼屈光的径深范围

远点：1÷1＝1（球后 1m）；近点：1/0.75＝1.33（球后 1.33m）。

因此被测者是看远看不清楚，看近也看不清楚。

（2）屈光矫正后的径深范围

① 远用屈光矫正后远用径深范围：

远点：1÷0＝∞（球后 1m）；近点：1÷0.75＝1.33（眼前 1.33m）。

屈光矫正解决了看远的问题，看近的仍存在问题。

② 近用附加正镜度计算：

$$\text{add}=\frac{1}{0.25}-\frac{2\times0.75}{3}=+3.50(\text{D})$$

③ 近视矫正后的近用径深范围：

远点：1÷3.50≈0.286（眼前 0.286m）；

近点：$\dfrac{1}{3.50+0.75}$≈0.235（眼前 0.235m）。

近用屈光矫正后解决了 0.235～0.286m 清晰视觉的问题。

在这一案例中，可以看出，在使用双光镜的情况下，这名被测者就会出现视野的缺失，这就是通常所说的像跳，1.33～0.286m 之间的距离就是被测者视野中缺少的部分。

对于使用双光镜所出现的这一视觉中的视野缺失问题，可以通过应用渐进眼镜解决。关于这一问题将在第十章中予以介绍。

# 第八章 ▶▶

# 散光眼

## 第一节 ┊ 散光眼的概述

最早证实散光眼存在的是英国著名科学家牛顿，他在 1727 年用测量曲率半径的方法，证实了自己的眼睛存在散光现象。1793 年 Young 利用 Scheiner 的方法测出自己的眼在垂直子午线为 $-3.94D$（即 $-3.94D\times180°$），水平子午线上为 $-5.6D$（$-5.6\times90°$），以处方形式表达，则为：$-3.94DS-1.66\times90°$，目前认为这是这是对散光的最早记载。1827 年天文学家 Airy 第一个使用圆柱面透镜实现了对散光的矫正。就散光眼而言，这是一种常见的屈光不正形式。散光既可以单独发生，也可以和远视眼、近视眼并行发生。从眼屈光学的理论进行分析，人的每一只眼都会有或多或少的散光成分存在。当我们判定某一只眼为单纯近视或单纯远视时，只能说明被测眼的散光成分没有达到 $\pm0.25DC$ 的程度。面对每一名屈光不正的被测者，我们必须通过检测来确定被测眼在散光方面的问题：

① 散光是否存在，散光轴位的方向在什么方位，散光度的值是多少。

② 散光有无变化，轴位是否存在偏差，散光镜度的变化的量。

掌握对散光眼的检测及矫正的方法，是每一名验光师必须要具备的基本技能。验光师不但要通过学习与练习来掌握这方面的技能行为，还需要掌握有关散光眼的眼屈光学的理论知识。技能行为是检测的基本手段，理论知识是检测实施操作的指导方针。在对散光眼的屈光矫正中，技能行为与理论知识是实现散光矫正理想目标不可或缺的两项基本功。

### 一、散光眼的定义

据《眼科大辞典》介绍，散光又叫做乱视。据笔者所知，乱视是源于日本的一个名词。在我国，除台湾个别书籍上使用这一名词外，在我国基本上都将其称为散光。矫正这种屈光不正的镜片叫做散光镜片或圆柱面镜片。

#### 1. 定义

平行光入眼，经各子午线方向上不同力量的屈折后，不能成为一个焦点而成为两条焦线者，眼的这种屈光现象就叫做散光。具有这类屈光现象的眼就叫做散光眼。

**2.散光的基本概念**

关于散光现象的问题，有三个名词概念必须清楚。其一，何为平行光线；其二，不同子午线的屈折力；其三，成焦不是点而是线的问题。

（1）平行光线

从严格上意义讲，平行光是指无限远来的光，只有这样的光才是真正的平行光。定义中的平行光，就是指这样的光。但是，在实际的屈光检测中，我们是不可能面对无限远进行屈光检测的。因此，在实际的屈光检测中，我们规定：将≥5m来的光，视同于平行光。更精确说则是：≥5m来的近轴光就是平行光。这里说的平行，不仅是光本身，还应当包括光与视轴的平行。

（2）光的屈折

曲率不同，屈光指数不同，都会造成屈折力的不同。当眼在不同子午线方向上对光的屈折力不一样时，就不会交汇成一个点。倘若在同一条子午线上的屈折力是均匀一致的，就汇成一条焦线，这条焦线的方向一定与子午线屈折力的方向相互垂直。光通过两条屈折力大小不同的子午线所成的焦线的夹角，一定与两条子午线的夹角的大小一致。

当屈光力最大的子午线方向与屈光力最小的子午线方向的夹角为90°时，这种散光就叫做正交散光。当两者的夹角不等于90°时，就叫做非正交散光，又叫做斜交散光。临床上最多见的是正交散光，通常所说的散光矫正是指对正交散光的矫正。斜交散光极为少见，这种散光的矫正在当前仍需使用正交散光镜片，关于斜交散光的矫正我们将在本章第七节中进行介绍。

## 二、散光眼的成像原理

散光眼成像的原理，就在于散光眼在互相垂直的两条子午线上对光的屈折力是不同的。因此，也就无法形成焦点，只能在各自屈光力的作用下分别形成两条焦线。每一条子午线上的屈光力都将汇聚为一条焦线。两条屈光力不同的子午线方向上对光的屈折力不同，这就必然会成为两条焦线。屈光力较大的子午线上所成的焦线在前，因此叫做前焦线；屈光力较小的子午线上所成的焦线在后，因此叫做后焦线。在正交形式的散光眼的两条焦线必然相互垂直。每一条焦线的方向一定与其屈折力子午线的曲折方向相互垂直，焦线方向代表着该屈光力的屈光轴的方向。

当我们假定散光眼在90°、180°分别是较大的和较小的屈光力方向。其成像的特点将如下所述（图8-1）。

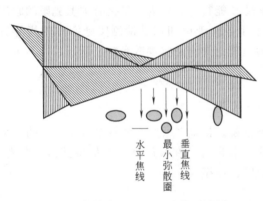

图 8-1　斯特摩（Sturm）光锥示意图

**1. 焦线**

如图 8-1 所示，垂直方向上的屈光力大于水平方向上的屈光力，在屈光成像上必然表现为：前焦线为水平方向，后焦线为垂直方向，这两条焦线又可以分别称为水平焦线和垂直焦线。

（1）水平焦线

垂直方向的屈折力，将光线会聚在主光轴上的焦线必然呈水平方向。焦线所指示的方向是 180°，这就是垂直方向的屈折力的轴所在的方向。

（2）垂直焦线

水平方向的屈折力使光线会聚在主光轴上的焦线必然呈垂直方向。焦线所指示的 90°方向，这就是被测眼水平方向屈折力的轴所在的方向。

**2. 焦线间距**

两条焦线之间的距离叫做焦线间距，简称焦间距。焦间距与散光的程度成正比。即焦间距越大，散光程度越高；焦间距越小，散光程度越低。

（1）弥散空间

两体焦线间则是一个空间，这个空间就叫做弥散空间。这一空间中的某一点，距离水平焦线越近，垂直方向上间距越狭窄，在垂直方向上分辨能力也就会越差。距离垂直焦线越近，水平方向上间距也会越狭窄，在水平方向上分辨能力也就会越差。

（2）最小弥散圆

倘若将两条焦线间的弥散空间沿垂直于主光轴方向进行切割，就会得到一个切面，这个切面就叫做弥散圆。切割方向距离水平焦线越近，其弥散圆越趋向于横椭圆；距离垂直方向越近，其弥散圆越趋向于纵椭圆。两条焦线距离的中点则是最小弥散圆。此弥散圆是真正意义上的圆。这个圆对散光眼视像分辨方面也是相对失真程度最小的弥散像。

根据目标的图形线条方向，散光眼者的眼会自动进行调节，使焦线选择性地落在视网膜的不同方向上。这种选择使被测眼必须进行更频繁的调节，这就是散光眼更易发生视觉疲劳的原因。

## 三、散光眼的光学成因

导致散光眼发生的光学现象的原因有四个方面：屈光面、视像面、屈光指数和光心的位置。从理论上讲，这四个方面只要有一个方面是异常的，就会出现散光。但是，在实际屈光检测中，我们很难分辨出到底是哪一个方面出现了问题。这种区分在光学眼镜矫正中没有太多的实际意义。由于角膜因素所造成散光像差约占像差的59.11%，其他因素同样也可以引起散光，但所占比例相对比较小。一般认为，散光现象是多因素变化所引起的综合效应。

**1. 屈光面的表面弯曲度不一致**

屈光面的弯曲度不同，对光的屈折力就会不同。弯曲度不一致最常见的是角膜，其次是晶状体。因角膜表面不一致所形成的散光叫做角膜散光；因晶状体原因发生的散光就叫做晶状体散光。而以角膜散光对视像质量的影响最大。

**2. 视网膜面的曲率不一致**

眼的屈光力正常，但是充当像屏的视网膜在曲率上发生了改变，也同样可以出现散光，这种散光的矫正效果一般都会比较差些。

**3. 屈光元件的屈光指数不一致**

眼的屈光元件因混浊、瘢痕形成等因素，有可能会在屈光指数方面有所表现。当混浊呈不均匀分布时，就会导致散光的产生。这种散光所获得的屈光矫正效果，一般也不会十分理想。

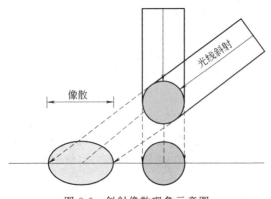

图 8-2　斜射像散现象示意图

**4. 光心偏离**

当眼位发生偏斜时，光就不是以垂直方向被折射到眼底，而是以倾斜的角度入射到眼底。就会发生斜射像散现象（图 8-2）。这就使得视网膜上的投射像，在以投射方向倾斜角度一致的方向被拉长，而呈现视像的单方向的像散现象。

以上四种原因，是导致散光眼的几个条件。对于散光的形成，屈光检测与矫正中一般不做专门划分。

## 四、散光眼的生理与病理性成因

我们的眼之所以会在光学上形成散光眼，都是因为人眼的生理性变化与病理性改变所致。生理性变化所导致的散光程度一般比较轻微，有的甚至是暂时性的。而眼的病理性改变所导致的散光程度相对都比较严重。一般而言，轻微的散光可以采用等效球镜的办法进行处理，这样也是可以获得比较好的屈光矫正效果的。而病理性改变所导致的散光眼，则必须应用圆柱面透镜进行矫正，否则难以获得理想的矫正效果。正是基于这样的现实，笔者特将后者称为临床散光。下面，我们特将生理性散光与临床性散光简介如下：

**1. 生理性散光**

生理性散光又叫做暂时性散光、正常散光。关于生理性散光的认识，有以下两种看法：

第一种看法：一般认为这种散光是由于眼睑的自然持续性压迫、眼外肌的强力牵拉及收缩所致。这种散光眼，有人认为可以自然消退，无须矫正。

第二种看法：认为不影响视敏度、不会诱发视觉疲劳的轻度散光就是生理性散光。张春起等（1992）对 578 只视力正常的儿童眼角膜的屈光力进行了测定，结果：（43.578±1.873）D×180°，　（42.9987±1.846）D×90°，两者屈光差为（0.594±

0.720)D。张春起等认为，这就是儿童角膜的平均生理性散光度。测量数据在以下三个方面的特征明显：

① 儿童存在角膜散光者为 83.91％；

② 角膜散光一般为 0.25～1.00D；

③ 散光轴位在 180°为 98.97％。

在眼屈光学领域一般人为 0.25～1.00D 的散光，可以视为生理性散光。

**2. 临床散光的形成原因**

（1）规则散光

① 先天性屈光异态：这种散光有遗传倾向，倘若子代与父代都存在散光时，两代人散光轴趋于一致。但先天性散光发生在角膜的案例相对较少。

② 后天性病理改变：后天性的病理改变可分为以下六种。

a. 眼睑压迫。上、下眼睑对角膜的压迫可以导致暂时性散光的典型案例：当患睑板腺囊肿、麦粒肿时，可以对眼的散光现象发生影响，当疾患治愈后散光现象可以恢复。眼睑压迫角膜导致散光的说法，的确与角膜垂直方向屈光力较大的现实是一致的。但也有相当多的人认为，眼睑压迫造成永久性散光多为推测，证据不够充分。

b. 眼肌牵拉。对于眼肌牵拉造成散光的问题，一般认为这是一种可能，诸多人对此质疑。

c. 巩膜术后。实施巩膜手术后所造成的创伤，或者巩膜受外力所成的外伤，都会导致散光的出现。特别是在近角膜缘区的创伤和外伤，甚至可能造成严重的散光。

d. 角膜切开。角膜移植、角膜穿通伤以及白内障手术，在愈合过程中所形成的瘢痕是形成散光的重要因素。一份历时 9 年的报告统计，这类散光形成的比例数值分别为：合例散光占 56.8％（归因于睑压迫）；不合例散光占 23.5％（归因于瘢痕形成）；斜轴散光占 19.6％（归因于缝线松紧）。

e. 眼球变形。眼内注射、高度近视眼的弧形斑、眶内及眼的占位性病变、巩膜瘢痕等，都会因眼内容异常的扩张、收缩而导致散光的出现。

f. 眼内高压：有人曾经提出过眼内压增高也可能导致散光的发生，但这种情况一般很少会发生。

（2）不规则散光

① 角膜瘢痕形成：角膜溃疡、角膜炎、翼状胬肉所造成的角膜瘢痕肯定会导致散光的发生。

② 翼状胬肉：长入角膜光学区的厚度决定散光程度的大小。这种病理改变造成的散光绝大部分属于不规则散光。

③ 晶体散光：初发白内障、核性近视、圆锥角膜等都会导致散光的发生，其中圆锥角膜都属于高度散光，现在已经报道的圆锥角膜的最大散光度可以超过 10.00DC。

通过以上简要的介绍，应当可以了解，导致散光发生的原因是多样的。因此，散光的发生有可能是单因素所致，也可能是多种因素作用的结果。眼屈光学更倾向于散光是多因素所致而成。

## 第二节┊散光眼的分类

对于散光眼的进一步认识，就是要把散光眼进行分类，通常情况下，人们根据散光是否规则，结合两条主子午线是否正交来进行分类。根据这种分类方法，散光眼可以分为规则散光、不规则散光、斜交散光三类。斜交散光我们将在本章第七节中进行介绍。本节主要介绍规则散光的问题，并对不规则散光进行必要的介绍。

### 一、规则散光

人眼的散光性质大部分为规则散光。这种散光的特性就是：两条主子午线（指屈光力最大的子午线与屈光力最小的子午线）成正交状态，即两条主子午线互相垂直呈直角相交。这种分类方法依据有四点：焦线位置、强子午线方位、对称与否、调节状态。

#### 1. 根据两条主子午线的焦线位置进行分类

根据焦线位置进行分类是最为常见的一种分类。这种分类方法是根据两条焦线所在的位置进行分类的方法。应用这种方法可以将散光眼分为以下三类五种形式。

（1）单纯性散光眼

单纯性散光是指被测眼的两条焦线，有一条焦线恰好位于视网膜上，而另一条焦线在视网膜之前或之后，这样的眼就叫做单纯性散光眼。据有关资料统计，这类散光眼约占散光的 $4.2\%\sim7.0\%$，其中单纯性近视散光眼为 $2.0\%\sim2.9\%$，单纯性远视散光眼为 $2.2\%\sim4.1\%$。

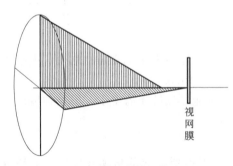

图 8-3　单纯性近视散光

① 单纯性近视散光眼。一条焦线在视网膜上，另一条焦线在视网膜之前，这样的眼就被称为单纯性近视散光眼（图 8-3）。图中垂直方向屈光力较强聚焦于视网膜之前，水平方向的屈光力较弱且恰好聚焦于视网膜之上。故此图所显示的散光轴位于 180° 方向上。

其处方形式如：$-1.00DC\times180°$。

② 单纯性远视散光眼。一条焦线在视网膜上，另一条焦线在视网膜之后，这样的眼就被称为单纯性远视散光眼（图 8-4）。图中垂直方向屈光力较强恰好聚焦于视网膜之上，水平方向屈光力较弱聚焦在视网膜之后，故此图所显示的散光轴位于 90°方向上。

其处方形式如：$+1.00DC\times90°$。

（2）复性散光眼

复性散光眼是指两条焦线同在视网膜前，或同在视网膜之后的散光眼。这类散光眼约占散光眼的 $36.1\%\sim75.2\%$，其中复性近视散光眼为 $25.3\%\sim50.6\%$，复性远视散光眼为 $10.8\%\sim24.6\%$。

① 复性近视散光眼。倘若两条焦线均聚焦在视网膜之前，这样的眼就叫做复性近视散光眼，也称为复性近视眼（图8-5）。图中所示垂直方向上的屈光力大于水平方向上的屈光力。

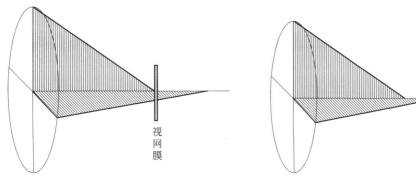

图 8-4　单纯性远视散光　　　　　　图 8-5　复性近视散光

其处方形式应如：$-2.00DC\times180°$ & $-1.00DC\times90°$。

经正交柱镜处方转换为复曲面镜形式$-1.00DS-1.00DC\times180°$。

② 复性远视散光。倘若两条焦线均聚焦在视网膜之后，这样的眼就叫做复性远视散光，又可以称为复性远视眼（图8-6）。图中所示水平方向上的屈光力较弱，因此远视程度就会相应更高一些。

其处方形式应如：$+1.00DC\times180°$ & $+2.00DC\times90°$。

经正交柱镜向复曲面镜转换后，处方应为：$+1.00DS+1.00DC\times90°$。

（3）混合性散光

倘若两条焦线，一条聚焦在视网膜前，另一条聚焦在视网膜之后，这样的眼就叫做混合性散光眼（图8-7）。这种形式的散光眼约占散光眼的3.9%～4.1%。图中所显示的是：垂直方向上屈光力较强聚焦在视网膜之前，水平方向上的屈光力较弱而聚焦在视网膜之后。其处方形式应如：

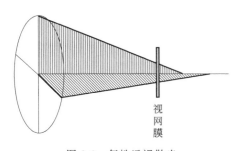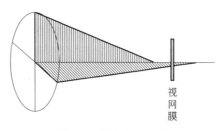

图 8-6　复性远视散光　　　　　　图 8-7　混合性散光眼

$-1.00DC\times180°$ & $+1.00DC\times90°$。

经正交柱镜向复曲面镜转换后，处方应为：

$-1.00DS+2.00DC\times90°$（或$+1.00DS-2.00DC\times180°$）。

《眼科大辞典》中又将散光眼分为三类。此书的作者在对散光眼的名词进行解释时，又特意将＋1.00DS－2.00DC×180°称为远视性近视散光眼；将－1.00DS＋2.00DC×90°称为近视性远视散光眼；并将正交圆柱面形式的处方－1.00DC×180°＆＋1.00DC×90°特称为联合型单纯散光眼。从屈光矫正学方面讲，这种划分的意义似乎不是很大。

笔者建议的散光眼的分类。笔者认为对混合散光进行性进一步的分类，可以根据视网膜在焦线间的位置来确定：视网膜靠近前焦线的混合性散光眼，我们可以称之为近视性混合散光眼；视网膜靠近后焦线的混合性散光眼，可以称之为远视性混合散光眼；视网膜在焦线间中点的混合性散光眼（也可以称之为均衡性散光眼）。这样的分类和散光眼需要先矫正与视网膜距离较近方向的屈光力的原则是一致的。

**2. 根据屈光力较强子午线所在方位**

从人眼的生理屈光结构看，大部分人在垂直方向上的屈光力要大于水平方向上的屈光力。这是人眼在屈光方面的一种生理惯例。符合这一生理惯例的散光眼就叫做循规性散光眼，与这一生理相违背的散光眼就叫做逆规性散光眼。既不属于循规性散光眼，也不属于逆规性散光眼的就叫做斜向性散光。

（1）循规性散光

循规性散光眼又叫做顺规性散光眼、合例性散光眼、合则性散光眼。循规性散光又可以分为循规性近视散光和循规性远视散光。

① 循规性近视散光。循规性近视散光，在垂直子午线方向上的屈折力大于水平子午线方向上的屈光力。所使用的屈光矫正眼镜，一定要能中和垂直方向上的屈光力。因此，所使用的矫正圆柱面透镜的屈光力方向一定位于90°，其轴位的方向一定位于180°方向上。其典型的形式有两种：

单纯性循规近视散光：－1.00DC×180°（图8-8左）；

复性循规近视散光：－1.00DS－1.00DC×180°（图8-8右）。

② 循规性远视散光。对循规性远视散光，所使用的屈光矫正眼镜，一定要能中和水平方向上的屈光力。因此，所使用的矫正圆柱面透镜的屈光力方向一定位于180°，其轴位的方向一定位于90°方向上。其典型的形式有两种：

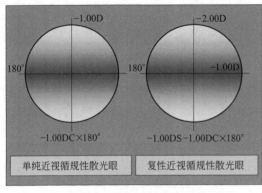

图 8-8 循规性近视散光眼

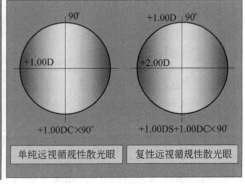

图 8-9 循规性远视散光眼

单纯性循规远视散光：+1.00DC×90°（图8-9左）；

复性循规远视散光：+1.00DS+1.00DC×90°（图8-9右）。

（2）逆规性散光

逆规性散光眼又叫做逆规性散光眼、反规性散光眼、不合例性散光眼、不合则性散光眼。逆规性散光又可以分为逆规性近视散光和逆规性远视散光两种。

① 逆规性近视散光。逆规性近视散光，在垂直子午线方向上的屈折力一定会小于水平子午线方向上的屈光力。所使用的屈光矫正眼镜，一定要能中和水平方向上的屈光力。因此，所使用的矫正圆柱面透镜的屈光力方向一定位于180°，其轴位的方向一定位于90°方向上。其典型的形式有两种：

单纯性逆规近视散光：-1.00DC×90°（图8-10左）；

复性逆规近视散光：-1.00DS-1.00DC×90°（图8-10右）。

② 逆规性远视散光。对循规性远视散光，所使用的屈光矫正眼镜，一定要能中和垂直方向上的屈光力。因此，所使用的矫正圆柱面透镜的屈光力方向一定位于90°，其轴位的方向一定位于180°方向上。其典型的形式有两种：

单纯性循规远视散光：+1.00DC×180°（图8-11左）；

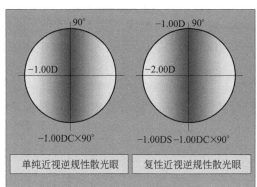

图8-10 逆规性近视散光眼

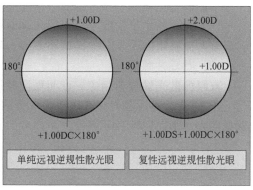

图8-11 逆规性远视散光眼

复性循规远视散光：+1.00DS+1.00DC×180°（图8-11右）。

对循规与逆规的掌握是否一定要求达到正90°和正180°呢？这样做显然不符合眼屈光学的临床常规的。一般而言，在实际眼屈光检测中，被测者的散光轴位只要满足90°±22.5°、180°（或0°）±22.5°，就可以确定。

（3）斜向性散光

除去散光轴为90°±22.5°和180°（或0°）±22.5°两个角度范围之外（图8-12），还有45°±22.5°和135°±22.5°两个角度空间。凡散光轴位在这一空间的一律

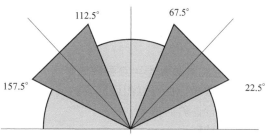

图8-12 斜向性散光方向示意图

称为斜向型散光。

### 3. 根据散光轴位是否对称

（1）对称性散光

$AB$ 与 $A'B'$；$CD$ 与 $C'D'$；$EF$ 与 $E'F'$；$GH$ 与 $G'H'$，四对轴都是对称轴（图 8-13）。两眼的散光轴对称并不能判断对称性散光。判定对称性散光有两个条件：

第一个条件：双眼所使用的圆柱面透镜的性质相同（即同符号）。

第二个条件：$A_R + A_L = 180°$（即双眼的散光轴位方向值相加等于 180°）者。

可以满足以上两个条件的散光眼的类型，就叫做对称性散光。对称性散光又可以分为两种：

① 类似散光：又叫做合例对称性散光。这种散光，是指两眼光轴均向颞侧偏斜（图 8-13 中的 $EF$ 与 $E'F'$）的散光眼。

② 不合例对称散光：这种散光，是指两眼光轴均向鼻侧偏斜（图 8-13 中的 $CD$ 与 $C'D'$）的散光眼。

（2）不对称性散光

不能满足上述两个条件的双眼散光类型，就叫做不对称散光。这也就说，两眼同符号性质相同的主子午线不以中线为准对称者，就是不对称散光。这类被测者常常会表现有两侧瞳距的不等、颜面的不对称，还可能伴有视功能的不全。

（3）同轴性散光

双眼的散光轴数值相等，就叫做同轴性散光。同轴性散光也有两种类型。

① 同轴对称性散光。双眼散光成分的符号相同，轴向对称的散光只有两种形式：垂直向和水平向。即右 $_{90°}$ 与左 $_{90°}$（图 8-14 中的 $AB$ 与 $A'B'$）；右 $_{180°}$ 与左 $_{180°}$（$CD$ 与 $C'D'$）。

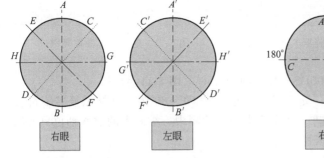
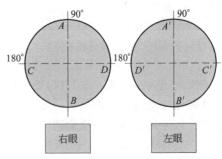

图 8-13　对称性散光示意图　　　　图 8-14　同轴性对称散光

② 平行性斜向散光。双眼散光成分的符号相同，轴向相互平行的散光，就叫做平行性斜向散光，也可以叫做同轴斜向。图 8-15 中的 $AB$ 与 $A'B'$，$CD$ 与 $C'D'$ 是两种典型的平行性斜向散光。

（4）异轴散光

若一眼的散光形式为合例散光，另一眼散光形式为不合例散光，这样的散光形式就叫做异轴散光（图8-16）。这类散光在屈光矫正中，常会发生双眼视像的不协调现象。

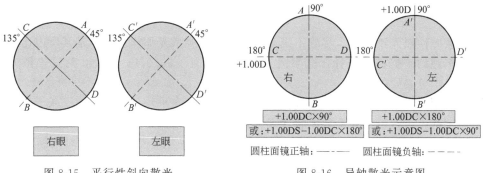

图 8-15 平行性斜向散光 　　　　　图 8-16 异轴散光示意图

#### 4. 根据调节状态进行分类

我们还可以根据散光与调节力的使用间的关系，划分为静态散光和动态散光两种形式的散光。

（1）静态散光

静态散光是指被测眼在不使用调节的状态下屈光不正中的散光成分。这类散光包括以下三个方面：

① 角膜散光。角膜散光有两种类型，即指数性静态角膜散光和曲率性静态角膜散光。

② 晶状体散光。这个方面的散光有三种类型：指数性静态角膜散光、曲率性静态角膜散光和倾斜性静态角膜散光。

③ 视网膜性散光。这方面的散光包括曲率性静态视网膜散光和倾斜性静态视网膜散光两种类型。

（2）动态散光

动态散光是指眼在调节时才表现出来的散光。这种散光，是由于眼外肌位置变异、睫状肌收缩不均匀所造成的对角膜、晶状体作用力不均匀，使角膜或晶状体发生暂时性异常变形、倾斜等，这就使得眼在屈光度、轴位方面发生了综合性的变化。当这种变化达到一定的程度时就会产生散光现象，对这种散光进行矫正时，只能针对动态视觉。因此，对这样的散光眼进行矫正，可以尝试适当加用近用附加圆柱面镜的办法予以解决。

① 调节性散光。这种散光一般是由局部睫状肌收缩，导致晶状体凸度改变不均匀、角膜被异常牵拉所致。

② 调节与集合失调性散光。当被测者的下肢肌、下斜肌位置存在变异时，调节与集合一旦发生就会对眼球产生异常的压迫作用，这种作用就可以出现散光现象。

③ 调节剩余散光。剩余散光是指在使用眼镜屈光矫正后，被测眼在进行调节的状态下，"镜-眼"所表现出来的散光成分。

动态散光的存在是客观的，但又是在实际屈光矫正中不太被重视的一个问题。这极可能是戴用新眼镜出现不舒适主观感觉的一个原因。

## 二、不规则散光

在散光性屈光不正中，尽管不规则散光没有规则散光那样多，但是其所占比例也是大概客观的。据有关统计，这类散光约占 29.5%～30.0%。因此，对这类散光给予注意是十分必要的。

不规则散光的特征是：各条子午线的弯曲度的分布不均匀，甚至同一条子午线上的弯曲度都不一致。这就给被测者的视知觉造成了严重变形。造成这种现象的原因就是屈光面的不光滑、凹凸不平所致。图 8-17 就是在使用普拉西多氏盘对角膜进行观察时各类型角膜状况的示意图。图中（a）为光滑球面角膜表面示意图；（b）为光滑柱面角膜表面示意图；其余三图皆为不规则角膜表面示意图。

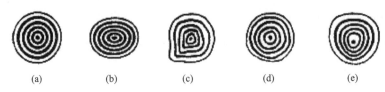

(a)　　　　　(b)　　　　　(c)　　　　　(d)　　　　　(e)

图 8-17　普拉西多氏盘观察角膜缩减示意图

在屈光矫正中，不规则散光在用普通眼镜进行屈光矫正时，很难达到理想的矫正效果。使用隐形眼镜矫正不规则散光也不是十分理想，使用 RGP（硬性隐形眼镜）的效果要好一些。

## 三、散光眼的分类与眼镜配制

对散光眼进行分类的目的，就是要使我们对散光眼的知识有一个清晰的脉络，以便为屈光检测与矫正提供一个比较有条理的思维模式。上述分类向我们提供了在散光矫正中需要注意的 5 个方面的问题。

### 1. 正、负柱镜

当散光的存在一旦被确认以后，第一个问题就是散光的程度问题。这个问题包括 3 个方面：圆柱面矫正镜的轴向、柱镜性质和柱镜度。这是进行散光眼矫正中最为基础的数据。

笔者在这里只强调一点：正、负镜度的转换不改变被测眼的合例与否的形式。

### 2. 强子午线的位置

既然是散光眼，就一定有两条焦线，这两条焦线必然是一条在前，另一条在后。在前的焦线，必然为屈光力较强子午线会聚而成，这条子午线一定与焦线的方向呈正交状态。在后的焦线，一定是屈光力较弱子午线会聚而成，这条子午线也一定与后焦线呈正交状态。当我们检测出圆柱面矫正镜的轴向、柱镜性质和柱镜度时，这条被测眼的强子午线的位置也就确定了。这是从绝对意义上来理解子午线上屈光力的强弱现象。

我们也可以从相对意义上来理解子午线上屈光力强弱的问题。当我们以 0.00D 为基准考虑两条焦线的相对位置时，距离 0.00D 基准越近，屈光力就越强；距离 0.00D 基准越远，屈光力就越弱。屈光矫正中，正是以这种相对意义上的强弱，确定了单纯散光、复性散光的下列屈光矫正原则：

① 以相对屈光力较强子午线上的屈光力作为球面矫正镜度；

② 以相对屈光力较弱子午线上的屈光力减去相对屈光力较强子午线上的屈光力的差作为圆柱面矫正镜度。

### 3. 焦线位置

在确定了强子午线的位置的同时，我们也能够确定焦线的位置。显然焦线的位置一定与矫正圆柱面透镜的轴的方向一致。当被测者对横向开口的视标不易分辨时，我们使用圆柱面测试镜片时，其屈光度方向一定在水平方向，轴的方向一定在垂直方向。这是屈光检测与矫正中经常遇到的问题。

上述三个方面都还局限在单眼的范围，下面两个问题则涉及双眼视知觉的感受问题。

### 4. 双眼轴与度的对称

从矫正效果看，双眼散光轴、柱镜度对称时，其效果最佳。双眼散光轴、柱镜度不对称时，其矫正效果相对较差。而以同符号正交形式的双眼散光形式最难适应圆柱面镜的完全矫正方案。对这样的被测者解决的方案有以下两个：

（1）使用隐形眼镜

对双眼散光度与轴不对称，不能适应普通眼镜进行完全矫正的被测者，使用隐形眼镜就可以使被测眼在眼屈光学上获得一个相对规则的人工外曲面。这会在一定程度上克服掉双眼在子午线上的视觉差异。在应用隐形眼镜时，必须清楚一点：硬性隐形眼镜的矫正效果远比软性隐形眼镜要理想。

（2）适当调整圆柱面镜度或轴位方向

对那些难以适应普通眼镜进行完全矫正的双眼散光度与轴不对称的被测者，只能采用适当降低圆柱面镜度或适当调整轴位方向来解决。但是，这种方案也有其不足的方面，这就是：被测者在接受调整后的镜度和轴向之时，一定会以付出一定的视觉清晰度为代价。这种代价是值得付出的，毕竟可以获得较为舒适的视觉，获得相对更好的双眼视功能。

### 5. 动态散光

不管是调节性散光，还是调节与集合失调性散光，亦或是调节剩余散光，都是在调节状态下，即在近距离注视时才发生的动态变化。对这部分散光不予矫正，被测者往往在从事一定距离的工作时，就会比较容易产生精力不集中、视觉疲劳等现象，并由此对工作质量造成影响。对动态散光的处理的常用方法有以下两种：

（1）配制专门的近用工作用眼镜

这一方法比较适合长时间进行某一固定距离工作的被测者。如编辑、文稿校对人员、工笔画家等。

（2）选择适当的近用附加圆柱面镜度，以适当的轴向作为中、近距离用眼镜

这种方法对担任领导工作的人员、办公室一般工作人员相对比较适宜，因为这类人员在工作中一般没有特定的视觉距离，但又是以中、近距离注视与浏览为主。

# 第三节 ▍ 散光眼的症状

对屈光不正的症状，我们只能在被测者（或家长的）的主诉（或介绍）中获得。既然是主诉，其陈述的内容就是一种自我感知觉的陈述。被测者的陈述内容，一定是"自我的"，他确信这些内容与常态不同，他渴望别人的关注、理解与认同。被测所陈述的内容必然带有其情感与生活的色彩。这些陈述，正是我们进行屈光检测与矫正的起点，也是我们进行屈光检测与矫正过程的重要参考。散光眼的症状主要有两个方面：视力疲劳与视力障碍。

## 一、视觉疲劳

### 1. 原因与表现

视觉疲劳又叫作视力疲劳，往往是远视眼与散光眼最为明显的视觉症状。产生视觉疲劳最主要的原因就是：长时间过度用眼所致，这种症状尤其容易出现在近距离用眼之时。散光眼出现视力疲劳的原因是：在两条焦线间进行频繁选择转换，以适应外界景物图像的主线条方向。在这种适应选择之中，调节力转换频率增大、瞳孔缩放次数加倍、张力过大和伴随集合调整三方面的因素是导致视力疲劳发生的生理动态因素。

散光眼的视觉疲劳现象一般以中、低度散光眼最为常见。高度散光眼被测者，一般很少发生视觉疲劳。这是因为：高度散光眼即便在两条焦线间进行调整选择，也难以适应外界景物主线条方向的转换所形成的影响，被测眼不能在清晰与模糊的对比中得到比较清晰的视像。当所面对的都是模糊的视像时，这种适应性选择也就没有意义。久而久之，眼就会自动放弃这种选择，调节力、瞳孔缩放及伴随集合的张力随之下降，视觉疲劳也就会消失。

散光眼的视觉疲劳的症状，与其他屈光不正的症状类似。在症状出现的情景上有其自身的特点。比较容易在纵列文字与查阅行、乘车路线时出现。表现形式以眉弓部胀痛、眼睛干涩等最为常见。

### 2. 意义

视觉疲劳是一种综合性症候群，只是对一系列肌体在生理上的自觉不适的综合性名称，是检测方对被测者的主诉所给予的一个判断概念。

就视觉疲劳自身而言，没有其自身的特异性症状。这就要求验光师既要关注视觉疲劳存在的可能性，也不能将视觉疲劳变成一种口头禅，一定要将视觉疲劳的诊断建

立在客观分析被测者的临床表现的基础之上。

## 二、视力障碍

视力障碍也是散光眼的主要的症状之一。从散光眼的成像规律看，散光眼在未经矫正的情况下，被测者就不可能获得正常的视像。但是，这只是从理论上角度来看散光眼的视像问题。在实际的屈光检测与矫正中并非如此，0.25DC 的散光镜度，一般不会引起明显的主观视力变化，即便是 0.50DC 的镜度也可以通过使用等效球镜（0.25DS）获得满意的视觉效果。而同样的圆柱面镜度，又会对视力产生不同的影响。了解这些方面的情况，对于屈光检测与矫正过程的控制是有着积极作用的，正是出于这样的原因，验光师有必要对散光眼影响视力的原因、表现和意义作必要的了解。

### 1. 原因

散光眼因为在正交子午线上屈光力的不等，就不会有成焦点的可能性，只能形成两条焦线。不管是在焦线位置，还是在焦线间的弥散空间的任意垂面上，都不会有实实在在的清晰图像。只能是一定程度上的弥散像。图 8-18 所显示的就是被测者在不同像位上所看到的视像的示意图：图的上方所示意的是为被测者所提供的点阵光源分布状况。下方所示意的则是在视轴相应位置上的成像图。

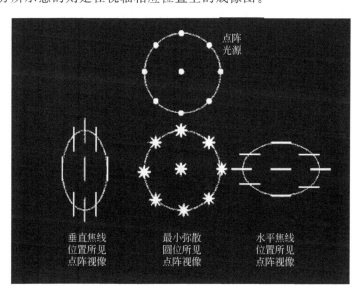

图 8-18　散光眼对点阵光源所见视像

① 在垂直焦线处所见到的视像，只能是由垂直短线条的组合而成的图像（图 8-18左），整个视像在水平方向的宽度则会相应变窄。

② 在水平焦线处所见到的视像只能是水平短线条的组合而成的图像（图 8-18右）。其视像在垂直方向将会变的扁平。

③ 在最小弥散圈所在的位置看到的则是一个个被虚化的星状点，或在一定程度

上被虚化的原点（图 8-18⊕）。

应当说，散光眼不管是在垂直焦线处还是水平焦线处，或是最小弥散圈所在位置，都不会有清晰的视力，视像的弥散程度或大或小则与散光的程度成正比。

**2. 表现**

（1）散光度与视力下降之间的关系

散光眼的圆柱面矫正轴位的方向及镜度的大小，与裸眼视力之间存在着较为密切的关系，表 8-1 中提供的数据就充分说明了这种关系。

表 8-1　散光轴位、屈光度，单纯近视、远视与裸眼视力的关系

| 屈光不正类型＼视力 | 0.7 | 0.5 | 0.4 | 0.3 | 0.2 | 0.13 | 0.08 |
|---|---|---|---|---|---|---|---|
| 水平轴向散光/D | 1.00 | 1.50 | 2.00 | 2.50 | 3.00 | 4.00 | 5.50 |
| 斜向散光/D | 0.75 | 1.00 | 1.50 | 1.75 | 2.25 | 2.75 | 4.25 |
| 单纯近视、单纯远视/D | 0.50 | 0.75 | 1.00 | 1.25 | 1.50 | 2.00 | 3.00 |

注：1. 水平轴向散光是指散光轴位于 90°或 180°方向的近视散光与远视散光。

2. 斜向散光，是指散光轴位偏离 90°或 180°方向的近视散光与远视散光。

（引自：徐广第《眼科屈光学》）

① 单纯近视眼与单纯远视眼，屈光矫正镜度对视力的影响基本一致。

② 近视散光、远视散光的圆柱面矫正镜度对视力的影响，比单纯近视眼与单纯远视眼对视力的影响要小。

③ 在散光眼中，斜轴散光比正轴散光对视力的影响要大。

上述屈光不正对视力的影响反映了下述两种现实：

第一，屈光不正对视力影响的大小与成像有关。

单纯球面屈光不正和含有柱面成分的屈光不正在视觉成像方面的影响作用是不同的，单纯球面屈光不正对视像的影响作用是对整个图形各个方向的影响，而含有柱面成分的屈光不正对视像的影响作用是偏重于图形单一方向的影响。这就是散光性屈光不正对视力影响相对小的原因。

第二，散光对视力的影响大小与客观景物的构图形式有关。

在我们生活与工作的客观环境中，景物的构图形式大多以横向线条与纵向线条方式为主。因此，与这种构图形式一致的正轴散光，对视力所产生的影响作用就要相对较大。而与这种构图形式存在差异的斜轴散光，对视力所产生的影响作用必然会相对较小。

在眼-视光学的屈光检测与矫正实践中，远视眼对视力的影响比近视眼要相对加大，在复性散光的被测者中也有类似的倾向。关于散光眼对视力的影响问题，徐老在《眼科屈光学》中还特别指出：混合散光（特别是对称性混合散光）对视力的影响一般都会对远视力和近视力发生双重影响。

（2）视过程中的焦线选择

散光眼在对景物进行观察时，只能获得两类视像：模糊像、畸变像。后者又可以

分为两种：垂直畸变像和水平畸变像。对于这样的视像，散光眼进行焦线位置的选择则是人眼生物适应的必然趋势。

① 轮廓线条与选择：焦线位置的选择是以景物的主线条的方向为基础的。当景物的主线条方向趋于水平方向时，被测眼将会把水平焦线的位置调整到视网膜上，以保证同主线条方向一致的景观形态最小的水平变形程度。而当主线条方向趋于垂直方向时，被测眼就会将垂直焦线的位置调整到视网膜上，以保证同主线条方向一致的景观形态在垂直方向上的最小变形程度。当散光眼被测者获得在某一方向的最小变形程度收益时，他也必然要以这一方向正交方向上的最大失真为代价。

散光眼在面对主线条方向不清晰的景物时，既不会将水平焦线调整到视网膜上，也不会将垂直焦线的位置调整到视网膜上，而是将斯特摩氏光锥的最小弥散圈调整到视网膜上。这样的话，被测者获得的就是景物在视网膜上带一定程度上的朦胧视像，这是散光眼被测者所能获得的最佳视像。

② 视网膜的选择方式：面对具体的景物，视网膜在进行生物选择时，所采取的方式是以正交主子午线上的屈光度的绝对值的大小为依据，以调节为动力的。正交主子午线上屈光度绝对值大小的比较值对选择的影响有两种方式：

第一种方式：当两条主子午线上屈光度的绝对值不等时，在眼的调节参与下，视网膜将会选择屈光度绝对值较小的焦线调节到视网膜上，而将屈光度绝对值较大的方向上的剩余值作为圆柱面矫正镜度而存在。

例如：$-1.00DC\times90°$ & $-2.00DC\times180°$。这样形式的散光眼就会选择绝对值较小的$-1.00DC\times90°$的屈光度作为调节到视网膜上的镜度，即转换成$-1.00DS$。这样处理以后，$-2.00DC\times180°$也获得了$-1.00D$的矫正效果，其剩余屈光值则为：$-1.00DC\times180°$，这一屈光值就将作为圆柱面镜予以保留。其最终的屈光矫正值一定是：$-1.00DS-1.00DC\times180°$。同理，$-1.00DC\times90°+2.00DC\times180°$的屈光矫正值也必然是：$-1.00DS+3.00DC\times180°$。

第二种方式：两条主子午线上屈光度的绝对值相等。只有一种情况：均衡性混合散光。即两条焦线分别位于视网膜前和视网膜后，而且两条焦线据视网膜的距离相等。这种形式的散光眼在视网膜对视线的选择上，一般会采取将垂直（或倾向于垂直）的焦线调节到视网膜的方式来进行。

例如：$-1.00DC\times90°+1.00DC\times180°$。被测眼将会通过调节将眼的屈光矫正镜度调节到$+1.00DS-2.00DC\times90°$。

又例如：$-1.00DC\times180°+1.00DC\times90°$。被测眼通过调节通常会将眼的屈光矫正镜度调节到$-1.00DS+2.00DC\times90°$，而不是$+1.00DS-2.00DC\times180°$，调节到$+1.00DS-2.00DC\times180°$情况只能是个别的例外。

（3）视网膜生物性选择的意义

对正交主子午线屈光不一致所进行的视网膜自动的生物性选择，是人眼在一定程度上规避视觉疲劳的生物性选择。视光矫正学正是以这一客观的生物性选择为基础，作为散光矫正的客观依据，并以此为依据制定了散光眼的矫正原则。

# 第四节 ┊ 散光眼的并发症

在眼屈光学的屈光检测与矫正中，单纯散光眼是比较少的，更多的是复性近视散光、复性远视散光和混合散光。因此，散光眼的并发症与其屈光性质有关，不同性质的散光眼也会发生与其性质一致的并发症。即复性近视散光也会发生近视眼的并发症，复性远视散光同样会发生远视眼的并发症。但是，在散光眼的并发症方面应当强调的有两种并发症。这两种并发症就是：弱视与斜颈。

## 一、弱视

各种类型的散光眼都有发生弱视的可能性。但是，以高度远视散光、混合散光最为多见。这是验光师必须清楚的一个问题。

### 1. 弱视的发生与表现

散光眼并发弱视，与被测者得不到清晰的视网膜视像有关。近视与近视散光尽管远视力不良，但因其近视力还是清晰（或像质尚可）的，视网膜可以获得较高质量视像刺激，故一般不会发生弱视。

而远视与远视散光是否会并发弱视，则要看其屈光不正的程度。当屈光不正程度较低，对视网膜视像的质量尚不至于造成严重的影响之时，弱视就不易发生。反之，视网膜视像的质量就会严重下降，这样的被测者就容易诱发弱视。屈光不正成分中，不管是球面成分，还是柱面成分，只要这种成分的程度高，弱视发生的可能性就会增大。

混合散光，尤其是中、高度混合散光，在看近与看远时都无法获得清晰的视像，视网膜也就不能获得正常的光刺激。这应当是混合散光更易发生弱视的原因。

弱视的临床表现最突出的两个特征：

① 裸眼远视力与近视力均明显下降。

② 矫正视力的提高不明显。

与这两个视觉表现先后一致的，还有对比视力的相对较好和集簇视力不良（拥挤现象）等。

### 2. 预后

对散光眼引起的弱视的矫治效果，要视被测者弱视发生的情况而定。一般而言，长期未得到合理屈光矫正的、年龄偏大的并发弱视者，屈光矫正的效果将会较差，恢复正常视力的可能性也会相对比较困难。对于已经及时得到合理屈光矫正的、年龄较小的并发弱视者，即便屈光矫正的效果不是十分理想，但这种不理想一般都会是暂时性的，其远期效果都应当是比较理想的。

因此，对于并发弱视的散光眼，需要做的只有两条：及时发现，尽早实施光学矫正和矫治。

## 二、斜颈

斜颈是散光眼在屈光不正中独有的一种并发症。但是，并非所有的散光眼都存在发生这种并发症的可能性。这种并发症也不是散光眼的特异性并发症（如眼位的偏斜也可发生），但作为散光眼判定的一项辅助信息还是有效的。

### 1. 发生

造成散光眼发生斜颈现象的原因，是被测者散光成分中轴向偏斜的结果。而以平行斜散光的发生概率最高。平行斜散光在观察客观景物时，对注视目标的轮廓线就会有一定程度上的偏斜（偏转）感觉。为了修"正"这种主观感觉的偏差，被测者就会通过斜颈使头位发生倾斜，以此达到修"正"屈光轴在空间方位的目的。通过斜颈修"正"散光轴位的现象，最多见于中、高度散光而其一条主子午线轴位在 $70°\sim85°$ 和 $95°\sim110°$ 这两个区间者。修正的方向一般与散光轴偏斜的方向相反，被修"正"到的位置为 $90°\pm2.5°$，显然，被测者在无意识中所表现的修"正"目标应当是：$90°\pm2.5°$。

### 2. 预后

散光眼并发的斜颈并非一个严重的问题。但是，倘若散光得不到及时纠正的话，也是可以通过"习惯成自然"这样一种行为模式发展成为斜颈畸形，不但对被测者社交形象是一种损害，也会为矫治带来需要诉诸手术的麻烦。对于散光眼具有斜颈倾向的被测者，一定要关注散光的轴向的问题，一旦确定存在平行性斜散光时，一定要建议被测者尽早进行光学矫正。

著名斜、弱视专家郭影秋教授曾反复强调，散光可以导致的斜颈，对有散光的斜颈的被测者，一定要先矫正散光，再进行恢复头位的指导和训练，未经矫正、训练就通过手术矫治斜颈纯属冒失的不负责任。

## 三、其他

在散光眼的并发症中，还有必要对眯眼、视力疲劳程度进行了解。这两种现象也是验光师在对散光眼的屈光检测与矫正中经常遇到的问题。

### 1. 眯眼

眯眼是屈光不正的一个常见并发症状，但在散光眼则显得更为突出。英达尼格说，几乎所有的散光眼都有眼睑半闭形成一个横向窄隙的现象。有人说，这是被测眼企图遮住一个子午线方向的来光，以便使物体能够被看得更清楚。可以肯定地说，这种说法并不正确。任何裂隙都不可能遮挡住任意一条子午线进入人眼的光，这种遮挡一旦发生就会只剩下一条光线，我们也就什么画面也看不见了。

眯眼所产生的效能只能是：减小瞳孔在垂直方向上的光学孔径的直径。通过这种方法达到在一定程度上控制球面像差与色像差的效应程度，并在一定程度上拓宽了被测眼的避免像畸变发生的圆柱面镜度差的范围，从而在一定程度上起到了提高视敏的作用，而这也正是屈光不正要眯眼达到的目的。

**2. 视觉疲劳程度**

（1）相关资料

1922年卡瓦拉（Cavara）通过调查研究，证实视觉疲劳的发生与散光程度有关。表8-2就是这次调查情况的统计表。

**表8-2　散光程度与视觉疲劳发生率统计表**（Cavara，1922）

| 散光度/D | <0.50 | 0.50～1.00 | 1.00～1.50 | 1.50～2.00 | 2.00～3.00 | >3.00 |
|---|---|---|---|---|---|---|
| 发生率/% | 22.94 | 42.44 | 16.18 | 9.21 | 9.39 | 2.84 |

上列统计表中显示：发生视觉疲劳最多的是0.5～1.00D的散光眼，其次是低于0.50D的散光眼，再次为1.00～1.50D的散光眼。而1.50～3.00D的散光眼有视觉疲劳者不到1/10，大于3.00D的散光眼仅有2.84%。这就说明：低度散光对视觉疲劳相对敏感，发生视觉疲劳人相对较多。而散光度在超过某一数值时，就会呈现虽然散光的程度提高而视觉疲劳发生反而减小的趋势，减小的幅度还特别明显。

我国也有人曾经做过类似的调查研究。调查研究证实：发生视觉疲劳的散光眼，有85%的人散光度在1.00～1.25D；其中大于6.00D的顺规散光和大于2.50D的逆规散光一般极少发生。

（2）关于散光程度的划分

对散光程度划分的表述，在言语上是经常使用的。但是，划分的尺度并不明确。要想找到低度、中度、高度散光眼划分的数据是相当困难的事情。笔者认为，以前述资料为素材、以视觉疲劳发生程度进行散光眼程度的划分是可行的，也是与散光眼的屈光检测与矫正实际是一致的。因此，笔者建议如下：

① 划分方法：以散光度为主要依据，结合视觉疲劳现象作为划分依据。

② 划分方法：具体划分方法如下。

——≤0.75D没有视觉疲劳的散光眼：生理性散光；

——≤1.50D（包括≤0.75D但有视觉疲劳）：低度散光；

——1.75～2.50D这一范围：中度散光；

——≥2.50D的散光眼一律纳入高度散光眼的范围；

——以前面划分梯度，也可以将>4.00D的散光眼称为重度散光眼。

# 第五节┊散光眼的屈光检测

对于散光眼进行屈光检测，同样需要按照验光操作规范进行。在本书中，笔者重点讨论的是眼屈光学的光学矫正问题。因此，在此恕不对这一方面的问题予以追述。有关这一问题的讨论，敬请读者参阅本人拙著《眼屈光检测行为学》《基础验光规范与配镜》。在本节中，我们只就散光眼的检测应当注意的问题进行简述。

## 一、轴正度足

在对散光眼进行屈光检测中，首先要注意的一个问题就是：散光眼的矫正要达到一个什么样的目标。不管这一目标在对具体的被测者的即时矫正中是否能够实现。但这一目标必须是确定的。这个目标就是轴正度足。

### 1. 轴正

轴正，就是说在散光眼的屈光矫正中，轴位要正确。就是要使屈光矫正眼镜的轴位必须与被矫正眼的轴位一致，这是准确进行散光眼屈光矫正的重要的基础。当矫正轴位偏斜时，圆柱面镜的矫正效度就会下降。

图 8-19 中所显示的就是圆柱面镜在正轴方向与斜轴方向的示意图。图中 $ABKCDL$ 为一圆柱面镜，$AGBK$、$EIFJ$、$CHDL$ 均为该圆柱面镜的横截面，$CIBJ$ 为该圆柱面镜的斜向截面。$\angle\theta$ 为斜向截面与横截面的夹角。

我们将图 8-19 种横截面 $EIEJ$ 与斜向截面 $CIBJ$ 进行比较，就可以发现两个截面间存在着两个有意义的信息：

① 具有同样的弧矢高（$IJ$）。

② $CIBJ$ 的弦长＞$EIEJ$ 的弦长。

通过这两个信息，我们就可以通过公式分别求出 $EJF$ 和 $CJB$ 两条球面圆弧的曲率半径。

$$r=\frac{s^2+y^2}{2s}$$

式中，$r$ 为曲率半径；$s$ 为弧矢高；$y$ 为弦长的一半。

图 8-20 所显示的就是球面圆弧（$PAQ$）与曲率半径（$r$）、弧矢高（$s$）和弦长（$2y$，弦长的一半为 $y$）关系的示意图。从公式中，我们可以得出这样的结论：当 $y$ 值增大时，曲率半径（$r$）的值将会增大；$y$ 值减小时，曲率半径（$r$）的值也将会减小。

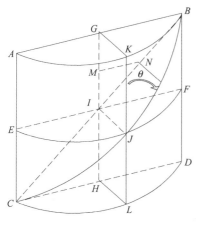

图 8-19 圆柱面镜横截面与斜向截面示意图

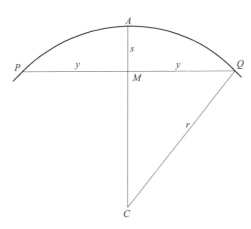

图 8-20 球面圆弧与 $r$、$s$、$y$ 关系示意图

从上述分析中，我们可以知道：当圆柱面矫正镜片轴位发生偏转以后，其镜度效应就会改变。轴位端正，圆柱面矫正镜度就可以发挥最大的屈光效能，当轴位偏转90°时，圆柱面矫正镜度对于端正位发挥最大效能的子午线上效能只能为零。

表8-3就是10D、2D圆柱面镜在轴位偏转到处方标准书写位置时，在圆柱面镜正位发挥最大效能的子午线上屈光力状况的统计表。当圆柱面镜轴偏转到30°，只能发挥原镜度1/4的作用；当偏转到45°，则会发挥原镜度1/2的作用；当偏转到60°，也仅能发挥原镜度3/4的作用。这就说明，圆柱面镜轴位的偏转在屈光方面所发生的影响不仅是轴的改变，对圆柱面镜度也存在着影响：在偏转角度向90°趋近过程中，其在原位最大效能的子午线上的屈光力将趋近于零。

**表8-3　10D、2D圆柱面镜轴位偏转角度位置对柱镜度影响**

| 偏转角度及 $\sin^2\theta$ | | | 圆柱面镜的屈光效能 | | 偏转角度及 $\sin^2\theta$ | | | 圆柱面镜的屈光效能 | |
|---|---|---|---|---|---|---|---|---|---|
| $\theta_1$ | $\theta_2$ | $\sin^2\theta$ | 10DC | 2DC | $\theta_1$ | $\theta_2$ | $\sin^2\theta$ | 10DC | 2DC |
| 5 | 175 | 0.007596 | 0.076 | 0.0152 | 50 | 130 | 0.5868 | 0.5868 | 1.136482 |
| 10 | 170 | 0.03015 | 0.3015 | 0.0603 | 55 | 125 | 0.671 | 6.71 | 1.3420201 |
| 15 | 165 | 0.066987 | 0.66987 | 0.13397 | 60 | 120 | 0.75 | 7.50 | 1.50 |
| 20 | 160 | 0.116977 | 1.16978 | 0.23396 | 65 | 115 | 0.82139 | 8.2139 | 1.6427876 |
| 25 | 155 | 0.1786 | 1.78606 | 0.3572 | 70 | 110 | 0.88302 | 8.8302 | 1.7660404 |
| 30 | 150 | 0.25 | 2.50 | 0.5 | 75 | 105 | 0.9330 | 9.33 | 1.8660254 |
| 35 | 145 | 0.32899 | 3.2899 | 0.65798 | 80 | 100 | 0.9698 | 9.698 | 1.9396926 |
| 40 | 140 | 0.413176 | 4.13176 | 0.826352 | 85 | 95 | 0.9924 | 9.924 | 1.9848078 |
| 45 | 135 | 0.5 | 5.00 | 1.00 | 90 | 180 | 1.00 | 10.00 | 2.00 |

通过上面相关的图、表和分析，完全可以说明对散光眼进行屈光矫正中，做到"轴正"是准确矫正散光性屈光不可或缺的保证。

**2. 度足**

轴偏可以使圆柱面镜的镜效度发生改变，那么，圆柱面镜的镜度不足或过度，就是更加明显的镜效度偏差了。从散光眼的矫正效果看，散光眼的矫正不足，毕竟还有一部分散光得到了矫正，只是有一部分尚未得到矫正。倘若散光眼的矫正过度，在屈光矫正上的这种矫枉过正，对被测者戴用感受的影响是比较大的，一般都会难以适应。对散光眼的屈光矫正除了要做到"轴正"外，还要做到：圆柱面镜度应当给足，绝不能矫枉过正。

轴正度足，是对散光眼进行屈光矫正的原则，也是我们在每一次屈光矫正中力争要达到的目标。但是，具体的被测、客观的现实又会给散光眼屈光矫正带来一定变数，这就要求验光师在制定具体的散光眼屈光矫正方案时，以"轴正度足"为指导，具体的解决每一位散光眼被测者的实际屈光矫正问题。

**二、规范验光中的重点**

应用规范验光对散光眼进行屈光检测中，就必须考虑到检测程序中，有什么地方容易导致检测的偏差，有没有对散光眼的戴用感受产生不良影响的因素。这是我们在对被测者进行屈光检测前就要考虑到的问题，也是在屈光检测中需要控制的对象，同时这也必然是制定矫正方案时应当考虑的内容。散光检测应当注意以下两点。

**1. 球镜度与柱镜度的调整**

基础验光的规范检测程序的最简洁表述形式是：先球、后柱、再平衡。在实际的屈光检测中，特别是低年资验光师，往往会在检测中，在进行了球面屈光矫正镜度检测以后，又检测了圆柱面屈光矫正镜度以后，就进入双眼平衡的检测。这样的检测行为过程，应当说验光师的操作忽略了"后柱"中的一个操作项目。这个项目就是：球镜度与柱镜度间的调整。

在规范的屈光矫正中，先检测球面屈光矫正镜度，这样的操作是正确的。但是，正确的操作也会带来一个副效应。这种副效应就是：在加入球面镜度的后期，被测者固有的圆柱面屈光矫正镜度中的一部分，也可能会以等效球面镜度的形式转入球面屈光矫正镜度之中。这种副效应一般不会很大，但必定是一种偏差。在后续的检测项目中，解决这一镜度形式所形成的偏差就成为屈光检测中需要解决的一项内容。解决这一问题的办法就是：认真做好确定初步圆柱面镜度后的双色试验。根据双色试验的结果，进一步确定球面屈光矫正镜度的增减和圆柱面镜度的调整。具体调整方法如表8-4所示。表中：示例1为负性球面屈光矫正镜度过度矫正的调整；示例②为负性球面屈光矫正镜度矫正不足的调整。

表 8-4　二次红、绿试验镜度调整操作示例表

| 示例 | 操作 | 试戴镜架上的镜片镜度 | 主观测试感觉 | 镜度调整 | |
| --- | --- | --- | --- | --- | --- |
| | | | | DS | DC |
| ① | 初始镜度 | $-2.00DS-1.00DC×90°$ | | | |
| | 红、绿试验 | 红、绿镜片交替使用 | 红清楚 | 减-0.25 | 加-0.50 |
| | 调整后镜度 | $-1.75DS-1.50DC×90°$ | 红、绿均清楚 | — | — |
| ② | 初始镜度 | $-2.00DS-1.00DC×90°$ | | | |
| | 红、绿试验 | 红、绿镜片交替使用 | 绿清楚 | 加-0.25 | 减-0.50 |
| | 调整后镜度 | $-2.25DS-0.50DC×90°$ | 红、绿均清楚 | | |

在这种调整中，正性球面屈光矫正镜度矫正不足的调整，与示例①相同，需加入+0.25DS的镜片，即加上+0.25DS的镜片等于减去一只-0.25DS的镜片。而又要减去+0.50DC的镜片，减去一只-0.50DC的镜片就等于加上+0.50DC的镜片。同理，负性球面屈光矫正镜度矫正过度的调整，则与示例②相同。

**2. 双眼均衡问题**

在屈光检测中，还有一个被测者自身散光眼的轴向的不一致问题。例如：被测者R. +2.00DC×90°，L. +2.00DC×45°。当被测者在未使用矫正镜的情况下，在自己的生活中就会习惯于自己的屈光正不正状态。当被测者接受完全性屈光矫正镜度后，就会很不适应。之所以会不适应，是因为这种矫正对已经习惯原状态的被测者来说，

新的矫正镜度产生了两眼在屈光学上的视觉差异，对上述镜度进行计算，可以求出被测者的理论屈光视觉差异约为＋0.5858DS＋2.8284DC×67.5°。

笔者曾就 R.＋2.00DC×90°，L.＋2.00DC×45°，咨询过一些验光师，得到三个答案：①这个眼镜根本没法戴；②没遇见过这样的散光眼；③需要进行镜度或圆柱面镜轴位的调整，怎样调都说不好。就这一可能是千载难逢的假想屈光矫正镜度，笔者通过应用汤普森公式进行了计算，设计方案和计算数据如表8-5所示。

表8-5　双眼散光轴向差异进行调整后理论屈光视觉差异比较表

| 项目 | 眼别 | 镜度调整方案 R. | 镜度调整方案 L. | 理论屈光视觉差异约为 R&L | 选择 |
|---|---|---|---|---|---|
| ① | ② | ③ | ④ | ⑤ | ⑥ |
| 原镜度 | | ＋2.00DC×90° | ＋2.00DC×45° | ＋0.5858DS＋2.8284DC×67.5° | |
| 单侧镜度调整 | 0.50DC | 同上 | ＋1.50DC×45° | ＋0.5000DS＋2.5000DC×71.6° | |
| | 1.00DC | 同上 | ＋1.00DC×45° | －0.3820DS＋2.2361DC×76.7° | |
| | 1.50DC | 同上 | ＋0.50DC×45° | ＋0.2192DS＋2.0616DC×83.0° | ★ |
| 单侧轴向调整 | 10° | 同上 | ＋2.00DC×55° | ＋0.3617DS＋3.2766DC×72.5° | |
| | 20° | 同上 | ＋2.00DC×65° | ＋0.1874DS＋3.6252DC×77.5° | |
| | 30° | 同上 | ＋2.00DC×75° | ＋0.0682DS＋3.8637DC×82.5° | ★ |
| 单侧联合调整 | | 同上 | ＋1.50DC×55° | ＋0.3094DS＋2.8813DC×72.9° | |
| | | 同上 | ＋1.00DC×65° | ＋0.2183DS＋2.5634DC×81.91 | |
| | | 同上 | ＋0.50DC×75° | ＋0.0271DS＋2.4458DC×85.6° | ★ |
| 双侧联合调整 | 同减0.50DC、10° | ＋1.50DC×80° | ＋1.50DC×55° | ＋0.1406DS＋2.7189DC×67.5° | |
| | 同减1.00DC、20° | ＋1.00DC×70° | ＋1.00DC×65° | ＋0.0038DS＋1.9924DC×67.5° | |
| | 同减1.50DC、20° | ＋0.50DC×70° | ＋0.50DC×65° | ＋0.0019DS＋0.9962DC×67.5° | ★ |

我们将表中标有★的方案进行对比，可以发现轴向斜交的双眼散光，在进行不同方案调整以后，被测者双眼的理论屈光视觉差异如表8-6所列。

表8-6　轴向斜交散光四种调整方案的理论屈光视觉差异

| 方案编号 | 调整方案 | 理论屈光视觉差异 柱镜度 | 理论屈光视觉差异 柱镜轴 | 戴用效果 |
|---|---|---|---|---|
| 1 | 单侧调度 | 球柱镜度视觉差异较小 | 略偏向镜度较大侧 | ▲▲ |
| 2 | 单侧调轴 | 球柱镜度视觉差异较大 | 偏向镜度较大侧 | ▲ |
| 3 | 单侧轴度联合调整 | 球柱镜度视觉差异中等 | 明显偏向镜度较大侧 | ▲▲▲ |
| 4 | 双侧轴度联合调整 | 球柱镜度视觉差异最小 | 居中 | ♯ |

从表中不难看出选择的顺序以3号、1号方案相对较好，2号方案次之，而4号方案效果最差。之所以推测4号方案效果最差，是因为这个方案并没有改变轴斜交的

问题，而且双眼的矫正的屈光度都有明显的不足。前几个调整方案的散光轴的屈光视觉差异都偏向于垂直轴方向，因此更适合于人眼观察事物的习惯。

综上所述，对两眼散光轴存在斜交差异时，验光师要想通过完全屈光矫正方案解决屈光矫正问题是很难实现的，因为被测者很难耐受双眼屈光视觉差异所形成的影响。唯一可以尝试的办法就是：对偏离正向轴较大的那只眼的柱镜轴与柱镜度进行调整。调整方法就是：① 适当降低圆柱面镜度（并将所减去屈光度的一半量或 1/4 量转换成球镜度予以使用，可能效果会更好一点）；② 将轴偏斜较大的圆柱面镜的轴，向正向轴方向偏转。应当说，只有经过这样的调整，我们在被测者理论屈光视觉差异相对较小的情况下，至少保证被测者有一只眼可以获得比较理想的屈光矫正效果。

### 三、过程与结果的统一

屈光检测与屈光矫正，在一定意义上说，这是一个过程与结果的关系。不管是过程还是结果，都必须落实在被测者实际的视觉效果上。视觉效果的优劣不仅取决于屈光检测规范与合理，还会受到被测者视觉环境与习惯的制约。一名成功的验光师，在为被测者制定屈光矫正方案时，一定会考虑这些因素。要想达到比较满意的屈光矫正效果，在散光眼矫正中要注意下列两个方面的 5 个问题。

#### 1. 散光矫正量

（1）去留的问题

从眼屈光学的理论上讲，屈光不正中的散光成分应当得到矫正。但是，有的人在戴用含有散光成分的矫正眼镜时，常常会感觉到不舒适，特别是高度散光眼和初次戴用矫正眼镜的人。对于这样的被测制定屈光矫正方案时，应当注意：

① 有视觉疲劳等主观症状的散光眼，应当予以矫正。

② 中、高度散光，不管有无主观症状，都必须予以矫正。

③ 对没有主观症状、主观视力自认为尚好的可以不予矫正。但是要注意应当给予合理的等效球镜度处置。

（2）多少的问题

对需要得到散光矫正的被测者，应当如何掌握圆柱面镜矫正量，这是在制定屈光矫正方案时需要考虑的第二个问题。一般而言，这个问题需要注意的有以下两点：

① 只要可以耐受，就应当进行完全圆柱面镜度的矫正。

② 对于不能耐受完全圆柱面镜度矫正的被测者，则须适当降低圆柱面镜度。降低的幅度是以被测者能耐受为度。降度不能以达到戴用舒适为目标。

（3）轴向的问题

在屈光检测中，我们还会发现，有的人主观感觉到的轴向与屈光检测到的方向存在一定的差异。这可能是被测眼存在斜射像散或检测出现偏差所致。对于这样的被测者在制定矫正方案时，一定要在进一步确认这一现象的基础上尽可能向被测者主觉轴向偏转。

**2. 纠偏与适应**

在对已经接受过散光成分屈光矫正的被测者进行屈光检测时，我们还会发现原来的屈光矫正眼镜在镜度、轴向方面存在较大偏差的现象。对于这样的现象，我们就会面临下面两个问题：

（1）纠与不纠的问题

对于这种现象，应当明确：较大的偏差必须要纠偏。而且不纠也不行，因为被测者在接受新的屈光矫正镜度时会出现对原有矫正数据和新的矫正数据都存在不适应现象。在此，验光师面临的就是不纠也得纠的情况。

（2）纠偏量的问题

既然要纠偏就要考虑到纠偏量的问题。在这个问题上，既要做到有利于眼的自然视觉生理状态，还要考虑到被测者在视觉心理方面的耐受与适应能力限度。这就需要在镜度和轴向两个方面的纠偏中进行一定的控制。

① 对于镜度偏差纠偏处置的两种方式：

第一种纠偏方式：通过精确测试，确定镜度的最佳纠偏量；

第二种纠偏方式：采取折中法确定镜度的合理纠偏量。

② 对于轴向偏差纠偏处置的两种方式：对于轴向偏差进行纠偏的方法与镜度偏差纠偏方法相同。

两种纠偏方法中，第一种方法效果更为理想。但是，这种方法不适于自信力较差的验光师，往往会因镜度的过多反复测试使最佳纠偏量确定困难，反而导致找不到最佳的纠偏量。第二种方法适用于所有的验光师，但是纠偏的量不能保证达到最佳。

# 第六节 ┊ 散光眼的光学矫正原则

在眼屈光学的屈光矫正中，普遍认为，配好一副散光眼矫正眼镜相对要难一些。面对屈光检测结果与被测矫正效果、最佳视力与视觉疲劳的两对矛盾，应当怎么处理才能算作"好"，应当说，一成不变的标准是没有的，只有"依对象的具体情况及要求来确定"这样一句话才是最为贴切的。当我们将被测者的各种情况都考虑到，并寻找到相应的处理对策，这才是这一问题的解决途径。而各种情况与相应对策也就成为原则。

我国眼屈光学界著名的学者吴燮灿先生曾经说过：矫正眼镜的首要目的就在于使被测者原来模糊的视力变为敏锐的矫正视力。散光眼的矫正，应以保证获得最佳矫正视力为原则。吴燮灿先生所说的这段话，可以说是屈光矫正和散光眼矫正工作的最根本的准则。

## 一、一般配镜原则

在散光眼的屈光矫正中如何体现吴燮灿先生的屈光矫正准则呢？笔者认为首先就

是要根据准则，寻找到针对散光眼主要症状表现的相应对策。这就是说我们必须找到对视力障碍与视觉疲劳的对症处理方案。

**1. 视力障碍**

（1）原则

对于散光眼进行屈光矫正，要想达到获得最佳矫正视力效果，就必须做到足度正轴进行矫正。因此，散光眼的矫正原则就是：使用最充分的圆柱面镜度和最端正的矫正轴向的屈光矫正眼镜，以获得最佳的矫正视力结果。

（2）实务

在屈光矫正中，原则是总的指导方针，而不是教条。这就要求验光师在制定具体矫正方案时，应当注意下述现实问题：

① 足度正轴：对散光眼实施"足度正轴"矫正，显然是一个常规性操作。但是，需要格外注意的是，当被测者在应用"足度正轴"矫正眼镜并未获得最佳视力之时，一定要考虑到被测者存在弱视的可能性问题。倘若被测者确有弱视存在时，一定要对其给予"足度正轴"的矫正方案，以保证被测者的视网膜得到最佳的光学视像的刺激，为被测者视功能的恢复与重建创造良好的条件。

② 降度改轴：对于初次配镜或高度散光不能接受"足度正轴"的矫正方案的被测者，应当作暂时性降度、改轴处理。待适应后，再实行"足度正轴"的方案。

有一部分被测者会主动要求降度、改轴，这种情况大多是由于经过一些心中偶像式验光师检测的被测者。对这样的被测者，在经过与其共同分析和解释未果的情况下，也可以采取适当降低镜度、改变轴位进行矫正，但一定要讲明：这样处理可能会延长眼镜的适应时间，还会导致视觉疲劳的发生。

③ 去除散光：对于已经习惯模糊视力，学习、生活与工作也无不方便者，主动要求去除散光矫正成分者，也可以在屈光矫正镜度中不加圆柱面镜度，并将准备去除的圆柱面镜度转换成适量等效球镜度加入球面矫正镜度中的办法予以处理。进行这种等效球镜处理的目的就是使被测者能获得相对好一些的视力。

但是对强烈主动要求"降度""改轴""去除散光"的被测者，验光师也无权拒绝，但是一定要明确指明这样做会牺牲一定的视觉质量，并在验光单上特别注明这种情况。

**2. 视觉疲劳**

视觉疲劳是眼屈光不正的两个主要症状之一，也是屈光不正比较常见的症状。视觉疲劳处理得是否得当与屈光矫正的效果密切相关。而散光眼又是视觉疲劳比较容易发生的一种屈光不正。因此要想解决好散光眼的屈光矫正问题，就必须处理好与之相关的视觉疲劳问题。

（1）原则

视觉疲劳就会给被测者造成心理与体力方面的一些困惑，使工作、学习的效率下降。因此，只要屈光不正并发视觉疲劳，就应当予以矫正。这就是对眼屈光学对视觉疲劳的处置原则，也是散光眼并发视觉疲劳的处置原则。

（2）实务：常规处理方案

对于散光眼并发视觉疲劳具体对象的处置，绝不是验光师自己就能确定的事情。而是要根据被测者的具体情况及个人意愿，在与被测者进行必要沟通的基础上来确定。

在对散光眼并发视觉疲劳的处置的基本方案如下：

① 散光眼只要并发视觉疲劳，不论轻重，都须进行矫正处置，这是原则。

② 视觉疲劳症状不明显或较轻，可以不进行矫正。

③ 视觉疲劳症状明显而且圆柱面镜度程度较高，就应当进行矫正。对其中足度正轴矫正不能适应者可以通过降度、修轴方法来解决。

④ 对于被测者主动要求不对视觉疲劳症状进行矫正处理的，可以不进行视觉疲劳的处理，但对其合理用眼状况应当给予适当关照。

（3）实务：调节性视疲劳

有一些散光眼被测者在接受足度正轴矫正后，觉得难以适应。一般来说，有以下两种情况：

① 散光矫正数据不正确。这大多是验光中对散光轴位、镜度核对不精确，或对高度散光数据把握不精确所致，这种种情况最常见的是圆柱面矫正度出现了（1.00±0.25)DC 的偏差。对这种偏差处理，只能让被测者至少先休息 15min 后，重新验光。

② 调节性疲劳。倘若验光准确，那就应考虑被测者有可能出现了调节性视觉疲劳。这种情况往往容易发生在中、高度散光眼，或首次进行散光眼矫正的人群中。

a.调节性视疲劳产生的原因。散光眼产生调节性视觉疲劳的原因，是由于人眼对原有屈光状态的习惯性适应，就会存在一种心理与生理性调节定势。在使用新眼镜后，这种原有的调节定势就会被打破，在新的调节定势建立的过程中，视网膜同样需要通过焦线的频繁选择来完成。这种调节上的突然变化必然会导致持续性的动态调节，引发睫状肌负荷增大以至痉挛。因此，散光眼在屈光矫正后，一旦产生视觉疲劳，大多表现的程度会较重，出现的次数也会较为频繁。

b.调节性视疲劳的发现。对于一名有经验的验光师而言，在进行屈光检测和矫正镜度试戴中，及时发现和确定调节性视觉疲劳的存在应当没有问题。这就为及时调整矫正镜度，减少、消除戴镜后产生的视觉疲劳奠定了基础。应当说这就是有经验的验光师在验光后眼镜回修率相对较低的原因所在。

散光眼戴用新眼镜后出现视觉疲劳，可能与验光师在屈光检测中的疏忽、试戴环节不够充分有关。对矫正后出现视觉疲劳的散光眼的确认，总是要有一个发现的过程。大多会在戴用眼镜后 1 周左右，由于头痛、近距工作困难等现象，由此对眼镜产生疑问来进行咨询时被发现。

c.调节性视疲劳的处置。对散光眼矫正后所发生的调节性视觉疲劳的处置有以下两种方案：

第一，使用足度正轴矫正眼镜和应用睫状肌麻痹剂。通过这种联合方法，经过一段时间后视觉疲劳症状一般都会消失。

第二，对于不愿意（或不宜）接受第一方案者，只能采用：在被测者能耐受又不引发视觉疲劳的基础上，适当降低圆柱面镜度。戴用一段时间后，再进行复检，以确认足度正轴矫正眼镜的使用。在这一矫正方案中，需要注意的是：对于初戴散光矫正镜者，在降低圆柱面镜度的同时，可能还会需要对球面镜度进行适当的调整处理。

## 二、近距离用散光眼镜

人们在进行阅读、书写时，双眼在内直肌与下直肌的作用下，必然要发生双眼的会聚和下转，也会因下斜肌的作用伴有一定程度上的外旋。对于单纯性近视眼和单纯性远视眼来说，双眼的会聚、下转和外旋的影响相对要小一些，可能仅仅会产生极小的斜射像散现象，对人的视觉影响相对较小，一般不会超出人眼的耐受限度。但对于散光眼，尤其是相对较大的散光矫正镜度的被测者，对视觉感受的影响就会相对较大。当一名散光眼在佩戴远用眼镜出现阅读、书写等近距离工作视觉疲劳时，验光师就应当想到被测者在使用远用屈光矫正眼镜用于近用时，出现了近用差异性圆柱面镜的棱镜效应的问题。

一般而言，人在注视 30cm 目标进行阅读与书写时，眼镜的单侧光学中心距要发生内移 2.5mm（相当于 $0.625^{\triangle}$）、下移 10.0mm（相当于 $2.500^{\triangle}$）的变化，眼所固有的子午线方向也会发生外旋，外旋的角度约为 $2.5°\sim5.0°$。这对于一名散光程度相对较大的散光眼来说，对这样的近用差异性圆柱面镜的棱镜效应可能就会很难适应。

对于这样的情况，有不少验光师会通过适当降低镜度和调整轴位的方法，以适应被测者的视远与视近的两种用途的需要。这种方法实际上就是一种折中的办法，是一种在一定程度上能解决问题的办法。但是，降低镜度和调整轴位这种方法是一种不正确的解决办法。之所以是不正确的，是因为这种方法所产生的结果：

① 在远、近用矫正效果上都以牺牲清晰矫正视力为代价换取了相对模糊的矫正效果。

② 远用及近用屈光矫正所使用的屈光矫正镜度，都不正确。

因此，对存在近用差异性圆柱面镜的棱镜效应可能性的散光眼被测者，都应进行近距离屈光矫正镜度的检查测定。

### 1. 近距离圆柱面镜矫正镜度的检测

（1）检测设备

① 分辨率为 2′视角的近用视标（相当于 0.5 的视标）。使用这样的视标是为了易于分辨，又不至于引起调节过度的干扰。

② 交叉圆柱面测试用镜。用于精确调整圆柱面矫正透镜的轴位和镜度。

③ 验光测试镜片（验光箱）。

（2）检测

在对近用屈光矫测中一定要在双眼同视、注视 0.5 的近用视标、非检眼置于轻度雾视的状态下进行。

① 非检眼：雾视。对处于非检测状态的左、右眼加入适当凸透镜进行雾视，具体方法是：在非检侧眼前之前加＋3.00～＋3.50D 的球面镜度，令非检眼处于无调节

的视近状态，此时非检眼与处于检测中的被检眼就会保持在双眼融像状态。

② 被检眼：精调柱镜。使用交叉圆柱面镜，分别对右、左眼进行圆柱面镜屈光矫正轴位与镜度的精确检测。

a. 应用"骑跨"方式，通过反转交叉柱镜来精确调整近用散光矫正的轴位。

b. 应用"叠放"方式，通过反转交叉柱镜来精确调整近用散光矫正的镜度。

在进行圆柱面矫正透镜度调整时，验光师也需要注意：球面镜度是否也要进行适当调整的问题。一般来说，对圆柱面镜度进行了调整，球面镜度也应当予以适当调整。

（3）结果判定

吴燮灿先生认为：倘若看近时每眼的散光轴向与看远时的偏差都在 5°以上，或圆柱面镜度偏差在 0.75D 以上时，被测者使用远用眼镜进行视近工作时就会发生视觉疲劳。这就说，结果判定条件：

① 轴向偏差≤5°和镜度偏差≤0.75D 者为正常，可以认为被测者没有近用差异性圆柱面镜的棱镜效应显性表现，判定为阴性。

② 轴向偏差＞5°或镜度偏差＞0.75D，获两项均具备者应视为异常，则被测者的近用差异性圆柱面镜的棱镜效应表现就应当判定为阳性。

**2. 差异性圆柱面镜效应处置**

不管是近用差异性圆柱面镜的棱镜效应是负性还是正性，只要有视觉疲劳现象，就应当使用近用附加镜度。但是，两种反应的处理方法不同。

（1）近用差异性圆柱面镜的棱镜效应负性者

可以通过联合应用近用附加正镜度的方法解决视觉疲劳的问题。也就是说可以通过使用双光眼镜、三光眼镜或渐进眼镜来解决视近工作的视觉疲劳的问题。

（2）近用差异性圆柱面镜的棱镜效应正性者

对于近用差异性圆柱面镜的棱镜效应正性者，不可以用双光眼镜、三光眼镜或渐进眼镜来解决视近工作时的视觉疲劳的问题。否则的话，不但效果不佳，而且可能还会发生眼与眼镜的新的残余散光的出现。因此，对近用差异性圆柱面镜的棱镜效应正性者，只能根据远用屈光矫正镜度与近用屈光矫正镜度，分别配制远用专用眼镜、近用专用眼镜各一副。

上述两种方法中，第一种方法所使用的眼镜，其远用眼镜与近用眼镜的圆柱面镜度、轴向是一致的。而第二种方法所使用远用眼镜与近用眼镜的圆柱面镜度、轴向都是不同的，两副眼镜不能混用。

### 三、散光眼镜造成不适应的原因

戴用新配制的屈光矫正眼镜，常会有短暂的不舒适的主观感觉。对于包含有散光成分的屈光不正则更为多见一些。散光眼被测者戴用新眼镜需要一个短暂适应期的情况包括：① 第一次戴用含有圆柱面镜度者；② 散光镜度增加量较大者；③ 双眼屈光参差值较大者；④ 屈光矫正镜度较大且光学中心距偏差较大者；⑤双眼散光轴斜交状态者；⑥ 新旧眼镜质量数据衔接不佳者。明显的不适应的情况，也可能是几种原因联合发挥作用，这就会导致在人的生理、心理的共同参与下，出现对新眼镜的无法适应。这种无法适应，在眼-视光学上可以归结为以下三个原因：

**1. 放大倍率不平衡**

透镜的放大倍率取决于透镜对光的屈折能力，而屈光度则是最重要的因素。不同的屈光度就会具有不同的放大倍率。用于矫正散光眼的圆柱面透镜，在不同的子午线上的屈光矫正镜度是不相同的，与其相一致的放大倍率也会不同。散光眼在不同子午线上对光的屈折力也是不同的，也就会在不同的子午线上表现出不同的放大倍率，投射在视网膜上的像就会出现方向上的畸变。圆柱面透镜就是在光线入眼前将其进行适当的修正，使之落在视网膜上的像恢复到（或接近于）其应有的状态，这就是散光眼的光学矫正的作用。当这种矫正作用超出了被测者在生理与心理上的承受限度时，就会出现不适应。

（1）双眼屈光矫正的合成效应

在屈光矫正中，倘若双眼的屈光度参差，轴向不一致，尽管单眼可以获得比较理想的矫正效果，在双眼同视的情况下也可能会出现视像的不融合现象。这是因为，原有的视觉平衡状态被打破，新的像融合机制尚未建立、巩固所致。假如新、旧机制差异过大就会导致屈光矫正的失败。

（2）圆柱面矫正镜度的变化

通常情况下，人眼屈光不正的散光成分是比较恒定的，圆柱面矫正镜度及轴向一般不会有太大的改变。被测者散光镜度发生的形式上的改变最多见于以下两种情况之下：

① 上一次矫正，镜度不正确。上一次屈光矫正中有散光，但是未给予圆柱面镜度的矫正。或者是加入的圆柱面镜度过大、过小，或轴位抄写、誊写错误所致。也可能是在上一次（尤其是上一次即第一次）矫正中，被测者无法接受圆柱面镜度的矫正，或验光师图省事剔除了圆柱面镜度的矫正，再有就是配制眼镜时被调换了镜度。

② 中、老年屈光矫正镜度的改变。中老年人在老视眼前期、老视眼期，由于生理性和病理性因素，常常会发生屈光度与轴位的变化。这种变化常常会表现在被测者的散光眼的轴向的偏转变化，大多是由顺规转变为逆规。这种轴向的变化在轻度近视眼相对较多。这可能与人在中老年时期眼的正镜度化的生理改变有关。

倘若这种变化是由病理原因引起的，被测者都会伴发有相应的临床症状。如因白内障引起，则常会表现为屈光矫正镜度向负镜度方向的偏移。有极个别的人，也可能因晶状体核硬化的速度低于其变平的速度的情况，也会发生屈光矫正镜度向正镜度方向的偏移。

**2. 轴位的变化**

除去在中老年时期人眼有一次散光轴位发生偏转的可能外，一般情况下，人的远距离注视的轴位是恒定的，极少发生变化。但是，与远距离注视进行比较，我们在注视近距离目标时，轴位是有一定变化的，尽管这种变化的程度很小。这种变化，我们可以称之为生理性回转。

（1）生理性回转

在我们注视近距离目标时，双眼在眼外肌的作用下就会产生两种类型的动作：转与旋。

① 转。转说的是内转，是指眼以眼的旋转中心为中心向鼻侧的转动。这种内转的程度，与注视距离的远近有关，也与瞳距的大小有关，内转程度与注视距离处于一种函数关系中，这种关系可以用下列公式予以表达：

$$\alpha = \arctan \frac{0.5PD}{vd+27}，即内转角度 = \arctan \frac{0.5 \times 瞳距}{镜物距+27}$$

公式分母中的 27，是旋转中心到角膜前表面的距离（15mm）与镜片后曲面到角膜前表面的距离（12mm）之和。表 8-7 所显示的就是眼在单纯内转情况下，内转角度与瞳距、镜物距之间的关系的比较表。

表 8-7 瞳距分别为 70mm、60mm，在不同镜物距时单眼内转角的比较表

| 镜物距/cm | 100 | 50 | 40 | 30 | 25 | 7 |
|---|---|---|---|---|---|---|
| 内转角（$PD=70$mm） | 1.9519° | 3.7996° | 4.6859° | 6.1093° | 7.2014° | 19.8407° |
| 内转角（$PD=60$mm） | 1.6732° | 3.2581° | 4.0189° | 5.2418° | 6.1812° | 17.1857° |

② 旋。人眼在注视近距离目标时，还有一个动作就是旋。当被测者注视的近距离目标的位置较高时，就会发生内旋。如图书管理员在寻找书架高层所放置的书籍时。而当被测者在阅读写字时注视的目标的位置相对较低时，眼所发生的"旋"就会是外旋。不论是内旋还是外旋，都必然会导致散光轴位在一定程度上的偏转。这种偏转的角度，尚没有一个公认的数值。但是，这种偏转对一些人的屈光矫正是有影响的。从现实的反映看，人对外旋的适应能力要强于对内旋的适应能力。

对于由以上两种动作所形成的生理性回转角，验光师在屈光检测时，应当给予注意。这是在散光眼的屈光矫正中不能不考虑的一个问题。

（2）矫正性错误

导致散光眼轴位发生错误的另一个原因就是验光。在这方面，既有可能是由检测疏忽所致，也有被测者主动接受错误处方所致。

① 轴位检测偏差。散光轴位错误，就会导致斜交轴位的合成效应，形成一个新的屈光不正球柱联合镜度，被测者就不会获得最佳的屈光矫正效果，还可能会出现视觉疲劳的问题。有的时候，尽管屈光矫正效果尚可以勉强达到 1.0，但是有视觉疲劳，或有说不清楚的眼部的不舒适感存在。

例如：涿州市一名初中学生在北京某验光配镜中心进行验光，检测的矫正镜度为：$-2.00DS-1.00DC \times 165°$。回到涿州市一家眼镜店，检测的屈光矫正镜度一致，但轴位在 180°。经被测者主观比较，后者的清晰度要高于前者，后者的视力值较前者提高一个级别。被测者的家长决定选择前者。当然，这样的选择后，视像的质量就会存在差距，屈光矫正就不可能达到最佳状态。

② 恢复性不适应：当上述情况一旦成为屈光矫正的现实，也就为下一次屈光检测及屈光矫正制造了新的困难，在未来以"正"纠"错"的过程中所遇到的困难可能会更大。阅读疲劳、方向性畸变同样可能会出现。

**3. 散光矫正反应**

（1）矫正反应

被测者对散光矫正的反应，都会存在一定的主观感觉。轻者头晕，重者会出现恶心欲吐。也会出现或轻或重的视觉疲劳，注视程度越高，表现的程度也就会越重。倘若被测者较为细心，还会发现视知觉像的方向性畸变和角的锐度变化。

（2）矫正反应的处置

对于散光眼被测者的矫正反应，验光师需要做的是：

① 检视自己的检测行为是否出现了偏差。存在偏差应及时纠正。

② 沟通。向被测者讲清情况与道理，征询其在矫正中的意愿。

③ 根据上面的综合情况结合被测者对矫正反应的耐受力，确定最终的（或过渡性）矫正方案。而降度、调轴只是矫正中不得已而采取的暂时性、过渡性的处置办法而已。

## 四、透镜的选择与应用

产生不舒适情况大多见于：第一次配戴眼镜；屈光矫正镜度较高；双眼屈光参差值过大；屈光度增加过多；光学中心距严重错误；旧眼镜装配调校数据存在偏差等。

**1. 应注意的几个方面**

在对散光眼进行屈光矫正中，对易于出现戴用不适现象的情况，在矫正透镜的选择上应当注意以下几个方面，以便使戴用不适的程度能降到最低程度。

（1）镜片宜小

当所使用的眼镜片直径较小时，周边部的像差就会相对较小，矫正视野也会相对狭窄一些，这就使被测者产生视像对比差异、扫视中运动视像差异的程度有所降低。

（2）光心宜正

光学中心在眼镜架透镜框中的位置应当端正。光学中心的偏位、镜片平面的倾斜，都会导致镜片区域内点与点间视像放大率的差异，使运动映像、距离感觉发生一定的变化。

（3）置散宜内

对于散光眼，尤其是高度散光眼，应当尽可能使用内散形式的镜片。之所以要选择内散形式的镜片，是因为：这样的镜片，可以使镜-眼系统的最外侧的曲面是一个球面，这就使观察视线通过镜片时是符合正确的视觉规则的。这个问题在使用球柱联合透镜时无需注意。因为当前国内使用的单纯散光镜片、球柱联合镜片，都是内散形式的镜片。需要注意的是渐进镜片，国内当前使用的有两种：一种是外渐进形式，另一种为内渐进形式。倘若被测者存在比较大的散光成分，笔者建议：以选内渐进形式的渐进镜片为宜。当前，眼镜行业在对含有散光成分的屈光不正者配制渐进眼镜出现适应时间过长，与当前国内使用外渐进形式较多、对渐进眼镜验配程序尚有待规范是有比较密切联系的。

（4）镜距宜小

镜距又叫做镜眼距，又称为后顶点距。这个距离越小，镜眼的相对位置也就会越稳定，身体运动所带来的视像振动幅度也就会相对较小。镜片周边部像差所带来的影响也会较小。

（5）瞳心对正

矫正眼镜镜片的光学中心一定要正。这个"正"，是说镜片的光学中心与瞳孔中心要对正。远用屈光矫正眼镜的光学中心距，一定要与远用瞳距一致。近用屈光矫正眼镜光学中心距，也一定要以双眼视线在眼前矫正平面交点的距离一致。

**2. 调"正"**

在屈光矫正中，经常会遇到戴用完全性屈光矫正镜度，被测者难以适应的问题。这就需要对被测者的屈光矫正镜度、轴位以其固有的戴用定势作参照进行必要的调整。这种调整并非是随意的，而是要遵循一定的规则。同时，被测者与验光师都必须清楚这种调"正"是需要付出一定代价的。不付出一定的代价，就无法降低难以适应的现实问题。

（1）调"正"的代价

对屈光矫正镜度的调"正"过程，就是使其离开"正"，而又到达离正不远的屈光矫正位置上。这样的结果从根本上说当然是不正。由"正"到不正，仅解决了不舒适的问题，也自然就会失去一些，最明显被感觉到的应当是视觉的精细分辨力。

（2）调"正"方式

对戴用不舒适的屈光矫正镜度进行调"正"的方式有两种：一种是调"正"镜度，另一种为调"正"轴向。

① 调"正"镜度。调"正"镜度有两种方式。

一种是单纯适当下调屈光矫正镜度。这种方法大多用于球面镜度的调整和低柱镜度的调"正"。这种调"正"将会在一定程度上影响矫正视力。

另一种方式，是采用将部分圆柱面镜度变换成等效球镜成分，加入到球面屈光矫正镜度中。这种方法在轻微散光中一般不会明显影响矫正视力，但对于中、高度近视来说还是有较为明显的影响的。

② 调"正"轴向。还有一些戴用散光矫正眼镜不适应的被测者，则需要对其散光轴的方向进行调"正"处置。这种调"正"一般是出现在轴位偏斜的被测者，调整的方法就是将被测者的屈光矫正轴向90°或180°方向调整，简单说就是由斜向正的方向进行调整。

（3）轴向允许的误差

在圆柱面镜轴向的调整中，一定要注意在被测者允许的限度之内进行调整。这一问题，一般应在配制眼镜之前，通过检测获得相应的数据，并在眼镜配制中予以解决。

在眼镜已经配制完成的情况下，如果选用的眼镜架允许，做适当的小角度的调整也是可以办到的。图 8-21 就是使用镜片调整钳对配制后眼镜的轴向进行小幅调整操作的示意图。

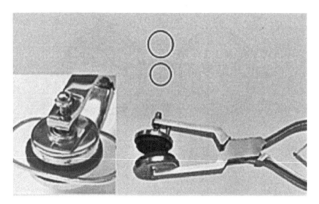

图 8-21 镜片调整钳操作示意图

使用镜片调整钳对镜片进行轴位调整，与眼镜架镜圈的形态有很大的关系。图 8-22（a）这种圆形仿古眼镜，可以将镜片的轴向调整任意方向。图 8-22（b）这种温莎式眼镜架，将镜片调整 5°～15°是没有问题的，但是当调整角度大于 10°时就会名发现左右两个镜圈就不对称了。图 8-22（c）这种诗阁登式眼镜架镜圈鼻侧和颞侧明显不同，调整幅度极小（应当在 5°以下）。图 8-22（d）这种眼镜架基本上没有调整的可能性。就现在市场上选择眼镜架的趋势，这种使用镜片调整钳对镜片进行轴位调整的办法还有一定的空间，尤其是不少青少年会选择图 8-22（a）、图 8-22（b）这两种眼镜架，其次是女同志会选择镜圈四角趋于圆润一些的眼镜架。男同志习惯上会选择方型镜圈形式的眼镜架（尤其是镜圈的上两个角），这样的眼镜架没有调整的空间。

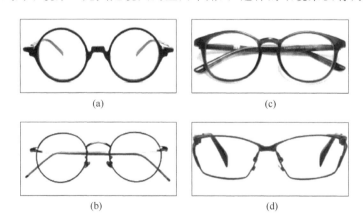

图 8-22 眼镜架类型

但是，使用这种方法必须清楚两点：① 调整以后，眼镜架左、右不能出现主观视觉上的不对称；② 这种方法只是权宜之计，并非是配制眼镜的常例。

如果眼镜戴用者使用的是金属眼镜架，也可以通过徒手的方法对眼镜进行小幅散光轴位的调整（图 8-23，图中双尾箭头、虚尾箭头，分别是使轴位内旋、外旋的作用力位置），可调整的幅度大约在 $15°±5°$。

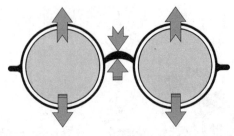

图 8-23　眼镜架类型

### 五、隐形眼镜的矫正

使用隐形眼镜进行散光眼的矫正，应当说在视觉矫正方面是有优势的。这个优势表现在：镜片伴随着眼球的转动，可以始终在角膜的前方发挥屈光矫正作用。因此，验光师有必要了解隐形眼镜的相关知识。

**1. 隐形眼镜矫正散光的方法**

用于散光眼矫正的隐形眼镜有两类。一类是球面隐形眼镜，另一类为复曲面隐形眼镜。

（1）球面隐形眼镜

使用球面隐形眼镜可以矫正 1.00D 的角膜性散光，并可以获得比较满意的矫正效果。如角膜曲率为 42.00Dat180°/43.00Dat90°的眼就是应用球面隐形眼镜的适应症。这种类型的隐形眼镜对非角膜性散光成分则没有理想的矫正效果。这是因为在使用球面隐形眼镜进行矫正散光眼时，则会产生一个泪液透镜，这个泪液透镜对≤1.00D 的散光具有矫正作用。使用硬性球面隐形眼镜，尽管可以有矫正低度散光的作用，但是其配适状态一般较差，会有比较明显的异物感，相当一部人无法长时间戴用，常常会有球结膜充血等现象。

这里需要说明的是，软性隐形眼镜的这种泪液透镜的作用不是很明显，所以，软性球面隐形眼镜不能有效地矫正散光。

（2）复曲面隐形眼镜

对于大于 1.00D 的散光则需使用复曲面隐形眼镜进行矫正，复曲面隐形眼镜可以分为两种：一种是软性复曲面隐形眼镜（SCL、SGPCL），另一种是硬性复曲面隐形眼镜（即 HCL、RGPHCL）。

① 软性复曲面隐形眼镜的适应症：

a. 散光矫正范围：1.00～5.00DC；

b. 有散光使用球面隐形眼镜，矫正视力不理想；

c. 屈光矫正镜度中的 DS/DC＜4：1，即散光度不能超过球面屈光度 1/4；

d. 不能（或不愿）佩戴 RGP 者。

② 戴用软性复曲面隐形眼镜，需要注意的问题：

已发生角膜水肿、角膜新生血管、巨乳头状结膜炎等并发症，应暂停使用。倘若并发症反复发生，则应建议被测者使用高含水材料镜片，或换用 RGP 隐形眼镜。

③ 硬性复曲面隐形眼镜的适应症：

a. 散光矫正范围：中、高度散光；

b. 使用软性复曲面隐形眼镜矫正不理想；

c. 角膜性散光为主，应使用内置复曲面隐形眼镜；

d. 眼内屈光性散光为主，应使用外置复曲面隐形眼镜。

④ 戴用硬性复曲面隐形眼镜，需要注意的问题：

异物感、压迫感相对比较明显。经过一段时间的戴用适应，异物感、压迫感会明显减轻。

**2. 隐形眼镜的设计**

（1）隐形散光镜片的定位

用于矫正散光眼的隐形眼镜，在角膜前必须具有良好的子午线定位功能。否则，镜片就会上、下无序，也就无法发挥矫正散光的作用。隐形眼镜的子午线定位功能是通过两种方式来完成的：

① 第一种方式是通过重力作用来实现的。通过重力实现定位的方法有以下三种：

a. 将镜片设计成上薄下厚的形式，通过三棱镜底的重力作用使镜片保持正常的子午线定位功能。这种定位方法就叫做棱镜定位［图 7-24（a）］。

b. 将隐形镜片的下缘采取切去一部分，这样的镜片下部重量相对较大，也会石镜片保持在正常子午线的定位功能。这种定位方法就叫做截平定位［图 7-24（b）］。

c. 还有一种配重定位方法，是在镜片下部镜片内置入密度较高的物质，以保证镜片在角膜前的正确子午线定位。这样的镜片会在镜片的下方看到一个很小的黑点，这个黑点就是配重设置。

② 第二种方式是通过减薄镜片的上部、下部来实现定位。

图 8-24（c）就是应用减薄方式来实现子午线定位的镜片示意图。这种方式是通过眼睑对未减薄的中央部分的限位来进行定位的。

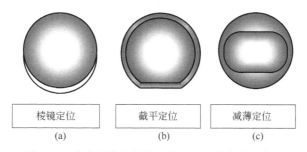

| 棱镜定位 | 截平定位 | 减薄定位 |
| :---: | :---: | :---: |
| （a） | （b） | （c） |

图 8-24 隐形眼镜的棱镜、截平、减薄定位示意图

（2）散光隐形眼镜的曲面设计与适应症

对于矫正较高散光的隐形眼镜在设计方面，使用复曲面设计方法是可以肯定的。但在曲面设计的方式上则有以下三种选择：

① 前复曲面硬性隐形眼镜与适应症。这是将复曲面置于镜片的前表面的隐形眼镜。这种设计方式制作的隐形眼镜，因只在镜片的前表面进行复曲面加工，所以只能使用棱镜定位法或截平定位法进行镜片的定位。这种镜片适用于：戴用球面硬性眼镜配适状态比较良好、感觉比较舒适，但因有残余散光所致的矫正矫正视力不良的被测者。这种类型的镜片适合非角膜性散光的矫正。

② 后复曲面硬性隐形眼镜与适应症。这是一款镜片后表面设计为复曲面的隐形眼镜。这样设计方式所制造的镜片，可以避免戴用球面隐形眼镜矫正散光眼时的不舒适感觉及并发症。这种镜片适合于戴用球面隐形眼镜矫正散光不理想、角膜主子午线差异在 0.4mm 以上的被测者。这种类型的镜片更适合角膜性散光的矫正。

③ 双复曲面硬性隐形眼镜与适应症。此款镜片的前、后表面都采用复曲面设计。这种镜片同样适合于戴用球面隐形眼镜矫正散光不理想、角膜主子午线差异在 0.4mm 以上的被测者。这种类型的镜片适合角膜与非角膜联合性散光的矫正。但是这款镜片不适合于角膜主子午线方向与眼总体主子午线方向差异过大者。

软性复曲面隐形眼镜在曲面的设计上，不管将复曲面设计在前面还是后面，戴用时总会先以镜片后表面适应角膜的曲率状态，其余部分将会表现在镜片的前面。因此，软性隐形眼镜复曲面的设计在应用中很难分辨不同复曲面在矫正效果方面的差异。

**3. 软性隐形眼镜的特殊要求**

对于使用软性隐形眼镜对散光眼进行矫正时，需要注意遵循一定的法则。这种法则有两种，一种是球、柱比例法则，这种法则又叫做最小弥散圈法则；另一种法则是等效球镜法则。

（1）球、柱比例法则

① $D_{cyl} \leq 0.75D$，$D_{shp} : D_{cyl} \geq 3 : 1$。当被测者的散光矫正镜度 $\leq 0.75D$ 时，其球面矫正镜度与柱面矫正镜度的比例应大于（或等于）3：1。例如，被测者的散光矫正镜度＝－0.50DC，其球面镜度须大于（或等于）－1.50DS。这里需要说明的是：当散光矫正度＝－0.75DC 时，其球面镜度则必须大于－2.25DS。

② $D_{cyl} \geq 1.00D$，$D_{shp} : D_{cyl} \geq 4 : 1$。当被测者的散光矫正镜度 $\geq 1.00DC$ 时，其球面矫正镜度与柱面矫正镜度的比例应大于（或等于）4：1。倘若被测者的散光矫正镜度＝－1.50DC，其球面镜度就必须高于－6.00DS。

（2）等效球镜法则

使用球面隐形眼镜也可以对散光眼进行矫正。矫正的方法是将屈光矫正镜度中的圆柱面镜度折半加入球面镜度的方法，这种方法的攻势表达方式如下：

$$D_{CL} = D_{shp} + \frac{1}{2} D_{cyl}$$

例如，被测者的屈光矫正镜度为：－1.50DS－0.50×90°，经等效球经处理后的屈光矫正镜度为－1.75D。此时，最小弥散圈恰好在视网膜上，其前、后焦线距视网膜的距离恰好位于±0.125D 的位置。

当然，等效球镜的处置办法对散光度相对较小的被测者应用，所获得视觉效果还是比较好的。而对于相对较大的散光度者（例如散光度＞±1.00DC），尽管也可以应用，但其视觉效果则相对较差。

（3）上述两种方法综合应用

在使用软性隐形眼镜矫正中，可以不可以将上述两种方法结合起来应用呢？笔者认为这是一种值得尝试的办法。例如，被测者的屈光矫正镜度为－6.75DS－2.00DC×90°，这一数值是不符合于 4∶1 的法则的。倘若我们将－0.50 的散光度进行等效球镜处理，就会得到一个新的屈光矫正镜度：－7.00DS－1.50DC×90°，显然这个新镜度已经符合 4∶1 的法则，使用这一屈光矫正镜度的软性隐形眼镜也应该取得比较满意的屈光矫正效果。对于某些准备换用隐形眼镜，而屈光矫正镜度不符合比例法则的人，试用这种方法应当是有意义的。

**4. 硬性隐形眼镜屈光矫正镜度的计算**

当使用隐形眼镜对散光眼矫正时，应当注意镜度的换算问题。对于使用硬性眼镜进行散光眼的矫正者，则需根据下列公式进行计算：

（1）基本公式

$$D_{CL} = \frac{D_F}{1 - dD_F}$$

上式中字母的意义如下：

$D_{CL}$——隐形眼镜镜度；

$D_F$——普通眼镜去光矫正镜度；

$d$——屈光检测时所适用的镜距。

（2）计算过程

① 先求球镜：

② 再求球、柱联合镜度。

③ 再求柱镜。

④ 再抄轴。

⑤ 整理。

（3）演算实例

$$-10.00DS - 4.00DC \times 90°$$

$$D_{CL} = \frac{D_F}{1 - dD_F}$$

① $D_{CL(DS)} = (-10)/[1 - 0.012 \times (-10)] = -8.93$

② $D_{CL(DS+DC)} = (-14)/[1 - 0.012 \times (-14)] = -11.99$

③ $D_{CL(DC)} = (-11.99) - (-8.93) = -3.06$

④ 计算结果：$-8.93DS - 3.06DC \times 90°$

⑤ 整理结果：$-9.00DS - 3.00DC \times 90°$

**5. 其他应当注意的问题**

在使用隐形眼镜矫正散光时，还应当注意以下几点：

① 软性隐形眼镜对散光矫正的效果不如硬性隐形眼镜。但是，软镜对角膜的赋形较好，戴用的舒适度会好一些。

② 球面硬性隐形眼镜不管是在矫正效果还是戴用舒适度方面，都不如复曲面硬性隐形眼镜。但是，硬性复曲面隐形眼镜的加工难度较高，制作完成后很难再进行研磨修正。因此，在应用硬性复曲面隐形眼镜进行散光矫正时，一定要仔细进行配适状态的观察与计算。

在此，对隐形眼镜矫正散光眼的应用，仅仅是再简单不过的介绍了。笔者仅仅是指出：在对散光眼的屈光矫正中，使用隐形眼镜矫正也不失是一种有效的方法。

# 第七节 斜交散光的矫正

斜交散光是一种比较少见的散光形式，但是它的存在是客观的。笔者有一位已经是国内呼吸病专家的同学，她的眼的屈光状态就是斜交散光。但是，在后来经历的屈光检测与矫正中，再没有验光师提起过有斜交散光的问题，这又是为什么呢？原因只有一个：后来的检测方式肯定不会是检影，只是电脑测定后，再主观核对，她的斜轴交散光正是在这种检测中转化成了"正交散光"。当然，这种"正交散光"的检测结果在屈光矫正的数据上，对于斜交散光矫正则是完全正确的。验光师遇到斜交散光的机会是不多的，而目前的屈光检测方法使得验光师根本不会有遇到斜交散光的可能性，即便眼前的被测者就是斜交散光，也是发现不了的，但是，了解斜交散光还是必要的。笔者在此介绍这一问题，就是为验光师提供这方面的相关知识，力争做到有备无患。

对于斜交散光，我们首先需要了解斜交散光的概念，其次需要了解斜交散光在屈光检测中表现，最终要解决斜交散光的屈光矫正问题。这就是本节所要解决的几个问题。

## 一、斜交散光的概念

通常情况下，散光眼两条主子午线是以正交的形式予以表现的，即屈光度值最大的强子午线与屈光度值最小的弱子午线相交成90°。所谓的斜交散光就是：屈光度值最大的强子午线与屈光度值最小的弱子午线相交的角度<90°的散光眼。图8-25中，所显示的屈光矫正镜度为：

$$-5.00DC \times 180° \,\&\, -3.00DC \times 60°$$

这就是说，被测者的较强屈光力的轴位在180°，而较弱屈光力的轴位在60°。两个轴位所在的方向相交的夹角为60°。那么，使用什么样的镜片可以矫正这种散光呢？应当说与之直接对应的斜交散光镜片是没有的。解决斜交散光的屈光矫正必须使用正交圆柱面透镜。

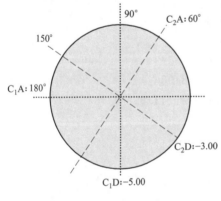

图 8-25　斜交散光示意图

使用正交圆柱面透镜矫正斜交散光时，必然会出现一个问题：正交圆柱面透镜的轴应当放在什么位置上。不管对正哪一个轴都与检测结果不一致，都会呈现一个轴对得上一个轴对不上的现实问题。实际上，矫正"$-5.00DC \times 180°$ & $-3.00DC \times 60°$"这个斜轴散光，应当使用镜度是：

$-6.18DS + 4.36DC \times 30.21°$（$-1.82DS - 4.36DC \times 149.21°$）。

其球柱面透镜的最终处方表现形式应为：$-1.82DS - 4.36DC \times 149.21°$。

很显然，这两组数据看起来根本不沾边。在屈光检测中，验光师很难想到使用这样的屈光矫正镜度进行矫正被测者的屈光不正。那么，"$-1.82DS + 4.36DC \times 149.21°$"这组数据又是如何得出来的呢？验光师在检测中会存在什么问题吗？这就是我们下一个需要探讨的问题。

## 二、屈光检测中的斜交散光

验光师在对斜交散光的检测中，检测方法不同发生的问题也会不同。但是会有一个共同感受：轴位难以把握，镜度不易精确。下面，我们就常用的屈光检测方法检测中能够遇到的问题进行介绍。

### 1. 主观屈光检测

这是一种主要的屈光检测方法。在使用这种屈光方法检测时，倘若先使用球面镜度进行检测，再用圆柱面透镜进行检测，在检测中一般不会发生问题。被测眼在先接受球面镜度矫正后，在后续的圆柱面透镜的检测中，都会对矫正轴与度作出判断。问题将会出现在行走试戴之中，镜度的戴用调整会有一定的麻烦：怎么调都会觉得不合适。

主观检测中，使用多片圆柱面透镜时，会导致判断上的困难。这应当和矫正中出现残余散光变化有关。

遇到镜度难以精确的情况，建议验光师不要急于确定被测者的屈光矫正镜度，应当使用检影法进行轴位的检测。

### 2. 客观屈光检测

常用客观屈光检测方法有两种：检影检测法、电脑验光仪检测法。

（1）检影检测法

检影检测法是使用检影镜，通过观察投入眼底的光点（或带）相对于手动的方向来判断屈光性质，测试被测眼屈光矫正镜度及轴向。在对斜交散光进行检测中，验光师自我感觉这是一种可信度较高的检测。应当说，就目前而言，检影镜是可以检测斜交散光的唯一办法，而且要求在检测中一定要使用圆柱镜片，只要使用球面镜片，检测出斜交散光的可能性就会化为乌有。关于使用检影法检测的细节，请参阅拙著《眼屈光检测行为学》。在此不再赘述。

（2）电脑验光仪检测法

使用电脑验光仪对斜交散光进行检测，应当检测不出来斜交散光的数据。这是因为电脑验光仪的投射光始终采取的是正交形式进行投射。检测出来的永远是正交散光形式的数据。电脑验光仪对斜交散光检测出来的数据，是否可以真实地反映被测者应当获得的屈光矫正镜度呢？笔者至今在各种眼科屈光检测数据资料中尚未发现相关的参考数据。因此，对使用电脑验光仪检测斜交散光的应用效能，目前还没有明确的认识。

那么，电脑验光仪对斜轴散光是怎样工作的呢？显然，是通过正交测定形式对斜轴散光的眼进行了检测。这样的话，电脑验光仪在检测中也就自动对球镜度、柱镜的轴位和镜度进行了修正，因此，使用电脑验光仪对非正交散光的检测数据，还是可以作为主观屈光检测的参照数据的。

当前，在屈光检测中，使用检影法的还不十分普遍，当验光中出现镜度确定较难时，或行走试戴时镜度调整困难时，或有一些难以解释的偏轴现象，是否会因斜交散光现象所致。笔者认为：至少这种可能是存在的。同时，也应当想到：当前的屈光检测会忽视对斜交散光存在，而且检测方法本身可能也会产生对这种形式散光的掩盖作用。

### 三、汤普森公式计算法

**1. 汤普森计算公式**

（1）计算公式

$$F_C = \sqrt{D_1^2 + D_2^2 + 2D_1 D_2 \cos 2\theta}$$

$$F_S = \frac{D_1 + D_2 - F_C}{2}$$

$$F_\alpha = \arcsin \frac{(D_2/F_C)\sin 2\theta}{2}$$

上列第一个公式为合成镜度中新圆柱面透镜成分的计算公式。第二个公式是计算合成镜度中新球面透镜成分的公式。第三个公式是合成镜度中新圆柱面透镜轴位于原第一圆柱面透镜轴位夹角的计算公式。

（2）公式中字母的含义

$F_C$——斜交圆柱面镜合成的新镜度中圆柱面镜成分的屈光度；

$F_S$——斜交圆柱面镜合成的新镜度中球面镜成分的屈光度；

$F_\alpha$——斜交圆柱面镜合成的新镜度中，圆柱面镜轴向与原第一柱面镜轴向方向的夹角；

$D_1$——原第一圆柱面镜的屈光度；

$D_2$——原第二圆柱面镜的屈光度；

$\theta$——原第一圆柱面镜与第二圆柱面镜轴向的夹角。

（3）计算注意事项

① 计算前准备：使用汤普森公式进行计算前，要做好以下两项准备工作。

第一项准备工作：使原来的两个圆柱面镜转换成同符号。

如+5.00DC×120°&-3.00DC×60°。

需将+5.00DC×120°镜度转换成+5.00DS-5.00DC×30°，用-5.00DC×30°与-3.00DC×60°进行计算后，再加入+5.00DS求其代数和。

或－3.00DC×60°镜度转换成－3.00DS＋3.00DC×150°，用＋3.00DC×150°与＋5.00DC×120°进行计算后，再加入－3.00DS求其代数和。

第二项准备工作：以轴向值较小的圆柱面镜作为第一圆柱面镜。

如－5.00DC×30°&－3.00DC×60°中，－5.00DC×30°则是第一圆柱面镜。

这是在应用汤普森公式进行计算前需要做的两项准备工作。也可以说，这是使用汤普森公式进行计算的两个先决条件（或必备条件）。

在我国最早介绍计算前的两项准备事宜的是毕华德先生，他认为：在应用汤普森公式计算之前应当进行两项准备。对这一问题进行进一步探索的应当是吴燮灿先生，吴燮灿先生认为：只要进行第一项准备就可以了，无需作第二项准备。

② 两个圆柱面镜中，有一个为180°者，该圆柱面镜的轴向在计算中记作0°，为第一圆柱面镜。

**2. 计算示例**

计算例题：＋4.00DC×170°，－3.00DC×40°，求合成效果。

第一种计算方法：

我们将毕华德先生作两项准备的计算方法作为第一种方法，进行计算如下：

（1）转换与分析

① 转换柱镜为同符号：

将－3.00DC×40°进行转换为：－3.00DS＋3.00DC×130°。

② 分析：

对＋4.00DC×170°与＋3.00DC×130°进行比较：后者轴向的值较小，为第一圆柱面镜。第二圆柱面镜即为＋4.00DC×170°。

将＋4.00DC×170°与＋3.00DC×130°先纳入汤普森公式进行计算。－3.00DS留待最后作补充计算。

（2）计算

$$F_C=\sqrt{D_1^2+D_2^2+2D_1D_2\cos2\theta}=\sqrt{3^2+4^2+2\times3\times4\times\cos80°}\approx5.40$$

$$F_S=\frac{D_1+D_2-F_C}{2}=\frac{3+4-5.4}{2}=0.8$$

$$F_\alpha=\arcsin\frac{(D_2/F_C)\sin2\theta}{2}=\arcsin\frac{4/5.4\times\sin80°}{2}\approx21.39$$

$$F_A=130+21.39=151.39$$

（3）结果

① 合成镜度：（－3.00＋0.8）DS＋5.40DC×151.39°，即－2.20DS＋5.40DC×151.39°。

② ＋4.00DC×170°&－3.00DC×40°合成效果：－2.20DS＋5.40DC×151.39°。

第二种计算方式：

我们将吴燮灿先生提出的只进行一项准备工作的方法称为第二种方法。仍以上例数据为准进行计算如下：

不进行同号转换，直接进入运算。两圆柱面镜所加的锐角为50°，将圆柱面透镜

$+4.00DC\times170°$的轴位视同$-10°$作为第一柱镜。

$$F_C=\sqrt{D_1^2+D_2^2+2D_1D_2\cos2\theta}=\sqrt{4^2+(-3)^2+2\times4\times(-3)\times\cos100°}\approx5.40$$

$$F_S=\frac{D_1+D_2-F_C}{2}=\frac{4+(-3)-5.4}{2}=-2.20$$

$$F_\alpha=\arcsin\frac{(D_2/F_C)\sin2\theta}{2}=\arcsin\frac{(-3)/5.4\times\sin100°}{2}\approx-15.88$$

合成镜度：$-2.20DS+5.40DC\times[170+(-15.88)]°$，即$-2.20DS+5.40DC\times154.12°$。

通过以上两种方法的计算，应当说计算数值基本一致。可以说两种计算方式没有本质的区别，两种方法以吴燮灿先生的方法更为简化，应当说吴燮灿先生的方法是对汤普森公式计算过程的进一步认识。

**3. 汤普森公式的拓展性应用**

当一名戴用不正确屈光矫正镜度的眼镜的被测者出现戴用不适时，应当怎样评价错误的屈光矫正镜度对被测者的影响，这是验光师比较关心的一个问题。

我们仅以前面计算的数据为例来进行分析。前例中，不管是对转换前的处方$+4.00DC\times170°$&$-3.00DC\times40$进行比较，还是对经过镜度转换后的处方$+4.00DC\times170°$&$-3.00DS+3.00DC\times130°$进行比较，都是不确切的。只有将两者合成后，我们才能清楚两者的联合以后产生了一个混合散光的镜度。假设眼的屈光矫正镜度为$+4.00DC\times170°$，那么眼自身的光学数值就应当时$-4.00DC\times170°$，戴用镜度值为$-3.00DC\times130°$屈光矫正眼镜，镜-眼系统所构成的联合屈光效应为：$-7.00DS-5.40\times63.42°$（$-12.40+5.4\times153.42°$），可见影响之大。这就是屈光不正对戴用错误的屈光矫正眼镜时会产生的影响。应当说，错误的屈光矫正镜度对戴用者所发生的实际作用，要比我们预想的要大。

对于戴用不正确屈光矫正眼镜的被测者，只要验光师可以检测出被测者的正确的屈光矫正镜度，就可以通过应用汤普森公式进行计算，并对眼的光学数值与不正确的屈光矫正镜度对视知觉所产生的效应做出恰如其分的评估，这也就为修正不正确的屈光矫正方案提供了必要的途径。

**4. 汤普森公式绝少使用**

当前，很少有人会使用汤普森公式处理斜轴散光，这是由以下几个原因造成的：

① 只要不强调使用检影镜检测，根本就不可能发现斜交散光。

② 电脑验光仪没有斜交散光的设置。使用电脑验光仪检测，仪器已经将"斜交散光"转化成正交散光数据了。因此，使用电脑验光仪检测"斜交散光"得出来的数据就是该"斜交散光"的正交散光的屈光矫正镜度。也就是说，电脑检测出来的屈光矫正镜度，就是经"汤普森公式"计算出来的数据。

③ 即便使用检影镜检测，对检测出来的"斜交散光"数据，只要相关镜片放在试戴镜架上，用电脑查片仪进行检测，检测出来的数据则与"汤普森公式"计算出来的数据就是一致的。

## 第八节 ¦ 残余散光的矫正

残余散光是在屈光矫正中不完全性矫正方案所导致的残余屈光矫正镜度的一种形式。轻微的残余散光一般不会引起明显的视觉症状，明显的残余散光则会导致矫正视力不佳、视觉疲劳等。本节将对残余散光的基本概念和处理方法进行介绍。

### 一、残余散光

#### 1. 残余

按照汉语词汇的含义，残余就是：在消灭或淘汰的过程中，未被消灭的、剩下来的部分。例如：交战双方，一方大部分人被消灭，剩下的一小部分就会被战胜方称为残敌——残余的敌人。

在眼科学中，对于治疗、矫正后剩下的部分，也会叫做残余。例如：在视力将近丧失时，所剩下的一小部分视力就叫做残余视力。与之相类似的情况还有残余性青光眼等。与屈光矫正有关的含有残余这个词汇的概念包括残余散光、残余内隐斜视等。

残余的，就应当是被消灭但尚未被消灭的，还需要继续消灭的一小部分。假如我们将这一概念引入到屈光矫正中，就可以非常清楚地理解验光师对残余散光问题应当具备的观念和态度的内容了。

#### 2. 残余矫正镜度

当在屈光矫正中，可能因为某种原因，我们没能实现使眼的视网膜与∞的目标建立起在静态屈光中的共轭关系，这种状态中未被中和的眼的屈光成分（或过矫的屈光矫正镜度）或因为眼镜镜度与眼的屈光不符所产生出来新的镜度，就应当是残余矫正镜度。残余矫正镜度又可以分成以下两种：

（1）残余球镜度

当被测眼球面屈光矫正镜度不足（或过大）时，出现的球面屈光矫正镜度差，就是残余球镜度。

例如一名被测者的屈光矫正镜度为−5.00DS。当使用−4.50DS则属于矫正不足，当使用−5.50DS则属于矫正过度。前者眼的未中和的球面镜度成分为−0.50DS，后者屈光矫正镜过矫的球面镜度成分为＋0.50DS。两者都应当叫做残余球镜度。

（2）残余散光

在矫正眼屈光不正的镜度时，散光成分矫正不准确就会出现残余散光。残余散光有两种形式，一种形式表现为正交残余散光，另一种形式是斜交残余散光。

① 正交残余散光。当屈光矫正眼镜的镜度中的散光成分与眼的屈光矫正镜度轴向一致（或正交），仅表现为圆柱面透镜在镜度上的单一差异时，就应称为正交残余

散光。正交残余散光的形式有以下三类六种（表8-8）。

我们对正交屈光矫正形式的残余散光对视知觉的影响的评估是比较容易的，可以通过直接比较，就能对残余散光进行确认与评估。或者先对相关的屈光数据进行正、负柱镜形式的转换之后，再通过对转换后的屈光矫正数据进行比较，也可以实现对残余散光的评估。

表8-8 正交屈光矫正形式的残余散光种类

| 眼的屈光矫正镜度/D | 镜度过矫情况及残余散光 | | 镜度欠矫情况及残余散光 | |
| --- | --- | --- | --- | --- |
| | 应用的屈光镜度/D | 残余散光 | 镜度/D | 残余散光 |
| −2.00DS | −2.00DS−0.50DC×180° | −0.50DC×180° | −1.500DS−0.50DC×180° | +0.50DC×90° |
| −2.00DS−0.50DC×180° | −2.00DS−1.00DC×180° | −1.00DC×180° | −2.00DS | −0.50DC×180° |
| −2.00DS−0.50DC×180° | −1.50DS−0.50DC×90° | +1.00DC×180° | −1.50DS−0.50DC×90° | +1.00DC×180° |

② 斜交残余散光。眼屈光学通常所说的残余散光，大多是专指斜交残余散光。斜交残余散光是指眼的屈光矫正镜度的轴向与屈光矫正眼镜轴向处于非正交状态时，所呈现的眼与眼镜的合成镜度表现出来的新的未被矫正的镜度。斜交残余散光的屈光矫正镜度的成分中，不仅包括一定的散光镜度，还会有一定程度的球面镜度成分。当然，我们也可以应用矢量作图法，对斜交散光进行数据计算、画图求解，在此不再赘述。在此，仅就矢量作图法对残余散光的作图求解进行介绍。

## 二、矢量作图法

矢量作图法是对残余散光进行评估的一种简单方便的办法。尽管计算的精度尚难以精确，但对屈光进行大致的评估，为解释屈光矫正不适进一步做好残余散光的屈光矫正的修正还是够用的。

### 1. 矢量常识

（1）矢量定义

矢量又可以叫做向量。用以表达力的大小、方向的物理量就是矢量。常用矢量表达有：速度、动量、力。医学上最著名的矢量概念就是心电向量。眼-视光学中应用矢量概念就是用以表达屈光力的大小和作用方向。

图8-26所显示的就是矢量概念的示意图。箭头指向代表矢量的方向，线段的长度代表矢量的大小图中自 $O$ 点向右上方箭头发出的矢量为 $+b$，向左下方发出的矢量为 $-b$，两个矢量方向相反，互为相反数，两个矢量的绝对值相等。矢量值与矢量的方向、大小有关，与起始点的位置无关。例如，图中的 $-b$、$-b_1$、$-b_2$ 三个矢量线段方向相同，大小相等，因此三个矢量是相等的矢量。

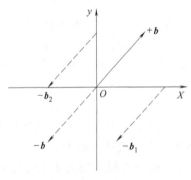

图 8-26 矢量示意图

（2）矢量的比较

对相同性质、不同大小、方向的矢量是可以进行比较的。这种比较可以在以下两个方面进行：

① 矢量大小的比较。图 8-27 中的三个水平方向箭头线段，分别代表三个不同大小和方向的矢量。其中，右侧上方箭头线段长度为单位 1 代表一个屈光度，右侧下方箭头线段长度为 3 个标准单位长度，因此就是 +3D。而具有同样长度的侧箭头线段，此矢量即为 -3D。

② 矢量方向的比较。图 8-28 中两个指向右斜上方的两个箭头线段的指向，与水平方向的夹角不同，$\angle\beta > \angle\alpha$。当矢量大小、方向都不一致时，就会表现为综合向量的差异。眼的屈光矫正镜度、轴向与眼镜的后顶镜度、轴向上的错误或偏差，就会表现为屈光镜度与轴向方面的综合向量，这就是残余散光。

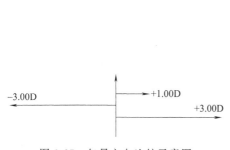

图 8-27 矢量方向比较示意图

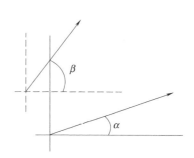

图 8-28 矢量大小比较示意图

（3）矢量的合成与分解

要想通过矢量作图法解决残余散光求解的问题，就得首先了解矢量的合成与分解的基本方法。

① 矢量的合成。矢量的合成就是将 2 个（或 2 个以上）的矢量进行综合，以综合向量的形式以表达的方法。图 8-29（a）就是矢量合成的示意图。矢量 **OA**、矢量

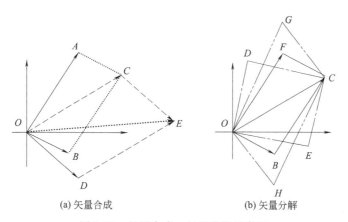

(a) 矢量合成　　　　　(b) 矢量分解

图 8-29 矢量合成、矢量分解示意图

**OB**，其综合矢量为 **OC**。即 **OA**、**OB** 两个不同方向上的力量同时发挥作用，其力的方向将会由 O 指向 C，其力的强度则表现为 OC 线段的单位长度。

矢量的合成，是以两个矢量的合成作为基础。倘若矢量在两个以上，就需要先选择两个矢量进行合成 **OC**，再将其综合矢量与另外的矢量（**OD**）进行合成，新的综合矢量就是 **OE**。矢量 **OE** 就是 **OA**、**OB**、**OD** 的综合矢量。

② 矢量的分解。矢量的分解就是将一个综合矢量，在已知或未知矢量的情况下，进行分解得出构成单一矢量的方法。图 8-29（b）就是对已知、未知两种情况的矢量分解示意图。

当已知综合矢量 **OA** 及其构成的一个矢量 **OB**，另一个矢量则必然是 **OC**。当只知道综合矢量 **OC** 时，求两个构成矢量时，则其构成应有无数对，而 **OB**、**OF**；**OE**、**OD**；**OG**、**OH** 正是无数对矢量中的 3 对构成矢量。

**2. 矢量作图的基本方法**

（1）矢量作图

应用矢量作图法进行残余散光的矢量的合成与分解，有两种最基本的方法，一种是平行四边形法，另一种是三角形坐标法。平行四边形法是最基本的作图方法，而三角形坐标法则是平行四边形作图法的简化方法。

① 平行四边形法。在上述矢量的合成与分解中，我们会发现一个规律：合成与分解始终与平行四边形密切相关。在矢量的合成中，**OACB**、**OCED** 都是平行四边形。在矢量分解中，**OFCB**、**ODCE** 也是平行四边形。显然，矢量作图是以平行四边形为基础的。

图 8-30（a）中矢量 **OA**、**OB**，作图求综合矢量。过 A 点做 OB 的平行线 AC。过 B 点作 BC 平行于 OA，AC、BC 交于 C。连接 O、C。**OC** 就是矢量 **OA** 与 **OB** 的综合矢量。矢量 **OC** 恰好是平行四边形 OACB 起始于 O 点的对角线。

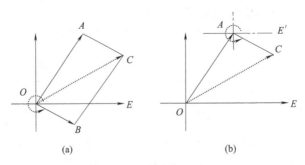

图 8-30　矢量作图示意图

② 三角形坐标法。在平行四边形作图法中，可知：OB＝AC，BC＝OA，真正能使用的线段，可以概括在△AOC 之中。只要我们在 A 点能做出与图 8-30（a）中 ∠BOE 相等的角，我们就可以通过三角形来完成矢量的作图求解。当我们过 A 点作一条平行于 OE 的直线 AE′，以 AE′ 为 0°，就可以作出 ∠CAE′＝∠BOE。连接 O、C 两点，显然，（b）图中的 AC 与（a）图中的 AC 具有同等价值。

（2）结果的核定

结果的核定与判断，是以作图前所设定的标准单位为依据的。综合矢量与标准单位的比就是矢量的强度值，矢量所指向的角度就是矢量的方向。

（3）矢量减法

对于残余散光的作图所使用的矢量法是其矢量减法。矢量减法如图 8-31 所示。图中：箭头线段 $OA$ 代表矢量 $a$，箭头线段 $OB$ 代表矢量 $b$。当矢量 $a$ 减矢量 $b$ 时，求的是 $B$ 点到 $A$ 点的距离及方向（$BA$）。当矢量 $b$ 减矢量 $a$ 时，求的是 $A$ 点到 $B$ 点的距离及方向（$AB$）。也可以说两个矢量的差就是 $OC$，或 $CO$。

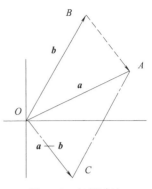

图 8-31　矢量减法

### 3. 屈光矢量作图解析

在屈光作图时应当注意一个特点是：散光的轴位在作图时，是以 2 倍的轴位来表示矢量的方向的。

【例 8-1】$DC_1$：$-1.00DC \times 180°$；$DC_2$：$-1.00DC \times 170°$，求残余散光（$DC_r$）。

（1）作图

请参阅图 8-32 来看作图的过程。

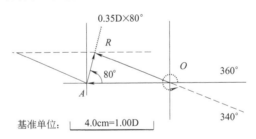

图 8-32　残余散光矢量减法作图示意图

$DC_1$：在水平方向 360° 方向上以 $O$ 点为起点，逆向取值，令 $OA=4.0$cm，即 1D。
$DC_2$：在 340° 方向上以 $O$ 点为起点，逆向取值，令 $OB=2.5$cm，即 1D。
$DC_r$：连接 $A$、$B$ 两点。对 $AB$ 线段进行测量，结果为：$\angle BAO=80°$。
$AB$ 线段长为：1.4cm。

（2）处理测量结果

① 求残余散光的圆柱面镜度成分：用线段长与基准单位进行比值计算求得。

即 $4:1=1.4:x$，$x=0.35$（DC）。

② 求残余散光的圆柱面镜的轴位：$\dfrac{\angle BAO}{2}=80/2=40A$。

③ 求残余散光的球面镜度成分：残余散光的球面镜度等于第一联合柱镜度与第二联合柱镜之差与残余柱镜的差的二分之一。

$$\frac{DC_1+DC_2-D_c}{2}=\frac{(-1)+(-1)-0.35}{2}=-1.175（D）$$

本例被测者的残余散光为：$-1.175\text{DS}+0.175\text{DC}\times40°$，即 $-1.00\text{DS}+0.175\text{DC}\times130°$。

【例 8-2】$DC_1$：$+4.00\text{DC}\times180°$；$DC_2$：$+4.00\text{DC}\times80°$，求残余散光（$DC_r$）。

**4. 作图示例**

现以上例数据为参数，进行作图，具体步骤如下。请参阅图 8-33 对如下作图与计算步骤进行参照阅读。

① 设基准单位 $=1\text{D}$。

② 将 $DC_1$ 表达在图上：在水平方向 $360°$ 方向上以 $O$ 点为起点，正向取值，令 $OA=4$ 基准单位，即 $4\text{D}$。

③ 将 $DC_2$ 表达在图上：在水平方向 $160°$ 方向上以 $O$ 点为起点，沿 $160°$ 方向正向取值，令 $OB=4$ 基准单位，即 $4\text{D}$。

④ 连接 $OC$，建立 $DC_r$：过 $B$ 点作 $OA//BC$，过 $A$ 点作 $AC//OB$，连接 $O$、$C$ 为 $OC$（即 $DC_r$）。

⑤ 用直尺量取 $OC$ 的长度：$OC=1.26$ 基准单位，即 $+1.26\text{DC}$。

⑥ 量角确定残余散光得轴向（图 8-33）：

用量角器量取：$\angle AOC=79°$，$\theta=\dfrac{\angle AOC}{2}=39.5°$

⑦ 用公式计算 $DC_r$ 的球镜度：$D_S=\dfrac{DC_1+DC_2-D_C}{2}=3.37\text{DS}$

⑧ 本例斜交柱镜的联合镜度为：$+3.37\text{DS}+1.26\text{DC}\times39.5°$。

图 8-34 就是矢量作图法示意图，图中 $OB=AC$。因此，我们可以将作图法简化为图 8-31。方法如下：

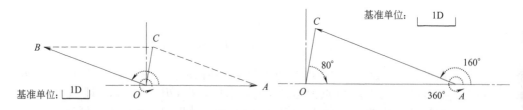

图 8-33　矢量作图法示意图（1）　　　　图 8-34　矢量作图法示意图（2）

作 $OA=4$ 基准单位（周角 $360°$）；作 $AC=4$ 基准单位（周角 $160°$）；连接 $O$、$C$ 两点。后续作法同上述步骤⑤～⑧。

### 三、正切公式计算法

对斜交散光与残余散光的计算，除可以使用汤普森公式法、矢量作图法之外，我们还可以应用正切公式法进行计算。

**1. 公式镜度形式设定**

在应用正切公式法进行残余散光计算前，我们需要有两组正确的数据，一是被测者的完全屈光矫正镜度，二是戴用眼镜的屈光矫正镜度。我们做如下设定与准备：

（1）镜度代用字母设定

① 完全屈光矫正镜度：$D_0 = DS_0/DC_0 \times A_0$

② 戴用屈光矫正镜度：$D_1 = DS_1/DC_1 \times A_1$

③ 残余散光：$D_2 = DS_2/DC_2 \times A_2$

（2）镜度准备

① 将 $D_0$、$D_1$ 转换成同号；

② 倘若轴位为 $180°$，计算中计作 $0°$；

③ 将 $D_0$、$D_1$ 轴位的差的绝对值作为 $a$，即 $a = |\alpha_0 - \alpha_1|$。

**2. 正切函数公式**

$$\tan 2\theta = \frac{D_1 \sin 2a}{D_0 + D_1 \cos 2a}, \text{ 或 } 2\theta = \arctan \frac{D_1 \sin 2a}{D_0 + D_1 \cos 2a}$$

$$DS_2 = D_0 \sin^2 \theta + D_1 \sin^2 (a - \theta)$$

$$DC_2 = D_0 + D_1 - 2S_2$$

**3. 计算**

我们仍以上述例 8-2 为例，对相关数值使用正切公式进行计算，计算所得的残余散光为：$+3.31DS + 1.39DC \times 40°$。

## 四、残余散光的预防与处理

**1. 形成原因与类型**

（1）残余散光形成的原因

导致被测者残余散光的原因不外乎两个。其一，被测者的眼存在残余散光的基础；其二，验光师的检测出现偏差。当验光师检测非正交散光眼不能正确检测屈光矫正数据，或对正交散光检测出现圆柱面镜矫正轴向与镜度检测错误时，都会产生残余散光。

（2）残余散光的类型

残余散光有以下两种类型：

一种类型是由于屈光矫正眼镜的数据与被测者眼屈光数据不符所造成的残余散光，这种原因造成的残余散光可以叫做矫正性残余散光。

另一种类型则是：当一个人眼的屈光状态确实有一定程度上的散光成分时，在初次戴用完全性屈光矫正镜度的眼镜时，会感到存在一定程度上的不适应，甚至难以接受。这种情况就是：被测者已经习惯一定程度散光的存在现实，当完全屈光矫正镜度打破这一生理定势时，也会产生与残余散光相同的主观感受。对这种现象，我们可以称之为残余性生理散光。

对以上两种残余散光进行处理的方式和目标是不相同的。对矫正性散光，需要通过检影法等屈光检查方法的检测，检测出被测者真实的屈光矫正镜度。而残余性生理散光，则需要通过对屈光矫正镜度的调整，达到找到符合被测者生理耐受程度的合理屈光矫正镜度。

**2. 检测**

只要我们正确检测出被测者眼的屈光矫正镜度，检测出屈光矫正眼镜的镜度，我们就可以对眼镜的矫正状况进行评价。当屈光矫正眼镜的圆柱面镜度与被测眼的散光程度存在差异时，就会有残余散光存在。

（1）检测方法

① 戴镜检测。对已有残余散光存在的被测者，我们可以在被测者戴用其所使用的屈光矫正眼镜情况下进行屈光检测。此时检测到的屈光数据，就应当是"镜-眼"矫正状态下的残余数据。倘若被测者并非单纯球面性屈光不正，检测到的就应当是被测者矫正后出现的残余散光数据。

② 裸眼检测：我们也可以对被测者的眼进行直接裸眼屈光检查，我们通过检测所得到的就是被测者所需要的屈光矫正镜度。这一屈光矫正数据与所戴用眼镜数据的偏差数值，就是残余镜度。

（2）残余散光数据的核定

计算比较。前面曾介绍了三种与残余散光有关的求解方法。下列数据，就是以两只镜度分别为 +4.00DC×180°、+4.00DC×80°，将这两只镜片联合形式进行运算，所得到的结果依次如下：

① 汤普森公式计算结果为：+3.31DS+1.39DC×29.5°

② 矢量作图法计算结果为：+3.37DS+1.26DC×39.5°

③ 正切公式法计算结果为：+3.31DS+1.39DC×40°

三种结果的数据，略有差异，大致相同。那么，哪一种更为精确呢？仅从结果的数据很难做出评价。

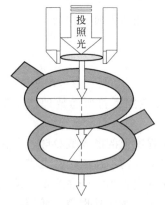

图 8-35 非正交圆柱面镜的直接检测

（3）直接检测

要想准确得到残余散光数据，最有效、最简单的办法应当是：将斜交状态的两只圆柱面镜片置于密接联合状态，用焦度计直接进行检测。图 8-35 所示意的就是一只轴在 180° 和一只轴在 80° 两只镜片置于焦度计物镜下的示意图。假如使用的是电子焦度计，仪器会直接给出数据。而假如使用的是手动焦度计，检测出相关的数据，也应当不成问题。使用手动焦度计对 +4.00DC×180° & +4.00DC×80° 进行测量，实测度约为 +3.31DS+1.310DC×39°。

根据对上述方法的计算比较与实测结果看，徐广第先生在《眼科屈光学》中将汤普森公式作了如下调整是十分必要的：

$$F_C=\sqrt{D_1^2+D_2^2+2D_1D_2\cos2\theta}=\sqrt{4^2+(-3)^2+2\times4\times(-3)\times\cos100°}\approx5.40$$

$$F_S=\frac{D_1+D_2-F_C}{2}$$

$$\tan2\theta=\frac{D_1\sin2a}{D_0+D_1\cos2a},\text{或}2\theta=\arctan\frac{D_1\sin2a}{D_0+D_1\cos2a}$$

在戴镜状态下检测出残余散光数据，需要将这一数据与所戴用眼镜的屈光矫正镜度进行计算，求出被测者眼的实际屈光矫正镜度。

在对存在残余散光被测者进行裸眼检测时，是要得出正确的屈光矫正镜度，用这一数据与所戴用眼镜的屈光矫正镜度进行计算，则是要求出残余散光的数值，则是为了评估残余散光对被测者的影响。

**3. 残余散光的处置**

（1）残余散光现象的一个个案

笔者曾接待过一名戴镜者，在某配镜中心配制一副眼镜，戴用后，主诉：头晕、视物时在视像的左上侧有一边缘的暗影，无法长期戴用。在此仅以右侧眼为例予以说明。

被测者的处方与眼镜的屈光数据相同，均为$-2.00DS-1.50DC\times90°$。矫正视力为0.8。被测者说：中心验光师告知存在一定程度弱视（笔者注：被测者存在视觉疲劳现象，不支持这种说法）。

笔者向被测者建议：先到医院去散瞳，然后即刻到眼镜店验光，待瞳孔恢复后再进行复验。结果：散瞳后，瞳孔散大状态下所检测右眼的屈光矫正镜度为"$-2.250DS-1.50DC\times85°$"，轴的允许误差为$\pm6°$；常瞳复检的屈光矫正镜度为"$-2.00DS-1.50DC\times75°$"，矫正视力为1.0（可以矫正到1.0，显然不支持"弱视"的说法），常瞳条件下，轴的允许误差为$\pm4°$。

我们仅从圆柱面镜的角度来考虑问题：被测者常瞳条件下使用$-1.50DC\times75°$圆柱面镜为正确矫正镜度，那么眼的屈光力就应当为：$+1.50DC\times75°$。使用圆柱面镜$-1.50DC\times90°$当然无法被中和矫正。

应用汤普森公式，对$+1.50DC\times90°$的眼与$-1.50DC\times75°$的镜进行计算，得到的残余散光数据约为：$-0.39DS+0.78DC\times112°$（$+0.39DS-0.78DC\times22°$）。这就是被测眼在轴向偏转$75°$时，所出现的残余散光数据。

通过这样一个案例，说明配镜中心以散瞳条件下圆柱面镜的轴向及允差将矫正轴定为$90°$，说不上是失当更说不上是错误。但是，原戴镜将轴位定在"$90°$"，显然是受传统的"垂直轴位尽可能靠近$90°$，水平轴位尽可能靠近$180°$"观念的影响，这一传统观念是正确的，但问题是：被测者在散瞳与常瞳条件下的轴的偏位现象没有得到充分认识，处于完全被忽视的状态，这就是该案例的问题所在。因此，按惯例选用$90°$轴位在常瞳条件下戴用时，这一轴向设定超越了常瞳条件下的轴的允差，当然就会出现视觉疲劳。

（2）残余散光的诊断与处置

① 残余散光的诊断。当被测者在戴用新的含有圆柱面镜成分的眼镜时，出现圆

柱面镜的光度与光轴双重变化，被测者视觉疲劳明显。在戴用中，对屈光矫正度主观感觉适应困难，就应当怀疑有残余散光存在的可能。对这样的被测者就应当重新进行屈光检测。在屈光检测中，一定要检测出被测者正确的散光度及轴向。

② 对残余散光的处置。对于发生残余散光者，进行处置的方法有两个要点：

要点1：圆柱面矫正镜的轴位必须准确。

要点2：圆柱镜度根据行走试戴中的主观感受可以适当减少。

对被测者存在残余散光问题有意义的处置方法只有两种：

第一种处置方法：调整眼镜架，修正轴位偏差。不是所有的残余散光都可以采用这种方法。采用这种方法，一般是在屈光矫正镜度符合被测者屈光矫正要求，仅仅有轴向的轻微偏差，在戴用者允许的条件下可以对眼镜进行纠偏的调整。当轴向偏差＞10°时，不适合采用这种方法，否则将会导致眼镜架的明显变形。

第二种处置方法：重新配制眼镜。这种方法是经营者最不愿接受的解决问题的方案。但是，这种方式适用于所有的被测者。从残余散光的发生根源看问题，验光师、配镜师的确是导致被测者出现残余散光的责任人。从这一点上看，重新为被测者配制眼镜则是责无旁贷的一件事。

**4. 残余散光的预防**

笔者认为，在使用光学眼镜进行的屈光矫正实际中，发生残余散光现象是客观存在的。但关于残余散光问题的研究及处理似乎并不多见，这和现实屈光矫正中，对出现戴用不适现象，大多采用请戴镜者自行适应方法有关。可能有一部分残余散光被测者都通过适应完成了对残余散光的适应。对于残余散光的问题，验光师需要做的是：不让这种现象发生。这就要求验光师应当做好以下两件事：

（1）提高服务水平

提高服务水平，就是在服务中，我们一定以诚信的态度对待每一位被测者，为他们耐心地服务、解答问题，精心地做好我们的工作。

（2）提高技能水平

提高服务水平解决的是态度问题，态度并不能决定不出问题，尤其是在即时就要做出决定的检测之时。因此，保证自己在屈光检测中，始终保持一种稳定的、高水平行为的操作过程，才是验光师应当达到的工作状态。这样的状态，只有在高水平的理论指导下，通过不断实践、积累才能够达到。这应当是预防残余散光出现的最根本的方法。

# 第九节 ┊ 散光矫正经验谈

残余散光是在屈光矫正中不完全性矫正方案所导致的残余屈光矫正镜度的一种形式。轻微的残余散光一般不会引起明显的视觉症状，明显的残余散光则会导致矫正视力不佳、视觉疲劳等。本节将对残余散光的基本概念和处理方法进行介绍。

## 一、散光矫正的底数

### 1. 基本概念

对于散光的矫正的要求，最基本的原则就是：轴要正，度要足。只有在被测者因某种原因不能适应时，才可以予以暂时性的降度处理，降度处理不是目的，而是达到"轴正度足"一个不得不采取的一个过渡过程。验光师在验光中，对什么样的散光比较容易产生戴用问题应当做到心中有数，这是做好屈光检测、做好指导戴用工作不可忽视的问题。

### 2. 基本规律

一般来说，在散光矫正中，(1.50±0.25)DC 的复性近视眼，只要验光准确、试戴充分，是不会发生戴用不适的。比较容易发生戴用不适的情况大致有以下几种：

① 混合性散光。

② 复性远视眼散光度≥1.00DC。

③ 第一次戴眼镜矫正，散光度≥1.50DC。

④ 原戴眼镜镜度、轴位，偏差较大，而且散光度≥1.75DC。

⑤ 两眼散光轴位趋于不对称的容易出现眼镜戴用的不适应。

⑥ 年龄越大，对散光矫正的不适应越容易出现。

## 二、遇到问题的处理

散光矫正的不适应可以分为轴位不适应和散光度不适应两种。

### 1. 轴位不适应

大多是原戴眼镜轴位偏差 15°及以上，在回归到正确轴位时，常常会出现不适应。其次是被测者在看远、看近的轴位有轻度旋转所致的偏差所造成，一般而言，眼向下看会发生外旋，眼向上看会发生内旋。对于这种情况，不可以采用 1°的调整办法，而应当采用先在±5°予以调整，进而在±2.5°调整，基本上就可以达到相对比较理想的轴位状态。

### 2. 散光度不适应

散光矫正中对散光度不适应，大多是因散光度明显不准的情况下发生，这种情况最多见的因素是等效球镜转换不合理（即任意进行这种转换）造成的。如将 2.00DC 转换为 1.00DS 时，几乎不可避免地会出现戴用的不适应，这是因为：0.75～1.25DC 的矫正偏差是最容易发生戴用不适应的（过度矫正会更明显）。因此，对散光度一定要注意以下几点：

（1）镜度调整的经验

① 散光矫正调整的目标，不是为让被测者获得在视觉上完全舒适结果，而是达到相对舒适，取得的一个暂时戴用的过渡性镜度，以便为将来尽早实现完全矫正奠定一个基础，因此，验光时行走试戴一定要充分。

② 被测者对 0.50DC 不适应时，可以放心将其转换为 0.25DS，这样的转换，一般不会不适应，视觉效果也不会出现明显的不一样。

③ 对于大于 0.50DC 的情况，不宜采用全转换，而应采用部分转换的方式。例如 2.00DC，可以在"转换成 0.25DS/1.50DC"和"转换成 0.50DS/1.00DC"进行试戴选择，倘若能接受后者最好，只经过一次试戴，再配镜时就可以进行完全矫正了。否则，有可能会增加一次过渡眼镜的使用。

④ 这种过渡性镜度的眼镜不是长期使用的眼镜，戴用一段时间完全适应后，应及时进行镜度调整，争取尽早实现散光的完全矫正。

⑤ 给散光度不能疑惑，有多少就得给多少。但是，有不少验光师在验光中经常有对散光不敢给的情况发生，特别是对高度散光，还没验自己就犯嘀咕，这种心态不可取。散光达到 6.00DC 的并不鲜见，现在知道的散光度最高可以达到 18.00～20.00DC。

（2）告知

对于被测者因散光有可能会出现的情况，最好是能做到预判和指导，这要做好下面两件事：

① 预知将要发生的感受。对于戴上屈光矫正眼镜会产生的视觉感受，验光师应当有比较清晰的预判，并将这种预判告知被测者，这对眼镜的验配成功具有非常重要的意义。

② 告知适应中相关事项。对于眼镜戴用的不适应，验光师经常会以一周内、半个月、一个月这样模糊的时间概念予以告知，应当说这是最不可取的。对于可以耐受的不适应的戴用感受，验光师应该给予明确的告知并指导，这些内容包括：怎样戴用、什么时间戴用、看的时候要注意什么和大约几天能适应，这些指导一定要准确、时间明确。

# 第九章

# 屈光参差

屈光参差并不是一种独立的屈光状态，而是一种以双眼屈光矫正镜度差异为特征的双眼的屈光状态。屈光参差者，双眼屈光矫正镜度的不同，显然会带来双眼视觉上的问题。这些问题是什么？这些问题会对视知觉产生的影响又是什么？在屈光矫正中需要解决的主要问题有哪些？这是验光师高质量开展屈光参差验光工作必须要了解的基本知识。这就是本章所要介绍的问题。

## 第一节 ▍ 屈光参差概述

### 一、屈光参差的定义

#### 1. 屈光参差的词义

《现代汉语词典》中对参差的解释有三种：

① 长短、高低、大小不齐；不一致。

② 大约；几乎。

③ 差错；蹉跎。

我们所讲的参差显然是第一种词义。屈光参差也就必然是屈光矫正镜度的参差。谁和谁的参差呢？只能是左眼与右眼的屈光矫正镜度。这样的话，我们就可以得出结论：两眼屈光性质或屈光矫正镜度不相同的屈光状态形式就叫做屈光参差，这就是屈光参差的定义。

#### 2. 眼-视光学中的屈光参差

一般来说，两眼的屈光矫正镜度完全一样者是极少的，绝大多数人都会存在或多或少的差异。这种差异，不管是在屈光性质方面，还是在屈光矫正镜度方面，只要存在差异（不论差异大小）都可以叫做屈光参差。这就是广义上的屈光参差概念。

（1）生理性屈光参差

视觉生理心理学认为，两眼视像大小的差异融像生理上的最大值为 5%。这一生理值所对应的双眼屈光矫正镜度差为 ±2.50DS。因此，双眼的屈光差≤2.50DS 时，我们仍旧能将两眼的视像融合而形成双眼单视。这种在广义上可以称为屈光参差而又没有视知觉像异常的屈光状况，就叫做生理性屈光参差。超过这一数值，是否一定会出现视知觉的异常呢？这要视被测者所具有的融合力的大小而定。临床上曾有报道：两眼屈光参差达到±6.50DS时仍能维持双眼单视的案例。

（2）病理性屈光参差

在眼屈光学领域中，对生理性屈光参差的界定标准并无统一的标准，例如徐宝萃先生建议的界定标准即为±2.00DS。更多的人则习惯应用的界定标准即为±2.50DS。笔者认为：对于成人来说，以2.50DS作为界定标准较为合适，对少年儿童则以2.00DS作为界定标准更为适宜。不管参差量多大，只要出现复视就应当诊断为病理性屈光参差。而对屈光参差值大于界定值而又能保持双眼单视者则不宜称为病理性屈光参差，可诊断为疑似性病理性屈光参差。在眼屈光学中所讲的屈光参差是专指出现双眼视知觉融合异常的病理性屈光参差。

## 二、屈光参差对视觉功能的影响

屈光参差对视觉功能的影响作用，主要是由于双眼屈光度的差异所引起，这种差异既可以导致视像方面的问题，也可以导致调节方面的问题。

**1. 屈光参差对视像的影响**

轻度的屈光参差一般不会引起视知觉方面的异常。当被测者两眼屈光差达到一定程度，双眼视像无法融合之时，就会产生双眼的复视。屈光参差引起的复视与斜视引起的复视的性质是不同的。

斜视引起复视的原因是双眼视线分离，使双眼的视线无法聚焦在一点，左、右眼视像不能融合，但分离的两眼像的大小是一致的，这种复视可以称之为等像性复视。

屈光参差所引起的复视，则是在两眼像不等大的情况下形成的复视。这种复视应当有两种情况：

① 被测者具有双眼固视能力：被测者双眼就会看到如图9-1中左下图所示视像，这显然是一种具有共同中心视点的复视。对于这样的复视我们习惯上称之为同心性不等像复视。这种复视的程度会随注视目标的大小、距离的远近而有所不同。目标越大、距离越近，目标周边的复视程度就会越明显；反之，复视程度也会有所减轻。被测者可能会对周边视像与中央视像的质量差异提出质疑。

② 被测者不具有双眼固视能力：被测者双眼就会看到如图9-1中右下图所示像。这时被测者所看到像的大小是不会有改变的，两眼的视像仍旧是不等大的。对于这样的复视我们可以称之为分离性不等像复视。但是，同心性复视在视知觉的反应则被降低到了次要的位置，被测者不再会有与同心性复视相关的主诉。因为此时双眼分离性复视成为了主要的视知觉问题。这种被测者在通过使用棱镜解决了分离性复视之时，同心性复视将会重新转化为视知觉的主要问题。

**2. 屈光参差对调节的影响**

关于屈光参差对调节的影响的认识，在眼屈光学界是有争议的。

一般认为，调节力是随着年龄增长而逐渐降低的，调节力的变化与屈光不正的状

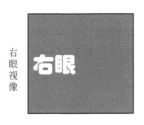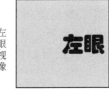

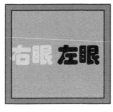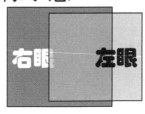

图 9-1　屈光参差双眼视知觉像合成示意图

态无关。这种学说是由赫斯（Hess）在 1911 年首先提出来的。

在赫斯提出这一观点的同一年，豪宁（Honig）观察到了与之相反的现实：屈光状态不同，调节力的大小也不同；在年龄一致的条件下，远视眼的调节力较大，而近视眼的调节力则会较小。加藤恒川也观察到了与豪宁相近的现象：近视屈光矫正镜度越强，调节力就会越小；远视屈光矫正镜度越强，调节力就会越大。

森永友泰在 1929 年，对近视性屈光参差眼的屈光状态与调节力的关系进行了研究，并得出结论：近视程度较高的眼的调节力较大者较多，两眼的调节力之差最高为 7.00D。两眼调节力相差较多者，较高屈光矫正镜度一侧多为高度近视。我国著名屈光学专家徐宝萃先生认为，森永友泰的研究说明：两眼屈光矫正镜度差和调节力差是屈光参差引起双眼单视破坏的原因。倘若两眼能分别动用不同调节力的话，两眼动用的调节力差越大就越能使双眼单视得到稳定。

### 三、屈光参差的发生

关于屈光参差的发生的机制，笔者至今尚未见到有关报告及解释。从屈光参差发生方面的探索，一般是从屈光参差的发生率来说明。表 9-1 就是陈耀真、吴燮灿、徐宝萃等人从广义屈光参差概念出发，对屈光参差发生率所进行的调查结果的统计状况。

表 9-1　国内外对屈光参差发生率的调查统计

| 调查者 | 调查年份 | 发生率/% | 调查者 | 调查年份 | 发生率/% |
|---|---|---|---|---|---|
| 陈耀真 | 1954 | 87.9 | 吴燮灿 | 1961 | 78.66 |
| 董启哲 | 1954 | 71.1 | 徐宝萃 | 1965 | 70.07 |
| 茅祖裕 | 1957 | 72.79 | 庄司义治 | 1976 | 58.00 |
| 李永年 | 1959 | 77.21 | 何玉兰 | 不详 | 50.00 |

以上报告，都说明屈光参差是屈光不正中极为常见的一种表现形式。一般认为，在屈光参差者中，屈光参差值≤1.00D者约为60%～80%；≥2.00D的屈光参差约为15%。按这一比例进行推算，≥2.00D的屈光参差在一般屈光不正者中占7%～13%。

通过以上说明，我们可以肯定：屈光参差是屈光不正者中带有一定普遍意义的一个群体。

# 第二节 ┊ 屈光参差的分类

## 一、分类依据

对屈光参差进行分类，是以两只眼的屈光状态为依据的。分类的具体办法就是对被测者的双眼，在以下几个方面进行屈光不正形式、性质的比较来分类的。

**1. 是否存在散光成分**

没有圆柱面矫正镜度成分的屈光参差就叫做球面性屈光参差，否则叫做散光性屈光参差。

**2. 眼中是否有正视眼**

被测者两只眼中有一只眼为正视眼时，就称之为单纯性□视屈光参差。假如另一只眼为近视眼者，这个"□"就应是"近"字，即称之为单纯性近视屈光参差；另一只眼为远视眼者，这个"□"就应是"远"字，就称之为单纯性远视屈光参差。两只眼均为屈光不正眼，则称为复性屈光参差。

**3. 屈光性质是否相同**

屈光性质相同者，就叫做复性近（或远）视屈光参差；屈光性质不同者，就叫做混合性屈光参差。

## 二、屈光参差的种类

屈光参差分为两大类。具体分类、名称、屈光矫正镜度形式及临床处方的形式可以用以下图解方式予以表述。

**1. 球面屈光参差**

（1）单纯性球面屈光参差

① 单纯性近视屈光参差：一只眼为正视眼，另一只眼为近视眼的屈光状况（图9-2）。

② 单纯性远视屈光参差：一只眼为正视眼，另一只眼为远视眼的屈光状况（图9-3）。

（2）复性球面屈光参差

① 复性近视屈光参差：指两只眼均为近视眼，但屈光矫正度不同的屈光状况（图9-4）。

② 复性远视屈光参差：指两只眼均为远视眼，但屈光矫正度不同的屈光状况（图9-5）。

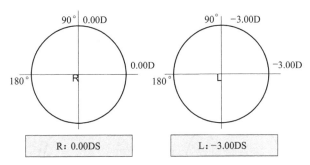

图 9-2　单纯性近视屈光参差

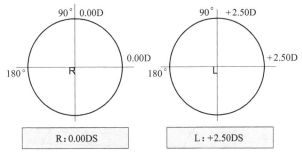

图 9-3　单纯性远视屈光参差

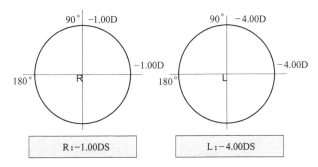

图 9-4　复性近视屈光参差

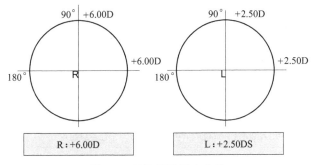

图 9-5　复性远视屈光参差

③ 混合型屈光参差：指被测者的一只眼为近视眼，另一只眼为远视眼的屈光状况。两只眼的屈光矫正镜度的绝对值相等，可以称之为等效性混合性屈光参差（图9-6）；两只眼的屈光矫正镜度的绝对值不等的话，称之为非等效性混合性屈光参差（图9-7）。

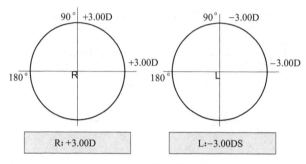

图 9-6　等效性混合性屈光参差

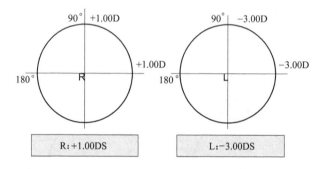

图 9-7　非等效性混合性屈光参差

## 2. 散光性屈光参差

（1）单纯性散光屈光参差

单纯性散光屈光参差是指被测者只有一只眼存在散光成分的屈光状态（图9-8）。

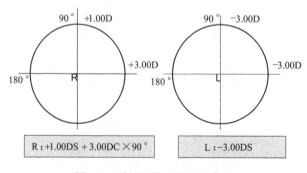

图 9-8　单纯性散光性屈光参差

（2）复性散光屈光参差

复性散光屈光参差是指被测者两只眼均存在散光成分的屈光状态（图 9-9），此类被测者的散光在圆柱面镜度及轴向两个方面既可以是相同的，也可以是不同的。

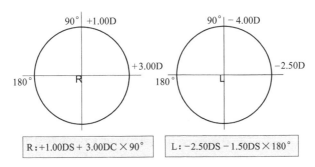

图 9-9　复性散光性屈光参差

### 三、有待解决的问题

在屈光参差发生与分类方面有待解决的问题有两个方面。

其一，屈光参差产生的机制是什么？屈光参差对少年儿童双眼均衡的视觉功能发展具有很大的破坏力，这是众所周知的基本概念。那么，屈光参差能不能预防、能不能控制、能不能根治这些问题，特别是前两个问题，都有待对屈光参差发生机制的认识。

其二，对存在散光成分的屈光参差状态，应当考虑加入关于顺、逆规散光的分类。在屈光矫正中，顺规散光与逆规散光还是有必要进行区分的。

# 第三节 屈光参差的症状与并发症

屈光参差的症状有两类。一类是被测者凭借自身感觉可以觉察到的，另一类则是被测者在注视中不一定能够觉察，而又是在现实中正在使用的视觉方式。

### 一、视觉的主观症状

屈光参差给被测者带来的视觉症状有三种表现，这三种表现分别是：复视、视像模糊和视觉疲劳。复视与视像模糊则属于同一性质不同程度的视像知觉。

#### 1. 复视与视觉疲劳

屈光参差最为典型的症状就是同心性复视。产生这种复视的原因，就是两眼屈光矫正镜度值不一致，其双眼固有的光学放大倍率不同，这就导致了双眼视像在大小上的差异，已经明显超过了双眼所具备的融合能力，被测者两眼知觉到的不同大小的两个视像只能构成同心性复视的结果。当两只眼都可以获得良好的矫正视力之时，被测者就会因双眼视像的相互干扰而发生视觉疲劳。在此时，可以将视觉疲劳当作双眼都具有良好矫正视力的视觉生理状态的一个信号。

当屈光参差被测者的复视与视觉疲劳症状消失之时，往往说明：被测者已经出现弱视或斜视。

**2. 视像模糊**

视像模糊是屈光矫正镜度的双眼视像差异刚好超过了双眼所具备的融合能力，但视像边缘分离程度又不十分明显时，被测者知觉到的视像就是模糊的，尽管被测者没有"同心性复视"主诉。但是，这种情况与屈光不正的模糊是有本质区别的，在屈光矫正中，屈光不正引起的模糊是单眼的模糊视像。但是，屈光参差引起的模糊则是在屈光矫正后，单眼并不模糊，只是在双眼同视时才出现，因此仍旧属于复视，不过程度相对比较轻而已。这样的被测者在视力检测中，虽经完全矫正但不会出现双眼的增视现象：双眼视力只能与单眼较好视力眼的视力相当。

**二、单眼视与交替视**

屈光参差被测者在注视中不一定能够觉察又在现实中予以使用的视觉方式，就是单眼视与交替视。这是两种性质不同的视觉症状。

**1. 单眼视**

单眼视是指只用一只眼来完成视觉作业的状态。单眼视的眼一定是被测者视觉敏感程度较高的那只眼，而另一只眼多为弱视眼和斜视眼。单眼视的发生，一般是在两眼视像无法融合的情况下，视力较差的眼被神经中枢抑制，这只眼的视功能长期得不到使用而导致废用，这种视觉生理变化唯一能选择的结果就是单眼视。对于屈光参差发生单眼视的双眼参差值的认识并不一致，大致讲有以下三种情况：

① 新中国出版的第一本屈光学著作《眼的屈光学概论》的作者孙桂毓先生认为这一数值应为±6.00D；

② 徐宝萃认为这一数值≥±3.50D；

③ 庄司义治认为参差值在±3.00D～3.50D左右可以有双眼视；

一般的看法：＞±2.50D都有可能成为单眼视。

**2. 交替视与视觉干扰**

交替视是指被测者一只眼用于看远，另一只眼则用于看近。用于看远的这只眼，应为被测者屈光矫正镜度中正镜效度较高的眼；用于看近的眼，为正镜效度较低的另一只眼。发生交替视的被测者，两眼的视觉敏感度应当是良好的，而且有一只眼比较适于近用。因此，交替视特别容易发生在以下两种情况：

① 混合性屈光参差。视远时使用远视眼，视近时使用近视眼。

② 单纯性屈光参差（含单纯性低度远视屈光参差）。这种情况下，视远时会使用正镜效度较高的眼，视近时则使用正镜效度较低的眼。

之所以会发生交替视，除两眼的视觉敏感度比较良好之外，两眼的屈光参差值必须在一个范围之内。这个范围必须满足两个条件：①看远的眼难以看近，看近的眼不能看远，否则就会出现同视，视知觉就会表现为复视或模糊；②屈光参差的值也不可能过大，过大则会导致弱视与斜视。徐宝萃先生认为：这个范围通常在±3.00D～±5.00D。有没有在这一范围之外还出现屈光参差的呢？可以肯定地说：有。因此徐宝萃先生特别说明：这一范围的屈光参差，出现交替视的可能性最大。

### 三、弱视与斜视

弱视与斜视并不是屈光参差的特异性症状，也不是屈光参差的必有的症状。而是屈光参差发生后，视觉功能长期生理适应后的自然生物性选择的必然结果。因此，将弱视与斜视表述为并发症更为适宜。

**1. 弱视发生的规律**

轻度屈光参差一般没有任何症状。当屈光参差超过一定程度，参差值又大于两只眼所能行使的调节力允差时，被测者双眼视像的质量就会不同，将表现为：总有一只眼看到的目标是模糊不清的。当视网膜的发育尚未完善之时，得不到清晰视像的刺激的眼的视像就会很差，视觉中枢对这种朦胧的视像就会无法做出应答反应而被抑制，这就是屈光参差发生弱视的基本机制。

屈光参差发生弱视的基本规律如下：

① 发生弱视的眼，一般是屈光矫正镜度绝对值较大的眼。

② 远视性屈光参差，弱视眼的发生率较高。

③ 弱视发生的程度与年龄有关，年龄越小弱视显现的程度就越严重。

④ 近视性屈光参差，弱视眼的发生极少。发生者弱视程度也会相对较轻，但矫治则比较困难。

**2. 斜视与弱视**

有弱视的屈光参差，不一定有斜视；但是有斜视的屈光参差，一般都会有弱视。那么弱视与斜视在屈光参差中关系是怎样的呢？应当说，两者间存在着一定的因果关系。

（1）弱视∶斜视＝因∶果

在屈光参差中，弱视对于斜视来说就是原因，而斜视就是屈光参差在发生弱视后的一种归宿。这种情况在远视性屈光参差类屈光不正中显得尤其明显。这也说明，在对有并发症的屈光参差被测者进行屈光矫正中，为弱视眼视功能的恢复建立最好的条件是矫正的第一要务。这是因为弱视眼视功能不能恢复的话，斜视即便得到矫治，斜视仍旧会再次发生。

（2）斜视→弱视＝紧箍咒

在屈光参差的屈光病理发展中，斜视一旦发生，就必然会使弱视的程度加重。因此，在屈光参差的矫治中，对斜视这一并发症不作处置的话，就会延误弱视的矫治。因此，对斜视进行合理的处置，又成为保证矫治弱视获得比较好的结果的一种不可缺少的手段。

# 第四节 屈光参差矫正要解决的问题

对任何屈光不正来说，在屈光矫正中都将面对两个问题。一个是矫正视力问题，另一个就是视觉疲劳问题。在对屈光参差进行矫正中同样要面对这样两个问题。但是，在屈光参差的矫正中，在处理这两个问题上都有其自身的特点。

## 一、视远与视近

在屈光参差的矫正中，有关矫正视力方面，最突出地表现在要解决视远与视近不协调甚至相互矛盾的问题。

### 1. 复视是否存在

在解决矫正视力的问题时，首先要面对的一个问题是：被测者是否存在复视。对这一问题回答的答案不同，处置的方式就会不同。

（1）无复视者

屈光参差被测者，倘若不存在复视，应当有以下三种可能：

① 被测者的双眼所使用的调节力差尚在被测者分别调动两眼调节力的阈限范围之内。

② 被测者已经发生弱视或已经发生弱视、斜视。

③ 被测者是交替视力者。

具有上述第一种情况的被测者，一般都会有视觉疲劳现象，解决视觉疲劳问题应当是最主要的问题。具有第二种情况的被测者，为其建立良好的视功能条件则是最主要面对的问题，但在矫正理念上应有对弱视与斜视做好矫治准备的观念。第三种情况，经常会在中距离（最多见的是在 $2\sim3m$ 视距）出现两眼的视觉干扰问题，对这样的被测者我们只能采取分别予以矫正的方法。上述第三种情况将涉及双眼视力的均衡问题，因此我们将这一问题放在本节第二个问题中进行叙述。

（2）有复视者

对于有复视的屈光参差，验光师就应当根据被测者的复视的类型来选择矫正方案。

① 同心性复视：对于具有同心性复视者，需要解决的是像的等大问题。

② 混合性复视：有的被测者可能在同心性复视的同时，还会有在视野垂面的偏移性复视（这种复视大多为水平性复视）。对于这类被测者的处理的难度会相对较大。这是因为处理这种情况时，既要解决水平复视的问题，也要解决同心性复视的问题。倘若处理不好的话，有可能会为并发症的发生或加重留下隐患。

### 2. 有无并发症

对于存在弱视与斜视的屈光参差被测者，验光师所面对的问题，既有视力问题，又有一个如何处置并发症的问题。解决不好并发症的问题，视力问题也就无法得到解决，倘若视力不能最终得到解决的话，并发症产生的根源也就清除不了。笔者认为，面对有并发症的屈光参差被测者必须做好以下两个方面的工作。

（1）为主视眼提供良好的矫正视力

在视觉正常的发育中，两眼屈光矫正镜度的参差量则相对较小。在这种情况下，双眼的视觉方向始终是以中央眼为代表的，主视眼是否存在是难以确定的，即便有的话，所起的作用也是极为微弱的。但是，当屈光参差存在弱视、斜视并发症之时，主视眼的作用就是至关重要的了。保证这只眼最终获得比较理想的矫正视力，将是屈光参差矫治中要达到的最基本的目标。在实际矫正与矫治中，尽管可能因为要恢复患眼的功能，会采取暂时停止这只眼的视觉工作的方法，但这种方法是不能以牺牲主视眼分辨力作为代价的。因此，使主视眼得到最好的矫正视力，永远是屈光参差矫正中不可动摇的矫正目标。

（2）为患眼视功能的恢复创造条件

对于非主视眼（即患眼）要解决的问题是：促进视功能恢复。患眼之所以会发生并发症的道理可以用"业精于勤，而疏于惰"来解释，患眼发生问题说到底还是废用导致"懒惰"所致。在对这只眼进行矫正中，要做的事情就是：治"懒"。如何治"懒"呢？只能给这只眼加上比较高质量的视像刺激，使这只眼获得高质量的视网膜像。通过这种方法来刺激视网膜以达到唤醒已经懒惰的视觉细胞的兴奋程度。而高质量的视网膜像就是唤醒视觉细胞兴奋性的一个不可缺少的条件。

## 二、双眼视像的均衡

双眼视像的均衡问题，是屈光矫正中必须要考虑的问题。对于存在视像不均衡的被测者，则需寻找适当的方案予以处理。但是，使用眼镜对屈光参差进行的光学矫正中，对视像不均衡现象的解决，也是有一定的局限性的。通过眼镜解决所有的视像不均衡现象，在今天还只能是一种愿望。解决屈光参差视像不均衡的问题，就必须了解屈光参差到底存在哪些双眼视像融合的不均衡。从视觉的垂直平面角度讲，基本的视像失衡应当包括以下几种：

**1. 大小性失衡**

这种失衡是由于双眼球面屈光矫正镜度存在差异过大所致（图9-10①）。这种失衡应当是屈光参差最为典型的视像失衡。

**2. 斜位性失衡**

这种失衡是由于一只眼为斜轴散光，或由于被测者存在旋转隐斜视所致。当屈光参差被测者存在这种情况时，就会出现视像大小与斜向性视像失衡（图9-10③）。

**3. 水平性失衡**

这种失衡是由于被测眼存在水平性眼位偏斜所致。屈光参差被测者所见到的视像会因其屈光状态的原因，可能见到的视像有两种失衡表现：

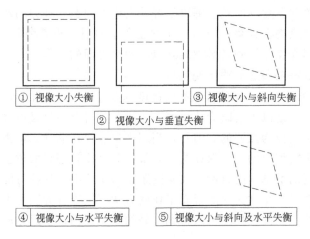

图 9-10 双眼视像失衡示意图

① 大小与水平性失衡（图 9-10④）；

② 大小与斜向及水平综合性失衡（图 9-10⑤）。

**4. 垂直性失衡**

当被测眼存在垂直性眼位偏斜时就会出现垂直性视像失衡。屈光参差被测者会因其屈光状况，见到的失衡视像有两种：①大小与垂直综合性失衡（图 9-10②）；②大小与斜向及垂直综合性失衡。

青少年特别是少年儿童发生屈光参差后对双眼视功能的正常发育具有很大的破坏作用。而其视力障碍和弱视、斜视之间所存在的相互作用，则是两个摆在验光师必须要解决的两个核心问题。处理得当，就可以使并发症得到良好的控制与矫治，这就为患儿的视觉恢复到正常的发育过程建立起必要的条件。假如患儿得不到合理的处置，就会使其终生丧失双眼视功能正常发育的可能性，这对患儿未来的生活、学习与工作等方面都将发生难以评估的不良影响。在对屈光参差矫治中，必须要抓住矫治机会。否则的话，就可能会错过最佳的矫治时机。对于这种情况，验光师必须做到心中有数。

# 第五节 屈光参差的处方原则

屈光参差所存在的复视与像的均衡问题，都反映了双眼的视觉功能不能取得良好的融合问题。双眼视像不能融合不但会表现在动态视觉中，也同样会表现在静态视觉中。因此，屈光参差的屈光矫正不能仅针对眼的屈光镜度，也同时需要对视像问题给予针对性的处置。只有解决了（或适当解决了）双眼的视像问题，才能使被测者双眼的视像达到（或尽可能趋于）比较理想的融合状态，这才是矫正屈光参差应当达到的理想的屈光矫正效果。

## 一、处方原则

对于屈光参差者实施屈光矫正的最根本的原则应当是：有干扰症状、有视觉疲劳的屈光参差，就应当矫正。这也就是说，没有症状的屈光参差，就可以不进行矫正。

当然，屈光参差没有症状只是相对性的，绝对没有症状的可能性是很小的。例如，当被测者为交替视力者，在其看远或看近时，都不会有明显的症状。这是因为，被测者是用一只眼看近，此时另一只眼就会发生生理性抑制；而用另一只眼看远，负责看近的眼也会发生生理性抑制。但是被测者在注视某一特定的中等距离目标时，两只眼在注视目标时，同样会发生视觉干扰现象。这种情况一般不影响视远、视近的主观视觉。在长期的视觉作业中，也会建立起尽可能减少注视这一特定中等距离目标的视觉心理定势。这就是有交替视力的屈光参差为什么没有症状的原因。但是，这样的被测者，在接受屈光矫正后，在单眼视觉清晰程度得到改善以后，视觉干扰和视觉疲劳则可能就会出现，其原因就是：已建立起来的视觉心理定势遭到破坏。

不管是被测者原有的症状，还是屈光矫正以后新出现的症状，只要是症状都会与视像参差、隐性眼位偏差有关。

**1. 适当调整屈光矫正镜度，以缓解视像参差对视知觉的影响**

视像参差是最容易引起屈光参差者症状的视觉生理性改变的。因此，在对屈光参差进行屈光矫正时，首先要解决的就是视像参差问题。用眼镜矫正的方法解决视像参差的基本方法就是适当调整屈光矫正镜度。调整屈光矫正镜度的方法有两种：

（1）适当降低屈光度较高侧眼的屈光矫正镜度

降低屈光度较高侧眼的屈光度，就会使这只眼的屈光矫正放大倍率与屈光度较低侧眼的屈光矫正放大倍率接近。当降低到一定程度时，两眼的视像大小就会相对比较接近，其至有可能会形成双眼单视，这就会使被测者获得比较舒适的视觉感受。但是，这种屈光矫正镜度的调整也会产生一个难以回避的问题，这就是被调整眼的矫正视觉会有所下降。这种以牺牲一定程度上的矫正视觉的分辨力，来换取比较舒适的双眼视觉感受的方法应当是一种比较简洁的方法，也是解决同心性复视比较有效的方法。

（2）酌情增加三棱镜、圆柱面镜纠正双眼视像的失衡

对于存在视像失衡的被测者，还应当考虑到其他相应的辅助方法。

对于垂直性、水平性视像失衡者，在适当降低屈光度较高侧眼的屈光度的同时，还应当使用适当的三棱镜度予以矫正。否则的话，也不会使被测者获得比较舒适的视觉感受。

倘若被测者存在图 9-11 这种复合性视像失衡状态，不但需要解决视像大小的失衡，还要处理视像的斜向失衡状态。解决视像大小失衡的问题，需要使用对球面透镜镜度进行适当调整方法予以解决。而对于视像的斜向失衡，则应当考虑使用增加适当

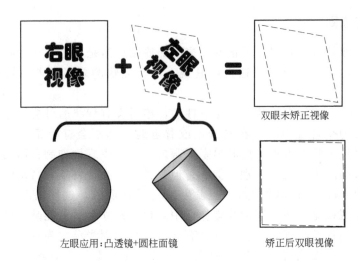

图 9-11　视像的大小与斜向视像混合失衡的屈光矫正示意图

的圆柱面透镜的方法予以解决。通过这两种方法，就可能使双眼的合成视像的效果得到明显的改善。

这种对视像失衡的矫正与调整中，到底需要使用多少三棱镜度，应当调整多少球面镜度，可以增加多少圆柱面镜度，并无精确的计算方法与公式可供参照，只能在屈光检测中，通过戴用试验、精心调整来确定。

（3）可以考虑应用等像眼镜的方法纠正视像大小的差异

对被测者双眼视像一致性要求较高的被测者，或经过降低屈光度处置后被测者对双眼视像不满意者，可以考虑应用等像眼镜的办法予以解决。采用这种方法的运作程序相对比较复杂，而且戴这种眼镜往往会影响外观形象，使用者往往也不太喜欢戴，因此从事眼镜屈光矫正的相关部门与单位大多不愿采取这种方法。关于怎样使用这种方法以及相关的计算、设计方法，我们将在本章第六节中予以介绍。

**2. 应用三棱镜解决隐性眼位偏差**

只要屈光参差者有视觉症状，就会有视近隐性眼位偏差问题的出现。屈光参差者之所以会有隐性眼位偏差的问题，是两只眼屈光矫正镜度明显的不一致所造成的。当被测者通过光学中心注视目标时，是不会有眼位偏差问题的。当被测者注视近距离目标时，眼球就会发生集合而且还会有一定程度的下转。如图 9-12 中的 D 相当于镜片的光学中心，这是视远时我们的视线通过镜片上的点。图中的 N 则是我们注视近距离目标时视线通过镜片上的点。尽管两只镜片 D→N 的距离是相等的，但两只镜片的镜度不等，在两只镜片所对应的近用点上的三棱镜度效应就会不同。屈光度较大的镜片所产生的三棱镜效应也就会较大；反之，产生的三棱镜效应也会较小。两只镜片的屈光度的参差量越大，所产生的三棱镜度差也就越大，所产生的眼位的偏差也就越大。解决这潜在性隐性眼位偏斜的途径有以下几种方法：

第一种方法：使用隐形眼镜。这种方法可以增大双眼的屈光融合范围。另一方

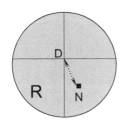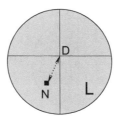

图 9-12 视远与视近时,视线通过镜片上的点

D—为视远的视线通过镜片点;N—为视近的视线通过镜片的点

面,镜片因可以随着眼球转动而转动,因此产生的三棱镜度差也会相对较小。

但使用隐形眼镜对屈光参差进行屈光矫正,也是一个矫正效果不确定的方法。使用隐形眼镜进行屈光矫正的效果与屈光不正的类型有着密切的关系(表 9-2)。在实际屈光矫正中,对屈光不正到底是轴性还是屈光性引起的原因,没有太有效的鉴别方法。因此,假如准备使用隐形眼镜对屈光参差进行屈光矫正,被测者必须有明确的使用意愿。在这种情况下,就需要向被测者说明,只能通过实际戴用的主观视觉效果来确定。被测者同意通过尝试性戴用来确认戴用效果的话,才可以进行隐形眼镜的尝试戴用。经戴用尝试,倘若视像大小差异矫正效果比较明显,就说明被测者为屈光性屈光不正,就可以建议使用隐形眼镜;假如视像大小差异矫正效果不明显,就说明被测者为轴性屈光不正,使用隐形眼镜进行屈光参差矫正的话,也只能解决眼位的问题。

表 9-2 隐形眼镜矫治不同屈光类型屈光参差的效果比较

| 屈光参差眼的屈光类型 | 眼位矫治效果 | 视像大小差异矫正效果 |
| --- | --- | --- |
| 轴性屈光不正 | √ | 效果不明显 |
| 屈光性屈光不正 | √ | √ |

第二种方法:配用专门的近用眼镜。这种方法可以避免近用时发生潜在性隐性眼位偏斜现象,但是,应用这种方法配制眼镜时,一定要注意视线通过镜片上的点要精确。不管从经济角度还是从心理感觉上,配制专门的近用眼镜都是被测者不太愿意接受的方法。

第三种方法:进行必要的眼位偏斜消解。这是一种采取折中法处置潜在隐性眼位偏差的方法。应用这种方法,被测者在眼镜戴用的初始阶段,可能需要有一个短暂的适应过程。但是,这种方法的最大优势就是:可以避免戴用近用眼镜。

### 3. 用等效球镜处置方向性屈光参差

对于两眼屈光矫正镜度成分中,因圆柱面矫正镜度不等所引起的方向性屈光参差,同样会导致视觉干扰、视觉疲劳等相应的问题。那么对于这样的方向性屈光参差应当怎样处置呢?

请参看图 9-13 中吴燮灿先生曾经讲过的一个实例,其屈光矫正镜度为:

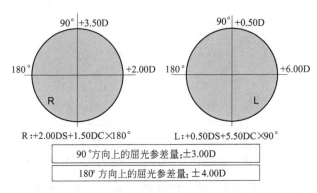

R：+2.00DS+1.50DC×180°　　L：+0.50DS+5.50DC×90°

| 90°方向上的屈光参差量：±3.00D |
| --- |
| 180°方向上的屈光参差量：±4.00D |

图 9-13　散光性屈光参差的双眼屈光差比较示意图

R：＋2.00DS＋1.50DC×180°；L：＋0.50DS＋5.50DC×90°。

两眼的屈光矫正镜度在 90°方向上的屈光参差量为±3.00D；在 180°方向上的屈光参差量为±4.00D。显然这一案例中使用检测出来的屈光矫正镜度，是没有办法获得良好的双眼视觉的效果的，必然会有比较明显的屈光参差症状。

对这样一个案例，吴燮灿先生通过等效球镜的处置办法，具体处置方法如下：

① 保持一只眼（案例中为右眼）的屈光矫正镜度，维持原状不变；

② 将另一只眼（案例中为左眼）的屈光讲正镜度中的部分散光成分，转换成球镜度；

③ 调整目标：使两只眼所使用的屈光矫正镜片，在两条主子午线方向上的屈光矫正镜度达到相对比较接近的程度。

本案例中，吴燮灿先生将左眼中的圆柱面镜度中的＋3.00DC 转换成球面镜度＋1.50DS。这样的话，这只眼的实际使用的屈光矫正镜度就是＋2.00DS＋2.50DC×90°。

这样处理后的结果如何呢？这要从两个方面来考察：

第一，从镜片的屈光度进行考察：如图 9-14 所示。经过这种处理，被测者两眼所使用镜片的屈光矫正镜度的参差程度就得到了一定改善：在 90°方向上的两只镜片的屈光参差量仅为±1.50D，而在 180°方向上的屈光参差量也仅达到±2.50D。

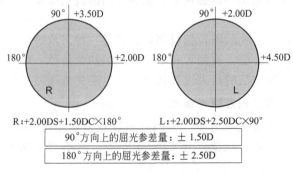

R：+2.00DS+1.50DC×180°　　L：+2.00DS+2.50DC×90°

| 90°方向上的屈光参差量：± 1.50D |
| --- |
| 180°方向上的屈光参差量：± 2.50D |

图 9-14　散光性屈光参差的双眼矫正屈光差比较示意图

第二，我们还可以从镜与眼联合光学系统来考察：在左眼使用屈光矫正镜度＋2.00DS＋2.50DC×90°的情况下，这只眼未被矫正的屈光矫正镜度为＋1.50DS－1.50DC×90°，如图9-15所示。右眼的屈光矫正镜度则被完全矫正，其未被矫正的屈光矫正镜度即为0.00D。两眼的屈光参差量，不管是在水平方向，还是在垂直方向上均为±1.50D。

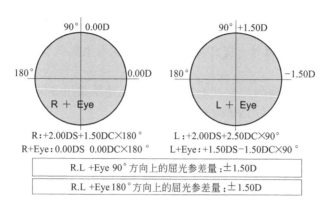

R：+2.00DS+1.50DC×180° L：+2.00DS+2.50DC×90°
R+Eye：0.00DS 0.00DC×180° L+Eye：+1.50DS−1.50DC×90°

| R.L +Eye 90°方向上的屈光参差量：±1.50D |
|---|

| R.L +Eye 180°方向上的屈光参差量：±1.50D |
|---|

图9-15　散光性屈光参差的双眼的镜与眼光矫正效果差比较示意图

通过以上分析，我们就可以清楚：经过这样对左眼的散光度进行"超常"的等效球镜处理后，被测者左眼的视力则会相对比较差。但是，左、右眼的视像的大小的参差值明显减小，已经达到可以耐受的范围之内。这也就是说，经过这样的处理，被测者尽管在一定程度上牺牲了左眼的清晰分辨力，却获得了比较舒适的视觉感受。这应当是一种非常合算的屈光矫正选择方式。使用这种方法处置屈光不正必须注意：矫正镜度应当调节到多少合适，需要通过较长时间的行走试戴与调整来确定。

## 二、儿童、青少年屈光参差的处方原则

对青少年儿童屈光屈光参差的矫正总的方针就是：戴用完全屈光矫正镜度眼镜能实现双眼融像的屈光参差无需特殊处置。对有融像困难的被测者，都应结合被测者的具体情况进行相应的处理。下面我们结合青少年的生理特点，来介绍屈光参差的屈光矫正问题。

### 1.儿童屈光参差

儿童屈光参差因发生时期不同、屈光参差量的不同，会有不同的视觉表现。

一般而言，发育过程中形成的屈光参差，只要参差量不过大的话，都会有较好的双眼融像功能。当屈光参差值较大时，被测者双眼的融像能力就会被破坏，被测者则会出现交替视力。一只眼用于看远，另一只眼用于看近。这种情况多见于一只眼为正视眼（或远视眼），另一只眼为近视眼的被测者，其中为正视眼（或远视眼）的眼，用于看远；为近视眼的眼，则会用于看近。这样的被测儿童既无弱视也无眼外肌功能障碍，看远看近都不会有什么自觉症状，但在注视特定距离的中距离目标时可能会有双眼的视觉干扰现象。对这样的儿童屈光参差，一般只给予常规的屈光矫正，无需给

予特殊处理。

对于发生在婴、幼儿时期的高度屈光参差者来说，视力矫正效果都会相对较差。特别是复性远视性屈光参差，还可能导致弱视的发生，都必须及早戴用最佳矫正视力的眼镜。

① 复性近视性屈光参差。使用最佳矫正视力的眼镜的目的是：提高矫正视力，促进视力增加。双眼视力都提高是最理想的，无法达到双眼视力提高的，只使单眼视力提高也是可取的。

② 复性远视性屈光参差。提高视力，减少弱视发生的危机，促进弱视眼视功能的恢复。

对存在双眼融合障碍的儿童屈光参差被测者需给予戴用等像眼镜。对存在垂直眼位异常者，应通过光心的位置移动来解决。

**2. 青少年屈光参差**

随着年龄的增长，常常会出现视觉疲劳，这是青少年屈光参差比较容易出现的新症状，这与调节力的降低有关。还有相当一部分被测者，是在儿童时期未得到适当屈光矫正的屈光参差。显然，后一种情况更为复杂，必须要面对三个问题：双眼的融合问题、视觉疲劳的问题和视近垂直眼位有可能异常的问题。对于青少年屈光参差者而言，只要近距离工作有视觉疲劳就应当予以矫正。尤其是第一次接受屈光矫正者，特别要注意的两个问题是：①视像的等大问题——矫正后，双眼的矫正视像应尽可能达到在融像上等大或接近于等大为最佳；②隐性眼位参差——进行潜在的隐性眼位参差，这是解决这类被测者近距工作视觉疲劳的根本途径。

**三、老年人屈光参差的处方原则**

一般来说，老年人屈光参差是由青少年屈光参差发展而来的。原则上讲，只要没有自觉症状，双眼能够实现融像，就没有必要戴用屈光矫正眼镜。只有在阅读有视觉疲劳的情况下，才需要进行屈光矫正。对于需要接受屈光矫正的老年人屈光参差，应当根据被测者不同的情况采取相应的措施。

**1. 戴用矫正眼镜的老年屈光参差**

对于戴用屈光矫正眼镜的老年屈光参差被测者，应根据其远用屈光矫正镜度的状况来确定新的屈光矫正方案。

（1）远用屈光矫正度已习惯

对于已经戴用屈光矫正眼镜的老年屈光参差者，经检测证实远用屈光矫正镜度没有变化，而且对这一矫正镜度未出现异常症状者，仅有的视近困难可以通过配用近用屈光矫正眼镜予以矫正。矫正方法既可以采用单光镜，也可以使用双光眼镜，还可以试用渐进眼镜予以矫正。

在以上方法的屈光矫正中，尽管可以不必作等像处置，但必须注意被测者是否存在潜在垂直眼位参差的问题。只要被测者有视近不适的问题，就应当进行垂直眼位参差的检测。对存在视近垂直眼位参差者，必须给予必要的屈光矫正处置。

（2）远用屈光矫正度有所改变

对戴用屈光矫正眼镜的老年屈光参差者，在远用屈光矫正镜度已经发生变化，尤其是双眼变化程度不一致时，就应当通过检测来确定这种变化对被测者视觉的影响程度。倘若影响不大，可以建议被测者接受试戴新眼镜适应的方案。假如影响比较明显，就必须对眼镜作等像处置和消减视近垂直眼位参差的问题。

（3）有隐性眼位参差

对戴用屈光矫正眼镜的老年屈光参差者，在远用屈光矫正镜度已经发生变化，而且已经出现视近垂直眼位参差的问题时，就必须对新配制的眼镜作等像和消减视近垂直眼位参差的处置。

**2. 未戴用过屈光矫正眼镜的老年屈光参差**

对于从未使用过屈光矫正眼镜的老年屈光参差者，在第一次戴用屈光矫正眼镜时所表现的症状就会特别明显。对于这样的被测者来说，双眼的参差值±1.50D 就有可能产生比较明显的主观症状。对于这样的被测者，可以选择以下方案：

① 分别配用远用、近用眼镜。这应当是最简单的方法。这就是说分别针对视远、视近的情况进行配镜。为稳妥起见，应先配看远的眼镜，待适应后再复查、配用近用眼镜。

② 倘若使用双光眼镜进行矫正时，就必须对眼镜作等像处置和消减视近垂直眼位参差的处置。这种方法相对比较麻烦。

**3. 伴有白内障的老年屈光参差**

白内障是老年人比较常见到的一种疾患，这种疾病的进展速度因人而异，一般说来，原来是近视眼的发展相对较慢，而原来是远视眼的发展则会相对较快。这是在屈光矫正中必须要面对的问题。对伴有白内障的老年屈光参差进行屈光矫正，其原则与其他年龄段的矫正原则并没有太大的区别，也是要解决双眼视像大小的参差与潜在的视近垂直眼位的问题。但是，我们也必须看到，这种情况下处置方案的侧重点是有所变化。这种变化就是要对被测者视近的屈光矫正给予更大的关注。在对伴有白内障的老年屈光参差者进行屈光矫正中，还应当注意以下两个方面的问题：

（1）老年屈光参差矫正方案的处置观念

对于有白内障的老年屈光参差被测者进行实际屈光矫正中，基本原则是应当遵循的，但验光师也应当根据具体情况对屈光矫正方案进行必要的调整，这些调整应当体现以下几个观念。

第一个观念：尽可能推迟配用眼镜的时间。这可以从两个角度来理解这一问题。其一，对未戴用过屈光矫正眼镜的人应尽可能推迟配镜的时间；其二，对已经戴用屈光矫正眼镜的人，也应尽可能推迟换用新眼镜的时间。之所以要这样处置，是因为两个原因，第一个原因是这类被测者一般在视远时没有太大的问题，第二个原因是老年人视近工作的强度普遍有所减小。

第二个观念：解决视近困难的问题。老年屈光参差在合并白内障病变时，假如视远问题不大可以不进行远用屈光矫正镜度的调整。从我国的习惯观念上讲，不到万不得已之时人们是不会主动接受手术解决方案的，绝大多数这类被测者都会选择屈光矫正的方案。对这样的被测者已经存在视近问题时，则应使用近用眼镜。

第三个观念：增减镜度幅度可以适当增大。老年屈光参差在合并白内障病变时，大多会伴有屈光矫正镜度的改变。最常见的变化形式是：远视眼的屈光矫正镜度会有所下降，而近视眼的屈光矫正镜度会有所增加。对于这种情况，新配眼镜的屈光矫正镜度增减的幅度习惯上采取相对较大的数值。

第四个观念：适当降低高屈光矫正度侧的镜度。当被测两眼白内障程度不一致时，老年屈光参差的程度可能会出现加大的情况。这种新增加的幅度就会诱发很明显的症状。对于这种情况，常规处理的方法是：适当降低两眼中屈光矫正镜度较高一侧的屈光矫正镜度。降低幅度一般以双眼屈光参差值≤±1.50D为宜。

(2) 白内障——屈光性质与矫正

白内障一旦发生，晶状体的混浊程度都将呈现一种逐渐加深的变化过程。不同的屈光性质的眼也将会显现出比较大的差异。对这些差异所产生的相应变化的具体对策如下：

通常人们认为，患白内障者会使近视眼屈光矫正镜度增加，而远视眼则会使屈光矫正减少。应当说这是一种典型的核心型白内障屈光矫正镜度变化现象。这是晶状体核内部密度增大，折射力增强的必然趋势，这种视觉现象就被称为白内障性近视。

当然，白内障还有一种周边型白内障，这种白内障周边部密度增大，周边部折射力增强，这也就会使被测者的屈光矫正镜度的正镜效度减少。在此种情况下，近视眼的屈光矫正镜度会减小，远视眼的屈光矫正镜度则会加大。这种现象就被称为白内障性远视。这种白内障性远视通常都只是表现在某一时期、某一阶段，最终还是要转化为近视屈光矫正镜度增加或远视眼屈光矫正减少，这应当是一种必然的生理病理变化趋势。周边型白内障还有一个非常特异的症状，这就是视近的视觉效果远不及视远的效果，雾状感会明显加大，这时候由于视近时晶状体横径减小使周边的混浊区域被挤向中央所致。

当晶状体密度的改变呈现不均匀特性时，被测者的屈光矫正镜度就会出现散光性改变。这种改变既可以呈现散光矫正镜度的改变，也会呈现散光轴的偏转，这种改变还将在一定程度上呈现出不稳定性。

对于白内障引起的屈光矫正镜度的变化，还会因被测者屈光性质的不同而呈现不同的变化。根据相应的改变必须采取相应的措施。

① 近视性屈光参差  在病理变化影响下，近视眼在并发白内障后，发生的屈光矫正镜度变化是渐进的、持续性的改变。因此，其屈光矫正眼镜更换间隔的时间就会缩短，配镜的难度也会相对较大。但是，假如被测者是核心型白内障的话，不更换眼镜，看远的视力就会下降，观察远目标就会发生困难。近视眼还要面对一个非常现实的问题，这就是调节力不足。在这种情况下，进行屈光矫正必须注意近距离、中距离视觉需要的问题。解决近距离的视觉需求，可以考虑使用：近用眼镜、兼近用的眼镜（双光眼镜、远近兼用型渐进眼镜）。解决中近距离的视觉需求，可以考虑使用：三光

眼镜、兼近用的眼镜（中近兼用型渐进眼镜）。但是，解决中近距离视觉需求时，一定考虑到被测者实际的戴用情景，使用一副眼镜彻底解决这类被测者的各种条件下的屈光矫正需求往往是不现实的。

② 远视性屈光参差　伴发核心型白内障的远视性屈光参差者，其屈光矫正镜度会相应增加。在这种情况下，被测者视远的视力可以没有改变，但视觉疲劳的发生会增多，尤其是在视近时会更加明显。在被测者视近负担不大，症状不明显时，可以不换用新的屈光矫正眼镜。但是，应注意对被测者的随访及复检管理，这类被测最终还是要换用新的屈光矫正眼镜。倘若被测者视近工作负担较重，或已经存在明显视近困难者，则必须给予合理的屈光矫正。对这类情况大多选用近用单光镜来解决，不用中、近距离的兼用眼镜进行矫正，因为适应的时间相对较长，难度相对较大。

③ 晶体不均匀性散光偏移　晶状体的透明度随着年龄的逐渐增大都会有一定程度的下降。人眼的散光也会发生相应的改变。这种变化不但速度快，而且幅度也会相对较大，特别是两只眼的变化导致屈光参差值增大的情况下，被测者的症状就会比较明显。在对老年人进行眼屈光检测中，如发现散光轴位、镜度有变化时，应对散光的原因进行鉴别。一般来说，角膜引起的散光的轴位、镜度均比较恒定。而因晶状体引起的散光轴位、镜度变化的幅度会较大，而且数据稳定性比较差，常会表现为飘移不定的状态，这可能与视距有关。对晶状体所引起的这种变化较大的屈光飘移现象，要想进行精确的屈光矫正是很困难的。对这种稳定性较差的散光进行矫正，一般都采用保持原轴位方向，对圆柱面屈光矫正镜度都采用矫正不足的方式予以处置，即将新增加的圆柱面屈光矫正镜度转变为等效球面镜度，加入到球面矫正镜度之中。

# 第六节　屈光参差的光学矫正

## 一、常规处置

对融像功能无明显异常，没有异常视觉症状主诉的被测者，或有交替视力者，均应按屈光矫正的常规方案接受屈光矫正。

## 二、等像处置

对有融像困难者，则应及时配制并戴用等像眼镜，以便预防双眼视功能遭到更大的破坏。等像眼镜的设计方法如下。

### 1. 等像眼镜的应用范围

什么是等像眼镜呢？等像眼镜就是在两眼屈光度不一致（$\geqslant \pm 2.50D$）的情况下，通过特殊技术处理，使左、右眼的镜片既能保持原有的屈光度，又能使双眼获得视像大小相等（或相近）的一种特殊眼镜。

从上述等像眼镜的定义，我们就可确定，双眼屈光矫正镜度不同，产生了难以融合的视像在大小上的差异就是应用等像眼镜的适应症。

**2. 等像放大倍率的计算**

使用等像眼镜对屈光参差者进行屈光矫正，必须根据具体被测者的屈光矫正镜度，经过放大倍率的计算，才会得出具体的结果。具体计算公式、方法如下：

（1）放大倍率公式

$$SM = SMS \times SMP$$

式中，SM 为眼镜片的总放大率；SMS 为眼镜片的形式放大率；SMP 为镜片的屈光放大率。上列公式的实际应用计算公式如下：

$$SM = \frac{1}{1 - \frac{t}{n}D_1} \cdot \frac{1}{1 - dD_v}$$

式中，$t$ 为镜片中央厚度；$n$ 为镜片的折射率；$D_1$ 为镜片的前表面屈光度；$d$ 为镜距（角膜至镜片后表面的距离）；$D_v$ 为镜片后顶点屈光度。

运用上式对两眼所用的镜片分别进行计算，比较两眼所用眼镜片的总放大率。

（2）计算设计举例

被测者屈光矫正处方：

R：+1.00DS。

L：+4.50DS。

商品镜片的光学数据：$n$ 为 1.523；$d$ 为 0.012。

两只镜片的屈光矫正数据：

R：$D_1$—+6.00D；$t$—0.0025m；$D_v$—+1.00DS。

L：$D_1$—+9.50D；$t$—0.0055m；$D_v$—+4.50DS。

计算：将上述数值代入总放大率倍率公式。

R：SM=1.0099×1.0121=1.0221。

L：SM=1.0355×1.0571=1.0946。

两眼放大倍率的差为：0.0725，即 7.25%。当双眼放大倍率差异大于 5% 时，将可能无法完成融像而产生相应的症状。

（3）等像眼镜的设计

从镜片的总放大倍率公式中的 SMS 与 SMP 来看，SMP 是不可以轻易改变的。只有改变 SMS 中的 $t$、$D_1$ 相对容易些。我们试以左眼总放大倍率为基准，来考察对右眼镜片进行设计的情况。

设右眼 SM=1.0946，SMP=1.0121，则有：

$$\frac{1}{1 - \frac{t}{n}D_1} = \frac{1.0946}{1.0121}$$

$$\frac{tD_1}{n} = 0.0754$$

$$tD_1 = 0.1148$$

上式经过计算可知：只要 $tD_1 = 0.1148$，双眼镜片的总放大倍率就可以趋于一致。

在实际设计等像眼镜时一般不采用单侧镜片调整的方法，大多采用左右镜片共同调整的方法，具体方法是：

总放大倍率比较小一侧的镜片，适当增加镜片厚度和前表面的屈光力。

总放大倍率比较大一侧的镜片，适当减少镜片厚度和前表面的屈光力。

经设计调整后的镜片总放大倍率差应控制在≤5％。

**3. 等像光学矫正基本方式**

使用等像眼镜对屈光参差进行矫正，需要注意以下三个问题。

① 前曲率半径：在设计等像眼镜时，一定要注意镜片的前曲率半径不宜过小。这也就是说，镜片的前表面的屈光度不能过大。否则的话，镜片的像差、像散的程度就会增大，就会导致无法付诸使用。

② 中央厚度：设计等像眼镜时需要注意的第二个问题就是镜片的中央厚度，尤其是近视眼镜。中心区域过厚的话，镜片的重量就会增加，戴用时眼镜可能会发生偏斜，过重的眼镜也会给戴用者带来不必要的负担。

③ 视像大小的调整：对于镜片视像大小的调整，一般会遵循将视像较小视像侧的像增大的办法予以处置。当只调整单侧镜片视像仍难以获得双眼可以融合的视像时，采取两种方法予以处置：

a. 左、右眼视像差异较大时，可以在采取单侧调整视像大小的同时，再通过适当改变戴用的镜眼距离的办法来减少两眼的视像在大小上的差异。

b. 可以对双侧眼视像进行分别调整的方法予以解决。即将视像较小视像侧的像增大和将视像较大视像侧的像减小的联合方法予以处置。

**4. 等像光学矫正局限性**

在使用等像眼镜对屈光参差进行矫正时，必须清楚这种方法并不是能解决所有的屈光参差视像难以融合的问题的方法，这种方法也是有一定局限性的。这种局限性主要有以下两个方面：

① 等像光学是有局限的。使用等像眼镜对屈光参差进行矫正，一般认为，眼镜像差倍率可以调整的范围为：≤3％。验光师在实践中证实：屈光参差值≥±4.00D，单靠等像眼镜则是难以满足双眼融像需要的。对这样的被测者应当考虑应用隐形眼镜或人工晶体植入的方法，进行尝试性矫正。

② 屈光参差值较大的屈光参差者，在应用等像眼镜解决了被测者视远矫正的需求的情况下，也会出现视近隐性隐斜视的问题。从现实视觉需求看，被测者有可能还需要一副专门用于视近的近用眼镜，这是验光师必须想到的一个现实问题。

**三、缩小镜距**

对双眼屈光参差并不十分严重的被测者，最简单的处理方法就是缩小戴用眼镜的距离，即减小镜片与眼的距离，这能在一定程度上减小双眼视像大小的差异。对于青年人可以建议使用隐形眼镜矫正，使用隐形眼镜大多可以使双眼视像的大小差异得到明显的改善。

### 四、调整镜度

在实际工作中，有些验光师还会通过适当调整镜度的方式来处理双眼屈光参差的视像的不等的问题。对于这种方法，对视觉功能已经稳定的成年人，只要对矫正视觉要求相对不太高的情况下也可以使用。这种方法的应用结果，就是被测者将以牺牲一定程度的清晰视像为代价来获取像质较差的双眼视像，从而削弱对不等像的识别率。应当说，付出的这一代价实在是太大了。因此，这种方法对青少年儿童来说是不适宜的，应当列入被禁止之列。

### 五、隐性眼位参差的处置

屈光参差还可能存在隐性眼位参差的问题，特别是远视屈光参差的青少年儿童屈光参差。而且极易发生弱视与内斜视。对这类被测者，验光师必须给予被测者完全屈光矫正镜度的矫正，给予等像眼镜的矫正。在使用屈光矫正眼镜后，因双眼的屈光矫正镜度的差异，双眼在以同样幅度转动时，也会因产生的三棱镜效应上的差异，这种差异就被称为隐性眼位参差。对隐性眼位参差给予适当的处置，就是在对屈光参差被测者进行屈光矫正时，必须给予考虑和处理的问题。否则的话，被测者在获得完全屈光矫正镜度等像眼镜的矫正后，还会被明显的视觉疲劳所困扰。隐性眼位参差有两种形式，一种是水平隐性眼位参差，另一种是垂直隐性眼位参差。

#### 1. 水平隐性眼位参差

水平隐性眼位参差是指：眼在做水平方向注视运动时，双眼的眼位出现水平偏差，从而导致视像的水平型分离。这类被测者，在第一眼位时，大多没有眼位偏移的现象发生。对于这种水平隐性眼位参差，目前在屈光矫正中尚无妥善的办法予以解决。验光师可以选用下列办法进行尝试性处理：

① 头转眼不动：在注视具体目标时，被测者要掌握的要领是看东西一定要正对目标。注视侧方目标时，不是通过眼的转动，而是要通过头的转动来完成对目标的注视转移。

② 减小片径：减小片径，使矫正视野减小，实际上这就是一种减少注视转移幅度的方法。通过这种方法也可以在一定程度上控制水平隐性眼位参差对被测者视觉的影响。

③ 缩短镜距：缩短镜距可以在一定程度上减小双眼视像的差异，这也可以在某种程度上起到控制水平隐性眼位参差对被测者视觉的影响作用。

#### 2. 垂直隐性眼位参差

人眼在垂直方向上的融像能力，要明显低于水平方向上的能力。青少年屈光参差得到圆满的远用矫正后，有的被测者会表现出对阅读丝毫没有兴趣。遇到这种情况，除考虑被测者的心理因素和性格特征的影响之外，也应当意识到被测者有可能存在垂直隐性眼位参差的问题。存在垂直隐性眼位参差的一个明显的但又不太容易被人注意到的一个症状就是：被测者的双眼极少向上或向下转。当被测者在长时间阅读时，通常会用低头的方式代替眼的下转。对于存在垂直隐性眼位参差的青少年被测者进行屈光矫正时，一定要进行隐性眼位参差的消解处理。现通过一个案例（图9-16）来解释消解隐性眼位参差的计算方法：

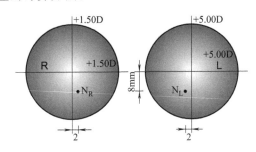

图 9-16　隐性眼位参差案例屈光情况示意图

本案例在近距阅读时所产生的三棱镜效应如表9-3所示。从表中可以知道被测者存在：垂直隐性眼位参差量为 $2.8^{\triangle}$、基底向上；水平隐性眼位参差为 $1.3^{\triangle}$、基底向外。对这样的状况，水平隐性眼位参差无需考虑，解决也只能通过头转眼不动、减小片径、缩短镜距这些蹩脚的方法予以解决。但是，垂直隐性眼位参差量已经达到 $2.8^{\triangle}$，则必须予以解决。

表 9-3　图 9-16 案例在 $N_R$ 与 $N_L$ 棱镜效应与隐性眼位参差状况

| 效应方向 | 右　眼 | | 左　眼 | | 隐性眼位参差 | |
|---|---|---|---|---|---|---|
| | 棱镜度 | 基底方向 | 棱镜度 | 基底方向 | 棱镜度 | 基底方向 |
| 垂直效应 | $0.8 \times 1.5 = 1.2$ | 基底向上 | $0.8 \times 5.0 = 4.0$ | 基底向上 | $4.0 - 1.2 = 2.8$ | 基底向上 |
| 水平效应 | $0.2 \times 1.5 = 0.3$ | 基底向外 | $0.2 \times 5.0 = 1.0$ | 基底向外 | $0.3 + 1.0 = 1.3$ | 基底向外 |

（1）消解垂直隐性眼位参差办法的要点
① 使用三棱镜予以解决。
② 消解被测者垂直隐性眼位参差量的 $1/3 \sim 2/3$。
（2）三棱镜的应用方法
使用三棱镜进行垂直隐性眼位参差消解的方法有两种。
① 第一种方法：使用近用附加三棱镜的办法予以解决。这种方法就是通过在偏移量较大的镜片的近用区粘贴一只三棱镜，来消解垂直隐性眼位参差的。
② 第二种方法：通过某一只镜片光学中心适当的移动产生三棱镜的作用，来实现消解垂直隐性眼位参差的目的。
以上两种方法中，粘贴的方法相对比较麻烦，但视觉效果相对较好，可以消解的眼位参差量也相对比较充分。第二种方法相对比较简单，但正视前方视像质量会略有下降，而且消解的眼位参差量也会受到一定的限制。

以图 9-16 的案例作为对象，使用粘贴三棱镜的方法可以使用 $2.8^\triangle$、基底向上的三棱镜是没有问题的。但使用光学中心移动的方法，则只宜消解垂直隐性眼位参差量的 $1/3\sim2/3$。让我们来具体面对这一案例：

倘若消解 $2.8^\triangle$、基底向上垂直隐性眼位参差量 $1/2$ 的话，只要将左眼的光学中心上移 2.8mm 就可实现视远与视近皆为 $1.4^\triangle$、基底向上垂直隐性眼位参差量的目标。

倘若光学中心上移 2.6mm 的话，将会为正视留下 $1.5^\triangle$、基底向上垂直隐性眼位参差量，视近时则保有 $1.3^\triangle$、基底向上垂直隐性眼位参差量。

本案例不适于使用消解垂直隐性眼位参差量 $1/3$、$2/3$ 这样的办法，这样消解以后都将出现 $1.86^\triangle$、基底向上垂直隐性眼位参差的问题。

一般认为，人对垂直隐性眼位参差量的阈值为 $1.5^\triangle$。因此，这一案例最好的处置办法就是在眼镜镜片的近用区使用粘贴性三棱镜。

# 第十章

# 老视眼

## 第一节 ┆ 老年期眼的改变

随着社会的发展、人民生活水平的提高，人的寿命不断延长，老年人在人口中所占的比例也随之增大。如何为老年人服务是各行各业都必须正视的一个问题，屈光矫正学也同样面临这样一个问题。这也是我们在此要对老视眼进行专门讨论的原因所在。

### 一、老年与老年眼科

老年，是人在生命延续过程中，组织器官渐进的退行性变，生理功能逐渐衰退的自然阶段。这种变化，与机体的内在状况、生活状况和社会环境都有一定的关系。而且每个人的衰老的过程也有很大的差异性。总体而言，老年是一个模糊的概念。在现实中应当怎样对老年进行界定呢？只能以大多数人的组织器官和生理功能变化的情况为标准予以确定。

#### 1. 老年的分期

我国社会学对老年时期的划分，是以年龄为划分标准，又以 60 岁为界，将 60 岁以上的人界定为老年人。老年人的分期如表 10-1 所示。

表 10-1　老年期的划分

| 老年分期 | 老年前期 | 老年期 | 高寿期 |
|---|---|---|---|
| 年龄 | 45～59 | 60～89 | 90 以上 |

对老年期的划分，一般以 5 岁为一阶段，可以将老年期划分为四个时期。从眼-视光矫正学的意义上讲，老年前期与老年期都具有重要的作用。倘若以 5 年为准，对 45～70 岁的人进行划分的话，可以将这一年龄范围的人划分为两个时期五个阶段，表 10-2 就是对老年前期与老年期的阶段划分状况。

表 10-2　老年前期与老年期阶段的划分

| 老年期的阶段 | 老年前期 | | | 老年期 | | | |
| --- | --- | --- | --- | --- | --- | --- | --- |
| | Ⅰ | Ⅱ | Ⅲ | Ⅰ | Ⅱ | Ⅲ | Ⅳ |
| 年龄 | 45～49 | 50～54 | 55～59 | 60～64 | 65～69 | 70～74 | 75～79 |

老年前期（Ⅰ）是发生老视眼发生的最初阶段，而老年前期（Ⅱ、Ⅲ）和老年期（Ⅰ、Ⅱ）这四个时期是老视屈光矫正镜度逐渐增长的时期，70 岁时加光度不再增长。因此，老视眼的验光配镜的年龄是在 50～70 岁，对于远视眼的人老视的发生会早一些，因此在 7 个阶段中，前 5 个阶段与老视眼的屈光矫正有着极为密切的关系。眼科学、眼-视光学对于眼组织器官退行性变和生理功能衰退的关注，应当比社会学老年期时间更为精细一些。

**2. 眼科学中的老年眼病**

老年人随着年龄的不断增长，眼自身的衰退与全身疾患对眼的影响都会对眼的视觉功能发生影响，导致视力下降，甚至会致盲。某些疾患在老年人中明显增加。如老年白内障、老年性黄斑变性的患病率，分别高达 63%、21%。青光眼、沙眼和眼底病的发生率也明显要高于老年前期。而老年人的高血压、糖尿病以及动脉硬化也已成为老年人的多发性常见病，这些情况都对老年人的眼的疾患产生着一定的影响。这是近年来眼科学对老年眼病给予极大关注的根本原因。这也正是一些眼科专家倡议建立老年眼科的原因所在。

老年眼病学，既是老年医学的一个分支，也是眼科学的一个分支。老年眼病学研究的对象应当包括以下 3 个方面的问题：

① 眼的解剖生理改变过程；

② 常见、多发的老年疾病对眼疾患的原因；

③ 老年眼病发生机制、症状、诊断、治疗与矫正，及老年眼病的预防和关护等。

一名验光师对老年眼病的了解不一定要求非常深入，但应当了解老年眼的解剖、生理和屈光的改变与屈光矫正之间的关系。

## 二、眼的解剖与生理改变

老年时期眼的解剖生理的变化，是指老年人随着年龄的增长所发生形态与机能学方面的自然的进行的变化与变化的趋势。在此，仅将老年期眼的解剖生理变化简介如下。

**1. 眼球**

眼球是由球壁、眼内容物两部分构成的。当人进入老年期时，这两部分都会发生相应的改变。其中，角膜、虹膜和视网膜的改变对眼屈光学的影响最为明显。

（1）球壁

① 角膜的变化。正常人的角膜内皮细胞正常值为（2899±410）个/mm²。年龄越小，角膜内皮细胞的数量角膜内皮细胞的数量也越多。年龄越大，这一细胞的单位面积的数量也就会越少，例如 5～10 岁的孩子的平均密度为 3700 个/mm²，70 岁的

人为 2428 个/mm²。从内皮细胞的总数考量，50 岁人的角膜内皮细胞的数量约为新生儿的一半，仅为 50 万个。角膜内皮细胞衰亡与脱落后，是无法通过细胞分裂来予以修补的，只能通过周边部内皮细胞的延展来完成。角膜内皮细胞具有消除水肿的功能，老年人的角膜内皮细胞密度低，且多形细胞较多，因此老年人角膜消除水肿的能力较差，因此老年人更容易发生角膜水肿。

② 巩膜的变化。老年期的巩膜发生的改变主要有两种。一种改变为脂肪变性。巩膜会因不同程度的脂肪变性而呈黄色。这种黄色与肝炎的巩膜黄染明显不同。肝炎患者的巩膜黄染色泽较为鲜艳，并遍布整个巩膜；而老年人的脂肪变性较为黯淡，而以暴露在睑裂部位的巩膜改变更为明显。另一种改变为弹力纤维的变化。巩膜组织中的弹力纤维因脱水而变硬，还可能会发生玻璃样变性。这两种改变都会使巩膜的弹性降低。

③ 虹膜的改变。造成老年性虹膜变化的原因有两个。其一是虹膜内血管的硬化，其二是结缔组织变性。这两种原因导致虹膜发生了两种结构变化：

第一种变化：老年人的虹膜基质常会有一定程度的萎缩、变薄，隐窝纹理变浅甚至消失。虹膜前层及实质层的萎缩，还会导致瞳孔缘的外翻。

第二种变化：就是瞳孔变小，表 10-3 就是瞳孔大小与年龄的动态生理变化关系。虹膜内血管的硬化和结缔组织变性是导致瞳孔缩小两个主要原因。年龄超过 80 岁，瞳孔将是在人的一生中最小的。当瞳孔缘发生完全性玻璃样变时，瞳孔的大小将被固定。

表 10-3　年龄与瞳孔大小的关系一览表

| 年龄 | 直径 | 年龄 | 直径 | 年龄 | 直径 |
| --- | --- | --- | --- | --- | --- |
| 新生儿 | 2.0～2.5mm | 10～24 个月 | 4.0～4.5mm | 31～50 岁 | 3.5～3.0mm |
| 11～15 天 | 2.5～3.0mm | 2～10 岁 | 4.5～5.0mm | 51～60 岁 | 3.0～2.5mm |
| 1～4 个月 | 3.0～3.5mm | 11～15 岁 | 4.0～4.5mm | 61～80 岁 | 2.5～2.0mm |
| 5～9 个月 | 3.5～4.0mm | 16～30 岁 | 4.0～3.5mm | 81～90 岁 | 2.0～1.5mm |

瞳孔的缩小，以及老年晶状体增大、前表面的位置相对靠前，这就导致了虹膜与晶状体的接触面积的增大，也使前房角变窄，这种改变正是老年人易发青光眼的生理基础。这种现象就被称为"生理性瞳孔闭锁"，生理性瞳孔闭锁就会导致后房压力的增高、前房角的闭锁，这就是老年闭角型青光眼的原因。正是这种老年人的生理特征，在验光配镜中不应再要求散瞳验光。

④ 睫状体的改变。老年人睫状体的改变应包括：睫状上皮增殖；实质层增厚；血管硬化、管壁增厚；结缔组织增生；睫状突变性、增厚、变长。这些改变使房水的生成及排除的速率均有相应的下降，正是这种代偿作用使房水的循环处于一种相对低效的平衡状态。

睫状体的改变还包括睫状肌萎缩、肌纤维减少与张力降低，从而使调节力减退，这是老视眼发生机制中不可忽视的一个因素。睫状肌的肌纤维在 40 岁以后明显减少，眼的调节力已明显下降；70岁以后睫状肌纤维在睫状肌结缔组织中的比例明显逆转，调节力接近（或等于）零，这也正是70岁的老年人用于看书用的眼镜的近用附加正镜度为什么要使用到＋4.00D的原因。

⑤ 脉络膜的改变。老年人的脉络膜的血管大多将会出现萎缩与硬化，甚至阻塞。可能会出现新生血管。玻璃体膜常有局限性增厚而呈结节状斑点，呈黄色或淡棕色，多位于眼底，在视神经乳头周围会出现灰白色的环状晕轮。

⑥ 视网膜的改变：老年人会发生色素上皮细胞的增殖、变性，视网膜血管的硬化。眼底镜观察眼底时，会发现：光泽度降低，中心凹反光减弱（甚至消失），视网膜的鲜艳度降低，还可能见到条索状萎缩斑。一般说来，65岁以上老年人都会有不同程度视网膜动脉硬化，使视网膜处于相对缺氧的状态，这也是老年人容易发生血管阻塞和视网膜病变的解剖生理基础。

随着年龄的增长，视觉细胞会因出现皱缩、扭曲、变性甚至消失而致视觉功能在一定程度的减退。具体表现在视敏度的降低、暗适应时间的延长，还可能会有轻度的色视现象（常表现配色时向暗黄偏色）。

上述视网膜的改变，使一部分老年人矫正视力会相对比较低一些，例如有些人的矫正视力只能达到0.8～0.6，这种"视力低下"既不属于屈光不正所致，也不是什么疾病所引起，而是老年人一种退行性变化的必然结果。因此，对于老年人的矫正视力不可千篇一律地要求矫正到1.0的标准视力，能矫正到其所能达到的最好视力就是最佳矫正效果。

（2）眼内容物

① 前房的改变。老年期的人前房相对较窄，这与眼的虹膜与脉络膜的组织解剖的改变有关。女性与男性比较，其前房要更窄一些，这也是老年女性患闭角型青光眼者较男性为多的原因。

② 晶状体的改变。老年人晶状体的体积较大，悬韧带张力降低、晶状体向前移位，可致前房角变窄。随年龄的增长，因晶状体前囊增厚、弹性减弱，并会从胚胎核开始硬化并逐渐向外扩展，这也就是调节力不断下降的原因。

老年性白内障的发生不可忽视的三个因素是：

a.囊膜的转运代谢机能下降导致：$Na^+$、$Ca^{2+}$代谢异常，在膜蛋白酰基氧化的作用下而导致晶状体混浊；

b.老年期的晶状体赤道部新生纤维会因代谢等原因首先发生变性混浊，并逐渐向中央延伸；

c.晶状体的总蛋白量减少，高分子量蛋白逐渐增多，可溶性低分子量蛋白逐渐减少（由81.7%降低至51.4%）。

③ 玻璃体的改变。老年人玻璃体与视网膜的连接逐渐疏松。这种情况对白内障的摘除是有利的，但这种变化也使老年人发生玻璃体液化、皱褶的可能性增大。玻璃体液化一旦出现，就会出现飞蚊症、闪辉幻象。这种情况在老年性高度近视眼更为多见。

**2. 眼附属器**

老年人眼的改变还会表现在眼附属器方面。主要表现在眼睑、结膜与泪器。

（1）眼睑与结膜

老年人眼睑皮肤松弛。上眼睑因松弛会出现皮肤的皱褶、萎缩和下垂，眼睑的下垂还可能会因遮住角膜而影响视力。下眼睑松弛会出现眼袋，还可能会出现睑内翻、睑外翻等。

老年人的结膜会变薄、易破裂。球结膜的颜色逐渐变暗，尤以睑裂部明显。杯状细胞会逐渐萎缩，从而导致主观上的眼干涩症状。

（2）泪器

老年人在泪器方面的改变包括：结缔组织增加、泪腺组织萎缩呈岛屿状分布，泪小点缩小甚至外翻。这些解剖学上的改变将导致泪液减少，也必然成为老年人发生溢泪的原因。

### 三、老年眼的屈光变化

随着年龄的逐渐增大，老年人在屈光学方面也会发生相应的改变。

**1. 徐宝萃的调查**

我国著名眼屈光学专家徐宝萃先生在 1978 年对 445 名 45 岁以上的老年前期与老年期的人进行了屈光状况的调查，调查的统计状况如表 10-4 所示。

表 10-4　45 岁以上 445 人（890 只眼）的屈光分布状况统计表

| 屈光类型 | | 眼数/只 | 比例/% | 眼数合计/只 | 百分比合计/% |
|---|---|---|---|---|---|
| 屈光性质 | 屈光分类 | | | | |
| 近视眼 | 单纯近视 | 86 | 9.67 | 198 | 22.25 |
| | 单纯近视散光 | 23 | 2.58 | | |
| | 复性近视散光 | 89 | 10.00 | | |
| 远视眼 | 单纯远视 | 274 | 30.79 | 512 | 57.53 |
| | 单纯远视散光 | 68 | 7.64 | | |
| | 复性远视散光 | 170 | 19.10 | | |
| 混合性散光 | | 44 | 4.94 | 44 | 4.94 |
| 正 视 眼 | | 136 | 15.28 | 136 | 15.28 |
| 总 计 | | 890 | 100.00 | 890 | 100.00 |

徐宝萃先生通过调查统计，至少向我们传递了三个信息：①远视眼在中老年人中所占据的比例最大（57.53%，其中单纯远视散光仅占 7.64%）；②单纯性散光眼相对较少（单纯近视散光、单纯远视散光仅占 2.58%、7.64%）；③混合散光者最少（4.94%）。这也就提醒我们在对老视眼的屈光矫正中，应当对远视眼给予更多的关注，不能正确处理老年远视眼发生并发老视的问题，就不可能胜任对绝大部分老视眼

进行屈光矫正的工作。

但也必须强调一点，徐宝萃先生这个调查距今已经 30 多年，并不能完全反映今天老视眼人群的状况，就目前青少年中近视眼的发生率逐年攀升的总趋势而言，未来老视眼中原屈光状态为近视眼的比例会逐渐增大，早则 10 年，晚则 15～20 年，老视眼中原为近视眼的比例将会超过原为远视眼。对于这种趋势，从事眼视光学矫正工作的人应当心中有数。

**2. 老年性远视问题**

人眼的屈光状态不仅在青少年时在不断变化着，而且终生都在不断变化着，只不过这种变化的方向有所不同。青少年儿童时期这种屈光的变化呈现的是：屈光矫正镜度的不断地去正镜度化过程。在 20～45 岁这一年龄段，人眼的屈光状态处于基本稳定的阶段。45 岁以后，人眼的屈光又会有一个在屈光矫正镜度方面的不断正镜度化的过程，这一过程如图 10-1 所示。

这一屈光矫正镜度的正镜度化过程，确切地说，应当是从 30～35 岁这一正镜度化的过程就已经开始。40～55 岁这一期间这种镜度化过程逐渐加快。30～55 岁所实现的屈光矫正镜度正镜度化的总量为（1.25±0.25）DS。55～60 岁是这一正镜度化进程最快的时期，在这 5 年时间内将完成的正镜度化总量的 1/2，即 30～70 岁这 40 年中的正镜度化总量的一半（0.50D）要在这 5 年中完成。60 岁以后，这种正镜度化量进程逐渐减缓，直至 70 岁，这一期间正镜度化的量为 0.25D。

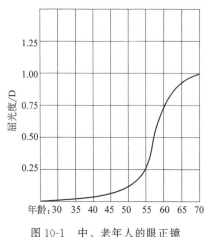

图 10-1 中、老年人的眼正镜度化示意图

人眼在老年前期与老年期的这种正镜度化的现象说明：中、老年人的屈光状况也不是一成不变的，也会随着年龄的逐年增长出现一个正镜度化的过程，尽管这一过程的速率并不恒定，但这一过程的确是持续变化着的。图 10-1 所显示的就是这一变化的趋势。

这也说明认为成年人与老年人的屈光矫正镜度不会再发生变化的认识是不正确的。而这种在中老年时期所发生的去正镜度化过程就被称为老年生理性远视现象。

了解老年人这种屈光度的生理性变化，对于验光配镜是具有重要作用的，根据这种变化验光师就可以对老视眼的指导更有的放矢，就能更妥善地安排老年人的屈光复查工作。

**3. 调节的变化**

老年时期在屈光方面的最为突出的改变，就是调节力的减退。正确认识老年时期的调节变化是对老视眼进行近用附加矫正镜度检测与矫正的基础。

（1）晶状体的两种组织变化

有人认为，调节力减退的原因是由晶状体核的硬化所致。这种认识是不正确的，因为晶状体硬化所导致的结果只能是屈光力的增强，屈光力增强只能产生近点近移，不可能造成近点逐渐远移的结果。那么，老年时期又确实发生着近点逐渐移远的变化。是什么原因导致了这种变化而使老年人发生了视近困难呢？这得从晶状体的随年龄增长所发生的两种变化说起。

① 晶状体核的硬化。这是晶状体发生的一种自中心逐渐向外扩展的一种组织变化（图10-2中心区域所示）。这种组织变化呈同心卵圆形变化，这种变化的特征是：横径的增大比前后径要大很多。这种变化就被称为物理性调节功能的减退，这种变化将导致晶状体屈光力的逐渐增加和弹性的逐渐降低。

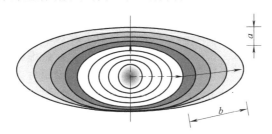

图 10-2　晶状体组织变化的示意图

② 晶状体囊纤维的增长与成熟。这种组织变化反映了晶状体囊的上皮细胞生长、发育与成熟的过程，这一过程总是由赤道部的生发中心开始，不断向前生长的包绕的过程。这一过程最终导致了晶状体赤道径增长的速度明显大于晶状体前后径的增长速度。这种变化就被称为生理性调节功能的减退，这种变化将导致晶状体屈光力的逐渐降低和睫状肌收缩力的逐渐减退。

上述两种组织变化所产生对屈光的影响将最终导致晶状体的屈光生理变化的最终方向。晶状体核的变化使眼的屈光力增大，晶状体囊纤维的生长成熟则导致屈光力的降低。人眼调节力不断降低是人从少年时期就开始的一个循序渐进的过程，足以说明：晶状体囊纤维的生长成熟导致的屈光力降低的作用，始终比晶状体核硬化使眼的屈光力增大的作用要大。当这两种变化的综合作用所产生的影响与注视距离所要付出的调节发生冲突时，就会发生近距离工作不能持久、无法进行近距离工作的现象。

（2）老年人晶体屈光力的变化

随年龄的增长，晶状体的屈光力有两种变化的趋势。第一种变化是晶状体体积的增大、变扁，使晶状体的屈光力下降。第二种变化则是晶状体核心的硬化导致的屈光力的增大。晶状体屈光力变化的最终结果，正是取决于这两种变化的结果。显然这两种力量的变化有以下三种可能：

① 下降的速度＝增加的速度：晶状体的屈光力保持不变。

② 下降的速度＞增加的速度：这种变化是因为核心硬化不足以补偿晶状体变扁变化的力量所造成的。被测者的眼将会向远视眼及老花眼的方向发展，这应当是老年人眼的正镜度略有增加和老视眼发生的根本原因。

③ 下降的速度＜增加的速度：这是由于核心过度硬化超过了晶状体变扁变化的

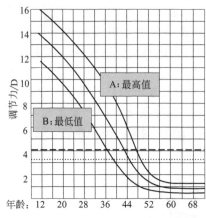

图 10-3 人眼调节力变化示意图

作用所产生的结果——眼将会向"近视眼"的方向发展。这种情况可见于早期核心性白内障的老年患者。

（3）老年人调节变化的规律

随着年龄的逐渐增大，调节力会逐渐下降，图 10-3 反映的就是人眼调节力这种变化的基本规律的示意图，图中有三条反映调节力变化的曲线，自上而下依次为：调节力的最高值、平均值和最低值。图中两条虚线所显示的就是调节力下降发生近距工作困难的界限。当调节力下降到上一条虚线的程度时，被测者尚可以维持阅读；当调节力下降到下一条虚线

程度时，被测者可以阅读但不能持久；当调节力下降到下一条虚线以下时，被测者将无法进行正常视距条件下的阅读。下面我们以正视眼为例，来讨论人眼调节力的变化与近距工作的状况。

人在 45 岁以前，尽管眼的调节力是处于持续的逐渐减退中，但是一般不发生近距工作困难的问题。10 岁时的调节力为 13.8D，近点距离约为 7.2cm；20 岁时的调节力为 11.1D，近点距离约为 9.0cm；30 岁时的调节力 8.7D，近点距离约为 11.5cm；40 岁时的调节力 5.8D，近点距离约为 17.2cm。可以说，一名正视眼被测者在≤40 岁时，一般是不会发生调节力不能满足近距离工作现象的。

人在 45 岁以后，调节力与近距视觉工作需要就会发生矛盾。45 岁时的调节力为 3.6D，近点距离约为 27.8cm，被测者尽管可以进行近距离工作但已经很难坚持；46 岁时的调节力 3.1D，近点距离约为 32.3cm，被测者已经无法胜任近距离工作。47 岁时的调节力为 2.7D，近点距离约为 37.0cm。这说明，正视眼从 45 岁开始就会出现调节力不能满足正常近距工作需要的问题。

那么，40～45 岁之间，调节力的变化会对被测者产生什么样的影响呢？应当说这一期间会存在因为调节储备的不足而导致视近工作时很难持久的现象。而症状的轻重则与被测者从事的工作性质紧密相连，当被测者从事的是近距离文牍工作和刺绣工作，症状就会相对明显。倘若被测者从事的是较为粗放的工作，症状就会相对较轻，甚至会没有什么自觉症状。

47 岁以后调节力的减退速度逐渐减缓，但是对视近工作的影响却非常明显（表10-5）。55 岁以后，调节力下降的速度进一步放缓（表 10-6）。

表 10-5　47～55 岁调节力与近点距离变化状况

| 年龄/岁 | 47 | 48 | 49 | 50 | 51 | 52 | 53 | 54 | 55 |
|---|---|---|---|---|---|---|---|---|---|
| 调节力/D | 2.7 | 2.3 | 2.1 | 1.9 | 1.7 | 1.6 | 1.5 | 1.4 | 1.3 |
| 近点距离/cm | 37.0 | 43.5 | 47.6 | 52.6 | 58.8 | 62.5 | 66.6 | 71.4 | 76.9 |

表 10-6　55～70 岁调节力与近点距离变化状况

| 年龄/岁 | 55 | 56 | 57 | 58 | 59 | 60 | 61 | 62 | 63 | 64 | ～70 |
|---|---|---|---|---|---|---|---|---|---|---|---|
| 调节力/D | 1.3 | 1.3 | 1.3 | 1.3 | 1.2 | 1.2 | 1.2 | 1.2 | 1.1 | 1.1 | 1.0 |
| 近点距离/cm | 76.9 | 76.9 | 76.9 | 76.9 | 83.3 | 83.3 | 83.3 | 83.3 | 90.9 | 90.9 | 100.0 |

**4. 屈光不正的性质对调节的影响**

老视眼是人眼的一种自然生理变化。因此，屈光不正的性质对老视眼的发生时间与机制是不会产生影响的。但是，屈光不正的性质对视觉症状的表现却会产生明显的影响。正是因为这样的情况，也就产生了在裸眼状态下显示不出来的视觉表现会在远用屈光矫正之后出现。这也就是验光师为什么要了解屈光不正性质对调节影响关键所在。

（1）近视眼合并老视眼的调节

近视眼的远点与近点都要比正视眼要近，其远点也可以作为近距离工作来使用。这也就起到了掩盖其并发老视眼后的视近工作障碍的问题。例如一名 −3.00DS 的老年人，其远点为眼前 0.33m，这名被测者在注视 1 尺（1 尺=1/3m）距离的目标时，无需使用调节力，是将注视远点的调节状况应用于视近工作。这种情况看书不但很舒适，而且终生没有戴用老花镜的需要，看书、写字只需摘掉眼镜就万事大吉。

倘若这名被测者的年龄为 45 岁，该年龄段的平均调节力应为 3.60D，该被测者的近点应当为：$\frac{1}{3.6-(-3)}\approx0.15$，即在眼前的 0.15m。这名被测者在不使用眼镜的情况下，老视视觉症状会推迟到 60 岁以后出现。当这名被测者在长期戴用远用屈光矫正眼镜，而且看近时也不摘眼镜的情况下，其老视现象的出现的时间就会与正视眼出现老视现象的时间基本一致。

（2）远视眼合并老视眼的调节

远视眼的远点位于视网膜之后，其近点要比正视眼远。例如一名 42 岁的 +3.00DS 的远视眼，其近点应在 $\frac{1}{5.0-3}=0.5m$，即眼前的 0.5m，这名被测者就必然表现为老视现象，这种情况一般被称为老视提前发生。老视提前发生这种表述是不确切的。这种现象只能说是：远视眼远用屈光矫正镜度未得到矫正情况下的一种类似于老视的特殊现象。这样的被测者在远用屈光矫正镜度得到屈光矫正以后，其近点距离就会从未矫正时的 0.5m 移近到 0.2m。显然这种情况在使用远用屈光矫正眼镜后无需再使用近用附加正镜度。

从以上叙述，我们可以得出结论，屈光不正性质所发生的老视的延后和或老视的提前，都是以某一距离（0.33m）为注视距离参数作为标准进行考察时所被发现的视觉现象。这种现象与老视眼表现还是有所区别的，这是验光师必须要清楚的一个问题，老视眼与老视现象在屈光矫正中必须予以注意的问题有三个方面：

其一，老视眼的视近困难必须使用近用附加正镜度才能解决问题。

其二，远视眼的老视现象，可能通过远用屈光矫正镜度就可以得到解决，不一定需要使用近用附加正镜度。

其三，近视眼在戴用远用屈光矫正眼镜后所表现出来的视近困难必须使用近用附加正镜度才能解决问题。

### 四、老视眼发展的阶段

从人的整个生命历程进行考察，调节机能的下降是一个逐渐衰退的过程。据现有资料看，这一过程的发生不会晚于 10 岁。表 10-7 所显示的就是人自 8 岁到 70 岁生命历程中平均调节力的变化规律的一览表。

在这个表中，我们应当注意两个转折点：一个缓慢发展期和一个相对平静的发展时期。

#### 1. 老视眼发展中的两个转折点

（1）第一个转折点：29～30 岁

表 10-7 是从 8 岁开始进行统计的。从表中可以看到：自 8 岁起一直到 29 岁这一期间，调节力的减退规律是每年减少 0.2D 调节力，偶尔减少 0.3D，非常规律。但是在 29～30 岁这一年龄段开始调节力的减退出现加速，一直到 40 岁时（△号所标记的年龄段），每年的调节力减退增加 0.1D，达到 0.3D。这一变化到底在视觉心理生理上发生了什么变化？虽然还没有相关资料予以介绍，但是这种调节力的变化却是客观事实：29～30 岁是调节力减退的第一次加速的转折点。

表 10-7  人在各年龄时，眼的平均调节力一览表

| 年龄 | 平均调节力 | 年龄 | 平均调节力 | 年龄 | 平均调节力 | 年龄 | 平均调节力 |
|---|---|---|---|---|---|---|---|
| 8 | 13.8 | 23 | 10.5 | 38 | 6.4△ | 53 | 1.5 |
| 9 | 13.6 | 24 | 10.2 | 39 | 6.1△ | 54 | 1.4 |
| 10 | 13.4 | 25 | 9.9 | 40 | 5.8☆ | 55 | |
| 11 | 13.2 | 26 | 9.7 | 41 | 5.4☆ | 56 | 1.3 |
| 12 | 12.9 | 27 | 9.5 | 42 | 5.0☆ | 57 | |
| 13 | 12.7 | 28 | 9.2 | 43 | 4.5☆ | 58 | |
| 14 | 12.5 | 29 | 9.0△ | 44 | 4.0☆ | 59 | |
| 15 | 12.3 | 30 | 8.7△ | 45 | 3.6☆ | 60 | 1.2 |
| 16 | 12.0 | 31 | 8.4△ | 46 | 3.1☆ | 61 | |
| 17 | 11.8 | 32 | 8.1△ | 47 | 2.7☆ | 62 | |
| 18 | 11.6 | 33 | 7.9△ | 48 | 2.3☆ | 63 | 1.1 |
| 19 | 11.4 | 34 | 7.6△ | 49 | 2.1 | 64 | |
| 20 | 11.1 | 35 | 7.3△ | 50 | 1.9 | | |
| 21 | 10.9 | 36 | 7.0△ | 51 | 1.7 | ～70 | 1.0 |
| 22 | 10.7 | 37 | 6.7△ | 52 | 1.6 | 80 | |

（2）第二个转折点：40～41岁

从这个表中，我同样会发现40～41岁为调节力减退的第二次加速的转折点。这一时期自40～48岁，每年调节力的递减值再次增加0.1D，达到每年递减0.4～0.5D的最高程度。

自40～48岁这一阶段（☆号所标记的），人眼有一个没有症状的潜伏时期。这一潜伏期是调节力减退长期积累的结果，也是经过第一次调节力减退加速的必然趋势。在这一潜伏期中的眼，尽管还没有视功能方面的具体表现，但是，有可能会出现注意力不够集中，偶尔感觉爱忘事等现象。当然，这些非特异性感受很难归结到调节力减退这一单一因素上。但是，这种感受和老视眼的发生、加重却是同步的。我们不论这些现象真实的原因是什么，我们将其作为一个观察指标还是可行的。

当调节力的减退超过了一定的限度，老视眼的症状就会显现到其现实的生活和工作之中。这一时间从表中可以看出在45岁左右。从现实中观察，症状的出现有早有晚，这种差异可能与个人的生活环境及工作状况相关。从眼的视效能看，当调节力减退所伴发的近点距离增大到与工作距离趋于一致时，老视眼的症状就会出现。当近点距离增大到大于工作距离时，就会无法进行这项工作。

**2. 老视眼的发展**

（1）初发阶段

这一时期的年龄段应是45～48岁。老视眼的发生是一个长期的发展过程，之所以要到45岁左右才会有所感觉，这是因为此时调节力的减退已经到3.6D，此时其近点距离约为0.28m，已经接近在写字台上写字、读书的极限。因此，在这个时期，从事书案工作、有睡前看书习惯的人，近用视力不作为现象的出现时间就会相对较早，从事粗放工作的人出现的则会相对较晚。视觉不作为现象出现的是早还是晚，只是很短的一个时间差的问题，但进入这一阶段的人都会很快出现老视眼的症状。此时期老视眼所需要使用的近用屈光矫正镜度，随年龄的增大也会快速增加。

（2）缓慢发展阶段

从老视眼初发期的结束，人眼就进入到了一个相对缓慢的发展阶段，这一阶段恰逢48～55岁这一年龄段。在这一阶段期间，调节力的减少，由初发期的快速减退的状态逐渐减缓。此阶段中的眼，尽管调节力减退的速度相对缓慢，但是近点距离的变化却是非常突出的。在这一期间，近点距离每年增加大约5mm。这样大的增加数值，必然会导致处于此阶段中的老视眼对具有一定镜度的近用眼镜的使用期限与初发期眼镜的使用状况进行比较呈现缩短现象，这种现象是正常生理变化的反映，是符合这一阶段的生理发展规律的。

（3）相对平静阶段

55岁以后，眼的调节力减退进入了一个相对平静的发展阶段。

55～70岁共计15年，调节力一共减少0.3D。那么，这一阶段中的调节力减退速度减缓到：平均每年减少0.02D，只有缓慢发展期的1/3。与之相对应的近点距离变化也是相对较小的时期，只增加了0.23m，平均每年只增加0.015m。因此，这一时期的老花镜的使用期限又相对延长。

老视眼的这三个阶段的划分，在老视眼的近用屈光矫正上是有着一定意义的。它可以为验光师提供在进行屈光检测中解决下列问题的指导性理念：

① 确定具体的屈光矫正方案；

② 建议被测者复查时间的确定；

③ 了解被测者验光配镜的目的。

# 第二节┊老视眼的症状与并发症

## 一、老视眼的症状

老视现象是人眼屈光发展的一种必然趋势，是人的年龄达到一定界限之后必然要发生的生物性的生理改变。老视眼最突出的症状表现为：视觉能力无法胜任常规视近工作的需要。我们必须认识到，老视眼的发生是一个渐进的过程，在其发生的过程中症状也不可能是一成不变的，其症状表现必然会呈现为一个由轻到重的发展过程。尽管症状发生的时间在不同的人是不一致的，但其症状的程度大致可以分成三个层次。

**1. 调节迟钝**

调节迟钝一般在老视前期就会出现。调节迟钝在视觉上的表现有两种。

（1）主观心理感受

这类被测者，尽管在常规近距离工作中没有明显的视觉障碍，但在由远及近或由近及远的视觉注视转换时似乎有慢半拍的感觉。在长时间近距离工作时，常会有走神、精力不太集中的感受。应当说，这些自我的主观感受，通常不会引起人们的注意，但工作效率却会有所降低。存在这种因年龄增长而出现调节迟钝者，在面对较高负荷的近距工作条件下，常常会有一定程度的不安、烦躁和疲惫。

（2）对高照明度的主观需求

白天一般很少觉察到有视觉异常。但在光线较暗的室内，被测者会感到看东西很费劲，这种情况在晚上则显得特别明显。被测者迟早会寻找到在比较明亮的台灯下以解决这一困境的方法。

这种调节迟钝，实质上就是所使用的调节力接近应用极限的一种表现。

**2. 视觉疲劳**

调节迟钝一旦出现，就必然会逐渐发展到视觉疲劳。视觉疲劳并不是老视眼的特异症状，这是一种非特异性的症状。任何原因导致的身体机能下降，都可以导致疲劳的发生，当疲劳症状伴有眼部的症状时，就会被称为视觉疲劳。

（1）老视眼视觉疲劳的特征

视觉疲劳是否与老视眼有关呢？被测者自己往往很难判断，这就需要验光师通过问诊，了解相关的信息，对症状予以鉴别。一般而言，与老视眼有关的视觉疲劳一般会有以下几个特征：

① 年龄大多介于 45～50 岁之间；

② 被测者一般都会有调节迟钝的经历；

③ 症状有反复发生的倾向；

④ 视觉疲劳与持续的近距离工作有关；

⑤ 症状会因停止近距工作而很快缓解。

（2）老视眼视觉疲劳的表现

视觉疲劳的症状表现，会因工作性质、生活习惯的不同而有所差异，但大多会表现为两种形式：

① 主观视觉症状：阅读时，会出现眼花（偶发或频发的被注视文字的模糊）、窜行，有时还会出现眼皮抬不起来的感觉。

② 非视觉症状：头胀、头痛、眼部发痒，以及颈部、背部的异常感觉。

**3. 近距工作障碍**

老视眼最典型的症状是：被测者的视觉能力无法胜任近距离工作，以致对材料的文字、图形无法分辨。这种近距工作障碍的程度，与职业类型、工作性质、工作距离有着比较密切的联系。一般而言，从事文字编辑、修理钟表等相关工作的人，近距工作障碍表现得就会更加明显。

## 二、老视眼的并发症

老视眼的并发症主要有两个方面。

**1. 近距工作视距加大**

老视眼都会发生主动性的近距工作距离加大的症状。这一症状并不是老视眼的固有症状，而是老视眼发生后，被测者为克服近距工作视觉障碍而采取的适应性措施。被测者会主动采取头后仰、尽量伸直手臂的方式加大视距，力争达到提高近距离视觉分辨力的目的。此时，被测者的视距应略大于被测者的近点距离。随老视程度的加重，这一距离会逐渐增大，直至通过这种方法仍无法克服近距工作障碍。一般情况下，这种情况不会被任其发展，大多会在他人的提醒下，主动寻求老视的屈光矫正。

**2. 迁延型的外眼部的炎症**

老视眼的人，常常会因眼睛有一种类似雾状的感觉，误认为是眼部分泌物过多影响了视物的清晰度。经常会出现揉眼以期达到去除分泌物能看得更清楚些的目的。实际上，这种期望是由于错觉而产生的。老视眼看不清楚近距离目标的原因是调节力不足，是注视目标无法聚焦到视网膜所致。因此，揉眼所起到主要作用只能是一种心理的慰藉而已。但是，频繁的揉眼动作又增大了眼部感染的机会，这就是老视眼经常会出现迁延性外眼部炎症的重要原因。

当然，造成老年人雾状感的不仅仅是老视眼，白内障、干眼症等都有可能导致这种感觉的出现。这就需要验光师进行鉴别。

（1）白内障雾状感的视觉特点

白内障雾状感的状况与白内障的类型有关。中心型白内障在早期就可以造成视远与视近时的雾状感。而周边型白内障则表现为视近比视远时更为浓重的雾状感，在初期只会表现为视近时的雾状视，在视远时并无雾状感。白内障所产生的雾状视，是一种真实的雾状视觉。

白内障所导致的雾视有以下两个特征：

① 对比视力异常。低照度条件下的视觉分辨力要高于正常照明条件下的分辨率；在提高照明度的情况下，被测者的视力不升反降。

② 境界模糊。白内障所引起的雾视，都会因雾浊所致的对比模糊而导致视像境界的模糊。

根据以上两个特征来确定白内障所导致的雾状感应当是没有问题的。

（2）干眼症雾状感的视觉特点

干眼症是老年人一种常见的眼病。一般发生在 48～80 岁这一时期，女性多于男性。造成干眼症的原因是泪腺组织功能的减退，据统计，大于 60 岁的人有 20％的泪液分泌功能会减退；大于 80 岁者则会达到 25％。患有干眼症的被测者也会有一定程度的雾视感。干眼症的雾视感远没有白内障那样真实，只要验光师不予以引导的话，被测者只会停留在有些抹抹糊糊（má má hū hū）、模糊这样的视觉层次上。

干眼症在视觉上有以下 2 个特点：

① 异物感。患有干眼症的被测者都会有不同程度的异物感，干燥感。以此相关的症状包括：眼部的瘙痒感、黏液分泌物增多、视力波动、畏光和悲伤无泪等感觉。被测者的感觉比较突出地表现在两个时间：

其一，早起时症状明显，眼球干涩转动不力，甚至会有轻度烧灼感。这是因为夜间睡眠时泪液分泌极度减少所致。

其二，在室外主观感觉加重。这是因为室外空气流动较快和温度较高增大泪液蒸发速度所致。住楼房的在冬天显得尤其严重，这是暖气取暖房间内过于干燥所致。

② 主动眨眼次数增多。干眼症的被测者主动眨眼的次数会增多。当被测者黏液分泌物较多时，这种眨眼会使被测的视觉分辨力得到短时间的改善。当被测者处于高度注视之时，因眨眼次数减少，干眼症症状则会加重。

# 第三节 ┊ 老视眼的屈光检测

在对老视眼进行近用屈光矫正时，有相当多的人选择在柜台甚至在小摊贩的地摊上，通过简单戴用比较的方式来进行选择，以此作为购置近用屈光矫正眼镜的方法。笔者认为，这种方法尽管是被人使用了许多年，也曾经被反复证明的确是一种有效的方法，但在今天我们必须得认识到：这不是一种不够严密与科学的方法。在眼屈光学获得极大发展的今天，我们仍旧在没有先决条件的情况下用这种方法选择老花镜，就显得对眼有些不负责任了。那么，对老视眼的屈光矫正应当怎样做才是正确的呢？这就是本节所要叙述的问题。

## 一、屈光检测的要点

在对老视眼进行屈光矫正时，常会出现还没有进行屈光检测，就先确定要给被测者配什么眼镜的目标，这种做法是不值得提倡的。一个老视眼近用屈光的矫正，到底采用什么方案，这取决于对被测者屈光检测结果的分析。对老视眼进行屈光矫正，首先要做的就是要对被测者进行规范的屈光检测。

### 1. 老视眼屈光检测的程序

如何对老视眼进行屈光检测呢？检测当然要通过规范的验光程序进行检测。但是，在检测的整个过程中都必须明确三个观念：

① 关注被测者的具体情况；

② 远用屈光矫正镜度，是近用屈光矫正镜度的检测基础；

③ NV＝DV＋add（即近用屈光矫正镜度－远用屈光矫正镜度＋近用附加正镜度）并不一定总是正确的。

上述三个观念，是对老视眼进行屈光矫正镜度检测时必须保有的观念。关于规范的验光程序，本书从略，欲了解这方面的内容，请参阅笔者拙著《基础验光规范与配镜》（化学工业出版社，2016 年 1 月第 1 版，2017 年第 2 次印刷）和《眼屈光检测行为学》（军事医学科学出版社，2009 年 1 月第 1 版）。在此，仅对与老视眼相关的几个特殊问题进行简要介绍。

（1）了解被测者的健康状况

对老年被测者进行屈光检测时，验光师是有必要对其健康状进行了解的。而验光师必竟不是医生，了解被测者的健康状况远比医生要困难。作为一名医生，只要一看病历或病历本，就会一目了然。但是，验光师是没有这种条件的，再加上验光师也没有详细的验光记录可供参考，只有一张（也可能是几张）验光处方。再者说，被测者来找验光师的目的是验光，而被测者的疾患状况常常会被当作隐私，不一定会对验光师进行陈述，倘若我们直接问其疾病状况就会显得很唐突，也显得很不合时宜。那么，对老年被测者的健康状况，我们应当了解什么？又怎样了解呢？

① 了解的内容。这就要从验光师的工作性质来确定。从验光师的工作性质与特征看，验光是不包括对被测者进行全面体检和医学治疗内容的。验光的目的，就是要对被测者的眼进行屈光检测并确认其屈光矫正镜度。应当说，验光师的工作性质决定了验光师应当了解的范围。

与屈光矫正有关的疾患，验光师是需要了解的。了解这方面的信息，可以通过问诊、裂隙灯及眼底镜的检查来获得。如糖尿病性视网膜病变、视网膜动脉或静脉的阻塞、老年性黄斑变性等，就可以通过眼底镜的检查发现其眼底的病理改变。对于是否存在老年性白内障的问题，我们就可以通过裂隙灯显微镜来确定。这些疾病都有可能导致被测者视物变形、视力下降等。

而与视力下降无关的，与屈光矫正关系不大的疾病，只要被测者不主动陈述，验光师就不应当去过问。如被测者胃肠系统、呼吸系统等的疾患，验光师就不宜过问。

② 了解的方法。验光师了解被测者健康状况的方法，与医生是不同的。医生采取单刀直入的询问方法是正确的。但是验光师使用这种方法就不太适宜了。验光师应当遵循的基本法则应当是：被测者不愿说、不想说的，不宜问；被测者说的不管是否有益验光，都应耐心倾听；对于戴镜经历，根据对原戴镜的情况与验光中发现的问题，应予以询问。验光师采取的方法应当是：

第一，在有所发现的基础上进行询问。例如被测者主诉视力下降，我们在眼底检查中发现静脉扩张、屈曲，并有静脉周边的散在斑点或火焰状出血。这种眼底改变提示视网膜静脉阻塞的可能性极大。在这种情况下，我们就可以就这个疾病与被测者进行询问与交流。通过眼底的其他病理改变信息，以及被测者诊治的情况，验光师就可以对被测者有关医学诊治与屈光矫正的问题提出合理的建议。

第二，验光师的合理询问方式。验光师在询问方面，除要注意在有所发现的基础上进行询问同时，还要注意询问的方式。验光师对于健康状况的询问以使用疑问句、设问句为宜。在被测者陈述时一定要注意倾听。对于被测者有意回避的问题，验光师也不宜采用追问的方式来获取相关答案。

(2) 了解被测者的戴镜经历

了解被测者的戴眼镜的经历，对最终确定被测者的屈光矫正方案是极为有用的信息。只有在原有屈光矫正基础上制定的屈光矫正方案，才是获得比较良好屈光矫正效果的方案。

① 获取戴镜经历的方法。了解这一方面的信息，一般可以通过下述方式获得：

a. 观察。根据被测者来访时是否戴镜就可以确定被测者是否有戴屈光矫正眼镜的经历。倘若被测者是戴着眼镜来的，我们无须询问已经了解了。根据被测者所使用的镜片，就可以判断出被测者屈光不正的性质及大致程度。

b. 检查。对被测者所戴用的眼镜进行检查与检测，就可以得出屈光矫正眼镜精确的屈光矫正数据，就可以获得眼镜光学性能、眼镜装配及戴用质量的相关信息。根据眼镜的新旧程度就可以判断出屈光检测、复查的大致规律。这些数据与情况对屈光矫正方案的制定具有重要的参考价值。

c. 询问。但是仅仅通过观察与检查，还不能保证获得眼镜戴用方面的所有信息。例如，被测者是否戴用过老花镜，老花镜的镜度是多少等。这些方面的信息就需要通过询问来获得。

② 了解戴镜经历的意义。之所以要了解被测者戴用眼镜的情况，是因为老视眼的矫正方案的制定与戴镜经历有着比较密切的联系。大致上说，了解戴镜经历与以下三个方面有关：

a. 与新眼镜的适应度有关。有长期戴镜经历者，对新眼镜的接受程度就会相对较高。反之，就会较低。尤其是对屈光矫正镜度较高者，这种现象就会更加明显。

b. 与戴镜后的舒适度有关。倘若被测者使用的是装配及戴用质量比较好的眼镜，对于戴用新配眼镜的舒适度就会比较高。假如原戴眼镜的装配及戴用质量比较差，在戴用新配眼镜时的舒适度就会相对较差。

c.与矫正方案的选择有关。戴过屈光矫正眼镜的人，接受新的矫正方案就会相对容易。否则就可能会发生问题。例如，戴用过屈光矫正眼镜或使用过老花镜的人，接受渐进眼镜矫正方案的成功率就较高；而对于未经过屈光矫正的远视眼而又没有戴用过老花镜的人，让其接受渐进眼镜的矫正方案，就会相对比较困难。

（3）远用屈光矫正镜度的检测

在老视眼进行屈光矫正镜度检测时，一定不能忽视对被测者远用屈光矫正镜度的检测。只有在远用屈光矫正镜度正确的基础上，再对近用屈光矫正镜度做进一步的检测，才能获得合理、科学的近用屈光矫正数据，这才是配制老视镜的依据。当我们没有对被测者进行远用屈光矫正镜度检测就进行近用屈光矫正镜度的检测，这当然就是不合理的。这就好比没有打下坚实的地基却要盖房子是同一个道理。这也说明，对未接受过规范程序验光者，选择购买老花镜来解决老视眼被测者的阅读问题是不合理的。当然，经过验光后，确认被测者不需进行远用屈光矫正眼镜矫正者，选择购置成品老花镜方法来解决老视眼的问题，这也是既经济又稳妥的办法。

每一名验光师都必须清楚，对老视眼进行近用屈光检测，一定要在远用屈光矫正镜度检测确定之后才能进行。同时验光师也有义务、有责任向老视眼被测者说明、解释和告知：老视眼也需要经过规范的验光后才能够确定正确的屈光矫正方案的道理。

（4）关于第一次老视镜购置的建议

老年人在购买老花镜时，至少应做到：第一次购置老视镜，一定要进行一次规范的验光检测。不这样的话，极有可能就无法购置到与自己眼睛屈光状况相符的眼镜。通过验光来确定到底是应当购置成品老花镜，还是应当定配老花镜。倘若两眼均没有散光、两眼屈光度参差量不超过 0.25DS，就可以选择购置成品的老花镜。倘若被测者不过分追求时尚、款式，就可以采用购置成品老花镜的办法，这样的做法比较经济实惠。但在下述几种情况下，则一定要选择定制老花镜。

① 两眼没有散光但屈光度相差 0.50DS 及以上。这种情况使用购置的老花镜，戴用者往往会感觉不耐用。对于屈光参差较大的被测者，购置成品老花镜很难达到满意，甚至会发生见了老花镜就想买的怪现象。

② 单眼或双眼有散光。使用成品老花镜，虽然看书看报可以看得清楚一些了，但看的时间略长就会发生视觉疲劳，总感觉字迹的某一方向上有影的感觉，有的还会出现视近工作时的歪头、斜颈。

③ 被测者存在双眼视功能障碍者。双眼视功能障碍的配镜，一定要使用到镜度调整、棱镜应用（包括光学中心移动）的技术，但在成品老花镜上没有精度调整的可能性，也没有设置棱镜度的。因此，这类被测者戴用成品老花镜，双眼视觉功能障碍无法得到矫正，有时还可能会使症状加重。

④ 瞳距＜60mm 者。成品老花镜使用的眼镜框的规格尺寸一般来说都是偏大的。这就是说成品老花镜对绝大多数人来说还是没有太大问题的，但对于瞳距偏小的被测者来说则是不适用的。

上述这些情况，之所以不宜使用成品老花镜，是成品老花镜固有的三个特点决定的，这三个特点就是：①成品老花镜两只镜片的度数是一样的；②成品老花镜是没有散光镜度的；③眼镜的光学中心距是固有的，与戴用者自身的瞳距很难相符。

**2. 老视眼近用屈光矫正镜度确定**

老视眼近用屈光矫正镜度应当怎样确定呢？规范的做法有两个操作步骤。第一步为初步参数确定，第二步为精确参数确认。这两步分别为：近用附加正镜度初步参数的确定和近用附加正镜度的精确调整。

（1）初步参数确定

初步参数确定是指对近用屈光矫正附加正镜度基本数值的确定。这一数据是进行近用屈光矫正附加正镜度进行性修正与确认的基础。初步参数确定的方法有以下三种。

① 经验法。这是一种根据老视眼屈光矫正惯例来确认近用屈光矫正附加正镜度初步参数最为简单的方法。但是，这种方法又是误差相对较大的一种方法。这种方法是未经验光直接购买老花镜这种方法的基本依据。对于不同屈光性质、程度的被测者，其初步参数值可能会与表中的数据有些许差异，这是验光师在实际屈光检测中一定要注意的一个问题。表10-8就是有一种以年龄与屈光不正两状况为参照系的近用附加正镜度参照表。这样的表达方式显得比较直观。但是，表中的数值可能会与实际的需求存在着差异。

表 10-8　年龄与不同屈光不正所需的近用附加镜度

| 年　龄 | 近视眼、正视眼 | 低度远视眼 | 高度远视眼 |
| --- | --- | --- | --- |
| 33～37 | | | +0.75 |
| 38～43 | | +0.75 | +1.25 |
| 44～49 | +0.75 | +1.25 | +1.75 |
| 50～56 | +1.25 | +1.75 | +2.25 |
| 57～62 | +1.75 | +2.25 | +2.75 |
| ＞62 | +2.25 | +2.75 | +3.25 |

② 渐进加入法。这种方法，也是一个比较常用的方法。这种方法需请被测者注视近用视力表，在应用综合验光仪的条件下实施才会获得比较满意的效果。具体操作方法操作如下：

a.将近用视力表悬挂在综合验光仪的近用杆上。近用视力表与被测眼的最佳距离为 0.4m。

b.将综合验光仪的镜度设定为被测者远用屈光矫正镜度。

c.以+0.25DS的速率逐渐增加（或以-0.25DS的速率逐渐减少）双眼的屈光矫正度，直至被测报告已达到最佳近用矫正视力。

d.继续以+0.25DS的速率逐渐增加双眼的屈光矫正度，直到从最佳近用矫正视力减退时为止。被测者能保持最佳近用矫正视力所使用的最高正镜效度值，就是被测者近用屈光附加正镜度的初步参数。

③ 动态检影测定法。使用动态检影法进行近用附加正镜度检测，须在以下三个条件下进行检测：

a.检测一定要在远用屈光矫正状况已经达到中和的条件下进行。

b.在检影镜上需如图 10-4⊕所示加用近用检测观察卡①和近用检测观察卡②，以备被测者接受检查时观察所用。两幅阅读观察卡距检影镜的投照平面的距离一般设定为 5～10cm。也可以将检测观察卡设置在检影镜投照平面的两侧（图 10-4⊖）。

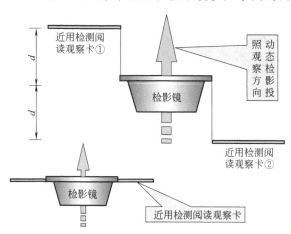

图 10-4　检影镜近用检测阅读观察卡的设置示意图

c.进行动态检影检测的距离设定在 0.40m（图 10-4⊕设置时）。倘若检测观察卡如图 10-4⊖设置时，则应使用 0.33～0.35m 的视距进行检测。

进行这一检测时，请被测者注视近用检测观察卡。检测者通过对被测者双眼的分别检测来确定新的中和点。当眼底的光"影"呈现中和时，此时新加入的凸透镜的镜度就是被测者的近用屈光附加正镜度的初步参数。

（2）精确参数测定

通过上述检测方法取得近用屈光附加正镜度的初步参数，并不是检测的结束，这只是进行进一步精确检测的一个新的起点。进行近用屈光附加正镜度的精确检测的条件是一样的，这个条件就是：被测者必须使用两个屈光矫正数据：①精确的远用屈光矫正镜度；②近用屈光附加正镜度的初步参数。对近用屈光附加正镜度的精确调整与测定的方法有以下三种：

① 红绿试验测定法。向被测者出示近用红绿视标图，请被测者用右眼对两种颜色背景条件下的视标清晰度进行比较。被测者报告红色背景下的视标明显清晰，说明正镜效度过大，应减少正镜度 0.25D；倘若报告绿色背景下的视标明显清晰，说明正镜效度不足，应增加正镜度 0.25D。若红、绿背景下的视标清晰度基本相同，则应确定为最佳近用视力的最高正镜度。

依上述方法继续对被测者的左眼及双眼进行测定。最终得到的双眼能获得最佳矫正视力的最高正镜度与精确的远用屈光矫正镜度的差，这个差的值就是被测者可以使用的最合理的近用屈光附加正镜度值。

② 近用十字栅格测定法。进行这种检测需要向被测者显示近用十字栅格视标（图 10-5）。在双眼置入±0.50D 的交叉圆柱面镜透镜，其负轴方向设定在垂直方向（90°）。依右、左、双眼的顺序对被测者进行检测。

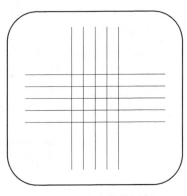

图 10-5　十字栅格视标

检测时首先要加入一定量的正镜度至十字栅格，视标中的垂直线较水平线更黑、更清晰。

其次，以 0.25D 的速率减少正镜度，直至十字栅格视标中的垂直线与水平线一样黑、一样清晰。

此时所使用屈光矫正镜度与精确的远用屈光矫正镜度的差，就是被测者的近用屈光附加正镜度值。

③ 负、正相对调节的精确测定。这种方法是通过检测被测者的负相对调节力和正相对调节力来确定近用附加正镜度的方法，应当是一种信度相对较高的检测方法。这种检测需在使用远用屈光矫正镜度和近用附加正镜度初步参数的条件下进行检测。检测中被测者应始终注视 0.8 的视标（被测者最佳视力为 1.0 时）。

a.相对调节力的测定。

负相对调节力（NRA）的测定：以＋0.25D/次速率增加镜度，直到视标模糊。此时，新加入的正镜度数值就是被测者的负相对调节力。

正相对调节力（PRA）的测定：以－0.25D/次速率增加镜度，直到视标模糊。此时，新加入的负镜度数值就是被测者的正相对调节力。

b.精确修订近用附加正镜度。

精确调整镜度公式：$\text{add}_{精确} = \text{add}_{初步参数} + \dfrac{\text{NRA} + \text{PRA}}{2}$

通过这种方法所确定的近用附加正镜度（add）应当是最为合理的近用附加正镜度。

以上介绍的就是老视眼近用附加正镜度的检测步骤与方法。但是，在这里必须说明，不管使用什么方法进行检测，不管从理论上讲数据的信度有多高，检测与计算出来的数据都将是在特定条件下检测出来的数据，这样的数据有可能与被测者的真实生活与工作存在一定的偏差。因此只有经过被测者在模拟实际应用情境下的视觉检验中得到证实与调整的数据，才是应当书写在验光处方上的近用附加正镜度（add）。

## 二、老视眼近用屈光检测应注意的问题

老视眼近用屈光矫正镜度检测中，必须注意两个方面的问题。一个是检测的基础屈光矫正镜度的认识问题，另一个是确定近用附加正镜度需要考虑哪些因素的问题。

### 1.老视眼矫正中远用屈光矫正镜度的问题

在对老视眼进行近用屈光矫正镜度检测中，验光师必须对作为检测基础的远用屈光矫正镜度有一个清醒的认识。这里讲的远用屈光矫正镜度是指完全性的远用屈光矫

正镜度，而不是远用的配镜度数。

　　那么，验光处方上的远用屈光矫正数据是否就是完全性远用屈光矫正镜度呢？答案显然是不确定的。当被测者能够接受检测出来的远用屈光矫正数据时，处方上的远用屈光矫正数据必然是被测者完全性远用屈光矫正镜度。倘若被测者难以耐受检测出来的远用屈光矫正数据，验光师就会对检测到的数据进行必要的调整，此时处方上的数据就不是被测者完全性的屈光矫正镜度，而是验光师建议被测者配镜用的远用屈光矫正镜度。因此，在进行近用屈光矫正镜度检测时，原戴眼镜的镜度未经验光检测确认不能作为近用屈光检测的起点使用。这也就是说，在对老视眼进行验光时，一定要从远用屈光矫正镜度检测开始检测。

**2. 确定近用附加正镜度应当考虑的问题**

　　确定近用附加正镜度，是对老视眼进行验光程序中重要的组成部分，是解决近距离视觉需求最为关键的技能操作。笔者认为，在这项检测中，验光师必须对以下 3 个问题予以考虑。

　　（1）工作性质

　　首先，需要考虑被测者工作性质对近用附加正镜度的影响问题。被测者从事的工作要求的精细度较高、视距较近的话，所需要的近用附加正镜度就会相对较高。而从事较为粗放、视距较远工作的人，所使用的近用附加正镜度必然会相对较低。

　　例如，同为画家，但因其绘画的种类不同，在近用附加正镜度的选择上就会不同。倘若这位画家是画工笔画的，需要使用的近用附加正镜度就会高一些。假如这位画家是画写意画的，使用的近用附加正镜度就略低一些。这是从事工作的特点所决定的。同样的道理，从事修表、雕刻等精细工作的人，对近用附加正镜度的需求就会相对较高。而从事一般性木工、车工职业活动的人，对近用附加正镜度的需求就会相对较低。这里需要说明一点，这里说的高一些、低一些、较高和较低，都是以常规阅读距离所需要的近用附加正镜度为标准。

　　图 10-6 的①、②，是两幅做报告的照片，图 10-6 的③、④是两幅看书的照片。两相比较，①中的报告人对近用附加正镜度要比②中的报告人要更大；④中的读书人要比③中的人需要更多的近用附加正镜度。

　　（2）用眼习惯

　　在近用附加正镜度的检测中，验光师需要考虑的第 2 个问题是被测者的用眼习惯问题。从事同样一种性质的工作的人，也会因习惯不同而采取不同的视觉距离进行工作。人们在从事任何具体视觉作业所使用的习惯视距，都必然是被测者在周围人们视觉模式的影响下，在自己的长期视觉活动中逐渐形成的一种视觉定势。这也就是，在近用屈光矫正镜度检测后，需要通过模拟阅读试戴对这一数值进行验证确认的原因所在。

　　（3）关于调节储备的问题

　　人们在进行视觉作业时，存在着一个非常现实的生理问题，这个生理问题就是：我们的眼是不能使用全部调节力进行眼的调节的。在确定老视眼的近用附加正镜度之

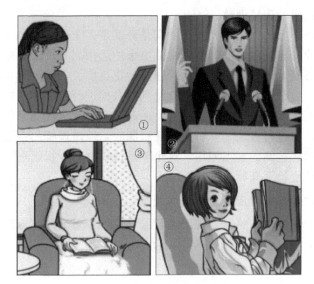

图 10-6　视觉工作距离比较

时，需要考虑的第 3 个问题就是要为被测者保留必要的调节力作为储备。

### 三、老视眼的近用矫正原则

验光师在为老视眼被测者制定矫正方案时，必须考虑为被测者保留必要的调节储备，这就是老视眼近用屈光矫正中应当遵循的矫正原则。要想在老视眼的屈光矫正中把握好这一原则，就必须要明白什么是调节幅度，了解取得这一数值的方法，以及为被测者所要保留的调节比例。验光师只有了解了这些相关内容之后，才有条件在近用屈光矫正中为被测者提供这种服务，才能够保证为被测者提供更为舒适的近用屈光矫正方案。

**1.调节幅度**

要想了解调节储备，就需要首先清楚调节幅度是怎么一回事。调节幅度就是被测者注视近点所使用的最大调节力与注视调节远点所使用的最小调节力之差。表述这种关系的公式如下：

$$A = P - R，即\ A = \frac{1}{p} - \frac{1}{r}$$

式中，$A$ 代表调节幅度；$P$ 代表注视近点时所使用屈光力；$R$ 代表注视调节远点时已经使用了的调节力；$p$ 代表近点距离；$r$ 代表远点距离。

**2.调节幅度的确认**

在屈光检测中对调节幅度确认有查表法、公式法和测量法 3 种。查表法与公式法使用起来相对比较简单，但是这两种方法所获得的数据的精确度要比测量法低。

（1）查表法

对调节幅度及性质考察的最简单的方法就是通过查表法来估算。验光师经常使用的是 Donder's 调节幅度对照表（表 3-7）和徐广第先生编著的《眼科屈光学》中的表 10-1。

（2）公式法

确认调节幅度的第二种方法就是应用 Hofstetter 提出的经验公式进行计算。Hofstetter 公式有 3 个，关于这 3 个计算公式请参见本书第二章中的相关内容。

平均调节幅度公式可以应用于青少年和成人进行调节幅度的估算。在对老视眼进行调节幅度估算时，一般使用最小调节幅度计算公式。

（3）测量法

在对调节幅度进行估算时，最精确的方法应当是对被测者进行调节幅度测量。使用测量法测定调节幅度，必须在被测者应用完全性远用屈光矫正镜度的情况下才能进行。并要对右、左眼进行分别检测。测量法有以下两种：

① 移近测量法。这种方法又叫做间接测量法。检测中将视标置于被测眼前，令其由远及近逐渐移动，直至被测者报告：视像模糊。测量被测眼与视标的距离。并将这一距离依公式 $D = \dfrac{1}{d}$ 换算成屈光度，这一屈光度就是被测眼的调节幅度。

② 负镜测量法。这种方法又叫做直接测量法。检测时，请被测者注视最佳视力视标的上一行视标。在被测眼前逐渐加入负透镜验光片，直至被测者报告：视像模糊。核定被测眼前新加入的负透镜验光片的镜度。该镜度的绝对值就是被测眼的调节幅度。

**3. 调节储备的计算**

在屈光矫正中，一般将调节力的有效使用范围界定在全部调节力的 $1/2 \sim 4/5$。更多的屈光学专家从人眼调节的现实中得出结论：当被测眼将 1/3 的调节力作为储备时，视觉作业就会是舒适的。当调节储备低于调节力的 1/2 时，视觉作业就会发生问题，至少也会出现视觉疲劳的问题。这就是说，在老视眼的近用屈光矫正中，我们至少应为被测者留有 1/3 的调节力，而留下 1/2 的调节力则更为理想。调节力储备量的计算公式为：

$$A_{储备} = A \times \frac{1}{2 \sim 3}$$

例：某被测者的调节幅度为 3.0D，在正常阅读时被测者是否舒适？是否需要使用近用附加正镜度？

分析：正常阅读距离为 0.33m，需要使用 3D 的调节力。被测者要想获得舒适的视觉，就必须具有 $4.5 \sim 6D$ 的调节幅度。但被测者只有 3.0D 的调节幅度，因此，被测者在不使用近用附加正镜度时，不能进行正常近距离的舒适阅读。被测者要想获得正常近距离舒适阅读感受，就必须接受下述方案：

① 保留 1/3 调节储备：使用 +1.50D 的近用附加镜度。

② 保留 1/2 调节储备：使用 +3.00D 的近用附加镜度。

当使用上述方案之中的一种用于近用阅读时，被测者就可以获得舒适的阅读效果。在实际屈光矫正中，验光师更乐于使用第 1 种方案。这是因为保留 1/3 调节储备的方案对被测者中距离的视觉效果的影响相对较小。

**4.近用屈光矫正镜度的计算**

下面这一公式是江波知隆于 1937 年提出的。这个公式为确定近用屈光矫正镜度的确定提供了一个比较简洁的方法。

$$D_N = \frac{1}{d} - \frac{2}{3} \times A + D_D$$

式中，$D_N$ 为近用屈光矫正镜度；$d$ 为近用工作距离，m；$A$ 为调节幅度；$D_D$ 为远用屈光矫正镜度。

【例 10-1】某被测者的完全屈光矫正镜度为 $+1.00D$，其调节幅度为 $1.0D$，工作距离为 $0.4m$。求被测者近用屈光矫正镜度。

将相关数值代入 $D_N = \frac{1}{d} - \frac{2}{3} \times A + D_D$ 后进行计算，$D_N = +2.83D$。

【例 10-2】假如被测者的完全屈光矫正镜度为 $-3.00D$，其 $D_N = -1.17D$。

对于上述两个计算结果，我们应当分别调整为 $+2.75D$、$-1.25D$，作为被测者配制近用眼镜的屈光矫正数据。倘若我们为被测者保留 1/2 调节储备的话，被测者的近用屈光矫正镜度则分别为：$+3.00D$、$-1.00D$。

# 第四节 ┊ 老视眼的屈光矫正

老视眼的屈光矫正，主要是指通过应用近用附加正镜度的方法，对老视眼被测者的视近困难这种视觉现象进行光学矫正的方法。当然，不同屈光性质的屈光不正并发老视眼时，其在视近困难的表现上会有一定的差异。因此，对不同的被测者进行屈光矫正时所采用的对策会有不同的侧重。老视眼发生后，被测者视远的状况也会发生轻微的改变，这也是我们应清楚的问题。

## 一、单纯性老视眼的近用屈光矫正

对于正视眼因年龄增大而发生老视者，规范的做法是按第三节中介绍的方法进行屈光检测，以确定被测者的屈光矫正镜度。倘若经检测，证实被测者只是单纯性老视眼，也不存在隐斜视等问题的话，就可以参照表 10-9 来选择成品老花镜。那么，什么是单纯性老视眼呢？单纯性老视眼是指远用屈光状态不存在屈光不正问题的老视眼。这种老视眼又叫做正视性老视眼。

表 10-9 老视眼在 0.4m、0.33m 和 0.25m 视距的近用附加正镜度一览表

| 年龄 | 近点距离 | 调节幅度 | 有效调节力 | 近用附加正镜度 | | |
|---|---|---|---|---|---|---|
| | | | | 0.40m | 0.33m | 0.25m |
| 45 | 0.31m | 3.25D | 2.17D | 0.50D | 1.00D | 2.00D |
| 50 | 0.40m | 1.90D | 1.20D | 1.25D | 1.75D | 2.75D |

| 年龄 | 近点距离 | 调节幅度 | 有效调节力 | 近用附加正镜度 | | |
|------|----------|----------|------------|--------|--------|--------|
| | | | | 0.40m | 0.33m | 0.25m |
| 55 | 0.77m | 1.30D | 0.86D | 1.75D | 2.25D | 3.25D |
| 60 | 1.00m | 1.00D | 0.67D | 2.00D | 2.50D | 3.50D |
| 65 | 2.00m | 0.25D | 0.17D | 2.50D | 3.00D | 4.00D |
| 70 | 4.00m | 0.00D | 0.00D | 3.00D | 3.50D | 4.50D |

表 10-10 中所列的是不同年龄、不同近用距离选用近用附加正镜度的参照表。需要说明的是，这个表中所指的被测眼为正视眼在不同年龄时被保留一定调节力的情况下，使用不同近用视距时所要使用的近用附加正镜度的参照表。

表 10-10　注视距离与近用屈光矫正镜度的关系

| 被测者实有调节力 | 注视距离 | 需要调节力 | 应使用近用附加镜度 | 为被测者保留的调节力 |
|------------------|----------|------------|--------------------|----------------------|
| 3.00D | 0.50 | 2.00D | — | 1.00D |
| | 0.40 | 2.50D | 0.5D | 1.00D |
| | 0.33 | 3.00D | 1.00D | 1.00D |
| | 0.25 | 4.00D | 2.00D | 1.00D |

## 二、非正视性老视眼的屈光矫正

非正视性老视眼是指被测者存在远用屈光不正的老视眼。非正视性老视眼包括三类：近视性老视眼的屈光矫正、远视性老视眼的屈光矫正、散光性老视眼。在对各类非正视性老视眼进行屈光矫正时，验光师至少应当从屈光学方面考虑两个问题：

① 屈光性质对近用屈光矫正镜度的影响问题；

② 屈光性质对视觉功能的潜在的影响问题。

只有对上述两个问题进行正确评估并做出相应调整时，老视眼的近用屈光矫正结果才能获得最佳的视觉效果。

### 1. 近视性老视眼的屈光矫正

近视眼被测者眼球所发生的退行性老年变化与正视眼并没有太大的区别。但是，老视现象所呈现的时间一般会比正视眼相对较晚。从调节生理角度进行分析，近视眼调节力相对比较薄弱，发生老视眼的时间应当比正视眼要更早一些才符合生理机制。那么，近视眼发生老视眼的时间为什么又出现了延迟呢？这是因为近视眼戴用屈光矫正眼镜的结果。当被测者戴用屈光矫正眼镜后，就会有可能出现以下两种情况：

第一种情况，去除眼镜。戴用屈光矫正眼镜而屈光矫正镜度的数值小于－4.00DS 的近视眼，在并发老视眼的情况下，通过视觉实践有可能会自然学会这样一种操作方式：在进行近距离工作时，会摘掉眼镜使用未经矫正眼的屈光状况来完成视近作业。

第二种情况，改变镜距。近视眼在并发老视眼时，还有可能掌握将眼镜戴用位置移远的方式来弥补调节力不足的状况。实际上，这是因为被测者无意应用了透镜的镜眼距增大，正透镜效度增大这一原理之故。

正是以上两种原因，形成了近视眼发生老视的时间推迟或不发生老视的假象。这也正是一般情况下近视眼并发老视眼时极少使用≤＋1.50DS近用附加镜度的原因。因此，近视眼并发老视眼后，必须接受近用屈光矫正时，被测者所需要的近用附加屈光矫正镜度都将≥＋1.50DS，至少也应当在＋1.50DS。

在对近视眼合并老视眼的屈光矫正中，还需要注意的一个问题就是被测者对中距离目标的视觉感受问题。这一问题主要发生在应用双光镜进行屈光矫正的案例。双光镜可以解决视远与视近的调节需求问题，但是也会留下对中距离注视调节力的增大，这种对中距离调节力付出需求的增大会使被测者产生明显的不适应感觉。对这种情况的处置有以下几种情况：

① 对采用双光镜矫正方案的被测者：需要一个适应过程。这是要向被测者说明的，要说明解决方案是正确的，不适应是必然的、暂时的，最终可以得到舒适的戴用结果，但要有一个适应时期。

② 对不介意使用远、近两副眼镜者：建议使用单光近用屈光矫正眼镜，这种眼镜不解决中距离的视觉需求。中距离的视觉只能借助视远的眼镜来解决。这种方案最大的优势就是价格便宜，而其最大的劣势就是不方便。

③ 对仍期望使用一副眼镜进行屈光矫正者：建议使用渐进眼镜。这种眼镜是当前解决远、中、近三种视距的视觉需求的一种比较理想的眼镜。但是，在建议与配制这种眼镜时一定要严格掌握这种眼镜的适应症，有关这方面的相关问题，请读者参阅拙著《渐进眼镜·原理·验光·配镜》（北京：军事医学科学出版社，2008）。对使用这种眼镜的被测者，验光师、配镜师一定要对戴用者给予必要的戴用指导和训练。

**2. 远视性老视眼的屈光矫正**

远视眼在老视现象发生的时间上比正视眼要早。一般情况下，40岁以上的壮年人和老年人，因调节力的减退，使隐性远视屈光矫正镜度逐渐转变为显性远视屈光矫正镜度，这是远视眼会更早地表现出视近困难的最根本的原因。当被测者调节力为零时，被测者远用屈光矫正镜度将使用被测者的总远视屈光矫正镜度。

当被测者使用剩余调节力也不能满足视近需要的时候，就必须使用老花眼镜，即在其所使用的远用屈光镜度的基础上再加入适当的近用附加正镜度，作为近用屈光矫正镜度，以满足近用阅读之用。在进行这种矫正中，一定要给被测者保存一定的调节储备力，在屈光矫正中，按照惯例一般会为被测者保留1/3的调节储备。例如，一名被测者的剩余调节力为3.00D，其习惯阅读距离为0.33m，该被测者应使用＋1.00DS的近用附加正镜度，这时被测者在注视0.33m时，就会保持1.00D剩余调节力，这样就获得较为舒适的阅读视觉。倘若这名被测者的习惯阅读距离为0.25m，就应当使用＋2.00DS的近用附加正镜度。假如这名被测者习惯阅读距离为0.20m，就应当使用＋3.00DS的近用附加正镜度。

在对远视眼并发老视眼的屈光矫正中，还要注意对被测者远、近用屈光矫正镜度考察的同时，还有必要对被测者中距离视觉的状况进行必要的考察。一名远视被测者，65 岁，远用屈光矫正镜度为＋1.00DS，剩余调节力为 0.75D，习惯阅读距离为 0.33m。使用阅读附加正镜度 2.75DS。

被测者通过主镜片可获得 $\infty \sim 1.33\text{m}$ $\left[\dfrac{1}{\text{剩余调节力}（0.75）}=1.33\text{m}\right]$ 视距范围的清晰视力。通过阅读附加正镜度 2.75DS 可以获得的最远清晰视点为：$\dfrac{1}{\text{近用阅读附加正镜度}（2.75）}=0.364\text{m}$，可以获得的最近清晰视点为：$\dfrac{1}{\text{近用阅读附加正镜度}+\text{剩余调节力}（2.75+0.75）}=0.286\text{m}$。即其近用屈光矫正情况下的可以获得清晰视觉的视距范围为：$0.364 \sim 0.286\text{m}$。

这名被测者使用双光眼镜的情况下，就会出现 $1.33 \sim 0.364\text{m}$ 之间这段距离的视觉范围就会缺失。要想解决这一问题，可以使用渐进眼镜，也可以使用三光眼镜。使用渐进眼镜应当注意适应证与禁忌证的问题，也要注意给予被测者戴用指导的问题。但是，有一点要注意，远视眼戴用渐进眼镜适应的时间会相对较长，适应的难度要比近视眼更大些。

使用三光镜进行矫正的话，则要注意解决好中距离附加镜度、近距离附加镜度的合理分配问题。表 10-11 就是一例三光镜的中距离、近距离附加镜度分配的几种方案的屈光矫正比较。从这个表中我们可以发现一个对老视眼中距离屈光矫正非常有益的规律：只要将近用阅读附加镜度减少＋0.75D 就是被测者中距离视觉所需要的附加正镜度，就可以将远、近距离屈光矫正镜度之间缺损的视觉范围重新找回。

**表 10-11　中、近用附加屈光矫正镜度的矫正方案与及最佳的视近距离**

| 案例 | 远视被测者,65 岁,远用屈光矫正镜度为＋1.00DS,剩余调节力为 0.75D,习惯阅读距离为 0.33m | | | | |
|---|---|---|---|---|---|
| 远用矫正眼镜 | 最远注视清晰点 | ∞ | 远用眼镜的视觉景深范围 | ∞～1.33 | |
| | 最近注视清晰点 | 1.33m | | | |
| 单光近用眼镜的近用附加矫正镜度 | ＋2.75DS | | | | |

三光眼镜中、近距离矫正镜度解决方案比较

| 相关项目 | 第一矫正方案 | 第二矫正方案 | 第三矫正方案 | 第四矫正方案 | 第五矫正方案 |
|---|---|---|---|---|---|
| 近用阅读附加镜度 | ＋2.25DS | ＋2.50DS | ＋2.75DS | ＋3.00DS | ＋3.25DS |
| 最远注视清晰点 | 0.44m | 0.40m | 0.36m | 0.33m | 0.31m |
| 最近注视清晰点 | 0.33m | 0.31m | 0.28m | 0.26m | 0.25m |
| 远～近眼镜缺少的景深 | 1.33～0.44m | 1.33～0.40m | 1.33～0.36m | 1.33～0.33m | 1.33～0.31m |
| 需要增用的中距离清晰视觉精确附加正镜度 | ＋1.50DS | ＋1.75DS | ＋2.00DS | ＋2.25DS | ＋2.50DS |
| 中距离镜度景深范围 | 1.33～0.444m | 1.33～0.40m | 1.33～0.364m | 1.33～0.333m | 1.33～0.308m |

通过表 10-11，读者还会发现一个问题：这就是近用附加镜度越大，所能看到的

最近点也就越近；反之，所能看到的这一点也会相对较远。考虑到上例被测者的习惯阅读距离为 0.33m，因此三光镜的矫正方案只能选择第二～五个方案。而以第三～五个方案更为合理。

**3. 散光性老视眼的屈光矫正**

对包含有散光成分的屈光不正合并老视的被测者进行屈光矫正时，一定要注意以下几个问题：

（1）散光轴位与镜度的生理改变

含有散光成分的屈光不正者，在进入老年时有可能会发生镜度的变化，也可能会发生轴向的偏转。对于这样的现象，既可以是由角膜的原因所引起，也可能会因晶状体的原因所引起。轴向的改变一般以顺规散光向逆规散光偏转更为多见。对于这种情况，只要被测者能够承受的话，就应当给予圆柱面镜度的足度矫正。难以接受足度矫正方案的，可以适当降低圆柱面矫正镜度，但一定要对所减少的圆柱面屈光矫正镜度进行等效球镜处置。

在老视眼的矫正中，球面镜度和圆柱面镜度向负镜度方向变化均比较明显，常常提示被测者有可能存在白内障疾患。个别的白内障患者的圆柱面屈光矫正镜度也有可能会出现向正镜度方向的变化。

（2）散光是否得到过矫正

在老视眼的屈光矫正中，应当注意的第二个问题是：被测者散光成分是否曾经得到矫正。倘若被测者散光成分未曾得到过矫正，在进行新镜度屈光矫正时，往往会难以接受足度散光矫正镜度的方案。对于这种情况，具体的处置办法是：

① 直接给予足度矫正眼镜。使用这种方法，必须配合睫状肌麻痹剂的使用。使用方法一般是以每晚点用相关药物，时间约为 1～2 周。显然这种方法对非医疗单位是不太适用的。

② 适当降低圆柱面屈光矫正镜度。被测者不能接受足度圆柱面矫正镜度矫正时，就应当适当降低，并将降低的镜度进行等效球镜处理而加入到球镜度之中。这样处理后，被测者仍不能接受，就应当适当降低被测者的球面屈光矫正镜度。对于后一种处理，人们习惯上理解为降低被测者的圆柱面镜度，这样的理解方式尽管比较直接，但是这种理解与屈光学矫正理念还是不太贴切的，正确的理解应当是：散光镜度成分进行等效球镜处理之后，再进行球面镜度的降度处理。

③ 等效球镜处置和球面镜度的降度不是最终目标。等效球镜处置、降低球面镜度都只能是屈光矫正中的权宜之计。既然是权宜之计，使用的屈光矫正镜度就应当是暂时性的。待过渡性适应之后，仍旧要配用完全性屈光矫正度的眼镜。这也就向我们明确了一个有必要强调的概念：凡是屈光矫正镜度被调整后所配制的眼镜，戴用的视觉效果都不应当是舒适的，而是可以耐受的不太舒适的眼镜。假如调整后的屈光矫正镜度是一副感觉舒适的眼镜，这副眼镜一定不会是获得清晰视觉的眼镜，也必然是使被测者暂时丢失，甚至丢失使用完全性屈光矫正度的眼镜。

（3）远、近注视时散光是否一致问题

人们在进行双眼近距离注视时，眼球不但会发生内转，也会发生轻微的内旋或外旋。眼球内旋发生在双眼向下的近距离注视时，而外旋则发生在双眼向上的近距离注视时。近距离注视时，人眼的内旋与外旋，对绝大部分人是不会造成明显视觉问题的。但是对于≥2.50DC的被测者，就有可能会因视近散光轴偏转、镜度变化引起明显的不适应现象，有可能会导致被测者视近工作时的不舒适，甚至视觉疲劳。因此，在屈光矫正中，对于≥2.50DC的被测者，一定要考察被测者视近时散光轴位、镜度是否与视远时有差异。假如差异存在，就应当强化视近工作工作镜度的试戴状况的考察，倘若被测者有使用远用轴位、镜度不适应的现象，被测者就不能使用双光眼镜，也就不适于使用渐进眼镜。解决这类被测者的视近问题，只能配用专门的适合近用散光轴位、镜度的近用眼镜。

## 三、老视眼矫正中应注意的几个问题

### 1. 老视近用矫正方法的选择

（1）注意被测者的屈光状况

对于老视眼近用矫正方法的选择，一定要根据被测者的屈光状况和心理性格特征来确定。例如渐进眼镜，因为这种眼镜价格比较高、经济效益好，很多眼镜店都偏爱推荐这种眼镜。但是并非所有的人都适合使用这种眼镜，有的人可能还会通过某种眼镜的过渡来达到可以戴用这种眼镜的目的。因此，掌握老视眼各种矫正方案的适应症就成为成功进行老视眼近用矫正的关键。

在对老视眼进行近用屈光中还应当注意一个问题，就是被测者是否愿意接受新事物、对镜度反应是否过于敏感等问题。显然，对于一位相对守旧、对镜度反应比较敏感的人，选择比较稳妥、悬念不太多的矫正方案，获得成功矫正的可能性就会更大。假如选择需要更多主观配合，有一定探索、适应的方法的话，就会有较高的风险。

（2）注意眼镜效能的发挥

老视眼尽管是一种随年龄增大必然要发生的一种屈光生理变化。但是，对于被测者在发生老视眼时，都将是一个新的课题，特别是在老视初发时。被测者在戴用老花镜时，都必然会用过去的视觉经验、屈光矫正经验来问责老花镜的性能。如使用阅读眼镜为什么就看不了电视？配用办公用眼镜为什么看远就看不太清楚？等等。这些不是问题的问题就会接踵而至。这就需要从事屈光矫正工作的人员，既要了解各种眼镜的用途及使用范围，也要向被测者讲明眼镜的性能，更要指导被测者学会正确使用所配眼镜。只用这样才能使被测者最有效地应用所配眼镜的最大效能，也会适当减少因此而导致的某些麻烦。

（3）注意被测者的消费水平

在选择近用矫正方案时，还必须考虑到一个非常实际的问题，这个问题就是被测者的消费水平。消费水平这又是一个私密的问题，一般来说，消费水平低的怕人家说穷，消费水平高的又不愿露富。倘若判断不正确，他在这一次配镜时可能会打肿脸充胖子，或隐忍求全。但是，下一次他就有可能不会来了，甚至可能给配镜者以及我们自己带来不必要的麻烦。例如在北京市远郊区有一家眼镜店，给一位老者配了一副渐进眼镜，虽经反复调整，换了三副镜片，最终戴用还是不舒服。最后，店家明白了，店长很随意地问了一句："您不是就不想戴用这种眼镜吧？"配镜者也无意中说了一句："家里人都说这种眼镜有点贵。"店长说："您早说啊！"应当说这不能埋怨和责备配镜者，这只能说我们没调查清楚，也是我们太过功利理念的经营方式必然会发生的现象。

**2. 视远略感模糊的问题**

对于使用眼镜进行矫正屈光不正的被测者，在发生老视以后，经常会感到视远时感觉所获得的视像稍感模糊。这种现象一般发生在接受足度屈光矫正之后又并发老视眼的情况下。在照明条件较暗的环境下，这种现象会更加明显。这种视远视像稍感模糊的状况是由于晶状体变平坦，使原来的屈光矫正镜度表现为相对过度矫正所致。之所以在暗的情况下会更加明显，是因为瞳孔扩大景深变小，这是导致晚间阅读相对较小文字需要到台灯下进行才能看得比较清楚的原因。对于这种情况，验光师在屈光矫正中应当给予注意。在被测者尚未发生老视的情况下，可以通过调节来解决这一问题。当发生老视时，这种调节力的影响就会被被测者感觉到。

对这种相对正镜度的过度矫正现象的具体的处理方式是：将在 5m 距离检测的屈光矫正镜度降低 +0.25DS 作为远用屈光矫正镜度。倘若是近视眼的话，应增加 −0.25DS。这样处理的原因是，被测者在 5m 检测的屈光矫正镜度，就是在使用 0.20D 的调节力情况下的远用屈光矫正镜度。

**3. 屈光参差性老视眼的近用矫正问题**

对于屈光参差性老视眼进行近用屈光矫正，必须考虑被测者的隐性眼位参差的问题，特别是垂直隐性眼位参差的问题，关于这一问题的认识与解决，请读者参阅本书的第九章第六节屈光参差的光学矫正一节中的隐性眼位参差的处置问题。

# 第十一章 ▶▶

## 视觉疲劳 [1]

面对客观的世界，我们之所以能知觉到客观存在的物体是多种多样的，客观世界是五彩斑斓的，这都是由以下两个方面的因素所决定的：

第一个因素：外界物体的表面要有足够的亮度、足够的色彩光信息，并进入我们的眼；

第二个因素：视觉器官具有完整的生理特性，视细胞能顺利接受光的刺激而兴奋。

一般而言，如果我们的视觉器官具有正常的生理功能，只要工作环境的照明条件符合视觉生理学和视觉物理学的要求，我们就可以在不知不觉中非常顺利地完成相关的视觉作业。在这种情况下，我们眼的视觉功能也就不会下降，也不会发生视觉作业困难的问题，眼部的异常感觉及诱发的全身的干扰症状也就不会发生。

如果我们视觉器官存在某些生理及屈光的异常或者全身状态不佳，或者工作环境的照明条件与视觉生理学、视觉物理学的要求存在比较明显的差距等，这些原因不管是单独发生作用，还是发生联合作用，都可能会导致我们在视觉作业时感到有些力不从心。被测者都会主动地使劲看、更专注地去看，一句话：就是要很"用心"地去看、去分辨。这样的话，我们的眼就会处于超负荷的工作状态，这就必然会导致视觉器官的生理张力增大，眼在视觉作业中只能"勉为其难"地进行既费力视效性能又差的视觉作业，这时的眼必然处于视觉紧张状态。视觉紧张的特点就是：虽然已经感到视作业时眼部存在明显的不适和全身非特异干扰症状，但是视能力并无明显的下降。如果经过视觉器官的主观努力仍无法弥补生理变异和客观条件的影响，超过了我们眼所能付出的主观努力的极限，我们的眼就会暂时放弃主观努力，视觉功能也会突然下降，因而清晰的视觉作业只能暂时中断，此时视觉紧张状态可能会有所减轻。这就使得视觉作业在不断的中断进程中导致工作效率不高。这就是发生了我们通常说的视觉疲劳。眼的放弃主观努力、视觉功能下降，实际上是我们肌体的一种带有自我保护性

❶ 文稿系作者于 2005 年年初，根据徐广第先生嘱咐，对《眼科屈光学》（修订版）第二十二章视疲劳所作的修订稿，此稿曾经徐老审阅并认可，拟在《眼科屈光学》（第四版）中使用。因个别编委原因未能如约使用。作者曾就文章征询徐老的意见，徐老建议作者在出版有关书籍时使用。在此予以特别说明。——作者

质的生理上的超限抑制状态。

视觉疲劳的特点是：视觉能力的突然下降和视觉作业的被迫暂时停止。所谓的视觉疲劳，就是：过度用眼所导致的眼睛疲劳不适、工作效率减退，还可能伴发以躯体上部非特异症候为主的综合症候群。一般认为，对两者进行完全明确的划分并无实际意义。因此，为了叙述方便，大多将两者合二为一，统称为视觉疲劳。

视觉疲劳（Asthenopia），简称视疲劳，又称作眼疲劳（Eyestrasion）、视力疲劳、眼伸张、眼虚弱、眼力劳损等。视觉疲劳首先由威廉·麦肯金（William Mackengin）于 1843 年予以描述，明确说明了视觉疲劳包括视力模糊、流泪、头疼三大特征。关于视觉疲劳的发生原理的表述，最早是由冬德尔（Donders）在 1864 年提出的，他认为：屈光不正和过度调节是视觉疲劳发生的基本原因，并建议用光学矫正的办法矫治视觉疲劳。这是关于视觉疲劳最早的阐述。

在冬德尔（Donders）的启发下，很多学者开始进行屈光不正对视觉疲劳影响方面的研究。大量的实践证明，屈光不正是视觉疲劳的主要原因。一直到 20 世纪初，才有人开始注意到眼外肌的肌力平衡与视觉疲劳的关系。斯泰文（Steven）首先提出了隐斜视能够引起视觉疲劳的论点，这一论点现已为大家所公认。后来，两眼（视网膜）像不等的问题也引起了眼屈光学界的注意，因而又有人提出两眼像不等所引起的视像不等、物像畸变以及视物倾斜等症状是引起视觉疲劳的眼源因素。

一般而言，因视网膜的原因引起的视觉疲劳比较少见。但是可以肯定地说，随着对视像不等测量设备的普遍采用，随着等像透镜矫治两眼像不等的广泛应用和普及，一定会使由两眼视像不等所引起的视觉疲劳获得明显的改善。虽然两眼视像不等引起的视觉疲劳最根本的原因是在视网膜上，但视疲劳的产生仍是由视觉高级中枢对视像不等的融合、代偿与抑制和生理适应的过程中所产生的视觉系统的高张力状态所引起的，这才是产生视觉疲劳的最根本原因。这也正是本章的题目由通常称为的眼疲劳改称为视觉疲劳的原因所在。

虽然人类有着几千年堪称悠久的文明史，但从人的文明发展史和人的生物发展史进行考察，可以肯定地说，人的生物发展进程比人类文明发展的进程要缓慢得多。人类文明和工业技术的不断进步，对视觉作业精细程度的要求也随之大幅度提高，使我们必须在以下条件下高强度使用我们的眼：

① 视觉作业的时间延长；

② 近距离工作在工作中所占比例的加大；

③ 电脑终端（Visual or video display terminal）的广泛普及应用。

这也正是在现代社会中造成人们视觉疲劳增多的原因。例如笔记本电脑、上网本、电纸书、手机等电子办公设备的普及，的确为人们随时随地展开文字相关工作提供了极大的方便，但这也成为人类眼睛进行超负荷工作的最为重要的媒介。

在当今时代，用眼强度增大，社会生存与谋生竞争的激烈，都要求人们始终保持进行高效率工作的能力与潜能，这也正是今天发生视觉疲劳比较多的原因所在。从事眼屈光学工作的人，面对时代的变化和对视觉健康状况要求的提高，更应该加强对视觉疲劳的研究，在研究中应当注意两个方面的原因：一方面要认真观察单一因素对视功能的影响，另一方面也要重视视觉疲劳与机体整体的相互联系，应当注意综合项目的研究与探索。

# 第一节 ┊ 视觉疲劳的原因

导致视觉疲劳的原因是多种多样的，但从分类角度看，不外乎三种原因。其一是环境因素；其二是眼部因素；其三则是眼以外的全身因素。本节将就这三种因素在视觉疲劳的发生过程中所起的作用进行介绍。

## 一、环境因素

环境因素是一种客观因素，这是导致视觉疲劳发生的重要因素。视觉疲劳只有在注视目标的时候才会发生，当我们在注视目标时，目标的客观条件达不到我们最佳视觉功能要求的时候，眼的调节张力就会增大，这正是诱发视觉疲劳产生的基本条件。客观条件主要指的有两个方面：照明光学条件与目标自身状况。

### 1. 照明光学条件

照明光学条件可以简称为照明条件，这是保证获得最佳视觉分辨力不可缺少的条件。照明条件中最受人们关注的有两个方面：照明光的强度和分布。

（1）照明强度

照明强度与视觉疲劳有着直接的关系，这种关系并非绝对，往往是相对的。照明强度到底对视觉疲劳的发生有多大的影响，这是一个很难精确界定的问题。视觉疲劳的发生，与特定的人、特定的生理状况、特定的条件、特定的工作强度等综合情况是息息相关的，而这种特定的状况又是千差万别的。因此，不同的人视觉疲劳发生的频率、强度、对视觉工作的影响就会不同。在某一照明条件下，有些人在得到很好的视力的同时，也会得到非常舒适的视觉心理感受。有些人在同样的条件下却会因视力不佳、视觉感受不良而无法投入正常工作。这种情况可能给他的生活带来一定的烦扰，还可能引发某些外眼部的迁延性炎症等。因此，对照明强度与视觉的关系进行研究是必要的。

研究证明，照明和视力时按照 $S = K \lg I$ 的公式呈线性函数关系，即视力（$S$）随着照明强度（$I$）对数值的增加而增加。对于这一公式，首先要说明：记作为 $K$ 的常数值，是随照明强度的变化而变化的。在照明强度$\leqslant 0.1$ 英尺烛光时，$K$ 值较小；倘若照明强度介于 $0.1 \sim 5$ 英尺烛光时，$K$ 值就会较大；当照明强度$> 5$ 英尺烛光时，$K$ 值将再度减小。

这也就是说，在低照明（$I$）条件下，随照明条件的改善，视力（$S$）增长的幅度会缓慢提高。当照明强度在$\geqslant 0.1$ 英尺烛光，照明条件的改善对视力提升影响则呈陡峭上升模式。但当照明强度超过 5 英尺烛光时，视力的上升速率又会缓慢下来。从上述现象可以看到：人的暗视觉和明视觉存在着不同机理。

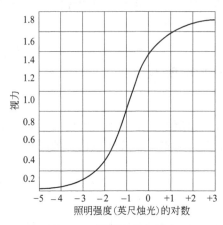

图 11-1　照明强度与视力

从图 11-1 可以看出，照明不足对视力的影响是非常明显的。

从工作性质考察，一般粗放性工作和精细的近距离工作之间的适宜照明强度的比，有时可达到 1：100 的程度。

一般而言，根据工作性质来选择适宜的照明强度方案，这是保证高质量工作与学习的不可或缺的条件，也是最为妥当的方法。在超过视觉生理适宜强度的高强度照明条件进行工作，对人眼视觉生理的干扰、对工作质量潜在的负面影响都会产生百害而无一利的作用：既浪费了电力，也造成眼的痛苦。

在今天，电力的浪费事小，眼的痛苦则是不能不关注的问题。概括起来讲，超高强度照明对提高视力的作用是极为有限的，甚至还会导致视力下降。但是，由此而引起的对视觉的眩光干扰，可能会引起一定程度上的心理上不舒适和肉体上的痛苦。超高强度照明还会成为导致瞳孔的极度缩小而引发眼的疼痛的诱因。当瞳孔因过度收缩导致超限抑制时，瞳孔又会相对变大，此时，眩光干扰会更加明显，但疼痛症状则会明显减轻。

（2）区域照明分布

照明分布对视觉的影响同样是重要的。在视野的周边如有强光存在，就会使视力出现下降和视觉后像的视觉残留时间延长，从而导致视效率降低和精神心理上的烦扰。

这种在视野中出现的局部过强的光斑的现象，就被称为眩光（glare）。眩光问题从提出至今已有几十年，但至今仍未被眼科学界和屈光学界普遍重视，关于眩光对视觉的影响还需要进一步的探索。照明眩光的问题应当是视野照明分布状况中众多问题之一，在此仅就眩光的分类及眩光发生的条件进行简要的介绍。

① 眩光的分类。根据对视觉的影响不同，眩光大致上可分为以下三种：

第一种眩光：幕帘样眩光（veiling glare）。图 11-2（a）就是幕帘样眩光的示意图。这类眩光将均匀地叠置在视网膜像之上。这类眩光会降低视像的光对比度，使视觉分辨率发生或大或小的影响。典型的例子：在夏天室外阳光下看书，高照明强度的阳光照在白色的页面上，就会产生这种眩光。平滑的金属面也可以引发这种眩光。这种眩光，因与镜面的反光相类似，因此又可以将其称为镜面眩光（mirror glare）。

第二种眩光：耀斑样眩光（dazzling glare）。这是由外来的强光在眼的间质中散射所引起一种眩光图［图 11-2（b）］。这种眩光经常表现在人眼视野的外侧上方的一个高亮度的光斑（这类光斑有可能是圆形的，也可能是六边形的，边缘有可能是不清晰的），使视网膜的成像质量受到一定的影响，而且会给人造成很不舒适的视觉感受。

第三种眩光：致盲样眩光（blinding glare）。这里说的致盲是一种暂时性的致盲。一般情况下，这种眩光所致的盲视现象都是可以恢复的。这种眩光大多由对面过强的光照射后，使视网膜对光的敏感度大幅度下降所造成的。这种眩光所造成的影响，与照相时的曝光过度所造成的相片像质不良的情况极其相似。这种眩光是最常见的也是对视觉影响最大的一种，图 11-2（c）中的电焊弧光就是一种最常见的致盲样眩光。

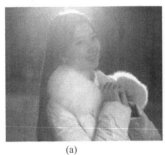
　(a)

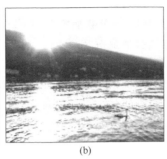
　(b)

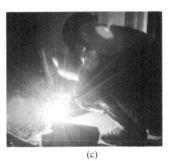
　(c)

图 11-2　眩光的类型

② 眩光的形成条件。造成眩光的光的性质并没有什么特殊改变，产生眩光作用有三个条件：

第一个条件：眼本身的适应状态。这是造成眩光的主要条件。如眼处于暗适应中，即使不是很强的光也可以造成眩光。最明显的例子是黑夜中看迎面而来的汽车灯，所造成的非常强烈的致盲样眩光。这就是说，我们的眼在暗适应状态下更容易发生眩光。最典型的例子是夜间驾驶汽车的司机被迎面而来的汽车灯光直射后，被照射的眼就会出现暂时性视觉丧失。

第二个条件：光强度的对比度。这是造成眩光的第二个条件。这里说的对比度是指眩光与被观察目标之间的光强度对比。光强度对比越明显，产生眩光的可能性越大，反之，产生眩光的可能性则会较小。月光下汽车灯造成的耀眼眩光会非常强烈，对视觉的影响程度就会比较严重。假如在明亮的阳光下看汽车灯光的话，可能就不会产生眩光的作用，当然也就不会引起任何视觉干扰。

第三个条件：光线与视线的夹角。这是造成眩光的第三个条件。光线与视线间所夹的角度越小，眩光的发生的可能性越大，对视觉功能的影响也就越明显。此外如果瞳孔反应灵敏，也可以起到防止一部分强光进入眼内，从而起到减轻眩光的作用。

在屈光检测中，对被测眼进行投照的光，都有可能产生眩光效应。为了避免检测投照光发生眩光效应，就必须注意投照光的方向，一定要将被测者的视线从光源直射的方向引开。

**2. 目标状况**

目标的状况与性质是引起视觉疲劳的客观原因中的第二个方面。视觉疲劳发生的可能性，与目标在一定程度上的实际大小关系不大，而是与观察目标细节的精细程度状况有着密切的关系。目标细节程度越高，视觉疲劳发生的可能性也就越大。这是因为，目标光进入眼后，目标细节所形成的视角接近于视阈值时，观察者一般都会采取缩短视距、增大视网膜像的办法，以达到提高视分辨率的目的。这种缩短视距的办法，必然增加了调节力与集合力的付出，也就必然会增加视觉疲劳发生的概率。例如：阅读字体较小的文字材料和从事缝纫工、钟表维修工、精雕工、会计师等工作的，即便是较好的视力，由于长时期进行近距离的紧张工作也会导致视觉疲劳的发生。在大型自动化生产系统中，设备计算计划程度的不断普及与强化，使从业者被限制在有限的空间、被固定在注视狭小的电脑终端（visual or video display terminal）上，因此视觉疲劳的发病率也就会更显突出。

劣质印刷品因纸张污秽、字迹模糊、油墨浓度不匀、黑白图对比度不高、彩图套版套色错位都会给阅读带来分辨方面的困难，这也是增加视觉疲劳发生可能性不可忽视的原因。假如中、小学课本印刷质量太差，字体过小，就会让小读者缩短视距，增大调节力与集合力的使用，从而诱发视觉疲劳，还可能导致更多的小读者被诱发成近视眼。在屈体运动状态中，进行近距离注视与阅读，如行走或乘车时看书、站在路边看奔驰的汽车等，都需要不停地进行眼的调节与集合的调整，也必然会增大视觉疲劳发生的可能性，而这正是我们的交通警察容易较早和更易出现视觉疲劳的根本原因所在。

**3. 办公室中的眩光**

在办公室中，因灯光设置方向、办公桌设置位置的不合理，也会导致眩光（图11-3）的发生。

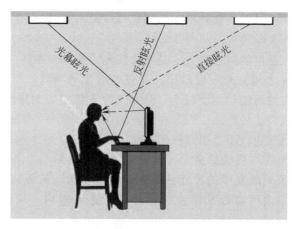

图 11-3 办公室内眩光

这类眩光往往不会引起劳动人事管理部门和人员的注意，实际上这类办公室的眩光对劳动效率是有一定影响的。遇到这种情况，大多是由操作人员自行调整坐姿、电脑放置位置和视屏角度来避开眩光的。在这几种方法中，调整坐姿很有可能会导致不舒适的体位，造成身体的疲劳感，这是最不宜采取的调整方式。

**二、眼部因素**

眼的生理状态、眼的疾患，甚至屈光矫正的不良状况都会引起视觉疲劳。因本书的重点是要对屈光矫正进行介绍，对引起视觉疲劳的眼部因素仅简要介绍如下。

**1. 眼视光学因素**

（1）未矫正的屈光不正

屈光不正导致视网膜上的成像不清，这就会导致辨认困难，从而导致调节力和集合力的过度使用，这是引发视觉疲劳不可忽视的原因。尤其是远视眼和散光眼，则更容易被诱发视觉疲劳症状的出现。

（2）隐斜视

有隐斜视的被侧者，为了保持正常的眼位，为了达到双眼视像融合的视知觉目标，双眼的眼外肌的异常的收缩与舒张就会导致左、右眼的眼外肌的张力发生不均衡，这也将会导致视觉疲劳发生。因此，隐斜视也是引发视觉疲劳的常见原因。

（3）调节困难

由于年龄的原因和肌体的状态原因，特别是睫状肌衰弱和晶状体弹性下降等，都会使被测者在注视近距离目标时表现为调节力的不足，这种调节潜力的低下或不足处在高张力状态中，也必然会诱发视觉疲劳的发生。

（4）集合困难

这也是引起视觉疲劳的一个比较常见因素，特别是当集合与调节的联合运动处于不平衡状态，而又尚未发展到两者特立独行之时，眼的视觉疲劳也是不可避免的。

（5）融像困难

当两眼因视像不等出现双眼同心性复视时；或者因双眼合像反射的原因，不能实现双眼单视之时，被测者就会出现双眼交叉性或非交叉性复视，也会导致心理物理学意义上的视觉疲劳。

**2. 某些眼病**

可以造成眼视物分辨力下降的眼病都可能导致视觉疲劳，如青光眼、白内障及视神经等的改变。

## 三、全身因素

**1. 身体因素**

人作为一个统一完整的机体，人的各种器官之间都是互相联系、互相影响的。很明显，一个身体虚弱的人的体力要比一名健康者差很多，因此其机体的活动能力、思维的精力以及知觉能力都会表现出一种力不从心的综合状态，倘若从视觉角度出发的话，我们可以将其称为疲劳症候群。这是因为，这样的人达到疲劳的阈值会比正常人低很多，也就更加容易发生疲劳，在疲劳产生的过程中，除体力方面的表现外，最多见的最容易出现的莫过于视觉疲劳。

身体方面的原因包括：机体的过度疲劳、营养不良、身体虚弱、睡眠不足、心绪不宁和精神紧张等。在这种状态中，身体的各个部分都可能没有明确的病理改变，但在从事视觉观测和注视时会感到非常不舒适，这当然也会引起视觉疲劳，而且可能会是较重的视觉疲劳。

**2. 功能性因素**

在机体的活动中，需要各种器官和各种神经和肌肉的共济协调作用，这里面包括自主神经的极为复杂的反射运动和高级神经的知觉综合活动。因此，在长时间从事简单重复性劳动时，心理负荷就会增大，也就容易诱发视觉疲劳；在从事极为精细的视觉作业时，必须在机体各种器官和各种神经和肌肉的高度协调之下，才能实现视觉的精确注视与分辨，这种机体的、视觉的高张力状态也极容易造成视觉疲劳。

因而，许多学者都指出，神经性、精神性的失衡是视觉疲劳的重要因素。但是，如果认为所有的视觉疲劳都是由神经性、精神性因素所引起的，也是不妥当的。

综上所述，导致视觉疲劳的原因是多样的，这些原因既可以作为单一的原因起作用，也可能会作为诸多原因的一部分发生作用。了解这些原因的意义就在于：借此可以进一步认识视觉疲劳到底是怎样产生的，为预防、控制和矫治视觉疲劳提供大致的方向和基本的方法，为解除视觉疲劳给人带来的烦恼、痛苦，提高他们的工作效率，找到比较好的解决途径和方法，以便我们更顺利地做好自己的工作。

# 第二节 ┊ 视觉疲劳的常见类型

这个问题是在诊断视觉疲劳中很为棘手的一个问题，因为视觉疲劳是一种综合征，而且是一种以自我感觉为特征的综合征，对其类型应当怎样划分并没有明确的标准。笔者根据视觉疲劳发生的原因，特将视觉疲劳分成以下五种类型。

## 一、调节性视觉疲劳

这种类型的视觉疲劳，一般是由调节异常（调节衰弱、调节麻痹）所引起的。

因屈光不正因素引起视觉疲劳症状的最常见情况为：年龄增大调节力衰退而发生的老视眼、未进行屈光矫正的中、高度远视眼及散光眼。而其中戴用屈光矫正眼镜后发生视觉疲劳者，多见于三种情况：

① 近视眼戴用过度矫正的眼镜；

② 远视散光、混合散光戴用近视性散光镜片；

③ 中、高度屈光不正戴用光学中心存在偏差的眼镜。

在此，需说明的是光学中心存在偏差所造成的影响属于眼位的问题。

对这类视觉疲劳处理的基本原则有两个：第一，调节不足者，补足调节；第二，由眼镜引起者，应重新验光、重新配镜，至少也应对佩戴的眼镜予以调整。

调节性视觉疲劳的解决大多需要通过验光来决定。屈光调节状况一经确定，应调整的一定要进行必要的调整；不能调整的，则必须通过重新配镜来解决。对于视觉疲劳严重者，应尽可能选择重新配镜为宜。

## 二、眼位性视觉疲劳

斜视、眼位的偏斜、眼外肌的麻痹、痉挛和功能不全者，均可以引起眼位性视觉疲劳。对于这种视觉疲劳，在进行屈光矫正中，不但要解决屈光不正问题，而且一定要注意眼位的矫治问题。不太严重的眼位问题，一般可以通过光学中心的移位来解决。比较严重的眼位问题，则需要通过手术来解决。

## 三、像差性视觉疲劳

这类视觉疲劳主要发生在病理性屈光参差者或单侧无晶状体眼者，这类被测者存在同心性复视现象，通过使用普通眼镜是不能缓解视觉疲劳的。对这类被测者可采取下列方法进行配镜矫治：

① 使用隐形眼镜，应当是最好的解决方案。

② 使用普通框架眼镜，应对镜片进行等像设计。

在使用普通框架眼镜矫正时，一定要注意潜在垂直眼位参差的问题（关于这方面的内容，请参阅本书第九章屈光参差）。

## 四、症状性视觉疲劳

眼的视觉疲劳，还可以因眼病和全身性疾病所诱发。因眼病和全身性疾病引发的视觉疲劳就被称为症状性视觉疲劳。

最常见的引起视觉疲劳的眼病有：早期的青光眼、沙眼、表层角膜炎、结膜炎、虹膜睫状体炎、脉络膜炎、白内障等。

引起视觉疲劳的全身疾病也是很多的，其中最常见的疾病有：高血压、血压过低、内分泌紊乱、更年期综合证、贫血、营养不良等。体力与脑力的严重透支、产后及久病所造成的身体虚弱都可能是症状性视觉疲劳产生的原因。

对这种视觉疲劳的处置应当以治疗原发疾病和纠正机体不良状况为主。对于暂时性的视觉疲劳，也可以试用光学矫正的方法对其症状进行暂时性缓解处理。

## 五、神经性视觉疲劳

倘若在对被测者进行检查时，没有找到上述导致视觉疲劳的原因，可能说明被测者处于一种神经功能性失调的状态之中。导致这种情况的原因，有可能是精神方面的问题，也可能是环境因素方面的问题。精神性方面有：神经衰弱、焦虑等。环境方面的因素：照明不当（过强、过弱、闪烁）、桌椅匹配不当、行驶车辆中从事近距离工作等。这些都是引发神经性视觉疲劳的最为常见的原因。引起这种视觉疲劳的原因还有精细程度过高的视觉作业以及工作环境色彩过于艳丽、对比过于强烈等。

对于神经性视觉疲劳的处置应当注意两个方面。由环境因素引起者，以改善工作环境状况为主。由精神性因素引起者，则应以心理疏导为主。

从以上叙述中，应当说视觉疲劳所涵盖的内容，比绝大部分人想象的要更加丰富、多样。在以下几节内容中，我们将针对与屈光矫正有关的内容进行相关的介绍。

<h1 style="text-align:center">第三节 视觉疲劳的症状</h1>

眼的屈光不正在屈光学方面的临床表现主要有三个：视力障碍、视觉疲劳以及机体的非特异症状。在这三个表现中，人们更重视视力障碍。因为视力障碍，是人们最容易直接感受到的视知觉能力下降，这种改变不但会导致工作能力（主要是效率）受到影响，还会使人的心理受到影响，这在从军、就业等方面显得尤为突出。

这种改变对于小儿所造成的家长心理压力同样是比较大的。视力下降后不进行屈光矫正，有可能导致弱视和单眼视（远视眼），有的会使生活范围缩小（近视眼）等。这些都会或多或少的影响孩子的智力发展水平、限制他们才华的发展，给他们在职业选择方面带来极大的限制，以至降低或延缓他们融入社会的速度和质量。矫正的话，又会因种种街头巷尾流传的不实之词而困惑。

因此重视视力障碍是正确的，是无可厚非的。但是，对一位眼屈光学工作者、对一名验光师来说，仅仅了解视力障碍是远远不够的。对屈光不正所表现出来的视觉疲劳、机体的非特异症状也必须有清晰的了解，必须能够对视觉疲劳进行确认和判断，还应当能对这样的被测者给予有针对性的适当指导，并帮助被测者寻求解决的办法。倘若能够通过屈光矫正的方法给予矫治的话，就应当在制定屈光矫正方案之时，采取相应的措施，以便为被测者建立现实的和长远的视觉状态打下比较良好的基础。本节将从三个方面对视觉疲劳的症状进行考察：

### 一、视觉症状

视觉疲劳的症状，是我们的眼在进行强迫性视觉作业时，因过度性生理适应所产生的，以视觉症状为主、以全身症状为辅的一种轻度生理改变条件下的眼部、全身及心理的反应。为了保持或接近于正常视功能的"正常"视力，眼就需要通过持续的调节与调整来进行功能的代偿，这时眼的工作强度就会增大，也就不可避免地导致视觉紧张。当代偿能力达到极限仍不能满足生理需要时，眼就会放弃努力使眼（特别是单眼）的视功能明显减退，并可能发生视功能持续的退行性改变。因此我们可以肯定地说：视觉疲劳是眼的视觉功能代偿阶段在视觉与心理方面的综合症状的表现，而视功能减退则是眼代偿功能丧失的必然结果。

视觉疲劳在视觉方面的症状主要表现是：视力不稳定、双眼复视等。倘若被测眼为单纯屈光参差性屈光不正者，所引起的复视一定为同心性复视。当两眼屈光相差±2.50D时，两眼像大小相差5%；当两眼屈光相差±5.00D时，两眼像大小相差10%。这也就是说两眼每相差0.25D，所产生的像大小的参差为0.5%。

而因斜视或隐斜视所引起的复视，多为平面错位性复视。内斜视引起的复视表现为交叉性复视；外斜视则表现为非交叉性复视。而隐斜视一般会在视远时（或视近时）发生复视。

不管什么原因引起的复视，都会产生双眼的视觉干扰而导致视作业时的视觉紧张，以致视觉疲劳。复视引起的视觉疲劳的原因不外乎两个：①调节与集合的失平衡；②不清晰的视网膜像。这两个因素都可能给我们造成精神与心理负荷的加重。

## 二、非特异性症状

视觉疲劳的症状更多的则表现为机体的非特异性症状。尽管这些症状没有什么特异性，但是，在视觉疲劳时这些症状却会必然出现。其特点是复发性较强，只要减少相应的视觉作业，这些非特异性症状就会明显减轻，甚至消失。

视觉疲劳对于患者是一种长期持续的慢性刺激，在植物神经的参与下常会出现一些几乎是莫名其妙的疾病和症状表现。这些非特异的症状大致可以分为三类，即眼部症状、头部的症状、胃肠道及全身的症状。

### 1. 眼部的症状

视觉疲劳引起的最常见的眼部症状有：

（1）一般性刺激症状

如眼部发干、发痒、眼泪盈眶、结膜充血、眼睑潮红、不自主地皱眉和眨眼等。

（2）较重的炎性症状

如睑缘及结膜部轻微炎症迁延难愈，还会表现为麦粒肿的反复发作。这类改变在儿童、老年人中尤为突出。有视觉疲劳的小儿，可能会不断地用手揉眼，发现有这种表现的儿童应进行屈光的筛查。老年人会感到看东西略有些模糊［华北地区的人将这种视觉感受称为：抹（音：马）糊，这种表述更为确切］。

### 2. 头部的症状

头部症状是最容易被注意到的症状，大致上说，头部的症状有两种：一是头痛，二是眩晕。头痛比头晕更容易成为被测者主诉的内容。

（1）头痛

头痛是视觉疲劳最常见的合并症状，而且是表现较为丰富的一种症状，这可能与眼部的支配神经较多有关。它可以局限于眼的周围，也可以发生在额、颞、顶和枕部，最常见的是眉弓部与两眉中间。这种疼痛有时也可以反射到颈部、肩部和上臂。痛感的程度因人的主观反应程度不同而不同。有的比较轻微（不适和痒感），有的则比较沉重（钻孔样痛）；有的能够耐受（局部胀感），有的则比较严重（锐痛、刺痛、撕裂痛）；有的表现为持续性钝痛，有的表现为充盈性跳痛。

从以上叙述可以看出，视觉疲劳引起的头痛并无典型的规律可循。因此，头痛者在用内科方法治疗时，治疗效果不明显者，尤其是主诉头痛明显而诊治时并无明显体征者，一定要加强对被测者的问诊检查。遇到这样的情况，都要考虑到被测者有视觉疲劳存在的可能性，都应该建议被测者进行眼的屈光检查。

（2）眩晕

眩晕是人作为主体对自身在空间的定位发生偏差的一种感知觉表现。生物的准确空间定位，主要由眼外肌和内耳的迷路相互协调来完成的。因此，眼屈光方面能引起眩晕的有两个方面：

① 眼外肌的肌力不均衡导致双眼视像融合困难；

② 双眼视像不对称，尤其是突然发生时。

以上两种情况都可以在人静止状态和运动状态中表现出来。后者在人的绝对和相对运动中表现得会更为明显。总之，视感受器所获得的视像不能和本体感觉的印象协调时，就会发生眩晕。因此，人在黑暗中，视感受器的像没有了，像与印象不协调现象也就不存在了，自然就不会发生眩晕。

（3）头面部的局部抽动

视觉疲劳引发的眼部及头面部的异常感觉，在一部分人还会造成头面部局限性抽动，这种抽动大多以自主性抽动开始，当视觉疲劳不能得到注意和及时矫治的情况下，这种自主的抽动最终将会转为不自主的动作。

**3. 胃肠道及全身的症状**

视觉疲劳有时还可能诱发胃肠功能的紊乱。多表现为：慢性消化不良、胃酸缺乏或过多、口中黏腻、恶心甚至呕吐等综合症候群。

视觉疲劳还经常会造成身体其他部位的非特异性症状，这些症状以背部、肩部的不适、酸楚、疼痛最为多见。

**三、神经精神方面的症状**

众所周知，神经质常常是视觉疲劳症状的诱因，而视觉疲劳又可以是神经性疾患症状的必然结果。特别是一些中年妇女，视觉疲劳常会引发他们的功能性症状，而这些症状又常会被界定为更年期综合症。当今，几乎所有的中年妇女都会被称或自称患有更年期综合症，这可能同人们对调节力降低导致的视觉疲劳认识不足有着一定的关系。

通过以上叙述，以上所述的症状都是视觉疲劳的症状。但是也必须认识到，这些症状也常常是其他疾病的表现。因此，对具有这些症状的患者必须进行综合分析，仔细鉴别，以防混淆。有些学者认为，长期的视觉疲劳还可以诱发便秘甚至胃溃疡等。也有人认为视觉疲劳还和神经精神性疾病的发生有一定的关系。但是，这些疾病只能是由综合原因共同作用下才可能发生的，视觉疲劳不可能作为这些疾病的单一致病因素而存在。

# 第四节 ┊ 视觉疲劳的诊断

对视觉疲劳的诊断是比较困难的。如果从症状表现看，视觉疲劳者的症状往往不会被作为视觉疲劳的症状。造成这种现象的原因有两个：一个是被测者方面的原因，另一个是检测者的观念的限制。前者，多认为自己视力是非常良好的，甚至认为自己的视力是超正常的，不可能有视力问题。实际上，这部分人往往有极轻度的屈光不正（以远视性屈光不正最为常见）。后者多因习惯性思维定势将问题首先引向复杂，而忽略了常规的检查。因此，对视觉疲劳的症状一定要首先进行常规检测，从远视力、近视力的检测和分析开始。在分析视力结果时，一定要对被测者的年龄和近点距离给予充分的注意。在对视觉疲劳进行诊断时，首先应考虑到症状轻重与视觉疲劳程度的关系问题。

## 一、症状轻重的分析

在视觉疲劳方面的最大特点是：症状的轻重和视觉疲劳的程度并不存在正比关系。这是由以下两个原因所造成的。

其一，症状的轻重一般只反映被测者的耐受程度，比较敏感的人的症状往往会比不敏感的人反应大些，主诉的程度也将会夸张一些。

其二，从病理生理角度看，反映越强烈的，说明视觉疲劳尚未达到物极必反的程度。反应强烈者反应突然消失，尽管人的感觉舒适了，但是极可能是说明视觉状况更加不良了。

视觉疲劳的反应程度，往往还与患者的年龄、全身的健康状况、精神状态、从事工作性质、工作时间、工作环境和生活条件等密切相关。视觉疲劳在一定的时间，在一定条件下得到缓解。视觉疲劳一旦非常突然地明显减轻，只能说明视觉疲劳的原因被移除，移除的办法不外是：

① 病因被去除，这种减轻一般情况下都会是暂时的；

② 视觉功能通过生理性机制（如一只眼的抑制）达到调节与集合状态的新的平衡或彻底失衡；

③ 通过眼外（或内）的光学矫正得到了补偿。

因此对视觉疲劳的诊断，应先从症状的轻重与视觉疲劳的程度的关系来进行分析，并从初步分析的结果进行诊断，进行矫治，只有这样对视觉疲劳的矫治效果才会立竿见影。

## 二、视觉疲劳的诊断的注意事项

视觉疲劳的症状并不是复杂的症状，却是一类多变的症状，检测时是不可以因其简单而草率行事的。为了做好视觉疲劳的检查与诊断，应注意以下三点：

### 1. 听取主诉与眼科检查并重

在对视觉疲劳进行诊断时，进行眼科的特殊检查是必要的，这些检查有可能会给予我们非常有价值的相关信息。但是，决不可以忽视对患者主诉的倾听，因为主诉所反映的内容既是患者关心的问题，也是最值得检测者关注的问题。只有从主诉的问题入手才会找到解决问题的途径与方法。

### 2. 普通检查与特殊检查并重

随着科学的进步、技术的发展，眼科和屈光检查的设备也在走向现代化，一些特殊检查（如影像学检查、电生理检测以及多点膜电位地形图——即多焦视网膜电图）确实可以提供传统设备无法提供的信息，但是它们尚不具备能够淘汰传统设备所要求的那样完善的程度。而且，传统的设备在屈光检测中仍旧显示着蓬勃的生命力。从实用性、便利性、性价比等方面看，传统的设备还会在相当长的时期决定着行业行为的方向。因此，验光师和眼科医师在强调现代设备作用的同时，一定要加强传统设备的应用问题，在最大程度上发挥其作用。

### 3. 症状程度与患者特质并重

症状程度与多方面因素有关，并不一定反映视觉疲劳的程度，前面已经述及，在此不再赘述。

综上所述，在接待视觉疲劳的客人时，验光师和眼科医师必须以高度负责的精神和真挚的爱心，认真听取患者的主诉，了解与之相关的信息。在视觉疲劳的诊断中，既要把视觉疲劳与其他全身疾病区别开，更要借助于患者的主诉和验光师、眼科医师自己的经验，把屈光学中的常见的眼病准确地区分开。例如，同样是看近物时视觉疲劳症状加重，在年轻人可能是中度远视眼，在中年人可能是低度远视眼，年老者可能就是单纯性老视眼，假如是少年儿童则可能与远视无关，倘若与远视眼有关则一定是高度远视眼。又如，患者主诉两眼同时视物时出现视觉疲劳症状，单眼看物时症状消失，可能是两眼视像不等或眼肌功能不全，前者以同心性复视和像干扰为主，后者则以平面错位性复视和高张力性眼痛和头痛为主。

因此，近年来有的学者提出在视觉疲劳的诊断中，特别强调在仔细询问病史时，应注意观察患者主诉时的面部表情和眼与动作的重要性，并建议将观察到的现象作为视觉疲劳诊断的重要依据，是很有道理的。

# 第五节 ┋ 视觉疲劳的处置原则

视觉疲劳并非什么大病。但是，患有此症者，在生活和工作中都会感到不同程度的干扰，有时甚至还会比较严重，会极大地影响人对生活质量的体验。对有些人来说，不但工作效率会降低，人的脾气性格都可能会不由自主地发生改变，并会对其情绪及心理带来一定程度上的负担和不愉快。因此，给予视觉疲劳者合理的矫正、矫治或治疗则是屈光学工作者、验光师、眼科医生责无旁贷的义务和职责。对视觉疲劳者的合理治疗，从总的原则看，疲劳的解除只能是减小眼的负荷，从方法看不外乎以下三个方面：

### 一、光学矫正

眼是一个生物视觉器官，它首先是机体不可分割的一部分，视觉的实现有赖于整个机体的正常运行和支持。因此，我们在用纯物理的方法使用镜片进行眼屈光缺陷矫正时，必须注意眼和整个机体的生物和生理状态，使眼镜与被测眼在被测者的视觉作业中发挥最佳的作用。

### 1. 正确进行屈光检测

视觉缺陷的光学矫正，首先应该注意屈光检测的问题。检测中一定要注意调节与集合相互关系的检测。双眼平衡的检测也应列为常规检查项目。双眼的平衡从低级到高级可以分为：屈光平衡、感觉（视像）平衡、知觉平衡。一名验光师在屈光检查中，最起码也应能正确进行屈光平衡的调整和确定。屈光检测的项目较多，对一名初学者来说，全面、系统掌握屈光程序并非易事。根据屈光检测的顺序，本书作者曾编制了一个屈光检测的常规操作规程（请参见本人拙著《眼屈光检测行为学》《基础验光规范与配镜》《验光操作流程图解》），大家只要依据操作规程去做，就可以比较快地掌握基本的屈光检测程序。

总之，视觉缺陷光学矫正的第一个关键点就是科学、正确地验光，达到这一目的的有效途径只有按正确的操作规程进行屈光检测。

**2. 戴用正确的矫正眼镜**

当得到一组正确的屈光矫正镜度后，并不能保证就一定能够高质量地矫正视觉缺陷。这是因为正确的屈光矫正镜度，只有配制成矫正眼镜，而眼镜数据也能正确反映我们的屈光矫正需求之时，才能够实现其矫正的价值。这里之所以不说"合格"而说"正确"，是因为"合格"只是针对某一标准而言，"正确"是指符合戴用者的生理戴用要求这一现实的尺度。可以说"正确"的眼镜是符合戴用者生理要求的，但不一定会符合标准。而"合格"的眼镜尽管符合标准，但只说明其符合大多数人的戴用要求，但不一定能满足具体对象的需求。如：戴用者左、右眼的单侧瞳距不等，就必须使用"正确"的，却不是"合格"眼镜，就是这个道理。

（1）眼镜选择应注意的几件事

正确的眼镜是矫正屈光缺陷、解除视觉疲劳的有效方法。这就要求验光师帮助眼镜戴用者做好以下 5 件事：

① 选择大小、形状适宜的眼镜架；

② 选择高质量的眼镜片，一般以轻、高透光率、像差小的镜片为宜；

③ 眼镜的磨边与装配一定要以验光处方为依据，不可随意改动配制数据；

④ 必须保证眼镜与戴用者的眼处于稳定的相互关系中；

⑤ 正确养护眼镜。

戴镜者要想做到这些是有一定难度的，因此，眼镜戴用者选择诚信度较高的部门去验光、配镜应当是正确的选择。

（2）对眼镜戴用的要求

在戴用眼镜进行屈光矫正和视觉疲劳矫治时，应把握住三点：

① 对工作和生活没有影响的屈光不正（特别是轻度远视）不可以选择配镜矫正。例如，刚上学的轻度远视眼儿童，一般不会有什么症状，不会影响其生活与学习，此时就不宜选择戴镜。再者，任何镜片都会有一定的像差和色散，对一个"正常"的眼来说，使用镜片矫正本身可能就是一件得不偿失的事情。

② 眼镜戴用应该舒适。眼镜戴用是为了矫正屈光缺陷和纠治视觉疲劳。假如戴镜以后不舒适，增加了视觉疲劳的程度，就显然是不正确的。当然戴上眼镜后立刻达到让所有的戴用者都舒适也是不现实的。例如，眼镜矫正度变化过大，特别是圆柱镜

度变化过大者更是如此。再如，有的人习惯了屈光不正的模糊视像质量，在初戴清晰视像眼镜时也可能会有不舒适的现象，但适应时间应当较短，大多数的人会在数小时至数天中达到舒适的戴用状态。假如戴用一至数月才适应的话，就不太正常了，这可能是存在视觉缺陷的眼，在戴用有问题的眼镜时所发生的强制性适应的一种特殊表现形式。对于绝大部分戴镜者在取镜后，都应该能够做到：戴着眼镜可以比较舒适地从事其日常活动，至少也应当做到使戴用者能够耐受的状况。

③ 眼镜保养要得当。戴镜者必须注意自己戴用眼镜的清洁，对有污垢的眼镜应及时进行清洗（对有油渍的眼镜可以加用适当的洗涤灵予以去油），或使用专用的拭镜布进行擦拭。这是减少视觉疲劳发生的有效办法。被过多污垢污染的镜片会加重视觉疲劳的程度，或更易诱发视觉疲劳的产生，这在老视眼初发时尤其明显。

**3. 正确对待戴镜的不适反应**

对戴眼镜所产生的不适应当有一个正确的认识。当眼镜的从业者对所有取眼镜人都要说"这是新眼镜，您得适应适应"就是不应该的了。因需要适应的只能是少数特殊情况，什么情况需要适应呢？大致有以下 6 种情况：

① 第一次戴用屈光矫正眼镜，而且≥2.50D 以上者。

② 新配镜的屈光度较原镜变化≥1.50D 的。

③ 原戴镜光学中心距与戴用者视线距（或瞳距）有较大误差时：在水平方向能够产生≥5$^\triangle$；在垂直方向能够产生>1$^\triangle$时。

④ 原来未使用过或一般不戴用眼镜，但是新眼镜改用高折射材料者。

⑤ 戴镜者存在眼位明显改变者。

⑥ 第一次使用双光镜或渐进眼镜者，可能需要适应。

对戴镜后产生的不适感，消费者有知情权，经营者也有告知的义务，对知情和告知都有必要：尽可能在不适应症状发生之前进行。

在屈光不正的屈光矫正和视觉疲劳的矫治中，最重要的是屈光矫正镜度的准确，可以说屈光不正眼的屈光矫正是医学各科所有操作中最能产生立竿见影效果的一种方法。这也为屈光检测与眼镜戴用效果的了解与分析带来了极大的便利。当然，验光、配镜与戴用的整个过程的各个环节，只要有一个环节发生偏差，这种偏差也许并不像我们所想象的那样大，却有可能会引发对视觉行为的干扰现象，都有可能会造成新的视觉疲劳和不适。因此，不管是验光还是配镜，即便是调整眼镜架，都要求从业者必须以"精益求精"的标准严格要求自己，认真细致地做好相应的工作。

**二、眼位训练**

眼位训练所讲的就是眼的正位训练。这项训练的主要目的是提高双眼的协调运动能力，使之恢复或增大双眼合像所需的神经支配力及眼肌的力量。这种目的往往需要经过一定的时间，通过合像反射的逐渐引导，逐渐去做一些精细程度较高、对协调要求较大的技术操作，只有这样做才能使视功能得以恢复。这种方法对于视觉疲劳的纠治具有非常肯定的效果。

光经过眼的屈光系统屈折、成像并转换电信号，经过神经系统的传导，最后在视觉神经中枢（大脑枕叶纹状区）被综合成为视知觉的空间立体视像，完成视觉并留下像的痕迹。在辨别物体时，高级视觉中枢对过去留下的痕迹（经验和记忆）起着重要的比对、参照作用。眼科学中往往将视觉的相关内容放在视力与基础生理过程中，对于高级中枢所产生的心理物理活动以及视神经和视觉中枢中的生物电化学活动却不太重视。这对以视觉与视像作为研究对象，以恢复正常生理和重建矫正生理为目标的眼屈光学（即眼视光学）来说，显然是不够的。仅从视觉疲劳的发生率看，视觉中枢由于像的辨认、识别困难所引发的视觉疲劳，并不比由视力引起的视觉疲劳所占的比例小。因此验光师、眼科医师在矫治视觉疲劳时一定要重视视觉中枢的作用。在一定意义上说，人们视觉的分辨能力是可塑的，如同样视力的炼钢工人，技术熟练者可以根据色调判断钢水的温度，而新入职者则做不到；一名印染检查工在黑布料上分辨黑色饱和程度的能力约为一般人的 150 倍。显然，炼钢工、印染检查工这种超常的视觉能力与视力的优劣关系不大，而这种超常视觉能力正是长期职业训练及积累的结果。但是他们的超常视力使他们能在较轻松的、高效率视觉状态中完成工作任务，处在这种状态中的眼睛显然不易发生视觉疲劳。因此，可以说训练视觉器官的能力，提高眼的高效率视觉工作能力，是控制、矫治和预防视觉疲劳的有效方法。徐广第先生对近视眼与视觉疲劳的预防与控制进行了深入的研究，并提出了用双眼合像法、手指操等方法预防近视眼和视觉疲劳的措施，想了解这方面内容的读者，可以参阅徐老所著的《眼科屈光学》《青少年近视防治》。

### 三、手术矫治

因斜视、白内障等原因引起的视觉疲劳，在光学矫正效果不佳时，就应该考虑采用手术予以矫正。关于手术矫治的细节，请参阅相关书籍。

# 第六节 ┊ 视觉疲劳的预防

所有的卫生工作都应当贯彻预防为主的方针，眼的卫生保健工作也不例外。随着现代化程度的不断提高，视觉作业的精确性和复杂性也在逐步增加，特别是电脑应用的普及，做好眼的卫生保健工作显得尤为重要。这在很大程度上与我们的生活质量及工作质量有着极为密切的联系，这可能也是当前抗疲劳眼镜能够应运而生的原因。

为了保持现实中生活、学习、工作的人，在良好的视觉效能条件下，有效提高工作自身能力，保证生产的产品具有较高的品质，最大限度减少和避免视觉疲劳产生所产生的主观视觉干扰症状及对工作所带来的影响，我们的国民特别是屈光学工作者都应努力做好视觉疲劳的预防工作。这方面的主要工作有以下三个：

### 一、在人机工效学应用中，一定要注意视环境的科学性

在人机工效学的应用中，应考虑舒适视觉的条件和视觉最大效能的实现问题。其

中有两个互相关联的问题：

**1.照明条件的设计**

其中主要的方面是指光源对工作面产生的照度和工作面的亮度。这方面的问题已引起有关主管部门的注意。我国于1975年制定了工矿企业的照明标准；1982年教育部、卫生部等十个单位发出关于保护学生视力的联合通知中，已把学生课桌面的照明标准标定为100lux［这方面的内容可参阅徐广第先生编著的《眼科屈光学（第四版）》第二十一章视觉卫生（环境因素）］。

**2.视觉与肢体活动半径**

人在工作和学习中，因工作性质的不同，眼的视野半径不同。如：单纯看书的视野半径与在写字台上工作的视野半径是不同的，后者所要求的视野半径比前者明显要大。在眼前有效视野半径区域内，应具有均匀适宜的照度。

人的工作与学习中，不可缺少肢体的活动，在肢体活动的有效半径中也必须具有充足的照明。例如，在写字台上工作，视觉的视野半径与肢体的活动的半径大约为0.6~0.75m，在这个区域中必须有足够的照明，而在这个扇形视野的核心区域（$r=0.3\sim0.4m$）所要求的照度一定要略大于周边区。通常，人们在晚上读书写字时，都是用一盏台灯作为核心区域（$r=0.3\sim0.4m$）的照明光源，而对整个视野半径、肢体活动半径却忽视不顾，这是不正确的。这种情况因环境较暗，瞳孔就会相对较大，这种单纯性核心区域的照明方式，被认为是导致近视眼视力减退的一种不可忽视的因素。而瞳孔过大，径深觉就会相对较小，这显然不利于视觉疲劳的预防。

如何解决好晚上工作、学习、读书的照明呢？我们得首先肯定近用台灯对核心区域的照明还是必要的，同时要将房间中的主照明灯（一般多为顶灯）打开，作为周边区域的照明光源，在这样的照明条件下，瞳孔会相对较小，眼的径深觉就会相对加大，工作、学习、读书时眼的调节频率就会降低，这也就会使视觉疲劳发生概率明显降低。

### 二、人员选拔的视觉标准，要考虑视觉效率发挥的问题

实际调查证明，人群中眼屈光不正者所占的比例是非常惊人的，据上海医科大学眼科1982年进行的调查报告：5620名居民中，眼屈光不正者的发生率为36％~43％。近年来，我国眼科学界对视觉疲劳的调查与研究正在逐渐开展。但是，对各种职业的视力要求与选拔标准的制定方面仍有很大的差距。除特殊职业（如飞行员、机动车驾驶员等）外，绝大部分职业尚未制定出从业的视力要求与选拔标准。因此各种机构和部门对员工的选择，仍侧重于将视力置于整体健康中进行考察的办法，这与我国科学技术水平的进步速度和国民经济的飞速发展是不相适应的。

随着我国现代化程度的不断提高，从业人员应用高科技手段和电子计算机从事职业活动也一定会不断普及与深化，对其工作和加工精细程度的要求也会不断提高。在这种情况下有必要对各种职业从业人员的视力需求进行研究，制定相关职业的视力选拔标准，这是避免人才浪费，发挥人在视觉功能方面最大的工作效能，以

便使一些有特殊视力要求的职业的工作人员的工作寿命得到延长的不可忽视的重要环节。只有这样做，才能够避免随年龄增大调节力衰退给工作带来的不利及影响。例如隐斜视者，在一般情况下视觉疲劳会隐而不显，但在全身虚弱或长时间近距离工作时，往往就会使视觉疲劳由隐到显而出现视觉功能下降，工作效率降低，甚至还会导致生产事故。

### 三、预防视觉疲劳，应从常规检查做起

预防视觉疲劳的工作应从什么地方开始呢？首先应明确一个观念：防重于治，重要的是要把对视觉疲劳的防治工作做到防患于未然，做到防、治结合。因此，对视觉疲劳的防治工作就应从系统性常规检查做起，将视觉功能的检测增加到常规检查之中，而不是现今所作的仅仅是一个远视力的检测。视觉功能的检测，大致应注意以下几个方面的检测：

**1. 近视力的检测**

进行近视力的检测应列为视功能检测的常设项目。仅仅进行远视力的检测并不能反映形觉功能的全部，只有对远视力、近视力分别检查，并对检测的结果进行综合分析，才能形成对被测者形觉功能的全面了解。

**2. 调节、集合功能的检测**

对以近距工作为主的职业应考虑进行调节、集合的功能的检测，以便在人员选拔时，将视功能方面更适合从事近距工作的人挑选出来。

**3. 立体视觉功能的检测**

对测绘人员、美术工作者、建工人员、交通警察等，对物体空间和距离的判断是其从事这一职业必须具备的视觉功能。因此，选拔从事这类工作的人员，就应该突出对立体视觉和深径觉的检查项目。

**4. 视觉反应速度的检测**

很多职业对视觉反应的敏锐程度和速度也是很重要的，例如刑侦人员、文物鉴定人员，在进行系统检测时，加入对视觉反应速度的检测就显得格外重要。具有这方面视功能优势的人在从事这类工作的效率应该是较高的。

**5. 色觉的检测**

对美术工作者、医学工作者（特别是检验人员）、纺织品检验员、印刷工作者等都应进行颜色分辨能力的检测，不仅仅是需要检查色盲是否存在的问题，还应对色饱和程度的辨别能力进行检查。毫无疑问，对色饱和程度的分辨能力是从事这些职业所不能缺少的视觉功能。

加强视功能在常规检查中所占的比例，强调某些职业对视功能的特殊要求，这应该是防控视觉疲劳的重要方法，并对就业者从事适宜自身条件的职业提供重要的依据。这样做，也会为企事业单位人力资源的合理使用，为从业者发挥最大的工作效能保持高效率地进行职业活动提供有效的保证。

## 第七节┊视屏综合征

视屏综合征是一种随电脑进入人们生活各个领域后出现的一种"现代病"。随着科学技术的发展，信息交流的质与量在不断提高和加大，使工作和生活都发生了翻天覆地的变化，在文字辨识、记录与识别上的变化表现在以下方面：

① 从传统的笔、纸记录到计算机录入；
② 从粉笔、黑板传统教学模式到多媒体现代化教学的普及；
③ 从简单的翻绳游戏到数字化的电脑游戏；
④ 从到影剧院看戏、看电影到欣赏电视、视屏中精彩的节目；
⑤ 从一片片翻的通讯录到掌上电脑的查阅等。

以上这些现象，无不昭示着终端视屏已经走进千家万户，几乎已经覆盖我们工作与生活的方方面面。探讨视屏与眼的关系是非常必要的。只有了解视屏对眼的作用，我们才会找到合理高效使用这些设备的具体方法。

视屏综合征是指由于长时间在视频终端前操作和注视荧光屏而出现的一组无特征的症状，包括神经衰弱综合征（头痛、头晕、额头压迫感、恶心、失眠或噩梦、记忆力减退、脱发等）、肩颈腕综合征（麻木、感觉异常及震颤，有压痛以及腰背部酸痛不适）、眼部症状（视疲劳、干眼症、眼部发痒、烧灼异物感、视物模糊、视力下降、眼部胀痛、眼眶痛等）以及食欲减退、便秘、抵抗力下降等，甚至对内分泌系统产生一定影响等。

### 一、视屏工作时对眼的影响

视屏大致上说有两种：阴极射线管的荧光屏和液晶显示器的板状屏。尽管两种视屏不尽相同，但是对眼的作用却有共同之处：

#### 1. 视觉作业的距离相对较近

使用计算机、笔记本电脑进行工作，看电视欣赏节目的时候，眼与视屏相对较近，特别是前者：在使用计算机或笔记本电脑进行工作时，视距肯定是小的，一般都在 0.4～0.5m，这样的视距需要眼付出 2.0～2.5D 的调节力，长时间使用这样的调节力对青少年可能影响不大，但久而久之，调解的高张力状态总是要发生或大或小的问题。对于成年人来说，在注视计算机视屏、电视之时，长时间使用这样的调节力，肯定会引发视觉紧张。但对中老年人来说，则必然会导致视力疲劳。

#### 2. 视屏的亮度明显高于其周边的环境条件

在注视视屏之时，为清楚地显示文字和图像，总是要将背景调节到比较亮的程度。在通常情况下，视屏背景的亮度都会比其周边环境的亮度要高，局部的高亮度必然会使瞳孔缩小，也会对视细胞产生较大的光压，这一情况对视觉疲劳的产生来说也可能起到诱发作用。

### 3. 视屏广度小，要求注视程度高

视屏相对较小，人们为达到看清目标的目的，必须保持较高的注视状态，这就要求注视者的精神和心理状态必须保持在较高的张力中，常常会使操作者被强制性地保持在相对固定的操作姿态，如端坐、躯干挺直、眼睛直视、肘关节与膝关节维持在固定的屈曲状态，这正是中老年人一看电视就易困的原因之一。

在视屏相对较小的情况下，为在同一画面中容纳更多的信息，有相当多的人会将视屏的放大倍率降低到最小，这也就增大了分辨、识别难度，这显然也是引起视觉疲劳不可忽视的一个条件。

### 4. 视屏工作状态中的频闪，易引发调节负荷增大

在以上诸因素的综合作用下，眼就会沉浸在一种高张力、代谢欠佳的状态中，人的眼也就必然会发生相应的改变，并表现出相应的症状。

视屏发光（尤其是游戏的高频闪烁光）时必然会产生一定的射线（如紫外线、红外线、X 射线等）。这些射线就会对眼，特别是对屈光系统和眼的调节系统产生光效应，这也必然会对眼的新陈代谢造成一定的影响，如眼的发痒发干，就是这种原因造成的。

### 5. 视屏工作的环境空气流通相对较差

视屏工作肯定应该在室内进行，而工作室一般都会被模拟为"人工小气候"，这对计算机的保养护理和使用寿命都是十分有益的，但是它又与人的天然生存环境不同。对一个比较健康的人，"人工小气候"不一定能产生什么影响。但对一个健康状况稍差的人，"人工小气候"就会使之不舒适，也可能会促进视觉疲劳的诱发。

## 二、VDT 综合征

"视屏综合征"造成眼睛不舒服，出现发红、充血、干涩、有异物感、分泌物多等症状。随着现代人生活方式和工作方式的变化，越来越多的人（包括成年人和青少年）在工作和生活中需要应用电脑。对于长期（每天大于 6h）使用视频终端者，半数以上的人会或多或少地出现一些视频终端综合征的表现。

近年来，大量文献报道，较长时间与超近距离使用视屏可诱发视觉疲劳综合征，通常这种综合征被称为电脑终端（Visual or video display terminal，缩写为 VDT）综合征，也简称为 VDT 综合征。虽然学术界对 VDT 综合征的发生和变化上有争议，但是这种综合症已经引起劳动防护部门、眼科医师和相关人士的关注。VDT 综合征的症状与视觉疲劳的症状相近。国外的研究，VDT 综合征的症状中眼部症状出现的概率最高（72.1%），然后依次是颈肩部（59.3%）、背部（30%）和手臂（13.9%）。其具体表现可以概括为三个方面。

### 1. 视功能的症状

VDT 综合征在视功能方面常会表现为：视物疲劳感、视力减退、调节功能减

退、视诱发反应异常、对比敏感度下降、立体视功能下降等。作为主诉症状大致会有以下两类：

（1）视物的疲劳感

这种感觉实质上就是视觉疲劳。这是由长时间看近，人眼处于高度调节状态，再加上视屏不可避免的高亮度、闪烁、清晰度不佳、亮度不均匀或不稳定，电脑荧光屏发出的紫外线、红外线、射线、超低频等，都不可避免地就要诱发视觉疲劳的发生。这种症状的表现，以 IT 业编程人员中的近视眼最为突出。而调节功能减退、固视能力下降、视诱发反应异常、对比敏感度下降、立体视功能下降都是视觉疲劳的在不同视功能方面的具体表现形式。

（2）视力减退

视力减退是 VDT 综合症第二种临床表现，这种视力下降，大多以暂时性视力下降为主要形式，具体表现则是频繁、反复发生视物模糊、充盈，进而表现伴有视觉疲劳的视力下降。尽管 VDT 导致的视力下降是暂时的，但是长期处在这种工作中则会导致近视矫正镜度的增大，这也就会造成远视力的下降。

**2. 眼部的症状**

VDT 综合征的症状，除视功能方面的症状外，还会表现为眼局部的非特异性症状：结膜的炎症、角膜的炎症、眼压升高、泪液质与量的变化、泪膜破裂时缩短等。

VDT 综合征最明显的自我眼部症状就是眼睛发干，这与电脑者在操作时，瞬目次数减少有很大关系。人们在一般情况下 1min 眨眼约 20 次，使用电脑工作时，因过于凝神注目，每分钟眨眼次数减少到 6 次，这也就使泪液的蒸发量明显加大，加之电脑屏幕所发出的各种射线也会刺激眼睛，导致泪分泌减少和泪成分变质，这就是感觉眼发干的主要原因。操作电脑一般都是在安装空调的室内环境中，室内风的流动都会相对较快，这也起到了使泪液蒸发加速的作用。以上两种因素在干眼症起着极为关键的作用。

**3. 全身的症状**

VDT 综合征还会伴发一些非特异性的全身症状，这些症状可以分为以下两类：

（1）机体反应性症状

全身的机体反应性症状包括：头部、肩部、颈部、背部、四肢，甚至是腰部，特别是肩部、颈部、背部比较明显，这些部位的症状基本上以酸痛、胀痛、麻木、僵直感为主。女同志还可能出现月经失调等症状。

（2）神经精神方面的症状

在以上多种因素的影响下，患有 VDT 综合征的人会出现神经精神方面的症状。如性情烦躁、性情忧郁、植物神经功能的失调以及身心失调等。

从以上叙述不难看出，VDT 综合征的症状是多样的，其表现的程度也会是不同的。鉴于此，有些学者认为：VDT 综合征所引起的视觉疲劳与一般视觉疲劳不同，还可能有更复杂的因素存在。从症状学进行考察，VDT 综合征所引起的视觉疲劳比一般性视觉疲劳的作用时间要更持久一些，不会像后者那样一旦原因被排除，几乎可以即刻消退。

### 三、VDT 综合征防治

VDT 综合征是使用 VDT 所致的视觉疲劳，因素复杂、涉及面广。患者在人群中所占的比例有逐年增多的趋势。因此，加强对 VDT 综合征的研究，做好防治工作是社会的需要，也是屈光学工作者义不容辞的义务。

**1. 进一步揭示 VAT 综合征的发病机理**

引发 VDT 综合征的因素是很多的，这些因素到底是怎样通过生理生化的改变作用于眼并导致了 VDT 综合征，现在尚不是十分清楚，因此，尚有待进一步的探索和研究，以便进一步揭示其发病的机理，提出合理的防治方案。

在 VDT 综合征有待深入研究的今天，尽管是"有待"，但社会相关部门却不可无所作为，不可"待"以处之，特别是劳动部门更应该从现有的条件和知识水平开展工作，尽可能降低 VDT 综合征的发病率。

**2. 制定计算机工作室的建筑设计规范**

国家建设部门和劳动部门应当开展对 VDT 和 VDT 综合征的调查研究工作，并在此基础上制定计算机工作室的建筑设计规范，以便给 VDT 工作者提供一个合理舒适的工作条件。

**3. 注意 VDT 操作者劳动管理与卫生防护**

劳动部门也应在调查研究的基础上，从维护劳动者的权益和健康出发，制定相关的劳动防护条例，以便能使用人单位能够用其所长，被用之人能够健康地从事自己的工作。

**4. 合理安排工作和学习的作息时间**

VDT 的操作作为一种近距离的工作，它所需要付出的注意力、精力和体力是很大的，加之其身体的姿势相对固定，因此，让 VDT 的操作者连续几个小时进行操作是不现实的。不管是用人单位，还是 VDT 操作者本人都应认清这种现实，安排适当的工间操或相应的活动，最好能做到 VDT 操作每 30～60min 作为一个单元，在相邻的操作单元时之间能有一个适宜的调节休整时间。

**5. 培养良好的用眼习惯**

至于青少年迷恋于电子游戏、上网聊天，由于空间拥挤、时间过长，特别是后者，给个人、家庭和社会带来的影响是很大的，轻者表现为视觉疲劳，重者则出现心理障碍和变态。由于沉湎于电子游戏或视屏导致失明的现象也多有报道，这应该引起社会各界和学生家长们的注意。培养好我们的未来，帮助他们建立起自己的良好的用眼习惯，这对我们国家的未来则是一件功德无量的事情。

**6. 其他措施**

（1）工作环境

环境中的光线太强或者是太弱，导致荧光屏与外界产生强烈的反应，容易对眼睛造成刺激。室内要保持通风和一定的湿度。最重要的是要将电脑视屏放置在最合理的位置，电脑办公环境布置的最合理相关数据如图 11-4 所示。

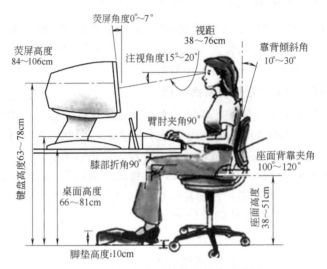

图 11-4　电脑办公环境的相关合理数据

双眼长时间面对屏幕后，一定要站起来适当休息，双眼眺望远方，让睫状肌松弛，这是放松双眼最好的方法。此外，在有空调的办公室里，应尽可能不戴（或少戴）软性隐形眼镜，因这种镜片有加速泪液蒸发的作用，更容易发生眼干、眼疲劳。

（2）饮食

尽管经常有人说，平时应酌情多吃一些胡萝卜、柑橘、动物肝脏、西红柿、红枣、白菜等富含维生素 A 的食物，可减少眼睛视网膜上的感光物质视紫红质的消耗，有益于保护视力，有人也期望通过饮食的调整来预防、治疗 VDT 综合症，但是，这些方法往往是期望值很高，实际效果则是似有似无。应当说，一旦患干眼症，调节饮食是无效的，而连续服用 3～7 天维生素 A 则是绝对有效的。

（3）治疗

对于 VDT 综合症，没有明确的、根本性的治疗方法，只能采用对症治疗的办法。当眼睛疲劳时，只能通过减少用眼来解决，干眼症十分严重时，只能借助于人工泪液来缓解。但是，有的 IT 业工作人员的工作需要连续十几个小时盯着电脑屏幕，即便疲劳也不敢放松。再如，长时间点人工泪液，也可能会导致自己泪液生成、分泌功能被抑制。滴用人工泪液不能有效缓解干眼症，还可能会建议采用泪小点栓塞术等对症治疗，但是泪小点一旦栓塞，在正常环境下又必然会发生溢泪的问题。

因此，这些对症治疗的方式，都只能作为临时的措施来使用，长期使用则是不妥的。

要想解决 VDT 综合征的困扰，就应当使用与自己工作环境相应的近用眼镜，以达到在视屏工作中不使用（或少使用）的目的，近用眼镜的配制需要：在模拟现实的条件下，检测出合理的屈光矫正镜度、测量出相关的配镜数据。应当说这是预防VDT 综合征视觉疲劳症状发生的最好的办法。

### 四、VDT 综合征防治中的新课题

平板电脑、手机、电子书的广泛使用，不管年龄大小，手机不离手，走到哪里看到哪里，使电子视屏的小型化成为一种时尚化的趋势。这种趋势不但对 VDT 综合征的预防带来了新的课题，也使得近视眼的预防、控制遇到了巨大的挑战。

#### 1. 手机对眼的危害

（1）距离过近会促进近视眼的发生和发展

手机是至今与眼睛距离最近的信息载体，而且是城市中各年龄段接触最多的信息载体。目前人们对手机的使用几乎到了无时无刻、不舍日夜的程度。这样长时期、长时间近距离观看小视屏，睫状肌必然处于高度紧张状态，视觉疲劳是不可避免的。担当看这一任务的眼，就会去适应这种近距离视觉作业，这就是不近视的要近视、已经近视的度数就一定要增加的原因。那么，什么样的人看手机不容易涨度数呢？一般人看手机的视距在 20cm 左右，这也就是说，一个 500 度近视眼的人在摘掉眼镜看手机时是不使用调节力的，这样的度数这样看一般不会涨度数。倘若他戴着眼镜看手机，其近视的潜在的增量就是 500 度。

（2）使用时间过长导致视觉疲劳

不管采用什么姿势看手机，都不是人体的舒适体位。这正是沉迷于玩手机的人经常脖子、后背、腰出现发紧、僵直、疼痛的原因。长时间玩手机会导致结膜血管的轻度充血、非特异性眼部慢性炎症。这些都是视觉疲劳的不同表现形式。

（3）长时间玩手机导致干眼症

长时间看手机总会伴随着干眼症的发生，尤其是在打开空调的房间中，导致干眼症的最重要原因就是眨眼的次数减少。正常人每分钟瞬目约 20 次，而长时间看手机就使眼处于凝视状态，眨眼次数常减少至每分钟 5 次以下，不眨眼就会导致泪液分泌减少，眼睛长时间持续的暴露又会导致泪液蒸发加速，这就是看手机导致干眼症的根本原因所在。

#### 2. 正确、合理看手机

看手机对人眼的危害，特别是对青少年的近视眼的发生、进展的恶劣作用，可以说是尽人皆知，但对如何减少这种作用应当说没有什么有效的办法。家长们力图禁止孩子玩手机，甚至有的学生因在学校带、看手机而被劝退回家的。这些禁止使用的办法很难起到切实的作用，这是因为，手机上的信息的确很精彩，几乎所有的人都在玩手机，甚至四五岁的孩子玩起手机来比大人还熟练，处在现实生活中的学生也是现实的人，怎么能禁止得了呢？应当说，手机的使用是一种新技术、新时尚的潮流，堵是堵不住的，不让看、玩手机很难落到实处。因此，对于手机，"禁"不是出路，"导"才是出路。

怎样"导"？大只讲有以下两个办法：

（1）看手机，要讲究"度"

看手机，一定要在完成正常工作、学习任务后。玩手机必定只是一种消遣，不能耽误正事儿。在"禁止玩"与"有度地玩"之间，孩子肯定会选择后者，在这种情况下就可以在"度"上进行约定了。

（2）使用专门"手机眼镜"

既要看手机，又要预防近视眼的发生发展，就需要让眼睛在看手机时不使用（或少使用）调节力。能达到这一目的的办法就是我国著名眼视光学家徐广第先生的"低度凸透镜预防、控制近视"办法。针对看手机，这种方法中所使用的眼镜就可以称之为"手机眼镜"。看手机时戴上这种眼镜，既看了手机又预防了近视的发生、发展，这当然是家长、孩子皆大欢喜的事。当然，目前能高质量配这种眼镜的地方不多，在准备配制这种眼镜时，不可以贪大求洋，需要谨慎选择验配单位。

# 第十二章

## 眼科疾病的屈光矫正问题

## 第一节 白内障

晶状体混浊称为白内障（Cataract）。老化、遗传、代谢异常、外伤、辐射、中毒和局部营养不良等因素都可引起晶状体囊膜损伤，或导致晶状体代谢紊乱，使晶状体蛋白发生变性，形成混浊。不论晶体混浊的部位、程度以及是否影响视力，均可称作白内障。但在流行病学调查中，也有将视力下降至 0.7 以下的晶体混浊才归入白内障的。

### 一、病因

就目前而言，老年性白内障的发病可能与下列因素有关：

**1. 环境因素**

（1）紫外线

多年来，人们已经注意到阳光参与了人类白内障的形成。在紫外线影响下，磷离子可能与衰老的晶状体中的钙离子结合，形成不可溶解的磷酸钙，从而导致晶体的硬化与钙化。同时紫外线还影响晶状体的氧化还原过程，促使晶状体蛋白变性，引起白内障。

（2）缺氧

在缺氧的情况下，可使晶体内钠、钙增加，钾、维生素 C 相应减少，而乳酸增多，促使白内障的形成。

（3）外界的温度

国外学者普查在高温下工作的 60 岁以上的工人白内障的发病率明显增高。

**2. 机体自身因素**

（1）机体衰老的自然规律

晶状体的退行性变化是随着年龄增大而出现的自然老化现象。这种变化也是多种因素作用的结果，这些原因包括年龄、职业、性别、接受紫外线辐射的强度，以及与个人的病史、家族史和营养状况也有一定关系。

（2）内分泌功能紊乱

可以促使白内障的产生，从糖尿病病人发生白内障概率较一般人高就足以说明。

（3）硬化脱水

人体在发生脱水的情况下，体内液体代谢紊乱，就会产生一些异常物质，损害晶体。动物实验证明，给予高渗脱水后，晶体就会出现空泡。

（4）营养素代谢

通过动物观察，发现某些维生素和微量元素缺乏与白内障形成有关，如钙，磷，维生素 E、A、$B_2$ 等。

## 二、白内障的分类

按发生时间，白内障可以分为先天性和后天性。图 12-1 为常见白内障类型。

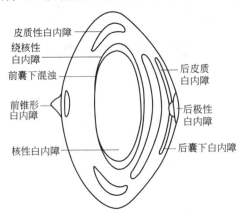

图 12-1　常见白内障类型示意图

### 1. 先天性白内障

多在出生前后即已存在，小部分在出生后逐渐形成，多为遗传性疾病，有内生性与外生性两类，内生性者与胎儿发育障碍有关，外生性者是母体或胎儿的全身病变对晶状体造成损害所致。先天性白内障分为前极白内障、后极白内障、绕核性白内障及全白内障。前两者一般无需治疗，后两者需进行手术治疗。

### 2. 后天性白内障

这是出生后因全身疾病或局部眼病、营养代谢异常、中毒、变性及外伤等原因所致的晶状体混浊。后天性白内障又分为 6 种：老年性白内障、并发性白内障、外伤性白内障、代谢性白内障、放射性白内障、药物及中毒性白内障。其中最为常见是老年性白内障。

老年性白内障即年龄相关性白内障，多见于 40 岁以上，且随年龄增长而增多，病因与老年人代谢缓慢发生退行性病变有关，也有人认为与日光长期照射、内分泌紊乱、代谢障碍等因素有关。根据初发混浊的位置可分为核性与皮质性两大类，视力障碍与混浊所在的部位及密度有关，后皮质及核混浊较早地影响视力，治疗以手术为主，术后可佩戴接触眼镜，也可手术同时行人工晶状体植入术。

## 三、白内障的症状

晶体由晶体囊、晶体上皮及蛋白含量丰富的晶体纤维组成。正常的晶体是透明的，无血管，其营养主要来自房水。当各种原因引起房水成分和晶体囊渗透性改变及代谢紊乱时，晶体蛋白变性、水肿、纤维之间出现水裂，空泡，上皮细胞增生，此时晶体由透明变为混浊。

白内障的主要症状是视力障碍，其原因是光线在浑浊的晶状体发生漫反射所致，视力障碍的程度与晶状体浑浊程度和部位有关。白内障患者的主诉症状包括：视物模糊，雾状视，有怕光、看物体颜色较暗或呈黄色，甚至复视（双影）及看物体变形等症状。

**1. 老年性白内障症状的特点**

（1）皮质性老年性白内障

皮质性白内障是年龄相关性白内障中最常见的一种类型，其特点是混浊自周边部前皮质开始，逐渐向中心部扩展，占据大部分皮质区。根据其临床发展过程及表现形式，皮质性白内障可分为 4 期：初发期、进展期、成熟期和过熟期。

① 初发期。最早期的改变是在靠周边部前后囊膜下，出现辐轮状排列的透明水隙或水泡。水隙或水泡主要是由于晶状体上皮细胞泵转运系统失常导致液体在晶状体内积聚所致。液体积聚可使晶状体纤维呈放射状或板层分离。在前者，液体可沿晶状体纤维方向扩展，形成典型的楔形混浊，底边位于晶状体赤道部，尖端指向瞳孔区中央。散瞳检查在后照或直接弥散照射下，呈典型的辐轮状外观。这种辐轮状混浊最初可位于皮质表浅部位，然后向深部扩展，各层次间可互相重叠掩映，终于以晶状体全面灰白色混浊取代辐轮状混浊外观，代表年龄相关性白内障进入进展期阶段。

② 进展期。晶状体纤维水肿和纤维间液体的不断增加，使晶状体发生膨胀，厚度增加，因此也被称作膨胀期。一方面因以混浊为背景的囊膜张力增加而呈现绢丝样反光；另一方面，由于膨胀的结果而使前房变浅。后者在一个有青光眼体质的患者，很容易诱发青光眼的急性发作。但并非所有皮质性白内障患者都要经历膨胀期发展过程。即使有，其持续时间及严重程度在个体间也存在相当大的差异，不一定都会诱发青光眼发作。这一阶段患者主要症状为视力逐渐减退，有时伴有眩光感，偶有单眼复视者。由于尚有一部分皮质是透明的，因此虹膜新月影投照试验是阳性。

③ 成熟期。这一阶段以晶状体全部混浊为其特点。裂隙灯检查仅能看到前面有限深度的皮质，呈无结构的白色混浊状态。此时虹膜新月影投照试验转为阴性。晶状体纤维经历了水肿、变性、膜破裂等一系列病理过程，最终以晶状体纤维崩溃，失去正常形态为结局。至成熟期阶段，晶状体囊膜尚能保持原有的韧性和张力，此后逐渐向变性发展。

④ 过熟期。由于基质大部分液化，某种基本成分的丧失，使晶状体内容减少，前囊膜失去原有的张力而呈现松弛状态。有时可看到尚未液化的核心沉到囊袋下方，随眼球转动而晃动。此时，可伴有虹膜震颤。

（2）核性老年性白内障

核性白内障往往和核硬化并存。最初，混浊出现在胚胎核，然后向外扩展直到老年核。这一过程可持续数月、数年或更长的时间。在晶状体核混浊过程中可伴随着颜色的变化。早期，少量棕色色素仅仅积聚在核区而不向皮质区扩展。但有时皮质区很薄，也可呈现整个晶状体均呈棕色反光的外观。当色素积聚较少时，核心部呈淡黄色，对视力可不造成影响，眼底也清晰可见。

随着白内障程度加重，晶状体核颜色也逐渐加深，由淡黄色转而变为棕褐色或琥珀色。在长期得不到治疗的所谓迁延性核性白内障病例，特别是糖尿病患者，晶状体核最终变为黑色，形成所谓的黑色白内障。晶状体核颜色与核硬度有一定的相关性，即颜色越深，核越硬。

（3）囊膜下老年性白内障

这是指以囊膜下浅皮质混浊为主要特点的白内障类型。混浊多位于后囊膜下，呈棕色微细颗粒状或浅杯形囊泡状。有时前囊膜下也可出现类似改变。病变一般从后囊膜下视轴区开始，呈小片状混浊，与后囊膜无明显界限。在裂隙灯下检查时，有时可以发现混浊区附近的囊膜受累，呈现黄、蓝、绿等反射，形成所谓的多彩样闪辉现象。由于病变距节点更近，因此即使是病变早期，或病变范围很小很轻，也会引起严重的视力障碍。

**2. 先天性白内障的症状特点**

婴幼儿白内障最突出的表现就是"白瞳症"。新生儿出生后瞳孔区呈白色称为白瞳症，即先天性白内障。常常以视力低下、斜视、眼球震颤等异常就诊。

（1）体征

① 视功能检查，不同程度的视力下降，但应具备光照反应。

② 晶体呈各种形态的混浊，有全白内障、核性白内障、绕核性白内障、前极后极白内障、花冠状白内障、缝性白内障、点状白内障等。

③ 可继发斜视，眼球震颤。

④ 可并发眼部其他先天异常，如小眼球、小角膜、无虹膜、永存增生原始玻璃体（PHPV），视网膜脉络膜病变等。

（2）不同类型先天性白内障视力障碍特点

① 核性白内障视力障碍明显。多为双眼患病。

② 绕核性白内障（板层白内障）视力影响不大。

③ 前极性白内障如视力无明显影响，可不治疗。

④ 后极性白内障后极部的混浊，对视力有一定的影响。

⑤ 全白内障晶状体全部或近于全部混浊，也可以是在出生后逐渐发展，视力障碍明显，多为双侧性。

## 四、白内障的治疗

对于白内障的治疗目前尚无疗效肯定的药物，以手术治疗为主。眼科医生手术治疗白内障，就是要通过手术将混浊的晶状体摘除。那么，摘除了自身的晶状体对眼有什么影响呢？人眼的晶状体除了有透光作用外，还有一个作用是起一个凸透镜即放大镜的作用。人缺少了晶状体这个凸透镜，即呈现高度远视状态，看东西就会不清楚，所以手术摘除晶状体后，还必须要植入一个人工晶体，也就是人们常说的人工晶体植入术。人工晶体植入的目的是矫正由于手术摘除晶状体以后所造成的高度远视。

**1. 先天性白内障的治疗**

诊断为先天性白内障的患儿，家长要及时带孩子治疗，因为婴儿和儿童时期是孩子视力发育的关键时期，如果不治疗白内障，很有可能使孩子失明。所以要及早到正规眼科医院治疗，拯救孩子的视力。

（1）先天性白内障的手术时机

① 双眼不完全性白内障：若双眼视力低于 0.1，不能窥见眼底者，也应当争取早日手术。

② 对出生后即有双眼完全性白内障，由于视网膜得不到正常的刺激，严重影响视功能发育者，应尽早手术。一般出生后 1～2 个月内手术，最迟不超过 6 个月。

③ 对单眼先天性白内障，晶状体混浊位于瞳孔区，或双眼视力低于 0.3 者，应在 2～3 岁时尽早进行手术治疗。

④ 风疹综合征患者不宜过早手术，因为在感染后的早期，风疹病毒还存在于晶状体内，手术时可造成病毒释放而引起虹膜炎，一般主张在 2～4 岁时进行手术。

⑤ 对局限性晶状体混浊，平时不影响玩耍，视力在 0.3 以上者手术可推迟到 4～5 岁进行，但不能晚于 6 岁，否则可能造成不可逆性弱视。

（2）先天性白内障的治疗

① 对造成瞳孔区遮挡的白内障，经视功能评估具备基本视觉能力的病例应该及早手术摘除白内障。为防止术后再发生后发性白内障，还应该同期做晶体后囊切开及前部玻璃体切除术。

② 确定有严重的眼底、视神经发育异常，主、客观检查不能确定有感光机能，合并严重小眼球，合并眼内活动性疾病等情况时，一般不宜手术。

③ 术后需要及时验光配镜，佩戴框架眼镜或角膜接触镜矫正。矫正术后屈光不正，进行弱视训练，提高视力。验光要每半年至一年进行一次，及时调整眼镜度数，以适应眼球发育带来的屈光变化。

④ 对单眼白内障儿童或双眼白内障术后两眼视力相差悬殊的病例，还要进行遮盖等弱视治疗。

⑤ 根据病情同期或 II 期植入人工晶体。

**2. 老年性白内障的治疗**

（1）药物治疗

有人误认为点药后有点刺激性疼的药就是管事的药，这是一种误解，晶状体本身没有痛觉神经，无法感知疼痛。同时，晶状体本身是没有血管的，只能通过"泵"转运 $Na^+$、$K^+$、$Ca^{2+}$ 等的离子转运，药物点眼后是否可以被"泵"运进晶状体，纯属说不明道不白的事情。期望通过吃药、点眼药治疗白内障只能是不现实的奢望。

当前治疗"白内障"的药物很多，包括含硫制、抗醌体制剂、醛糖还原酶抑制剂、维生素及能量合剂、天然提取物等，如法可利晴、谷胱甘肽、维生素 C、仙诺林特、白内障等。这些药物是否真实有效，目前没有充分的证明，只能是尝试使用。因此，不论是先天性白内障还是后天性白内障，治疗的根本方法只有手术。

（2）手术治疗

手术治疗是治疗白内障的最基本、最有效的方法。目前主要采用白内障超声乳化联合人工晶体植入技术。

### 五、关于白内障的验光配镜

不论患者以前是否存在屈光不正，白内障发生后都会出现或多或少的屈光变化，都可能会因"视力下降"寻求验光配镜来解决视觉需求方面的问题。

**1. 未手术白内障的验光配镜**

（1）"视力下降"

一般来说，白内障患者都会有一定程度的视力下降。原因有两个：① 晶状体混浊导致的屈光度变化，这既可能表现为球镜度的变化，也可能会是圆柱镜度、轴的变化。② 入眼光线经过浑浊的晶状体会发生散射，这种光的散射使患者有如"雾"的感觉，这种雾状视不但会影响被测者的基本视力，还会影响明暗视觉、对比视力和立体视觉。

（2）验光的注意事项

① 白内障患者常常会伴有其他眼病，往往会还可能伴有一定程度视功能障碍。因此，验光中不能刻意追求标准的最佳视力，能达到其自身的最佳矫正视力即达到目的。

② 应尽可能避开比较明亮的环境进行屈光检测，以免影响验光的结果。

③ 可以尝试使用镜片箱中的"黄色"验光片、"偏光"验光片，核对、确认被测者的矫正效果。

④ 对于视近比视远模糊的白内障患者，可以建议被测者在使用近用眼镜时在更近一些距离看，通过增大视网膜像以提高对目标的识别度（但这种方法不适宜长时间阅读使用），也可以建议在使用近用眼镜的同时加用放大镜的办法予以解决（这种方法会使雾视的程度得到适当减轻）。

（3）配镜的注意事项

① 应使用有抗紫外线膜层的镀膜镜片。这种镜片，不但在视觉上有提高空气透明程度的作用，而且有抵御紫外线入眼的作用，这显然对减缓白内障发展的速度是有积极作用的。

② 应建议白内障被测者使用偏光镜片。这种镜片有减弱镜面反光、压暗背景光的作用，这会在一定程度上改善对比视力从而达到提高眼的分辨力的目的。

偏光镜有两类：一类是专设的偏光镜，另一类是偏光套镜，比较起来后者比较经济实惠。后者大致有三种：夹持型偏光套镜（图 12-2）、磁吸附式偏光套镜［图 12-3（a）］、内嵌式偏光套镜［图 12-3（b）］。

购置偏光镜，需要注意的是：要通过偏光镜测试卡（图 12-4）来甄别真假。

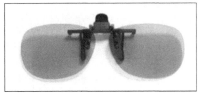

(a) 夹持型偏光套镜

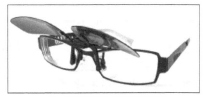

(b) 夹持型偏光套镜使用状况

图 12-2 夹持型偏光套镜及偏光镜片翻起时的状况

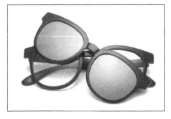

(a) 磁吸附式偏光套镜

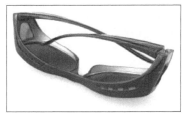

(b) 内嵌式偏光套镜

图 12-3 磁吸附式偏光套镜和内嵌式偏光套镜

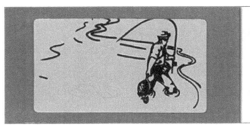

(a) 未戴偏光镜看到测试卡上的不完全图案

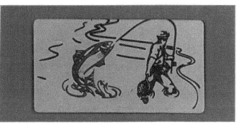

(b) 戴用偏光镜能看到测试卡上的完全图案

图 12-4 偏光镜测试卡

## 2. 手术后白内障的验光配镜

（1）屈光补偿

白内障手术后，"雾状视"就会消失，只要眼底没有导致视觉障碍的疾患，视力都会有明显的改善，但绝大多数患者都会有感到有些睁不开眼的感觉。目前，手术还不能做到准确把握术后眼的屈光度，即便是安装"人工晶体"，也会留下一定的屈光不正，也会存在近距离阅读困难的问题。因此，对于白内障术后的患者验光配镜，就是要解决视远与视近的屈光补偿问题。

（2）验光的注意事项

① 术后的配镜，一般应在术后三个月后，各项指标相对稳定的情况下进行。

② 白内障术后，"雾状视"消失，在验光照明、核实镜度上，也就不需要再有特殊要求。

③ 白内障术后，眼睛已经不再有调节力可以使用。即便使用了多交点人工晶体，也很难解决看近的问题，因为这种多交点人工晶体在技术尚差强人意。因此，在检测近用屈光矫正度时，一定要充分考虑被测者的生活习惯、工作特点，掌控好具体的矫正度在径深方面的适应性问题。

④ 对于原有屈光不正的患者，验光中有可能对完全屈光矫正镜度出现不适应的问题，应适当延长行走试戴时间（尤其是出现远视过度矫正者）。倘若仍不能适应，则应当予以适当降度处理。

（3）配镜的注意事项

① 配镜方面没有特殊要求。

② 对于有畏光现象存在的，应建议被测者使用偏光镜。

# 第二节┊青光眼

青光眼是指眼内压间断或持续升高的一种常见疑难眼病。该病发病迅速、危害性大、随时可导致失明。持续的高眼压可以给眼球各部分组织和视功能带来损害，导致视神经萎缩、视野缩小、视力减退，失明只是时间的早晚而已。在急性发作期 24～48h 即可完全失明。如不及时治疗，视野可能全部丧失而至失明。青光眼是导致人类失明的三大致盲眼病之一，总人群发病率为 1%，45 岁以后为 2%。

## 一、青光眼病的种类和症状表现

青光眼的种类主要有四种：先天性青光眼，原发性青光眼，继发性青光眼，混合性青光眼。各种类型的青光眼的临床表现及特点各不相同。

### 1. 先天性青光眼

根据发病年龄又可为婴幼儿性青光眼及青少年性青光眼，30 岁以下的青光眼均属此类范畴，先天性青光眼形成的原因是胚胎发育过程中，眼的前房角发育异常，致使房水排出受阻，引起眼压升高，25%～80% 的病人半年内显示出来，90% 的患儿到一岁时可确诊，10% 的病人在 1～6 岁时出现症状。

（1）婴幼儿性青光眼

0～3 岁发生的青光眼就叫做婴幼儿青光眼。此类是先天性青光眼中最常见者，在母体内患病，出生后立即或缓慢表现出症状，一般是双眼性病变，但不一定同时起病，也有 25%～30% 患儿单眼发病，临床表现为出生后眼球明显突出，故称"牛眼"、怕光、流泪、喜揉眼、眼睑痉挛、角膜混浊不清、易激动哭闹、饮食差或有呕吐、多汗等症状。

（2）青少年性青光眼

3～30 岁的青光眼就叫做青少年青光眼。此类青光眼发病隐蔽，危害性极大，近年来近视患者的发病率有不断上升的趋势，90% 以上患者的青光眼症状症状不典型，仅表现为：近视、视疲劳、头痛、失眠，甚至因不知不觉失明而就诊，经检查才知道是青光眼。

**2. 原发性青光眼**

根据前房前角的形态及发病缓急，又分为急、慢性闭角型青光眼，开角型青光眼等。白天视物呈蒙雾状（雾视），夜晚看灯光则有虹视（有彩虹围绕灯光）。

（1）急性闭角型青光眼

急性闭角型青光眼是眼房角短时间内突然狭窄或关闭，房水不能及时排出，引起眼压急剧升高所致。多发于中老年人（40 岁以上占 90％，男女比例为 1∶4）。主要症状为：突然发作的剧烈眼胀头痛、视力锐减、眼坚硬如石、结膜充血、恶心呕吐、血压升高等，如不及时诊治，1～2 天即可完全失明。也有部分患者对疼痛不敏感，仅表现为眼部不适，头面部反射性疼痛。这类青光眼，实则是因慢性闭角型青光眼反复迁延而来。

（2）慢性闭角型青光眼

此型占原发性青光眼患者 50％以上，发病年龄 30 岁以上。此类青光眼发作一般都有明显的诱因，如情绪激动、视疲劳、用眼用脑过度、长期失眠等。早期症状有四种：①眼睛疲劳不适；②眼睛常常酸胀，休息之后会有所缓解；③视力模糊，近视眼或老花眼突然加深；④眼睛经常觉得干涩。有的患者无任何症状即失明。检查时，眼压可正常或波动，眼底早期可正常。反复发作，前房角粘连关闭即可形成急性闭角型青光眼。

（3）原发开角型青光眼

多发生于 40 以上的人，25％的患者有家族史，绝大多数患者无明显症状，有的直到失明也无不适感，发作时前房角开放，此类型的诊断最为关键。

**3. 继发性青光眼**

由眼部及全身疾病引起的青光眼均属此类，病因颇复杂，种类繁多，现仅简述最常见的几种继发性青光眼：

（1）屈光不正（即近视，远视）继发青光眼

由于屈光系统调节失常，睫状肌功能紊乱、房水分泌失衡、房水排出受阻而引起眼压升高，此类患者的临床特点是：自觉视疲劳症状或无明显不适，戴眼镜无法矫正视力。

（2）角膜、结膜、葡萄膜炎继发青光眼

眼内炎症引起房水混浊、睫状肌-虹膜-角膜的水肿、房角变浅或瞳孔粘连、小梁网阻塞，房水无法正常排出引起眼压升高。大多与抗生素、激素应用有关，反复发作，迁延难愈。

（3）白内障继发青光眼

晶体混浊在发展过程中，水肿膨大，或易位导致前房相对狭窄，房水排出受阻，引起眼压升高，一旦白内障术后，很快视神经萎缩而失明。

（4）外伤性青光眼

房角撕裂、虹膜根部断离，或前房积血、玻璃体积血、视网膜震荡，使房水分泌，排出途径受阻而继发青光眼。手术只能修复受损伤的眼内组织，但其引起的眼底损伤则无法纠正。

两种以上原发性青光眼同时存在，临床症状同各型合并型，称为混合型青光眼。

## 二、诊断

青光眼的主要症状是视力减退，慢性单纯性青光眼如能早期诊断，对保护视功能极为重要，以下几点对早发现、早诊断很有帮助：

### 1. 主动积极就医

自觉剧烈头痛，恶心，呕吐、眼胀，视力疲劳，特别是老花眼出现较早者，或频换老花眼镜的老年人，应及时到眼科检查并定期复查。

### 2. 早诊断

（1）常规检查

查眼压（测量 24h 眼压曲线）、眼底镜检查（视盘凹陷增大是青光眼常见的体征之一，是开角型青光眼早期诊断指标之一）、查视野（视盘出现病理性改变时，会出现视野缺损）。

（2）检查方法

能有助提高青光眼早期检出率的其他检查方法还有：① 超声生物显微镜的检查；② 共焦激光扫描检眼镜检查；③ 定量静态视野检查；④ 图形视觉诱发电位。

## 三、青光眼的治疗

### 1. 治疗原则

青光眼是我国居民主要致盲原因之一，而且青光眼引起的视功能损伤是不可逆的，后果极为严重。一般来说青光眼是不能预防的，但早期发现合理治疗，绝大多数患者可终生保持有用的视功能。因此，青光眼的防盲必须强调早期发现、早期诊断和早期治疗。

### 2. 各类青光眼的治疗措施

（1）原发性青光眼

① 闭角型青光眼。闭角型青光眼如果能早期发现，通过手术治疗可以痊愈而获得满意的疗效，但是如果错过了手术时机，则即使进行手术，效果也大打折扣。

② 开角型青光眼。治疗一般是先采用药物治疗，无效时再考虑手术治疗。

（2）继发性青光眼

继发性青光眼有很多种：角膜前黏性白瘢引起的继发青光眼、虹膜睫状体炎引起的继发性青光眼、眼外伤引起的继发性青光眼、眼底血管病变与继发性青光眼、眼内肿瘤与继发性青光眼、颜面血管痣与继发性青光眼、激素与继发性青光眼（全身或局部使用激素，如果持续时间较长，可以产生高眼压）；睫状体炎青光眼综合征、囊膜性青光眼（因白内障所致）等。

（3）先天性青光眼

先天性青光眼一经确诊，原则上要及早施行减压手术，以挽救视觉功能。

**3. 治疗措施**

（1）药物治疗

① 补充维生素：维生素 B 族（$B_1$、$B_2$、泛酸）、维生素 C、维生素 E。

如果紧张是主要因素，可注射维生素 B，效果不错，请在医生的指导下使用。

② 补充胆碱。

③ 激光疗法：也可以尝试激光疗法。

（2）手术治疗

目前采用手术治疗青光眼是最重要治疗手段。而手术也只是具有暂时降低眼压、缓解症状的作用，从病根上根治不了病情，术后可以采用中药进行调理、调养。

**四、青光眼的验光配镜**

目前，对青光眼患者来说到底该怎样验光，配镜又应当注意什么，大多是语焉不详，并没有一个明确的说法。但是，不少青光眼患者的确存在着屈光不正需要得到矫正，验光师、配镜师到底应当怎样把握，在此只谈点个人之见：

**1. 给青光眼患者验光的注意事项**

（1）严禁使用 M 胆碱受体阻断药

M 胆碱受体阻断药有诱发青光眼急性发作的副作用，因此眼光中必须做到：

① 严禁散瞳验光！

② 青光眼不可以使用 M 胆碱受体阻断药〔阿托品、东莨菪碱（亥俄辛）、山莨菪碱（654-2）、后马托品、樟柳碱、红古豆碱、托品酰胺等〕，这是在验光交流中应提醒被测者的。

（2）验光环境的控制

① 回避在暗室中进行相关的检测，在暗环境条件下，被测者会因瞳孔开大而使前房角减小，这样就会造成暂时的房水回流减慢，有可能会导致眼压升高。

② 验光应在相对明亮的验光室中进行。

③ 最好选用没有反光的视力表。

（3）验光要力求做到：速度快、光度准

**2. 给青光眼患者配镜的注意事项**

① 镜片要选择低折射力的镜片，因为高折射率的镜片透光率会相对较低。

② 应选用镀膜镜片，膜层应具有抗紫外线、抗辐射线的功能。

③ 不宜使用变色镜片、暗色镜片。

戴用这样的镜片会导致瞳孔相对加大，有可能使前房角增大影响房水回流进而导致眼压偏高。夏天遮阳，应通过戴用宽沿帽子来解决，而不是太阳镜。

以上关于青光眼验光、配镜的注意事项，仅是个人的一己之见，还望广大同道给予批评、指正和补充。

# 第三节　屈光手术后再发性屈光不正

屈光手术包括角膜屈光手术、眼内屈光手术、后巩膜加固术，而角膜屈光手术则是目前非常流行的一种近视眼治疗手术。角膜屈光手术到底安全不安全、有没有后遗症、近视还会不会复发，这些都是困扰人们的问题，对这些问题该怎样认识？在这里仅就角膜屈光手术最基本知识进行简单的介绍，并对验光配镜中遇到的有关术后屈光矫正问题进行探讨。

## 一、屈光手术适应症和术前检查

### 1. 屈光手术适应症

对于近视角膜屈光手术，不但手术前术者必须严格掌握适应症，想作屈光性手术的人也应充分了解手术适应范围与术前注意事项。一般而言，目前手术对屈光度并无特殊要求，但按经典说法是：$-4.00 \sim -8.00$DS 手术效果比较理想。受术还需要满足的条件有：①患者自愿接受治疗并能配合；②年龄应在 18 岁以上，60 岁以下；③屈光度数稳定在 2 年以上，尽量排除进行性近视；④矫正视力 0.8 以上，无其他眼病；⑤ 身心健康，无影响伤口愈合的全身病；⑥ 戴角膜接触镜者需脱镜两周以上再进行检查。

### 2. 术前检查

术前还应进行眼科常规检查、散瞳验光、角膜地形图检查、角膜厚度检查、主观验光、眼压测定、角膜知觉、泪液量及泪膜破裂时间等周密的检查，高度近视还要仔细检查眼底状况。

屈光性手术毕竟是一种改变眼球原形态的手术，并且出现时间较短，需要不断发展、改善，如不是工作及特殊需要不能戴镜者，尽量不要急于考虑屈光性手术，应首选戴镜，对于"屈光手术"应做的就是：宁晚勿早。手术的医生在术前应明确告诉受术者各种术式的优缺点及可能出现的并发症，医生与受术者都应签订具有法律效力的《屈光手术知情同意书》（表 12-1）。

## 二、屈光手术与术后护理

### 1. 屈光手术

自角膜屈光手术面世以后，先后出现了以下几种手术模式：

### 表 12-1 □□市人民医院准分子激光角膜屈光手术知情同意书

| | | | | | | |
|---|---|---|---|---|---|---|
| | | □□市人民医院 | | | | |
| | | 准分子激光角膜屈光手术知情同意书 | | | | |
| 患者姓名 | | 性别 | | 年龄 | | 病历号 | |

疾病介绍和治疗建议
医生已告知我的
眼患有屈光不正(近视/散光/远视/屈光参差/老视),需要在麻醉下进行手术。
屈光不正是指人眼在调节放松状态下,远处物体发出的平行光线不能良好聚焦在视网膜上,从而使得外界物体无法在视网膜上清晰成像,进而影响患眼视力的一种病理状态。通常包括近视、远视、散光、屈光参差。
屈光不正如果不治疗,将会导致视物不清、视力下降,严重者会引起视物疲劳所带来的全身性副作用,严重影响患者的日常工作和生活。目前常用的治疗办法包括佩戴框架眼镜或角膜接触镜(隐形眼镜)以及手术治疗。多种治疗办法各有利弊,需要患者结合自身情况理性选择。
准分子激光角膜屈光手术是目前比较成熟有效的治疗方式,它通过准分子激光精确切削角膜组织改变角膜屈光性质,进而改变全眼球屈光状态的办法使患者术后减少对眼镜的依赖。激光手术治疗屈光不正可以减少使用框架眼镜矫正视力所带来的视物变形、视野缺损等缺陷,以及避免由于长期佩戴隐形眼镜所带来的使用护理不便和眼部感染等风险。
具体的手术技巧根据不同病人的情况有所不同,你的医生将会和你讨论具体的内容

手术潜在风险和对策
以下是准分子激光角膜屈光手术可能发生的一些风险,有些不常见的风险可能没有在此列出,如果你有特殊的问题请与你的医生讨论。
1.我理解任何手术麻醉都存在风险。
2.我理解任何所用药物都可能产生副作用,包括过敏、轻度恶心、皮疹等症状到严重的过敏性休克,甚至危及生命。
3.我理解此手术可能发生的风险:
① 术后可能出现眼部疼痛、异物感,多在48小时内缓解恢复。
② 术后视物有光晕感、眩光、视物对比度降低,大多数情况随时间会逐渐改善。
③ 术后暂时性视力下降、双眼视物不平衡,依据各人情况不同,大多数在一个月左右视力完全恢复。
④ 极少数情况下会出现角膜混浊、瘢痕,特别是在不规律用药的情况下。请严格按照医生指导规律用药。
⑤ 术后角膜瓣下异物或上皮植入,需要依不同情况对症处理,必要时再次手术治疗。
⑥ 极少数患者可能出现矫正不足、过矫或回退,术后仍可以佩戴低度数眼镜矫正;或者眼部条件许可情况下,经慎重评估,半年后再次手术。
⑦ 术后用药过程中出现激素性青光眼,大多数情况下停用激素性药物,眼压即可恢复正常,不遗留永久损害,必要时需加用降眼压药物控制病情。为尽量避免出现上述问题,患者术后需要按医嘱定期复查、监测眼压。
⑧ 极少数情况下术后会出现角膜感染、穿孔。需依据不同情况积极抗炎、对症处理,必要时需要再次手术治疗。
⑨ 极少数情况下会出现激光切削区偏离中心,症状轻微者无需治疗,必要时需再次手术矫正。
⑩ 因各种原因(解剖因素、机械故障、医患配合等)导致LASIK手术中角膜瓣不能完成时(过薄、不完全等),需暂缓手术,三个月后再次手术治疗。
⑪ 极少数情况下术后会出现角膜瓣脱落、融解或继发圆锥角膜,需积极寻找病因控制病情进展,对症治疗,必要时行角膜移植手术。
⑫ 因准分子激光手术只通过改变角膜曲率矫正屈光不正,无助于眼底病变的防治,偶有术后出现黄斑病变或视网膜脱离等眼底病症者应及时到相应专科就诊。
⑬ 补充激光治疗时,如原角膜瓣掀开困难,则需3个月后重新制作角膜瓣后再行补充激光治疗。
4.我理解如果我患有高血压、心脏病、糖尿病、肝肾功能不全、过敏体质或者免疫系统疾病等病症,以上这些风险可能会加大,或者在术中或术后出现相关的病情加重。
5.我理解术后如果我的护理不当或不遵医嘱,可能影响手术效果。

特殊风险或主要高危因素
我理解根据我个人的病情,我可能出现以下特殊并发症或风险:



一旦发生上述风险和意外,医生会采取积极应对措施

| |
| --- |
| 患者知情选择<br>① 我的医生已经告知我将要进行的手术方式、此次手术及术后可能发生的并发症和风险、可能存在的其他治疗方法并且解答了我关于此次手术的相关问题。<br>② 我同意在术中医生可以根据我的病情对预订的手术方式做出调整。<br>③ 我理解我的手术需要多位医生共同进行。<br>④ 我并未得到手术百分之百成功的许诺。<br>⑤ 我授权医师对手术切除的病变器官、组织或标本进行处置，包括病理学检查、细胞学检查和医疗废物处理等。<br><br>患者签名<br><br>签名日期<br><br>如果患者无法签署同意书，请其授权的亲属在此签名：<br>患者授权亲属签名<br><br>与患者关系<br><br>签名日期 |
| 医生陈述<br>我已经告知患者将要进行的手术方式、此次手术及术后可能发生的并发症和风险、可能存在的其他治疗方法并且解答了患者关于此次手术的相关问题。<br>医生签名<br><br><br>签名日期 |

（1）RK：放射状角膜切开术

其原理是通过角膜的非穿透性放射状切口，通过刀口愈合产生的收缩力使角膜中央光学区变平，曲率半径增大，屈光力降低，焦点后移至视网膜，达到矫正近视的目的。由于该手术预测性不能十分精确，以及有视力波动，眩光，回退，角膜瘢痕，外伤易致眼破裂等原因，目前已被激光角膜屈光手术所取代。

（2）PRK：准分子激光角膜切削术

手术的原理为应用准分子激光切削角膜中央前表面，即除去上皮层的前弹力层和浅层基质，使角膜前表面弯曲度减少，曲率半径增加，屈光力减低，焦点向后移至视网膜上，达到矫正近视的效果，这好比在自己的角膜上磨制一副近视眼镜片一样。因术后疼痛、需长期用药及易回退等原因已逐渐被 LASIK 替代。

（3）LASIK

准分子激光角膜原位磨镶术：目前已被超薄 LASIK 所取代。

（4）超薄 LASIK（超薄型准分子激光原位角膜磨镶术）

超薄 LASIK 即是把角膜瓣是将角膜瓣厚度控制在 $100\,\mu m$ 左右。对于相同角膜厚度的患者而言，超薄 LASIK 由于把角膜瓣做得更薄，较普通 LASIK 保留了更多的角膜基质层，在一定程度上降低了风险，使手术的适应人群更广，给许多高度数、薄角膜、常规 LASIK 不能手术的患者也提供了"摘掉"眼镜的可能性，超薄 LASIK 已经成为取代常规 LASIK 手术的主要屈光手术方法。

（5）LASEK

准分子激光上皮瓣下角膜磨镶术；已被超薄 EPI-LASIK 所取代。

（6）EPI-LASIK（准分子激光机械法上皮瓣下角膜磨镶术）

据报道，这种手术可应用于角膜较薄和 1600 度以内近视患者。采用特制的角膜上皮刀（这种刀可以智能化控制切入深度，并把角膜上皮层与下面组织光滑分开），制作的角膜上皮瓣厚度为 $50\sim60\mu m$，制作的上皮瓣特别平整。这种方法融合了 LASIK 和 LASEK 的优点，术后的视觉质量明显提高，具有非常诱人的临床价值。

（7）ICRS：角膜基质内环植入术

这种手术是在角膜周边部做两个放射状的切口，将两片 PMMA 材料的环状片段插入角膜基质内。这两个放入角膜内的小片段实际上只有针尖大小，是水凝状物质，手术后患者不会出现任何异物感，而且具有可预测性、安全性、稳定性及可逆性和可调换性的优点。这是一种矫正低、中度近视的手术，也是治疗圆锥角膜最有效的办法，目前正处于临床试用阶段，尚未广泛应用。

（8）后巩膜加固术

这是一种经常被用于恶性近视（即激进型近视眼）的一种手术方法。通过加固材料（硅胶海绵、异体巩膜或阔筋膜）加固和融合后极部巩膜，支撑眼球的后极部，阻止后极部的进行性扩张和眼轴进行性延长，在一定程度上减少了近视眼的度数、控制高度近视的眼轴进行性延长，尤以青少年高度近视眼球轴长超过 26mm、近视屈光度每年加深发展超过 1.00D 者有重要意义。

**2. 术后护理**

准分子激光屈光性角膜手术虽然手术过程快捷，痛苦小，但术后的自我调护对术后的恢复、手术的疗效、并发症的预防起着重要的作用，一定要引起充分的注意，因术式不同，术后的护理也有不同。

① 术后有疼痛和异物感，部分人疼痛感较强，可服安定及去痛片，疼痛剧烈并逐渐加重应去手术的眼科医院检查、处理。

② 严格按医嘱于术后 1 周、2 周、1 个月、2 个月、3 个月、6 个月、1 年进定期复查。

③ 术后开始滴用皮质类固醇眼药，用药的时间、剂量、方法一定要严格按医嘱进行，每次复查按医嘱进行调整，切勿擅自停药、加用或改用；用药过程中发现眼痛、眼胀、不适等症状时，应及时到医院检查。

④ 术后屈光度数不稳定、近视回退；也可能存在近视矫正不足或过度矫正为远视、散光，应注意观察、就医咨询，切勿急于再次手术。

⑤ 准分子激光屈光性角膜手术只是改变了角膜屈光度，犹如戴了一副无形眼镜，对其他眼病均无预防和治疗作用，尤其对进行性近视、高度近视眼的患者，仍然要注意并发症的预防和治疗。

## 三、手术后遗症

### 1. 屈光手术后的三大症状

（1）眩光

角膜屈光手术就是要把角膜中央区域削平，这也就是说要将类似于凸透镜的近视眼球削去一个小的凸透镜（图12-5中的实线箭头所指），被削平的角膜就会遗留下一个环状拐角（图12-5中的空心箭头所指）形态，只要我们注视的方向满足条件，这个拐角就会发生三棱镜的作用，这时眩光就会出现。这个角度一旦存在就会伴随终生。那么，为什么这种眩光随时间推移，出现的次数会减少了呢？只有一个原因：在实践中，逐渐掌握了规避在某一角度看事物的技巧。眩光出现次数减少并不说明这种问题不存在，它在相对陌生的环境下依旧会发生。

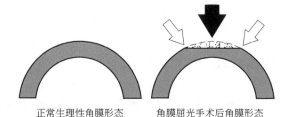

正常生理性角膜形态　　角膜屈光手术后角膜形态

图 12-5　正常角膜和屈光手术后角膜形态示意图

眩光发生后，轻者干扰视觉导致视觉效能明显减退（图12-6），严重者可使视觉细胞的功能进入暂时抑制状态。

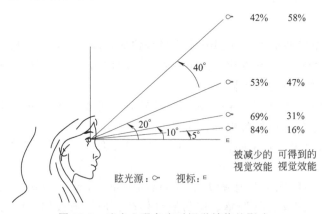

图 12-6　眩光入眼角度对视觉效能的影响

（2）夜间视力减弱

确切地讲，夜间视力减弱只是一个通俗的说法，实际上这是一个径深觉的问题，这在摄影技术中被称为景深。如图 12-7 就是照相机在使用不同光圈时获得的照片，光圈数值越小通光孔开的越大，清晰距离的范围就会越小（图 12-7 中 F2.8）；反之，清晰距离的范围就会越大（图 12-7 中 F5.6）。

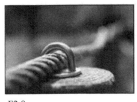 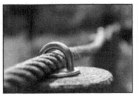 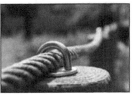

F2.8　　　　　　　　　　　F4　　　　　　　　　　　F5.6

图 12-7　摄影景深效果示意图

近视眼人的瞳孔本身就比较大，屈光手术只能削去角膜中央区域的一部分，这样看东西就会有一定的放大作用。手术不会改变瞳孔大小，晚上光线暗，瞳孔就会放大一些，通光孔增大了，被感觉到的清晰距离的范围自然就会减小。这就是屈光手术后"夜间视力下降"的原因。"夜间视力下降"只是一种自我感觉，并非真正意义上的下降。

（3）眼睛干涩

目前，屈光手术导致干眼症的原因有四个：①角膜神经被切断导致神经营养性角膜病变；②神经营养作用减少了泪腺生成的反馈环路，导致泪液减少；③被重新塑形的角膜无法像术前一样保持泪膜状态，存在继发性角膜湿润问题；④角膜刀破坏了杯状细胞和微绒毛，引发角膜表面问题。

蔡瑞芳在访谈中讲这种眼干燥综合征会跟随人一生。国内有不同意见，网上的文章大多讲 6 个月后可恢复正常，但眼科学专著中则普遍没有明确的说法。

**2. 术后发生的屈光问题**

目前，屈光手术已经有了很大的进步，但与人们的期望值还有一定的距离。对于接受这项屈光手术的人来说只能面对现实，接受其最终的结果，进而寻求解决的办法。角膜屈光手术后出现的屈光问题大致有以下三种：

（1）矫正不足、过度矫正、视力不对称

矫正不足是最易出现的问题，尽管手术量是通过精密计算来确定的，但这种手术毕竟是在生物活体上进行的，有其难以控制的难度存在，而对于术后的愈合过程，结果却又是不能计算的，因此曾有报道称这种手术的屈光误差量为 $\pm 0.25DS / -1.00DS$（即每 $-1.00DS$ 的近视度的手术治疗误差量为 $\pm 0.25DS$），这就是说：每 $-1.00DS$ 的近视，屈光手术后残留 $-0.25DS$ 的近视、或出现 $+0.25DS$ 的远视是正常现象。倘若术前是 $-4.00DS$ 近视，术后眼的屈光度在 $-1.00 \sim +1.00DS$ 之间，都说明手术是成功的，表现出来的残存屈光度与手术成败没有关系。

屈光手术后的"近视回退"现象是常常遇到问题，具体发生时间难以确定，现在知道最早发生"近视回退"是在术后的第 2 天。鉴于此，受术者往往会被告知：考虑到预防"近视回退"发生，适当增加手术量。如果受术者存在"近视回退"，似有预防作用；假如没有"近视回退"问题，这就造成了近视的过度矫正，即矫正成为了远视。这是屈光手术后第 2 个容易出现的问题。

两眼视力的不对称是屈光手术后有可能出现的第 3 个问题。假如受术者术前两眼的视力是均衡的，这种事情一般不会发生。而对于术前双眼有主、副眼之分的受术者就要看两只眼手术的效果了，假如主眼的矫正效果不如副眼，这就会出现两眼的视力不对称。对这种视力不对称现象感觉最明显的应是术后出现的混合性屈光参差，会频繁出现持续的单侧的头疼。

（2）残留散光

见后述。

（3）视觉疲劳

见后述。

### 3. 术后可能发生的远期问题

除上述"三大症状"、术后可能出现的问题，存在的远期潜在问题也是需要考虑的，主要应考虑以下问题。

（1）角膜炎症和存在屈光回退的现象

据蔡瑞芳先生所说的，屈光手术后"有些患者矫正后十几年都没有问题，但最近视力却在回退且没有好转迹象。我发现这些病人，都是有长期慢性炎症的，比如过敏性或者慢性结膜炎，或者干眼症症候群。而他们的发炎物质，可能会沉积在角膜瓣上，并导致视力回退。我们运用一些抗炎的药物，但患者的视力仍然时好时坏，反复拉锯。角膜瓣的存在，事实上造成角膜结构的改变，可能会引发部分角膜发炎疾病的病理机转。这些是我们过去忽略的事实，作为医师必须去面对。"

到底是角膜的慢性炎症导致了屈光回退，还是屈光回退本身就是存在的，目前没有明确的说法。笔者推测：屈光回退是人眼适应近距离工作生物特性的必然规律，屈光手术后眼的状态是适宜看远的，你偏要用它看近，自然就会又回到近视发生的老路上来，加之角膜相对比较薄了，近视回退的速度也可能会比近视自然发生的速度还要快。当近视度数与其生活、环境相适应后，这种"回退"就会减慢或停止。而炎性物质在角膜瓣沉积所导致角膜长期的慢性炎症，极可能是"近视回退"发生的一个促进因素。

（2）术后出现疑似老视眼症状

年龄偏大的受术者，会出现疑似老视眼的症状，实际上这是年龄大的人调节力比较低的必然结果，尽管不是老视眼，但其症状与老视眼完全相同。目前认为，对于年轻的受术者，一般也会在术后 10 年前后出现这种疑似老视眼的症状。

### 四、手术后遗留屈光问题的矫正

屈光手术后留下些许的后遗症是难免的事，不管对于手术者还是受术者，都是件遗憾的事情。不管受术者将采取什么方式予以补救，首先要搞明白问题的所在，只有搞明白了问题所在，才能去寻找解决问题的办法。对从事眼视光学矫正工作的人来说，了解这方面的知识既是专业使然，也是职责所在。

**1. 屈光手术后遗留的问题**

屈光手术后留下的屈光方面的问题大致有以下三种。

（1）术后的视觉疲劳

一般来说，角膜屈光手术后都会存在不同程度的视觉疲劳。这种视觉疲劳是由近视眼调节力低、屈光过度矫正等因素造成的。对于这一问题目前没有明确的对策，而术后要求受术者不得看书、看手机、看电视这些护理措施，只应当具有一定的暂时避免视觉疲劳发生的作用，对潜在的远期视觉疲劳问题没有帮助。

应当说，这个问题不难解决，导致这种视觉疲劳的主要因素就是调节力不够，只要使用适当的远视镜，通过这种透镜对光线的聚焦作用，是可以解决这个问题的。可以推定，当看近时使用远视镜，就会避免（或减少）视觉疲劳发生的频率与程度，而且极可能会对"近视回退"的控制与预防有着积极的作用，当然这种做法不太容易被受术者所接受，因此这种方法在临床上绝少有人去做。

（2）术后的屈光"残留"

术后屈光残留，会因残留的屈光性质而不尽相同。矫正不足者，视远不清楚是主要问题，视觉疲劳则会相对较轻；矫正过度者，视远相对满意，但视觉疲劳症状会相对明显。存在明显散光者，会有视物模糊、重影，也会有视觉疲劳存在。假如两眼存在明显的屈光参差，还会存在两眼的视像干扰问题，若不及时矫正还可能会发生交替视力的问题。假如残留的是不规则散光，就会表现为视物不清楚，视物变形、扭曲。

（3）术后的近距离视觉需求

接受屈光手术后都会存在一定程度的视近困难的问题，只是轻重程度不尽相同而已。这对于年龄相对较大、又是从事近距工作的人尤其明显。即便是年轻人，也会在术后10年左右出现类似老视眼的症状。

**2. 屈光手术后的验光问题**

前述屈光手术后出现的问题，都可以通过眼镜得以矫正。这也说明：屈光手术并不能保证受术者一定能达到彻底摘掉眼镜的目的。而一旦发生上述问题，寻求眼镜矫正依旧是最安全、有效的措施。对于验光师来说，在遇到屈光手术后存在屈光问题的被测者应当注意哪些问题呢？

（1）矫正视力

屈光手术后残留屈光不正者，矫正视力一般都可以达到单眼1.0，双眼接近1.2的标准矫正视力。但是，有两种情况是不可能达到标准视力的：①有 Cornea hase（即弥漫性角膜浑浊）存在；②有不规则散光存在。因此，在验光中要强调对视标识别精细的标准尺度，不宜去刻意追求标准视力。

（2）远用屈光需求

屈光手术后的屈光不正者，在验光中会因过度专注的注视常会发生视觉疲劳、分辨敏感度下降。因此,在验光中要讲究准、快结合,过度拖沓反而会造成验光偏差。例如:一行 8 个视标,能看清楚两个已经够了,没必要都得看出来。

这里需要强调一点:屈光术后为近视过度矫正的,行走试戴有可能会存在不适应,应适当延长试戴时间加以考察。倘若经试戴确实难以接受,则应适当降低镜度戴用过度镜度眼镜,戴用一段时间适应后,再配用与眼屈光一致镜度的眼镜。

(3)近用屈光需求

屈光手术后视近时的视觉疲劳是比较普遍的问题。为了缓解、减少视觉疲劳的问题,进而达到预防近视重新快速回退的目的,就必须解决近用屈光需求问题。但是,对这样的被测者,验光一定要考虑以下四个方面的问题:

① 要向被测者说明解决近用屈光需求问题的道理。一般而言,只要讲明道理,被测者还是可以接受的。

② 近用屈光矫正度的检测,一定要在习惯的阅读、工作距离的模拟条件下进行,以保证能在最大程度上保证近用屈光的需求。

③ 对于术后存在散光的人,特别要注意检测看远、看近是否存在轴位偏差的现象,尤其是对散光度比较高的受术者更要注意这个问题。

④ 对于存在角膜不规则散光,又对视觉质量要求较高者,还应当考虑使用 RGP 隐形眼镜予以矫正。

(4)眩光

避免眩光的检测条件应是比较明亮的自然的非直射光的照明条件。对于存在眩光的被测者,不宜在比较暗的环境下使用玻璃颗粒材料的反光板进行验光,明暗对比强烈使用反光板有可能会干扰被测者对视标的分辨力。如果检测条件不能改善,则应注意眼与视力表的角度,要避免让被测者注视图 12-8 中的 2 这一区域的方向。

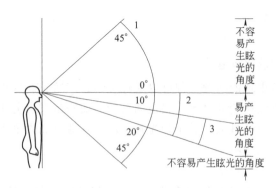

图 12-8　强光入眼角度与眩光产生关系

**3. 屈光手术后的配镜的镜片选择**

对于屈光手术后残存、续发屈光问题的配镜,应选择多层镀膜的镜片,这种镜片具有一定的防眩光作用。也可以选择使用偏光镜片,这种镜片也可以通过减少镜面反光的作用发挥防眩光的作用。

## 第四节┊弱视眼

根据 2010 年中国医学会眼科分会的最新修订的定义，弱视主要指在眼球、视通路没有明显器质性病变情况下，最佳矫正视力达不到和发育期相符的视力值（表 12-2）的功能性疾病。

**表 12-2 不同年龄幼儿的生理视力**

| 年龄/月 | 生理视力 | 年龄/岁 | 生理视力 |
|---|---|---|---|
| 1 | 光感～手动 | 1.5 | 0.4 |
| 3 | 0.01～0.02 | 2 | 0.5 |
| 6 | 0.06～0.08 | 3 | 0.6 |
| 8 | 0.08～0.1 | 4 | 0.8 |
| 10 | 0.1～0.15 | 5 | 1.0 |
| 12 | 0.2 | 6 | 1.2 |

根据这一新的定义，不同年龄的弱视判定的视力值是不同的，这就避免了原定义不考虑生理发育期的诊断标准的弊病。例如：3 岁儿童原来诊断弱视的视力和成年人是一样的，也是＜0.9，而 3 岁儿童的生理视力为 0.6，这样的话，所有的儿童将会无一例外被诊断为弱视，这显然是没有道理的。

### 一、弱视眼的分类

#### 1. 按弱视程度分类

按弱视轻重进行分类是最常用的方法，根据这种分类弱视可分为轻度（矫正视力 0.8～0.6）、中度（矫正视力 0.5～0.2）和重度（矫正视力≤0.1）三个层次类型。尽管这种方法被人们所接受，却掩盖了不同发育阶段存在的生理视力差异问题，因此也就存在着幼小儿童只要就医，就一定会被"人为弱视"。不同年龄的儿童该怎样从弱视的程度进行定义分类，仍是一个没有得到解决的问题，使用目前通用的办法进行弱视严重程度的判断必然就会存在过度诊断的问题。因此，笔者认为：在不同年龄的对比调查中，不宜使用轻度、中度、重度这种分类方式，应当另辟蹊径，例如可以用生理视力值作为标准尺度，用矫正视力与生理视力的视力值的偏差作为衡量弱视轻重程度的指标。

#### 2. 按发病机理分类

（1）斜视性弱视

患者有斜视或曾有过斜视，由于眼位偏斜而发生复视。为了克服斜视所造成的复视，大脑视皮质中枢就会抑制对斜视眼传入的视觉冲动的反应，斜视眼的黄斑功能长期被抑制就会导致弱视。这种弱视属于继发的、功能性的，通过早期合理的矫治措施，绝大多数弱视眼的视力是可以提高的。

（2）屈光参差性弱视

由于两眼屈光参差较大，在两眼黄斑形成的物像清晰度不同或大小差别太大，融合困难，脑皮质中枢只能抑制来自屈光不正较大的眼的物像，日久发生弱视。这种弱视是功能性的，经过矫治有可能恢复视力，如果早期矫正屈光不正，有可能防止其发生。

（3）形觉剥夺性弱视

在婴幼儿期，如有角膜混浊、上睑下垂、先天性白内障，或因不恰当地遮盖一眼，使视网膜得不到适宜的清晰物像的刺激，这就导致了视觉功能无法正常发育。这种弱视不仅视力低下，而且预后也差。

（4）屈光不正性弱视

这种弱视的屈光不正大多是高度屈光不正，多为左、右眼同时发生。这类弱视，通过戴用完全性屈光矫正眼镜是能使视力逐渐提高的，但为时较长，一般需 2～3 年。

（5）先天性弱视

发病机理目前尚不十分清楚，可能由于在出生后视网膜或视路发生小出血，而影响视功能的正常发育，有些继发于眼球震颤、全色盲等。这种弱视预后不佳。

## 二、弱视的病因

### 1. 视觉剥夺

从 Wiesel 等 1962 年报告：通过缝合未成熟小猫造成"视觉剥夺"导致视皮层、外侧膝状体发生生理与组织改变，至今已历时 50 多年，这一成果目前已经为广大眼科学、视光学界所接受。目前已经明确：任何原因造成的视网膜黄斑被剥夺自然光形觉的刺激，都会破坏其正常发育的机会，从而导致弱视的发生，而各种弱视都与视觉（主要指的是形觉）剥夺有关。

### 2. 双眼失衡

在发生视觉剥夺后，两眼不同质量的视像就会发生视觉竞争。在视觉竞争中，被剥夺侧眼在两眼协调中就会明显处于劣势，被剥夺侧眼也就这样逐渐丧失发育的机会。"用则进、废则退"，被剥夺侧眼因"废"而逐渐成为弱视。

### 3. 脑皮层主动抑制

在双眼视觉竞争中，视觉中枢对被剥夺侧眼也会启动主动抑制作用。Kratz 在 1976 年曾经报道：视觉被剥夺 5 个月后摘除主眼，被剥夺侧眼从可驱动视皮层 6％的细胞立刻提高至 31％，这就反证了皮层对被剥夺侧眼的主动抑制（但被剥夺侧眼不能回复到应有的水平）。动物实验中，在静脉注射荷包牡丹碱后，可以恢复与脑皮层联系的 60％，但这种药物能引起抽搐。这类实验都证实了：脑皮层参与了弱视的形成过程。

### 三、弱视眼的危害与症状

**1. 弱视眼发生与影响**

视觉功能是出生后至 9 岁期间逐步发展形成的，在此发展时期若出现斜视或形觉丧失等原因都可导致弱视的发生。弱视只发生在这一时期，9 岁以后即使有上述原因也不会发生弱视。弱视只发生在单眼视病人。交替使用两眼者则不会发生弱视。目前眼科学、视光学界普遍的认识认为：矫治时间越早治愈的可能性越大，达到 12 岁矫治比较困难但有希望，25 岁以后则不再有矫治好转的可能性。

**2. 弱视眼的危害**

（1）不能正确认知事物

由于弱视眼睛没有双眼视功能（即同视能力、融合能力和立体视觉能力），弱视患者对于看到的事物不能形成正确的判断力，不能正确判断事物的远近距离。这就是说，弱视患者面对三维的现实世界，只能通过二维视觉功能来解释，这对正常严密思维系统的建立以及现实生活中规避险情都将会产生极为不良的影响。

（2）影响学习、择业与生活

由于大脑只能得到单侧健康眼输入的视觉信号，无法形成立体视觉、知觉能力，这就会影响涉及立体思维的构造学、精密距离的能力。但是，弱视眼在未被诊断出来时，患者自己是无从知道的，绝大多数没有症状，并会在长期的现实生活中找到些许弥补的方法。当面对就职、中招、高招这类关键时刻，弱视眼就会面临极大的限制，毕竟弱视眼是不许可报考建筑工程、工程设计、医学、机械、美工等专业的。

（3）影响行为和心理

一般来说，弱视眼很容易被监护人所忽视，矫治机会也会在不知不觉中流失。这种情况会给生活、工作带来极大的不便利。例如手眼的不协调、距离感差，陌生的环境里会表现出位置感相对比较差、动作的不协调等。这些情况也会造成心理上的阴影。

**3. 弱视眼的症状**

弱视眼最主要的症状就是视力差，而且是难以用屈光矫正的方法达到明显提高实力的目的，其最佳矫正视力无法达到和发育期相符的视力值。

（1）视力和屈光异常

弱视眼视力低下但无器质性改变，使用屈光矫正镜度后矫正视力也没有明显的提高。

视力在 0.01 以上 0.2 以下者，多伴有固视异常。弱视与屈光异常的关系，远视眼发生弱视的明显多于近视眼，远视眼发生弱视者的症状大多比较重，近视眼一般比较轻，可以说弱视与远视程度高者有密切关系。斜视性弱视的重度弱视光斜视比外斜视多见。可能由于内斜视较外斜视发病要早的缘故。

视力的减退的表现，在不同类型的弱视眼并不完全一致。例如使用中密滤光片（ND镜）不同的人减低视力的行数是不相同的（表12-3）。这说明，使用ND镜可以鉴别是否是斜视性弱视。但是，对器质性弱视和屈光性弱视没有鉴别作用。

**表 12-3  ND 镜对不同被测对象的影响**

| 被测对象 | 正常人 | 弱视被测者 | | |
|---|---|---|---|---|
| | | 斜视性弱视 | 器质性弱视 | 屈光性弱视 |
| 对识读视标的影响 | 减低 3～4 行 | 影响很小 | 高度减退 | |

（2）对比敏感度

对比敏感度通俗地讲就是人眼看清对比较弱目标物的能力。视觉系统最重要的功能是形觉，即不仅可以感觉到物体的光，而且能分辨和认识它的形状。Cambell 和 Robson 于 1968 年引入了对比敏感度的概念。对比敏感度（contrast sensitivity，CS）是通过正弦波条纹来检查人眼的分辨能力，用来评估患者在低对比度情况下的视觉质量。这种检测比普通视力表多了一个测试指标：对比度。日常生活中，对比敏感度比视敏度（visual acuity）还重要。例如，为了让视力不好的人看得清楚，我们通常会将标的物放大，或者把东西拿近一点看。如果对比敏感度够好，则东西放大就看得清楚。但是，若是对比敏感度不好，则当物体和背景的颜色或亮度相近时，图形的放大对于视力改善的效果就不明显。因此，检查视力时，尤其是针对视力受损者，测量对比敏感度就很重要了。对比敏感度测试卡使用亮灰色和暗灰色视标（图12-9）或轮廓图形（图12-10），而且所有图片的轮廓宽度也都一样大，只是亮度有所不同。

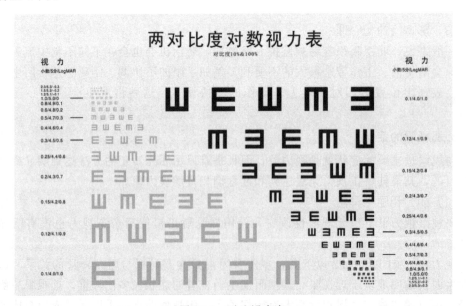

图 12-9  对比视力表

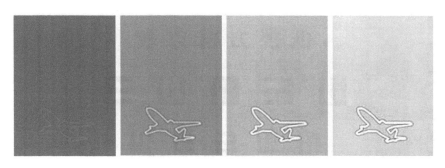

图 12-10　对比敏感度测试图片

普通视力表是由白色的背景和有规律的排列黑色的符号构成的。这种视力表，只能检查高对比度情况下视角的大小对黄斑中心凹的分辨功能，不能检测低对比度目标分辨能力。所以我们验光中会出现尽管视力矫正到 1.0 以上，可是视物还是不清的情况。当我们使用对比敏感度测试仪渐次地进行对比敏感度检测时，因亮度不同，卡上的图形会越来越淡出。当对比敏感度不佳而无法看到图形时，卡片看来就像空无一物，而受测者就无法再注视卡上的图形。

检测完毕，测试后把收集的数据制作成对比敏感度函数图（图 12-11），根据图表来进行评估。弱视眼 CSF 曲线显示：保持山形、峰值左移（汪芳润，1985）；全频段（或高、中频段）明显降低高频段和高峰频率左移（杨少梅等，1989）。

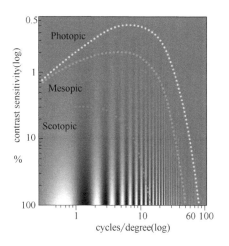

图 12-11　对比敏感度函数图

（3）分读困难或称拥挤现象

对于弱视眼检查视力，可选用"集簇视力表"（图 12-12 的 Tomilla 式低视力对数视力表就是这种视力表的典型代表）。因为弱视眼对相同的视标、照明度和距离的视标识别时，视标的间隔不同所测的视力值是不同的，视标越密集识读越困难，视力也越差。习惯上将这种"集簇视力"差的现象称为：分读困难、拥挤现象，这是弱视眼的一个特征。分读困难就是弱视眼识别单独视标比识别密集视标的能力好。即对视力表上的单个字体（如 E 字）分辨力比对成行的字要强。

（4）注视异常

弱视患者中有中心注视、旁中心注视两种，可用投射镜对弱视眼进行直接检查：让弱视眼注视投射镜中的黑星（图 12-13），检查者从投射镜中直接观察黑星在患眼的位置，投射到视网膜的黑星有以下四种情况：

① 黄斑中心凹在黑星中央：中心注视；

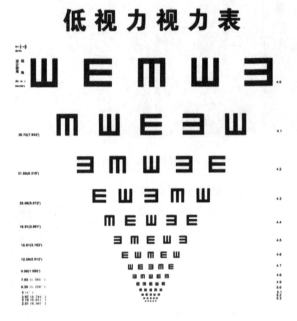

图 12-12　Tomilla 式低视力对数视力表

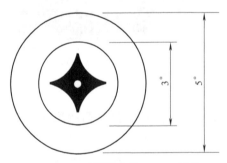

图 12-13　透射镜内的 Linksz 黑星

② 黄斑中心凹在黑星外但在 3°环以内：旁中心注视，既可以表现为水平位旁中心注视，也可以表现为垂直位旁中心注视；

③ 黄斑中心凹在 3°～5°环之间：黄斑注视；

④ 黄斑中心凹在黄斑边缘部与视乳头之间：周边注视。

检查弱视眼的注视性质对指导矫治具有重要的意义。应当说，保持、恢复中心注视是获得正常视力的基础。

### 四、弱视眼的诊断

#### 1. 视力检查

视力、矫正视力检查是弱视重要的诊断依据，这项检查对于 5 岁以上儿童来说，识别视标是没问题的，关键是配合。弱视眼儿童都有明明看不清楚，而且又有一次次没完没了检查的经历，不少儿童会在检查中采取不配合的态度。因此，接待弱视儿童从一开始就要力求和他（她）建立良好的沟通关系，争取他（她）的配合。

对于年龄比较小的儿童，思维、注意力、语言表达等能力都处于发育期，很难明确指出 Snellen 视力表视标的开口方向。在这种情况下，就应当采取对视力的估计检查：

（1）估计视力检查法

可使用大小不同颜色鲜艳的玩具作为视力检查的识别对象，通过交替遮挡左、右眼，观察、比较患儿的反应。当在遮挡某一只眼时，患儿极力反抗，说明未遮挡眼有视力低下的可能。倘若遮挡任何一只眼，患儿都反抗，则没有意义。

（2）注视形式检查

通过交替遮挡患儿两眼，观察未遮挡眼的动态，如果患儿倾向或存在单眼注视，则应怀疑患儿有弱视存在的可能。

对于注视形式，也可以采用静态观察法来获得相关信息。倘若患儿在看近时有眼位偏斜加重现象，则应高度怀疑患儿存在弱视。

**2. 诊断**

根据病史、视力检查、眼位检查的结果，作出的诊断可信度是很高的。目前，在弱视诊断上还应用了电生理等项目检查，但这类检查不属于弱视眼的特异性检查，只能作为辅助诊断措施。

**3. 屈光矫正在弱视眼矫治中的作用**

临床上遇到的弱视眼大多都有屈光不正和斜视的问题，表 12-4 显示的就是临床上弱视患者各种屈光不正及内、外斜视状况的统计表。

表 12-4 临床弱视眼屈光不正、眼位偏斜状况统计表

| 屈光不正类型 | 屈光性弱视 | | | 斜视性弱视 | |
| --- | --- | --- | --- | --- | --- |
| | 远视 | 近视 | 混合散光 | 内斜视 | 外斜视 |
| 弱视眼中所占比例/% | 81.33 | 4.33 | 14.34 | 75.76 | 24.24 |

从表 12-4 可以看出屈光不正、眼位异常是弱视眼存在的普遍问题，而远视、内斜视则是弱视眼中重中之重的问题。

（1）屈光矫正在弱视眼矫治中的价值

目前认为，弱视眼的发生或多或少都与视觉剥夺有关。这就是说，解决视觉剥夺问题就是矫治弱视的突破口。弱视眼视力低下的因素属于"熟视无睹"性质，也就是：看见跟没看见一样。解决"看见跟没看见一样"的途径有两个方面：

① 就是得治眼睛的"懒惰"。治眼睛的"懒"，就是要让他去"干活"：去看，去仔细地看。这显然就是要对视觉功能进行训练。当然，训练要做到质量到位，不能做到质量到位也不会获得应当获得的矫治效果。这种训练不但对确诊为弱视的孩子要实施，对于因不能很好配合检查而暂时不能确真的疑似弱视的孩子，也要进行这种训练，以便防患于未然，以免耽误弱视的矫治时机。

② 让视网膜获得清晰的视像。眼睛在由"懒"变"勤"过程中，也得有最基本的条件：视网膜上必须能获得清晰的视像。否则，"勤"就成了"瞎勤"，这就会招人烦，眼睛也就不会获得真正的"勤"的效果。而准确的验光、合理的配镜正是解决获得"清晰视像"的唯一办法。应当说，准确、合理的屈光矫正就是弱视眼

矫治成功的起点。

（2）弱视眼的验光

弱视眼的验光对于验光师来说是一个不小的难题。因为检测的数据没有办法获得被测者眼睛的证实。对弱视眼应当怎样验光，就当前的对弱视眼验光的现实，并根据个人体会，谈点个人的认识：弱视眼是无法通过主观验光法获得、证实客观检测的屈光数据的，可利用的验光方法只有以下两种。

① 睫状肌麻痹下的检影镜验光。当前只要谈到弱视眼的验光，一定是睫状肌麻痹后的验光。这里有两个问题至今没有明确答案。

第一个问题：只要使用睫状肌麻痹剂散瞳，检测的屈光矫正镜度都应当向发生正镜度方向偏移，偏移的幅度大约是（+1.00±0.25）DS，这是人所共知的事实。倘若没有偏移，只能说明检测错误。那么，这个偏移的镜度是否可以用于弱视眼的配镜，目前没有人给出明确结论，一律采取不说的回避办法。再者，假如使用这个镜度配镜，等被测者瞳孔复原以后结果就是过度矫正（+1.00±0.25）DS，这个结果只适用于将被测者的视觉距离限制在1m以内，否则被测眼是得不到清晰图像的。

第二个问题：被测者瞳孔散大，对检测者是否有影响？这个问题目前也没人说起过。瞳孔在光学上起到的就是一个通光孔的作用，不论是对被测者还是检测者来说瞳孔都是通光孔，检影验光是否能做到没有偏差呢？应当说，没有偏差恐怕是不可能的。只不过被测者、检测者对这个通光孔形成的物距、像距有比较大的差异，这就导致了散大的瞳孔对被测者的影响较大，而对检测者来说相对较小而已。从人的视觉能力考察，在瞳孔内那样小的视野内要想精确判断散光轴位几乎是不可能的事情。

② 电脑验光仪验光。电脑验光仪验光是经常被人"说三道四"的验光方法，但这种方法又是几乎无法拒绝的检测方法。电脑验光仪检测精度可以达到：±0.125DS（DC）；±1°。这样的精度是其他验光方法无法达到的。

那么，电脑验光仪为什么会验错呢？原因只有一个，这就是没有使检测者、仪器、检测者处在最佳的相对检测状态，其中最主要的因素就是检测者在两个方面做的不到位：

第一，检测者对被测者调节的控制。当被测者过于紧张，或产生了仪器性的视近调节，就会影响仪器检测的准确性，这是被测者因素导致的验光发生偏差的原因。避免这种现象发生的能力在实践中磨炼出来的，再有就是凭借验光师自身对被测者的心理的调节能力。

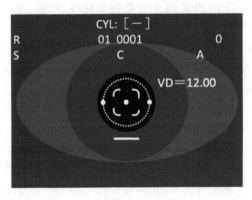

图12-14 电脑验光仪观察视屏

第二，检测者操作的熟练度和精准度，操作者对焦的精准度。电脑验光仪的视屏中央都会有一个对焦点和一个对焦框（图12-14）。检测者只有将这个中心点对准被测眼的瞳孔中心并使之达到锐利的情况下，检测出来的镜度才是准确的。问题是：目前的电脑验光仪在检测中，一般是只要将对焦点置于方框里（并未到达方框中心），就可以按下测量键并检测出相应的镜度，这就是电脑验光仪检测出现偏差的仪器因素。

电脑验光仪检测的结果到底准不准？应当说客观地讲，电脑验光仪是屈光检测非常有用的仪器，检测的结果还是非常准的。之所以会发生偏差，只能说是：人对仪器的控制不熟练而出现了偏差。

尽管有人强调睫状肌麻痹下的检影镜验光，但是同样离不开电脑验光仪的"初检"，试想一下：当前如果没有"初检"的结果，怎么可能会得到给弱视眼配镜的精准的屈光矫正数据呢？

（3）弱视眼的配镜

弱视眼的配镜，只要按照验光处方单上的相关数据和矫正方案进行，配镜就应当没有什么问题。但就目前见到弱视眼儿童戴用的矫正眼镜状况，配镜中还有必要注意以下几个问题：

① 眼镜框大小要适宜：目前弱视眼患儿使用的眼镜框普遍偏大，这样就留下了视线与光线不能重合的问题［图 12-15（a）］，一般配镜时这个偏差可以忽略不计，但对弱视眼的配镜要讲究成像的质量，因此这一问题不可以忽略。图 12-15（b）则是视线与光学中心入眼光线完全重合的配镜状况。

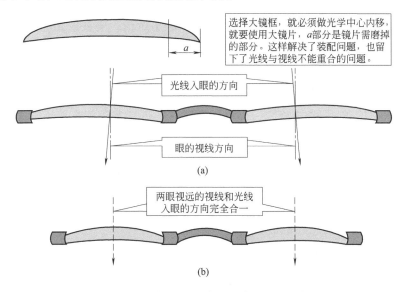

图 12-15　大镜框对视线与光线的影响示意图

② 戴用眼镜的前倾角问题：弱视眼儿童所戴用的眼镜大多是非金属眼镜架，绝大多数这种眼镜架的前倾角均不太合理，不少儿童戴的眼镜的前倾角甚至呈负角度，这样的眼镜架是极不适宜弱视眼使用的。

③ 镜眼距（即镜片与眼睛的距离）：弱视眼儿童普遍使用的是非金属鼻托眼镜，这种眼镜普遍的问题是鼻托低、梁距宽，这就导致了眼镜片与眼睛的距离过近问题

（现实中不乏仅有 5mm 的情况）。一般而言，镜片从设计理念和戴用效果来说，戴在眼前 12mm 是合理的（欧洲人眼窝比较深则是在 13.75mm）。显然，镜眼距太小从最佳的矫正效果来讲也是不妥当的。

在给弱视眼配镜中，也存在竞推高价格镜片的不良倾向。明确地说，目前的镜片在镜度上是没有疑问的，膜层功能差异极小。弱视眼的矫治效果与镜片价格的高低没有关系，仅与验光是否准、配镜质量是否高这两个方面存在直接关系。在矫治弱视眼中，经常会遇到一年、两年没有明显效果的现象，是否与上述三个问题被人为忽略有关，截至目前还没有其他人提到过。

## 五、弱视眼矫治

### 1. 弱视眼矫治的原则和矫治中存在的问题

（1）弱视眼矫治的原则

弱视眼是在儿童中经常发生的视觉功能障碍问题，用医学上的话来说，弱视眼也是一种多发"病"、常见"病"，这里之所以要把病字标上引号，是因为弱视眼这种"病"，同感冒发烧咳嗽、拉稀闹肚子存在着很大的差异性，采取的处置方式也迥然不同。而弱视眼在矫治上有其明显的特征：病程长、矫治措施落实的难度也是很大的。因此，弱视眼的矫治有更多的理由受到关注。

① 弱视眼矫治的第一个原则：尽早发现、尽早矫治。弱视矫治中有一个基本规律：年龄越小，矫治效果越好。这是因为处在视觉生理发育期的儿童的视觉功能具有很大的可塑性，其"懒惰"的视觉功能更容易被激发、唤醒。弱视症状是否能尽早发现、尽早矫治，这也就成了弱视眼患儿视觉功能是否能矫治成功的关键，这也是这些患儿将来是否能以正常视觉功能面对人生挑战的稍纵即逝的机会和时机。

② 弱视眼矫治的第二个原则：综合措施、积极矫治。弱视眼在病理生理方面有两个机制：第一，两眼视觉功能不协调，患眼对健眼发挥的是干扰作用；第二，中枢神经对患眼的主动抑制，保证了视像的协调，又强化了患眼机能的低下。就目前而言，弱视眼的矫治中还没有一种能够同时逆转这两种机制的矫治措施，因此对于弱视眼的矫治必须采取综合措施，充分发挥矫治方和被矫治方的积极态度、相互配合的作用，才可能会取得较理想的矫正效果。

（2）目前弱视眼矫治中存在的问题

近年来，弱势眼的矫治越来越引起人们的关注，各类弱视矫治、视觉训练、"治疗"中心等机构和部门也正在如雨后春笋般兴起。但是，弱视眼的矫治还远未达到应当达到的水平，目前存在的问题有以下几个方面：

① 亟待建立一支视觉康复训练的队伍。就目前而言，我国医学、视光院校，均没有视觉康复训练的专业，即便是眼科学专业、视光学专业，其教学方案中对于视觉康复训练也是很缺乏的。目前，国家职业也没有与"视觉康复训练"相关的设置。面对 2%～4% 发生率的弱视眼的矫治，不发生捉襟见肘的事情几乎是不可能的。

② 从矫治方法而言，矫治单位和部门普遍存在过分抬升高档设备作用的倾向。

③ 就视觉训练而言，对训练的质量控制还有很大的距离。往往是，受训者虽然接受训练了，但对做到什么样的程度，却并不十分清楚。

④ 另一个问题就是：监护人的"讳疾忌医"的心态。经常会看到年幼的孩子歪着头看东西、存在明显的斜视（内斜视为主）的现象，这样的孩子往往就是已经（或是潜在）发生弱视的对象，但在这种情况中，孩子的监护人很怕人提到这样的问题。这应该是为什么有那么多中国弱视儿童不能"尽早发现、尽早矫治"的最重要的原因，这也是中国成年人中为什么弱视眼比例相对偏大的最根本原因。

**2. 中心注视性弱视的矫治**

中心注视性弱视是弱视中最常见的类型，也是弱视眼中矫治预后比较乐观的一种。即便是旁中心注视性弱视，也需要将存在异常注视的旁中心这个"伪中心"加以抑制、重新唤醒、恢复到正常的"中心"的注视功能，才会获得比较好的矫治效果。而中心注视性弱视的方法是弱视矫治的最基本方法，在弱视矫治中占据着极为重要的作用。

中心注视性弱视矫治的经典方法有三种：① 精细视觉训练法；② 视觉遮盖矫治法；③ 视觉压抑矫治法。其中①、②两种方法是弱视矫治中被公认的最有效的两种方法，而视觉压抑法则是视觉遮盖矫治法的一种替代（或补充）。两种方法在矫治中的作用难分伯仲。前一种方法是激发、唤醒患眼的功能，属于落实"帮扶后进"的性质；后一种方法则是让健眼暂时休息、给患眼恢复提供机会，属于等待"比翼齐飞"的性质。只有这两种方法共同发挥作用，才能让矫治过程落到实处。

（1）精细视觉训练

精细视觉训练是弱视矫治方法中最简单、易行，又是最有效的方法之一。这种方法一听就会、没有特殊仪器、环境的限制。但是，做到位却并不容易。

① 目的：唤醒、激发视功能低下的眼回到其正常发育的状态。

② 基本概念：强制性加大弱视眼的视觉工作强度，通过类似"人勤地不懒""熟能生巧"的道理，使处在生理发育时期的眼睛在"经风雨见世面"过程中重新获得能"见到彩虹"的状态。这对眼睛来说，就是强化形觉刺激、唤醒视觉功能；而眼睛的应答则是：生理顺应自然、功能适应现实。

③ 训练基本要点：

a. 难度，先易后难。做任何事情，都需要先易后难，弱视眼的训练也不例外。例如，对于弱视眼来说，判断图 12-16 中立方体的两个点位的关系，要比垂直平面上两个点位的关系难得多。这是因为弱视眼的立体视觉功能相对比较低下，立体视觉识别能力要比平面视觉识别能力明显要差所致。这就要求在训练中，要先开始平面视觉的训练，再到立体视觉的训练，而立体视觉的训练也应当在弱视眼的视力有所提高的基础上进行，只有这样才能使训练起到事半功倍的作用。

b. 道具，先大后小。弱视眼训练中经常使用的一种方法就是捡豆子，而且在弱视矫治中，不但材料容易得到，而且训练效果也是很不错的。但是，这种训练一定要

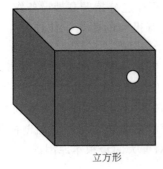 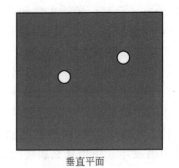

立方形　　　　　　　　　　垂直平面

图 12-16　立方体与垂直平面上的点位

遵循先大后小的规律。图 12-17 中几种材料是蚕豆、黄豆、薏米仁和大米。训练中当然应当从大的蚕豆开始，随着视力的提高，逐渐换用较小的颗粒的黄豆，再换用薏米仁和大米。一开始就选择大米显然就是不妥的，因为弱视眼儿童的患眼也许根本分不清大米的颗粒。

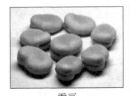 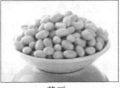 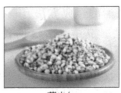 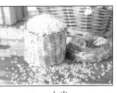

蚕豆　　　　　　　黄豆　　　　　　　薏米仁　　　　　　　大米

图 12-17　蚕豆、黄豆、薏米仁和大米

这里还有一个疑问：开始到底选择哪一种豆子呢？这就要根据弱视的程度来确定，弱视程度重的应当选择较大的豆子，弱视程度轻的宜选较小的豆子。在进行捡豆子的训练时，也需要讲点策略。例如根据情况，我们选择训练的材料是黄豆，我们不妨先捡 1 天、2 天黄豆，以熟悉训练操作的程序，然后进入捡黄豆的训练程序。再如，孩子仅是轻度弱视，就可以直接进入薏米仁或大米的捡拾训练。

c.强度，循序渐进。从大到小是一种从易到难的循序渐进的训练，而同样一种材料，加大操作难度也是一种名副其实的循序渐进的训练。例如，开始的时候可以用手指捡拾，熟练后可以用筷子来夹拾，而后还可以通过计量单位时间捡拾成功率来提高训练强度。

d.操作，治防相济。所有使用精细视觉训练的孩子无一例外的都是视觉遮盖矫治法的应用者。因此，在矫治弱视眼的同时，一定要严密观察健眼的视力状况，以防这只眼因遮盖而发生新的弱视。这种情况一旦发生，会极大影响孩子以及家长的情绪。

④ 注意事项：

a.预防健眼偷看。进行训练时，孩子因患眼无法看清楚目标，常常会通过调整头位、用手调整眼镜的机会，力图达到用健眼看的目的，这种情况在半遮盖的情况下更容易发生。目的一旦实现，训练就白做了，而且还可能将以前做的训练也荒废了，这是视觉训练很长时间却见不到效果最常见的原因。因此，在进行视觉训练时，一定要注意不能让孩子的健眼偷看。而预防偷看的最好的办法就是，训练前和孩子沟通清楚，争取发挥孩子自己的主动控制。

b. 预防偷工减料。视觉训练中往往还会遇到"孩子并没有偷看，但就是不见效"的情况。这种情况，大多是由于训练中发生了"偷工减料"的情况。什么叫"偷工减料"？例如图 12-18 的一碗黄豆和碗外零星的黄豆，在使用筷子夹拾黄豆训练时，夹拾碗外的黄豆要比夹碗内的黄豆的难度要高，这是因为夹碗内的黄豆可以存在侥幸心理，只要将筷子伸到碗里，不管夹哪颗，总有更多机会夹起来。这种存

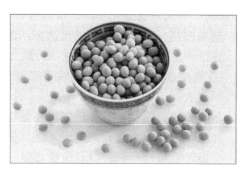

图 12-18　一碗黄豆

在侥幸心理的视觉训练就叫做"偷工减料"。这样进行训练的话，根本无需用心看，这等于完全丧失了"精确"视觉训练的意义，当然就不会起到应有的效果。

（2）视觉遮盖矫治法

早在 1743 年 Buffon 就倡议用遮盖法（occlusion）治疗儿童弱视，尽管也曾有过争议，但 200 多年以来这种方法一直被沿用。随着科学技术的进步，涌现出了不少新的方法，但遮盖矫治法仍旧是众多方法中最经济、最简单和最有效的一种方法。遮盖方法可以分成：单眼遮盖、双眼交替遮盖、半遮盖、短小遮盖。在矫治弱视时到底使用哪一种方法，这要根据弱视的程度、健眼的视力状况和双眼视功能的状况来决定。

① 单眼遮盖法（又称单眼严格遮盖法）：这种方法适宜一只眼视力较好，另一只眼抑制较重的弱视情况，多用于屈光参差性弱视、斜视性弱视。

基本方法：用黑色不透光眼罩严密遮挡健眼，强迫患眼进行视觉工作，通过良好的形觉刺激，激发、唤醒患眼的视觉反应能力，以达到逐渐消除抑制、提高视力的目的。

遮盖控制：3 岁以下，可采取"3∶1"的遮盖方式，即连续遮盖 3 天，休息 1 天；3 岁以上，可采取"（3～5）∶1"的遮盖方式，即连续遮盖 3～5 天，休息 1 天。

注意事项：a. 应配合视觉精确分辨力的训练；b. 注意观察健眼的视力，谨防视力减退；c. 遮盖期间应避免"偷看"。

② 双眼交替遮盖法：适用于双眼弱视、斜视性弱视。这种方法同样适宜单眼遮盖法的情况，也适用于双眼弱视且视力不等的情况。

基本方法：用黑色不透光眼罩交替遮挡双眼。

遮盖控制：对双眼视力均衡者，采用等量交替遮盖（如"3∶3"，即每只眼遮盖 3 天，交替进行）；对双眼视力不均衡者，采用不等量交替遮盖（如"4∶1"，即视力较好的眼遮盖 4 天，视力较差的眼遮盖 1 天，交替进行，根据情况也可以采用"5∶1"）。

注意事项：a.应配合视觉精确分辨力的训练；b.注意观察双眼的视力变化。

③ 半遮盖：又称为不完全遮盖。适用于患眼视力已提升到 0.7，尚需继续治疗的弱视儿童。

基本方法：与单眼遮盖、交替遮盖比较，这种遮盖有两个方面的"不完全"〔a.时间：一天只遮盖几小时；b.程度：使用半透明物（半透明薄膜、磨砂眼镜片）〕。

遮盖控制：只对优势眼进行遮盖，遮盖时间根据具体情况确定。

注意事项：a.应配合视觉精确分辨力的训练；b.遮盖期间应避免"偷看"。

④ 短小遮盖：适用于患眼视力已经恢复正常，但仍低于健眼的儿童，需要进一步巩固疗效者。

基本方法、控制：只在近距离视觉作业时遮盖优势眼。

注意事项：视近遮盖时，应避免"偷看"。

实施遮盖法矫治弱视眼，应注意以下几个问题：

第一，每天遮盖的时间。遮盖时间每天必须超过 1h。a.全日遮盖：8~12h；b.不全遮盖：2~7h；c.短小遮盖：每天不少于 1h。

第二，理想的总遮盖时间。目前认为，最理想的总遮盖时间为 400h（延长总遮盖时间，疗效一般不再提高）。

第三，遮盖矫治的终止时间。遮盖法应用的终止时间，可从三个方面进行考量：a.经 3 个疗程视力没有提高，应终止遮盖矫治；b.健眼（主导眼）出现视力值下降两行，应停止单眼遮盖，是否改为遮盖弱视眼应视具体情况而定；c.不再进行遮盖矫治的时间如表 12-5 所示，目前国内终止时间是以刘家琦教授建议的时间为准。

表 12-5　遮盖法终止时间的建议

| 建议者 | | | 英国 | 德国 | 中国（刘家琦） |
|---|---|---|---|---|---|
| 对象 | 中度 | 斜视性弱视 | 6.8 岁 | 10.0 岁 | 9 岁 |
| | 重度 | | 6.5 岁 | 8.9 岁 | |
| | 中度 | 屈光参差性弱视 | 8.4 岁 | 10.1 岁 | |
| | 重度 | | 8.4 岁 | 9.5 岁 | |

第四，使用遮盖法一定要配合精细视觉分辨力的训练，才能起到事半功倍的作用。

（3）视觉压抑矫治法

视觉压抑矫治法，就是利用"正镜度"过度矫正或"正镜度"矫正不足的镜片，或用阿托品点眼抑制主视眼功能，并对弱视眼使用正常"正镜度"矫正镜片看远（或使用"正镜度"过度矫正镜片以利于看近）。

具体方法如下：

① 压抑健眼看近：适用于矫治视力低于 0.3 的弱视眼。

健眼每天滴用 1% 阿托品溶液，使之处于视近困难的状态。弱视眼戴用"正镜度"过度矫正 2.00~3.00DS 的镜片，使之处于视近状态。从而强迫患者只用健眼看远，而弱视眼只用于看近。

注意事项：当矫正视力达到 0.4，应过渡到下述压抑法继续接受矫治。

② 压抑主眼看远：适用于矫治视力低于 0.3 的弱视眼，或用于弱视眼复发的预防及异常视网膜对应。

健眼戴用"正镜度"过度矫正 3.00DS 的镜片，使之处于视近困难的状态。弱视眼则戴用"正镜度"完全矫正的镜片，使之处于可以兼顾视远、视近状态。从而强迫患者只能用弱视眼看远、看近，而健眼既不能看清楚远又绝对不能看清楚近的状态。

③ 完全压抑：适用于矫治视力低于 0.3 的弱视眼，或用于弱视眼复发的预防及异常视网膜对应。

健眼每天滴用 1% 阿托品溶液（或戴用"正镜度"矫正不足 5.00D，即增加 $-4.00 \sim$ $-5.00D$），弱视眼戴用"正镜度"完全矫正的镜片。此时，健眼看远、看近都不清楚，只能用弱视眼看远、看近。

④ 交替压抑：适用于健眼和患眼视力已经相等者。

应配用两副眼镜，一副为右眼"正镜度"过度矫正 3.00 ~ 4.00D，另一副为左眼"正镜度"过度矫正 3.00 ~ 4.00D。两副眼镜交替使用，每副戴用一天。

⑤ 选择性压抑：适合于集合过强存在潜在内斜视的被测者。

健眼戴用完全矫正眼镜，并每天滴用阿托品滴眼液，使之处于视近困难的状态。在弱视眼戴用"正镜度"完全矫正的镜片看远和"正镜度"过度矫正 2.00D 的镜片看近。

配镜方案有两种：a. 一副眼镜方案，在弱视眼侧使用双光镜片（或渐进镜片）；b. 两副眼镜方案，使用单光镜片，分别配用"正镜度"完全矫正镜片和"正镜度"过度矫正 2.00D 镜片的眼镜各一副。两种方案比较，a. 方案比较简洁、使用方便；b. 方案戴用舒适度较好、比较经济。

⑥ 微量压抑：适用于维持和强化双眼视功能和防止弱视眼复发。

健眼戴用"正镜度"过度矫正 1.50D 的镜片，弱视眼戴完全矫正眼镜，这种方法的目标就是保持双眼的良好视力。

压抑矫治法在欧洲较为盛行，但也有质疑：a. 阿托品使物像模糊，不能消除由于刺激主眼引起的对弱视眼的抑制；b. 除轻度弱视，不能克服患儿不愿用弱视眼注视的意识，以致经常摘除眼镜的问题，但压抑看近和完全压抑（为高度远视）仍为学者们所乐用；c. 长期使用阿托品而引起遮盖性弱视。因此，对视觉尚未成熟的婴幼儿，长期单侧使用阿托品应慎重。Frank 等报道用屈光性压抑疗法矫治弱视，即主眼不滴阿托品，仅在原有矫正镜片上加 3.00 球镜，也可取得较好结果。本法对学龄弱视儿童（可用主眼完成学校作业）及为巩固维持疗效，防止复发者尤为适宜。

Stark 总结了大量临床资料，认为压抑疗法不如传统遮盖法有效。压抑矫治法的优点是无需盖眼，患儿及家长容易接受，可防止遮盖性弱视。戴镜后弱视眼视力能有所提高，斜视度可以减少或消失，也适用于潜伏性眼球震颤。不足之处是疗程长，费用高。这种方法为延误了治疗时机的学龄儿童弱视眼（原始视力大于 0.1、不能坚持遮盖或应用遮盖法失败者）可以进行尝试性的矫治方法。

（4）视刺激矫治法

参见本节"六、现代仪器视觉训练方法"。

**3. 旁中心注视性弱视的矫治**

旁中心注视性弱视与中心注视性弱视在病理生理上的不同，就是患眼用"旁中心"取代了"中心"，即黄斑中心被抑制，由"旁中心"取代了黄斑中心的作用。而"旁中心"的组织结构与黄斑中心迥然不同，因此不可能具有黄斑中心那样敏锐的视力。因此，旁中心注视性弱视的矫治就比中心注视性弱视的矫治多了一项任务，就是要让眼的注视性质由旁中心注视重新回归黄斑中心的中心注视。这个回归是非常重要的，倘若不能回归的话，旁中心注视性弱视也就不可能有被矫治的可能性。因此，旁中心注视性弱视的矫治的第一步就是要解决注视中心的回归问题，当这一问题得到解决以后，才能进入第二步弱视的矫治。假如旁中心注视性弱视的矫治不经第一步而直接进入第二步的矫治，不但矫治不好，恐怕是越矫治这弱视就越会根深蒂固。

（1）后像疗法

20世纪40年代Bangerter系统地研究主动提高旁中心注视性弱视的疗法，设计了一种用强光炫耀旁中心弱视眼的周边部视网膜，包括旁中心注视区，使之产生抑制；同时用黑色圆盘遮挡保护黄斑，使它不受到强光的炫耀，然后在室内闪烁灯下训练提高弱视眼黄斑功能。这种疗法称为增视疗法。其后Cupper又加以改进，用一个能发射强光的改良检眼镜-后像镜操作。治疗前先作散瞳检影验光，矫正屈光不正。在治疗期间，平日要遮盖弱视眼，防止巩固旁中心注视。治疗时遮盖主眼。每次治疗完毕仍盖旁中心注视眼，待弱视眼转变为中心注视后，改用传统遮盖法继续治疗。

治疗开始时，医生用后像镜观察弱视眼的眼底，把保护黄斑的小黑圆盘正好盖在黄斑中心凹上，但注意避免把旁中心注视点一起盖起来。位置摆好后，加大后像镜的亮度，炫耀包括旁中心注视点在内的视网膜。一般炫耀20～30s后关闭电源。令患者注视墙上白屏上的后像。起初为正后像（中心有黑圆盘的亮圈），以后转变为负后像（中心为白色周边为暗黑色圈），为了加强后像，室内有自动控制的交替开启、关闭的灯光照明。在负后像出现后，令患者以负后像中心光亮区对准重叠屏上的视标并令其用小棍去指点，通过手、眼合作来加强正常定位功能。视标可以为十字或Snellen E字（图12-19）。

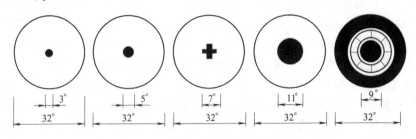

图 12-19　传统后像镜附带的各种图形

弱视眼必然用其黄斑（未炫耀区）注视，因为炫耀过的旁中心注视点的负后像是个黑暗区，而被保护的黄斑是个能看得见的白色光亮区。后像消失后可如法再炫耀 1～2 次，最好每天治疗 2～3 次，每次炫耀 2～3 遍，持续 15～20min。

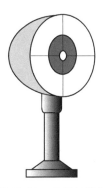

图 12-20　自制后像灯

　　视力进步后将保护黄斑的小黑盘由 5°改为 3°，使弱视眼的注视点逐渐向黄斑中心凹移位。继续治疗直到旁中心注视变为中心注视，然后继续用传统遮盖法。

　　在 1950 年左右后像疗法极为盛行，有人推荐使用自制的后像灯（图 12-20），但目前已很少使用。该法费人力，耗时间，购置设备昂贵，又不适用于学龄前儿童，他们不能合作，大多数病例视力提高不显著也不持久。但年龄较大，原始视力较差，经用其他疗法无效的旁中心注视者可以试用。

　　当前，比较流行的是：利用虚拟场景，将弱视治疗与电脑动画融为一体，可使眼底黄斑区的抑制得到不同程度的消除而使视力提高，纠正偏心固视、提高视力。

　　（2）矫治旁中心弱视的其他方法

　　① 红色滤光片训练法（参见本节"六、现代仪器视觉训练方法"）。

　　② 海丁格尔光刷训练法（参见本节"六、现代仪器视觉训练方法"）。

　　③ 传统遮盖法（参见本节"五、弱视眼矫治"→"2.中心注视性弱视的矫治"）。

## 六、现代仪器视觉训练方法

### 1. 红光滤光片训练法

　　这种方法是 Brin 根据视网膜生理解剖特点设计的一种矫治旁中心注视的新方法。这种方法是在戴用屈光矫正眼镜的基础上和遮盖健眼的情况下，将红色滤光片（600～640nm 波）的置于弱视眼前。此时，旁中心注视者的弱视眼就会自发地改用黄斑中心凹注视（如果此时用对红光不敏感的区域看东西就会不清楚）。结合写字、画图等精细工作进行功能训练。

　　应用这种方法应当注意：①一旦视力恢复中心凹注视，可改用其他方法。②应用这种方法矫治儿童弱视，健眼完全遮盖、患眼视力差，会给受训的儿童的行动带来不方便，矫治期间应对其生活加强照料。

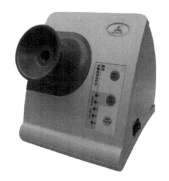

图 12-21　光刷治疗仪

### 2. 光刷训练

　　① 光刷矫治原理。光刷治疗仪（图 12-21）是眼科矫治弱视的一种新仪器，其矫治原理：光刷治疗仪是基于瞬间海丁格尔氏光刷效应（当接受矫治者通过一块旋转的蓝色偏光玻璃板注视强光时，就可以持续看到旋转的光刷状效应，光刷效应只出现在视觉最敏感区黄斑中心凹上）。光刷矫治实际上就是一种强化黄斑中心凹固

视能力的视觉训练的方法。这种训练法适用于旁中心注视性弱视眼及异常视网膜对应的治疗,临床有效率为 50%～70%。

② 训练程序。

第一步,教会受训者观看到"光刷"[图 12-22(a)]的旋转刷动现象。受训者首先看到的是蓝色的背景,只要其注意力集中,就会发现颜色较深的"光刷"在慢慢旋转。

第二步,插入同心圆图片[图 12-22(b)]。逐渐缩小光阑,直至缩小到 3°中心圆圈内仍可看到"光刷"现象时,进入第三步训练程序。

第三步,换用飞机图片[图 12-22(c)]。此时受训者可以看到"光刷"像螺旋桨一样在机头位置旋转。使用飞机画片目的是提高兴趣,以强化固视的效果。

③ 疗程:每次单眼注视 10～15min,每周 2～3 次,10 次为一疗程。绝大多数受训者经 3 个月训练均可获得比较满意的效果。

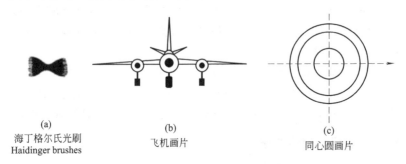

(a)　　　　　　　　　　(b)　　　　　　　　　　(c)
海丁格尔氏光刷　　　　　飞机画片　　　　　　同心圆画片
Haidinger brushes

图 12-22　海丁格尔氏光刷和画片

### 3. 光栅训练[又称为视刺激疗法(CAM)]

Blakemore 和 Campbell 发现动物和人的脑皮质感光细胞对不同的空间频率有很好的反应,神经元对空间频率能作灵敏的调整。英国剑桥大学的学者们根据这个机制设计了一种新的弱视治疗仪,命名为"CAM 刺激仪"(即视刺激仪,见图 12-23);利用反差强、空间频率不同的条栅作为刺激源来刺激弱视眼以提高视力。条栅越细,空间频率越高。为了让大多数感光细胞都得到训练,这个刺激仪的条栅可以转动,这样就能使弱视眼的感光细胞在各个方位上都能接受不同空间频率条栅的刺激。

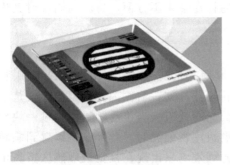

图 12-23　CAM 刺激仪

治疗仪中央有一个能旋转的轴心。把一个对比度强的黑白条栅圆盘(图 12-24)放在轴心上。该盘旋转时则在各条子午线上都可以引起刺激反应。在条栅转盘上面再放一个画有图案的透明塑料圆盘。用患儿能识别的最高空间频率的条栅作为他的阈值。平日无需盖眼,治疗时遮盖主眼。接通电源使条栅盘旋转,令患儿用弱视眼在有图案的塑料圆盘上描画，每次 7min，每天 1 次或每周 2～3 次。开始时治疗可以频繁些，随着视力的提高逐渐延长治疗间隔时间直至每周 1 次。在间隔期间也无需盖眼。一般做过 2～3 次后，视力都能有所提高。本疗法简便，疗程短，又因平日无需盖眼，患儿及家长均能积极配合，治疗时的描画尤为儿童所喜欢，故多能完成弱视疗程。

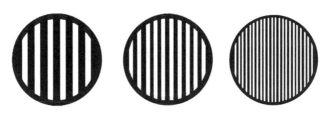

图 12-24　圆盘黑白条栅图

Campbell 首先作关于用 CAM 刺激仪治疗弱视的报道，经过 3 次，每次 7min，治疗后，73% 获得 6/12，而其中 75% 曾接受过传统或微小遮盖疗法的。认为这个方法是治疗斜视性和屈光参差性弱视的一个突破性进展，视力可以提高得更迅速、更完善。Watson 也报道用 CAM 治疗仪取得令人鼓舞的疗效。但以后的作者们都未能证实他们的结果。国内郭静秋等报道的治愈率为 28.79%，有效率仅为 50.26%。

本疗法的最好的适应症为中心注视性弱视及屈光不正性弱视，疗程可以大为缩短。中心注视者的原始视力在 0.1～0.2 者一般经过 10～15 次治疗，视力可以进步到 1.0（以往则需遮盖 3～6 个月）。

在治疗屈光不正性弱视时，虽然两眼原始视力相等，但主眼总是很快升高到 1.0，而居劣势的一只眼则需继续治疗数周，有时因劣势眼进步太慢或停滞不前而酌情改用压抑疗法或交替遮盖。但当主眼已治愈，视力尚未巩固，任何长期遮盖主眼的办法（传统遮盖或红色滤光片疗法）都有可能引起主眼视力下降，应当予以警惕。

本疗法不能治疗各种类型的弱视，总的疗效也远不及传统遮盖法或综合疗法。旁中心注视者效果较差。

在治疗过程中有可能引起难以克服的复视。在发现复视可疑时，立即停止治疗。本疗法的作用机制目前尚属推论，还有待进一步研究。

这种方法，也可采用电脑多媒体形式，对视功能进行精细目力训练，有逐步提高孩子视力和视功能的作用。与 CAM 刺激仪矫治疗效大体一致。

**4. 超声治疗**

利用弱视超声治疗仪，改善眼部局部血液供应，缓解视力疲劳，可控制青少年近视发展，加快弱视治愈时间。

**七、弱视双眼视功能的重建**

请参见本书第十五章第六节"斜视的药物治疗与视觉训练"→"三、正位视觉训练"。

### 八、药物、食品疗法

#### 1. 药物治疗

药物治疗，历来是弱视眼治疗探索的一个方向，目前比较推崇的是左旋多巴，就目前而言，这种药物是治疗弱视眼的一种有效药物，但并非理想的药物。下面仅就左旋多巴在弱视矫治中的情况进行介绍。

（1）左旋多巴

左旋多巴是一种治疗帕金森病的最常用药物。20多年前，弱视药物治疗探索触及了一个叫"儿茶酚胺"的神经物质领域，科学家发现，去甲肾上腺素可以使本已处于发育停滞和发育迟钝状态的的视觉中枢重新被激活起来，发现去甲肾上腺素是"多巴胺"经过人体代谢产生的一种物质。多巴胺是一种不能直接进入视中枢脑细胞的物质。而多巴胺的前体（左旋多巴，图12-25）可以穿过"血脑屏障"，进入脑细胞后转化成多巴胺发挥作用。

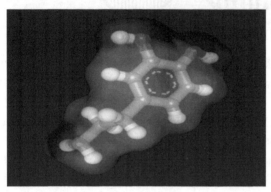

图12-25　左旋多巴在人体内分子表达结构图

① 左旋多巴在弱视治疗的作用。

a.提升弱视眼视力。临床上大多数患者在单纯服用左旋多巴（无弱视训练）一周后，视力会出现不同程度的提高。在服用左旋多巴组与对照组（不服用左旋多巴或者服用无作用的安慰剂）的对比治疗试验中，服用左旋多巴的患者，视力提升效果更明显。据相关报告，左旋多巴制剂除了视力提升明显，也可使双眼视觉和固视视野暗点也有改善。目前，对多巴胺可以"唤醒""激活"视觉发育的深层机理并不十分清楚。目前有两种说法：延长视觉发育敏感期；多巴胺使人体的视觉发育体系的兴奋阈值降低了（更容易被活跃）。国内有关多巴胺治疗弱视的报告很多，表12-6列举了三个有代表性的报告进行对比。

表12-6　国内关于左旋多巴治疗弱视情况的三个报告对比

| 报告者 | | 胡　聪 | 马丽卿 | 艾立坤 |
|---|---|---|---|---|
| 对象 | 年龄/岁 | 5～15 | 5～12 | 5～12 |
| | 人数 | 32 | 128例(240只眼) | 18(24只眼) |
| 用法 | 药物 | 息宁<br>（左旋多巴/卡比多巴） | 思利巴<br>（即左旋多巴） | 思利巴<br>（即左旋多巴） |
| | 剂量 | (1mg/kg)<br>/(0.25mg/kg) | 5～6岁:每次125mg<br>7～12岁:每次250mg | 5～6岁:每次125mg<br>7～12岁:每次250mg |
| | 每天次数 | | 每天2次 | 每天2次 |
| | 服用天数 | 60天 | 3×4周(每疗程4周) | 2个月 |

续表

| 报告者 | 胡　聪 | 马丽卿 | 艾立坤 |
|---|---|---|---|
| 观察 | 第 3、6、9、30、60 天<br>单字 E 视力变化 | 随访 3 个月 | 2 个月<br>3 个月 |
| 结论 | 服药后第 3 天,明显改善<br>继续服药,无进一步改善 | 视力平均上升 0.23(188 例)<br>PVEP:$P_{100}$ 峰潜时缩短,<br>波幅值明显上升 | 2 个月;20 只眼视力提高<br>3 个月;未见视力回退 |

b. 停用左旋多巴后的视力回退问题。停止服用后,孩子的视力提升开始变慢甚至有所下降。甚至有文献表明,长期服用左旋多巴的实验组弱视患者,与对照组的总视力提升幅度没有明显差别。国内多数斜弱视专家仍然认为 6~17 岁的大龄弱视儿童服用左旋多巴制剂更有利于弱视康复和缩短疗程。

② 适应症。一般认为:提倡大龄患者使用左旋多巴,低龄患者慎用。

③ 左旋多巴的副作用。左旋多巴在肝脏、胃肠道里被转化成多巴胺后,早期会引起厌食、恶心、呕吐、胀气、腹泻或便秘等消化道症状,后期会出现心动过速、直立性低血压等循环系统症状和情绪失常、多梦等精神症状,也有报道左旋多巴引起溶血性贫血等血液问题,眼科偶尔会遇到服用左旋多巴后出现频繁眨眼、复视等症状,这些症状都是左旋多巴的外周副作用。

为降低左旋多巴的外周副作用,临床上将左旋多巴与外周多巴胺脱羧酶抑制剂"卡比多巴"同时使用,可以减少左旋多巴在外周组织中的代谢,进而减小副作用。所以像弱视治疗中最常用的"思利巴片",事实上是左旋多巴和卡比多巴的复合剂。

左旋多巴还有一个不太常规的副作用,即增加遮盖性弱视的风险。原理还不是很清楚,只知道斜视性、屈光参差性这类常见的单眼弱视患者,遮盖疗法搭配左旋多巴制剂治疗后,实验组的健眼视力下降更明显。所以,建议服用思利巴并使用遮盖疗法的患者家长,注意增加健眼视力的检查频度,降低遮盖性弱视风险。

④ 左旋多巴用法与用量。以国产的"思利巴"左旋多巴片为例:

5~6 周岁,每次 0.125g(一片),开始三天每天 50mg(小半片),每日两次;

7~12 岁,每次 0.25g(两片),开始三天每天用 0.125g(一片),每日两次。

早晚饭后口服,四周为一疗程,一般用 1~3 个月或遵医嘱。特别需要明确的是:"思利巴"左旋多巴片不宜私自使用,具体用药、调整和停药时间等应遵医嘱。

(2) 胞二磷胆碱

胞二磷胆碱是目前治疗弱视的第二种常用药物。胞二磷胆碱是细胞膜结构磷脂(特别是卵磷脂)生物合成的重要介质,有激活神经细胞结构磷脂的合成,增强细胞膜稳定和修复神经细胞的作用,还能提高能量在脑中的代谢水平和调节不同神经介质的水平。胞二磷胆碱作为一种神经营养剂,用于治疗:急性颅脑外伤和脑手术后意识障碍、各种认知障碍疾病、震颤麻痹、神经性耳聋、耳鸣和安眠药中毒等。

① 治疗弱视的作用。胞二磷胆碱可能有使视觉系统功能阈值降低,促使其功能

启动并运行的功能。目前认为，胞二磷胆碱可以增加视网膜内多巴胺能神经传导的作用，促进视细胞 RNA、二磷酸胞嘧啶-二酰甘油合成的作用，从而提高大脑对视觉刺激、光刺激的反应能力的作用。值得注意的是，胞二磷胆碱对弱视眼、主导眼均有提高视力的作用，目前认为，这可能是视觉系统功能阈值降低减少了中枢对弱视眼的抑制所致。

② 适应症。目前我国以大龄儿童、成年人为治疗对象。

③ 用法用量。a. 国外：1000mg，每天一次，15 天为一疗程。b. 国内：成人为 $500\sim1000$mg；儿童为 $150\sim250$mg；均以 15 天为一疗程。

④ 不良反应。偶尔出现休克，应仔细观察，如有血压下降、胸闷、呼吸困难等症状，应立即停药并采取适当的处理。有时出现失眠、皮疹，偶尔出现头痛、兴奋、痉挛等症状。用于脑卒中偏瘫病人时，有时瘫痪肢可能出现麻木感。少见恶心、肝功能异常、热感。罕见食欲不振、一过性复视、一过性血压波动及倦怠。普遍的共识是：不宜用大剂量，小儿慎用。

（3）药物治疗综述

临床报告中，既有这两种药物治疗有效的例证，也有效果不明显的例证，更多的是应用早期有效，随着疗程的延长这种效果明显减弱。严宏主编《弱视》：左旋多巴或者胞二磷胆碱的治疗具有双重性，它们能略微提高多数临床实验中较好眼的视力，但这种提高有加重弱视所伴随的抑制效应的危险。研究中发现，这类药物在每周 1 天非遮盖的治疗中没有效果。

综合这些报告，可以说，左旋多巴和胞二磷胆碱在药理学上的作用仍有待进一步深化，在临床上只能尝试性使用，大面积普及的条件仍不成熟。从各种研究报告的纷繁复杂的结果看，左旋多巴和胞二磷胆碱这两种药还不是人们对弱视矫治的理想的药物，这也向眼科学、药学界提示了：在继续探索左旋多巴和胞二磷胆碱药物作用、治疗的同时，不应当停下寻找新药的探索脚步。

**2. 食疗方法**

一般来说，人们更愿意接受食疗的办法，对于弱视眼来说也是这样。各种书籍、网络中有大量关于弱视眼的食疗办法，但这些方法总的来说，还缺乏过硬的医学证明，是否真的具有矫治的作用，难以找到明确的验证材料。因此，期望仅通过食疗的办法治愈弱视眼，看来可能性不大。但是，在积极采用综合疗法的基础上，辅之以食物疗法，也是一种不错的办法。食疗也许是人们"宁可信其有，不可信其无"的一种办法，但终究是一种办法，至少我们可以确认，这些食疗的方法，对人本身是有益无害的。

（1）弱视饮食宜忌

① 饮食适宜：

a. 宜吃富含维生素 C 的食物；

b. 宜吃富含维生素 A 的食物；

c. 宜吃富含高蛋白的食物。

弱视眼应该食用对视力可能有益的食物（表12-7）。

表12-7 对视力可能有益的食物

| 宜吃食物 | 宜 吃 理 由 | 食 用 建 议 |
| --- | --- | --- |
| 西红柿 | 西红柿含有茄红素,具有抑制脂质过氧化的作用,具有防止自由基的破坏,抑制视网膜黄斑变性,维护正常视力,改善弱视的作用 | 每天200～300g为宜 |
| 鸡肝 | 鸡肝含有丰富的维生素A,具有维持正常生长和生殖机能的作用,能保护眼睛,维持正常视力,防止眼睛干涩、疲劳,改善弱视 | 每天200～260g为宜,清炒着吃 |
| 黄鳝 | 鳝鱼可以增进视力,促进皮膜的新陈代谢,改善弱视的作用,还含有丰富的DHA和卵磷脂,经常摄取卵磷脂,具有补脑的作用 | 每天180～230g为宜,清炒着吃 |

② 饮食禁忌：a.忌吃减弱视力的食物；b.忌吃辛辣刺激的食物；c.忌吃油炸的食品。

弱视眼不宜食用可能会影响视力的食物（表12-8）。

表12-8 可能会影响视力的食物

| 忌吃食物 | 忌 吃 理 由 | 忌 吃 建 议 |
| --- | --- | --- |
| 莴笋 | 莴笋中的某种物质对视神经有刺激作用,古书记载"莴苣多食使人目糊,停食数天,则能自行恢复",故视力弱者不宜多食,有眼疾特别是夜盲症的人也应少食 | 宜吃清淡明目的食物 |
| 辣椒 | 辣椒容易刺激肠道,影响肠道对营养物质的吸收,导致营养不良,不利于视力的恢复 | 宜吃清淡易消化的食物 |
| 大肥肉 | 油条属于油炸的食物,容易上火,导致眼部分泌物增强,减弱视力,不利于恢复 | 宜吃清淡的食物 |

（2）弱视饮食保健

对于弱视眼民间建议可以采用的食疗方（下面资料仅供参考，详细需要咨询医生）：

① 猪肝鸡蛋汤：

原料、做法：猪肝100g切片，加水适量，用小火煮汤。煮熟后打入鸡蛋2个，加少许豆豉、香葱、食盐调味。

特点：经常食用，可治营养性弱视、远视、夜盲等症。

② 杞地二花明目散：

原料、做法：枸杞子200g，熟地200g，菊花150g，槐花100g。将上述四味药烘干，研为细末，装瓶备用。每日2次，每次3g，空腹服用。

特点：功用清肝明目。适用于肝肾阴虚所致的目赤肿痛、视力下降、眼花等症。

③ 枸杞酒：

原料、做法：干枸杞子200g，白酒300mL。将枸杞子洗净，沥去水分，剪碎后放入细口瓶内，加入白酒，密封瓶口。每日振摇1次，浸泡7天以上。饮完后可加酒再浸泡1次。最后可将酒泡过的枸杞子拌白糖食用。每日10～20mL，晚餐或睡前饮用。

特点：功用滋养肝肾。适用于肝肾阴虚所致的目暗、目涩、视弱、迎风流泪等。

④ 枸杞猪肝汤：

原料、做法：猪肝100～200g切片，枸杞子30g共煮汤，煮半小时后加适量食盐调味食用。

特点：有滋补肝肾作用。适用于肝肾虚头晕，视力欠佳，迎风流泪。

⑤ 红杞蒸鸡：

原料、做法：鸡肉200～400g，枸杞子20～50g，加适量油盐、水，隔水蒸熟食用。

特点：有滋补肝肾，生精明目作用。适用于头晕眼花，视力减退，肾虚腰疼，神经衰弱等症。

⑥ 五元全鸡：

原料、做法：母鸡一只（1kg左右），宰杀后去毛及内脏，剁去鸡脚，桂圆肉、荔枝肉、黑枣（去核）、莲子肉（去皮去心）各15g，加入冰糖、食盐、清水适量，隔水蒸2h后，放入洗净的枸杞子15g再蒸5min即可食用。

特点：有补血养阴，益精明目作用。适用于气血虚弱，面色苍白，耳鸣，视力减退，病后体虚等症。

⑦ 桃仁罐焖乌鸡：

原料、做法：净乌鸡半只，核桃仁10g，石斛10g，生地10g，生姜、葱白、黄酒、碘盐各适量。将乌鸡切块，入沸水中焯过后捞出备用，沙罐底部铺垫生姜，葱白，依次码放鸡块，核桃仁，石斛和生地用布包起来，放入黄酒，清水淹没原料。大火烧开，小火慢炖两个小时，加碘盐调味，即可食用。

特点：滋补肝肾，增强视力。

⑧ 芝麻枸杞粥：

原料、做法：黑芝麻10g，粳米50g，枸杞子10g，蜂蜜，清水适量。将粳米、芝麻用清水洗净，加枸杞子和清水煮开后转小火，熬成粥状，待温凉些调入蜂蜜，即可食用。

特点：补肝肾，养血和血，明目。

⑨ 黑豆核桃仁羹：

原料、做法：黑豆500g，核桃仁500g，牛奶1杯，蜂蜜1匙。黑豆沙熟后待冷，磨成粉；核桃仁炒至微焦，去衣，待冷后捣成泥；取以上两种食品各1匙，冲入1杯煮沸的牛奶，加入蜂蜜1匙。

特点：能改善眼部肌肉的调节功能。

⑩ 补肾四味饮：

原料、做法：枸杞10g，桑葚10g，山药20g，红枣10个。将上述四种材料水煎，分两次饮用，中间间隔3～4h。

特点：弱视儿童长期服用，能消除眼疲劳症状。

（3）弱视儿童饮食注意事项

① 弱视吃哪些对身体好？

a. 要注意引导孩子多吃些粗粮（如玉米面、小米等），以增加必要的维生素供给。

b. 多吃些新鲜水果和蔬菜，适当增加蛋白质的摄入，限制过多糖类的摄入，以促进视网膜和视神经的发育。

c. 根据孩子营养状况，必要时补给一些维生素（如维生素 $B_1$、维生素 $B_{12}$、维生素 C、鱼肝油等）和矿物质（如锌、铁、钙等）。

d. 可以适当口服叶黄素、蓝莓素等。

② 弱视最好不要吃哪些食物？

a. 不让孩子吃蒸煮过头的蛋白质类食物。

b. 不能偏食甜品。

# 第十三章

# 低视力

在屈光矫正中，对低视力的光学矫正的关注度，明显低于对近视矫正。这可能与眼镜对低视力矫正的效果不会发生立竿见影的效果有关，也与其在屈光矫正检测中，缺少主观判断信息，验光师确认检测出的屈光矫正镜度是否准确有一定难度等情况有关。因此，从事屈光学矫正的绝大多数工作人员给予被测者一个镜度，这样镜度大多是基于某一种理念来确认的，甚至就给个平光镜片了事。那么，这样一个镜度，是否适合被测者的眼的生理状况呢？大多是难以说清楚的。有的工作人员遇到这种情况时，还会采取更简单的方式，就是建议被测者去找眼科大夫。对于低视力被测者，从事屈光学矫正的验光师及相关人员，到底应当怎样做才是科学、合理的呢？我们还得从应该怎样认识低视力这种眼屈光学异常说起。

## 第一节 ▏低视力及常见原因

在传统的屈光学中，是不将低视力列入其中的。在我国，低视力被列入眼屈光学之中，是近年来的事情。我国单独设置低视力门诊是在 1983 年，是由我国著名低视力专家孙宝忱在北京同仁医院眼科建立的。从事眼屈光检测的工作人员，都有必要了解低视力，掌握对低视力的基本检查方法、熟悉低视力的矫治及康复基本原则预防方法。在今天，不管是眼科医生，还是验光师，他们在日常的工作中都会遇到低视力被测者。面对这样的或疑似的被测者，我们首先要清楚低视力的定义。

### 一、低视力的定义

什么是低视力呢？简单地讲，就是：由眼病造成的低于常规的视力。最初，习惯上将这种视力称为不完整的视力（partial sight）、低于常规的视力（subnormal vision）等。低视力（low vision）这一名词是由美国眼科医生芬达（Fonda）和法耶（Faye）在 20 世纪 50 年代经过讨论后确定的，并逐渐被眼科和眼视光学界广泛采用。

很显然，在临床上用"眼病造成的低于常规的视力"这样的概念来诊断低视力，还是过于粗糙了。这是因为，这一概念中，视力下降的程度还是相当不明确的。要确认诊断低视力的标准，就要解决两个问题。

其一，要将常规视力、低视力与盲的界限分清；

其二，低视力的视觉功能评估的标准。

**1. 低视力与盲**

分清常规视力、低视力与盲的界限，这就是说，我们首先要确定低视力视力值的上限和下限。世界卫生组织（WHO）在 1973 年制定出了低视力与盲的分级诊断标准（表 13-1）。我国 1987 年曾对视力残疾在内的残疾状况对 50 余万人进行了流行病学调查。当时对视力残疾进行判定的标准（表 13-2），就是以 WHO（1973）标准作为参照所制定的。

一般认为，表 13-1 和表 13-2 中的内容并无本质的区别。但从内容方面看，对低视力的认识还是发生了可以称得上是质的变化。这一变化就是后者较前者多了一个视野半径的判断内容。

**2. 低视力定义**

表 13-1、表 13-2 都只是低视力分级诊断的标准，显然这不能叫做定义。1992 年 WHO 在曼谷举行的"儿童低视力处理国际研讨会"上，统一了对低视力的确认标准，并于 1996 年在马德里召开的"老年低视力保健国际研讨会"上，再次重申了对低视力的确认标准。这一标准就是：低视力，是指经过治疗或标准的屈光矫正后，仍有视觉功能损害［其视力损害程度仍在＜6/18（0.3）～光感，视野半径＜10°］，但能够或有可能应用其视力去从事某些工作的患者。这一标准，被简称为"曼谷-马德里标准"。这一标准至少包含了以下 3 个内容：

表 13-1 世界卫生组织：低视力与盲的诊断标准

| 类别 | 级别 | 最佳矫正视力（双眼中的好眼） | |
|---|---|---|---|
| | | 最佳视力低于 | 最低视力等于或优于 |
| 低视力 | 1 | 0.3 | 0.1 |
| | 2 | 0.1 | 0.05(3m 指数) |
| 盲 | 3 | 0.05 | 0.02(1m 指数) |
| | 4 | 0.02 | 光感 |
| | 5 | 无光感 | |

表 13-2 1987 年我国残疾人抽样调查视力残疾标准

| 类别 | 级别 | 最佳矫正视力 |
|---|---|---|
| 盲 | 一级盲 | ＜0.02～光感，或视野半径＜5° |
| | 二级盲 | ＜0.05～0.02，或视野半径＜10° |
| 低视力 | 一级低视力 | ＜0.1～0.05 |
| | 二级低视力 | ＜0.3～0.1 |

（1）经过医学治疗或屈光矫正

标准向我们明确的第一个内容就是：低视力的确认，是指经医学治疗或标准屈光矫正之后的视力状况。这也就向我们明确说明了这样的概念：低视力的视功能的损害不是一种暂时的损害，而是一种永久的损害。因此，未经医学治疗或标准屈光矫正的被测者都不应当被诊断为低视力。

（2）视力仍旧非常不理想：0.3～光感，视野半径＜10°

经医学治疗或标准屈光矫正，被测者的视觉功仍旧比较差，才能被诊断为低视力。诊断的标准是：0.3＞视力≥0.05，视野半径＜10°。这里需要说明的是，曼谷-马德里标准提及的标准与表13-1、表13-2中的数据并不完全一致。关于这一问题，我们将在稍后予以讨论。

（3）能从事某些工作

低视力者能从事某些工作，这些工作指的是哪些工作呢？这就要从视觉功能的损害和视觉功的评估来看问题。表13-3就是约翰斯通（Johnston）根据美国眼耳鼻喉科学会的建议1977年的建议编制的。

表中明确，低视力的视觉功能应达到：使用助视器能够进行接近或低于正常视觉，但又可以从事的那些视觉工作在精细程度方面的视觉分辨力的具体指标。

现在我们来讨论曼谷-马德里标准提及的标准与表13-1、表13-2中的数据不一致的问题。两个表中均将＜0.05～光感的视力确认为盲。那么到底是以表中的数据为准呢？还是以曼谷-马德里标准为准呢？当前尚无明确的认识。笔者认为：低视力的定义与低视力门诊范围应当是有区别的。低视力门诊的范围，不仅应当包括被确定为低视力者，也应当包括尚未被筛选对象者。因此，如下表述应当适合理的：

第一，诊断低视力与盲的标准以表为准。这是因为，低视力与盲在康复处理上还是有区别的，低视力视觉康复的目的有两个：

① 通过康复训练，理想的目标是：使其达到可以从事比较精细视觉工作的程度。

② 通过康复训练，第二个理想的目标是：掌握某种用于谋生的职业技能。而盲的视力视觉康复的主要目的则是：改善被测者料理自我生活的能力。

第二，低视力门诊的就诊范围应以曼谷-马德里标准为准。不管从门诊科室设置上还是从社会心理角度讲，医院是不可能设置目盲门诊的。按照惯例对属于目盲范畴的被测者的诊治与康复也只能归于低视力门诊。

**3. 视觉功能的能力评估**

对低视力的诊断另一不可忽视的方面就是对被测者视觉功能的能力评估。对低视力的诊断与治疗最终的目的是要解决被测者自理自立的信心、能力和技能的问题。倘若不解决这些问题，低视力的诊断就没有意义，治疗也将是哗众取宠的儿戏。很显然，在对低视力进行确认时，对视觉功能的能力和视觉残疾程度评估是不可缺少的。

通过以上叙述，我们对低视力做出这样的定义应当是合理的：经医学治疗或标准屈光矫正，被测者的视觉功能仍旧比较差（0.3＞视力≥0.05，视野半径＜10°），使用助视器能够从事比较精细工作的视功能状态。

表 13-3 视觉功能损害和视觉功能评估一览表 (Alan W Johnston, 1988)

| 视力状况称谓 | 正常 | 低视力 | | | 盲 | | |
|---|---|---|---|---|---|---|---|
| 视力障碍程度 | 无 | 轻 | 中 | 重 | 深度 | 近全部 | 全部 |
| 远视力障碍 | 6/3.8~6/7.5 | 6/9.5~6/19 | 6/24~6/48 | 6/66/120;3/30~3/60 | 6/150~6/3000;3/75~3/1500 | 手动,光感 | 无光感 |
| | 20/12~20/25 | 20/32~20/64 | 20/80~20/160 | 20/200~20/400 | 20/500~20/1000 | | |
| | 1.7~0.8 | 0.67~0.33 | 0.25~0.13 | 0.1~0.05 | 0.04~0.02 | ≤0.013 | |
| 近视力障碍(lg MAR) | -0.2~-0.1;0.0,+0.1 | 0.2~0.5 | 0.6~0.9 | 1.0~1.3 | 1.4~1.7 | ≥1.8 | |
| 视野损害 | ≤200°,100°,80° | 64°~32° | 25°~12.5° | 10°~8°;6.3°~5° | 4°~3.2°;2.5°~2° | 1.6°,1.2°,1° | 无光感 |
| 对比敏感损害 | ≤0.0006~0.01 | 0.013~0.025 | 0.032~0.063 | 0.08~0.016 | 0.2~0.4 | 0.5~1.0 | 无光感 |
| 视觉功能评估 | 能做任何视觉性工作 | | 需用助视器作精细视觉工作 | | 需用助视器及其他感觉(做粗放型工作) | | |
| | | | 用助视器(接近正常) | 用助视器(仍低于正常) | | | |
| 视觉残疾评估 | 完全能 | | 大多数能 | 多数能 | 多数不能 | 大多数不能 | 完全能 |

## 二、引起低视力的原因

在研究低视力的病因时，总是要联系到眼的致盲原因。那么，这种联系的意义何在呢？我们先通过表 13-4 来看，导致低视力的原因在不同的国家是不相同的。

表 13-4　中国、印度、澳大利亚低视力病因分析比较

| 国家 | 排在前 4 位的原因 | | | |
|---|---|---|---|---|
| | 1 | 2 | 3 | 4 |
| 中国① | 高度近视眼<br>(20.2%) | 视神经萎缩<br>(11.8%) | 小眼球小角膜<br>(10.20%) | 视网膜色素变性<br>(7.87%) |
| 印度 | 白内障<br>(1.4%) | 青光眼<br>(14.%) | 糖尿病性视网膜病变<br>(13%) | 视网膜色素变性<br>(10.7%) |
| 澳大利亚 | 老年性黄斑变性<br>(43.9%) | 青光眼<br>(8.3%) | 先天性异常<br>(8.2%) | 老年性白内障<br>(6.7%) |

① 1983～1987 年北京同仁医院低视力门诊 1500 例病因统计分析。

根据表中所列，在我国导致低视力的前 4 种病因为：高度近视眼、视神经萎缩、小眼球小角膜、视网膜色素变性。排在低视力病因 5～10 位的病因是：先天性白内障术后无晶体、黄斑变性、青光眼、眼球震颤、老年性白内障、先天性白内障。以上 10 种原因所导致的低视力被测者占低视力总数的 75.47%。

我们再来看表 13-5，表中所列的不发达国家，排在致盲原因第一位的都是白内障，与发达国家明显不同。在我国，排在前 4 位的致盲原因依次为：白内障、角膜病、沙眼、青光眼。与低视力的病因有着明显的区别。这在低视力的鉴别诊断过程中，至少可以或多或少地有所帮助。倘若被测者的眼为高度近视眼、视神经萎缩、小眼球小角膜、视网膜色素变性，则患低视力可能性就会较大。假如被测者的眼为白内障、角膜病、沙眼、青光眼，则发生盲的可能性就会比较大。

表 13-5　发达国家与发展中国家致盲原因比较分析

| 国家 | | 排在前 4 位的原因 | | | | 调查年份 |
|---|---|---|---|---|---|---|
| 分类 | 国名 | 1 | 2 | 3 | 4 | |
| 发达<br>国家 | 英国 | 黄斑变性<br>(37%) | 青光眼<br>(13.5%) | 糖尿病视网膜变<br>(8%) | 屈光不正<br>(5%) | 1982 年 |
| | 意大利 | 视网膜病<br>(31%) | 白内障<br>(21%) | 视神经病变<br>(10%) | 角膜混浊<br>(5%) | 1989 年 |
| | 日本 | 视网膜脉络膜变<br>(36%) | 角膜病<br>(23%) | 晶体混浊<br>(23%) | 其他<br>(18%) | 1980 年 |
| 发展中<br>国家 | 中国 | 白内障<br>(41.06%) | 角膜病<br>(15.38%) | 沙眼<br>(10.8%) | 青光眼<br>(8.8%) | 1987 年 |
| | 印度 | 白内障<br>(58%～88%) | 屈光不正<br>(4%～25%) | 青光眼<br>(1%～4%) | 角膜病<br>(1%～8%) | 1984～1989 年 |
| | 埃及 | 白内障<br>(32%) | 青光眼<br>(12%) | 沙眼<br>(7%) | 角膜病<br>(6%) | 1984 年 |

当然，根据病因对盲和低视力做出判断仅仅是初步的推测，只能作为我们进行进一步检查的一个起点。真正确认被测者到底是低视力还是盲，仍需根据综合检查的结果来判定。

### 三、低视力的发病率

据报道，低视力的发病率在不同国家的差异是很大的。从表 13-6 中可以看出，大洋洲的瓦努阿图的发病率较低（1.3%），亚洲的沙特发病率最高（10.1%）。亚洲的蒙古、黎巴嫩，非洲的喀麦隆发病率相对较高一些外，其他大部分国家低视力的发病率均在 1.4%～2.5% 之间。低视力发生率的高低到底取决于什么因素，尚未见到明确的归因。

表 13-6　不同国家低视力发病率的比较

| 洲别 | 国　别 | 低视力发病率/% | 调查年份 |
|---|---|---|---|
| 亚洲 | 蒙古 | 8.1 | 1992 |
| | 尼泊尔 | 1.8 | 1980 |
| | 巴基斯坦 | 2.5 | 1990 |
| | 沙特 | 10.1 | 1990 |
| | 土耳其 | 1.5 | 1989 |
| | 黎巴嫩 | 3.9 | 1997 |
| 欧洲 | 爱尔兰 | 2.0 | 1990 |
| 大洋洲 | 瓦努阿图 | 1.3 | 1989 |
| 非洲 | 贝宁 | 2.5 | 1990 |
| | 喀麦隆 | 4.0 | 1992 |
| | 刚果 | 2.1 | 1989 |
| | 赞比亚 | 1.4 | 1986 |
| | 肯尼亚 | 2.5 | 1981 |
| | 摩洛哥 | 2.3 | 1992 |
| | 尼日利亚 | 1.7 | 1989 |
| 北美洲 | 美国 | 1.3～1.9 | 1990 |

据相关报道，我国低视力的发生率为 0.58%，与盲的发生率之比为 1.35∶1，这一数据远低于国际通常比例（3∶1）。尽管我国低视力发生率比较低，但我国的人口基数大，因此我国低视力患者的绝对数量还是相当巨大的，倘若以 13 亿人口进行计算，我国低视力患者有 7540 万人。这也说明，在我国，对低视力人群的诊断、矫治与康复仍旧是一项非常艰巨的任务。

## 第二节 临床常见的低视力

在临床上，对低视力的划分通常分为两类。一种是儿童低视力，另一种是老年低视力。那么，在两者之间就没有低视力患者了吗？应当说，在两者中间肯定是有的。那为什么就没有人说青年低视力、成人低视力呢？答案只能有一个：青年低视力、成人低视力只能是儿童低视力的延续。也说明低视力的诊断、矫治与康复的重点应放在低视力发生的时期，只有在这一时期采取相应的措施，才能解决好低视力的问题。儿童、老年是低视力的高发期，这就是在低视力治疗与康复中为什么不提青年低视力、成人低视力的原因。

### 一、儿童低视力

儿童低视力的防治，在低视力防治中有着极为重要的作用。在 1987 年我国残疾人调查中，视力残疾的患儿人数占总调查人口的 2.5‰，若现在仍按此比例，全国 13 亿人进行计算，视力残疾的儿童约有 325 万人。在检出的患儿中，男性患儿明显多于女性患儿，男：女＝1.32：1。面对这样众多的低视力儿童，不论是医疗部门，还是从事眼屈光学矫正与矫治的部门，从事低视力防治工作的人员和机构的数量都还显得比较薄弱。与成人（包括老年人）低视力进行比较，儿童低视力的发病率还是比较低的。但是，低视力对儿童的危害比成年人要大得多。这是因为儿童的身体与生理机能正处于生长发育期，视觉功能的损害不仅仅会影响儿童现实的生活，而且对其终生都会产生深刻的影响，还会给家庭、社会带来沉重的负担。

#### 1. 儿童低视力的病因

儿童低视力的病因，在发达国家和发展中国家是不同的。在发达国家，导致儿童低视力的主要原因是遗传性疾病、先天性疾患及围产期所致疾患。在发展中国家，儿童低视力的主要病因为感染性疾病和营养性疾病。

在我国，在眼科医院就诊的低视力儿童病因主要以遗传性疾病、先天性疾患为主。北京同仁医院低视力门诊在 1983～1987 年共接诊低视力患者 1500 例，其中 14 岁以下的患儿 261 例，其中男性儿童 152 例，女性儿童 109 例。表 13-7 所列的就是排在儿童低视力前 15 位病因的发病状况分析。

表 13-7　0～14 岁低视力儿童前 15 种病因分析

| 序号 | 病因 | 例数 | | | | |
| --- | --- | --- | --- | --- | --- | --- |
| | | 男 | 女 | 男：女 | 总数 | 百分比/% |
| 1 | 先天性白内障术后无晶体 | 30 | 15 | 2：1 | 45 | 17.2413 |
| 2 | 先天性小眼球小角膜 | 22 | 18 | 1.2222：1 | 40 | 15.3256 |
| 3 | 视神经萎缩 | 13 | 11 | 1.1818：1 | 24 | 9.1954 |

| 序号 | 病因 | 例数 | | | | |
|------|------|------|------|------|------|------|
| | | 男 | 女 | 男：女 | 总数 | 百分比/% |
| 4 | 眼球震颤 | 15 | 8 | 1.875：1 | 23 | 8.8122 |
| 5 | 白化病 | 10 | 6 | 1.6667：1 | 16 | 6.1302 |
| 6 | 先天性白内障 | 6 | 9 | 0.6667：1 | 15 | 5.7471 |
| 7 | 视网膜色素变性 | 5 | 6 | 0.8333：1 | 11 | 4.2145 |
| 8 | 黄斑变性 | 9 | 2 | 4.5：1 | 11 | 4.2145 |
| 9 | 高度近视 | 5 | 5 | 1：1 | 10 | 3.8314 |
| 10 | 角膜白斑 | 1 | 6 | 0.1667：1 | 7 | 2.6819 |
| 11 | 虹膜及脉络膜缺损 | 4 | 3 | 1.3333：1 | 7 | 2.6819 |
| 12 | 斜视＋屈光不正 | 4 | 3 | 1.3333：1 | 7 | 2.6819 |
| 13 | 视乳头发育不全 | 2 | 5 | 0.4：1 | 7 | 2.6819 |
| 14 | 青光眼 | 2 | 4 | 0.5：1 | 6 | 2.2988 |
| 15 | 屈光不正 | 5 | 0 | / | 5 | 1.9157 |

　　天津眼科医院儿童低视力门诊对 1987～1989 年接诊的 146 例患儿的病因进行了分析。结果与同仁医院相近，排在前 6 位的病因如表 13-8 所示。

**表 13-8　天津眼科医院儿童低视力门诊低视力前 6 种病因所占比例**

| 排行 | 第一位 | 第二位 | 第三位 | 第四位 | 第五位 | 第六位 |
|------|--------|--------|--------|--------|--------|--------|
| 病因 | 先天性白内障及术后无晶体 | 先天性小眼球小角膜 | 眼球震颤 | 高度近视/弱视 | 视神经萎缩 | 视网膜色素变性 |
| 所占比例 | 26.03% | 19.18% | 16.44% | 12.33% | 8.22% | 7.53% |

　　从同仁医院低视力门诊和天津眼科医院儿童低视力门诊案例的病因进行分析，不难看出我国低视力的病因已经是以先天性疾患及遗传性眼病为主。我国尽管属于发展中国家，但随着全民健康意识和生活水平的提高，在疾病的发生原因上已与绝大部分发展中国家产生了差异，逐渐接近或达到发达国家的水平。这是从事低视力防治工作的人员必须要注意的一种倾向。

**2. 儿童低视力特点**

　　低视力在症状上就是视力低下，这在前面的定义描述中已经说得很清楚了。在对儿童低视力患者进行诊断与矫治中，我们一定要注意儿童低视力临床症状的如下特点：

　　（1）后果较严重

　　在同等视力条件下，儿童低视力要比成年低视力的后果更严重。尤其是幼小的儿童，其视觉经验十分短暂，不具备进一步建立视觉记忆的知觉基础。这可能会对患儿的心理发展产生延迟的作用。这就是儿童低视力与成人低视力的差别之一。

倘若儿童低视力患者伴有面部、肢体或智力的残疾，患儿的自卑和社会的歧视都将会对患儿未来的成长与心理状态产生极为不利的影响。这是从事儿童低视力防治工作的人必须要清楚的问题。

（2）矫治的时间较长

儿童低视力患者的知觉基础较差，尤其是出生时就盲的患儿，矫治中视觉训练效果相对较差，所需的训练时间也会较长。

（3）自然利用残余视力

知觉基础较差，视觉经验的影响力就会比较小，这又使儿童低视力患者自然地利用残余视力成为可能，这也成为患儿对助视器效果反应相对敏感的生理心理基础。倘若助视器对患儿的视功能有较为明显的改善，患儿一般都会乐于接受。假如助视器对视觉功能没有太大的帮助，患儿会即刻予以拒绝。

（4）常合并其他生理缺陷

低视力的儿童患者，还经常会有其他的生理的缺陷相伴。如听力障碍、智力低下。对于这种复合型的视觉生理缺陷者，其未来的生存条件将会更加刻薄严酷。

（5）教育与训练复杂

对于儿童低视力患者，屈光矫正只是各项措施中的一种。儿童低视力的矫治，还需要对其视觉功能、社会心理以及就业能力进行综合教育与训练。这种综合教育与训练是比较复杂的，所需的时间也会比较长，所需的人力也将比较多，所需的费用也肯定是比较高的。

以上这些特征，既是患者本人及家属所必须要面对的问题，也是低视力临床工作者和验光师在实际工作中必须给予考虑和关注的问题。临床工作者和验光师假如不了解儿童低视力的上述特征，就不可能很好地开展儿童低视力的矫治工作，还有可能造成儿童低视力矫治的延误，甚至丧失矫治时机。

**3. 儿童低视力需要解决的问题**

对儿童低视力的防治工作，应当说是一个系统工程，既要考虑到被矫治者的现实问题，也要考虑到被矫治者的未来问题；既要考虑到被矫治者谋生技能养成的问题，也要考虑到被矫治者社会生活环境的问题。不解决这些问题，就无法做好儿童低视力的防治以及后续工作。这些工作可以用四句话来概括，就是：改善视觉效能、加强心理疏导、培养谋生能力、优化社会环境。

（1）改善视觉效能

对于儿童低视力者，之所以要说改善视觉效能，而不讲提高视觉能力，这是因为低视力者的视力，是经过医学矫治和屈光矫正视力仍旧不能得到满意结果的视力，对低视力者讲提高视力就显得很不实在。那么，提高效能是指什么呢？应当说，提高低视力者的视觉效能有以下两个方面。

① 使用助视器解决被测者的视觉需要。就助视器而言，既有远用助视器（望远眼镜式望远镜、单筒手持式望远镜），也有近用助视器（普通式近用助视眼镜、近用眼镜式望远镜、手持放大镜）。这些助视器使用大多是在特定条件下予以使用。也就

是说，助视器是在特殊需求时予以使用的一种器具。在特定情况下使用相应的助视器就可以达到提高视力的目的，视觉效能自然也就提高了。但是，这种提高的视力与常规屈光矫正视力还是有一定的差异的，将这种视力称为"助视视力"更为妥当。

②提高被测者主观辨别能力。既然低视力被测者的视力不能达到比较理想的状态，能不能在视力不提高的情况下，提高被测者的视觉的辨别能力呢？应当说，这是可以办到的，这就需要对被测者进行训练与教育，使被测者通过多种感觉的运用和思维判断力得到提高，逐渐积累必要的经验，被测者就可以在有限的视力条件下提高对客观环境及物体的视觉辨别能力。

（2）加强心理疏导

低视力者在心理上会有一定程度上的自卑，这会使患者在现实的社会生活中经常感到一种压抑感。这种感觉对患者生活状态与身体健康都是不利的。对低视力者加强心理疏导，教育被测者排除不良因素的影响，坚定生活的信念，应当说是非常必要的。

（3）培养谋生能力

对低视力患者进行心理疏导和信念教育的同时，还必须通过教育与训练，培养被测者必要的谋生能力。否则的话，心理疏导和信念教育的作用就会很脆弱。患者只有具备了有效的谋生手段的时候，才会使坚定的生活信念具有鲜活的生命力。

这种谋生的能力应由两个方面所构成，第一个方面是规避风险的能力，第二个方面则是从事力所能及的社会工作能力。前者是保证被测者机体生命力存活能力的条件，而后者则是建立自信更有效延续生命的基本保障。

（4）优化社会环境

上述三方面的工作都离不开良好的社会环境，提高人们对低视力者及时给予适当帮助的意识，为低视力者营造更为良好的社会环境。这应当是提高低视力者生活质量最根本的一项工作。

## 二、老年低视力

我国的社会类型已进入老龄型社会的第二阶段，从 2003～2020 年期间 60 岁以上的人口比例将由 10.2% 上升到 15.6%，据北京相关统计，2008 年 60 岁以上的人口已达到 15.2%。另一个值得注意的趋势是，我国从成年型社会过渡到老年型社会的速度是比较快的。我国进入老年型社会的历时比德国、英国缩短了 25 年，较瑞典缩短了 65 年，较法国缩短了 95 年。同时我们还面临着一个老龄化的速度与经济发展的不同步问题。这就是说我们虽然还比较穷，但社会类型却老了。老年低视力是进入老年社会后，我们必须面对的眼科学中的一个问题。关于老年人眼的保健、视功能的康复问题有相当多的工作要解决。老年低视力的矫治与康复应当说是这些工作中极为重要的一项工作。

### 1. 老年低视力的病因

根据我国残疾人抽样调查的结果，60 岁以上的视力残疾的患病人口占所抽查人口的 7.78%，占总调查人口的 0.69%。患低视力者有明显的性别差异，男：女=1：1.99（$p<0.01$）。其中老年低视力者患病率 4.31%，男：女=1：1.79（$p<0.01$）。根据北京同仁医院眼科低视力门诊 1983～1987 年间的 196 例 60 岁及以上低视力患者统计，共有 19 种病因，排在前 15 位的病因如表 13-9 所列。其中排在第 1～5 位的依次为：高度近视眼、老年性白内障、青光眼、黄斑变性、视网膜色素变性，其发病率依次为：33.1632%、17.3469%、15.3061%、6.6326%、4.5918%。

表 13-9　60 岁以上低视力患者的前 15 种病因分析

| 序号 | 病因 | 例数 | | | | |
| --- | --- | --- | --- | --- | --- | --- |
| | | 男 | 女 | 男：女 | 总数 | 百分比/% |
| 1 | 高度近视 | 51 | 14 | 3.6429：1 | 65 | 33.1632 |
| 2 | 老年性白内障 | 26 | 8 | 3.25：1 | 34 | 17.3469 |
| 3 | 青光眼 | 25 | 5 | 5：1 | 30 | 15.3061 |
| 4 | 黄斑变性 | 9 | 4 | 2.25：1 | 13 | 6.6326 |
| 5 | 视网膜色素变性 | 8 | 1 | 8：1 | 9 | 4.5918 |
| 6 | 脉络膜视网膜炎 | 7 | 2 | 3.5：1 | 9 | 4.5918 |
| 7 | 视神经萎缩 | 7 | 1 | 7：1 | 8 | 4.0816 |
| 8 | 老年白内障术后无晶体 | 5 | 2 | 2.5：1 | 7 | 3.5714 |
| 9 | 屈光不正 | 5 | 0 | — | 5 | 2.5510 |
| 10 | 角膜斑翳 | 0 | 3 | — | 3 | 1.5306 |
| 11 | 糖尿病眼底 | 3 | 0 | — | 3 | 1.5306 |
| 12 | 虹膜睫状体炎 | 1 | 1 | 1：1 | 2 | 1.0204 |
| 13 | 视网膜脱离术后 | 1 | 1 | 1：1 | 2 | 1.0204 |
| 14 | 小眼球小角膜 | 1 | 0 | — | 1 | 0.5012 |
| 15 | 眼球震颤 | 1 | 0 | — | 1 | 0.5012 |

据国外有关对低视力患病率的统计，与我国稍有差异。表 13-10 为美国对老年人低视力主要病因的分析，表 13-11 为英国对老年人低视力病因的分析。

表 13-10　美国 52～84 岁低视力患者主要病因与患病率　　　　　　　　　%

| 病　因 | 52～64 岁 | 65～74 岁 | 75～84 岁 | 平均 |
| --- | --- | --- | --- | --- |
| 老年性白内障 | 4.4 | 17.1 | 45.8 | 15.5 |
| 黄斑变性 | 1.7 | 14.4 | 44.4 | 8.8 |
| 开角型青光眼 | 1.4 | 5.1 | 7.2 | 3.3 |
| 糖尿性视网膜变性 | 2.1 | 2.9 | 7.0 | 3.1 |

表 13-11　英国 52 岁及以上低视力患者主要病因与患病率　　　　　　　%

| 病因 | 52～64 岁 | 65～74 岁 | 75～84 岁 |
|------|-----------|-----------|-----------|
| 青光眼 | 5.7 | 15.0 | 12.9 |
| 白内障 | 12.4 | 18.7 | 28.5 |
| 脉络膜萎缩 | 14.7 | 13.6 | 5.7 |
| 黄斑部损害 | 7.0 | 24.0 | 40.0 |
| 糖尿性视网膜变性 | 12.3 | 12.8 | 4.9 |
| 视神经萎缩 | 4.1 | 2.2 | 1.0 |

我国老年人低视力发生病因之所以与国外不同，这是由我国是近视眼多发国家的具体情况所决定的。倘若将近视眼这一原因排除的话，老年低视力的发生原因与国外还是比较一致的。这也说明，在我国开展低视力矫正、治疗、训练和预防中，近视眼的低视力问题应当是重点研究的对象。在就诊的低视力人群中，患有高度近视眼、老年性白内障、青光眼的占老年低视力门诊的 65.82%，显然这是一个值得关注的群体。

**2. 老年低视力特点**

老年人在发生低视力时，老年人眼的某些退行性改变一定会在低视力的症状中有所体现，这也就必然会形成老年人低视力的一些特点。

（1）老年人眼的退行性变

老年人的眼在解剖学上的改变成渐进型变化，这些变化包括：角膜稍增厚、直径变小、曲率半径增大、知觉减退，晶状体体积增大并趋向于扁平、弹性下降、透明度下降、对蓝色光及紫外线的吸收率增大，玻璃体蛋白分解进而液化，视细胞、双极细胞、节细胞的数量均减少，眼睑皮肤松弛，眶内脂肪萎缩，泪腺结缔组织增多，眼球内陷等。老年人这些眼部解剖学的改变，必然导致生理学方面的某些改变。这些改变有：

① 视力可能下降。60～64 岁年龄组视力减退者约为 57.8%，65～69 岁年龄组视力减退者将达到 89.3%。随年龄的增大这种趋势将会更加明显，89 岁以上者，视力减退者将会达到 100%。

② 蓝视症。老年人分辨蓝色、黄色的能力略有下降，可能会感到蓝色不够鲜艳。

③ 明暗适应。老年人的明适应、暗适应能力均有所下降，具体表现是：明适应时间延长，暗适应的时间可能会更长。

④ 视野变小。这与视杆细胞功能下降、上睑下垂及眼球内陷等有关。

⑤ 对比视力。老年人往往需要更加强烈的颜色与边缘对比度才能准确地分辨物体的形态。

⑥ 眩光。老年人更容易出现眩光感。尽管老年人需要更强的照明才能分辨清楚目标，但过强的照明光又常常会导致其暂时性盲性眩光。

对比视力改变与眩光现象，都与晶状体混浊透明度下降有关。

（2）老年低视力的特点

当老年人发生低视力时，上述解剖、生理的改变都将发生比较明显的影响。其低视力的症状将会更加明显。倘若被测者伴有其他系统的问题，会使被测者出现更多的实际困难。在对老年人进行屈光检测时，我们会发现老年人低视力者有如下表现特征：

① 视力敏感度恢复时间延长。这种情况一般在对眼实施光直接投照以后出现，视力敏感度的恢复往往需要更长一些的时间。通常认为这与旁中心区的视杆细胞变化有关。

② 配合检测的主动性相对较差。这可能与老年人思维与身体反应能力下降有关。这种现象常常被误认为性情固执、不灵活，这种认识是不妥当的。

③ 比较容易出现视觉疲劳。这与被测者调节力下降有着直接的关系。被测者整个机体的退行性变化都可能对视觉疲劳的发生产生作用。

④ 言语沟通相对比较费劲。与老年人沟通会显得较年轻人更加费劲，应当说这与被测者反应速度减慢、听力障碍等因素有着密切的关系。

**3. 老年低视力需要解决的问题**

对于老年低视力者来说，要解决的问题不仅仅是单纯视力的问题，还要考虑到被测者可能合并的听力障碍、运动障碍等问题。这就是在矫治老年低视力时我们所面临的现实问题。

（1）改善视觉效能

对老年人来说，解决视觉功能的问题仍旧是首要的。但是老年低视力患者视力所能提高的程度要逊于年轻人。具体方法仍不外两个方面：①使用助视器解决被测者的视觉需要。②提高被测者主观辨别能力。

（2）优化个人生活环境

在对老年低视力进行矫治中，一定的心理疏导还是必要的。但是，老年人的思想相对是比较成熟的，阅历也是相对比较丰富的，而这种"老道"往往会听不进别人的善意劝导和建议，这种情况常会被认为是"固执"。因此，在对其进行心理疏导时一定要与优化他的个人生活环境结合到一起。否则的话，心理疏导就会被置若罔闻，我们的康复方案也不可能会有真正的效果。

（3）强调综合治疗

老年低视力患者往往会有身体方面的多种改变。对于伴有听力障碍者所造成的不便，视光学界习惯上将其称为"双重困难"，倘若再伴有一种及以上系统的障碍，就被称为"多重困难"。解决被测者一种以上的"困难"，不采取综合措施显然是不可以的。

对老年低视力患者所采取的综合措施最终的目的就是：达到提高被测者对生活的自理能力，使之能够参与更多一些的社会活动。当这一目的达到之后，被测者的心情将会更加舒畅，生活也将更加丰富多彩，这既解决了被测者的困难，也会使被测者与家庭、社会的氛围更加和谐。

（4）优化社会环境

老年人的交往范围比起年轻之时，都会有不同程度的减少，都会产生一种被淡忘的失落感。给老年人创造更多的参与社会的条件，在各个方面给予老年人更多的关心、爱护和帮助，这应当是老年低视力康复不可忽视的重要内容。当然这种优化社会环境，应当说这也是对一般老年人都应当予以实施的工作。

## 三、低视力可能伴有的其他障碍

低视力患者可能还会伴有机体其他方面的障碍。在这些障碍中，以定向、听力、智力方面的障碍对低视力被测者的影响最大。从事眼屈光学矫正工作的医师、验光师等人员，不管是否从事专门的低视力矫治工作，都会接触低视力患者。因此，了解低视力者可能伴有的这三种机能障碍是非常必要的。下面就这三种情况简介如下：

### 1. 定向障碍

随着社会的不断进步和人们生活条件的改善，我们所处的环境也就会越来越复杂。这些复杂的情况中最突出的应当是公共交通状况、商业购物环境。前者主要是指交通工具的数量和多样化，后者主要表现在柜台码放上的多样和多变性。这种复杂的情况，对于视力正常、机体没有障碍的人，凭借正常的综合感知觉能力，都会有一个适应过程。而对于一个视力低下又存在其他机体障碍的人来说就会有相当大的困难，活动就会受限，也会存在一定的安全隐患。

如何使安全隐患趋于最低程度呢？这就要求被测者具有能够独立、有效通过环境而又不被伤害的活动能力。这就需要具有良好的定向能力。具有良好定向能力的人，能够将感知觉所获取的信息，通过日常生活所积累的知识判断出自己在特定空间的位置，及时做出趋利避险的决策，并及时通过机体的活动及时地实践这一决策。

低视力者的视力是极差的，看清东西是不可能的。既然看不清目标，当然在空间定位上就会出现问题，至少也可以说：低视力者的空间定位视野范围是明显缩小的。例如，一名 0.02 视力者所能看清楚的目标的视角为 50 分视角，这名被测者在 5m 时只能看到 3.635m 大小的视标。对于相对较小一些的目标，被测者连看都看不到，也就谈不到定位的问题。

这种定位的困难与障碍，不但会影响到被测者运动的速度、身体的平衡，也会使其趋利避险的能力明显降低。

对于定向障碍者，通过光学矫正的方法改善其视力障碍的问题往往会是差强人意的。这就需要教会被测者使用某些辅助工具，通过这种方法起到弥补视觉缺陷，提高被测者的空间定位能力，以保证被测者的趋利避险能力得到一定程度的提高。

### 2. 听力障碍

美国听力障碍者约有 1600 万人（Karp），据美国卫生部门调查，美国视力、听力双重困难者达到 270 万。我国当前听力残疾者约为 2200 万，以美国听力障碍者和双重困难者的比例进行计算，我国视力、听力双重困难者约有 370 万。据我国 2000 年的统计资料报告，我国每年将会新增 3 万个新生聋儿。人们认为，老年耳聋的发生率应在 15％～30％之间，在我国已经步入老年社会的今天，老年性耳聋者的数量也将会明显增加。这都说明，在进行低视力矫治与康复中，听力障碍是不可忽视的一个重要方面。

视力障碍，将丧失正常人赖以获得 80％～90％的信息的一条通道。因此，发生视力障碍对人的影响是非常严重的。听力障碍者，尽管具有这一条信息的通道，却常常意味着言语能力的丧失，与社会的交流就会发生问题，思维也将会在缺乏信息交流的情况下发生问题。尤其是在早期就耳聋的人，因缺乏声音的模仿对象而使之丧失语言能力。对于仅仅是听力障碍者，要想解决语言功能问题，显然不是一朝一夕的事情，必须从小进行看话、手语等的辅助语言功能的训练。对于听力障碍已经定型的听力障碍者应当考虑选用适宜的助听器。对于儿童耳聋者在选用助听器是一定要争取在 6 岁以前使用。因为，听中枢和语言中枢发育定型的时间应在 6 岁左右，一旦超过 6 岁再使用，助听器的效果是极为有限的。临床经验证实：听力损失 70 分贝以上的 6 岁以上儿童，使用助听器有效者只是少数的例外，没有普遍意义；12 岁以上儿童，使用助听器成功者几乎为零。

假如患者是一名视力、听力双重困难者，其问题的严重性是可想而知的，已经基本失去独立面对社会生活环境的能力。视力、听力双重困难者的康复治疗与康复训练所使用的方法，与单纯视力障碍、单纯听力障碍的方法基本相同。但是，双重困难者的矫治与康复的难度是非常大的。不管是"单一困难"，还是"双重困难"，在康复治疗时，都将有一个为患者解决活动定向的问题，根据患者的情况可以选用助视器、引导法、辅助器具（手杖、引导狗、电子装置等），来提高患者定向能力。这样的训练，既包括室内训练，也应当包括室外训练。

### 3. 智力低下

智力低下者中发生视觉功能问题的人的比例比一般人要高。据有关研究和临床经验报道，智力低下者有约 50％的人会合并有高度屈光不正。这些合并屈光不正者中有 30％的高度散光需要予以矫正。这些伴有屈光不正的智力低下者，经过屈光矫正后，绝大部分人的视力可以获得明显的提高。据相关报道，智力低下者中，屈光参差的发生率也是相对较高的，而因屈光参差发生斜视、弱视这也相对较高。这也是从事屈光矫正工作者应当注意的问题：对于存在智力低下与视觉功能障碍者一定对其双眼单视功能进行细心的检测。

对确实存在双眼单视问题的被测者，一定要耐心细致的予以矫正。尽最大可能解决患者的双眼单视问题，这对其提高康复效果、提高其生活质量都将具有极为重要的作用。这也必然会极大地提高患者生活的安全系数。

对低视力患者可能存在的定向障碍、听力障碍和智力障碍，验光师一般是不做处理的。因为验光师职责是对被测者进行屈光检查，并为被测者提供合理的屈光矫正方案。但是，验光师不能因此就放弃对被测者的建议的义务。对待这样的患者，验光师有两项任务：

（1）进行屈光检测，制定合理的矫正方案

对屈光不正进行屈光检测、制定合理的矫正方案。验光师在面对有"双重困难""多重困难"者时，应当能够做到：验光师对患者未来的康复进程与效果具有一定程度的预判性，通过屈光矫正尽可能为患者的康复创造更为有利的条件。要想做到这一点，验光师最低程度也要做到：对低视力患者最常见的这些障碍不生疏的程度。

（2）建议接受相应的康复训练

对"双重困难""多重困难"患者，验光师还应当委婉地向患者的监护人提出建议。建议其接受相应的康复训练，而且是越早越有利于患者功能的康复。这里之所以要用"委婉"这个词，就是因为患者及监护人，往往是讳疾不忌医，而对非医务工作者却是会"忌"的。而验光师要做的就是：将建议告知以尽义务，以委婉达到不触及忌讳底线的程度。

# 第三节　低视力的视功能检查

对低视力患者进行验光检查，不仅仅要对其视觉功能进行检查，还应当包括与低视力相关的眼视光学的检测，如对比敏感度检查、暂时性失能眩光的测定以及视野的检查等。还要对低视力并发的听力障碍、智力障碍进行相应的检查。

根据眼屈光学的一般分类习惯，对低视力的检测可以分为四个项目，即常规检查、屈光检查、色觉和视野检查、其他检查（听力检查、智力检查等）。这些检查中有的检查项目属于眼科与眼屈光学的常规检查项目，有的是低视力检查中的必检项目。对于眼科与眼屈光学的常规检查项目将采取略述方式介绍（想了解这方面详细内容的读者，请参见军事医学科学出版社出版的《眼屈光检测行为学》或化学工业出版社出版的《基础验光程序与配镜》），对其中的必检项目将就基本知识及方法进行介绍（相关的详细知识，请读者参见华夏出版社出版的孙葆忱、胡爱莲主编的《临床低视力学》，天津科技翻译出版公司出版的吴淑英等主编的《儿童低视力保健学》）。

## 一、常规检查

这里说的常规检查是指眼科、验光中进行的初步一般性检查。结合低视力的临床特点，这类检测应当包括以下四项内容。

### 1. 病史调查

在病史调查中应注意以下两个方面的信息的采集。

第一，被测者一般情况的信息。包括：姓名、性别、年龄、通信地址、联系电话，对从事职业工作的人，还应当记录文化程度和从事的职业。对儿童低视力者，还应当记录监护人的姓名及联系方式。

第二，疾病信息。这是必须要采集的主要内容。

首先，是要通过被测者的陈述及必要的询问，对低视力病史进行采集。这方面应包括就诊的目的、主要症状（应包括视觉质量与效能、对照明条件的要求等）、曾用过的处置方法等。

其次，了解被测者全身病史状况，特别是被测者伴随的听力及智力等障碍的状况，并了解曾接受过的与此相关的康复计划。

**2. 外眼检查**

对外眼的检查是眼科与眼屈光学的常规检查项目。这项检查应包括眼部形态和眼位的检查。通过眼部形态及眼位的变化的信息，我们能够获得某些疾病的相应信息。关于眼部形态和眼位等方面的相关检查，请参见拙著《眼屈光检测行为学》中的第十章、第三十五章的内容。

**3. 视力检查**

低视力患者的平面视觉功能、三维视觉功能都会有相应的降低。因此，对低视力被测者进行视力检查，不仅要对左、右眼进行单眼视力的检测，还要进行双眼视力的检查。对视力的检测，不仅要进行远用视力的检查，也要对近用视力进行检查。单眼视力检查的目的是要考察单眼视中心凹对物体二维形状与位置分辨能力，而双眼视力检查的目的则是：① 考察双眼综合视觉分辨能力；② 考察双眼的同时视、视像融合和空间视知觉状况。

对低视力患者进行视力检测，国际上广泛采用 Log MAR 视力表，这种视力表的大多使用 "E" 视标，图 13-1 为柏莱（Bailey）和罗伟（Lovie）根据韦伯-费希纳法则所设计的 Log MAR 视力表；其次为数字视标（图 13-2）、汉字及图形视标，图形视标一般用于儿童低视力的检测。

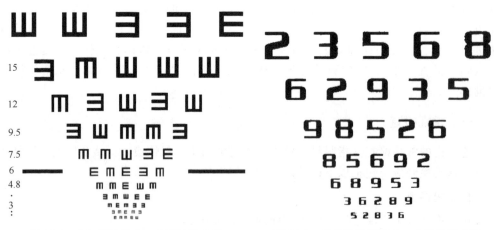

图 13-1　B-L 设计的 Log MAR 视力表　　　　图 13-2　阿拉伯数字型 Log MAR 视力表

**4. 对比视功能检查**

对比敏感度的检查，是在明亮对比度变化的情况下对被测者视觉能力状况进行的检测。检测这种对比视功能的方式有两种。一种是使用背景底色深浅有变化的视力表或视力卡进行检测，另一种方式使用空间频率不同的条栅图进行检测。对比视功能检测使用最为广泛的是使用对比视力表进行的对比视力检测。

对比视功能检测是根据被测者所识别视标的反光系数和相应背景的反光系数，计算出被测者的对比比敏感度值。计算公式如下：

$$C_t = (L_X - L_n)/(L_X + L_N)$$

式中，$C_t$ 为视觉对比敏感度；$L_X$ 为最大亮度；$L_N$ 为最小亮度。

例如，被测者所识别视标的状况，视标的反光系数为 3%，背景的反光系数为 70%。代入公式：

$C_t = (70-3)/(70+3) = 67/73 = 0.9178 \approx 92\%$，被测者的对比敏感度为 92%。

近 30 年来，人们已经将定量函数作为评价视功能形觉能力的手段。进行这种检测使用的设备是美国 Vistech Consultants 公司生产的 VCTS5600 和 VCTS6500 测试卡、美国 Randwal 公司生产的对比敏感度测试仪（VCA）。这类设备在我国尚不够普及，因此本书不再介绍这种设备的使用方法。

## 二、屈光检查

屈光检测通俗的说法就是验光。但是，对低视力患者进行屈光检测与对普通屈光不正进行的屈光检测并无本质上的区别。但是，对低视力患者进行屈光检测时必须清楚：有以下 3 个方面需要给予注意。

① 被测者不能提供精确分辨视标的参照信息；

② 双眼视功能不佳；

③ 被测者可能存在暂时性眩光问题。

以上 3 种情况，就是我们对低视力患者进行检测时，我们必须要面对的视觉现实。

### 1. 屈光矫正镜度的测定

从方法学角度看，屈光矫正镜度的检测不外乎客观屈光检测和主观屈光检测两种方式，不外乎常瞳屈光检测和散瞳屈光检测两种形式。对低视力患者屈光状态进行检测也是要在这两种方式、两种形式之下进行检测。但是，在低视力的屈光检测中，因其可矫正到的视力值比较低（≤0.3），要想通过主观屈光检测的方法准确检测到被测者的屈光矫正镜度，应当说是困难的，也是不现实的。那么，在这种情况下，只能最大程度上发挥客观屈光检测的优势。这就要求验光人员遵循以下 4 个基本检测的策略：

（1）客观验光为主，主观验光为辅

这是对低视力患者进行屈光检测的总的理念。对于仅能达到≤0.3 矫正视力的被测者，通过主观屈光检测方法检测到的屈光矫正镜度的误差应在 ±1.50DS 及以上。因此，使用主观屈光检测方法确认精确的屈光矫正镜度是不太现实的。在对低视力患者进行屈光检测时，一定要以客观屈光检测为主，主观屈光检测的方法只能作为客观屈光检测方法的辅助与验证的一种手段。

（2）检影验光为主导，电脑验光为先导

最常用的客观验光方法有两种，一种是检影验光法，另一种是电脑验光法。在当今现实的眼屈光学操作中，验光师既可以选择检影验光法为主要方法，也可以选择电脑验光仪检测法。但是，电脑验光仪对调节力的控制作用对绝大多数检测者来说还是有难度的。那么，电脑验光仪在低视力检测中是否可以使用呢？应当说这种仪器还是可以使用的。但是验光师在使用电脑验光仪时，一定要记住以下2点：

① 电脑验光只能作为检影的先导，其检测结果作为检影检测的参考数据还是可以的；

② 电脑验光检测的结果不可以作为配镜的依据。

（3）可以进行散瞳检测，常瞳确定矫正镜度

对低视力患者进行验光，是否需要进行散瞳验光呢？从屈光检测的习惯讲，对于青少年低视力者应给予睫状肌麻痹剂应用后的验光。在检测中应当选用散瞳验光有以下几种情况：

① 有确实证据证实被测者存在调节张力过大者，应进行散瞳验光。

② 对疑有调节张力过大者，也可以选择散瞳后的验光。

③ 常瞳条件下或因瞳孔过小而检影困难者，宜选用散瞳后的验光。

假如以上三种情况都不存在，也就没有必要过分强调散瞳验光的必要性。

另外，还有必要说明，散瞳后检测的屈光矫正镜度不可以作为定配眼镜的屈光矫正镜度。这是因为散瞳后所获得的屈光矫正镜度是在眼的瞳孔极度扩大、球面像差增大等情况下的屈光矫正镜度，这种镜度不能代表生活现实条件下常瞳状态的屈光矫正镜度。在对低视力进行屈光检测时，散瞳验光只可以作为整个验光过程的一个组成部分。而被测者屈光矫正镜度的最终确定，仍应在常瞳条件下尽可能使用检影的方法来确定。

（4）定期复查，及时摘帽

在实际屈光检测中，低视力与双眼弱视是极易混淆的。仅通过一两次屈光检测就能准确地鉴别出来还是不太容易做到的。因此，对这类被测者一定要在制定、实施合理的康复方案的同时，请被测者接受定期的复查。对复查中矫正视力已经优于低视力标准的被测者，应及时为其摘去低视力的帽子。

**2. 双眼视功能检查**

在对低视力被测者进行检测时，一定要对被测者进行双眼视功能的检测。低视力患者可能或多或少都会有一定的双眼视功能问题，对其进行双眼视功能检测有两种目的：

（1）全面评估低视力患者的视觉功能

双眼视功能的状况与从事某些职业、防止差错有关，而且还与自身安全和他人健康有着一定的关系。对低视力患者进行双眼视功能检测时应着重对被测者立体视觉的考察，通过全面评价患者的视觉功能，以便为指导被测者今后工作的定向、生活自理能力的训练和帮助方面积累必要的信息。

（2）为制定助视方案采集必要的信息

对双眼视觉功能进行检测，可以使用的方法很多，如多尔曼深度计、同视机和立体镜、Titmus立体检查图、随机点立体图、全息图、沃茨氏（Worth's）四点测试图等。经常被述及的方法是Titmus立体检查图、沃茨氏（Worth's）四点测试图。尽管四点测试图只能检查第二级立体视觉信息，但这种方法简单、易于被被测者所接受，因此使用沃茨氏（Worth's）四点测试图进行双眼视功能检测在实际工作中应用的最为普遍，而且也能够获得正确的检测结果。

倘若被测者年龄较低，因双眼视力差异较大、双眼视力均很低而未能建立起双眼单视功能，制定助视方案时就不再需要考虑双眼注视方案。

**3. 眩光的检查**

眩光的类型有两种：一种叫做不适眩光，这种眩光是由于散射光直接作用所致，不影响视觉分辨力，被测者会有一定的视觉不适；另一种就是失能眩光，这是由于屈光系统问题使散射光重叠成像、像对比度降低所致，这种眩光造成的症状是视分辨力下降，甚至是暂时的视力丧失。

眩光检查是应用于对眼屈光系统状况进行检查的一种方法。可用于角膜（锥形角膜、水肿、手术）、晶状体（白内障、人工晶体）和眼后段（玻璃体）状况的检查。低视力矫治与康复中也正是利用这一检测功能，获取有助于康复计划实施的有益信息。

这项检测尚未普及，对眼屈光学的眼镜矫正来说，其实际意义还不是很明确。

## 三、视野、色觉检查

在对低视力进行检测时，色觉检查和视野检查也是应当予以检查的项目。

**1. 视野检查**

低视力者通常都会有视野的改变，而视野又是反映视觉功能不可忽视的一个方面。即使中心视力正常，视野过小也属于视功能异常。根据世界卫生组织的有关规定，只要视野小于10°，不管中心视力状况如何，都将定义为盲。图13-3为人的双眼视野图，图13-4为人的右眼的颜色视野图。

进行视野的检测，既有动态视野检测，也有静态视野检测。动态视野检测是指通过指示标移动来确定视野范围的检测。静态视野检测是指通过定点亮度变化确定视网膜光敏度视野的检测。通常情况下，检测视野是指动态视野的检测。在正常视野范围区域，检测到任何方位上的减小和区域缺失都将是异常的，区域减小的改变叫做缺损（视野在水平、垂直方向缺损达到一半的叫做偏盲），点状区域缺失的改变叫做暗点，较大的区域缺失的改变叫做视野缺失，视野周围均匀的缺损叫做向心性视野缩小。低视力者经常会检测到视野的病理改变有以下几种：

（1）向心性视野缩小

这是一种比较严重的病理性视野改变。这种改变甚至可以达到注视点附近极小的区域，视野缩小到＜10°，这样的视野改变通常被称为管状视野。这种视野改变常常

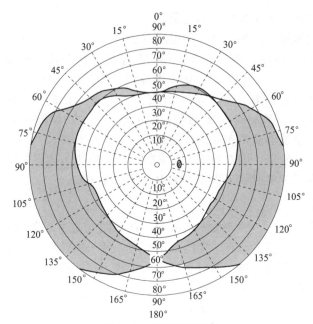

图 13-3　正常双眼视野

图中较深颜色的部分分别为左、右眼看到的视野区域，深色中间空白
区域为双眼共同看到的视野区域

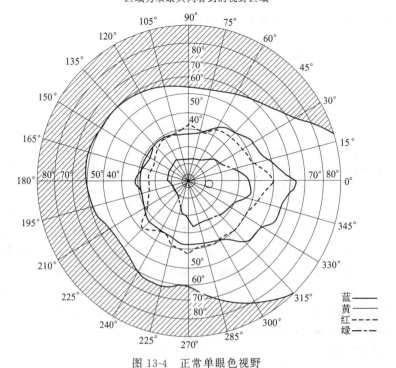

图 13-4　正常单眼色视野

图中自外向内四条曲线，分别为右眼的蓝色、黄色、红色、绿色四种颜色的视野边界

提示被测者存在广泛性视网膜改变、青光眼晚期、视神经改变等疾病。

被检测者在检测中的不配合以及癔病患者也可以出现类似的改变，这是需要注意的，以免做出错误的诊断。被检测者不配合时，可以通过被测者精神与情绪上的表现来识别。癔病患者可能会发现颜色视野颠倒、螺旋性视野收缩等表现。

（2）扇形视野缺损

这种视野缺损常提示血管与视路的疾患与损伤。这种缺损的共同特征是：尖端指向中心区域，向外逐渐增宽而呈扇形。这一扇形区域一定与血管的走行的区域或视信息的传输路径密切相关。典型的扇形视野缺损有以下三种。

① 尖端位于生理盲点，为中心动脉分枝血管栓塞、视网膜缺血性视盘病变所致。

② 尖端位于注视中心，应为视路疾患所致。

③ 缺损扇形与象限方位一致，为大脑枕叶视放射前部损伤所致。

（3）偏盲

偏盲往往是作为脑部及脑神经定位诊断的重要依据。偏盲可以分成单眼与双眼两类。

第一类，单眼偏盲：为视神经交叉前的损伤所致，也可以由动脉分枝阻塞或局部缺血所致。

第二类，双眼偏盲：损伤部位应在视神经交叉及以上部位。常见的双眼偏盲有以下几种。

① 同侧偏盲。垂直性同侧偏盲（即一眼为颞侧偏盲，另一眼也为颞侧偏盲），被测者损伤的位置在视神经交叉后。上象限的同侧偏盲见于颞叶或距状裂下唇的病理变化，而下象限的同侧偏盲应是视放射上部纤维束及距状裂上唇的病理变化所致。

② 异侧偏盲。是指双眼同为颞侧或鼻侧偏盲。颞侧偏盲表示视神经交叉中部的病变所致，鼻侧偏盲表示视神经交叉两侧出现了病变。

在偏盲的鉴别诊断中，还应当注意经常出现的两种趋势：a.垂直性偏盲大多倾向于视神经纤维的病理改变；b.水平性偏盲则以血管性损伤最为常见。

③ 黄斑回避。这是一种专指注视点不受影响的一种偏盲形式，这种视野改变是因视觉皮层损害所导致的。

④ 黄斑分裂。这又是由视束病变引起的一种特殊形式的偏盲，其具体表现是：同侧偏盲、中心注视点完全等分。

（4）暗点

所谓暗点，是指视野中出现视力减退区域的现象。暗点周围的视力可能正常，也可能会表现略有下降。暗点分类方法有两种。一种分类方法是依据被测者能否觉察进行分类，能够觉察得到的叫做阳性暗点，觉察不到的叫做隐性暗点。另一种分类方法则是依照位置进行分类，应用这种方法进行分类一般分为两种：中心暗点和生理盲点。在描述周围暗点时一般不使用周围暗点的称谓，对周边暗点进行描述则是依形状命名，这类暗点中最常被描述的为弓形暗点、环形暗点。

① 阳性暗点与阴性暗点：阳性暗点是由于视网膜感觉层之前的病理改变所致，阴性暗点是由于视网膜感觉层及其后方视路的病变所致。

② 中心暗点：这是位于注视点及附近视野中的一种暗点，此种暗点是由黄斑区、球后视神经和多发性硬化所导致。

③ 生理盲点：眼底上有一个动静脉血管出入的部位，这个部位叫做视神经乳头，又叫做视盘，此处没有视细胞。因此在这一部位没有视觉，投影在视野中会有一个与之相应的暗点，这个暗点就叫做生理盲点。生理盲点只有在单眼视野检测中才会发现（图 13-5）。在双眼视野检测时，被测左、右眼通过视野融合作用会得到相互弥补，因此在双眼视野中将不会被发现。

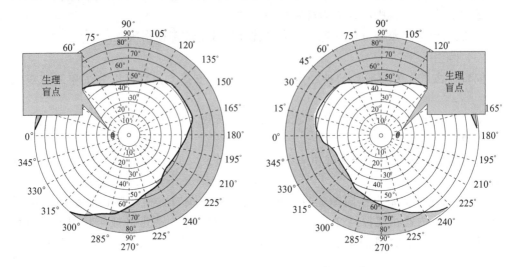

图 13-5　两眼视野中视网膜中生理盲点的位置

正常人生理盲点中心的位置位于注视点颞侧约 15.5°、水平中线下约 1.5°，其垂直径约为 7.5°±2°，水平径约为 5.5°。不同人的生理盲点的大小、位置会有一定差异。生理盲点的上、下缘均有一狭窄的视力略下降的区域。

生理盲点扩大，提示视神经乳头水肿和炎症、青光眼、视神经缺损。

眼底镜检查观察到视神经乳头颞侧出现弧形斑改变，被测者一般应为高度近视眼。凡有弧形斑者生理盲点都会表出一定程度的扩大。

④ 弓形暗点与环形暗点：均可见于青光眼。弓形暗点多反映视神经乳头的病变，而环形暗点多反映视网膜色素变性等改变。

**2. 色觉检查**

低视力被测者在色觉上到底有什么变化，笔者尚未见到有特别明确的说法的资料。从视觉生理学方面进行分析，对低视力出现色觉异常的表现应注意以下两点：

(1) 低视力色觉异常的涵义

低视力的色觉异常，是否与色盲、色弱者的色觉异常具有相同的性质呢？应当说，既有一定程度上的相同，也必然会有一定的差异。倘若被测者也是色盲、色弱者，色觉异常的表现中就会有相同性质的异常。但是，所有的低视力者都会有共同的另一种意义上的色觉异常，这种异常应当是：由于对色块边界分辨不清所导致的颜色混淆性色觉异常。这后一种色觉异常才是低视力的真正色觉异常。

（2）与视野受损的关系

应与视野损失的形式与程度有关。当中心视野缺损时，首先损失的应是对绿色的辨别力，其次受损失的则是红色的辨别力。外周视野损失，对颜色的辨别力的影响并不明显。周边视野缺损一般不会影响中心色觉分辨程度，但对色视野范围会有一定的影响

### 四、其他检查

在对伴有听力障碍和智力障碍的低视力患者进行检测时，验光师还应当掌握基本的听力检查的知识。

**1. 听力调查**

听力检查的方法可以分为听觉反应观察法、简易声音试验法和仪器测定法。验光师应当了解前两种方法的测定的基本知识。

表 13-12 就是婴幼儿不同生长时期的听觉反应行为。验光师一旦在检查中发现被测者有听力障碍时，就应当建议被测者到医院的耳科接受进一步的听觉功能检查和诊治。

对疑有听力障碍的被测者，除可以根据表 13-12 中的行为表现进行观察外，还可以根据表 13-13 中的代表声音选择适宜的玩具、环境情景来对被测者声音损害的范围进行考察。

表 13-12　婴幼儿不同时期听觉反应行为表现一览表

| 月龄 | 观察编号 | 听觉反应 |
|---|---|---|
| <1 个月 | 0-1 | 对突发的声音产生愣怔、肢体悸动（Moro 反射） |
|  | 0-2 | 突发的声音引发眼见得紧闭（闭睑反射） |
|  | 0-3 | 较大的声音可导致婴儿睁开双眼（觉醒反射） |
| 1 个月 | 1-1 | 突发的声音，孩子会发生愣怔（或肢体的惊动）、手的挥动或伸展 |
|  | 1-2 | 突发的声音可使睡眠幼儿觉醒，并会伴有哭闹 |
|  | 1-3 | 较大的声音可使觉醒状态下的婴儿眼睑用力闭合 |
|  | 1-4 | 突然发出的声音，可使哭喊停止和四肢运动中止 |
|  | 1-5 | 在较近距离给予声音刺激，幼儿的脸会发生向发声方向的转动 |
| 2 个月 | 2-1 | 睡眠中的孩子，会因尖锐的声音发生惊动，手足摇动或伸展 |
|  | 2-2 | 睡眠中的孩子会因喧闹声、闹钟声、发动机声的出现而睁开眼 |
|  | 2-3 | 对着幼儿说话（或发音）时，能观察到如发笑、欢喜等应答反应 |
| 3 个月 | 3-1 | 较大的声音可使睡眠中的幼儿眼睑紧闭，手指活动，多无身体惊动 |
|  | 3-2 | 对突然出现的悦耳的声音（收音机、电视声音），会发生朝向转动 |
|  | 3-3 | 对嘈杂的或悦耳的声音，会产生不安、厌恶或喜悦、高兴的反应 |

续表

| 月龄 | 观察编号 | 听觉反应 |
|---|---|---|
| 4个月 | 4-1 | 对日常熟悉的声音表示关切,会做出转头(或转身)的朝向动作 |
| | 4-2 | 呼唤其名字,可引起幼儿转头、转身朝向发生方向 |
| | 4-3 | 对说话,尤其是熟悉人的说话声能转身寻找 |
| | 4-4 | 对新异的声音(如意外的声音、不熟悉的声音),能即刻转头寻找 |
| 5个月 | 5-1 | 对挨近耳边的闹钟所发出的滴答声,会发生朝向闹钟方向的转头 |
| | 5-2 | 可以较好地分辨出父母及熟悉人的话语声及其自己被录的声音 |
| | 5-3 | 听到强烈的声音,会感到震惊、紧抱大人或因害怕而哭闹 |
| 6个月 | 6-1 | 跟幼儿说话,给其唱歌,幼儿会静静地注视着说话、唱歌者 |
| | 6-2 | 幼儿听音乐时,可以依照成人的意图追踪声音 |
| | 6-3 | 能敏捷地寻找电视或收音机所发出的声音 |
| 7个月 | 7-1 | 对相邻房间发出的较大的声音或室外动物的鸣叫声能主动寻找 |
| | 7-2 | 听别人讲话、唱歌,能安静地听并注视口形,当电视节目、音乐变换时,会 |
| | 7-3 | 做出主动寻找的反应 |
| | 7-4 | 严厉的申斥声、近处突然发生的较大响声,会引起惊吓和哭闹 |
| 8个月 | 8-1 | 会模仿动物的鸣叫声,并可发出比较响亮的笑声 |
| | 8-2 | 情绪舒畅时会主动发出简单的声音,可以模仿教给的声音 |
| | 8-3 | 当听到简单的拒绝、申斥话语时,主动要求动作会停止或哭闹 |
| | 8-4 | 当微弱声音靠近耳朵时,能转头寻找声源 |
| 9个月 | 9-1 | 通过转头或走向声源,表现对各种声音(车辆声、风雨声等)的关注 |
| | 9-2 | 听到行动的指令语("来""再见"等)能做出相应的反应及动作 |
| | 9-3 | 对远处呼唤自己的名字,可以做出转头、寻找的反应动作 |
| | 9-4 | 听到音乐或歌声能感到兴奋、手舞足蹈 |
| | 9-5 | 听到一般生活中的各种声音或声音变换时,会转头、寻找 |
| 10个月 | 10-1 | 能模仿发出简单的声音及单词(妈妈、宝宝等) |
| | 10-2 | 可对近处小声地呼唤其姓名,做出转头寻找反应 |
| 11个月 | 11-1 | 能随着音乐的节拍摆动自己的身体 |
| | 11-2 | 能根据指令,移动、躲避物体 |
| | 11-3 | 能根据指令,用视觉搜寻物体 |
| 12~15个月 | 12-1 | 对相邻房间较大的声音,会做出惊异、循声探寻等反应 |
| | 12-2 | 可按简单的指令,从事简单的操作性活动 |
| | 12-3 | 接受问询,准确指示自己的眼、耳、鼻、手、脚等身体的器官的位置 |

表13-13 听力的主观感觉与声级对应关系

| 主观感觉 | 刺激声音 | dB(SPL) | 环境声音 |
|---|---|---|---|
| 痛阈 | | 140 | 喷气式飞机发动机发出的声音 |
| | 哨声 | 130 | |
| | 手摇铃声 | 120 | |
| 不适阈 | | 110 | 100m远处喷气机、铆钉机 |

续表

| 主观感觉 | 刺激声音 | dB(SPL) | 环境声音 |
|---|---|---|---|
| 使人听力下降 | | 100 | 启动钻 |
| | 全力喊叫 | 90 | 噪声很大的厂房(感觉声音很响) |
| | 大声喊话 | 80 | 普通闹市街区的喧闹声(感觉响、吵闹) |
| | 高声谈话 | 70 | 音量最大的收音机 |
| 相对舒适阈 | | 60↓ | |
| | 普通讲话声 | 60 | 比较吵闹的办公室 |
| | 小声说话 | 50 | 普通家庭 |
| | | 40 | 夜间城市 |
| | 耳语声 | 30 | |
| | | 20 | |
| 听阈 | | 10 | |

上述两种方法的考察只能是初步的，要想做出准确的判断仍旧需要进行纯音及相关听力的检测。听力残疾的判定标准如表 13-14 所示。

表 13-14 听力残疾标准及伤残奥运会对听力障碍的要求

| WHO、ISO 标准 | | 中国标准 | | 听力损失程度(dB,听力级) | 参加伤残人奥运会的标准 |
|---|---|---|---|---|---|
| 分级 | 程度 | 分级 | 程度 | | |
| G | 全聋 | 聋 | 一级聋 | >110 | 可参加聋人运动竞技项目比赛 |
| F | 极重度聋 | | | 91～110 | |
| E | 重度聋 | | 二级聋 | 71～90 | |
| D | 较重度聋 | 重听 | 一级重听 | 56～70 | |
| C | 中度聋 | | 二级重听 | 41～55 | |
| B | 轻度聋 | | | 26～40 | |
| A | 正常 | | | 0～25 | |

## 2. 智力调查

对于智力障碍的发现应当说并不困难，通过人的表情、行为能力做出智力障碍的判断应当是没有问题的，但要做出精确的诊断则需专业人士通过心理量表进行实验测定。

对于智力残疾程度的判断可以通过表 13-15 中的行为反应来进行判断。

表 13-15 我国 1987 年残疾人抽样调查中，智力残疾分级状况表解

| 比较项目 | | Ⅰ级智力残疾 | Ⅱ级智力残疾 | Ⅲ级智力残疾 | Ⅳ级智力残疾 |
|---|---|---|---|---|---|
| 智商(IQ) | 比耐-西蒙量表 | 20 以下 | 20～35 | 35～50 | 50～70 |
| | 韦氏量表 | 25 以下 | 25～40 | 40～55 | 55～70 |

续表

| 比较项目 | | Ⅰ级智力残疾 | Ⅱ级智力残疾 | Ⅲ级智力残疾 | Ⅳ级智力残疾 |
|---|---|---|---|---|---|
| 行为反应 | 适应行为 | 极差 | 差 | 不完全 | 低于正常水平 |
| | 面容状态 | 木呐、呆滞、无表情 | 缺乏表情 | 表情不达意 | 基本正常 |
| | 生活料理 | 终生需要他人照料 | 需要他人照料 | 部分自理（简单家务） | 自理生活（简单工作） |
| | 运动感觉功能 | 极差 | 差 | 实用技能不完全 | 有相当的实用技能 |
| | 交往能力 | 极差 | 差 | 简单方式 | 能较恰当地与人交往 |
| | 环境的辨别能力 | 基本为空白 | 极差 | 差 | 有较好的辨别力 |
| | 应用阅读计算能力 | 基本为空白 | 极差 | 差 | 经教育会有 |
| | 训练反应 | 仅限下肢、手、颌部 | 生活技能难以自理 | 有初步安全、卫生常识 | 缺乏技巧、创造性 |

对伴有智力障碍的低视力患者，还应当进行智力方面、运动功能等进行检测和观察。智力残疾的发病率有两种倾向：山区高于平原；农村高于城市。

导致智力残疾的主要原因有：遗传性疾病、发育畸形、妊娠期疾病、产伤、中毒、脑炎和脑膜炎、脑外伤、老年痴呆、社会心理因素等。智力残疾患者中绝大部分是轻度智力低下。智力残疾中只有20％属于中度及中度以上的残疾，这部分人的较多见的病因包括：

① 感染（如风疹、梅毒、脑炎及脑膜炎）；

② 妊娠分娩异常（如早产、产伤）、外伤等；

③ 中毒（酒精中毒）、药物影响等；

④ 代谢性疾病（苯丙酮酸尿症）、营养障碍等；

⑤ 脑部病变及畸形（如小脑畸形、脑积水）；

⑥ 先天性疾病（如染色体异常）。

# 第四节 ┊ 低视力的常规处置

当前，对于低视力的诊疗门诊还仅局限在大城市，在中小城市及广大的农村地区，这项工作还是极为薄弱的。对于低视力患者应当采取什么样的处置才是合理的呢？这应当是眼科医生、验光师都比较关心的问题。在此，根据我国已经出版发行的低视力专著及有关书籍（《实用眼镜光学》和《临床诊疗指南——眼科学分册》）综述于下。

### 一、低视力的常规处理原则

在对低视力矫治中及各种专著的表述中，尽管未用简洁的文字明确地表述出来，但是都通过矫治过程的陈述，将对低视力的处理原则贯穿在字里行间了。这些专家学者们共同表述的低视力的处理原则应当就是：提高与改善视力、积极治疗和有序训练。

**1. 提高与改善视力**

低视力患者面临的最大问题是视力低下。因此解决视力问题则是低视力的第一个要解决的问题。在通过光学方法解决低视力被测者视力低下问题之时，必须清楚一点：光学矫正尺度的掌握与屈光不正的矫正是有明显差异的。一般而言，使用眼镜进行屈光不正矫正的尺度是：单眼矫正视力 1.0，双眼视力 1.2。对于低视力者来说这一目标是不可能达到的，这是因为低视力者矫正视力最高也只能达到 0.3 的视力，否则的话，也就不能称其为低视力。那么，提高低视力被测者的视觉分辨力的尺度应当是什么呢？这个标准应当是明确的，这就是：能提高视觉分辨效力，使患者生命保障率和自我料理生活力得到提高。

在低视力的屈光矫正时，我们还必须有一个观念，这就是：光学矫正只是低视力处置的一个方面，而不是其全部内容。要想解决低视力患者的视觉需求问题，还得使用助视器。而有些患者通过屈光矫正及助视器的使用仍不能满足需要，还需要应用其他辅助工具提高其综合分辨力以弥补视觉功能的不足。

**2. 积极治疗**

尽管视力的低下是低视力的主要症状和面对的主要问题，但视力低下终究还是病的"标"。从"本""标"来考察，低视力毕竟是一类眼的疾患，视力的低下仅是低视力这种疾患的视力表现，即表示视力低下是低视力的"标"，在处置低视力时不治"标"是不正确的。但是在处置低视力时不重视对"本"的治疗与处置也肯定是不妥的。而光学眼镜及助视器的应用只能解决生理光学中的屈光现实问题，解决不了导致视力低下的疾病问题。不对导致视力低下的疾病进行处置，也就不能使低视力得到有效的控制。因此，低视力患者矫治方案中一定要对导致其视力下降的相关疾病要有相应的对策，只有对其"本"进行积极的治疗，才有可能达到预期的效果。

**3. 有序训练**

对于低视力患者，仅通过光学矫正和对原发疾病的治疗还是不够的。因为被测者的视力实在是太差了，患者即便视力得到了改善，要想达到正常视力人的视觉分辨程度还是不现实的。因此，使其在比较低下的视力状态下达到或接近正常视力者的生命安全系数和自我料理能力，就必须通过训练，以便有效提高被测者多种感知觉的综合效能。在这种训练中，还有一个不可忽视的问题，就是要这类患者都有可能会存在或多或少的心理顾忌和障碍，这是在矫治低视力康复计划中不能不予以关注的问题。

## 二、低视力的光学矫治

当然，低视力的屈光矫正方法与屈光不正也是有差异的。对于屈光不正，仅使用屈光矫正眼镜就可以解决问题。但是，低视力不但需要必要的屈光矫正眼镜，而且可能会需要进一步将图像放大到一定程度，解决进一步放大的问题的光学器具就是助视器。

对于低视力进行屈光矫正的方法，应当说与屈光不正的屈光矫正是没有原则差异的。但是，所产生的视觉效果却是截然不同的。因为凭借低视力者的主观视觉，是很难找到精确的屈光矫正镜度的。因此，在讲到低视力的光学矫治时，一般均采用略去屈光矫正这一内容。从器具的分类上，针对低视力患者所使用的光学矫正器具应当分为三类：

### 1. 屈光矫正眼镜

这里说的屈光矫正眼镜是指一般戴用的普通眼镜和隐形眼镜。这种方法在解决低视力者的视觉需求方面，一般都能起到一定的作用，但想达到理想的状态则不太现实。

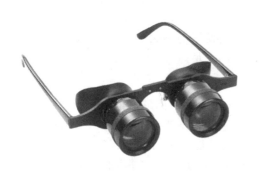

图 13-6 佩戴式远用助视器

### 2. 佩戴型助视器

这种助视器是指在戴用普通眼镜和隐形眼镜基础上增加的附加物镜的光学器件，图 13-6 就是佩戴式远用助视器。佩戴型助视器在低视力矫正中不会单独使用，只有与屈光矫正眼镜联合应用时，其作用才会真正发挥出来。

### 3. 手执型助视器

手执型助视器是指通过手执方式将物镜置于较大镜眼距处所使用的放大镜。这种助视方案的使用大多是由于使用屈光矫正眼镜或使用佩戴型助视器嫌不好看，而使用手执型助视器来辅助完成近距离阅读时使用的。

通过上面叙述，应当说这三种光学矫正器具不但是相互关联的，而且是有所区别的。对于绝大多数低视力患者来说，真正做到可以发挥提高视力作用的配置应当说有3种形式：

第 1 种形式，屈光矫正眼镜与戴用助视器联合应用；

第 2 种形式，屈光矫正眼镜与手执助视器联合应用；

第 3 种形式，屈光矫正眼镜、戴用助视器与手执助视器 3 种的联合应用。

### 4. 光学助视器使用情况的统计

使用光学助视器是低视力患者使用最为普遍的一种助视器具。这种器具有两种类型：第一种是眼镜式光学助视器，另一种则是手持式光学放大镜。这两类助视器各有

6 种形式，在实际中使用的状况如表 13-16 中所列。

表 13-16　光学助视器使用情况统计表

| 种类 | 助视器 | | 助视器使用状况 | |
|---|---|---|---|---|
| | 助视器类型 | 助视器品种 | 品种使用比例 | 类型使用比例 |
| 1 | 眼镜式光学助视器 | 普通光学眼镜 | 13.3% | 52.5% |
| 2 | | 有色眼镜 | 4.9% | |
| 3 | | 双光眼镜 | 5.5% | |
| 4 | | 近用眼镜 | 19.1% | |
| 5 | | 眼镜上加用望远镜 | 4.8% | |
| 6 | | 其他类眼镜 | 4.9% | |
| 7 | 手持式光学助视器 | 远用望远镜 | 10.2% | 47.5% |
| 8 | | 非光学注视器 | 3.3% | |
| 9 | | 近用手持放大镜 | 13.6% | |
| 10 | | 近用立式放大镜 | 17.7% | |
| 11 | | 其他种类的放大镜 | 1.3% | |
| 12 | | 闭路电视 | 1.4% | |

从表中可以看出使用频率较高的应当是近用眼镜、普通光学眼镜、近用立式放大镜、近用手持放大镜和远用望远镜。这几种助视镜，是验光师应当特别熟悉的助视方式，在对低视力患者进行屈光检测与屈光矫正中是必须予以考察的常规项目。

关于助视器的设计问题因不属于屈光矫正本身所涵盖的内容，故不在此赘述。倘若读者想了解这方面的知识，可以查阅吴燮灿先生主编的《实用眼镜光学》的相关章节。

### 三、低视力的助视用具

当使用屈光矫正眼镜与手执助视器后，患者仍不能满足基本生活自理需求时，就需要使用辅助工具来弥补视觉的不足。这类辅助工具可以分为 3 种，分别为电子识别助视仪、非透镜光学助视器和非视觉辅助用具。

**1. 电子识别助视仪**

识别计算仪器设备有 3 种。一种是在静态环境中使用的阅读机；另一种是在动态环境中使用的低视力系统增强头罩；还有一种是用于个人定位的计算仪器设备，这就是被称为 GPS 的全球定位计算系统。

① 阅读机。这种助视仪器是通过摄像头拾取相应信息经电子系统的放大，投影在视屏上来解决文字及图片的阅读识别问题。这种阅读机经常被叫做电脑阅读器（图 13-7）、视光学电子放大器。

在当前普遍应用电子计算机的条件下，通过计算机与投影仪的连接应用来实现阅读识别应当是一个极为普通的现象。倘若再利用电子读物的话，低视力被测者解决阅读问题应当是极为简单的事情。

② 低视力增强系统。低视力被测者要想解决视远、视近就需要使用电子图像摄像识别装置。美国约翰·豪普金斯大学与相关部门研制的"低视力增强系统（low vision enhancement system，LVES）"和 eSight 公司研制的"eSight3 低视力增强系统"（图 13-8）就是这种装置的两种代表，这两种装置都采用头部戴用方式。"eSight3 低视力增强系统"采用的是眼镜戴用方式，因此戴用更为方便、简单。这两种设备既能解决看远的需求，也能解决近距离的阅读与书写问题。但是这种装置相对比较昂贵，普及起来还是比较困难的。

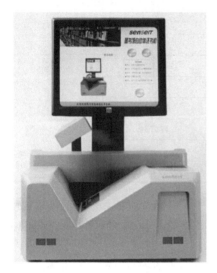

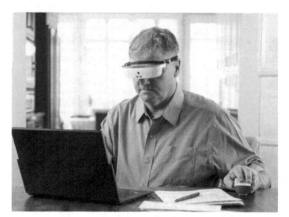

图 13-7　电脑阅读器　　　　　　图 13-8　eSight3 低视力增强系统

③ 定位系统（GPS）。对于视力极差的，使用助视器难以解决问题的低视力患者，还可以通过卫星定位系统来解决方向判断的问题。但是，目前实际使用这种系统的人应当说还是不多的。

以上 3 种电子识别助视仪中，后两种仪器在使用时都需要接受一定的训练，不通过训练，使用起来还是有一定问题的。

**2. 非光学透镜助视器**

（1）改善照明状况

对绝大多数低视力患者来说，要想提高视力大多需要使用较强的照明，这种情况大多与视神经系统的改变有关，如黄斑部损害、视神经萎缩、进行性近视眼、视神经萎缩等。

低视力患者对眩光现象、对光对比度的变化的反应都比较敏感，但光适应时间却相对较长。提高照明强度有两种方法，即提高光源的发光强度和缩短光照距离。因此，低视力患者可以根据自己的需要，选用适宜的有灯罩的曲柄（或蛇形管）调光灯具（图 13-9）作为照明工具使用。这种灯具在使用时一定要避免眩光的产生，这就要求做到两点：第一点，光线要在眼水平以下；第二点，不使直射、反射光线进入眼内。

当然，某些眼病也会在相对较暗的照明条件下，才会有较好一些的视力。例如，核性白内障、白化病、先天性虹膜缺损等。这些疾病在增强照明的条件下，将会因瞳孔缩小而导致视力下降。一般而言，老年人（尤其是老年低视力被测者）常需要较强些的照明。而老年白内障术后又会因强光导致眩光。

（2）减少反射光线

开窗阅读器具是一种颜色较深，中间开一个长条形窗口的板状结构。窗口的大小，一般约为1.5～2.0字符的宽度（图13-10）。实际使用时，将阅读器平放在读物之上，使阅读的文字置于窗口的中央。这种阅读器可以排除注视行之外的反射光的干扰，在一定程度上可以减少视觉疲劳的发生，从而有效地提高阅读效能。

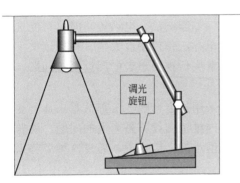

图13-9 曲柄调光台灯

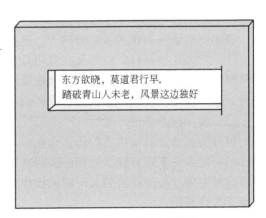

图13-10 开窗阅读器具

（3）减少干扰光线

减少杂光进入眼球，这是有效提高低视力患者视觉分辨力的又一种简单而实用的方法。能发挥这种作用的用具有：大檐帽、滤光片，或使用表面镀有减反射膜的太阳镜。在眼镜上方及侧方加装遮光板也可以有效减少干扰光线对视觉分辨力的影响。

（4）加强光对比度

光对比度状况是影响视觉分辨力的又一因素，图13-11中的左图为较低的光对比度状况，右图为高光对比度状况，而中间的这幅图则为中等光对比度状况。

对于低视力患者来说，在光对比度的处置方面我们应当注意以下两个问题。

第一，注意生活环境中物品的光对比度问题。就现实而言，我们所阅读的书籍、资料大多具有较好的光对比度，是比较适宜低视力患者阅读的。为了方便低视力者的生活，尽可能使之更好地提高其自理生活的能力，在选择生活用品时一定要考虑物品的光对比度问题。

第二，根据低视力的临床状况，调节、设置适宜的光对比状况。有的低视力患者需要较高的光对比度（如视神经疾患），而有的则更适宜在较低对比度的状况下去分

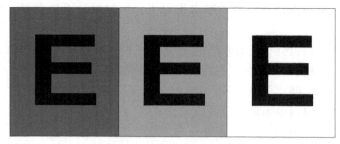

图 13-11　光对比度比较状况示意图

左图、中图、右图分别为较低光对比度、中等光对比度和较高光对比度的比较状况

辨目标（如白内障）。这就需要验光师对被测者的情况进行分析，得出光对比度应用的基本方案，并建议被测者采取与之相适应的解决方案。

（5）增大注视目标或视像

要想提高低视力患者视觉分辨力，还可以通过增大注视目标或增大视网膜像的两种方法。增大注视目标，就是要在选用日常用品（如印刷品、电话等）时尽可能选择字符较大的品种。增大注视者视网膜视像的最简单办法是使用放大镜。在阅读文字材料时，还可以通过使用投影仪进行投影的方式来解决低视力患者的阅读困难问题。

（6）使用舒适体位

低视力患者在日常生活的阅读作业中，都是采用过度弯腰、头部低垂来达到在比较小的视距条件来完成的。这样的姿势在短时间内维持阅读不是太大的问题。倘若要想在这种姿势状态中维持较长时间阅读作业是很困难的。应当说，通过这种姿势来阅读是非常疲劳的。

为了改善低视力患者阅读条件，可以建议其采用阅读支架（图 13-12）来进行阅读作业。阅读支架的使用要注意两个问题。

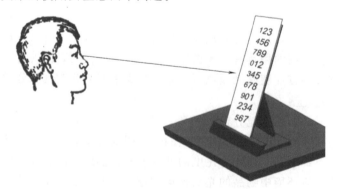

图 13-12　阅读支架应用示意图

第一，阅读距离应与使用者的主观需求为准。阅读支架在使用中的视距、体态并无刻意的要求，应以舒适阅读为准。

第二，支架与使用者的空间位置应合理。一般而言，读物的倾斜角度以 60°为宜；视线以略向下注视较为妥当；眼的高度以保持在和读物上 1/3 与中 1/3 交界区域比较适当。

**3. 非视觉辅助用具**

对于视力特别低下而导致行动困难的低视力患者，往往还需要使用其他的辅助工具达到提高行走能力的目标。这些辅助工具包括助行器、导盲犬及其他的辅助器具。

（1）助行器

这里说的助行器主要指的是手杖。手杖的种类很多，有木制的、竹制的，还有金属制的。有的手杖还可以发出一定的声响。

手杖的使用方法如图 13-13、图 13-14 所示。其中图 13-13 显示的是手杖左右摆动进行横向探索的示意图，当手杖远端触及到物体 B 时，被测者就会通过听声及手感觉到物体的存在，从而采取相应的措施予以回避。在较为熟悉的环境中，被测者大多会采用图 13-14 的探测方法，即边走边上下挥动手杖进行探测。

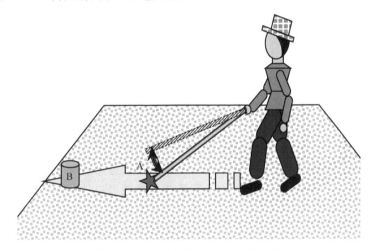

图 13-13　手杖使用方法（1）示意图

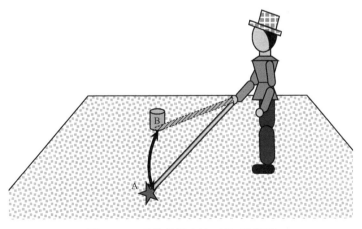

图 13-14　手杖使用方法（2）示意图

一般来说，使用后一种探测方法比前一种方法行走的速度要快一些。不管使用哪一种方法，开始使用时都有必要通过行走练习掌握使用的基本技巧。

（2）导盲犬

导盲犬又叫做"引导犬""引导狗"。这是为低视力者提供行动便利的一种动物。这种导盲犬的挑选是极其严格的，对狗的训练也是一件极为精细的工作。

（3）其他辅助器具

附有语音装置的设施种类很多，如语音报时表、语音电话、语音提醒药瓶、语音计算器、语音体重计等。这类用品都是电子语音电路与日常用具相结合的产物。这类产品为低视力患者提供了极大的方便。

低视力患者除使用助行器、导盲犬外，往往还有必要使用带有警示性质的用具。这些用具大致上说有两类。一类为带有鸣叫装置的器具，另一类为附有语音装置的器具。

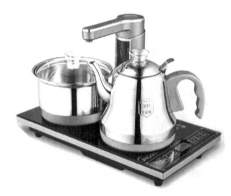

带有鸣叫装置的最典型器具为电叫水壶和鸣叫水壶，常常被低视力患者使用的另外一种器具就是水量示警器（即防干烧），图13-15就是使用这种水量示警器具的示意图，当导入的水量达到一定量的时候，水就会通过两个金属棒接通电源而启动发声电路，从而提醒使用者。

对于低视力患者而言，根据视力的状况及经济条件还可以选用激光导盲系统、定向系统等装置器具，应当说这种器具中使用最

图 13-15 水量警示器的实际使用示意图

为广泛的应当是盲文书籍。随着科学技术的普及与推广，为低视力患者生活带来方便的用品将会不断增加，价格也将会不断降低，只有这样才能使科学技术方面的更多成果充分发挥造福低视力患者的社会效益，才能更好地改善低视力患者的生活质量。

从图13-16中可以看出使用频率较高的应当是近用眼镜、普通光学眼镜、近用立式放大镜、近用手持放大镜和远用望远镜。这几种助视镜是验光师应当特别熟悉的助视方式，在对低视力患者进行屈光检测与屈光矫正中是必须予以考察的常规项目。

## 四、视觉功能训练

在对低视患者进行矫治时，除了需要考察、确定使用助视器的使用方案之外，对低视力患者进行适宜的视觉训练也是不可忽视的一个重要方面。在这个方面要注意三个方面的问题。

### 1. 功能性视力

在实际生活中，一个人能否发现、识别目标，并不完全取决于视力的优劣。相同视力的人，对同一个物体的发现、识别会表现出比较明显的差距。这同被测者的兴

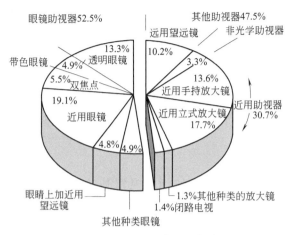

图 13-16 各种助视器使用比例统计图

趣、职业和日常活动有着密切的关系。这种情况，显然与视觉的感觉经验、知觉的认知能力有着密切的关系。这种包含着心理物理学、认知心理学内容和环境因素影响的具有较高识别效能的现实视觉能力，就叫做功能性视力。

功能性视力在现实中的意义就是：在现有的视力条件下，尽可能发挥其最大的效能，这是提高视觉敏感度、视觉识别能力的一种现实有效的手段。提高功能视力对普通人来说（尤其是对从事特种职业的人）是具有积极的作用的。对低视力患者来说，有效地提高其功能性视力则更具有非常积极的作用。但是，功能性视力的提高对普通人和低视力者的意义稍有不同。对普通人来说更多地表现在提高职业技能上。而对低视力被测者、功能性视力被测者、功能性视力的改善更多的则是表现在生存能力和生活质量的提高上。

**2. 训练的基本目的**

功能性视力的提高是一个过程。从事特种职业的功能性视力是在长期的职业生涯中，经过长期自我练习积累而成的。低视力患者功能性视力的提高大多需要在专业人员的引导下实现，而这一过程时间则是越短越好。

对低视力患者来说，视觉训练就是一种促使训练者对自己的视觉行为进行重新认识、发挥潜力的过程。只有在较短的时间内得到提高，才能更好地帮助参训者克服低视力患者的自卑心理。

验光师必须清楚，功能性视力训练并不能改变人的视觉分辨锐度，发生改变的只是同等视力状况下的知觉效能。对低视力者进行功能性视觉训练时，一定要做到目的明确。在功能性视力训练过程中，指导者与参训者都必须对以下两个目的有统一的、明确的认识。

① 更好地发挥视力的潜力。这一目的是通过增加受训者看的机会来实现的。在训练中，指导者应积极鼓励受训者，对受训者的些许进步都有必要及时给予称赞或给予掌声鼓励。低视力患者只有在这样的氛围中才会建立起改善视觉的信心，我们的训练才能够获得比较明显的效果。

② 掌握视觉技巧。掌握视觉技巧是低视力患者在训练中应当掌握的技能。这种技能的掌握需要在指导人员的指导下进行，低视力患者只有在有效的指导下，才能通过视觉操作尽快掌握视觉技巧，从而达到提高利用残余视力的能力。

**3. 训练的基本内容和方法**

对低视力患者进行功能性视力训练，应当从主观注视、视觉追随、辨认技巧、主动搜索和视觉记忆 5 个方面进行。现将这 5 个方面的基本内容与训练方法简介如下。

（1）有效维持主观的注视

能较长时间地注视目标，是我们视觉功能最基本的一种机能和技巧。假如不能维持对目标的注视，就不可能发挥视觉的高效能，甚至不能辨识目标的大致轮廓。低视力患者在看不清楚物体的形态时，他的视线就会从注视目标游离开。低视力患者视觉注视功能的差强人意，正是这种视线不自主的游离现象所导致的最终结果。

训练指导人员在制定训练方案时，都会将"有效维持主观注视"的训练作为第一个训练项目，这是非常有道理的。因为视觉的注视功能是最基本的视觉功能。这项训练有以下 3 项训练内容。

① 固定注视。这是引导患者对某一目标由视线游离向专注性注视过渡的一个过程。患者在这一过程中，需要克服的是习惯的视物模式，这对患者来说是一个学习、巩固新的视觉模式的过程。在这一过程中，训练指导人员的肯定反馈和恰当鼓励，是患者尽快掌握这一基本功能最有效的催化剂。进行这项训练内容的训练的基本方法有以下几种：

a. 对某一固定的目标（近距离目标或远距离目标）进行注视训练。进行这项内容的训练一定要先选择与周围环境对比明显的物体。

b. 在保持目标位置稳定的情况下，移动在眼前设置的光瞳寻找目标。

c. 注视训练要由近及远。要先从近距离目标开始，在看清近距离的目标的情况下，逐渐引导患者学会注视远距离的目标。

在这种训练中应遵循先单眼、后双眼的规律进行。训练也应当在适宜的照明条件下进行。

② 注视连觉。注视连觉是指在视觉已经注视到目标物体时，需要用手去抓握的协调动作能力。这种训练主要采取的方式如图 13-17 所示。这一项训练中，需要注意以下几点：

第一，目标的设置应从近距离开始，根据训练情况逐渐向较远距离移动。

第二，看与拿相结合。让被训者用手去拿看到的物体。

第三，被训者的动作由简单的伸臂拿取，逐步过渡到需要身体配合活动。

③ 指令注视。在这项训练中，受训者要根据指令对处于不同方位的多个目标分别进行注视。指导这项训练需要注意以下两点：

a. 注视的目标要从大到小。

b. 注视的距离要由近逐渐到远。

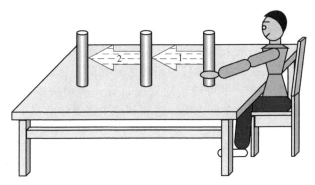

图 13-17    手眼连觉训练示意图

（2）自为的视觉追随技能

当受训者已经可以维持视觉注视时，训练指导人员就可以引导被训者进行视觉追踪训练。进行这项训练，就是要对运动的目标及模拟运动目标进行跟踪性注视训练。在这项训练中要遵循的规律有以下五个方面：

第一，在训练中，注视目标应当由静态逐渐过渡到动态。而目标的运动速度，也应当遵循由慢逐渐过渡到稍快。在这一训练中目标的运动的速度是不宜过快的。

第二，追随性注视训练也应当遵循由近及远的规律来进行。

第三，注视目标的选择应遵循由大到小、由注视实物运动逐渐过渡到对模拟运动的注视。目标由大到小比较易于理解，而模拟运动则相对比较难理解。图 13-18 中位于桌子远端的圆柱体就是实物，当圆柱体由 A 位置移动到 B 位或 C 位时，就是事物运动。而近端的模拟 A 点没有实际物体，当假设这一点移动到 B，这一运动过程显然就属于模拟运动。对模拟运动进行注视训练的难度要高于事物运动。

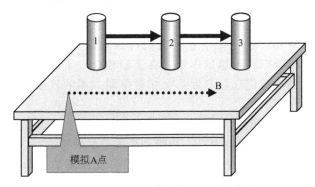

图 13-18    实物运动与模拟运动示意图

第四，训练中物体的运动形式应当先匀速再变速。

第五，遵循先水平（左右、前后）移动、再斜线运动、再到弧线运动、进而到自由运动这样的规律进行。

（3）强化细节的辨认技巧

对物体细节进行的视觉辨认，是在稳定注视即视觉追随运动的基础上进行的一种有鉴别技巧的视觉活动。在这项训练中，训练指导人员要提供一些同类的物品、相似的实物（包括图形）作为道具。

在实施这项训练时，一般采取先室内、后室外的顺序进行训练。因为室内环境更容易控制，这对基本辨认技能的掌握应当是更为有利的，也会为室外的训练打下良好的基础。这项训练的重点有：尽可能快地发现目标；辨别物体的大小；识别情景环境；规避障碍物；识认交通信息标志等。这项训练中需要注意以下3点：

第一，使用的道具应由大到小。

第二，物体的移动的距离应由小到大。

第三，被测者的体位，一般采用先坐位，后立位。

（4）主动的视觉搜索意识

前述视觉训练均属于视觉技能的基本训练。经过以上训练的患者还很难进入现实的生活。只有患者能够运用前述视觉技能，并主动地对环境进行视觉搜索的情况下，才能顺利地进入客观的生活环境。此时训练指导人员就要带领患者进入现实的环境中，练习主动搜索既定目标的训练，患者实际生活中所能遇到的人和物都可以作为视觉主动搜索的既定目标。患者通过主动搜索训练不但可以学会视觉搜索的技巧，而且会使其主动搜索的意识得到加强。在这项训练中，训练指导人员务必要以强化主动搜索的意识为主要目标。这项训练应注意以下3点：

第一，在向患者陈述训练内容时，应当只讲要求。

第二，引导患者有规律地进行搜索。如先水平搜索，再垂直搜索。

第三，训练中不宜使用暗示的方法，应让患者独立完成训练任务。

（5）积极的视觉记忆意识

这是视觉功能中的高级功能，人们通过视感觉所获得的信息，必然会传导到大脑并形成知觉信息图像。大脑的中枢神经细胞就会将知觉信息图像与存留在大脑中的视觉记忆信息进行分析、核对，从而确定这些信息知觉图像的意义。倘若大脑视觉记忆信息库中没有相应的记忆信息，我们对知觉信息图像就无法做出正确的判断。低视力患者会因看东西困难的因素，在接触社会、了解自然方面的视野都会相对狭小，其大脑中的视觉记忆信息库都会相对薄弱，年龄较小的儿童这种情况会更加突出。

进行视觉记忆训练应当注意以下几个问题：

第一，训练应遵循由简单到复杂、由慢到快的记忆规律进行。

第二，训练中，应发挥患者的联想功能，尽可能做到使其学会举一反三的思维方法。

第三，注意引导患者进行由局部到整体和按事物发展规律进行思维的方式。

功能性视力的训练工作一定要与低视力屈光矫正和助视矫治工作紧密地结合起来，训练中不考虑这两项工作的作用，仅仅通过训练是不会有明显的效果的，这是验光师、视觉功能训练工作者必须要清楚的道理。功能性视力的训练，对低视力者增强生活的信心、更深入地融入现实的社会生活，对提高社会文明程度等方面，都有着非常积极的现实意义和比较深刻的深远意义。

# 第五节 ┊ 低视力的心理康复

## 一、 低视力对个体发展的影响

低视力作为一种患者自身可以感觉到明显不如人的现实状况，会产生明显的心理变化。这些心理变化一般会表现为以下几种状况：

① 对完不成的视觉作业，会表现为焦虑和烦躁。

② 对因错觉所产生的影响，会表现为无奈的歉意。

③ 对现实的视觉状况，将表现为焦虑、担心，随着时间的推移还可以导致焦虑、抑郁，有的人会表现为躁动不安。

④ 对未来的生活，会缺乏自信，更容易出现悲观厌世的情绪。

⑤ 低下的视觉功能将影响人际交流的质量，并会导致社会适应障碍。

⑥ 长期的心理上的自卑、压抑，有的患者会想到用"自杀"以求解脱，有的患者会产生对他人的过度依赖心理。

## 二、 低视力者的心理康复

低视力尽管是一种以视力下降为特征的疾病，但是这种极为低下的视力对患者身心健康的影响是非常明显的。在对低视力患者进行屈光、助视矫治和功能性视力训练的同时，绝不可以忽视患者的心理康复问题。

低视力患者的心理康复问题，是一个牵涉到社会多方面的问题。面对这一问题的首先是低视力患者的家庭，应做到及时发现问题，及时给予心理抚慰和引导，必要时可以寻求心理医生给予帮助和治疗。其次是眼科医生和从事低视力工作的人士，更应认识到这项工作的重要性，为就诊的低视力患者制定相应的心理康复治疗方案。

仅仅凭借家庭成员、眼科医生、心理医生的努力和工作，并不能解决低视力患者的心理康复的全部问题。做好这项工作还有赖于社会系统的支持。认识社会心理因素对低视力患者的身心的影响，认识这种影响所产生的社会心理问题及其危害性，全社会都应当积极参与帮助低视力患者及其他各类残障人员，只有这样才能使低视力矫治、助视、心理康复工作更上一层楼。

# 第十四章 ▶▶

# 隐斜视

## 第一节 ┊ 隐斜视概述

隐斜现象是一种极为普遍的眼位现象。下面我们通过两份调查来了解隐斜发生状况。

据阿里沃（Araevee）和俄齐巴尔德（Archibald）在 1942 年对无明显屈光异常者（17～30 岁的 7019 名）进行了调查，结果：远距离，水平隐斜＞$4^\triangle$者及垂直隐斜＞$1.5^\triangle$者共计 375 人（5.3％），其中有主觉症状的只为 1.3％。

据 1950 年斯考博（Schobee）对 1215 名学龄儿童的调查，发现：①远距离隐斜状况表现为内隐斜（$6^\triangle$）～外隐斜（$4^\triangle$）内的约占总人数的 95％。其中：46 人内隐斜超过 $6^\triangle$；28 人外隐斜超过 $4^\triangle$；21 人上隐斜超过 $1^\triangle$。②近距离隐斜状况表现为内隐斜（$10^\triangle$）～外隐斜（$8^\triangle$）内的约占总人数的 95％。其中：14 人内隐斜超过 $10^\triangle$；27 人外隐斜超过 $8^\triangle$；28 人上隐斜超过 $1^\triangle$。③有主觉症状的 28 人，约占被调查人数的 2.3％。

各种对隐斜现象的调查案例，其结果普遍存在着几个共同的倾向：①在所有距离、各个方向都能保持正位状态的眼是极为罕见的；②绝大部分人都有一定的隐斜现象，以致有人认为不存在隐斜现象者才应当是异常的；③有主觉症状的人比较少；④有屈光不正的人存在隐斜现象的比例相对较大。

通过以上叙述，我们应当确认：隐斜现象是屈光矫正中必须注意的一个问题。在屈光不正人群中，隐斜现象及有主觉症状者的比例，笔者尚未见到有关资料。但是，笔者推测实际情况至少应是上述调查的 3 倍。这就是笔者将隐斜视单列一章的初衷，力求使验光师在屈光矫正中给予更大的关注。

### 一、眼位

说到隐斜就不能不说到我们的眼位。人的眼位是由两种因素来维持的。一种因素是解剖因素，另一种则是神经反射因素，这两种因素又分别被视为静态因素和动态因素。静态因素所维持的眼位叫做静态眼位（又称为绝对休息眼位）。在神经反射因素参与下呈现的眼位就叫做动态眼位。在临床上，我们检测到的眼位都是动态眼位，静态眼位在今天还是难以测量到的。要了解动态眼位，就得从了解静态眼位入手。否则，我们就无法了解动态眼位。

**1. 静态眼位**

（1）解剖性眼位

解剖性眼位指双眼同时处于外展（20°）与轻度上转状态的眼位。这是一种完全脱离神经控制，眼外肌丧失全部张力的情况下，仅由解剖自然位置关系维持的眼位。这样的眼位，只有在眼外肌全部麻痹时才会类似出现。因此，这种眼位在一般状况下是测不到的，只有在强力散瞳药作用下注视无限远时才可能近似出现。应当说，这种眼位在人的现实生活中只是一个概念，现实意义不大。

（2）生理性眼位

这种眼位也是一种无法测量的眼位。这种眼位是指：将神经反射活动控制到最小的限度时，单纯通过眼外肌的生理性张力来维持的一种眼位。只有在人进入深度睡眠状态、全身麻醉状态时，才会有与这种眼位近似的状况出现。

**2. 动态眼位**

上述两种眼位，尽管与人们的现实生活、眼-视光学的屈光矫正都缺乏比较明确的实际意义，但是，人的现实动态眼位又是以这样的眼位为基础，并在眼的运动性注视中来实现的。与动态眼位有关的以下两个名词概念是必须清楚的。

（1）功能性眼位

人在清醒状态下，双眼注视目标时双眼所在的眼位，就叫做功能性眼位。这种眼位，是在神经反射参与下，以眼外肌的兴奋性作为动力来源，以双眼单视为视觉目标的眼位。这种眼位不是静止的，而是处在一种不断的动态变化之中。在眼位的检测中，我们对第1眼位、第2眼位、第3眼位，正是对双眼不同注视方位眼位的均衡状况进行的检查。

（2）正位眼

正位眼又称为正位视，是指在融合机能部分或完全消失的情况下，双眼仍能无偏斜趋势而维持在功能原在位的状态。但是界定这一眼位又是一件比较难的事情，有一些作者在编著专业书籍时，只好采用将有关正位眼的内容略去的办法进行处置。当前对正位眼有两种代表性的认识。

① 王超廷、崔国义主编《眼科临床大辞典》（1991）：实际上绝对正位眼是不存在的。因此，只能把正位眼作为一个生理概念来对待。临床上，一般将小的眼位差异、不妨碍行使舒适视觉的双眼的位置状态归入正眼位。

② 赫雨时编著《斜视》（1982）：赫雨时在著述中讲到了关于正位眼的四个问题。

第一个问题：临床上有隐斜视和显斜视的存在，为了界定眼位的潜在、显性眼位偏斜状况，就必须要有正位眼这一概念。

第二个问题：正位眼的存在既是绝对的，又是相对的。这就是说正位眼有一个范围，仅认为绝对的0°才是正位眼是不正确的。

第三个问题：将存在小的差异，不妨碍行使舒适双眼视觉的眼位情况视为生理概念性正眼位，这种认识应当是正确的，符合临床需要的。

第四个问题：看远时稍呈内隐斜，看近时稍呈外隐斜，是符合生理状态的。

正是基于以上论述的考虑，赫雨时明确说明：无论在选择任何职业的成员时，不管要求多么严格，都不应当将绝对正位眼作标准，而要以看远状态时内隐斜容许度较宽些的数据作为标准。

通过以上叙述，我们应当清楚了这样一个事实：正位眼的概念有些虚无缥缈的意味。那么，以正位眼作为比较对象的隐斜视该如何把握呢？如何界定正位眼呢？又如何在正位眼的基础上界定隐斜视呢？这就是我们下一个问题需要探讨的问题。

### 二、隐斜视

隐斜视的定义就是：能在融合反射控制下保持双眼单视状态的双眼潜在性眼位偏斜。

从这样一个定义可以知道，通过简单的望诊，我们是不能发现隐斜视的。要想发现隐斜视，我们必须通过人为的方法消除被测者双眼融合条件，使其双眼处于融合分离状态，只有在这种情况下才能检测到这种潜在的眼位偏斜现象。在日常生活中，隐斜视是不会被我们直视观察到的。既然我们无法直接观察到，这种现象就不能叫做症状，充其量只能是一种潜在性趋势。正如赫雨时先生所说，严格地说隐斜只是一种征象而不是单独的疾病。

隐斜视既然看不到，又不影响双眼的单视，为什么眼屈光学又非常重视这种潜在的眼位偏斜呢？这得从我们注视目标时双眼的反射活动说起：人们在用双眼注视目标时，要想将物像准确地落在两眼视网膜的视中心凹上，就必须通过精细的神经反射活动实现矫正性融合反射，这对双眼视觉建立与实现是至关重要的。当融合反射功能减弱或消失时就会出现复视，并会发生眼位的偏斜。当这种功能的减弱尚不足以引起复视和眼位偏斜时，就会发生矫正性融合反射。隐斜视的程度比较大时，对一定距离或一定范围的视觉工作中参与反射的神经、眼外肌的张力就会较大，生理调控的负荷就会处于疲于奔命的状态。在这种情况下就会出现视觉疲劳状态，这种状态将会使被测者视觉工作质量明显下降，给生活、工作、学习带来诸多烦恼。这应当就是眼屈光学对隐斜视给予关注的原因。

### 三、正常值

从眼-视光学的屈光检测与矫正实践工作来看，隐斜视是引起眼睛发生急性视觉疲劳的主要原因。按道理说，只要确定了眼位的正常值，我们就能确定隐斜视。但是，实际情况远比我们想象到的要复杂得多。

第一，被诊断为有隐斜的人，不一定都有视觉疲劳。

第二，即便是由隐斜视引发的视觉疲劳，不一定就会被确认有隐斜视的存在。这是因为隐斜视并无特异性的视觉症状，常常会引导到非眼科门诊就医，或者干脆不了了之。

第三，眼位的潜在征象并不存在对所有人都适用的一个（或一组）相关数据。调查中，眼位显示：儿童注视远距离目标时，内隐斜者多于外隐斜；儿童在注视近距离目标时，外隐斜者多于内隐斜；而成人组注视远距离的眼位均在内隐斜 $4^\triangle$ 与外隐斜 $4^\triangle$ 之间；成人组注视近距离的眼位以外隐斜较为多见。

第四，眼位潜在的偏斜量与主观症状并不存在必然的联系。

对以上现实状况，大多采用回避具体数据的方法来对待。这种模糊的正位眼概念对隐斜视的屈光学诊断，以及对屈光矫正都带来了一定程度上的不方便，特别是对低年资验光师来说则显得更为突出：往往会表现对隐斜视的忽略或忽视。在实际的屈光与矫正中，必须要有可以作为参照的正位眼的相关数据。只有这样，才能使我们的屈光矫正中对隐斜视的矫正以一个基本参数。这应当是，使隐斜视的矫正脱离模糊走向规范的基本的要求。

表 14-1 所列数据是有关正位眼正常值的参考数据。在这个表中，吉佛德（Gifford）与阿德勒（Adler）、圭博尔（Guibor）的两组数据均为建议确诊相应隐斜视的数据；而斯克彼（Schobee）、李铁军的两组数据皆为相关调查数据。这几组数据并不完全一致，到底应当使用哪一组更合理呢？根据我国临床屈光检测的惯例，特别是验光师的实践工作中的体验，建议读者使用 Guibor 所提供的数据。这组数据应当说比较符合验光配镜临床工作的实践。

**表 14-1　正位眼相关方向眼位偏斜正常量参考值**

| 序号 | 提议者 | 对象 | 注视距离 | 正常参照值 | | | 备注 |
|---|---|---|---|---|---|---|---|
| | | | | 内隐斜 | 外隐斜 | 上隐斜 | |
| 1 | Gifford 与 Adler | | | $1^\triangle \sim 4^\triangle$ | $1^\triangle$ | $0.5^\triangle$ | |
| 2 | Guibor | | 远距离 | $<2^\triangle$ | $<2^\triangle$ | $<1^\triangle$ | |
| | | | 近距离 | $<3^\triangle$ | $<6^\triangle$ | $<1^\triangle$ | |
| 3 | Schobee | 1215 名儿童 | 远距离 | $<6^\triangle$ | $<4^\triangle$ | | 远距离平均 $0.8^\triangle$，此为调查统计数据 |
| | | | 近距离 | $<10^\triangle$ | $<8^\triangle$ | | |
| 4 | 李铁军等 | 884 人 | | 平均 $2.16^\triangle$ | 平均 $1.28^\triangle$ | $0.54^\triangle \sim 0.60^\triangle$ | 此为调查统计数据 |

耶克塔 Yekta AA 等在 1998 年，对 10～65 岁的 187 人进行了隐斜视、联合隐斜视、视差和近距离立体视觉检查，其结论为：随年龄增加，隐斜视、联合隐斜视和视差均呈外向性增加倾向。

## 第二节　隐斜视的矫正基础

隐斜视是一种征象，是一种什么征象呢？隐斜视就是显性斜视的潜在征象。这句话可能并不严谨，但是表述意义却是十分贴切的。应当说，隐斜视与显性斜视并无本质上的差异，两者只是程度与数量的差异而已。在屈光矫正中，针对隐斜视的矫正问题，我们需要了解哪些基础性的知识呢？这就是本节将介绍的问题。

## 一、隐斜视的原因

从矫治、矫正的意义上说，只要我们了解了疾患的原因，就可能会找到矫治、矫正的方法。当然，在找到病因时，我们也可能因没有针对性方法而束手无策。例如，在人类未能掌握杀灭、抑制病毒的药物时，对流行性感冒只能采取对症、支持治疗。隐斜视、显性斜视到底是什么原因引起的呢？又是怎样发生的呢？这两个问题至今尚不能摆脱猜想与假想的状态。带有浓重猜想性质的导致隐斜视的病因说，一般认为应当包括以下 3 个方面。

### 1. 解剖因素

人两眼眼球的位置与运动的状况，与眼的附属器、眼外肌、球后组织存在着一定的关系，其中以眼眶的发育状况、眶内筋膜的结构状况、眼外肌的附着及肌力平衡状况的影响最为明显。引起各类隐斜视的解剖结构因素有：眼眶的眶壁及对称状况；眼球的容量、形状及位置状况；球后组织的体积状况以及眼外肌的状况（包括：长度、走行、体积及附着位置等）。

引起隐斜视最为多见的解剖因素多与眼外肌的改变有关。内直肌肌力过强或附着点靠前，外直肌肌力较弱或附着点靠后，则是引起内隐斜视的最常见因素。相反，内直肌肌力较弱或附着点靠后，外直肌肌力过强或附着点靠前，又是引起外隐斜视的最常见因素。上下直肌与上下斜肌的异常则是引起上隐斜视的最常见因素。在解剖因素方面，眼外肌组织的病理性改变以及机能的生理性衰退，都会使这种潜在的眼位偏斜量在一定程度上扩大。

### 2. 屈光因素

AC/A（即调节性集合与调节）的失调，是导致隐斜视的重要原因。由调节与集合不协调引起的隐斜视，又被称为调节性隐斜视。

一般情况下，人眼的 AC/A 比例是相对恒定的。假如 AC/A 比例异常，调节所引起的集合就会发生变化，这也就会导致调节与集合偏离正常的生理平衡状态。处于这种状态中的被测者的双眼，就会通过融合性反射，代偿异常的 AC/A 的失调来实现双眼的单视，从而使双眼的眼位向隐斜视的方向发展。在实现双眼单视这一目标时，知觉性融合性反射的机能必然处于高张力、过度使用的状态，这也正是调节性隐斜视大多都具有不同程度视觉疲劳的原因。

在屈光矫正的实践中，隐斜视又经常与屈光不正交汇在一起，这也在一定程度上使隐斜视的被忽视创造了条件。因此，验光师在屈光检测中以及制定屈光矫正方案时，应当对隐斜视的两个倾向性保持高度的警觉：

① 双眼注视目标时，需要增加调节付出者有趋向于内隐斜视的倾向。这种被测者可能是：未进行屈光矫正的重度远视眼、过度近距离工作中的正视眼。先天性近视眼在注视近距离目标时，因过度集合也会有趋向于内隐斜视的倾向。

② 双眼注视目标时，不需要使用调节者有趋向于外隐斜视的倾向。被测者中较

多见的是：先天性散光、后天性近视眼、高度散光眼、混合散光眼等。

**3. 神经因素**

在隐斜视的发生因素中，神经因素是被认为猜想成分最多的一种因素。一般认为，与眼外肌麻痹引起眼肌不平衡所产生的异常不规则刺激作用于较低级的神经协调区域，扰乱了眼球运动组织中本体感受器间的联系，或导致高级中枢的不协调有关。

隐斜视的发生的机理尽管还不是十分清楚，但是可以肯定，隐斜视的发生可能是多种因素共同作用的结果。隐斜视的形式也可能是复合性的，既有水平性隐斜视，也可能会合并垂直性隐斜视，甚至有可能还会有旋转隐斜视的加入。这就要求检测者在进行隐斜视的检测中，一定要对被测者进行相关项目的精心详细的检查。

## 二、隐斜视的基本症状

隐斜视是一种有一定主观症状而没有形态外观改变的征象。因此，发现隐斜视，只能以被测者的主观症状反应作为认识的起点。这里我们仅探讨症状发生的条件与基本症状。

**1. 症状发生的机制**

隐斜视患者是否会出现主观症状及症状的轻重，与隐斜视的程度并不一定平行。隐斜视程度较重的人不一定就会出现症状，而有的的人可能仅有 $1^\triangle \sim 2^\triangle$ 的隐斜症状却会有比较明显的症状。导致隐斜视症状发生和症状轻重的根本原因是被测者融合力的潜力。融合潜力大，就不会有症状；融合潜力匮乏，就容易出现临床症状。当为保证实现双眼单视功能，需要付出持续高强度的融合力时，隐斜视患者就不可避免地会出现症状，而且持续工作时间越长其症状也将会越明显。这种融合力的高强度付出，只是导致隐斜视的相应症状发生的病理生理基础，并不能决定其症状的轻重。隐斜视的斜度大小与症状轻重之间也并不存在必然的联系。隐斜视的症状表现的程度还与被测者所具有的自身状况与环境条件有关。隐斜视被测者症状表现的轻重，主要取决于其自身条件、客观因素和隐斜视类型。

（1）自身条件

自身条件是指被测者自身所具有的一些条件，如体质与机能的状况、神经系统的敏感与稳定程度、融合反射的储备与付出比例等。当被测者体质较差、机能不良、神经反应不稳定、敏感程度较高，融合力付出过大又储备殆尽时，被测者的症状将会很突出，即便是轻度的隐斜视也会出现严重的自觉症状。

（2）客观条件

客观条件主要是指从事工作的强度（从事工作的距离、单位时间的工作量和持续工作的时间）、工作者对所从事工作所拥有的心理状态。显然高强度的工作和不佳的心理状态是导致自觉症状加重不可忽视的条件。

（3）隐斜视类型

隐斜视症状的轻重，还与隐斜视的类型有关。一般而言，水平方向的隐斜视较少出现症状，即便有症状也会比较轻微；垂直方向的隐斜视则常常会出现症状，其表现也比较突出；而旋转性隐斜视，几乎都会有症状。当然隐斜视的程度比较严重时，任何一种类型的隐斜视都将会出现症状。

隐斜视所表现症状的轻重还与双眼融合力的储备状况有关。融合力储备较大者，就会没有主观症状，即便有也会相对较轻。融合力储备较小者，主观症状就会比较明显。人的双眼融合力的范围在不同方向上是不同的，垂直方向上的融合范围相对较小，水平方向上的融合范围相对较大，而在冠状面上的融合范围最小。这就是隐斜视被测者的症状表现，会因类型不同而所表现的程度不同的原因所在。

**2. 基本症状**

隐斜视的症状可以分为三类，即与肌张力有关的症状、双眼视功能异常的症状和非特异性的反射症状。应当说这些症状均无特异性，这些症状存在时将提示我们有隐斜视存在的可能性。

（1）与肌张力有关的症状

与肌张力有关的症状发生时，所表现的特征是：症状将发生在高强度、持久注视之后。经常出现的症状有：眼酸痛、头痛、强光下畏光，而最容易为被测者陈述的症状则是：较长时间注视特定的目标时，其视觉分辨力不稳定，清晰视点会发生漂移、跳位等，漂移与跳位的方向一般均与斜视类型相关。

（2）双眼视觉异常

眼位的异常，必然会对双眼视觉功能带来异常的负担。尽管隐斜视的眼位偏转幅度尚不足以对双眼单视造成彻底的破坏，但是也会在眼部组织高张力的参与下出现相应的症状。

① 视觉主观症状。被测者会出现间歇性复视，甚至还会出现间歇性显性斜视。

② 定位障碍。被测者还会出现一定程度的定位障碍，主要表现有两种。一种是注视定位的漂移，另一种是距离定位的失准。前者表现为阅读时的间歇性字迹模糊和阅读窜行，使阅读行为难以继续。后者则会表现为定位不准和工作中错误动作增多，从而导致工具损坏现象增多，自残现象时有发生。

③ 立体感缺乏。在从事精细作业和驾驶、高空作业时，会出现自信力降低，工作质量下降，甚至会产生一定的恐惧感。

（3）非特异性反射症状

这类症状属于神经反射性症状，主要表现为三组症状：①眼部的局限性症状（结膜充血、麦粒肿等）；②胃肠道症状（恶心、干呕甚至呕吐等）；③神经精神症状（精力不集中、失眠、自感记忆力降低）等。

这里需要说明一点，隐斜视被测者的症状明显，并不能完全说明隐斜视的严重程度。倘若被测者双眼的融合力足够大的话，被测者也可以完全没有隐斜视的症状；甚至在被测者产生单眼抑制时也不会出现主观不舒适的症状。但是这两种情况则是隐斜视更加严重的信息：前者，久而久之将会失去双眼视觉；而后者，已经失去了双眼视觉。

### 三、隐斜视的检查简述

对于被测者是否存在隐斜视，我们是无法用眼看出来的。通过被测者的症状表现，我们也只能推测其存在的可能性。要想确定隐斜视的客观存在，我们只有通过相关的检测来实现。对于隐斜视的检测，应当注意两个方面的问题。这两个问题就是检测条件和方法的选用。

**1. 隐斜检查的条件**

对隐斜视进行检测，一定要在适宜的条件下进行，这些条件可以概括为五个方面，即常态瞳孔、现实矫正、分清远近、理清左右和自然生态。下面我就来简要解释这几个方面的内容。

（1）常态瞳孔

进行隐斜视的检测第 1 个需要满足的条件就是不能散瞳。从道理上讲，使用睫状肌麻痹剂后，调节作用降低，集合力将会随之降低。但是，事实却并不支持这种道理。赫雨时先生从睫状肌麻痹剂的药理作用进行了分析：睫状肌麻痹剂只具有对调节的周围机制有抑制作用，对调节的中枢机制并无节制作用。因此，视网膜模糊的视象仍将诱发中枢性调节的兴奋，这种兴奋性在睫状肌麻痹状态下没有实际的调节现象，但伴随药物作用的消除，这种兴奋必然会带来相应的集合，最终导致内隐斜量增多，或外隐斜量的减少。正是基于这种已经被事实证实了的情况，赫雨时特别提醒我们：在散瞳后不宜作隐斜视的测定。

（2）现实矫正

在进行隐斜视的检测时，需要满足的第 2 个条件是：在被测者屈光矫正的现实条件下。被测者因隐斜视而发生的症状，是在已经具有的眼-镜的联合屈光状态下发生的。离开被测者原有的屈光矫正状况对隐斜视进行测定，其结果不可能会真实反映被测者与隐斜视的联系。因此，在进行隐斜视检测时，一定要在被测者使用原有的屈光状态条件下进行检测。

对于使用即时屈光检测中所获得屈光矫正条件下进行即时性隐斜视的检测，获得的有关隐斜视的数据，我们应当如何评价呢？应当说，这一数据在此刻并无实际意义。这一新的屈光矫正镜度，必须在实际应用一定时间之后，再对新镜度条件下的隐斜视进行检测，这时检测出来的数据才可以用来判定隐斜视的矫治效果。一般讲，这个新镜度的戴用时间应不少于 1 个月。

（3）分清远近

在进行隐斜视检测时，还要设定一定距离条件，其中，远距离设定在 5m（也有人主张在 6m），近距离设定在 0.33m（使用综合验光仪者，多习惯使用 0.4m）。表 14-2 就是在这两种距离进行检测所得结果在集合类型的基本状况。显然，当我们不分别对远、近距离进行隐斜视的检测时，我们就无法对双眼的集合功能做出恰当、准确的判定。

表 14-2　远、近距离隐斜比较状况的临床意义

| 序号 | 远距离 | | 近距离 | | 临床意义 | 说明 |
|---|---|---|---|---|---|---|
| | 内隐斜 | 外隐斜 | 内隐斜 | 外隐斜 | | |
| 1 | 少量 | | | | 生理性 | |
| 2 | | √（只要有） | | | 就有临床意义 | ＞ |
| 3 | √ | | √ | | 集合过强 | ＜；＝ |
| 4 | √ | | √ | | 分开不足 | ＞ |
| 5 | | √ | | √ | 分开过强 | ＞；＝ |
| 6 | | √（或正位） | | √ | 集合不足 | ＜ |

（4）理清左右

在使用马氏杆镜片进行隐斜视检测时，绝大多数人习惯于将马氏杆放置在右眼。这样的放置有道理吗？道理是非常清楚的：75％的人右眼为主导眼。但是，对于马氏杆的放置也有人主张：应放置在非主导眼侧。马氏杆镜片到底是应当放在主导眼侧呢？还是应当放在非主导眼侧呢？斯克彼（Schobee）通过比较检测和统计证实：两者区别不大。但是，对非共同性隐斜视被测者，两者则会表现明显的不同。这就是说，共同性隐斜视被测者的隐斜测量没有明显的区别。但是，对非共同性隐斜视被测者则必须对双侧眼分别放置马氏杆进行分别检测与记录。

（5）自然生态

对被测者进行隐斜视检测，还应当在其处于自然状态情况下进行。在被测者视觉疲劳状态中，这种检测是不宜进行的。高强度视觉工作后，也不宜进行隐斜视的检测。尤其应当注意的是，当前有一些开展视觉保健工作的经营部门，经常会采用在被测者接受视觉训练后即刻对其进行视觉功能的检测，这种做法是不妥当的。对这种做法，在此只借用赫雨时先生相当委婉又恰好切中要害的一句话来说明：训练的残余效果不会马上消失，容易形成一种假象。

应当说，不仅仅隐斜视的检测需要在自然生理状态下进行，我们进行各种视觉功能的检测都需要在自然生理状态下进行，这是视觉生理所处的现实与客观情况所决定的。

当我们具备或处理好以上五个条件与关系后，就可以针对不同方向眼位的斜度进行测定了。这种情况下所测定的结果的可信度就会较高。

**2. 隐斜检查方法的比较**

隐斜视检测的核心，就是要将被测者潜在的眼位斜度值，通过检测转化为现实的数据。显然，这一数据不可能在日常的双眼共同注视状态下检测出来，一定要在解除被测者双眼的融合机能作用的条件下才能检测到。解除被测者双眼融合机能的作用，显然是隐斜视检测中的第一要务。解除双眼融合的根本途径就是：解除双眼对同一目标的同视状态。解除双眼同视状态的方法有两类四种。第一类为全景视野分离，包括视野分离和棱镜分离。第二类为局部视野分离，包括双色分离和偏振分离。这两类视

野分离的方法，有着各自的优势与不足，而了解它们的优势、认识它们的不足就成为验光师必须知道、熟悉的基本知识。

（1）视野分离

这是一种最为简单的解除双眼同视状态的途径。这种方法中以遮盖法（图 14-1）最为简单，其次是隔障法（图 14-2）。

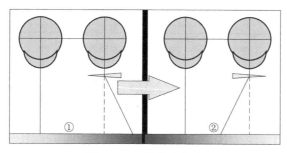

图 14-1　三棱镜遮盖法

当遮盖法中使用的遮盖物是三棱镜时（图 14-1），就可以检测被测眼的他觉斜视角。这种方法不需要使用特殊器械，操作简单，测定准确。适用于远距离、近距离各个方向的偏斜角的测量。

隔障法是在两眼之间设置一个隔障，将两眼的视野分离（图 14-2），各类的用于集合功能训练的实体镜都是根据这一方法制成的。根据这一原理设计的最有名的检测、训练的仪器就是同视机，这一设备的应用目前尚不普遍。

（2）棱镜分离

棱镜分离法是当前使用最为普遍的一种方法，这是使用综合验光仪进行双眼视功能检测最常用的一种方法。

使用棱镜进行双眼分视，三棱镜的经典设置方式是在双眼分别设置不同的棱镜：右眼设置三棱镜 $6^{\triangle}$，基底向上；左眼设置的三棱镜为 $10^{\triangle}$，

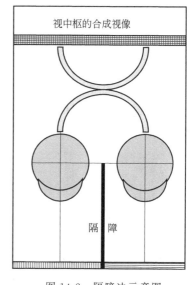

图 14-2　隔障法示意图

基底向内。此时，被测者的左眼所见到的视像在注视视野的左上方；右眼所见到的视像在注视视野的右下方。双眼同时所见图像如图 14-3 所示。

（3）双色分离

双色分离一般采用红、绿两种颜色的滤色镜片，在屈光检测中滤色片的习惯放置方法是：右眼应用红色滤色镜片，左眼放置绿色滤色镜片。在使用综合验光仪的情况下，一般倾向于使用双环十字视图。右眼因使用红色滤色镜片，因此，只能看到图中央的红色十字。左眼因使用绿色滤色镜片，因此无法看到图中央的红色十字，只能看到图周边部的滤色的双环，如图 14-4 所示。

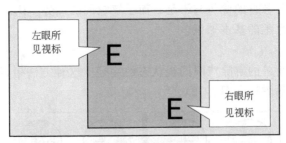

图 14-3　第一种棱镜设置被测者所见视像

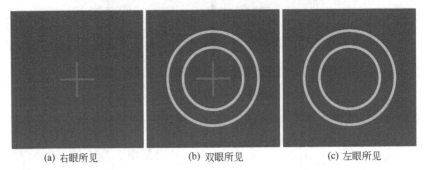

(a) 右眼所见　　　　　　(b) 双眼所见　　　　　　(c) 左眼所见

图 14-4　双环十字视图左、右和双眼所见

使用双环十字视图进行隐斜视检测，可以从两个方面进行隐斜视诊断：第一个方面，对水平方向与垂直方向的隐斜视的具体类型做出判断，如图 14-5 所示；第二个方面，对隐斜视的眼位偏斜棱镜度进行初步判定，如图 14-6 所示。

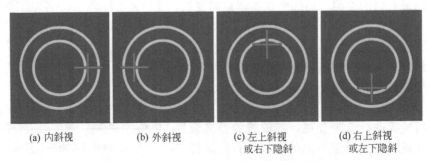

(a) 内斜视　　　　(b) 外斜视　　　　(c) 左上斜视　　　　(d) 右上斜视
　　　　　　　　　　　　　　　　　　或右下隐斜　　　　或左下隐斜

图 14-5　双环十字视图不同类型隐斜示意图

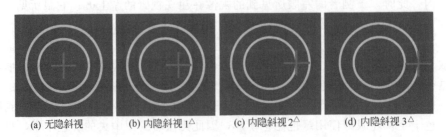

(a) 无隐斜视　　　(b) 内隐斜视 1△　　　(c) 内隐斜视 2△　　　(d) 内隐斜视 3△

图 14-6　双环十字视图不同程度隐斜所见示意图

（4）偏振分离

另一种可以使双眼分离的方法就是在双眼同时使用轴位方向不同的偏振镜片。图 14-7 就是一种进行双眼分离的偏振镜片使用方法的示意图。其中，右眼使用的是轴位为水平方向的偏振镜片，而左眼使用的则是轴位为垂直方向的偏振镜片。被测者通过右眼视网膜获得的图像只能是注视目标的纵向线条；左眼视网膜获得的图像也只能是注视目标中的横向线条。

当被测者具有双眼较好的融像能力时，神经中枢就会将两眼的图像融合为一个完整的视像，这种由双眼合成的视像就可以称为中央眼合成像，或叫做中枢融合像。

假如被测者存在主导眼时，被测者将只能看到主导眼一侧所看到的视网膜像。例如被测者右眼为主导眼时，就只能看到垂直线条，不可能看到水平线条。

使用双侧偏振镜进行检测，尽管不能检查隐斜量，但是它对隐斜视是否存在这一问题，具有

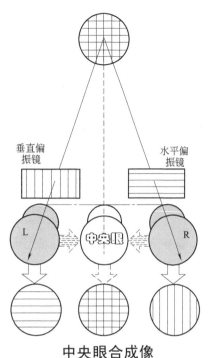

图 14-7　偏振镜与双眼的合成像

定性、鉴别作用。当被测者有主导眼现象时，就不会出现双眼的融像问题，因此也就不会发生隐斜视的问题。当被测者可以获得中枢融合像时，我们尽管不能肯定被测一定有隐斜视，却可以肯定：隐斜视存在的可能性还是存在的。在使用综合验光仪进行的临床检测中，偏振镜轴位的实际放置方向为：右眼 135°、左眼 45°。

测定隐斜视不仅对临床验光配镜具有重要的作用，而且对各种职业适应性的选择都具有很重要的意义。尽管当前在职业选拔、聘任制度与方法中尚未涉及隐斜视的问题，但从业人员隐斜状况对工作效率的影响应当是客观存在的，这种情况还是值得给予关注的一个课题。

**3. 隐斜视的定性与定量检测**

关于隐斜视的定性与定量检测，作者已经在《眼屈光检测行为学》中进行了详细的介绍，也在《基础验光规范与配镜》进行了简介，这方面的内容本书不再赘述。有需要了解这方面内容的读者，可以翻阅下列相关书籍：

赫雨时先生编著：《临床眼肌学》（上海科学技术出版社，1963 年 2 月第 1 版）；《斜视》（天津科学技术出版社，1982 年 6 月第 1 版）。

孟祥成先生编著：《儿童视力不良与斜视》（黑龙江人民出版社，1988 年 8 月第 1 版）。

杨景存先生主编：《眼外肌学》（河南科学技术出版社，1994 年 7 月第 1 版）。

也可以参阅军事医学科学出版社出版的《眼屈光检测行为学》（2008 年 11 月第 1

版）中双眼视功能检测的相关章节。

有关隐斜视检测中需要注意的 5 个方面的内容简单介绍如下，提请广大验光师给予注意。

（1）快捷地了解被测者存在隐斜视

用人为的方法消除被测者的生理性融合反射，在双眼分离的情况下观察眼位的变化，假如两眼的视线不再保持平衡的状态，就说明被测者存在隐斜视。消除生理性融合反射的最简单方法就是对被测者实施单眼遮盖。

（2）隐斜视的检测应在常瞳情况下进行检测

散瞳后进行隐斜视的检测，可能将获得较大偏差的数据。因此，散瞳后取得的隐斜视数据不能作为矫正隐斜视的基础。

（3）对常戴屈光矫正眼镜者的隐斜视状况，均应在戴原眼镜的情况下进行检测

戴镜者的主诉症状均与屈光矫正眼镜的使用有关，裸眼状态下检测的相关数据与主诉症状并无直接关系。

（4）戴用新配制的眼镜检测隐斜视状况并无实际意义

眼的调节与集合的生理功能总要经过一定时间的适应，才能有新的状况。因此，新眼镜的矫治效果至少应在戴镜 1 个月后进行测定，而新眼镜的戴用也必然会有视觉方面的适应阶段。

（5）在进行隐斜视的检测时应注意两个对比检测

这两个对比检测就是：左眼与右眼对比检测和远距离与近距离对比检测。

① 左眼与右眼对比检测：是指在隐斜视的检测时应分别测量左、右眼注视时的隐斜程度。两眼隐斜程度基本一致，说明被测者隐斜视的类型为共同性隐斜视。倘若两眼隐斜程度存在明显差异，说明被测者隐斜视的类型为非共同性隐斜视。在使用 Maddox 杆进行检测时，验光师基于 75% 的人右眼为主导眼这一概念，一般都会将 Maddox 杆放在被测者的右眼前，倘若不将其放置在另一眼前检查的话，记录结果时一定要注明检测的结果为：右眼。

② 远距离与近距离对比检测：是指对被测者进行隐斜视的检测时，应当分别对远距离（≥5m）与近距离（0.33m）使用综合验光仪进行检测，标准距离一般应设定为 0.40m。

# 第三节 内、外隐斜视

按隐斜视典型分类方法，可以分为 4 种类型，这 4 种类型分别为内隐斜视、外隐斜视、上隐斜视和旋转隐斜视。本节将对其中的前两种类型的隐斜视的症状、检查方法和处置方案分别进行简单的介绍。

## 一、内隐斜视

内隐斜视是指双眼视线存在潜在的内斜倾向，但又能通过生理的融合机制保持双

眼单视的眼位状态。被测者在保持双眼单视时所使用的高张力融合力是导致其不舒适视觉感受的主要原因。

**1. 症状表现**

内隐斜视所产生的症状以头疼、周身不适为主，其表现特点为全身性和持续性。内隐斜视的症状，大多发生在需要持续保持双眼视线平行——即高专注情景下视远之时。如焦急地等人、看电影、看球赛等。

被测者感觉到的头疼，可以表现在头部的任意位置，而绝大部分被测的主诉为全头疼，还可能会伴有眩晕、恶心、失眠、畏光和字迹模糊等症状，但患者极少有复视现象。这些症状在被测者闭上一只眼时，都会有所减轻或消失，通过休息和睡眠也会有所减轻。但被测者症状的持续时间会比较长，有的人还会在次日复发，甚至还有在次日症状才发生的现象。

内隐斜视被测者常常乐于在比较近的距离进行阅读。被测者在阅读一段时间会感觉到双眼集合的牵拉感，这种感觉甚至在阅读后仍会维持较长时间。当内隐斜视被测者采用端正姿势阅读文字材料时很容易发生打盹、入睡的情况。

内隐斜视被测者还有两个比较特异性的症状表现。

① 空间立体感较差。空间与距离定位有较大的偏差，具体表现有：参与球类运动时跑位感觉不佳、驾驶汽车时不时发生因动作迟缓而导致事故频发，在目测远距离时往往比实际要远。

② 在专注正前方某一目标时，可能会有略微低头的现象。通过这一姿势，被测者就可以获得眼球向上方转动的同时伴有的内旋作用，使视线有了略分开的效果，这可能在一定程度上产生了缓解症状的作用。

**2. 基本检查**

根据上述症状，尤其是根据其两个相对特异性症状的表现，有时可以推断出内隐斜视性质。为慎重起见，仍需对被测者进行必要的检查。验光师在进行屈光检查中应当注意以下两个问题。

（1）根据被测者的情况选择适当的屈光检查方法

从理论上讲，内隐斜视患者应在睫状肌麻痹剂的作用下接受检影屈光检测。但在实际屈光检测中，验光师一般都是根据被测者的具体情况来选择具体的检测方法。从不会有不分青红皂白，对所有被测者一律应用睫状肌麻痹剂的做法。需要使用睫状肌麻痹剂的对象，应当是青少年被测者，尤其是怀疑有高张力调节可能的青少年远视眼、正视眼和低度近视眼（小于-3.00DS）。除此之外，都应当采取在常态瞳孔状态下进行检影验光。

但是，在此必须说明一点，进行眼位的检测一定要避开睫状肌麻痹剂药物的作用时间。否则的话，隐斜检测结果产生的偏差将使检测没有实际意义。

（2）内隐斜视被测者在屈光矫正后一定要复查

内隐斜视患者在接受屈光矫正后，调节与集合会在新形成的"镜眼系统"中逐渐建立起新的生理平衡状态。只有在新的平衡状态下，再次进行屈光与眼位的检测，我们才能得出屈光矫正对内隐斜视的矫正数据。在新的平衡状态下可能有 2 种情况：①隐斜视在屈光矫正后得到了纠正；②隐斜视在屈光矫正后得到了不全纠正，使症状得到一定程度的缓解。

**3. 配镜原则与临床处置**

内隐斜视在临床处置上，验光师应把握以下几方面。

（1）屈光矫正：最高正镜效度矫正

清晰良好的视觉具有促进双眼视觉功能和双眼融合功能的作用。因此，矫正伴有内隐斜视的任何一种屈光不正都应当遵循的原则是：使用最高正镜效度进行矫正，获取最佳矫正效果为准则。不同情况下的具体表述如下：

远视眼伴有内隐斜视：应使用最高正镜度，获取最佳的视觉矫正效果；

近视眼伴有内隐斜视：应使用最低负镜度，获取最佳的视觉矫正效果；

屈光参差或有明显散光者伴有内隐斜视：充分矫正，获取最佳的视觉矫正效果。

上面所讲的最佳的视觉矫正效果，均指远用屈光矫正而言。

（2）改善生活工作习惯：放松节奏，舒缓情绪

内隐斜视被测者症状的出现和表现程度，一般均与情绪紧张和工作性质有关。因此，调解心理压力、适当调整工作节奏、注意劳逸结合，都可能会对症状减轻或缓解有一定积极的作用。

在调解、调整中也应当注意，应当是在原有的基础上得到改善。不宜推荐彻底改变生活习惯和彻底更新工作节奏的办法。彻底改变与更新，被测者会因感到无所适从而发生更加明显的不适改变。

（3）三棱镜应用：尝试

当前对内隐斜现象使用三棱镜的问题，均遵循 Scobee 的意见：使用底向外的三棱镜意义不大。但从验光师的屈光检测与矫正实践中证实，使用底向外的三棱镜，并非对所有的内隐斜视被测者都会显示意义不大的结果。有一些案例中，还是显示出了明显作用。因此，对于内隐斜视被测者，进行三棱镜的尝试性检测还是具有积极作用的。只要三棱镜对被测者缓解症状和促进双眼融合功能有作用，三棱镜的应用就应当有使用的价值。

（4）视功能训练

对内隐斜视被测者也可以尝试进行散开功能的训练。散开功能训练对绝大多数被测者作用不大，只有极少数人能出现症状减轻、缓解和隐斜程度降低的作用。因此，通过视功能训练改善内斜视状况也可以算作一种可以尝试的办法。

当使用以上方法予以保守处置后，效果不理想时，只能采取手术的方法予以矫正。可以获得较好效果的有以下三种情况：

① 远距离注视与近距离注视均为内隐斜，而且尚未出现显性内斜视的被测者；

② 过度紧张状态下可以表现为显性内斜视的被测者；

③ 远距离注视呈现内隐斜视，近距离注视表现为显性内斜视的被测者。

这里需要清楚一点，内隐斜视被测者在接受手术后，其临床症状和伴发的神经官

能症并不会立即消失，尤其是神经官能症类的症状消失可能需要几个月的时间。

## 二、外隐斜视

双眼视线存在潜在的外斜倾向，但生理的融合作用仍能实现双眼单视的眼位状态，就是外隐斜视。有半数的外隐斜视被测者都存在着一定程度的屈光不正。应当说，这是屈光不正合并外隐斜视的问题，不应当说屈光不正是外隐斜视的并发症。

从发生机制看，绝大多数外隐斜视是由辐辏不足而引起的，造成这种现象的最多见原因则是被测者自身调节力低下导致的间接性辐辏不足，自身调节力低下最常见原因有以下两种情况。

① 长期未予矫正的近视眼被测者将不使用和很少使用调节力，这也就无法产生调节性集合作用，辐辏不足也就会自然而然地发生。

② 老视眼的发生，是随年龄增长人眼调节力逐渐减退的必然趋势与结果。眼的集合力也会对调节力生理性减退发生逐渐适应的过程。

### 1. 症状表现

外隐斜视被测者最常见的症状有两种，一种是头疼，另一种则是视觉疲劳。

头痛是外隐斜视被测者最为常见的症状之一。痛与疼，尽管在病理生理方面的性质基本一致，但是在程度上略有区别。痛，属于一种钝性的、相对容易使人耐受的疼痛；而疼则属于一种锐利的、令人难以耐受的疼痛。外隐斜视被测者出现头痛的部位常局限于额部及球后，被测者常常会陈述为头前部的疼痛。外隐斜视的疼痛常常发生在最初进入阅读状态时。

在了解外隐斜视被测者头痛经历时，一定要注意，进入阅读状态时头痛消失，已经能够持续阅读的这种情况，这是非注视眼黄斑已经受到抑制的明证，绝非隐斜状况好转的信息。

当双眼融合力不能克服外隐斜视的时候，就会有复视症状发生。被测者还会感到上睑沉重而表现为昏昏欲睡、眼球滞涩感，也可能会出现眼睑充血、鳞屑性睑缘炎等。

被测者头痛、困顿的表现都属于视觉疲劳症状。外隐斜视的视觉疲劳症状一般有以下 3 种表现特征：

其一，症状的发生与近距离工作有关；

其二，经过适当休息可以缓解；

其三，上睑沉重感。字迹模糊和重叠是主要的视觉症状，也可伴有嗜睡。

### 2. 基本检查

根据被测者的主诉，尽管仅通过主诉还不能做出外隐斜视诊断，但至少可以为进一步检查找到基本的方向。

（1）对青少年验光应使用睫状肌麻痹剂

对外隐斜视被测者进行屈光检测时，应考虑应用睫状肌麻痹剂。特别是对第 1 次接受验光的青少年被测者，尤其要注意这个问题。

（2）对被测者外隐斜的程度进行测量

屈光不正并发外隐斜视者，在屈光矫正以后，经复查仍有明显的视觉疲劳症状，在排除非调节因素影响的情况下，应对戴用状态进行隐斜视的状况进行检测。

**3. 配镜原则与临床处置**

内隐斜视在临床处置上，验光师应把握以下各方面。

（1）屈光矫正：较低的正镜效度矫正

伴有外隐斜视单纯性球面性屈光不正的屈光矫正原则，恰好与伴有内隐斜视屈光不正的矫正原则相反：使用较低的正镜效度眼镜进行矫正。

远视眼伴有外隐斜视：远视程度较高时，可以选用低度矫正方案；远视程度相对较低时，也可以采用忽略矫正的方法。

近视眼伴有外隐斜视：应使用完全矫正镜度进行充分矫正，获取最佳的视觉矫正效果。

当被测者屈光成分中存在需要矫正的散光成分，均应使用完全矫正镜度进行充分矫正。

上面所讲的"较低""完全矫正镜度"这两个不确定的量化名词的基础是什么呢？应当说这两个量化名词的基础有以下两个。

① 适当增强或保留眼的调节力，以便增进或维系融合性辐辏。

② 增进视力、提高双眼视像的质量，保证双眼高质量融像的发生。

（2）增强体质

对于身体孱弱的被测者，也会因机体状况不佳而出现集合强度不足的现象。对于这样的被测者，不要着急对其外隐斜视进行矫治。而是要给予积极的对症治疗、适当加强体质恢复和锻炼。当被测者身体好转、机体康复之后，眼的集合力也会有所提高，症状自然而然会得到改善。

（3）三棱镜应用：尝试

屈光异常是隐斜视最为多见的发病原因，因此，矫正屈光不正是矫治隐斜视的主要方法。但是，对被测者经屈光矫正后没有明显改善的被测者，也可以尝试使用三棱镜矫正的方法。外隐斜视尝试性三棱镜矫正的原则是：以最小的三棱镜度，实现解除症状的目的。对外隐斜视进行三棱镜的矫正，不应当进行完全矫正，原则上只应给予 $\frac{1}{3} \sim \frac{1}{4}$ 隐斜度的矫正。否则的话，就会促使外隐斜视的程度不断增大的速度加快，以致最终发展为显性斜视。

使用较低的正镜效度眼镜改善外隐斜视这种办法，用于老视眼的近用矫正是行不通的。因为老视眼在解决阅读困难这一问题时，是要获得清晰的阅读视觉。而使用低正镜效度眼镜，是无法获得清晰阅读视觉的。在老视眼的屈光矫正中，如何解决这一问题呢？这就需要对近用需求和外隐斜视进行分别的处置。

① 近用阅读屈光的矫正。仍需按照惯例进行老视眼的矫正。具体办法请参照第十章的相关内容。按这些方法矫正时，也要注意根据被测者的具体的情况对调节储备

进行适当调整。一般情况下，只要给予合适的近用屈光矫正，老视眼的外隐斜视都会有所改善。而当使用近用屈光矫正的方法无法改善外隐斜视症状时，就应当考虑使用适宜的三棱镜进行外隐斜视的矫正。

② 外隐斜视的矫正。对因老视而并发的外隐斜视，则需要采取近用附加三棱镜的办法予以解决。解决的办法有两条途径。

第一，使用双光眼镜、渐进眼镜予以解决。但是要注意具体的使用方法。最需要注意的问题是，被测者在视远与视近时是否具有同样程度的外隐斜。假如外隐斜量基本一致，就可在配制双光眼镜、渐进眼镜时加入适当的三棱镜度。倘若只在视近时存在外隐斜，在使用双光眼镜时就应当在双光镜的子片加入三棱镜的设计方案，而不宜使用渐进眼镜。

第二，单纯近用眼镜对于只需戴用近用眼镜的外隐斜老视眼，在配制老花镜时，应尽可能选择立线（垂直径长）较小的眼镜架，从而达到如图 14-8 所示的使用状况。只有这样，戴镜者才能在阅读时获得对外隐斜视的矫正，而在视远时又不必担心三棱镜的作用。

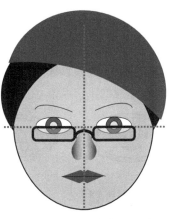

图 14-8　单纯外隐斜老视镜
戴用示意图

不管使用哪一种方法，矫正外隐斜视都不宜采用完全矫正的方案。对于外隐斜视的矫正量当前有两种方案。其一，以赫雨时为代表的主张：一般不应该超过外隐斜度的 $\frac{1}{3} \sim \frac{1}{4}$；其二，以杨景存为代表认为：矫正外隐斜度的 $\frac{1}{2} \sim \frac{1}{3}$。在应用三棱镜矫正隐斜视时，一般都应当采用将三棱镜度分配在双侧镜片上的办法予以实施。在使用三棱镜进行隐斜视的矫正时，可以通过球面镜光学中心移动的办法予解决，单侧镜片光学中心移动量的计算公式：

$$d = \frac{P}{2D}$$

例：被测者 $PD=60$mm，外隐斜度 $=20^{\triangle}$，屈光矫正镜度为 $-4.00$DS。求光学中心移动的距离。

本例外隐斜量计算中计为 $-20^{\triangle}$，$D$ 为 $-4.00$DS 代入公式，可得 $d = \frac{(-20)}{2 \times (-4)} = +2.5$(cm)。

在进行光学中心移动计算中，可以带着符号进行计算，这样得出来的计算结果就可以直接显示出光学中心的移动方向：所得数值为"+"表示光学中心向内移动，倘若为"-"表示光学中心向外移动。

在此需要说明的是，当屈光矫正镜度比较小和移动量要求比较大时，光学中心的移动将不能实现隐斜的矫正，只能通过专门进行三棱镜加工的办法予以实现，如本例。又如被测者的屈光矫正镜度为 $-1.00D$ 时，也同样需要通过三棱镜的加工工艺予以解决。

（4）视功能训练

对外隐斜视被测者也可以尝试眼位训练的办法予以处置。基本方法是通过近距离注视加强主动性辐辏的训练，使被测者反射性辐辏的不足得到一定的补偿。一般认为，这种训练最终的结果，对隐斜程度的改善意义不大，但有主观症状改善的作用。

外隐斜视通过保守方法矫正，一旦效果不明显时，就应当考虑用手术方法予以矫治。只有手术才是外隐斜视可以获得有效救治与结果的唯一方法。因此，对外隐斜视被测者来说，只要属于手术适应的范围，都应该早做手术。

# 第四节 ┋ 上隐斜视

上隐斜视是指两眼视线有潜在上下分离倾向，又可以通过生理融像机能的作用实现双眼单视的眼位状态。

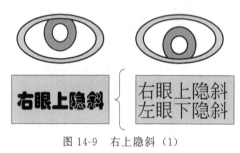

图 14-9　右上隐斜（1）

从形式上讲，垂直隐斜视与水平隐斜视不同。不管是内隐斜视，还是外隐斜视，只要是水平隐斜视，其表现形式一定是双眼现象。而垂直隐斜视，既可能是双眼现象（图 14-9），也可能是单眼现象。而后者情况中，可能是右眼的问题（图 14-10），也可能是左眼的问题（图 14-11）。

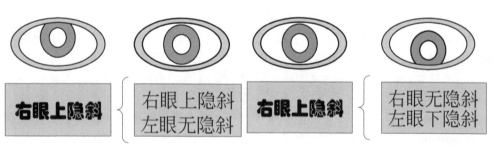

图 14-10　右上隐斜（2）　　　　图 14-11　右上隐斜（3）

到底是三种情况中的哪一种呢？这在临床上是不容易分清楚的。进行这种形式上的鉴别，对于眼屈光矫正来说则更为困难一些。而且，在眼镜光学矫正中，也尚未发现这种精细划分在矫正中有什么明显的积极作用。因此，对这三种情况所形成的相对性右眼视线向上偏转的现象，在屈光矫正中一律称之为右眼上隐斜视，简称为右上隐斜。同样道理，相对性左眼视线向上偏转的现象则一律称之为左眼上隐斜视，简称为左上隐斜。

　　尽管也有人提倡启用下隐斜视的使用。但描述下隐斜的病因、症状、矫治均采用"与对侧眼上隐斜相同"的语句来描述。正因为这一原因，实际工作中约定俗成形成了不使用下隐斜的称谓的惯例。

## 一、症状表现

　　垂直隐斜视所表现的症状要比水平隐斜视所表现的症状严重得多。这是因为，在正常情况下两眼在水平方向上存在着视差，而在垂直方向上是不存在视差的。人眼在长期进化与发育的适应中，也就形成了水平方向上的融合力比较强大，而垂直方向上的融合力则相对弱小的状况。

　　表 14-3 中列举的就是在 2m、5m、33cm、40cm 视距时，不同眼位偏斜状态下所产生的视线偏斜角度与距的对照表。垂直隐斜对视觉的影响，既反映在远距离，也会影响近距离，这是与水平隐斜视明显不同的地方。从被测者实际的症状反映分析，这种影响以阅读距离状态下的表现最为突出。

表 14-3　不同程度隐斜视在不同距离所产生的视线偏离情况对比

| 注视距离 | 目标距离 | 隐斜视棱镜度 | 偏斜角度 | 偏斜距离 |
|---|---|---|---|---|
| 中、远距离 | 2m | 1△ | 0.5729° | 2.00cm |
| | | 3△ | 1.7184° | 3.00cm |
| | | 4△ | 2.2906° | 8.00cm |
| | | 6△ | 3.4336° | 12.00cm |
| | 5m | 1△ | 0.5729° | 5.00cm |
| | | 3△ | 1.7184° | 15.00cm |
| | | 4△ | 2.2906° | 20.00cm |
| | | 6△ | 3.4336° | 30.00cm |
| 近距离 | 33cm | 1△ | 0.5729° | 0.33cm |
| | | 3△ | 1.7184° | 1.00cm |
| | | 4△ | 2.2906° | 1.32cm |
| | | 6△ | 3.4336° | 1.98cm |
| | 40cm | 1△ | 0.5729° | 0.40cm |
| | | 3△ | 1.7184° | 1.20cm |
| | | 4△ | 2.2906° | 1.60cm |
| | | 6△ | 3.4336° | 2.40cm |

　　人的垂直融合范围一般认为在 4△～6△，当垂直隐斜达到这一范围的 1/3 时，就会表现出隐斜视的症状。从临床案例观察资料看，人对 1△ 的垂直隐斜度还是可以耐受的；对 2△ 的垂直隐斜度还是可以控制的，但在阅读时会发生问题；3△ 的垂直隐斜度往往就会发生复视现象。

　　上隐斜视的症状还有：愿意看远，不喜看近；阅读出现重行，立体感不佳；一只眼观察目标时，症状会减轻，复视会消失；

轻度上隐斜视被测者一般还可能会伴有轻度的弱视，而中度以上的上隐斜视被测者一般都会伴有不同程度的弱视。

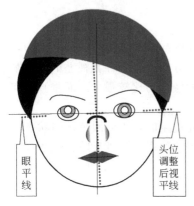

图 14-12　上隐斜视头倾斜示意图

被测者在观察目标时，头部还会向上隐斜视眼侧倾斜，以便使双眼的视线趋向于同一水平（图 14-12）。上隐斜视眼所在侧的面部往往还会表现出较高的张力，久而久之还可以有该侧抬头纹相对较重、眼眉上扬的特殊表现。

上隐斜视被测者一般都会有头痛、恶心等胃肠道的非特异性症状。

## 二、基本检查

一般认为，对上隐斜视使用 Maddox 杆镜片进行检测可信度较高。在检测中，应当注意以下几个问题：

### 1. 要分别测定远、近距离的隐斜状况

既然上隐斜视在不同距离时，上隐斜视的隐斜度是一致的，为什么还要对远距离和近距离的的状况进行分别测试呢？这是因为，我们在注视远距离目标与近距离目标时所使用的眼外肌所发挥的作用略有差异。在注视远距离目标时，眼的上、下直肌所发挥的作用要大于上、下斜肌；在注视近距离目标时，则是上、下斜肌所发挥的作用比上、下直肌要大。这与近距离注视时眼球的下转和外旋有关。正是因为这种情况，不同距离的上隐斜视度就会有可能出现以下两种情况。

① 远距离垂直隐斜度大于近距离垂直隐斜度：可以推测是一条直肌发生了问题。

② 近距离垂直隐斜度大于远距离垂直隐斜度：则可能是一条斜肌发生了问题。

当然，这只能作为诊断的参考。要想做出到底是哪一条眼外肌发生了问题的判断，还有必要进行希（Hess）氏屏、蓝（Lancaster）氏屏、眼肌电图等的检测。

### 2. 要确定隐斜视的类型归属

这就要求对左、右眼注视状况进行分别检测。只有这样才能做出隐斜类型的判定。一般而言，两眼分别注视时，检测的隐斜度是相同的，就可以判定为共同性上隐斜视。

在临床矫治中很少会发现共同性上隐斜视，更多的还是非共同性的。当左、右眼分别注视时，两眼的隐斜差只有 $1^\triangle \sim 2^\triangle$ 时，特别是在各种眼位均不超过 $1^\triangle \sim 2^\triangle$ 时，是不足以诊断为非共同性隐斜视的。只有左、右眼分别注视的隐斜差超过 $3^\triangle$ 时，才可以考虑非共同性隐斜视的判定。在做出这一诊断的同时，还应当对受累的眼外肌做出判定。一般来说，上转肌出现问题对远方和上方影响较大，下转肌出现问题则会对视近和阅读影响较大。

### 三、配镜原则与临床处置

上隐斜视的临床配镜处置上有两种方法：一种方法是光学矫正，另一种是手术治疗。

**1. 光学矫正：三棱镜矫正**

使用三棱镜对上隐斜视进行矫正，是一种相当不错的矫治方法，特别是对隐斜程度不大的情况更是如此。但在使用这种方法时，验光师也应当清楚，这种矫治方法也有其自身的局限性。

其一，使用较大的三棱镜度镜片时，镜片会较重、外观视觉不佳；

其二，会有一定程度的视物变形和颜色象差；

其三，在扫视戴用镜片视野区域时会有视像移动速度差异现象。

使用三棱镜进行上隐斜视的矫正，必须是在有视觉疲劳症状的情况下实施。倘若被测者既无视觉疲劳也无弱视，即便隐斜度较高进行矫治的必要性也不大。对上隐斜进行三棱镜的矫治有以下几种方式。

（1）以注视习惯为准

这就是说，在被测者习惯注视所使用眼进行注视的条件下进行检测，将所检测到的隐斜度作为制定矫正方案的依据。

（2）以受累眼外肌为准

当上转肌受累时，以使用较小三棱镜度为宜；倘若下转肌受累，则以完全矫正隐斜度为宜。

（3）以注视距离为参照

远、近距离隐斜度不同而又都须矫正的被测者，需要配制两副眼镜，以解决视远与视近各自的矫正需求问题。具体处置办法是：远距离矫正使用较小的三棱镜度，近距离矫正则应使用充分矫正的三棱镜度。

（4）水平融合基准法

这是一种在保持双眼融合的条件下测定垂直隐斜视的办法。这种方法要求在双眼融合的条件下，在尝试性改变上隐斜矫正棱镜度之中，寻找获得最大水平融合范围的矫正棱镜度。使用这种方法获得的垂直隐斜视矫正棱镜度相对较小，但舒适程度更好。

**2. 手术治疗：选择非固视眼**

对于以下三种情况的垂直隐斜视，应当是手术的适应症：

① 超过 $10^\triangle$ 的垂直隐斜视。这样的情况很难用三棱镜来实现完全矫正。

② 隐斜程度不稳定、波动较大。这种情况，也不太可能使用恒定三棱镜度进行矫正。

③ 使用三棱镜后隐斜度仍持续增长者。使用三棱镜，没有对垂直隐斜视起到应有的控制作用。

以上三种情况，都应当及早接受手术矫治的方案，以便保护或重建双眼视觉。

一般而言，上隐斜视被测者只要可以具有良好的视力和融合力，采用手术方法得当，效果都将是良好的，是可以恢复到正常的双眼单视。就是一些水平融合范围已经明显缩小的被测者，在手术后不太长的时间，也能重新建立、恢复到正常的水平融合范围。

# 第五节 ┊ 旋转隐斜视

一眼或两眼存在潜在内旋或外旋倾向性，但又可以通过眼外肌的作用实现双眼视觉的眼位状态就叫做旋转隐斜视。临床上根据潜在的旋转形式，将旋转隐斜视分成两种类型。① 潜在的旋转形式倾向于鼻侧的，就叫做内旋隐斜视或正向旋转隐斜视（图 14-13 中的左图）；② 潜在的旋转形式倾向于颞侧的，就叫做外旋隐斜视或负向旋转隐斜视（图 14-13 中的右图）。

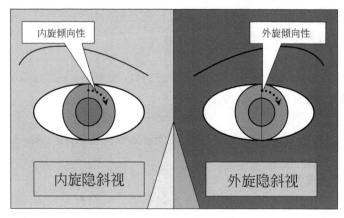

图 14-13　旋转隐斜视的两种形式

## 一、旋转隐斜的原因

要想比较清楚地了解旋转隐斜视的情况，首先就要了解发生旋转隐斜视的原因。一般来说，导致旋转隐斜视发生的原因有以下四个方面。

**1. 解剖因素**

两眼上、下斜肌以及上、下直肌起止点存在差异、走行径路不对称等，均会导致两眼的眼外肌机能的失衡。明显的机能的失衡均成为先天性眼外肌筋膜的某种综合征的表现。临床上对轻微失衡诊断方面又难以有所作为。因此，临床上对这种疑似轻微失衡所致的旋转隐斜视，均诊断为特发性旋转隐斜视。

**2. 光学因素**

散光形式为斜轴散光而且未得到正确矫正的被测者也会产生旋转隐斜视。由这种因素引起的旋转隐斜视就叫做光学性旋转隐斜视。这种旋转隐斜视，只能发生在具有较好双眼视觉的状况下。这种隐斜视的发生，既可以发生在未经矫正的斜轴散光被测者，也可以发生在散光被错误地矫正为"人工斜轴散光"的情况下。

图 14-14 是以正圆柱面镜为例，右眼轴位在 45°，左眼轴位在 135°时的视像状况。图中所显示的是斜轴散光所见视像的示意图。当被测者对前方互相垂直的十字线进行观察时，十字线均会发生偏转，右眼所看到的视像如图 14-14 左侧的单幅图，而左眼所看到的视像如图 14-14 右侧的单幅图。

当使用双眼进行观察时，所看到的视像将是双眼的合成视像，这一视像既不同于右眼所见到的像，也不同于左眼所见到的视像。当将注意力集中在水平方向时，双眼的融合力就会集中在水平方向，被测者看到的视像，就会与图 14-14 中间上面的图形一致。倘若将注意力集中在垂直方向，双眼的融合力就会集中在垂直方向，被测者看到的视像，就会与图 14-14 中间下面的图形一致。不论是以水平方向为融合基础，还是以垂直方向为融合基础，被测者都将出现隐斜视的相关症状。

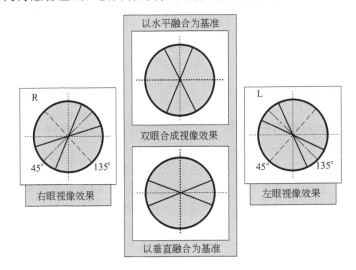

图 14-14　双眼斜轴散光的单、双眼视像示意图

**3. 调节因素**

这里说的调节因素是指注视近距离目标时，伴随调节而发生的眼外肌的张力作用。在阅读书籍时，双眼会向下看，在向下看的同时也会发生双眼的会聚，当下直肌收缩所产生的外旋力量不能被上斜肌内旋力量抵消时，就会发生外旋隐斜视。这也可以说，外旋隐斜视是双眼下直肌张力过强的结果。图书管理员在高高的书架旁，向上注视时，则会表现有内旋斜位的倾向性，这正是双眼上直肌收缩所产生的内旋力量不能被下斜肌外旋力量抵消的结果。因此，调节性旋转隐斜视的被测者一般都会尽可能避免眼球的上下转动，从事近距离工作时，大多会将阅读材料置于较高的位置或通过较大幅度的低头来进行阅读。

**4. 神经因素**

神经性因素也会导致旋转性隐斜视的发生。这里所说的神经性因素是指眼外肌麻痹。这种因素引起的旋转性隐斜视通过保守疗法一般很难取得满意的效果，大多需要进行手术治疗。

综合以上四种原因的情况，应当说，旋转隐斜视的发生都会涉及上、下斜肌的功能异常。当上斜肌的机能过强和下斜肌的机能不足时，就会发生内旋隐斜视；而当下斜肌的机能过强和上斜肌的机能不足时，就会导致外旋隐斜视。

### 二、症状表现

通过斜肌的高张力作用来对抗旋转斜位，这是旋转性隐斜视被测者出现极不舒适症状的根本原因。这些症状包括头痛、恶心、呕吐，以及精神失调等神经官能症。在视觉上的症状表现为视物倾斜、经常会通过代偿头位来修正视像倾斜的现象。

旋转性隐斜视的临床症状中，还可以发现眼镜难以克服视觉疲劳。这种情况最常见的表现形式有 2 种。

#### 1. 双眼单视的舒适程度不佳

经过精心细致的屈光检测配制的眼镜，被测者还会找回来，主诉内容为：单眼矫正效果满意，但双眼单视状态下仍有视觉疲劳发生。

#### 2. 主诉多年矫正经历不佳

有些被测者会拿来多副眼镜，请验光师帮助寻找这些眼镜戴用不舒适的原因。而这些眼镜的屈光矫正数据的差异性并不大。

对以上两种情况，通过常规检查不会发现太多的问题。对这一部分被测者提供的服务大多是对镜度的微调和对眼镜的调整，但这样的处置并不能解决问题。在这种情况下，一定要询问视觉疲劳发生的情景，倘若视觉疲劳的发生与双眼近距离工作有关，而单眼注视时症状又会有所减轻，就应当对被测者进行旋转隐斜视的检查。

### 三、基本检查

对旋转隐斜视进行检测，应当注意两个问题，分别是：旋转隐斜视的确认、散光性屈光不正的特殊表现形式。

#### 1. 双三棱镜的检测

对旋转隐斜视眼位进行检查，最为简洁、方便的方法还是双三棱镜检查法。所谓双三棱镜式镜片，是将 2 个 4$^{\triangle}$ 的三棱镜底相对装配而成的测试镜片。检测时，令双三棱镜底线呈水平方向通过瞳孔中心（图 14-15）。此时，这只放置了双三棱镜的眼在观察一条水平线时，就会观察到人为的复视现象：看到上下分开的两条平行线。

此时，未放置双三棱镜看到的仍旧是一条线。因此，双眼所看到的就是三条线。根据被测者报告的三条线的状况，就可以判断出被测者旋转隐斜的状况。以双三棱镜放在右眼前为例，被测者的右眼看到的将是两条平行线，左眼看到的只能是一条水平线，左眼看到的线恰好在右眼看到的两条线中间。被测者报告看到的是图 14-16 中间

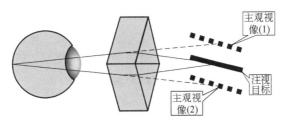

图 14-15　双三棱镜检查原理示意图

的图形，说明被测者没有旋转隐斜视；看到的是图 14-16 中右侧的图形，说明被测者存在外旋转隐斜视；看到的是图 14-16 中左侧的图形，说明被测者存在内旋转隐斜视。

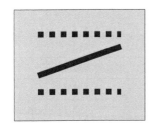 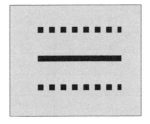 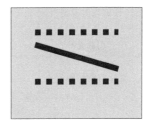

图 14-16　双三棱镜检查的三种结果示意图

使用双三棱镜法进行检测，还可以结合 Maddox 杆镜片的应用进行检测。这里需要说明的是，在单纯使用双三棱镜时，使用的是注视目标是一条线。而使用 Maddox 杆双三棱镜法时，使用的视目标是一个点。

**2. 散光轴位的偏转**

在检测中，倘若发现被测者的旋转隐斜程度在近距离注视时与远距离注视时存在明显的差异，说明被测者为调节性旋转隐斜视。这在含有散光成分的屈光不正被测者就会出现以下两种现象：

① 单眼注视与双眼注视的散光轴位不一致。

② 双眼注视时，阅读屈光矫正镜度的散光轴位会向颞侧偏转（偏转程度可以达到 10°）。

上述变化还有三个特征：其一，只要有散光成分，就有发生散光轴位偏转的可能；其二，散光度数越大，轴位的变化越明显，甚至还出现散光度的变化；其三，两眼轴向的偏转可以是不对称的（这种情况，可能与双眼屈光度的不均衡有关）。

当然，发生这种轴位偏转现象也并非是调节性旋转隐斜视的专利，单眼的视觉兴奋不足、晶状体散光等都有可能发生这种现象。

**四、配镜原则与临床处置**

对旋转隐斜视的处置，验光师主要把握两个方面：远用屈光不正的矫正和近用屈光不正的矫正中的散光轴位调整问题。

**1. 远用屈光不正的矫正**

对屈光不正的矫正应遵循对斜向散光完全矫正的原则。当斜散光完全矫正后，被测者的临床症状就会明显减轻。此时，倘若近距离作业较少、年龄相对较轻的被测者不再有明显的临床症状，可以不再配制近用眼镜。

**2. 散光轴位的调整**

在旋转性隐斜视被测中，因为年龄的原因、散光矫正镜度问题，会有相当大的一部分人需要使用专门的近用眼镜。这种专用的近眼镜的特点，就是要对散光轴位进行相应的调整。这种调整共分为 3 种类型 8 种方案（表 14-4）。

表 14-4　旋转隐斜视的散光矫正旋转隐斜方案一览表

| 序号 | 旋转隐斜视类型 | 屈光矫正镜度 | 轴位修正 | | 配镜方案 |
|---|---|---|---|---|---|
| | | | 右眼 | 左眼 | |
| | 远用散光轴位 | | 110° | 70° | |
| 1-1 | 光学性旋转隐斜视 | | 110° | 70° | 远用矫正 |
| 1-2 | | | 120° | 60° | 近用矫正 |
| 2-1 | 调节性旋转隐斜视 | ≤0.75DC | 120° | 60° | 以近用矫正为准 |
| 2-2 | | 1.00～1.50DC | 115° | 65° | 可以选用这种方案做远、近兼用 |
| 2-3-1 | | >1.50DC | 110° | 70° | 远用矫正　远用、近用眼镜各1副 |
| 2-3-2 | | | 120° | 60° | 近用矫正 |
| 3-1 | 内旋隐斜 | 无散光 | 90°→45° | 90°→135° | 使用圆柱面镜度+0.50DC |
| 3-2 | 外旋隐斜 | | 90°→135° | 90°→45° | 使用圆柱面镜度−0.50DC |

这些矫正方案，可以概括为以下几句话：

（1）近用矫正——轴外转

为被测者配制近用阅读眼镜矫治光学性旋转隐斜视时，要将近用轴位向外旋转 10°。

（2）散光修轴——辨大小

小则近用为准；中则远近两兼；大则远近两分。

对有散光的调节性旋转隐斜视者，要根据散光的大小确定轴位调整方案。具体方法是：散光度较小（即≤0.75DC）时，以近用时的轴位（较远用轴位外旋 10°）为准；散光度中等（即 1.00～1.50DC）时，可以选择折中方案（较远用轴位外旋 5°）；散光度较大（即>1.50DC）时，远距离、近距离都需要配用专用眼镜。

（3）无散——加低度柱镜

内旋要加正；外旋则加负；正负零点五。

对没有散光或散光极小的旋转隐斜视者，也可以给予一定的低度圆柱面镜度，也可以起到缓解症状的作用。

加用圆柱面透镜的镜度一般为±0.50DC（内旋隐斜视，应给予+0.50DC；外旋隐斜视，应给予−0.50DC）。这种加用低度散光镜片的方法，是将加用的圆柱面镜的轴放置在90°，然后根据旋转方向要求向内或向外慢慢旋转（图14-17），直至获得最佳矫正效果。但是，旋转的最大角度为45°。

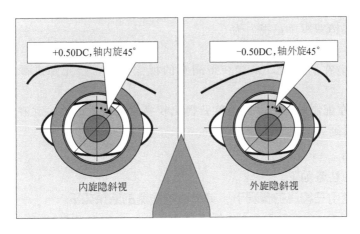

图14-17　加用±0.50DC确认最佳效果的轴位调准范围

对旋转隐斜视还可以采用手术的矫治方法。适用于旋转隐斜视的手术方式很多。主要是对上斜肌、下斜肌的功能状况，做适宜的斜肌附着点的徙前、推后。也可以通过改变上下直肌或内直肌附着点位置的方法矫治旋转隐斜视。倘若斜肌与直肌都需要手术的话，按常规习惯都会选择先做斜肌的手术，经过一段时间的观察，结合被测者的自觉症状，再考虑是否继续实施对直肌的手术问题。

对于旋转性隐斜视，也可以尝试正位视的训练方法，有的学者主张使用同视机进行正位视训练。即便使用同视机，也只能对轻度旋转隐斜有效。绝大部分旋转性隐斜视，都不能通过正位视的训练获得明显的矫治结果。

### 五、一例特殊性隐斜视的报告

最近在太德明眼镜店遇到1名极为特殊的隐斜视被测者，现将对这名被测者的检测、配镜及分析介绍如下，供各位同仁参考。

被测者：高××，女性，年龄为53岁，教师，某学校教导主任。

一年前曾因视物模糊问题，到某某眼镜店验光并配制近视眼镜1副。因使用眼镜不满意，经人介绍到太德明眼镜店咨询、验光。对这名被测者的原戴眼镜、眼的屈光状况进行了检测。现将相关情况简介如下。

#### 1. 原戴镜情况

首先对被测者的原配眼镜的基本状况进行了检测，检测情况如下：

① 使用自动焦度仪对原配眼镜进行检测；

② 对原配眼镜装配状况进行直视观察；

③ 对使用原戴眼镜的矫正视力状况进行了检查。

原配眼镜的综合状况如下：

R：－1.00DS，矫正视力 0.2。

L：－0.75DS－1.00DC×50°，矫正视力 1.0。

光学中心距：54mm。

使用原配眼镜双眼矫正视力为 0.8。

根据主诉，了解到以下两种情况：

① 原戴眼镜在验光时，未能获得满意的视觉效果，验光师讲被测者右眼为弱视眼；

② 被测者在配制眼镜后，因不能获得比较满意的视觉改善，又在视物时出现复视或感到很不舒适，故基本上极少使用。

**2. 屈光检测**

屈光测定的情景如下。

（1）在不使用三棱镜的情况下，其单眼的检测的结果如下

R：－3.25DS－0.50DC×50°，矫正视力 1.0。

L：－0.75DS－1.00DC×20°，矫正视力 1.0。

$PD$：65mm。

以上处方在双眼注视的情况下，视力不但不能提高，维持单眼视力的状况都办不到，视力只能波动在 0.6～1.0 这一范围。主诉：感觉很不舒适，而且看得越近，不舒适程度越重。

（2）使用三棱镜的情况考察

使用双环十字视标进行检测，被测者报告十字不在圆的中心。经单侧眼使用三棱镜，未能找到最佳视觉效果三棱镜使用的方法，经双眼同时使用三棱镜检测后，得到的最佳三棱镜使用方案如下：

右眼：1△ 底朝向 160°；左眼：1△ 底朝向 20°。

试用检测出来的屈光矫正镜度和三棱镜度设置方案，被测者报告十字已处于圆的中心。双眼视力达到 1.2。此时，双眼使用的光学镜片综合状况如图 14-18 所示。

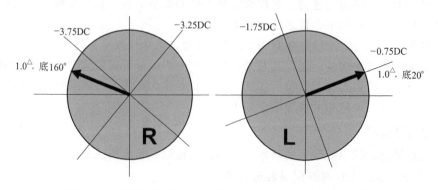

图 14-18　特例被测者双眼所使用镜度处方情况的综合示意图

（3）行走试戴效果

在使用新检测的加用三棱镜的屈光矫正镜度进行行走试戴，被测者在视远状态下双眼单视效果良好。在使用同样镜度的情况下阅读效果尚不理想。

（4）配镜处置

① 按下列处方予以配镜：

R：－3.25DS－0.50DC×50°，$1^\triangle$底朝向160°。

L：－0.75DS－1.00DC×20°，$1^\triangle$底朝向20°。

$PD$：65mm。

被测者选用的镜片是镀减反射膜树脂镜片。

② 近用矫正的处理：考虑到被测者隐斜视的状况，在使用远用眼镜时，尚须有1个生理方面的适应过程。只有在完成了远用眼镜的生理适应后，进行近用屈光矫正镜度检测才是妥当的，因此暂不进行近用屈光矫正镜度的检测。

（5）取镜戴用

被测者戴用新配的眼镜，单眼矫正视力均为1.0，双眼矫正视力1.2。视物无变形感。

被测者有视野过亮的感觉，物体的动感略有加强。

根据以上情况，对被测者戴用眼镜的感觉进行了解释，并告知其1月后，请抽时间来复查戴镜后的隐斜状况，再进行近用矫正镜度的检测，以便确定近用屈光矫正的合理方案。

**3. 案例分析**

根据被测者的屈光矫正史、原镜检测的情况和检测矫正镜度的情况，这一案例有以下几种情况值得验光师们去探讨。

（1）隐斜视，可能存在非典型的现象

就检测过程与检测结果看，被测者应属于一种并非标准类型的隐斜视。在使用凹透镜进行屈光矫正状态下，应用以底朝外为主要方向的三棱镜实现双眼融合，说明被测者存在着内隐斜视现象。而该例被测者三棱镜的底的朝向，并未严格按照绝对朝内、朝外的典型状态分布。从配制矫正眼镜角度考虑，被测者双眼均需使用：$0.35^\triangle$垂直棱镜，$0.95^\triangle$水平棱镜。

对于这种情况，尚未在屈光学的书籍中见到。笔者认为：在被测者未检测视近眼位的情况下，做出旋转隐斜视的判断的理由还不够充分。从三棱镜底所在的基本方向看，总的方向又是朝外的（只不过略向上偏转），我们不妨将这种情况叫做非典型性内隐斜视，或叫做差异型内隐斜视。既然有非典型性内隐斜视，非典型外隐斜视可能也应当是存在的。

（2）屈光矫正中，有必要对双眼融合功能给予关注

在原戴眼镜镜度的检测中，验光师在判定右眼为弱视眼的情况下，将右眼的屈光矫正镜度降低到－1.00DS，以达到减小双眼矫正镜度差的目的。应当说，这种做法是不妥当的。双眼在单眼检测时，矫正视力都能达到1.0的眼是不可能有弱视存在的

461

可能的。实际情况应当是，在双眼难以实现双眼单视的情况下，验光师在无奈的情况下采取了牺牲双眼视觉敏锐程度的办法。

这一案例提醒我们验光师，在做出大幅降低镜度的决定之前，有必要对被测者双眼融合的状况进行考察。

（3）非典型性隐斜视的发生机理值得探讨

这种非典型性隐斜视到底是怎样发生的呢？根据这一案例进行推测，这种非典型性内隐斜的发生，可能至少与下列4个因素有关：

① 双眼存在明显的屈光矫正镜度差；

② 两只眼的单眼矫正视力状况良好；

③ 与长期的长时间从事某种工作的性质有关；

④ 屈光不正与隐斜视的状况长时间未得到有效矫正有关。

本例被测者的两眼的屈光矫正镜度的球面镜度参差量达到±2.50DS（球柱联合镜度残次量达到±2.00D），在单眼检测中又均可以获得比较满意的矫正视力。配制的眼镜基本处于闲置状态，屈光不正和隐斜视也就不可能得到有效矫正。而且被测者又是一名长期从事书案工作的人，长期高强度的近距离读写工作，有可能导致了眼外肌肌力的进一步失衡。这一案例说明，上述3个因素是发生非典型性内隐斜的基本条件，而长期高强度的近距离用眼所导致的眼外肌肌力的进一步失衡，则是发生非典型性内隐斜的直接动力因素。

（4）对视近隐斜状况的推论

这名被测者没有进行阅读眼位的检测。原因是：被测者从未有戴用舒适眼镜经历，自己认为首先解决远用眼镜问题，待适应后再接受近用屈光的检测与矫正更为妥当。被测者的这种认识是符合旋转隐斜的配镜规律的。尽管未进行近用隐斜视的检测，但可以推测：被测者存在看远与看近的隐斜差异应当是可以肯定的，被测者使用的近用眼镜将会表现为三棱镜底朝向和散光轴位的外旋变化，只能另配专门的近用眼镜，使用双光眼镜和渐进眼镜都不可能达到预期的效果。

（5）被测者主观戴用感觉的评价

被测者戴用新眼镜所发生过亮的感觉，动感加强，应当是戴新眼镜的生理反应，是一种正常视觉现象。感觉产生的原因应当是：多年来一直视物不清，戴上眼镜后突然看得清楚了，色彩分明当然就会亮（可能还与使用加膜镜片有关），细节清楚了动感必然会明显了。

**4. 对斜向矫正三棱镜度的分解**

对差异隐斜视的三棱镜矫正处置的最简单方法，则是使用平行四边形作图法进行处理。在此，以 $P^{\triangle}$，地朝向 20° 为例来介绍这一方法。

如图 14-19 所示，先画 1 个 $XX'$、$YY'$ 坐标，并以由 $O$ 点引 1 条与 $YY'$ 夹角为 20° 的直线，从这 1 条直线上任取 1 点 $A$，令 $AO=$ 斜向的三棱镜度。从 $A$ 点分别作平行于 $XX'$、$YY'$ 的平行线 $AC$、$AB$。分别量取 $AC$、$AB$ 的长度。

已经知道了斜向三棱镜度和 $AO$ 的长度，也知道了 $AC$、$AB$ 的长度，就可以利

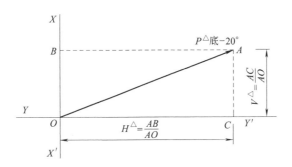

图 14-19　差异性隐斜视矫正棱镜度作图法示意图

用勾股定理或算术比计算的方法计算出垂直方向和水平方向上的分解三棱镜度。尽管通过这种几何作图方式所得的分解三棱镜度并不特别精确，但是作为眼镜屈光矫正来说已经足够用。

# 第六节：隐斜视的训练矫正

在隐斜视、斜视的矫治中，还可以通过使用必要的器械进行训练来矫正。一般而言，视觉训练对外隐斜视、外斜视被测比较有效；对轻度旋转隐斜视被测也可能有效；对内隐斜视、内斜视被测基本无效但可以改善主观症状；而对上隐斜视被测者，既无明显效果也没有改善主观症状的作用。内隐斜视的视觉训练的方法很多，但从原理上讲，主要有两种方式，即集合近点训练和三棱镜训练。使用相对比较方便的器材应当是各类实体镜，被测者可以在方便的时间、地点自行安排训练事宜。

## 一、Holmes 实体镜视觉训练的基本要领

最为常用的一种实体镜就是单纯观察式实体镜，这一类型的实体镜很多，图 14-20 中所显示的器材就是一种比较常用的叫做霍尔摩斯（Holmes）实体镜的集合功能训练器具。

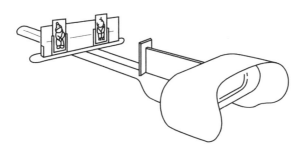

图 14-20　Holmes 实体镜

要使用观察式实体镜进行调节性集合功能的训练，首先就需要熟悉这一器械所设计的训练常数（表14-5）。从表中可以看出，Holmes实体镜设计的基准常数为：画片与眼的距离为20cm，左、右画片的距离为9cm，目镜度为5D。在此，谨就Holmes实体镜的训练要点进行简单介绍。

表14-5　Holmes实体镜设计常数换算表

| （调节/D）：（集合/MA） | 画片与眼的距离/cm | （画片距离/cm）：（目镜度/D） | 左、右画片距离/cm |
| --- | --- | --- | --- |
| 0：0 | 20 | 100：5 | 9 |
| 1：1 | 16.7 | 100：6 | 7.5 |
| 2：2 | 14.3 | 100：7 | 6.44 |
| 3：3 | 12.5 | 100：8 | 5.63 |
| 4：4 | 11.1 | 100：9 | 5.0 |

**1. 零调节——散开、集合训练**

（1）仪器设定

首先将画片平面置于被测眼前20cm，将左、右画片距离设定在9cm。

（2）训练步骤

① 融合体验。请被测者观察初始设定的图片，使其在融合作用下达到双眼视像的融合。双眼视像融合确认后，就可以进入散开与集合训练。

② 散开训练。逐渐增大左、右画片间的距离，使被测者逐渐增加融合力的负荷。

③ 集合训练。逐渐减小左、右画片间的距离，使被测者逐渐减少融合力的负荷。

训练中画片距离增大、减小的速度一定缓慢、匀速，只有这样双眼的融合力才能够得到锻炼。

**2. 固定调节——散开、集合训练**

（1）仪器设定

将画片平面依次置于被测眼前16.7cm、14.3cm、12.5cm、11.1cm的距离，并将左、右画片距离设定于视距相应的7.5cm、6.44cm、5.63cm、5.0cm处。

（2）训练步骤

① 融合体验。训练仍要从确认双眼视像融合开始。一旦确认，就可以进入散开与集合训练。

② 散开训练与集合训练。按照零调节状态时的训练方法，针对16.7cm、14.3cm、12.5cm视距的画片，依次分别进行散开与集合训练。

**3. 动态调节——散开训练**

（1）仪器设定

首先将画片平面置于被测眼前20cm，将左、右画片距离设定在9cm。

（2）训练步骤

① 融合体验。确认双眼视像融合开始。一经确认，就可以进入散开训练。

② 散开训练。在保持左、右画片间距离的情况下，将画片与眼的距离逐渐缩小，使被测者逐渐增加融合力的负荷，从而达到提高被测者在最大散开范围内的融合能力。

**4.动态调节——集合训练**

（1）仪器设定

首先将画片平面置于被测眼前 20cm，将左、右画片距离设定在 5cm。

（2）训练步骤

① 融合体验。再次确认双眼视像融合后，即可进入集合训练。

② 集合训练。在保持左、右画片间处于较小距离的情况下，逐渐将画片向眼进行移动，使被测者逐渐增加散开力的负荷，从而达到提高被测者集合能力的目的。

**二、手描实体镜视觉训练的基本要领**

匹格恩-坎通特（Pigeon-Cantonnet）实体镜是一款比较典型的手描实体镜，这种实体镜的特点是结构简单，无需特殊条件，而且便于操作。

图 14-21 就是使用这种手描实体镜进行训练时所使用的第一位置和第二位置示意图。这种实体镜的基本结构是由可以调整夹角的两块可以对折的纸板和一个中间隔板所构成的。平置纸板上有水平方向的刻度标线（每侧 30cm）。中间隔板的高度为 25cm，中隔上方一侧有一面小镜子（第二位置训练时的反光镜）。使用实体镜进行训练，要求被测者两只眼分别置于隔板的两侧，左、右眼只能各观察到一侧。

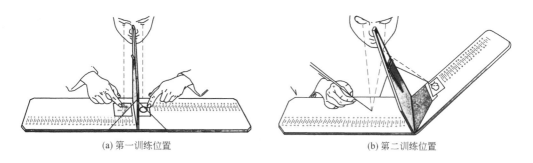

(a) 第一训练位置　　　　　　　　　　　　(b) 第二训练位置

图 14-21　Pigeon-Cantonnet 实体镜

**1. Pigeon-Cantonnet 第一位置**

匹格恩-坎通特（Pigeon-Cantonnet）实体镜的第一训练位置是指两块纸板放置在同一平面上，隔板呈垂直状态［图 14-21（a）］。并选择若干硬币、适当的画片或物品备用。在一侧纸板上放若干幅画片、硬币或物品。另备一支铅笔备用。

（1）交替注视

对于初次接受交替注视训练的被测者，训练应分 3 步进行。

第一步，确认单眼视。将一枚幅画片、一枚硬币或一件物品放置在隔板的右侧

（或左侧）令被测者确认细节。被测者看清细节，就说明被测者在使用右（或左）眼。再将画片、硬币或物品放置在隔板的另一侧，再次看清细节之时，说明被测者在使用另一只眼。

第二步，被动轮换训练。当被测者熟悉上述训练之时，就可以逐渐加快注视目标的左右轮换速度，以便提高被测眼的反应能力。也可以使用两侧放置注视目标，用交替遮挡的办法进行。当使用后一种方法时，两侧的画面应有明显差异，如两幅不同的图、硬币的正反面等。

第三步，主动轮换训练。将两幅不同的画片或两枚硬币的正反面，分别放置在隔板的两侧。请被测者进行自主地交替注视。

交替注视训练尽管不会对双眼的融合力产生直接的影响，但对眼的融合反应能力的加强有比较明显的作用，这将对后续的融合训练产生有益的影响。

（2）融合训练

经过上述训练之后，即可以开始对被测者实施双眼融合力的训练了。具体的训练方法有3种。

① 指示法　这种方法要求使用比较精细的目标，将目标放在隔板的一侧。请被测者手持铅笔在隔板的另一侧用笔尖指示出精确位置。

② 重叠法　将2幅相同的画片分别放置在隔板的两侧，训练时请被测者将两幅图合成1幅，并逐渐将两幅图向隔板靠拢。

③ 合成法　这种方法与重叠法的训练方法基本相同，所不同的是，隔板两侧放置的画片是各自都有一定残缺的画面，只有双眼将其融合时才会形成一幅完整的画面。

不管使用上述方法的哪一种，都可以使接受训练的被测者摆脱单眼的抑制状态，促进双眼融合发生。但是，这里必须说明一点，使用匹格恩-坎通特（Pigeon-Cantonnet）实体镜进行第一位置训练只适合于外隐斜视、外斜视。

### 2. Pigeon-Cantonnet 第二位置

匹格恩-坎通特（Pigeon-Cantonnet）实体镜的第二位置［图 14-21（b）］是指两块纸板放置的角度为 $130°$，隔板置于两纸板的中间位，隔板与两侧纸板的夹角均为 $65°$。进行第二位置训练应当在第一位置的训练基础上进行。应用第二位置可以对斜视角进行测量，不但可以进行融合功能的训练，也可以对散开功能进行训练。

（1）测量斜视角

图 14-21（b）就是测量斜视角的示意图。将人头画片置于隔板左侧 6cm 处（这一尺寸可以被测者的瞳距为准）。被测者的左眼通过反光镜观察图片，右眼则直接注视隔板右侧的纸板，并用铅笔的笔尖标记出被测者鼻尖（或嘴）中心的位置。无隐斜视者的标记位置在距隔板 12cm。这一距离＞12cm 者为内斜视，＜12cm 者为外斜视。

（2）融合训练

第一位置训练所使用的方法，都可以在第二位置予以应用。训练作用与第一位置相同。

（3）散开训练

在第二位置进行训练，还可以对散开功能进行训练。具体方法是，使注视目标逐渐远离中间隔板。

### 三、复视镜训练的基本要领

#### 1. 复视镜的结构

图 14-22 是一幅使用复视镜进行训练的示意图。这一器械是由近端的面部托架、金属杆、中间的 4 孔观察板［图 14-23（a）］、远端的图片构成的。图片上部中间为一绿色方块，中间依次排列三个字母：D、O、G，下部中间为一红色方块。

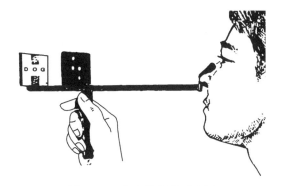

图 14-22　复视镜训练示意图

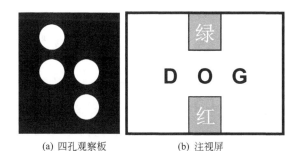

(a) 四孔观察板　　　　　(b) 注视屏

图 14-23　复视镜观察版与注视画片平面图

#### 2. 被测者所见图形

使用复视镜进行训练，是经被测者通过 4 孔观察板对远端的注视画片的观察来实现的。被测者可能观察到的具体情况有以下 6 种。

① 单侧右眼观察　当被测者只使用右眼观察时看到的只能是图 14-24 所显示的图形。

② 单侧左眼观察　当被测者只使用左眼观察时看到的只能是图 14-25 所显示的图形。

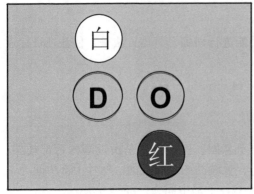

图 14-24　右眼观察、单眼视所见图形　　　　图 14-25　左眼观察、单眼视所见图形

③ 被测视觉平衡　被测者双眼处于视觉平衡状态时，双眼看到的图形如图 14-26 所示。这种情况说明被测者的调节与集合功能均与注视视距相一致。

④ 集合大于调节　倘若双眼观察见到图 14-27 的图形，说明被测者的集合功能强于调节功能。训练中，被测者应努力使 D、G 两字母处于模糊状态，经过反复训练，这类被测者也会取得比较满意的训练结果。

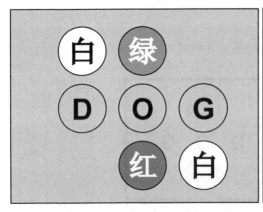

图 14-26　双眼平衡时所见示图　　　　图 14-27　集合＞调节时所见图形

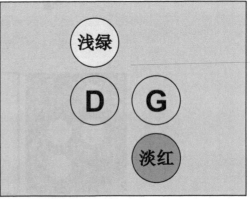

⑤ 高张力性集合　当在金属杆上 4 孔板的近端的中间放置 1 根小杆，并请被测者注视这根小杆，被测者将处于高张力性集合状态，被测者应当可以观察到略嫌模糊的图形，观察到的图形形态如图 14-28 所示。当被测者双眼的集合张力极强或痉挛时，也会看到这样的图形。被测者接受训练时一定要反复注视小杆，经过一段时间的训练，也可以取得满意的效果。

⑥ 辐辏完全松弛　当被测者的集合处于完全放松状态，如被测者在使用这一器械，通过器械上方向远方注视，集合作用很难发挥明显作用的时候，通过双眼的余光所看到的图形就将是图 14-29。

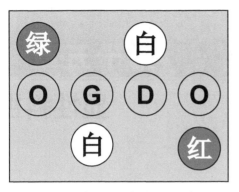

图 14-28　高张力性集合所见示意图

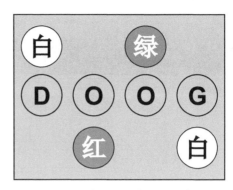

图 14-29　完全失集合所见示意图

使用复视镜进行训练，可以应用于远视眼伴有内斜视的被测者，也可应用于集合松弛伴有间歇性外斜的被测者。

# 第十五章

# 显性斜视

尽管隐斜视和显性斜视均属于眼屈光学中的常见的眼外肌功能的异常，但从对视觉功能的危害看，两者对视觉的影响是不同的，前者是以视觉疲劳为主，后者是以双眼视觉功能的破坏为主。从矫治方面看，对前者的处置是以视光学内科矫治方法为主，而后者则主要以屈光学外科手术方法为主。当然，隐斜视的矫治也需要以屈光学外科手术方法作为补充，而显性斜视的治疗也同样需要屈光学内科矫治方法作为必要的补充。这也正是将显性斜视单列为一章，并予以介绍的重要原因。

验光师在职业实践中，会经常遇到显性斜视的被测者。对这些被测者情况的处置问题也是验光师不可能回避的问题。验光师在职业工作中，应当做到以下三件事：

① 对这些被测者的眼位状况进行检查；

② 对需要进行屈光学内科矫治的被测者提供必要的帮助；

③ 明确什么样的情况应当建议被测者就医并接受手术治疗。

要想做到上述三件事，验光师就需要对显性斜视有所了解。这就是本章内容的主旨。

## 第一节 ┊ 显性斜视概述

显性斜视简称显斜，这是一种不能通过双眼融合机制克服的、以眼的视轴明显偏斜为特征的眼位异常。这类被测者的双眼融合机能不健全或全部丧失。因此，被测者没有双眼单视，也不会有完善的立体视觉。据国外统计，显斜的发病率为 $2.7\% \sim 7.2\%$，显性斜视的发生率以 $3 \sim 7$ 岁最高，随年龄增大发病率呈逐渐下降趋势。

显性斜视一旦发生都要力争做到早诊断、早矫治。只有采取积极的矫治，才能达到改善视力、恢复或促进双眼视功能的效果，也必然会对容颜状况起到美容修饰的作用。

### 一、显性斜视的分类

根据普遍认可的分类方法，显性斜视可以分为五类，即共同性斜视、非共同性斜视、A-V 综合征、特殊类型斜视、术后继发性斜视。这五类斜视中又分成各自不同的类别。具体到每一种斜视到底归在哪一类，不同的学者会略有不同。本书所介绍的显性斜视分类，是以王超廷、崔国义两位先生主编的《眼科大辞典》中的分类法为主要线索的。

**1. 共同性斜视**

这种斜视特指：眼位偏斜程度不随注视方向变化而变化，始终保持在恒定状态的眼位异常。这类斜视有一定的家族性。在一个家庭中，这种斜视可以出现在多代人，兄弟姐妹同时发生也并不鲜见。赫雨时先生在天津进行调查的报告结论是：这类被测者中约有 6.3% 的人有家族史。共同性斜视是显性斜视中最为多见的一种，也是在验光配镜中最为多见的一种斜视。对这种斜视的分类，大多采用比较多样、详尽的方式进行。

（1）根据斜视发生的形式进行分类

① 原发性共同性斜视。这是一种因双眼视觉神经反射路径或中枢分化问题所引起的共同性眼位异常问题。属于这种斜视状况的被测者眼的运动功能并无异常，可以通过改变躯体的姿态保持双眼的一致性；一般情况下，两眼的偏斜度基本相同。但是，当被测者使用单眼注视时，其所有的眼位偏斜度将全部表现在处于非注视的斜视眼侧。

② 继发性共同性斜视。这是一种由于眼外肌发生轻度麻痹后所引起的有共同性斜视倾向、介于共同性斜视与麻痹性斜视之间的特殊类型。

（2）根据斜视的相关信息进行分类

人们根据斜视的发作状况、动态变化、偏斜方向、偏斜程度等信息进行分类的情况如下：

① 根据斜视的发作状况进行划分可以分为：恒常性斜视、间歇性斜视、周期性斜视（直接周期性斜视、反周期性斜视）、定期性斜视。

② 根据斜视的动态变化进行划分可以分为：单眼性斜视、交替性斜视（原发性交替性斜视、继发性交替性斜视）、废用性斜视、反射性斜视。

③ 根据斜视的偏斜形式进行划分可以分为：水平性斜视、垂直性斜视、旋转性斜视（内旋斜视、外旋斜视）。

④ 根据斜视的偏斜程度进行划分可以分为：微量斜视（$<5°$）、轻度斜视（$5°\sim<10°$）、中度斜视（$10°\sim<30°$）、高度斜视（$>30°$）。

（3）以斜视的偏斜方向进行分类

确切地讲，这种分类方法是一种综合性的方法，是一种以偏斜方向为主，以被测者屈光学的生理状态、斜视的发生形式、发生时间等信息为辅的一种分类方法。从总的情况看，这种分类将共同性显性斜视分为 4 种形式。

① 共同性内斜视。将共同性斜视中的内斜视全部列入这一类型形式，并进一步分为：调节性共同性内斜视（完全调节性共同性内斜视、不全性调节性共同性内斜视；辐辏过强型调节性共同性内斜视、分开不足型调节性共同性内斜视）、非典型调节性内斜视、非调节性共同性内斜视（特发性非调节性共同性内斜视、继发性非调节性共同性内斜视、神经紧张型非调节性共同性内斜视、先天性神经紧张型非调节性内

斜视、迟发性神经紧张型非调节性内斜视、先天性交替性共同性内斜视、继发性非代偿性垂直斜视性内斜视、先天性近视性内斜视、周期性内斜视、单眼继发性内斜视、手术继发性内斜视、交替性内斜视、间歇性内斜视）、机械性内斜视、精神变态性内斜视、婴儿型内斜视、乳幼儿内斜视等。

② 共同性外斜视。共同性外斜视又被分为：原发性共同性外斜视、辐辏不足型共同性外斜视、分开过强型共同性外斜视、混合型共同性外斜视、间歇性外斜视（基本型间歇性外斜视、辐辏不足型间歇性外斜视、散开过强型间歇性外斜视）、交替性外斜视、调节性外斜视、恒常性外斜视、单眼恒定性外斜视、特发性外斜视、急性共同性外斜视、精神变态型外斜视、继发性共同性外斜视、麻痹性共同性外斜视等

③ 上斜视。对显性斜视中垂直方向上的斜视又分为：共同性上斜视、交替性上斜视、间歇性上斜视、恒常性上斜视、上内斜视、上外斜视等。

④ 旋转性斜视。根据旋转的方向又分为：内旋斜视、外旋斜视。

验光师要想掌握以上各种类型的共同性斜视相关情况，是需要一定时间的。在此谨以个人理解的相关知识，特向读者说明在验光中应注意的几个要点。

第一个要点：眼位偏斜的方向；

第二个要点：斜视与偏斜的程度；

第三个要点：眼位的动态变化；

第四个要点：斜视与调节的关系。

这四个要点是作为一名验光师，在接待共同性斜视被测者，除进行一般性验光之外，准备进行必要的眼位检测与眼位矫正时所必须具备的基本知识。

**2. 非共同性斜视**

非共同性斜视是指由支配眼外肌运动的神经核、神经纤维及眼外肌等的疾患所引起的眼位异常现象。这类斜视的临床特点是：眼位偏斜程度不恒定，明显表现为注视方向与眼位偏斜程度密切相关。从病因上分析，非共同性斜视分为痉挛性非共同性斜视和麻痹性非共同性斜视两种。在实际矫治诊疗中，痉挛引起的非共同性斜视极为少见。因此，只要没有明确指明的话，讲到非共同性斜视都是指麻痹性非共同性斜视。

（1）痉挛性非共同性斜视

这种斜视是由原发性眼外肌支配神经痉挛所致，偶见于破伤风、神经性及神经官能症等疾患。临床表现为眼位向眼外肌作用侧偏斜。痉挛性非共同性斜视在临床上分为两种类型。由眼的解剖结构或中枢神经系统异常原因发生的痉挛性斜视，就称为原发性痉挛性斜视，其特点是：当眼向患肌作用方向侧转动时，患眼转动的速度明显加快，第一斜视角大于第二斜视角。有一条眼外肌麻痹引起的配偶肌作用过强所致的痉挛性斜视，就称为继发性痉挛性斜视，这种斜视的特点与原发性痉挛性斜视恰好相反。

（2）麻痹性非共同性斜视

这是一类由中枢神经核、神经或眼外肌的器质病变导致 1 条或几条眼外肌功能部分或完全丧失所引起的眼位偏斜，这也是临床上比较多见的非共同性斜视。

眼外肌功能完全丧失，眼球运动发生严重障碍的就叫做完全麻痹性斜视，其临床特点是：复视明显、非特异性症状突出，还有可能会出现某些精神症状。

眼外肌功能受损但尚保留部分功能的麻痹性斜视，就叫做不全痉挛性斜视，其表现是：眼球运动受限，有不恒定的复视状态；当注视患侧肌作用方向时复视程度加大，注视健侧肌作用方向时复视程度减小或消失。

在临床实践中，又根据被测者群体的相关信息对麻痹性斜视进行了综合性命名，这种命名首先是将麻痹性斜视分为先天性和后天性两类，再结合受损伤的脑神经、眼外肌、运动方向等相关信息进行细化分类命名。临床上经常会被提到的这种分类的名称如下：

先天性麻痹性斜视（轻度麻痹性斜视、中度麻痹性斜视、中度麻痹性斜视）、先天性完全眼外肌麻痹、先天性动眼神经麻痹、先天性滑车神经麻痹、先天性外展神经麻痹、先天性垂直运动眼外肌麻痹、先天性上直肌功能不足、先天性下直肌麻痹、先天性下斜肌麻痹、先天性下直肌下斜肌联合麻痹。

后天性麻痹性斜视、神经元性麻痹性斜视、肌源性麻痹性斜视、重症肌无力性麻痹性斜视、内分泌性眼外肌麻痹、外伤性麻痹性斜视、全眼肌麻痹、眼内肌麻痹、眼外肌麻痹、完全性眼肌神经麻痹、注视麻痹（水平注视麻痹、垂直注视麻痹、完全性注视麻痹、不全性注视麻痹、共轭性注视麻痹）、集合麻痹、散开麻痹、集合痉挛、核间性眼肌麻痹（中间核间性眼肌麻痹、后部核间性眼肌麻痹）、周期性动眼神经麻痹、动眼神经痉挛迟缓现象、动眼神经异常再生。

**3. A-V 综合征**

这是一种兼有垂直性非共同斜视和非典型水平斜视的特殊形式的异常眼位现象。这一现象是由乌利斯特以"继发性垂直偏位性水平斜视"名称，在1951年首先报道的，因此这一综合征又被称为乌利斯特综合征，1958年这种综合征被正式命名为A-V 综合征。这种斜视综合征的特点就是：眼球作垂直运动时存在着 $10^{\triangle} \sim 30^{\triangle}$ 视角的水平眼位差异。A-V 综合征可以分成 3 个类型，即 A 型综合征、V 型综合征和 X-现象。

① A 型综合征：又称为 A 型内斜视、A 性外斜视。这种综合征是指眼球上转辐辏增强，眼位内斜视程度增大、外斜视程度减小（也可以表述为，眼球下转辐辏减弱，内斜视程度减小、外斜视程度增大）型的 A-V 综合征。

② V 型综合征：又称为 V 型内斜视、V 性外斜视。这种综合征的眼位状况恰好与 A 型综合征相反。

③ X-现象：是特指向正前方注视时呈正位（或轻度外斜），向上和向下注视时外斜程度增大的眼位状况。根据具体眼位的变化，又可以分为对称型 X-现象、$X_A$ 现象、$X_V$ 现象、◇-现象、Y-现象、入现象。

**4. 特殊类型斜视**

这是一类由肌源性因素或神经源性因素引起的急、慢性眼外肌麻痹所导致的眼位异常现象。可以导致这类斜视疾病的有上斜肌肌鞘综合征、眼球后退综合征（端纳式

综合征、Duane 氏综合征）、固定性斜视、眼外肌纤维化斜视、慢性眼外肌麻痹等

**5. 术后继发性斜视**

在实施涉及眼外肌及支配神经或与眼外肌比邻的眼科手术时，都有可能导致术后继发性斜视的发生。比较常见的引起这类斜视的手术包括：白内障摘除术、青光眼手术、人工晶体植入术、巩膜手术等。

### 二、显性斜视的症状与体征

显性斜视最明显的体征就是眼位异常，这对所有的人（包括被测者本人）来说都是一目了然的。那么，显性斜视还有哪些自觉症状呢？被测者可以感觉到的症状都是由于眼位异常，导致两眼获得的视像不能映射到双眼视网膜对应点上所致，这就使患者失去了实现双眼视像融合的条件。两个不同的视像就会重叠交织在一起。双眼视像质量下降，这是被测者的第 1 种自觉症状。对这种不舒适的视觉感受被测者也会做出两种反应：①通过相应的动作，努力修正视像的质量；②调整机体做出非特异性反应。

**1. 有关视像质量的症状**

首先需要肯定一点，这就是所有的显性斜视被测者都会存在视像质量的问题。而这一问题又有两个方面，一个方面是双眼视像的融合质量问题，另一个问题则是视像的分辨锐度问题。

（1）视像融合质量问题

双眼视像融合质量问题，是指被测者两眼的视像不能被视中枢融合成一个知觉像，两眼视像分离的程度又是怎样的一个问题。反映这一问题的名词有 3 个，即复视、混淆视和单眼抑制。

只要讲到斜视的症状都会提到复视和混淆视，而且一律采取复视在前、混淆视在后的顺序进行阐述。复视是指同一物体的像会分别落在：一只眼的视中心凹上，另一只眼视中心凹之外。而混淆视是指不同的物体同时落在两眼视网膜的对应点上。

倘若我们将混淆视的对应点设定在视中心凹上，这时就会发现，同样是一个物体，一只眼是落在的视中心凹上的某一点，而另一只眼则是落在了视中心凹不对应的另一点上。虽然说起来很容易，但要想区分两只眼的像位差异则是没有办法区分这两种情况的。唯一可以区分两者差异的就是像的品质。复视，总有一眼的像是实像，另一只眼则是虚像。而混淆视者两眼的像都是实像。这就可以说：①大脑视觉中枢尚未理解眼位已经发生偏斜之时，就会等同地将两眼的不同的视像叠加在一起，这就形成了混淆视。②当大脑已经觉醒到眼位偏斜时，就会做出相应的调整，使一只眼获取到目标的清晰实像，而另一只眼所获得的只能是虚像，这时复视也就产生了。这可能也说明获得虚像的眼或多或少存在着视中心凹的相对一致的问题。③当中枢神经的视觉工作难以处置复视之时，只能采取丢弃获取双眼视的努力，通过对一只眼的功能强化和对另一只眼的抑制，以保证得到有较高清晰质量的单眼视像，这就是通常说的单眼抑制。

综上所述，混淆视、复视、单眼抑制是双眼视觉功能受损程度的三种标志性表现形式，其中混淆视的受损程度相对较轻，复视次之，而双眼视觉功能受损程度最严重的则是单眼抑制。

（2）视力模糊

大多数斜视被测者会伴有屈光不正的问题，有的被测者甚至还会有比较严重的屈光不正。而且斜视本身就会导致单眼抑制这种适应性的生理反应。导致显性斜视的视力模糊的原因有两种，一种是屈光不正，另一种就是视功能下降（如弱视）。

**2. 修正视像的相关体征**

显性斜视被测者对双眼融合视像不良的现实，通过生活实践中的有意无意地摸索，大多会寻找到与修正视像有关的解决方式。解决方式有以下两种。

第一种方式，调整头位，改善双眼视像。被测者会将头位转向回避麻痹肌作用的方向，使视线投向主视野方向。此时被测者所采取的头位就叫做代偿头位。

第二种方式，单眼闭合，获取单眼视像。有的被测者会采用闭合 1 只眼像木工师傅"吊线"式的方法观察目标，这也是显性斜视经常采用的一种观察方式。

不管采取哪一种方式，最终起到的作用都是一致的，这就是缓解或消除混淆视和复视现象，获得更为良好的视像。

**3. 非视觉症状**

双眼视像的像质紊乱是显性斜视在视觉上的主要问题。在被测者进行较高专注度注视时，都将发生双眼视像的相互干扰问题。而在对目标进行扫视的时候这种干扰对视觉的影响就会加重，被测者也将会产生 2 种与视觉有关的非视觉症状。

（1）精神与头部的症状

眩晕、头痛、睁不开眼等是显性斜视经常会出现的症状。这些症状经过休息或闭眼养神，会有所减轻或消失。倘若继续维持高专注度的注视，头痛部位会转移到头顶，被测者也会呈现瞌睡状态。

（2）非特异性症状

在非视觉症状中，还有一类没有特异性的机体反应症状，如上肢及肩背部的不适、胃肠道的反应性症状等。

## 三、显性斜视的视光学检查

从全面把握被测者的信息角度讲，对隐性斜视或显性斜视进行检查时，应当注意做好四个方面的工作：①通过询问或填写检查表格的方式，对被测者的一般情况进行了解；②对被测者的视觉症状及相关体征现状进行调查；③对被测者的家族史和诱发因素进行探寻；④对被测者屈光矫正和斜视矫治经历进行交流。在检查的过程中，尤其要做好以下 5 个方面的检查工作。

**1. 视力与屈光检查**

（1）视力检查

视力检查说起来简单，但检查起来并不一定就会简单。显性斜视中，有很多是青少年，甚至有不少婴幼儿。对年龄较小的被测者一定要结合其生理发育的特点，选择适宜的视力表（如图形视力表、手形视力表等），通过多种途径（追随注视、选择注视、眼动信息）来取得这些被测者的视力状况信息。

尽管在视力检查中，还可以使用"对比敏感度法"或"视觉电生理法"进行检测，但这两种设备应用还极其不普及。因此，更多的视力检查还必须依赖传统的视力检查方法，但验光师也必须记住一点：1次或2次的视力检查结果并不一定能反映真实的生理视力状况。

(2) 屈光检查

屈光不正所产生的调节异常及其集合异常是导致隐性斜视或显性斜视的一个极为重要的因素。因此，对所有的隐性斜视与显性斜视被测者进行检查时，都不能忽视对屈光状态的检查。在对被测者进行屈光检查时应当注意以下几个方面的问题。

① 正确使用主、客观屈光检测法。主观插片法是一种使用最为广泛的屈光检测方法，也是一种在每一次验光过程中不可或缺的检测方法。但是，这种方法也有它的局限性，该方法更适合于情绪稳定的、有良好配合状态的被测者。而对年龄较小的或处于情绪高度紧张状态的被测者来说，主观插片法就可能使检测结果出现偏差，据说最大的屈光偏差可以达到±4.00D。因此，对年龄较小被测者的屈光状态进行检测，一定要重视客观屈光检测方法的使用，特别是要强调检影法的应用。以被测者瞳孔的状态来区分的话，检影屈光检测可以分成常瞳（俗称小瞳）检影和散瞳检影两种。进行散瞳检影一定要掌握适应症，根据年龄情况进行选择（表15-1）。当前，主观屈光检测大多通过综合验光仪来进行，这对减少被测者的烦躁、提高检测的效率都具有重要的作用。

表 15-1　散瞳检影检测常用的睫状肌麻痹剂选择方案

| 序号 | 年龄 | 睫状麻痹剂 | 建议剂性 | 使用方法 | 药物作用消失 |
|---|---|---|---|---|---|
| 1 | <8岁 | 0.5%～1%阿托品 | 膏 | 2次/天,7～10天 | 7～10天 |
| 2 | 8～12岁 | 阿托品、后马托品 | 膏、液 | 参见上、下行 | |
| 3 | >12～14岁 | 2%后马托品 | 液 | 1～6次,间隔10min | 1～3天 |
| 4 | >14岁 | 1%托品酰胺 | 液 | 滴眼3次,间隔5min | 0.25天 |
| 说明 | | 对存在调节紧张可能的被测者,都应以阿托品作为首选散瞳药 | | | |

② 客观检影必须注意被测者的眼位。检影检测一定要在被测者正视前方的情况下进行。这时可以获得正确检测数据的基本保证。倘若在眼位偏斜的情况下进行检测，所检测到的屈光矫正镜度就会因斜射象散现象而发生偏差。这种偏差应当是一种球柱联合镜度形式的综合性偏差。保持正眼位状态对斜视被测者是一件相对比较难的事情，验光师可以采用遮挡非检眼或在侧前方放置一盏蓝色（或紫色）辅助灯的办法来解决这一问题。

③ 也可以考虑使用电脑验光仪检测。在使用这种检测仪器进行检测时，一定注意以下几点：

第一，做好检测前的准备。这里说的准备有两个方面，一是仪器的温度要适宜（接近室温）；二是要做好检测前的信息沟通，这应当是避免诱发器械性调节的比较有效的措施。

第二，注意被测者的眼位。检测者只能通过视屏来观察。当被测者眼球运动频率较大时，必须及时与其沟通，力争在最大程度上消除紧张情绪，而且检测操作一定做到精确、快捷。

第三，要与其他验光方法相结合。使用电脑验光仪进行检测，要想达到人与器械的完美统一还是有一定难度的。只有使用其他验光方法作为补充，才能发挥这种设备的最大效能。

屈光矫正镜度的检测对斜视被测者来说是一项非常重要的检查，这既是被测者屈光不正矫正的需求，也是考察被测者戴眼镜后斜视和视力是否得到改善的最基本的先决条件。因为所有伴有明显屈光不正的斜视被测者，都要根据戴用适宜的屈光矫正眼镜2～3个月的观察结果，来判定屈光矫正对眼位偏斜和视力状况是否得到改善的作用。

**2. 双眼视功能检查**

斜视被测者都会有一定程度上的双眼视功能障碍，因此进行双眼视功能的检测就成为对斜视被测者必须检测的一个不可缺少的内容。双眼视功能有三个层次，即双眼同视、双眼融合和立体知觉（表15-2）。在此，仅就使用综合验光仪和投影视力表的情况下检测双眼视功能的方法。

表 15-2　双眼视功能检测用视标一览表

| 视功能层次 | 双眼同视功能 | 双眼融合功能 | 立体知觉功能 |
| --- | --- | --- | --- |
| 常用检测视标 | 沃茨4点视标 | 沃茨4点视标 | 两元立体视视标 |
| | 十字偏振视标 | | 四元立体视视标 |
| | 环十字偏振视标 | | |
| 使用频率较低的检测视标 | 垂直方框对合视标 | 两元立体视视标 | |
| | 水平方框对合视标 | 四元立体视视标 | |

关于表15-2所列视标的使用方法，在此不再赘述。读者想了解这些视标的设计要求、使用方法和诊断意义，请参阅拙著《眼屈光检测行为学》《基础验光程序与配镜》。

**3. 斜视的检查**

对斜视的检测，可以分为定性检测和定量检测两种。定性检测是定量检测的基础，而定量检测则是对定性检测的进一步深入。在对显性斜视进行检测时，需要注意三个问题，并要对检测的程序有一个明确的认识。

（1）斜视检查应当注意的几个问题

对斜视进行检测时，首先要注意以下三个方面。

① 对伪斜视的鉴别。伪斜视又被称为假性斜视。伪斜视特指外观上呈现眼位偏

斜假象，实质上被测者并不存在斜视的一种特殊的外在表现形式。这是验光师必须予以鉴别的情况。

在我国最为常见的是内眦赘皮（图 15-1）所导致的伪内斜视现象。这种现象会随人的成长发育所发生的内眦部皮肤的展开与抬起而有所改善。也有个别人会因鼻梁过宽而产生伪外斜视表现，可以产生伪外斜视的原因还有：颜面过窄、黄斑异位、瞳孔距离过大（PD 大多＞70mm）等。临床上也会遇到伪上斜视的被测者，这种现象一般都是由面部不对称、两侧睑裂存在高度差、睑退缩、眼球突出等情况所引起的。

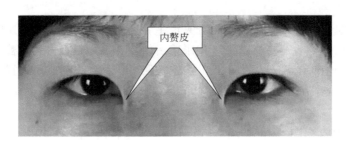

图 15-1　内赘皮

② 注意对不同眼位的比较考察。考察被测者的斜视状态时，一定要注意对各个眼位（第 1 眼位和第 2、3 眼位的各个方向）的斜视状况进行检测。图 15-2 就是对一例非屈光性调节性内斜视被测者进行各种眼位进行检测观察的示意图。这幅图的左图是对不同眼位进行检测时的双眼的照片，右图是与左图相对应的检测顺序图。

图 15-2　非屈光性调节性内斜视的方位检测示意图

说明：① 眼位：第一眼位指中间的 1-就是第一眼位；第二眼位包括 2-、6-、4-、8-；第三眼位包括 3-、5-、7-、9-。

　　② 矫正眼位：a.图中的 1-1 为裸视状态时的内斜视眼位；

　　　　　　　　b.图中的 1-2 为双眼均使用＋3.00D 球面透镜时，均显示为正眼位；

　　　　　　　　c.图中的 1-3 为使用－3.00D 球面透镜时，内斜视倾向加重。

③ 该被测者检测 AC/A＝$17^{\triangle}$/D，各诊断眼位双眼运动大致正常

以上检测顺序并非是必须遵循的规律，也有人采取先检测第一眼位，其次检测下、上垂直眼位，再次检测右、左眼位，最后对第三眼位的各方向进行检测。但是，不管采取什么样的顺序进行检查，对各个眼位的状况一定都要进行检查。

③ 方法不在多而在于精。检测斜视的方法很多，对一名被测者进行检测，不在于使用多少种方法，而在于选择自己最熟悉的方法，只有这种方法才是自己最能熟练使用的方法，只有这样我们才能精确检测被测者的眼位偏斜量。选择使用的方法应当是越简单越好，这样不但检测便利，而且也越不容易出现偏差。

（2）斜视检查的基本程序

对斜视被测者进行异常眼位的检查时，除要对前述的三个方面有明确的认识以外，还应对斜视的基本检查程序有清醒而明确的认识。检查程序要注意两个方面，一个方面是要认识到眼位检测是眼的功能检测不可分割的一部分，另一方面是对斜视的基本检查程序要有一个比较明确的思路。只有了解了这两个方面的内容，对眼位状况才能做到操作清晰、过程流畅、检测准确。

① 眼的视觉功能　从全面把握眼的视觉功能状况而言，对斜视被测者的检测应包括眼的屈光检测、眼位偏斜量的定性与定量检查、眼的运动功能检查、双眼视功能的检查四个方面。缺少任何一个方面都无法达到全面掌握被测者视功能的目的。

② 斜视的检查。在对显性斜视的定性与定量检测中，要想得到正确的检测结果，就应当遵循一个正确的思路来进行检测。在此，特以水平性斜视检查时应当遵循的思路为例来说明这一问题，图 15-3 所显示的就是这一基本思路。

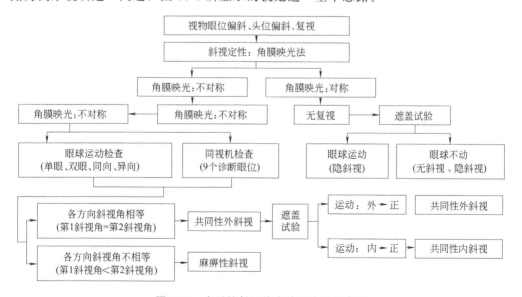

图 15-3　水平性斜视临床检查步骤示意图

从图 15-3 中可以看出，对斜视的检查是遵循这样一个规律来进行检测的：先确认被测者的症状，再经过多级定性与定量检测（映光试验；遮盖检查；眼球运动检查；斜视角测定；再次遮盖检查），直至确认被测者眼的斜视类型。整个检测过程经过了 3 个阶段，这 3 个阶段是：确定眼位异常的症状；区分隐斜视与显性斜视；确认斜视状态、类型、种类。这就是对存在眼位偏斜状况的被测者进行检测的基本思路规律。

### 4. 眼球运动的检查

眼球运动功能的检测，也是对斜视被测者检查中值得注意的一项内容，这项检测又可以分为单眼运动功能检测（表 15-3）和双眼运动功能检测（表 15-4）两种。

表 15-3　单眼运动功能检查方法

| 运动检查 | 运动功能评测基准 | | | | 临床判定 | |
|---|---|---|---|---|---|---|
| | 检测距离 | 检测要求 | 运动方向 | 正常运动 | 亢进 | 不足 |
| 运动幅度定性 | 无刻意要求 | 单眼观察 | 内转 | 瞳孔内缘到达上、下泪小点的连线 | 超过 | 不及 |
| | | | 外转 | 瞳孔外缘到达外眦角 | 超过 | 不及 |
| | | | 上转 | 角膜下缘到达内、外眦连线 | 超过 | 不及 |
| | | | 下转 | 角膜上缘到达内、外眦连线 | 超过 | 不及 |
| | 检测距离 | 检测方法 | 检测方法 | | | |
| 运动幅度定量 | 0.33m | 直尺测量法 | 遮盖非检眼，令被测者注视 0.33m 距离目标，将尺放在眼前，依次向内、外、上、下方转动，并分别记录转动的毫米数，并进行双眼对比并做出相应判断 | | | |
| | | 视野弧测量法 | 遮盖非检眼，将被检眼置于视野弧"0"刻度处，令被测眼注视最小可辨视标。请被测验追踪视野弧上远心移动的视标。视标模糊时，与视标位置对应的刻度就是盖眼在这一方向上的运动幅度。依次向内、外、上、下方转动，分别记录各方向的刻度值，并进行双眼对比并做出相应判断 | | | |

表 15-4　双眼运动的检查内容与相关信息

| 运动形式 | 检查内容 | 要注意的问题 | |
|---|---|---|---|
| 双眼同向运动 | 双眼同向运动的协调性 | 对方位进行检测 | |
| | | 双侧比较 | 睑裂形态、是否对称 |
| | | | 角膜上的反光点 |
| | | 确认注视眼 | |
| | | 确认运动是否平稳、范围大小 | |
| | 追随运动 | 作用：维系注视目标不但接近黄斑中心凹 | |
| | | 潜伏期：125ms | |
| | | 速度：30(°)/s，中心暗点被测者可达 90(°)/s | |
| | 扫视运动 | 作用：将注视目标快速置于黄斑中心凹 | |
| | | 潜伏期：200ms | |
| | | 速度：700(°)/s | |

续表

| 运动形式 | 检查内容 | 要注意的问题 |
|---|---|---|
| 双眼异向运动 | 集合功能 | 作用:调控与维系注视目标不但接近黄斑中心凹 |
| | | 潜伏期:160ms |
| | | 速度:20(°)/s |
| | 散开功能 | 作用:调控与维系注视目标不但接近黄斑中心凹 |
| | | 潜伏期:160ms |
| | | 速度:100(°)/s |
| | 垂直和旋转融合运动 | 注意对图 15-1 中 1-、3-、7-、9-位的眼位检查 |
| | | 使用双马氏杆、马氏杆双三棱镜检查旋转隐斜视 |
| | | 注意 A-V 综合征问题 |

　　根据以上两表的内容对眼的运动状况进行检测,应当基本上可以解决与屈光矫正有关的眼位问题。之所以将追随运动、扫视运动、集合功能和散开功能的潜伏期与运动速度数据列入表中,只是为了提示读者:运动形式不同,其潜伏时间和运动机能也是不同的,这是验光师在检测中必须予以注意的,掌握这些生理反应时间,对更精准地把握检测的节奏是十分有益的,这将大大提高检测数据的准确性。例如,被测者由视远状态到视近状态所需的时间相对较长,而由视近状态到视远状态所需时间相对较短。

**5. AC/A 比率的检测**

　　通过 AC/A 的检测,可以了解被测者调节性辐辏与调节的关系,从而进一步分析被测者的眼位与其调节、集合的状况,从而为被测者制定更合理的屈光与视功能的矫正方案。具体讲,这种检测主要有两个方面的意义:

　　其一,诊断双眼运动的状况。这里说的双眼运动功能,是指非眼外肌麻痹所导致的眼的运动异常。也就是说,AC/A 的检测对眼位与调节、集合的关联性诊断提供了最基本的法则,也为鉴别集合异常的类型提供了非常重要的依据。

　　其二,矫治方法的选择。AC/A 的检测,还可以为眼位的偏斜的矫正方案提供依据。例如,同样是内斜视,由远视性屈光不正所引起时,给予完全的屈光矫正,斜视现象就会消失或明显减轻;假如是非屈光性调节性所引起,完全屈光矫正时斜视现象就不会消失,则需要使用双光镜、渐进镜片。渐进镜片矫治高 AC/A 调节性内斜视的道理,正在于减少中枢性调节,从而在一定程度上降低了调节性集合发生的程度,这也就必然使内斜视得到克服,至少也会在一定程度上得到缓解。

　　据有关文献中记载,AC/A 的检测有隐斜法、梯度(Gradient)法、同视机法和注视分离法、图表法和黑特佛利亚(Heterophoria)氏测量法。在实际工作中最为常用的方法是隐斜法和梯度法两种。这两种方法都是以远用屈光不正的完全矫正镜度为条件的。这里需要说明的是,不在完全屈光矫正的情况下检测的 AC/A 结果会存在一定的偏差。

（1）隐斜法

有的学者将这种方法叫做远近法。这种方法的检测，是以视远的隐斜量与视近的隐斜量为基础，通过计算来获得 AC/A 的信息的。因此，这种方法是以视远的隐斜与视近的隐斜的检测作为核心检测内容的。在这项检测中，为了被测者始终处于稳定的调节状态，一般主张：远视力、近视力检测中均应使用 1.0 的视标。进行这项检测时，必须对三个项目依序进行检测：

首先，要对被测者进行视远隐斜度的检测；

其次，要对视近隐斜度进行检测；

第三，量取被测者正确的瞳距，瞳距值不宜直接采用电脑验光仪所给出的瞳距值。条件许可时，最好使用瞳距仪进行检测。

检测方法大多采用遮盖加三棱镜法进行检测。对于 AC/A 最简单的应用方法是简单比较法。这种方法就是将视远隐斜度与视近隐斜度进行比较，得出关于两者的大、小的比对结果，并以此得出相应结论的方法。这种计算方式简单，操作也无需烦琐运算，因此，这种方法是验光师们最乐于使用的一种方式，具体分析方法是：

视远内隐斜度＞视近内隐斜度——AC/A 比率偏低；

视远内隐斜度＜视近内隐斜度——AC/A 比率偏高；

视远内隐斜度≈视近内隐斜度——AC/A 比率正常。

应用隐斜法时，用于 AC/A 计算公式有两个，这两个公式实质上是完全相同的。

$$(AC/A) = PD + \frac{a^{\triangle} + b^{\triangle}}{D_n}$$

$$(AC/A) = PD + (a^{\triangle} - b^{\triangle})d_n$$

式中，$PD$ 为远用瞳距，cm；$a^{\triangle}$ 为视近隐斜三棱镜度；$b^{\triangle}$ 为视远隐斜三棱镜度；$d_n$ 为以长度单位表述视近的距离；$D_n$ 为以屈光度来表述视近的距离。

例如：$PD = 70mm$，5m 视距检测得外隐斜为 $2^{\triangle}$，0.30m 视距检测得内隐斜为 $5^{\triangle}$，

则 $(AC/A) = PD + (a^{\triangle} - b^{\triangle})d_n = 7 + [5 - (-2)] \times 0.30 = 9.1$。

即本例的 AC/A 为 9.1。

（2）梯度法

有的学者也将这种方法叫做调节梯度法，这种方法是在设定固定检测距离的情况下，通过加入一定球面镜度以减少被测者的调节力，从而达到减少相应集合的方法来考察 1D 的调节力到底诱发了多少集合这个问题。正式检测前，一定要设定一个检查距离。对这一距离各类文献中没有明确规定，但是，在距离计算时大多以 0.40m 为准。笔者认为：这一距离的设定应以屈光矫正的实际相吻合，应以被测者戴用眼镜的应用距离相一致。检测程序共分为以下两步进行。

首先，要对被测者使用完全屈光矫正镜度的条件下，在设定的距离进行隐斜度的检测。

其次，要在被测者使用完全屈光矫正镜度的基础上，再加入一定的球面镜度的条

件下，再次对被测者进行设定的距离进行隐斜度的检测。

加入的球面镜度是凸透镜时，将减少调节，也会相应减少集合；加入的球面镜度是凹透镜时，将增加调节，将相应增加集合力的使用。球镜度的增减幅度为 $\pm 1.00D$，也有的人习惯用 $\pm 3.00D$ 的增减幅度。

在梯度法的相关文献中，有两组公式，根据对相关报道的比较，使用情况与公式如下：

第一组公式：用于附加凸透镜时。

① $(AC/A)=F^{\triangle}-S^{\triangle}$

② $(AC/A)=(F^{\triangle}-S^{\triangle})/D$

第二组公式：用于附加凹透镜时。

① $(AC/A)=S^{\triangle}-F^{\triangle}$

② $(AC/A)=(S^{\triangle}-F^{\triangle})/D$

公式说明：$F^{\triangle}$ 即 first$^{\triangle}$、初始隐斜度；$S^{\triangle}$ 即 second$^{\triangle}$、再次隐斜度。

应用梯度法进行检测，对最后的计算尽管也有公式可以应用，但是验光师在实际工作中，一般是不会使用公式的。

以上两种方法，是在实际工作中应用最为普遍的方法。两种方法中，后一种方法因计算简单而更受青睐。两种方法比较，梯度法检测的数值较隐斜法要低。这是因为隐斜法在检测视近隐斜时，与视远隐斜检测时进行比较，被测者存在近感性集合的影响问题。梯度法是在同一视距条件下的检测，因此近感性集合的影响是不存在。因此，人们普遍认为梯度法检测的数值更接近实际。

# 第二节　共同性斜视

关于共同性斜视的发生原因至今仍不太清楚，大家比较一致的认识是：可能是多种因素在起作用。被列入共同性斜视可能成因的有：解剖因素、调节因素、融合功能异常、神经支配因素、感觉障碍、遗传因素等。被认为是共同性斜视发生诱因的包括：惊吓、高热、脑外伤、营养不良，并认为这些因素有可能是对高级条件反射的建立发生影响所致。

共同性斜视是一种比较常见的斜视类型，据赫雨时先生统计，其发生率在儿童群体中约占 1.3%。在对 109 例斜视患者进行统计分析（表 15-5）中，共同性内斜视占的比例最大，交替性斜视者比例也较大，而且与两眼视力相同有着比较密切的关系。这个表中还有一个信息是值得验光师予以注意的：斜视被测者中，单眼性斜视的人绝大部分两眼的视力是不同的，而交替性内斜视的被测者恰好与前者相反，凡属于交替性外斜视的被测者两眼的视力都是相同的。这一信息对斜视的诊断及矫治（特别是光学矫治）是具有一定的警示作用的。

**表 15-5　赫雨时先生对 109 例斜视患者的统计分析**

| 斜视类型 | 人数 | 占总人数的比例 | 单眼性、交替性比例 | 两眼视力相同 | 两眼视力不同 |
|---|---|---|---|---|---|
| 内斜视 | 88 人 | 80.73% | 单眼性(50.0%) | 8 人(9.1%) | 36 人(40.9%) |
| | | | 交替性(50.0%) | 39 人(44.32%) | 5 人(5.68%) |
| 外斜视 | 21 人 | 19.26% | 单眼性(47.62%) | 1 人(4.76%) | 9 人(42.86%) |
| | | | 交替性(52.38%) | 11 人(52.38%) | |

## 一、共同性斜视检查的基本步骤

共同性斜视是专指：在向各方向注视时偏斜角均为相等数值，而眼外肌及支配神经又均无器质性改变的斜视类型。这种类型的斜视有三个特征：

① 眼球运动机能正常；

② 不管向哪一方位注视，其偏斜角恒定；

③ 左、右眼分别注视时的偏斜角相等或基本相等（≤8.5$^\triangle$。注意：旁中心注视时除外），上、下方注视时偏斜角<10$^\triangle$。

按斜视方向进行划分，共同性斜视可以分为三种：共同性内斜视、共同性外斜视、共同性上斜视。临床上最多见的是共同性内斜视和共同性外斜视，而共同性上斜视则是极为罕见的。本书也以共同性内斜视和共同性外斜视为介绍的对象。

当我们通过上一节的检查思路和检测方法，就可以对共同性斜视做出诊断，并可以判定被测者眼位偏斜的大致方向。

当我们确定了被测者是共同性内斜视（或共同性外斜视）之时，我们的对斜视的检测并未结束。因为这一层次的诊断，尚不能达到制定斜视屈光矫正方案的目标，还必须在这一基础上进行进一步的检查。

验光师首先要面对的就是共同性内斜视和共同性外斜视这两种形式的共同性斜视。这是两种最为常见的显性斜视形式，也是日常工作中我们经常要面对的问题。在临床上，共同性内斜视现象比共同性外斜视现象更为多见，前者约为后者的 4 倍。因此，每一名验光师都应当掌握这两种斜视的检查步骤和相关检查。在实际验光实践中，显性内斜视比显性外斜视更为多见，因此，验光师尤其应当掌握对共同性内斜视的检查步骤。

现特将共同性内斜视和共同性外斜视的检查步骤分别编制为两幅图。图 15-4 是对共同性内斜视检查的基本步骤。

图 15-5 是对共同性外斜视检查的基本步骤。当我们依据图中所列的步骤进行一步一步的检测后，就能够对被测者做出显性斜视的精确类型判定。这一诊断才是制定共同性斜视矫正与矫治方案的基本依据。

## 二、共同性内斜视

当前对共同性内斜视的分类是不完全统一的，具体的表现是：对调节性共同性内斜视的分类是完全一致的，而对不属于调节性共同性的内斜视则是不统一的，在是否

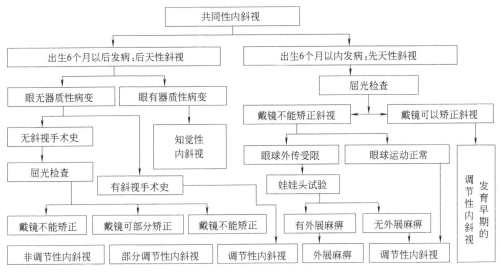

图 15-4　共同性内斜视临床检查步骤示意图

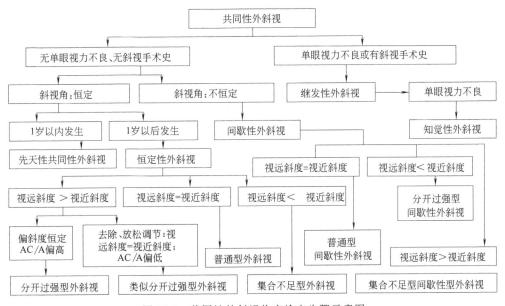

图 15-5　共同性外斜视临床检查步骤示意图

要再次分类和种类名称方面都是不一致的。现将赫雨时先生编著的《斜视》（天津科学技术出版社，1982 年）、杨景存先生主编的《眼外肌病学》（河南科学技术出版社，1994 年）和麦光焕先生主编的《现代斜视治疗学》（人民卫生出版社，1999 年）三本书中对共同性内斜视的分类及对各种斜视的名称编制成表 15-6，以供读者参考。

当然，在这里我们没有必要探讨共同性内斜视到底应当怎样分类更为合理。但从屈光矫正的角度考虑，只要能满足屈光矫正的需要也就可以了。我们不妨将共同性内斜视分为先天性共同性内斜视、后天性共同性内斜视和继发性内斜视三种类型。后天

**表 15-6　几位专家学者对共同性内斜视的分类**

| 赫雨时:《斜视》 | | 杨景存:《眼外肌病学》 | | 麦光焕:《现代斜视治疗学》 | |
|---|---|---|---|---|---|
| 共同性内斜视 调节性共同性内斜视 | 完全调节性内斜视 | 共同性内斜视 调节性内斜视 | 完全调节性内斜视 | 共同性内斜视 调节性内斜视 | 屈光性调节性内斜视 |
| | 辐辏过强型调节性内斜视 | | 部分调节性内斜视 | | 非屈光性调节性内斜视 |
| | 分开不足型调节性内斜视 | | 非屈光调节性内斜视 | | 部分调节性内斜视 |
| 非调节性共同性内斜视 | 单眼性非调节性内斜视 | 非调节性内斜视 | 集合过强型内斜视 | 非调节性内斜视 | 先天性或婴幼儿内斜视 |
| | 神经紧张型非调节性内斜视 | | 分开不足型内斜视 | | 后天获得性非调节性内斜视 ① 基本型内斜视 ② 集合过强型内斜视 ③ 分开不足型内斜视 |
| | 先天交替性共同性内斜视 | | 普通型内斜视 | | |
| | 可代偿垂直斜视继发内斜视 | 继发性内斜视 | 继发于手术后的内斜视 | | |
| | 与先天性近视眼有关的内斜视 | | 知觉性内斜视 | | 微斜视（单眼固视综合征） |
| | 周期性内斜视 | 特殊类型内斜视 | 周期性内斜视 | 继发性内斜视 | 知觉性内斜视 |
| | 单眼继发性内斜视 | | 急性共同性内斜视 | | 外斜视手术后的内斜视 |
| | 因手术引起的内斜视 | | 微小斜视 | | 残余性内斜视 |
| | 生理盲点综合征 | | 盲点综合征 | | |
| | | | 同侧外斜并非调节性内斜视 | | |
| | | 先天性内斜视 | 同眼性内斜视 | | |

性共同性内斜视又可以分为调节性内斜视、非调节性内斜视和部分调节性内斜视三种。继发性内斜视可以分为知觉性内斜视、外斜视术后内斜视、残余性内斜视。现特将这几种共同性内斜视的临床特征与矫治思路简介如下。

**1. 先天性共同性内斜视**

先天性共同性内斜视是指出生后 6 个月之内发生的恒定性内斜视，这种内斜视约占所有内斜视案例的 1/2。

（1）临床特点

这种先天性的共同性内斜视，通常都有家族史。其临床表现有这样几个特点：① 眼位的偏斜角较大，一般均＞40△；②视远、视近的斜视角相等、恒定；③被测者的斜视程度与屈光不正没有太大关系；④斜视程度与调节无关；⑤绝大部分有轻度或中度远视；⑥有相当一部分被测者存在弱视；⑦有交替性注视（在向侧方注视时，可能存在交叉注视）现象；⑧非注视眼有外旋（为单侧下斜肌机能亢进所致）或 A-V 现象（为患侧下斜肌机能亢进所致）；⑨屈光矫正不能改变眼位的偏斜程度；⑩经常合并 DVD（分离性垂直偏斜）；⑪有 1/3 的被测者有跳动性眼球震颤。

（2）矫治思路

一般认为，对＞2.00D 的远视矫正镜度的被测者，都应当给予完全矫正镜度的矫正。这是考虑到两种情况，即有的在斜视发生早期存在一定程度调节性成分，也有一部分被测者调节因素的影响会逐渐有所增加。但也有个别被测者在过矫 0.50～1.00D 正镜度后，才会表现出内斜度减少的效果。

在经过一段时间屈光矫正后斜视角没有发生变化时，就应当选择手术矫治的方案。对于手术矫正后的被测者应当注意 3 个问题：①手术后比较容易出现矫正不足问题；②手术后的残留斜视常常会诱发弱视；③有远视屈光不正的被测者，手术后还可能出现调节性的内斜视。这 3 个问题也是在矫治斜视时，值得验光师给予注意的问题。

**2. 调节性内斜视**

在斜视分类中，人们比较习惯将发生原因不太清楚的、发生在出生后 6 个月以上的内斜视统称为后天性共同性内斜视。人们又根据斜视与调节作用所存在的关联程度，将其分为调节性内斜视、部分调节性内斜视和非调节性内斜视。对内斜视程度与远视屈光不正、AC/A 有关的这一斜视状态就叫做调节性内斜视。其中内斜度是由远视屈光不正所致、AC/A 正常，并能通过配戴合适的屈光矫正眼镜，获得完全矫正效果的后天性共同性内斜视叫做屈光性调节性内斜视，又称为完全调节性内斜视，简称调节性内斜视；有远视性屈光不正（一般为中度远视）、AC/A 比值较高，通过配戴适宜的屈光矫正眼镜，只能获得部分矫正效果（内斜度减少 10△ 以上，或剩余内斜度＞10△）的后天性共同性内斜视叫做部分调节性内斜视；无明显屈光不正，AC/A 异常，配戴屈光矫正眼镜不能对斜视状况产生矫正效果的共同性内斜视就称为非调节性内斜视。我们首先来介绍调节性内斜视的临床特点和矫治思路。

（1）临床特点

完全调节性内斜视的产生大多都是由过度使用调节力所致，这种斜视最易发生在 1～5 岁这一年龄段。其临床特点表现为：①眼位偏斜度一般较小（20$^\triangle$～30$^\triangle$）；②视远、视近的斜视角基本相等（发病早期则会伴随肌体的状态和眼的调节量变化，出现不稳定性和间歇性）；③被测者的屈光状态大多为中、高度远视性屈光不正；④斜视程度与过度使用调节有关；⑤导致斜视发生的诱因呈多样性，发热、疲劳、惊吓及肌体不适，都可能成为诱发因素；⑥戴用适宜的屈光矫正眼镜内斜视症状可能会消失，有的将表现为症状减轻，症状减轻者会在 1～2 月内逐渐转为正眼位（极少数病例可能需要较长的时间，据报道最长时间为 1 年）；⑦大多数被测者均具有双眼单视；⑧可能会存在弱视现象，但很少有，发生弱视多因屈光参差或转成恒定性斜视之后；⑨矫治过程中可能会出现眼位回退现象，一般将这种现象归因于屈光矫治过晚和双眼单视不佳。

（2）矫治思路

调节性内斜视最初发生时，一般年龄都比较小，家长往往会听一些人说，到孩子大了斜视就会自然消除。这种说法在一定程度上反映了内斜视的发展规律。但是，这种做法是要冒弱视发生和丧失双眼单视功能风险的，是一种极为不妥的方法。验光师对被测者存在的远视性屈光不正问题，一定要力争做到尽早矫正。

对调节性内斜视远用屈光矫正度一定要进行完全屈光矫正镜度的矫正。为了保证屈光矫正镜度的准确，对这类被测者的验光，应采用散瞳验光与散瞳后复核验光相结合的方法进行。

在调节性内斜视被测者接受完全屈光矫正后，一定要注意以下 3 个方面的问题。

① 戴镜后双眼实现正眼位或仅有一定内隐斜的被测者有必要接受定期复查。复查时间以每半年一次为宜，在戴用者无异常表现时，可以适当降低所使用的屈光矫正镜度。每年下调的正镜度应不大于 1.50D。

② 戴镜后双眼偏斜量明显减少但未实现正眼位时，一定要定期复查。复查时间以每 3 个月一次为妥，复查时一定要对眼位纠正的状况进行观察、检测并予以记录。复查时，眼位已呈正位时，可以延长下次复检的时间，也可以在观察 3 个月后再确定是否延长复检时间。复查时应适当下调屈光矫正镜度，下调的值请参照①中的办法。

③ 使用完全屈光矫正镜度矫正后眼位获得明显改善，但感觉明显不舒适者。这种情况多见于初次使用眼镜的被测者。对这种情况，可以考虑实施短期阿托品化的办法，以达到放松调节提高对完全屈光矫正镜度的耐受性。对这样的被测者进行复查时，一般均需采用散瞳验光，复查间隔的时间与下调屈光矫正镜度与前述①的情况相同。

一般情况下，这种内斜视是不应当采取手术方法矫治的。这种内斜视只有在伴有垂直斜视或下斜肌功能亢进时（会表现出一种极不美观的现象：双眼同向运动时内转眼上翻），则是选择手术治疗的明确指证。

**3. 非屈光性调节性内斜视**

这种内斜视，又被称为后天获得性内斜视，约占内斜视的 1/3，发生原因尚不够明朗。当前对这种内斜视的分类，习惯上根据 AC/A 的情况又将其分为基本型内斜视、集合过强型内斜视和分开不足型内斜视三种类型。

（1）基本型内斜视

A. 临床特点

一般在出生 6 个月后发生，这一类型的内斜视特点有：①没有明显的屈光不正；②内斜视状况不受调节因素影响；③视远与视近时的斜度基本相等；④诱发因素可能是外伤、情绪紧张等；⑤发生斜视初期斜度相对较小，以后可发展到 $30^{\triangle} \sim 70^{\triangle}$；⑥AC/A 正常；⑦可能伴有弱视。

B. 矫治思路

这种内斜视的内斜倾向是发生在内斜视出现之前，内斜视一旦出现就说明融合机制已没办法对内斜视倾向进行控制了。因此，这种内斜视的矫治使用保守的疗法都不会取得满意的矫治效果。当被测者存在弱视时一定要积极治疗。弱视治疗后则应尽早进行手术治疗。

（2）集合过强型内斜视

A. 临床特点

集合过强型内斜视一般发生在 2～5 岁这一时期，这一类型的内斜视的特点是：①被测眼没有明显的屈光不正；②内斜视状况不受调节因素的影响，但与神经紧张有关；③视远时的斜度小于视近时的斜度，视远时可以是正眼位，但视近时的斜度多在 $20^{\triangle} \sim 40^{\triangle}$，最常见的是看近比看远的斜视角大 $10^{\triangle}$；④视远时眼的运动和感觉性融像功能正常；⑤极少有弱视现象；⑥AC/A 比率正常。

B. 矫治思路

当前对这种内斜视的认识还比较局限，对其进行治疗尚未达到满意的程度。人们普遍认为对这一类型内斜视的矫治中要注意三点：①有屈光不正时要合理矫正屈光不正；②使用双光镜或缩瞳剂对斜视的改善无效；③一般主张应用单眼或双眼内直肌后退术进行斜视矫治，但手术效果并不十分理想，术后出现最多的问题是矫正不足。

C. 关于"视近内斜视"和"集合过强型内斜视"

前述集合过强型内斜视是国内比较统一的认识。但在卡罗琳·麦克文（Caroline MacEwen）、里卡尔德·哥里逊（Richard Gregson）编著的《斜视外科手册（Manual of Strabismus Surgery）》中则提出了另外一种意见：把上述以 AC/A 正常位为特征的内斜视称为视近内斜视。而将与此相似，4 岁以内发病并以高 AC/A 为特征的内斜视称为集合过强型内斜视。应当说这样的划分更为合理。卡罗琳和里卡尔德所讲的"集合过强型内斜视"对斜视屈光矫正的意义更为突出，在此特将其介绍如下。

"集合过强型内斜视"与前述被称为集合过强型内斜视的"视近内斜视"的根本区别就是"集合过强型内斜视"表现为高 AC/A 比率。一般都会有轻度的远视（可能还会存在屈光参差），而且被测者一般均会有双眼视功能，特别是视远之时，屈光矫正后的视近也会有双眼视功能。

对"集合过强型内斜视"的屈光矫正处置应注意以下两个方面。

① 非手术矫治措施。

完全矫正被测者的屈光不正；对有阅读需求的被测者可以应用分裂型双光镜以提高、维持双眼视觉功能；应用缩瞳剂可以使不引起集合作用的调节力得到提高。

② 术后矫治措施。

被测者在采用非手术矫治难以奏效时，就应当给予手术治疗。有一些被测者尽管接受了完全性矫治术，但术后仍会表现出斜视度矫正不足的问题。对这样的情况，可以采用两种非手术疗法予以补救：一是使用分裂型双光镜予以矫正，并有望在使用一段时间后将眼镜摘去；二是内直肌注射肉毒毒素。在这两种方法效果不明显时，只能选择二次手术矫治的方案进行进一步的矫治。

（3）分开不足型内斜视

A. 临床特点

这一类型内斜视的特点是：①这一类型内斜视的屈光状态呈多样性表现，即有轻度远视眼，也有正视眼，还有近视眼；②内斜视常表现为间歇性，偏斜角度一般不大；③视远时的斜度大于视近时的斜度，具体表现是视近时正位，视远时表现为间歇或恒定内斜视；④散开融合范围明显减小；⑤眼球外转功能下降；⑥AC/A 较低。

B. 矫治思路

对于轻度的内斜视，可以考虑用三棱镜予以矫正。内斜视明显或三棱镜矫正效果不理想，应建议被测者采用手术矫治的办法。

**4. 部分调节性内斜视**

这是一种由屈光性和非屈光性因素共同作用而发生的内斜视。部分调节性内斜视可以是原发性的，也可以是完全调节性内斜视长期未能得到完全矫治的续发结果。这种内斜视大多发生在 1～3（也有人认为 2～5）岁的儿童。

（1）临床特点

部分调节性内斜视的特点是：①被测者多存在中度远视性屈光不正，可以伴有屈光参差；②为单侧恒定性眼位偏斜；③双眼视功能不良，可以表现在视远之时和视近之时，但以视近时更加明显一些；④偏斜眼会有单眼抑制和弱视现象；⑤戴用完全屈光矫正镜度眼镜，斜视度减少 $10^\triangle$ 以上（或剩余斜视度＞$10^\triangle$）；⑥屈光矫正后的剩余斜视度可以通过应用缩瞳剂、双光眼镜予以矫正；⑦AC/A 正常或略高；⑧多有家族发生倾向。

（2）矫治思路

对这一类型的内斜视的矫治思路应采取非手术矫治与手术疗法相结合方式进行。

① 非手术矫治。以完全矫正屈光不正和积极治疗弱视为主，力图达到最大限度矫正斜视并为恢复重建双眼视功能创造条件。

② 手术治疗。主要的目的是改善外观形象。对有些被测者，还会为其提供促进双眼功能发育的机会。

当部分调节性内斜视被测者是视觉功能尚未发育成熟的幼儿时，我们一定要始终坚持对恢复双眼视功能的努力。尽管远期效果不好预料，但被测儿童双眼视功能一旦得到改善，其获得的远期矫治效果将一定是稳定的。

**5. 知觉性内斜视**

继发性内斜视有三种，即知觉性内斜视、外斜视手术后的内斜视、残余性内斜视。在此我们将以知觉性内斜视介绍为主。知觉性内斜视是因视知觉缺陷所诱发的一种内斜视，是因一只眼视力严重下降导致双眼融合生理机能障碍，神经中枢无法形成同一的知觉视像所产生的一种生理适应性改变。

（1）临床特点

知觉性斜视既有内斜视者，也有外斜视者。那么，什么样的被测者会产生内斜视？什么样的被测者会发生外斜视呢？在这个问题上有两种解释（表15-7），这两种解释在斜视临床实践中都可以找到支持的证据。因此，在解释知觉性斜视眼的眼位偏斜方向时，一定要兼顾这两种因素的综合影响作用。根据这一认识，知觉性内斜视发生频率最高的人群应当是 6 岁以下、一眼为远视眼、另一眼存在视觉障碍的幼儿。

表 15-7　影响知觉性斜视眼偏斜方向的两种因素

| 作用因素分类 | 继发内斜视 | 继发外斜视 |
| --- | --- | --- |
| 年龄 | ＜6 岁 | ≥6 岁 |
| 健眼的屈光状态 | 远视眼 | 正视眼、近视眼 |

知觉性内斜视的临床特点是：①斜视眼的视功能明显下降；②致病原因可能是先天性白内障、无晶体眼、视网膜变性、视神经萎缩及眼外伤等，病理性屈光参差也是导致知觉性内斜视不可忽视的原因；③双眼的运动功能正常；④双眼视功能不良；⑤有向外斜视转化的趋势。

（2）矫治思路

对知觉性内斜视进行矫治的程序如图 15-6 所示。在这幅图中有以下几个需要注意的问题。

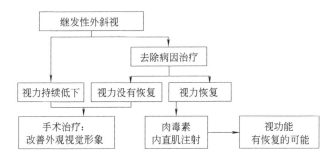

图 15-6　继发性内斜视的矫治程序和预后示意图

① 去除病因的治疗是关键。知觉性内斜视的矫治中，去除病因的治疗是最具生理功能价值的措施，这是唯一可能使被测者恢复视觉功能的措施。在此需要说明的是，能够恢复视觉功能的绝非是个别人。

② 手术矫治斜视的外观效果明确。对知觉性内斜视实施手术矫治，只能是改善外观视觉形象，对视觉功能的改善作用不大。

③ 手术矫治斜视应留有一定的余地。因知觉性内斜视有向外斜视发展的趋势。因此，实施内斜视手术时，一定要保留轻度的内斜状态，以减少未来知觉性外斜视发生的可能性。

**6.继发性内斜视**

这类内斜视有两种类型。一种是由于外斜视（以视远性间歇性外斜视为多）手术而即刻发生，大多是由于施术者力图少量过度矫正而最终矫正过多所造成的。另一种是自发引起，也可能在几个月前或几年前曾接受外斜视的手术矫正。

（1）连续性内斜视

在接受外斜视手术后，立即或短期内出现的内斜视则属于连续性内斜视。这类被测者眼位的偏斜量一般较小但不稳定，眼的运动一般不会受限，但是明显的复视症状可能成为被测者最突出的症状。对这种连续性内斜视的处置应遵循以下处置顺序予以应对。

① 2周以内。对外斜视术后2周内发生的内斜视症状，应采取每日交替遮盖单眼的办法缓解被测者的主观症状，在使用这种方法时，一定要对眼位的状况进行观察。大多数被测者的内斜视症状会在2周之内逐渐缓解。

② 2周~6个月。对内斜视症状超过2周的案例，即进入了这种斜视的迁延期。对进入迁延期的接续性内斜视被测者可以应用下述方法。

a.应用三棱镜。这种处置方法的目的是中和视线的斜视度。但需要注意是：在后续的几个月中应当不断地及时调整所使用的三棱镜度。因为斜视度会随着时间的推移逐渐减少，甚至消失。对斜视度的检测应当每月检查1次，最长的间隔时间不宜超过2个月。

b.应用双光镜。对应用三棱镜后，斜视度的减少到一定程度不再继续减少，已经趋于稳定的被测者不再适宜使用三棱镜，则应换用双光眼镜解决视近时的斜视度以克服主观复视现象。

c.应用肉毒毒素。对于拒绝使用双光眼镜的被测者，可以应用内直肌的肉毒毒素注射办法予以解决。

③ 警惕弱视的发生。在上述治疗过程中，必须要做的一件事就是：通过密切观察，保持对弱视发生状况的监控。弱视一旦发生，必须给予及时的治疗。

④ 6~9月。对经过6个月戴镜（三棱镜、双光眼镜）治疗，效果不明显，又无法实现肉毒毒素治疗的，应考虑手术治疗，这应当是使被测者获得并保有双眼单视功能的最后机会。

（2）矫正不足性内斜视

罹患这种内斜视的被测者都有明确的内斜视，并一定接受过手术治疗的病史，术后立即或一段时间后出现残留内斜度≥5°~10°者，我们将这种情况就叫做矫正不足性内斜视，这种内斜视的临床表现与连续性内斜视有相似的地方，也有不同的方面（表 15-8）。

表 15-8 非特异性内斜视和连续性内斜视症状的不同点

| 类 型 | 伴有 A 或 V 征 | 眼球外转受限 |
| --- | --- | --- |
| 续发(矫正过度)性内斜视 | 一般会有 | 轻度受限[①] |
| 矫正不足性内斜视 | 无 | 无 |

① 有外斜视手术史者,眼球外转受限将会更加明显。

对继发性内斜视的矫治应注意两个方面：①屈光矫正。在屈光矫正中，一定要确保不能出现负镜度的过度矫正或正镜度的矫正不足问题。②手术治疗。对眼球受限明显、复视困扰难以承受的被测者，不管是否接受过手术，都应当采用手术治疗的矫治方案。

**7. 微小内斜视**

微小内斜视是指内斜度＜10°，有一定双眼视功能的斜视。一般学者认为，这种内斜视是隐性斜视与显性内斜视的一种中间过渡类型，处理不当就会转变为显性内斜视。这种斜视可以是调节性内斜视术后的一种残存，也可以是斜视度较大的被测者经过光学矫正后的一种结果。一般认为，屈光参差、单侧黄斑病变、黄斑发育不良、辐辏功能过强、黄斑融合功能障碍等，都是诱发微小内斜视的因素。

（1）临床特点

微小内斜视的临床特点有 8 个方面：①有屈光不正，常有屈光参差；②内斜度＜10°（杨景存：10°～15°），外观表现不明显；③斜视眼有弱视现象（一般较轻，个别被测可能较重）；④视网膜周边融合功能基本正常；⑤可能有旁中心注视、黄斑抑制暗点现象；⑥有双眼视功能，能通过沃茨氏 4 点灯试验；⑦有比较粗放的立体视觉；⑧可能有间歇性显性内斜视发生。

（2）矫治思路

对微小内斜视的处置，只要被测者处于代偿阶段，就无需实施手术矫治方案，可以应用的非手术治疗的方法有以下几种。

① 矫正屈光不正。特别要注意的是，对屈光参差者一定进行完全性屈光矫正镜度的矫正，以保证尽可能好一些的双眼单视功能。只有这样才能使被测者立体视觉功能获得提高的可能性。

② 积极治疗弱视。对存在弱视问题的被测者，一定要给予积极的弱视治疗。

③ 正位视训练。对这种内斜视被测者都应当给予正位视的训练。这种训练可以增强被测者对眼位的控制力，从减少向显性斜视的转变的可能性。

**三、共同性外斜视**

什么因素会引起共同性外斜视呢？当前还没有找到确切的原因。但专家学者大多认为，外斜视的发生是神经支配因素和机械张力因素共同作用的结果。神经支配因素是指集合与辐辏的生理平衡被打破后所发生的一种双眼散开作用过强的影响因素，这种因素显然属于一种动态因素。机械张力因素是指由解剖与生理特性（眼眶形状、眼轴方向、眼外肌的长度与起止位置、瞳孔距离、眼球大小等）所形成的眼位向外偏斜的作用因素，这种因素应当属于一种静态因素。这也就是说，外斜视极可能是被测者的眼在静态因素条件下的一个主动的生理适应现象或过程。与共同性外斜视有关的另外一个因素就是近视性屈光不正。

人们认为，近视性屈光不正可以通过修正调节与集合的协同作用来完成向外斜视转变的生理适应过程。这里需要说明的是，近视眼发生外斜视的大多为高度近视眼，近视性屈光参差比较容易出现外斜视。特别是复性近视性屈光参差更易发生外斜视，这可能与双眼成像的差异性更利于抑制形成有关。

当前对共同性外斜视的分类也不是完全统一的，现特将赫雨时、杨景存和麦光焕三位专家对共同性外斜视的分类及对各种斜视的名称编制成表 15-9，以供读者参考。

对外斜视的分类，同对内斜视的分类一样，在每一本有关斜视的著作中，都会或多或少地存在着一定的差异。下面仅以三位专家的分类为基础，以便于理解共同性外斜视的非手术矫治方法为目的，特对几种共同性外斜视的临床特征与矫治思路简介如下。

**1. 先天性共同性外斜视**

这是一种发生在 1 岁以内儿童的显性斜视，将这种斜视与先天性共同性内斜视进行比较，先天性共同性外斜视的发生率相对较低。蔡京华等报告，帝京大学 9 年间（1980～1989）就诊的外斜视中只有 13 例先天性外斜视。据赫雨时先生报告，两者的比例约为 1:4。

（1）临床特点

对先天性共同性外斜视被测者进行检查时，需要把握的临床特征有：①偏斜度较大（20°～40°）；②斜视形式多表现为双眼交替性恒定性外斜视；③可有轻度屈光不正；④单眼运动正常，可伴有下斜肌机能亢进及集合不足；⑤很少会伴发弱视；⑥有合并垂直斜视、A 型外斜视、DVD（分离性垂直偏斜）、微小震颤等的可能性。

（2）矫治思路

至今尚未发现非手术疗法在外斜视方面具有明显的矫治作用。因此，先天性共同性外斜视的矫治，仍应当首选手术治疗的矫治办法。

**2. 原发性共同性外斜视**

这种外斜视又称为间歇性外斜视。通常将这种外斜视分为三种，即分开过强（视远）型、混合（均衡）型和辐辏不足（视近）型。这三种类型的临床特点如表 15-10 所列。

原发性共同性外斜视采用非手术疗法，主要适用于 20<sup>△</sup> 以内、年龄较小的被测者。对三种类型的原发性共同性外斜视的非手术矫治方面，既有相同的方面，也有不相同的方面。相同的方面有以下 4 个。

表 15-9　几位专家学者对共同性外斜视的分类

| 赫雨时：《斜视》 | 杨景存：《眼外肌病学》 | 麦光焕：《现代斜视治疗学》 |
|---|---|---|
| 共同性外斜视 | 共同性内斜视 / 共同性外斜视 | 共同性外斜视 |
| 原发性共同性外斜视：分开过强型共同性外斜视、辐辏不足型共同性外斜视、混合型共同性外斜视 | 先天性共同性外斜视——同数性外斜视——集合差异性外斜视：分开过强型共同性外斜视、集合不足型共同性外斜视、基本型共同性外斜视 | 先天性共同性外斜视：同数性外斜视、恒定性外斜视、调节性外斜视、知觉性外斜视、内斜视手术后的外斜视、残余性外斜视 |
| 继发性共同性内斜视：单眼视力严重障碍型外斜视、单眼视力轻度障碍型外斜视、眼外肌轻度麻痹型外斜视、眶骨与框内改变型斜视、辐辏功能减弱型斜视 | 同数性外斜视——对应性外斜视：正常对应性同数性外斜视、双重对应性同数性外斜视 | 后天性共同性外斜视 / 继发性外斜视 |
| 继发性共同性外斜视 | 恒定性外斜视：分开过强型外斜视、集合不足型外斜视、通常型外斜视、类似分开过强型外斜视 | 微斜视（单眼固视综合症） |
| | 继发性外斜视：知觉性外斜视、内斜视手术后的外斜视、外斜视矫正不足型外斜视 | |

表 15-10　原发性共同性外斜视分型临床特点对照表

| 比较项目 | 视远型<br>（分开过强型） | 均衡型<br>（混合型、基本型） | 视近型<br>（辐辏不足型） |
|---|---|---|---|
| 斜视状况 | 远外斜,近外隐斜 | 远外斜,近外斜 | 远外隐斜,近外斜 |
| | 远－近＝10△ | 远＝近 | 近－远＝10△ |
| AC/A | 高 | 正常 | 低 |
| 发病 | 6～18个月 | 6～18个月 | 青少年、青壮年 |
| 立体视觉 | 近:较好 | 较好 | 不健全 |
| | 运动融合范围缩小 | 运动融合范围缩小 | 伴有集合功能低下 |
| 主观症状 | 无 | — | 近:头痛、视觉疲劳 |
| 侧方注视 | 斜视度减小 | 斜视度减小 | 斜视度减小 |
| 屈光不正 | 很少 | 近视 | 少见 |
| 强光下 | 偏好单眼闭合 | 偏好单眼闭合 | — |
| 弱视发生 | 很少 | 很少 | 很少 |
| 迁延发展 | 恒定性外斜视 | 恒定性外斜视 | 恒定性外斜视 |

（1）充分屈光矫正

倘若被测者存在屈光不正，即便程度比较轻，也应给予充分屈光矫正。特别是存在散光及屈光参差者更应当予以矫正，这对融合功能的建立是有利的。在屈光矫正中，应当在保障视力良好的前提下，注意以下几点：

第一，近视性屈光不正应当给予完全性屈光镜度的矫正。有的学者还认为，可以通过负镜度的适当过度矫正来保证双眼良好视觉的形成。

第二，屈光不正中的散光成分一般都应给予全部矫正，尽可能不做等效球镜处理。

第三，＜＋2.00D屈光不正的外斜视可以不用配镜。

第四，适当增大负效镜度，有增加调节性辐辏和缓解外斜视程度的作用。镜度增加的幅度以－1～－5D（平均－2.5D）为宜。

（2）集合功能训练

消除抑制、强化融合是为原发性共同性外斜视被测者设计训练方案的目标。主要应用的办法是"移近训练"。训练的指标应以＜10cm为宜。

（3）三棱镜的应用

对于部分被测者来说，还可以短期使用底向内的三棱镜进行矫治。这部分被测者至少应包括辐辏不足型共同性外斜视和失代偿性外隐斜视这两种情况。应用三棱镜一定要选用能减轻症状的最小三棱镜度。使用 BI 三棱镜还有一个问题应当注意，这就是被测者对三棱镜度的需求将会逐渐增大。尽管有这样的潜在的问题，但这种方法对老年人、体质虚弱者的用途还是利大于弊的。

（4）密切观察变化

在对原发性共同性外斜视矫治过程中，一定要对斜视程度的变化给予密切的观察。当我们检查到被测者具有以下 3 种信息中的任何一种时，都应当视为被测者应接受手术治疗方案的临床指证，都应当向被测者讲明情况，建议其接受手术矫治方案。

① 对斜视自动控制能力明显减弱（绝大部分时间处于斜视状态，遮盖试验恢复正位眼较为困难、双眼视力下降）、立体视锐度急剧下降、偏斜角增大时。

② 斜视度较大（＞20△）。

③ 非手术疗法治疗无效时。

**3. 原发性恒定性外斜视**

这是一种发生在出生后 6 个月之内的有较大角度眼位偏斜的外斜视类型。

（1）临床特点

这种外斜视的临床特点有：①较大而恒定的外斜视；②斜视形式既可以是交替性的，也可是单眼性的；③有分离性垂直眼位偏斜；④双眼视功能异常甚至缺失；⑤屈光不正比较少见；⑥大多会伴有颜面发育不良所导致的面部不对称现象。

（2）矫治思路

对原发性恒定性外斜视使用非手术方法矫治，只对少数伴有屈光不正的被测者有意义。

绝大多数被测者都须接受以美容为主要目的的手术矫治方案。在手术矫治中，一般都会从减少外斜视再次发生而做轻度过度矫正处理。对＞50△者一般都将选择双眼手术矫治的方案。

**4. 知觉性外斜视**

知觉性外斜视是由于单眼视力不佳或融合不良导致的外斜眼位。造成这种外斜眼位的原因有：屈光参差、单眼无晶体眼、角膜斑翳、先天性白内障、视网膜变性、视神经萎缩、眼外伤等。婴幼儿视觉发育期存在高度远视、近视，特别是伴有单眼视功能障碍者，尤其容易发生这种知觉性外斜视。

（1）临床特点

这种外斜视的发生，在发病年龄上要比知觉性内斜视晚一些，大多发生在 6 岁以后，而且以青年、成人比较多见。

知觉性外斜视的特点是：①斜视为单侧性，斜视眼为视力较差的眼；②眼球运动正常；③双眼视功能异常，甚至缺失。

（2）矫治思路

在矫治方面，一定要强调早发现、早矫治，尤其是年龄较小的婴幼儿。矫治时间越早，双眼视功能得到恢复的可能性也就越大。对于知觉性外斜视的矫治更倾向于使用手术矫治的手段，特别是在使用非手术疗法无明显疗效时。

当然，手术矫治主要的目标是改变面容的视觉外观形象，改善视功能的可能性相对比较渺茫。需要说明的是，知觉性外斜视的手术矫治后，也存在着与知觉性内斜视同样的一个问题：比较容易复发。为了尽可能避免和减少复发，手术矫治大多采取稍稍过度矫正的办法予以解决。

**5. 非特异性继发性外斜视**

在通常的表述中，一般不使用非特异续发性外斜视这一名称，而是将其称为继发性外斜视，并把这种外斜视分为知觉性外斜视、内斜视术后的外斜视、残余性外斜视三种。有人将知觉性外斜视、内斜视后或内斜视术后发生的外斜视称为继发性外斜视。也有人将麻痹性斜视后发生的外斜视也纳入继发性外斜视这一类。

笔者认为，不应将知觉性外斜视与继发性外斜视混为一谈，对没有斜视病史而因单眼视功能低下发生的外斜视应称为知觉性外斜视，对于有过斜视病史转化而成的外斜视才应称为继发性外斜视。这样应当更加合理一些。我们可以将继发性外斜视分为以下两种。

（1）续发（过度矫正）性外斜视

这是一种有过内斜视病史的双眼视觉功能障碍的被测者，经过或未经过手术矫治，随年龄的增大逐渐转变而来的内斜视。

续发性外斜视的特点是：①以青年人最为多见；②双眼视功能不全或丧失；③很少有复视症状，但弱视比较常见；④斜视程度≥15°；⑤斜视眼表现有一定程度的内转不足；⑥常伴有"X"征或"V"征。

（2）残余（矫正不足）性外斜视

这种外斜视又叫做残余性外斜视，是指外斜视手术后未能达到理想矫正程度，还有一定残留外斜视的状况。这种情况在临床上还是经常可以看到的。

残余性外斜视的特点是：①手术后或术后短时间发生；②残留斜视度≥10°；③双眼融合功能可能丧失；④斜视眼表现有一定程度的内转不足。

对于上述两种外斜视的处理方法的总的方针是一致的，就是以手术治疗为主，注意非手术治疗的可能性。具备什么条件可以尝试非手术矫治的办法呢？应当说，过度矫正性外斜视＜15°和矫正不足性外斜视＜10°时，在有双眼融合功能的情况下，就可以通过集合功能训练进行尝试性矫治。不具备这样的条件都应当接受再次手术矫治，但是应当掌握实施第2次手术的时间，过度矫正1个半月后仍为过度矫正可以实施第2次手术，矫正不足可以在第1次手术后1～8周期间择机实施。

# 第三节 非共同性斜视（麻痹性斜视）

简单地讲，非共同就是不相同的，非共同性斜视也就是具有一定不相同特征的斜视。这只是从词义上理解，并非共同性斜视的真正意义所在，其真正的意义应是：存在一定程度眼球运动障碍，表现为不同注视方向上眼的偏斜角度存在着差异的眼位偏斜状况。

## 一、非共同性斜视的概述

### 1. 分类

非共同性斜视的分类方法是很多的，而其命名也是各种各样，至今尚没有统一的命名标准，也没有一个被眼科界普遍认可的分类方法。下面我们特将赫雨时先生编著的《斜视》、孟祥成先生编著的《儿童视力不良与斜视》和杨景存先生主编的《眼外肌病学》中关于非共同性斜视的分类状况汇编为表15-11，以供读者阅读时参考。

表 15-11　赫雨时、孟祥成和杨景存对非共性斜视的分类情况一览表

| 赫雨时编著《斜视》 | | | 孟祥成编著《儿童视力不良与斜视》 | | 杨景存主编：《眼外肌病学》 | | |
|---|---|---|---|---|---|---|---|
| 典型性新鲜单眼眼外肌麻痹（以右眼为例） | | 右眼外直肌新鲜麻痹 | 中枢性神经障碍 | 中枢性眼球运动障碍 | 水平注视麻痹 | 先天性非共同性斜视 | 先天性动眼神经麻痹 |
| | | 右眼内直肌新鲜麻痹 | | | 垂直注视麻痹 | | 先天性滑车神经麻痹 |
| | | 右眼上直肌新鲜麻痹 | | | 单眼双上转肌麻痹 | | 动眼神经完全麻痹 |
| | | 右眼下直肌新鲜麻痹 | | | Hertwig-Magendie 综合征 | | 动眼神经不全麻痹② |
| | | 右眼上斜肌新鲜麻痹 | | | 辐辏痉挛 | | 眼内肌麻痹 |
| | | 右眼下斜肌新鲜麻痹 | | | 散开痉挛 | | 周期性动眼神经麻痹 |
| 先天性或婴儿期眼外肌麻痹① | | 先天性全眼外肌麻痹 | | 与中枢有关的眼球运动障碍 | 核间麻痹 | | 单侧动眼神经轻度麻痹 |
| | | 慢性进行型眼外肌麻痹 | | | 眼球后退综合征（即 Duane 综合征） | | 单侧动眼神经重度麻痹 |
| | | 水平眼外肌麻痹 | | | | | 双侧眼外直肌麻痹 |
| | | 垂直眼外肌麻痹 | | | | 先天性外展神经麻痹 | 先天性全眼外直肌麻痹 |
| 后天性眼外肌麻痹 | | 内、外直肌不完全麻痹 | 末梢神经性障碍 | | 动眼神经麻痹 | 后天性非共同性斜视 | 后天性滑车神经麻痹 |
| | | 创伤性眼外肌麻痹 | | | 滑车神经麻痹 | | 后天性外展神经不全麻痹② |
| | | 垂直眼外肌麻痹 | | | 外展神经麻痹 | 中枢眼球运动障碍 | 同向共同运动障碍 |
| | | 动眼（第三脑神经）麻痹 | | | 全眼肌麻痹 | | 同向性偏斜 |
| | | 肌源性眼外肌麻痹 | 肌无力症与眼肌性障碍（即肌源型） | | 眼肌无力症 | | 同向性痉挛 |
| 核上中枢联系性眼外肌麻痹 | 额叶自主运动中枢损伤 | 同向性眼外肌麻痹 | | | 慢性进行性眼外肌麻痹 | | 异向共同运动障碍 |
| | | 注视性眼外肌麻痹 | | | 疼痛性眼外肌麻痹 | | 辐辏痉挛 |
| | | 分离性眼外肌麻痹 | | | 内分泌性眼肌病 | | 辐辏痉挛 |
| | 枕叶眼球运动中枢损伤 | 同向性眼外肌麻痹 | | | 先天性眼外肌病 | | 散开麻痹 |
| | | 异向性偏斜 | | | 眼外肌纤维化 | | 分离性麻痹 |
| | | 锥体外系损伤 | | | 固定性斜视 | 特殊类型的麻痹性斜视 | 单眼双上转肌麻痹 |
| | | | | | 眼睑异常运动 | | 单眼双下转肌麻痹 |
| | | | 眼外肌机械性障碍 | | 上斜肌腱鞘综合症 | | 周期性动眼神经麻痹 |
| | | | | | 眼眶框底骨折 | | 偏头痛性眼外肌麻痹 |
| | | | | | | | 疼痛性眼外肌麻痹 |
| | | | | | | | 双眼上斜肌麻痹 |

① 先天性或婴幼儿眼外肌麻痹还包括各条眼外肌的先天性不全麻痹，下直肌缺如，双眼滑车神经不全麻痹等。

② 是指各条眼外肌的不全性麻痹。

这种不统一的分类与命名状况，无论在学术的研究上，还是矫治的经验的传播上，都带来了一些问题。限于个人学识的关系，对这一问题本书只能将这种情况介绍给读者，问题的解决当然需要专家学者的共同研讨。

**2. 临床特点**

在此，我们首先要明确一点，在说到非共同性斜视时一般指的就是麻痹性斜视。这是因为：

① 原发性的眼外肌痉挛极为少见，只有在破伤风等情况下才有可能遇到；

② 临床上眼外肌痉挛绝大多数都是继发于眼外肌的功能不足。

本章中所讲的非共同性斜视就是以这样的观点为基础的，在正文的叙述中，一律直接采用了麻痹性斜视这一称谓的描述方式。对于眼屈光学工作者来说，却要在分类、命名还不能统一的情况下，解决非共同性斜视的非手术矫治问题，这就是本书在此要解决的问题。面对这样一个问题，验光师首先要解决的问题的就是要认识、了解非共同性斜视的特点。麻痹性斜视的临床特点可以概括为以下五个方面。

（1）双眼复视

由斜视引起的复视有水平性复视、垂直性复视、旋转性复视、矛盾性复视和混淆视。

① 水平性复视。两眼的视像呈水平分离所形成的复视就叫做水平性复视。常见于司职水平运动眼外肌（内直肌、外直肌）的异常所导致的分开麻痹、辐辏痉挛等。内斜视引起的复视为水平性同侧性复视，外斜视引起的水平性交叉性复视。

② 垂直性复视。两眼的视像呈垂直分离所形成的复视就叫做垂直性复视。常见于司职垂直运动眼外肌（上直肌、下直肌、上斜肌、下斜肌）的异常。一般而言，直肌麻痹所导致的复视为垂直性交叉性复视，斜肌麻痹所引起的复视为垂直性同侧性复视。

③ 旋转性复视。两眼的视像呈倾斜交错状的复视就叫做旋转性复视。视像上端向鼻侧倾斜的旋转性复视叫做内旋转性复视，视像上端向颞侧倾斜的旋转性复视叫做外旋转性复视。这种复视见于上、下斜肌的异常，也可见于中等以上程度的斜轴散光。

④ 矛盾性复视。这是一种在斜视手术后产生的一种有悖正常生理常规的复视现象。这种情况只发生在有视网膜异常对应的被测者在接受手术之后。手术后，尽管斜视眼位得到矫正，但也会使已形成的视网膜异常对应的视像平衡遭到破坏而出现复视。这时，内斜视将发生水平性交叉性复视，而外斜视术后所发生的将是水平性同侧性复视。

在以上 4 种复视状态中，矛盾性复视和混淆视应当说都是暂时性的。矛盾性复视有两种结局：其一，随着时间的推移，被测者的双眼重新建立正常的视网膜对应关系，复视消失，重新确立双眼视觉；其二，被测者的双眼未能重新建立正常的视网膜对应关系，将形成新的抑制现象，复视也会消失。混淆视另一个与复视有关的视觉症状则是视像重叠现象，这种症状只是麻痹性斜视早期的一种在两眼尚未失去黄斑对应关系基础上的现象。混淆视最终将会转变为复视，而复视则是在两眼黄斑丧失对应关系上的视像重叠。

由麻痹性斜视引起的复视现象，都会有一定程度的眩晕症状，特别是在进行双眼视觉扫视或视觉追踪时，这种眩晕则更为明显，常常会表现为站立不稳，或晃动欲倒的感觉。这种眩晕现象，在闭上一只眼时就会即刻消失或明显减弱。久而久之，被测者就会形成再进行扫视、视觉追踪时，就会不自觉地眯上或闭上一只眼。这只眯上或闭合的眼，应当就是斜视眼。

（2）眼位偏斜

麻痹性斜视的第 2 个临床特征就是眼位的偏斜。麻痹性斜视的特点是：第 1 斜视角＜第 2 斜视角。即患眼注视时所产生的眼位偏斜程度要比健眼注视时产生的眼位偏斜程度要小。

当我们面对有眼位偏斜或潜在眼位偏斜的被测者时，就要对被测者的眼位偏斜形式和程度进行判断。有关麻痹程度的检查和判定，请参照表 15-12 所列内容进行。

表 15-12 麻痹程度与眼位偏斜于检测注意点的关系

| 麻痹程度 | 原在眼位 | 其他眼位 | 注意 |
|---|---|---|---|
| 轻微麻痹 | 无偏斜 | 可以无偏斜 | 隐性斜视的检查 |
| 轻度麻痹 | 无偏斜 | 特定眼位偏斜 | 两眼共同运动速度比较；对各眼位进行检查 |
| 中度麻痹 | 有偏斜 | 有偏斜 | 眼球转向累及眼外肌的对侧 |

有关眼位的偏斜形式，可以概括为两句话：水平异常偏内外（司职水平运动的眼外肌麻痹，只产生内斜视、外斜视）；垂直异常上下旋（司职垂直运动的眼外肌麻痹，不但产生垂直方向的斜视，还会兼有内旋或外旋）。

（3）运动障碍

麻痹性斜视，就是由眼外肌麻痹造成的斜视，既然这种斜视是由眼外肌的麻痹所引起的，也就必然会有眼球的运动障碍。被测者的运动障碍程度当然也会有轻重之分。运动障碍状况与眼外肌的麻痹程度有关（表 15-13）。

表 15-13 眼肌麻痹程度、眼的偏斜角度与眼的运动关系

| 麻痹程度 | 单眼运动 | 双眼运动 | 向麻痹肌作用方向转动 | 向对偶及作用方向转动 |
|---|---|---|---|---|
| 轻度麻痹 | 可维持正常运动幅度 | 可以发现某眼外肌异常 | | |
| 中度以上麻痹 | 麻痹肌作用方向明显异常 | 麻痹肌作用方向明显异常 | 偏斜角度加大 | 偏斜角度减小或消失 |
| 麻痹时间较久 | 非共同性将向共同性扩散；对偶眼外肌挛缩 | | | |

当麻痹性斜视迁延日久时，其非共同性斜视状况就会向共同性斜视度方向转化或扩散。在这种情况下。往往会给验光师在判断上造成一定的模糊信息，此时唯一可供鉴别的就是：麻痹肌的功能将会显示出一定程度上的相对不足。

（4）代偿头位

代偿头位是斜视被测者在视觉作业中经常会使用的力图使视知觉像趋于完善的

一种头部位置的补偿方式。这种补偿方式可能是通过逐渐发现或偶然顿悟这两种方法中的一种学会的。头位代偿的作用就是：避免或减少复视、混淆视对视知觉的干扰作用。不同类型的麻痹性斜视，所采取的代偿头位是不一样的，尽管有些代偿头位不具有明显的特异性，但这毕竟为诊断提供了必要的依据。头位代偿有以下4种方式。

① 头的水平转动：指头围绕头的垂直轴进行运动时所产生的头位代偿形式，所发生的位置变化就是头的左转（面左转）或右转（面右转）。

② 头的前后摇动：指头围绕头的横轴进行运动时所产生的头位代偿形式，所发生的位置变化就是下颌的上抬（头后仰）或下颌的内收（头前倾）。

③ 头的左右倾斜：指头围绕头的前后轴进行运动时所产生的头位代偿形式，所发生的位置变化就是头的左倾或头的右倾。

④ 视线注视方向：这是指在注视目标时，被测者的视线发生指向性偏移的一种代偿形式，这种代偿形式一般会被称为视线偏移或偏转。

以上四种代偿头位中，前3种都属于头的补偿运动。在这3种形式中，头的水平转动是唯一可以单独出现的头位代偿形式。在临床实践中，所见到的大部分被测者都会以两种或两种以上形式表现出来。内直肌和外直肌是可能以一种头的转动方式来实现头位代偿的眼外肌。当然，内直肌和外直肌麻痹，也可以伴有头的前后摇动。其他眼外肌发生麻痹时，都将会表现为三种头运动的综合形式的代偿方式。

（5）异常投射

异常投射又称为假性投射，是指由视知觉位置偏差所导致的位置判断误差现象。具体表现为：在遮盖健眼的情况下，对客体位置的知觉判断总会偏向麻痹眼外肌所在的方向，例如右内直肌麻痹者在遮盖左眼只用右眼注视时，用手抓取目标物时，手的最初方向总会指向物品的右侧，再经修正后才会拿取到物品。这种现象应当说是一种反射性视知觉位置修正的结果。

在对异常投射现象进行观察与检测中，可能还会遇到两种情况。①倘若被测者在健眼注视状态下位置判断偏向健侧，则说明拮抗眼外肌功能存在减弱现象。②当判断的偏向程度大于斜视角的时候，则说明拮抗眼外肌和配偶眼外肌功能过强。

### 二、麻痹性斜视的临床筛选

对麻痹性斜视进行检查，首先就需要了解有关的筛选项目；其次就是要掌握这些项目的筛选顺序。

相关的筛选方法可以概括为4个方面：共同性斜视与非共同性斜视；麻痹性斜视与痉挛性麻痹；麻痹肌是眼外直肌，还是眼外斜肌；发生问题的到底是哪一条眼外肌。在此，特将杨景存先生编制的4个表略加改编分列于下，以供读者参考。

#### 1. 共同性与非共同性

当接待一名斜视被测者之时，就要对斜视状况进行第1轮选择，这一轮选择就是要对被测者进行共同性和非共同性的归属分类。具体比较方法如表15-14所列。

表 15-14　共同性斜视和非共同性斜视的鉴别

| 项　　目 | | 非共同性斜视 | 共同性斜视 |
|---|---|---|---|
| 眼球运动障碍 | | 向患侧转动有 | 无 |
| 第一、二斜视角的关系 | | 第一斜视角≠第二斜视角① | 第一斜视角＝第二斜视角② |
| 复视 | 有、无 | 有 | 常无 |
| | 像间距 | 不同方向不等 | 有的话,间距相等 |
| 头位代偿现象 | | 有 | 无 |
| 被测者自觉症状 | | 后天性常有 | 多无 |

① 斜视角随注视方向的不同而不同,但在同一方向上的斜视角则相对恒定。

② 在各个方向上的斜视角基本保持一致。

### 2. 麻痹与痉挛

经过第 1 轮选择,已经判定被测者为非共同性斜视时,就要对被测者进行第 2 轮选择,即对被测者在麻痹性斜视和原发性痉挛性斜视进行选择判定。

当前认为,造成痉挛性斜视的主要原因是眼外肌麻痹后续发的拮抗性眼外肌痉挛或挛缩。因此,痉挛性斜视的临床表现仍以麻痹性症状为主。但在实际临床工作中,要想分辨出谁是原发性的则是一件比较难的事情。这也就是说,是麻痹导致了痉挛,还是痉挛引发了机能减退,这对检测者来说是一个非常现实的又是比较棘手的问题。验光师不妨参考表 15-15 中所列的三项内容进行这方面的考察。

表 15-15　麻痹性斜视和痉挛性斜视的鉴别

| 项　　目 | 麻痹性斜视 | 痉挛性斜视 |
|---|---|---|
| 第一、二斜视角的关系 | 第一斜视角＜第二斜视角 | 第一斜视角＞第二斜视角 |
| 眼球运动障碍 | 向患侧转动,患眼运动迟缓、受限 | 向患侧转动,患眼运动迅速、过强 |
| 异常视网膜投射 | 患眼注视:投射角＞斜视角 | 患眼注视:投射角＜斜视角 |

### 3. 直眼外肌与斜向眼外肌

当在第 2 轮中判定被测者为麻痹性斜视者时,就要进入第 3 轮选择判定,即对受累眼外肌进行直肌和斜肌类型的判定。这一轮的鉴别判定可以根据表 15-16 中所列的内容进行。根据这个表格中的相关内容的检测结果,基本可以满足确认到底是直肌还是斜肌发生了麻痹的需要。

表 15-16　眼外直肌视和眼外斜肌的鉴别

| 项　　目 | 眼外肌直肌异常 | 眼外肌斜肌异常 |
|---|---|---|
| 第一眼位偏斜度 | 大 | 小 |
| 旋转斜视位 | 少见 | 多见 |
| A-V 综合征 | 一般无 | 常见 |
| 代偿头位方式 | 前倾、后仰 | 侧偏 |
| 歪头试验 | 无反应 | 呈阳性 |

#### 4. 头位与眼外肌的关系

（1）代偿头位与麻痹累及肌的关系表

在对麻痹性斜视进行具体的受累眼外肌判定时，还可以根据被测者所采取的代偿头位状况来进行判定。表15-17就是双眼各条眼外肌麻痹，在双眼分别固视时，所产生的对应代偿头位关系。

表 15-17　麻痹眼外肌及对应代偿头位的对应表

| 受累眼外肌 | | | 外观眼位 | | 代偿头位 | |
|---|---|---|---|---|---|---|
| 受累肌 | 眼别 | 固视眼 | 斜视眼 | | 配偶肌功能正常 | 配偶肌功能过强 |
| | | | 眼别 | 方向 | | |
| 内直肌 | 右 | 左 | 右 | 外斜 | 面左转，时有下颌上抬 | — |
| | 左 | 右 | 左 | 外斜 | 面右转，时有下颌上抬 | — |
| 外直肌 | 右 | 左 | 右 | 内斜 | 面右转，时有下颌内收 | — |
| | 左 | 右 | 左 | 内斜 | 面左转，时有下颌内收 | — |
| 上直肌 | 右 | 左 | 右 | 下外斜，兼有外旋 | 面右转，头左倾，下颌上抬 | 面右转，头左倾，下颌上抬 |
| | | 右 | 左 | 上外斜 | | |
| | 左 | 右 | 左 | 下外斜，兼有外旋 | 面左转，头右倾，下颌上抬 | 面左转，头右倾，下颌上抬 |
| | | 左 | 右 | 上外斜 | | |
| 下直肌 | 右 | 左 | 右 | 上外斜，兼有内旋 | 面右转，头右倾，下颌内收 | 面右转，头左倾，下颌内收 |
| | 左 | 右 | 左 | 上外斜，兼有内旋 | 面左转，头左倾，下颌内收 | 面左转，头右倾，下颌内收 |
| 上斜肌 | 右 | 左 | 右 | 上内斜，兼有外旋 | 面右转，头右倾，下颌内收 | 面右转，头左倾，下颌内收 |
| | 左 | 右 | 左 | 上内斜，兼有外旋 | 面左转，头左倾，下颌内收 | 面左转，头右倾，下颌内收 |
| 下斜肌 | 右 | 左 | 右 | 下内斜，兼有内旋 | 面右转，头右倾，下颌上抬 | 面右转，头左倾，下颌上抬 |
| | 左 | 右 | 左 | 下内斜，兼有内旋 | 面左转，头左倾，下颌上抬 | 面左转，头右倾，下颌上抬 |

例如，右眼内直肌麻痹者，在以左眼作为固视眼时，右眼将呈现外斜眼位状态，被测者的代偿头位将为：脸向左转，有的人可能还会出现下颌上抬（即头后仰）。倘若被测者以右眼为固视眼时，呈现外斜眼位的将是右眼，其代偿头位则为：脸向右转，也可能会出现下颌上抬。

（2）不同眼外肌麻痹代偿头位图解

不同的眼外肌发生麻痹时，必然会有相应的代偿头位，为了进一步明确代偿头位与麻痹累及眼外肌的关系，下面特将孟祥成先生绘制的以右眼眼外肌麻痹为对象的几幅图重新编辑，来说明代偿头位与眼外肌麻痹类型的相互关系，并通过简单的说明来提炼根据代偿头位里判定是哪一条眼外肌发生了异常的基本规律。

① 水平直肌麻痹与垂直直肌麻痹的代偿头位鉴别

水平直肌是指司职水平运动的内直肌与外直肌，垂直直肌是特指上直肌与下直肌。

图 15-7 依次示意的是右眼内直肌麻痹、右眼外直肌麻痹的代偿头位示意图。

图 15-8 依次示意的是右眼上直肌麻痹、左眼上直肌麻痹、右眼下直肌麻痹、左眼下直肌麻痹的代偿头位示意图。

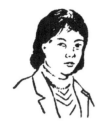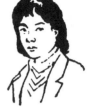

图 15-7　水平眼外肌麻痹的代偿头位示意图

其中，左图为右内直肌麻痹的代偿头位，右图为右外直肌的代偿头位

眼位示意图中，上图为健眼注视时的眼位图，下图为患眼注视时的眼位图

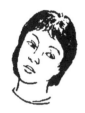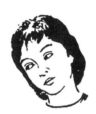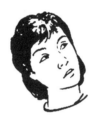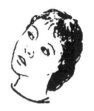

图 15-8　上、下直肌麻痹的代偿头位示意图

自左至右依次为：右上直肌麻痹、左上直肌麻痹、右下直肌麻痹、左下直肌麻痹的代偿头位

比较这两组图，我们可以看出，向一侧转头的代偿头位，属于司职水平方运动眼外肌的问题，应判定为水平方向直肌麻痹；而头向一侧歪斜的则属于上、下直肌的问题，应判定为上、下直肌的麻痹。简单地说就是：转头代偿在水平，歪头代偿归上下。

当鉴别出发生麻痹的眼外肌是水平方向作用眼外肌，还是上、下直肌之后，就可以对照其代偿头位的状况，对发生麻痹的眼外肌进行精确的定位了。

② 上、下直肌麻痹与斜肌麻痹的代偿头位鉴别。上、下直肌麻痹的代偿头位如图 15-9 所示，图 15-10 所显示的是上、下斜肌发生麻痹时所采用的代偿头位。读者在阅读这两组示意图时，一定要与表 15-17 中的相关内容相互参照。

大家在参照表 15-17 的相关内容阅读这两组图的过程中，自然而然就会产生一个疑问：怎样用最简单的办法区分上、下直肌与斜肌的麻痹呢？概括两组图的代偿头位，可以发现：凡是呈现外斜倾向的，就会与上、下直肌有关；而表现内斜倾向的，则必然与上、下斜肌相关联。可以概括为两句话：上下直肌转向外，上下斜肌脸朝内。

将以上规律组合到一起就是下面这 4 句话，这 4 句话就是根据代偿头位对麻痹眼外肌进行定位判断的最基本的方法识别要点：

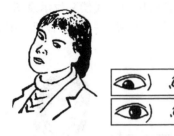
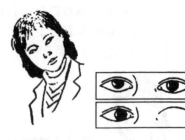

图 15-9　右上、下直肌麻痹的代偿头位示意图

其中左侧图为右上直肌麻痹的代偿头位，右图为右下直肌麻痹的代偿头位

眼位示意图中，上图为健眼注视时的眼位图，下图为患眼注视时的眼位图

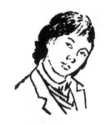
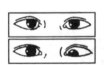
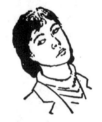

图 15-10　右上、下斜肌麻痹的代偿头位示意图

其中左侧图为右上斜肌麻痹的代偿头位，右图为右下斜肌麻痹的代偿头位

眼位示意图中，上图为健眼注视时的眼位图，下图为患眼注视时的眼位图

转头代偿在水平，歪头代偿归上下；

上下直肌转向外，上下斜肌脸朝内。

当然，在实际工作中还可以看到两条或更多眼外肌联合麻痹的案例。这就需要验光师进行仔细检查，认真分析，才能准确判断出到底是哪一条或哪几条眼外肌出现了问题。

### 三、麻痹性斜视的一般检查

对显性斜视进行检查的方法是很多的，从最简单的物理检查，直到大型仪器同视机检查、A 型和 B 型超声波检查、断层摄影检查（CT）等。但从绝大部分眼视光学工作者所处的现实工作条件看，更具有现实意义的检测方法还是医学上所说的物理检查法。而且在今后相当长的时间内，这一现实状况不会发生根本性的改变。鉴于此，本书只对这些方法进行较简要的介绍。

这些常规性的物理检查应当包括 5 大项：眼的外观检查、形觉功能检查、双眼视功能检查、眼球运动机能检查、斜视角检查。一名验光师不但要熟悉这 5 项检查，还有必要掌握一般情况及病史的调查要领，而这一项调查在所有的检查项目中是排列在第 1 位的。

**1. 一般情况及病史的调查**

一般情况调查是指对被测者个人资料的问询与调查。这项调查的意义是：在验光与斜视矫治记录中留下识别、查询的信息。这一检测项目中，比较重要的则是对斜视发生、发展、矫治经过的调查。这里要解决以下三个问题。

（1）被测者最主要的问题是什么？

在调查中，我们必须要弄清楚被测者所面临的最主要的视觉问题是什么。这就是医学病历中所讲的主诉。对于验光师来说，不清楚这一问题，也就不能制定有针对性的矫治方案。当然，有时被测者自己并不清楚自己所存在这一问题，这就需要验光师在检测的结果中将这一问题整理出来。

（2）被测者斜视的发生经过是怎样的？

验光师还需要对具体的被测者了解斜视的发生、发展过程和现在的状况。在这个问题上，有两个方面的问题需要了解。

① 斜视的发生是突然发生的呢？还是渐进发生的呢？倘若是突然发生的，麻痹性斜视的可能性就会比较大，复视现象也会比较明显。而共同性斜视发生的时间一般都会比较早，被测者对起始发生时间经常说不清楚，这是因为这类斜视往往是在不知不觉中（或难以说清的年龄阶段）发生的。

② 斜视经历的时间的长短。这个问题与矫治目标的确定有着相当大的关系。倘若斜视经历的时间比较漫长、被测者年龄又比较大的话，被测者双眼视功能的恢复就会比较渺茫。假如斜视是新发生的，双眼视功能的恢复或重建就应当是充满希望的。对前者，应当以达到外观视觉美观为矫治目标。对后者矫治的第 1 准则就应当是：帮助或促进被测者双眼视功能的恢复与重建。

（3）是否接受过矫治？

这是在对斜视被测者矫治前，我们应当了解的第 3 个问题。被测者是否接受过相关的矫治，以及矫治后又发生斜视的原因是什么，这个问题的正确答案，被测者可能根本就不清楚，这就需要验光师对相关检测的结果与具体情况进行分析后得出。

例如，有内斜视的近视眼经过屈光矫正后，斜视程度加重了，这种情况的原因被测者是不清楚的，给予这一矫正处方的验光师也不一定清楚。应当说，这一现象最大的可能是：被测者所使用的屈光矫正镜片的数据有些过大了。我们还要面对一些已经做过手术的、仍存在眼位偏斜的被测者，这些被测者有相当多的人的最佳矫治方案应当是接受第 2 次手术，但是被测者可能很难立即接受第 2 次手术的矫治方案。对这样的被测者，验光师一定要清楚两点。

第一，屈光矫正代替不了手术矫治；

第二，屈光矫正有可能起到改善视觉状况的作用。

这也就是说，想用屈光矫正的方法取代手术矫治并达到手术矫治的效果，这只能是一个美好的愿望。例如，对先天性共同性外斜视的矫治，只有手术矫治方案才是有效的。当然使用非手术方法进行矫治也不是绝对不可以，但没有实际矫治意义，这种矫治方案至少不应当是由验光师凭主观建议而实施的。

**2. 外观检查**

对斜视被测者进行眼的外观检查，应遵循一般眼科检查的基本要求来进行。关于眼科检查的内容及要求，读者可通过参阅相关的眼科学书籍了解到相关的内容。在此，只对显性斜视被测者检查中我们应当注意的几个方面予以提示性说明。

（1）斜视的真、假

从外观上对绝大部分被测者的眼位进行观察并判断眼位偏斜状况，一般说来并不困难。但是，对于未经过严格医学训练的验光师中的绝大部分人来说，对特殊的被测者可能会被直观感觉蒙蔽。

通常情况下，脸比较宽、瞳距小的人会让人感觉到有内斜视的感觉；而瞳距比较大的人则常会造成外斜视的外观感觉。另外，还有一种情况需要注意，这就是有明显内眦赘皮（图 15-1）的被测者（这类人在我国的人口中的比例还是比较大的），会因内眦部上眼睑对下眼睑的遮盖作用，而呈现明显的眼位内斜视觉倾向。应当说这类假"斜视"，验光师都需要能够识别出来。

（2）眼的偏斜方向

被测者斜视眼的偏斜方向，是在外观检查中需要注意的第 2 个方面。检查中应注意以下 3 点：

① 确认被测者第 1 眼位时的斜视眼及眼位的偏斜方向；

② 确认被测者视线在向第 2、3 眼位运动时，双眼的运动状况及两眼的速度比较；

③ 根据被测者眼位及头位状况初步确认被测者发生问题的眼外肌。

（3）头的倾侧现象

另一个可以作为辅助判定被测者斜视状况的信息就是"斜颈"，指的是歪脖导致的头向侧方的倾斜。斜颈通常有 3 种类型，即眼源性斜颈、侧视征、外科性斜颈。其中只有外科性斜颈才是真斜颈，前两者皆为假斜颈，而斜视被测者属于眼源性斜颈。验光师可以根据表 15-18 所列的内容进行相关检查并鉴别，即可以判定出被测者斜颈的性质。

表 15-18 真、假斜颈的鉴别对照表

| 项 目 | | 眼源性斜颈 | 侧视征 | 外科性斜颈 |
|---|---|---|---|---|
| 年龄 | | 大多在 1 岁以后 | 年龄较大的儿童 | 生后不久即可出现 |
| 复视 | | 常有复视 | 无 | 无 |
| 斜颈史 | | 有 | 专注性注视时有 | 有 |
| 颈抵抗 | | 无 | 无 | 有 |
| 眼位 | | 异常 | 正常 | 正常 |
| 眼球运动 | | 有受限 | 正常 | 正常 |
| 遮盖反应 | 麻痹眼 | 斜颈消失 | 斜颈消失 | 斜颈不消失 |
| | 健眼 | 斜颈不消失 | 斜颈消失 | 斜颈不消失 |
| 双眼闭合反应 | | 斜颈消失 | 斜颈消失 | 斜颈消失 |

**3. 形觉功能检查**

相当多的斜视被测者都会存在一定程度的屈光不正。对于屈光不正的正确矫正，可以说是对斜视进行矫治的重要手段，有时甚至可以说是第 1 重要的手段。因此，对斜视被测者实施规范的屈光检测就是成为对斜视被测者进行检查中一项重要的内容。在对斜视被测者实施规范验光的过程中，验光师应当注意以下 3 个方面。

（1）裸眼视力检查

对于斜视被测者进行裸眼视力的检查应当注意的问题有以下 2 个方面。

① 是否有弱视。当视力极为低下时，单纯常规视力检查是不能确认弱视的。应当注意检查对比视力的状况。

② 对幼小儿童的检测。年龄较小的儿童，使用常规视力表进行检查可能无法取得满意的检查效果，应选用图形视力表，对年龄特别小的幼儿还可以通过遮盖眼的方式、追踪光源的方式或选择观看等方法进行检测。

（2）屈光矫正镜度的检查

在屈光矫正镜度的检测中，验光师需要了解和注意的问题至少应当包括以下几个。

① 被测者是否戴用过眼镜，眼镜的镜度、相关数据及质量状况。了解这方面的情况，会对被测者的矫治情况有更清楚的了解，对矫正方案的制定具有重要的参考价值。

② 应强调客观屈光检测方法的检测。对于存在弱视现象或年龄过小的儿童，主观屈光检测方法就很难取得准确的检测结果。要想获得准确屈光矫正镜度，就有必要使用检影法验光。

对于婴幼儿、少年儿童，为提高检测效率，可以考虑在散瞳后的检影验光。但是一定注意，散瞳后所取得的数据只能作为参照数据，最终的屈光矫正数据还需要在常瞳下确定，或根据经验对散瞳后所取得的数据进行必要的修正。

③ 注意屈光参差的矫正问题。对于存在屈光参差的被测者，在确定屈光矫正镜度时不应拘泥于定义概念，应考虑被测者双眼视觉融合的实际能力。倘若被测者年龄比较小的话，即便有参差值＞3.50D 仍可获得双眼融合效果。

④ 注意对散光镜度的检测。在这一问题中应注意三点：第一，对于配合较好的被测者，应当注意其轴向的注视偏好倾向；第二，对高度散光者，应当注意其对镜度的耐受程度，不能耐受完全矫正镜度者应考虑建议应用等效球镜（一般主张转换0.50DC）或过渡性镜度的问题；第三，注意处理好双眼轴向参差问题。

（3）眼镜的装配

在验光中，屈光矫正镜度的检测是关键，但检测出来的结果毕竟只是一组屈光矫正数据。要想将其落到实际的矫正中，我们就不能不关注眼镜配制中的质量问题：光学中心距是否与瞳距一致，眼镜的前倾角等是否符合矫正戴用的生理要求。这都与能否完全实现屈光矫正目标直接相关。因此，对实现矫正方案的客观载体——眼镜给予关注，也应当是验光时不可忽略一项工作。

#### 4. 眼球运动机能检查

在斜视的检查中，对眼球运动功能的检查是不可缺少的一项检测内容。这项检查对鉴别共同性斜视和非共同性斜视具有重要的作用，因为非共同性斜视的一个重要特征就是眼球运动受限。而且这项检测还与确认发生麻痹的眼外肌定位有着密切的关系。

对眼球运动功能的检查，验光师可以从以下 3 个方面入手。

（1）单眼运动检查

对单眼进行运动机能检查的目的是了解左、右眼外肌力量的状况，就需要了解眼球上转或下转的力量对比状况。对于验光师来说，首先要了解眼外肌在正常生理状态下的运动幅度状况，这是判定眼球正常运动的最基本的条件。表 15-19 就是眼球运动正常幅度的外观判定标准。

表 15-19　眼球水平运动和垂直运动的正常幅度参考标准

| 眼球运动 | | 正常幅度 | 外观及意义 | | |
|---|---|---|---|---|---|
| | | | 外观 | 意义 | 眼外肌功能变化 |
| 水平运动 | 内转 | 瞳孔内缘,在上下泪点的连线上 | 超过泪点连线 | 内转功能亢进 | 内直肌机能相对亢进（外直肌机能相对下降） |
| | | | 不及泪点连线 | 内转功能低下 | 内直肌机能相对低下（外直肌机能相对亢进） |
| | 外转 | 角膜外缘达到外眦角 | 进入外眦之内 | 外转功能亢进 | 内直肌机能相对低下（外直肌机能相对亢进） |
| | | | 不及外眦角 | 外转功能低下 | 内直肌机能相对亢进（外直肌机能相对下降） |
| 垂直运动 | 上转 | 角膜下缘到达内外眦角的连线 | 超过眦角连线 | 上转功能亢进 | 上转肌机能相对亢进（下转肌机能相对低下） |
| | | | 不及眦角连线 | 上转功能低下 | 下转肌机能相对亢进（上转肌机能相对低下） |
| | 下转 | 角膜上缘到达内外眦角的连线 | 超过眦角连线 | 下转功能亢进 | 下转肌机能相对亢进（上转肌机能相对低下） |
| | | | 不及眦角连线 | 下转功能低下 | 上转肌机能相对亢进（下转肌机能相对低下） |

（2）双眼运动检查

眼位正常的人，只要在正常的生理限度内，在任一时间、向任意注视方向注视时，两眼的运动都是协调一致的。这种协调一致表现在两个方面：眼球的运动速度相同、眼球运动的幅度相同。

在进行双眼运动检查时，需要对眼的 6 个具有代表性的注视方位进行检查（表 15-20）。检查内容就是两眼的运动速度、幅度和斜度。两眼运动时，只要有一项表现不一致，都属于异常现象。

表 15-20 两眼同向运动的配偶肌

| 检查注视方向 | 被检查的主动眼外肌 | |
|---|---|---|
| | 右眼 | 左眼 |
| 右 | 外直肌 | 内直肌 |
| 左 | 内直肌 | 外直肌 |
| 右上 | 上直肌 | 下斜肌 |
| 右下 | 下直肌 | 上斜肌 |
| 左上 | 下斜肌 | 上直肌 |
| 左下 | 上斜肌 | 下直肌 |

这里需要说明的是，仅凭眼位的状况，有时很难确定具体的受累及的眼外肌。例如，右眼上直肌不全麻痹者，被测者常会用右眼作为注视眼，并通过加大复视像间距来提高分辨程度，这样的话就会表现出左眼下斜肌功能过强，到底是右眼上直肌麻痹呢？还是左眼上斜肌麻痹呢？对这种情况，通常都选用遮盖试验和头部倾斜试验的方法进行进一步的检查。

（3）头位倾斜试验

该试验又叫做彼耳斯霍夫斯基（Bielschowsky）氏试验。这种试验适用于近期发生或陈旧性旋转垂直肌（上斜肌、上直肌）麻痹的鉴别诊断，特别适合于因年龄过小不能主动配合的被测者。

当人的头位向一侧倾斜时，同侧眼将发生一定程度的内旋，而对侧眼也会同时发生一定程度的外旋，这就是因姿势的改变而发生的生理姿势反射。头位倾斜试验正是利用这一生理机制对上斜肌麻痹与另一眼的上直肌麻痹进行鉴别的一种方法。具体鉴别诊断方法请参见表 15-21。

表 15-21 头位倾斜试验鉴别诊断一览表

| 眼外肌功能 | | 头倾斜方向 | 眼外肌作用 | | | | | 眼位状况 |
|---|---|---|---|---|---|---|---|---|
| | | | 上斜肌 | 下斜肌 | 上直肌 | 下直肌 | 作用结果 | |
| 右眼 | 正常 | 向右倾斜 | 下转（次） | — | 上转 | — | 均衡 | — |
| | 上斜肌麻痹 | | — | — | 上转 | — | 上直肌作用 | 右眼明显上斜 |
| | 上直肌麻痹 | 向右倾斜 | — | — | — | 下转 | 下直肌作用 | 右眼下斜加重 |
| | | 向左倾斜 | — | 上转（次） | — | 下转 | 均衡 | — |
| 左眼 | 正常 | 向左倾斜 | 下转（次） | — | 上转 | — | 均衡 | — |
| | 上斜肌麻痹 | | — | — | 上转 | — | 上直肌作用 | 左眼明显上斜 |
| | 上直肌麻痹 | 向左倾斜 | — | — | — | 下转 | 下直肌作用 | 左眼下斜加重 |
| | | 向右倾斜 | — | 上转（次） | — | 下转 | 均衡 | — |

**5.常用的眼外肌麻痹定位诊断方法**

对垂直眼外肌麻痹的定位检查方法，可以选择的种类是比较多的。但是，在屈光检测实践中，验光师更乐于选用操作比较简洁的方法，最常用的物理诊断方法有以下 3 种。

（1）帕克斯（Parks）氏检查法

这是对上直肌麻痹与上斜肌麻痹鉴别诊断的最常用的一种方法，是在 1958 年由 Parks 设计的。因这种方法要分成三步进行检查，故又被称为 Parks 氏三步检查法，也有人将其简称为三步检查法。

下面以右上斜肌麻痹与左上斜肌麻痹为例来介绍 Parks 氏三步检查法具体检查步骤。

① 原眼位检查  对处于在原眼位（第 1 眼位）的眼进行眼位观察（图 15-11、图 15-12 中的 A）。

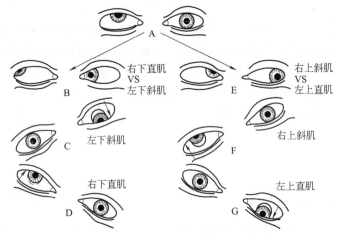

图 15-11  Parks 检查法——右上斜肌麻痹检查过程

A—原眼位：右眼上斜；B—双眼向右注视：右眼外上斜；C—头向右肩斜：左眼下转；

D—头向左肩斜：右眼上转；E—双眼向左注视：右眼内上斜；F—头向右肩倾斜：右眼略有上转；

G—头向左肩斜：左眼略有下转

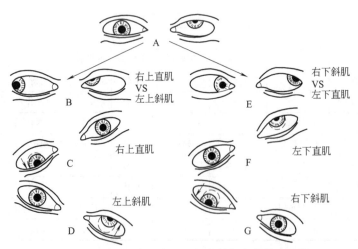

图 15-12  Parks 检查法——左上斜肌麻痹检查过程

A—原眼位：左眼上斜；B—双眼向右注视：左眼内上斜；C—头向右肩斜：右眼下转；

D—头向左肩斜：左眼上转；E—双眼向左注视：左眼外上斜；F—头向右肩倾斜：左眼略有上转；

G—头向左肩斜：右眼略有下转

② 水平运动眼位检查　令被测者眼球向左、右转，观察哪只眼向上偏斜量加大（图 15-11、图 15-12 中的 B、E）。

③ 头倾斜试验　令被测者向右侧（图 15-11、图 15-12 中的 C、F）、向左侧倾斜（图 15-11、图 15-12 中的 D、G），观察眼位偏斜量的变化。

具体的判断方法，请参阅表 15-22。

**表 15-22　Parks 氏三步检查法检查步骤一览表**

| 项目 | 第 1 步 | 第 2 步 | 第 3 步 |
|---|---|---|---|
| 眼位 | 原眼位 | 水平运动 | 头倾斜试验 |
| 检查 | 确定斜视眼类别 | 比较上斜偏斜量 | 眼位偏斜量的变化 |
| 目标 | 判断上转肌，或下转肌 | 确认有问题的两条眼外肌 | 确认直肌或斜肌 |
| 判定 | 确认垂直眼外肌存在问题 | 高:同侧上斜肌麻痹<br>异侧上直肌麻痹 | 阳性[1]:斜肌麻痹;<br>阴性[2]:直肌麻痹 |

[1] 头倾斜试验时眼球上转或下转为阳性。

[2] 头倾斜试验时眼球保持原斜位为阴性。

## (2) 赫尔韦斯顿（Helveston）氏检查法

这种方法是赫尔韦斯顿于 1967 年将 Parks 氏三步检查法进一步简化设计而成的。因这种方法将检测分成两步进行，故又叫做赫尔韦斯顿两步检查法，主要用于鉴别上斜肌麻痹、对侧上直肌麻痹。具体检测步骤如表 15-23 所列。

**表 15-23　Helveston 氏两步检查法检查步骤一览表**

| 项目 | 第 1 步 | 第 2 步 |
|---|---|---|
| 眼位 | 水平运动 | 头倾侧试验 |
| 检查 | 比较上斜偏斜量 | 眼位偏斜量的变化 |
| 目标 | 确认有问题的两条眼外肌 | 确认直肌或斜肌 |
| 判定 | 内转眼上斜:该侧上斜肌麻痹、对侧上直肌麻痹<br>内转眼下斜:该侧下斜肌麻痹、对侧下直肌麻痹 | 向高位眼倾斜上斜加大:斜肌麻痹<br>向高位眼倾斜下斜加大:直肌麻痹 |

## (3) 尤里斯蒂（Urist）检查法

这种方法是由尤里斯蒂（Urist）在 1970 年设计的一种检测方法。这种方法专门用于伴有 A-V 综合征的垂直运动眼外肌麻痹及头位倾斜的被测者。临床上一般将这种方法称为尤里斯蒂（Urist）氏三步检查法。具体检测方法如表 15-24 所列。

**表 15-24　Urist 氏三步检查法检查步骤一览表**

| 项目 | 第 1 步 | 第 2 步 | 第 3 步 |
|---|---|---|---|
| 眼位 | 原眼位 | 头倾侧试验 | 垂直运动注视 |
| 检查 | 上斜状态 | 比较上斜偏斜量 | 眼位偏斜量的变化 |
| 目标 | 确认上斜眼别 | 确认上斜最轻的倾斜头位 | 确认直肌或斜肌 |
| 判定 | 斜视眼 | 头向同侧上斜轻者:直肌麻痹<br>头向对侧上斜轻者:斜肌麻痹 | A 现象:下直肌及下斜肌麻痹<br>V 现象:上直肌及上斜肌麻痹 |

对于眼外肌麻痹进行定位诊断，还可以通过希氏屏视觉投影或蓝氏屏红绿复视像进行检测，考虑到这两种方法屈光矫正中使用者相对较少，在此不再赘述。读者欲了解这方面的知识，可以参阅拙著《眼屈光检测行为学》和赫雨时编著的《临床眼肌学》《斜视》。

**6. 双眼视功能检查**

后天性眼外肌麻痹者一般都有双眼单视功能，检查双眼视功能状况也就成为对显性斜视进行检测的一项重要内容，也是衡量矫治效果的重要指标。检查双眼视功能的方法有：沃茨氏四点检查法（或称为沃茨四点试验）、后像法、麦氏杆镜检查法、三棱镜法、同视机检查法和立体视图（随机点图、2 单元立体检查视标、4 单元立体检查视标）检查法等。

### 四、麻痹性斜视矫治的注意事项

对麻痹性斜视的矫治应当注意四个方面的问题，即病因的治疗、观察中的兼治、手术矫治和转变为共同性斜视的矫治 4 个问题。这 4 个问题可以概括为 8 句话：病因治疗是先导，观察兼治不可少；手术实施在稳定，视觉还好斜不矫；头位代偿复视重，手术矫治使协调；已转共同棱镜消，斜度仍大手术矫。

**1. 病因治疗是先导**

后天性麻痹性斜视是继发于外伤、神经性疾患、眼部周围组织病理改变、内分泌疾病、内外毒素作用、肌源性疾病等异常眼位改变。对于这样的情况，采用去除病因的方法进行矫治，就是治疗的最为重要的手段。当病因一经去除，就可能使异常的眼位得到恢复或好转，这也可以起到避免被测者情况进一步恶化的作用。

**2. 观察兼治不可少；手术实施在稳定**

对麻痹性斜视矫治的主要途径是手术矫治。实施手术治疗的对象，一定是斜视状况已处于稳定期的被测者。临床上，通过两种方式来判定斜视状况的稳定程度。

第一，对于麻痹性斜视已经多年的被测者，只要能排除因斜视状况恶化来矫治这种情况，就可以认为被测者处于斜视的稳定状态。

第二，对于无法判定处于稳定状态的被测者，在实施手术矫治前，一定通过一定时间的观察。经观察，斜视状况已经处于稳定状态者才是手术矫治的现实对象。实际矫治工作中，观察的时间一般为 6～12 个月。

在观察期间，可以实施非手术方法（肉毒毒素注射、视觉训练）进行矫治，并注意观察这一方法对斜视的干预效果。倘若被测者斜视状况不稳定，最适宜处置只能在非手术方法的矫治中通过观察、等待时机。

**3. 视觉还好斜不矫；头位代偿复视重，手术矫治使协调**

麻痹性斜视是否需要手术矫治，取决于斜视程度对双眼视觉的影响，倘若对对双眼视觉影响不大，就无需手术矫治，例如外直肌麻痹者，只有在眼球极度外转时才会发生双眼视觉障碍，此种情况就没有必要实施手术矫治。

对于严重复视，必须采用代偿头位来维持双眼单视的被测者则属于实施手术矫治的对象。而手术矫治的目标则应是双眼运动的协调一致。

**4. 已转共同棱镜消，斜度仍大手术矫**

对于已经转变为共同性斜视的被测者，应根据具体情况选择矫治方案。当被测者眼位偏斜程度$<10^\triangle$（有人认为$<15^\triangle$）时，可以使用三棱镜矫正。实际屈光矫正中，据说曾有使用$20^\triangle$三棱镜改善被测者复视使之实现双眼单视的案例。对于比较大的眼位偏斜还是应当建议被测者接受手术矫治。

到底偏斜程度多大属于非手术矫治的范围，从屈光学的角度考虑：只要是应用三棱镜可以使被测者实现双眼单视，都应当采取光学眼镜矫治的方法予以解决。在使用三棱镜矫治后，有的人眼位偏斜程度会呈现逐渐加重的趋势，倘若如此再考虑手术矫治也是可以的。因为手术矫治必定是一种在万不得已的情况下，才更令被测者易于接受的矫治方法。

有一些被测者，可能不管采用什么样的矫治方法，都无法达到实现双眼单视的目标。对这样的被测者，一般认为可以考虑应用单眼遮盖的方法来解决，这是获得清晰的单眼视像、舒适视觉的唯一办法。但是，这种方法在实际中很难被接受。应当考虑指导、训练，使被测者掌握通过单眼闭合的办法来实现获得清晰的单眼视像、舒适视觉途径，这应当是被测者更乐于接受的一种规避复视、提高视像质量的方法。

# 第四节 ┊ 其他类型的显性斜视

## 一、旋转性斜视

旋转性斜视是指因垂直运动眼外肌的过强或减弱导致眼球角膜垂直轴向鼻侧或颞侧偏转的斜视状态。这种斜视最多见于垂直眼外肌异常，特别是伴有斜肌异常时。还可见于斜轴散光、A-V综合征以及垂直眼外肌的水平异位和水平眼外肌的垂直异位。旋转性斜视可以分为两种：①内旋转斜视［图15-13（a）］：这是由于上斜肌功能过强或下斜肌功能减弱所致。这种旋转性斜视，角膜垂直轴的上端向鼻侧偏转，偏转方向向内，因此叫做内旋转斜视。②外旋转斜视［图15-13（b）］：这是由于下斜肌功能过强或上斜肌功能减弱所致。这种旋转性斜视，角膜垂直轴的上端向颞侧即向外侧偏转，因此称为外旋转斜视。

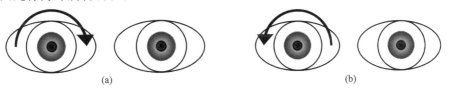

(a)　　　　　　　　　　　　　(b)

图15-13　旋转性斜视示意图

**1. 症状与体征**

旋转性斜视被测者，主要的主诉就是复视。在临床上，旋转性斜视可以导致被测者明显的复视，这种复视是两眼不同视像的交汇，被测者的视知觉对这种视像是极难接受的。因此，视像交汇性的复视，成为被测者主要的主诉。

一般而言，除因斜轴散光引起的旋转性斜视者之外，都会在不同程度上有向上或向下注视时眼位的偏转现象。通常情况下，这种变化是在瞬间发生的，这就是旋转性斜视发生早期，被测者会感到上下楼梯存在一定困难的原因所在。

对于迁延性旋转性斜视被测者，上述的症状可能会逐渐削弱，也有一些被测者可能想不起来有过这些症状。这可能由以下原因所致：

① 旋转性斜视的发生、发展呈渐进模式，使被测者得以缓慢适应。

② 依靠旋转融合功能予以代偿适应。

③ 通过对单眼视中心凹的抑制或建立视网膜异常对应关系，在一定程度上抵消了旋转斜视的影响。

④ 通过应用代偿头位，在一定程度上修正了视像混淆交汇的程度。

⑤ 通过神经生理因素，对视知觉的空间定位基准进行了一定程度上的调整。

⑥ 通过明视条件下的参照系，对视知觉像进行了一定程度上的修正。

正是以上适应、修正、调整机制的存在，使得症状不明显的旋转性斜视，在术后反而出现了症状。在临床实践中，我们也不难发现明视条件下没有物像倾斜现象，但在暗室中却检测出物像偏斜的症状。

**2. 旋转性斜视的检查**

（1）常规检测

可以使用双马氏杆镜片进行检测。

（2）非常规检测

同视机检测、眼底照相。对迁延较久的被测者宜选用眼底照相的方法进行检测。

**3. 矫治**

（1）斜轴性旋转斜视

应在应用睫状肌麻痹剂的条件下进行检影屈光检测，这是常规检测方法中可以检测出斜轴散光的检测方法。在屈光检测的实践工作中，倘若使用主观屈光检测法对旋转性斜视进行检测，往往会遗留下一定程度残余散光。倘若使用电脑自动验光仪，仪器会对斜轴散光予以忽略，这一镜度也不能反映斜轴散光的最终屈光矫正镜度吗？关于这方面的情况尚未见到相关报道。

在同一视距条件下，人眼散光轴向的方位通常是比较恒定的，几乎终生不变。但是作为一名验光员，仅仅考虑到这种单一的情况是不够的。还必须考虑到不同视距、不同眼位情况下的散光轴向变化。特别是对视远和视近这两种情况的眼动变化有所了解。

（2）低度柱镜对旋转性斜视的矫正

请参见本章最后一节相关内容。

## 二、A-V 综合征

### 1. 概述

A-V 综合征又被称为 A-V 现象、A-V 型斜视、A-V 征、Urist 综合征。这种综合征是由端纳（Duane）在 1897 首先描述的，又是由尤利斯特（Urist，1951）以《继发性垂直向偏位的水平斜视》详细描述了这一现象。1958 年被命名为 A-V 综合征。

具有这一综合征的被测者在双眼向上方注视、向下方注视时的眼位偏斜度与水平注视时的眼位偏斜度存在差异，这种差异在双眼角膜位置的改变恰似字母"A"和"V"，故称为 A-V 综合征。确切地讲，A-V 综合征并非是一种病症，只是眼位变化所呈现的一种现象。

一般认为 A-V 综合征在水平斜视中约占 12.5%～50%，不同类型的 A-V 综合征，其发生率由高到低依次为 V-内斜视、V-外斜视、A-内斜视、A-外斜视。

### 2. 临床类型

A-V 综合征最早仅分为四种类型，即 V-内斜视、V-外斜视、A-内斜视、A-外斜视。考斯特巴德（Costenbader）在 1964 又增加四种类型：X-现象、Y-现象、Λ-现象、◇-现象，此后，又有人增加两种类型：X$_A$-现象、X$_V$-现象。因此，A-V 综合征共有 10 种类型。这 10 种类型 A-V 综合征在不同的注视眼位，眼位的偏斜是不同的，比较详细的情况请参见表 15-25 中所列。

表 15-25　各类型 A-V 综合征不同注视眼位的眼位变化一览表

| 类型 | 注视方向 | | | | 上→下总体斜位形态 | 视远：视近 | 头尾代偿 |
| --- | --- | --- | --- | --- | --- | --- | --- |
| | 第一眼位 | 向上 | 向下 | 上：下 | | | |
| A-内斜视 | | 内斜度加大 | 内斜度减小 | | A | 视远＝视近 | 后仰 |
| V-内斜视 | | 内斜度减小 | 内斜度加大 | | V | 视远＜视近 | 前倾 |
| A-外斜视 | | 外斜度减小 | 外斜度加大 | | A | 视远＝视近 | 前倾 |
| V-外斜视 | | 外斜度加大 | 外斜度减小 | | V | | 后仰 |
| X-现象 | | 外斜度加大 | 外斜度加大 | 斜度一致 | X | | |
| X$_A$-现象 | 轻度外斜 | 外斜度加大 | 外斜度加大 | 上＜下 | X | | |
| X$_V$-现象 | 轻度外斜 | 外斜度加大 | 外斜度加大 | 上＞下 | X | | |
| Y-现象 | 有或无外斜 | 外斜度明显加大 | 有或无外斜 | | Y | | |
| Λ-现象 | 有或无外斜 | 有或无外斜 | 外斜度明显加大 | | Λ | | |
| ◇-现象 | 有或无内斜 | 内斜度减小 | 内斜度减小 | | ◇ | | |

### 3. A-V 综合征的检查与诊断

（1）一般情况检查

对 A-V 综合征的一般检查包括：外眼检查，眼底检查，视远、视近的裸眼视力与矫正视力的检测，屈光状态的检测，注视状态的检测。

（2）眼肌检查

① 眼位检测：遮盖法与三棱镜的联合检测。

② 视功能检测：视网膜对应、融合功能、立体视觉和 AC/A 的检测。

③ 希氏屏检测：检查眼外肌的功能状态。

（3）眼外肌功能的检测状态

① 基本检测实施状态：

a. 屈光不正。被测者有屈光不正，需要予以矫正后再进行检测。

b. 调节控制。在进行视近检测时，须对被测者的调节予以有效控制，对调节潜力较大者，可考虑在应用远用屈光矫正眼镜的基础上加用＋3.00DS。

② A-V 现象检测：对第一眼位、正上方、正下方三种注视条件下的眼位偏斜度进行检测。根据检测结果，确定 A-V 综合征的类型。中华医学会眼科学会全国儿童弱视斜视防治学组 1987 年通过决议，对 A-V 综合征四种类型诊断标准作了如下规定，这是确定 A-V 综合征分型的依据：

a. A-内斜视。向上注视时的眼位偏斜度比下注视时大，≥15$^\triangle$（8°～9°）。

b. V-内斜视。向上注视时的眼位偏斜度比向下注视时小，≤15$^\triangle$（8°～9°）。

c. A-外斜视。向上注视时的眼位偏斜度比向下注视时小，≤10$^\triangle$（5°～6°）。

d. V-外斜视。向上注视时的眼位偏斜度比向下注视时大，≥10$^\triangle$（5°～6°）。

关于最常见的 A 型、V 型综合征进行眼位检查时，可分别参照表 15-26、表 15-27 进行。

表 15-26　A 型综合征眼位检查

| V 型综合征类型 | 内斜视型 | 外斜视型 |
| --- | --- | --- |
| 上、下注视斜视角变化 | 上＜第 1 眼位 | 上＞第 1 眼位 |
| | 下＞第 1 眼位 | 下＜第 1 眼位 |
| 远注视与近注视 | 远＜近 | 远＞近 |
| 向上注视 | 常有上斜肌功能过强 | 常有下斜肌功能过强 |
| 向下注视 | 眼位偏斜加大 | 眼位偏斜减小 |
| 注视习惯 | 下颌内收 | 下颌上扬 |
| 辐辏功能 | 良好 | 存在 |

表 15-27　V 型综合征眼位检查

| A 型综合征类型 | 内斜视型 | 外斜视型 |
| --- | --- | --- |
| 上、下注视斜视角变化 | 上＞第 1 眼位 | 上＜第 1 眼位 |
| | 下＜第 1 眼位 | 下＞第 1 眼位 |
| 远注视与近注视 | 几乎相等 | 无变化 |
| 向上注视 | 下斜肌功能过强 | 上斜肌功能过强 |

续表

| A 型综合征类型 | 内斜视型 | 外斜视型 |
|---|---|---|
| 内收眼位 | 眼球内陷 | 眼球内陷 |
| 向下注视 | 眼位偏斜减小 | 眼位偏斜加大 |
| 注视习惯 | 下颌上扬 | 下颌内收 |
| 辐辏功能 | 良好 | 常表现为不足 |

对于 A-V 综合征中有的 $X_A$-现象、$X_V$-现象、◇-现象、Y-现象、Λ-现象的被测者进行检查，可以参照表 15-28 进行。

表 15-28　$X_A$-现象、$X_V$-现象、◇-现象、Y-现象和 Λ-现象不同注视方向眼位状况比较表

| X-现象类型 | $X_A$-现象 | $X_V$-现象 | ◇-现象 | Y-现象 | Λ-现象 |
|---|---|---|---|---|---|
| 向上注视眼位状态 | 小 | 大 | 内斜增大 | 外斜 | 正位 |
| 正前方注视眼位状态 | 中 | 中 | 无或小内斜 | 正位 | 正位 |
| 向下注视眼位状态 | 大 | 小 | 内斜增大 | 正位 | 外斜 |

③ 斜肌功能判定：

a. 上斜肌功能过强。对被侧者双眼下转30°，左、右转30°时的眼位偏斜度进行检测，根据眼位偏斜的垂直互差，可以将上斜肌过强的功能分为四级。即$I_{上斜肌}$：＜10°；$II_{上斜肌}$：10°～19°；$III_{上斜肌}$：20°～30°；$IV_{上斜肌}$：＞30°。

b. 下斜肌功能过强。对下斜肌功能过强的判定，可以眼球内转程度与上斜发生的关系，下斜肌过强的功能分为三级。即 $I_{下斜肌}$：眼球内转就有上斜者；$II_{下斜肌}$：眼球极度内转，才表现上斜者；$III_{下斜肌}$：眼球向鼻侧上方转动，才出现上斜者。

**4. 矫治**

对 A-V 综合征的矫治，主要是应用手术疗法进行矫治。保守疗法主要应用于合并有调节因素的 A-内斜视和 V-内斜视。根据被测者的具体情况，具体应用方法有以下几种方案：

① 合并调节异常者。戴用屈光矫正眼镜进行矫正。

② 合并斜肌功能过强者。尽快实施斜肌减弱术，以减弱旋转斜视的视觉干扰现象，为双眼视觉的建立创造有利的条件。

③ 合并调节异常与斜肌功能过强者。戴镜矫正与手术矫治。

④ 有弱视存在者。必须先治疗弱视，使双眼视力趋于均衡。

### 三、眼球震颤

**1. 眼球震颤概述**

眼球震颤是一种以眼球节律性往复运动为特征的不稳定眼位疾病。这种疾病是涉及视神经、前庭神经、中枢神经的神经协调机能的病变。因此，单一眼外肌的麻痹与切断，并不能终止眼球的震颤。这种疾病大多被归入眼外肌学、斜视与隐斜视学中予

以讲述。导致眼球震颤的原因，一般归结为三类。

其一，眼性因素：眼部不能维持注视反射；

其二，前庭因素：耳部疾患累及半规管、前庭神经受损；

其三，中枢神经：脑干、小脑、延髓的损伤。

以上损伤，一旦造成相互间的神经协调功能破坏，就会导致眼球震颤的发生。

**2. 眼球震颤的观察与计量**

一般而言，眼球震颤是一种能够用肉眼直接观察到的眼球往复性运动。这种运动从方向上看，有水平、垂直、斜向和旋转四种。从双眼比较看，一般来说震颤是双眼同向、同步的，在有时也可以看到异向的情况。在弱视发生时，还可能见到单侧眼球震颤的案例。

（1）视觉肉眼观察计量

对眼球震颤观察后，验光师应对眼球震颤的情况进行记录。记录方法至今尚无统一标准或模式。在此，特将我国著名眼肌病学专家赫雨时先生推荐的方法介绍如下：

① 震颤方向：根据眼球震动方向进行分类，可以将震颤分成两类，即摆动性震产和冲动性震颤。摆动性震颤有 4 种（图 15-14），即水平震颤、垂直震颤、斜向震颤和旋转震颤。冲动性震颤有 10 种（图 15-15）。图中向上左震颤与向下右震颤应是同一种震颤，一般习惯上统称为：向下右震颤。同理，向上右震颤与向下左震颤也是同一种震颤，习惯上统称为：向上右震颤。

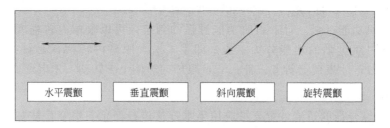

图 15-14　摆动性震颤的种类

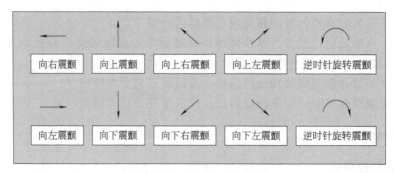

图 15-15　冲动性震颤的种类

② 震颤程度：眼球震颤的程度依据埃勒克萨德（Alexander）分类法，可以分为三级。即Ⅰ级：只在快相运动时才可以见到的震颤；Ⅱ级：在向正前方注视时也可以

看到的震颤；Ⅲ级：在所有的注视方向都可以看到的震颤。

③ 震颤幅度：震颤幅度可以分为三种：<5°为轻度震颤，可以用→予以表示；5°～15°为中度震颤，用两个平行→予以表示；>15°为重度震颤，可以用三个平行→予以表示。

④ 震颤速度：一般多采取对每分钟的震颤次数予以直接记录办法。也有人以快、中、慢的形式予以记录。

（2）眼震电图（EOG）

对于眼的震颤，还可以应用眼震电图对眼球细微的震颤进行分析。这些细微的震颤，我们是无法用肉眼观察到的。对于这种震颤，可以根据摆动性质，将这些细微的震颤分为三种。

① 纤细颤动：这是一种眼外肌的搐搦引起的、幅度小、速度快的眼的细微震颤。其振幅约为 $1'$，其频率为 $50～100\,Hz$。

② 缓慢震颤：这是一种缓慢的平稳的眼球震颤运动，其中间被扫视性震颤所间隔。其振幅约为 $5'～6'$，其时间为 $30～5000\,ms$。

③ 扫视震颤：这是一种快速的眼球震颤运动。其振幅约为 $5'～6'$，其时间为 $10～20\,ms$。两眼的时相差≤$10\,ms$。

**3.眼球震颤分类**

（1）眼性眼球震颤

① 生理注视性眼球震颤。属于生理性的眼球震颤有以下 3 种。

第 1 种，注视偏斜性眼球震颤：一般情况下，人的眼动在达到周边视野的极限位时，因眼外肌在维持眼位时的高张力状态就会引起冲动性眼球震颤。这种震颤突出地表现在水平方向周边视野的极限位。垂直位虽然也可以见到，但程度较轻。

第 2 种，视觉动力性眼球震颤：这是视觉系统对大幅度连续性运动刺激所产生的一种双眼的非随意性震颤运动。视觉动力性眼球震颤异常，一般被视为是视觉系统出现异常的客观依据。正常人，双侧眼均能引起眼球震颤，震颤速度相近。

两侧震颤速度不同则称为不对称性震颤。不对称性震颤则属于病理性震颤。这种情况与双眼视觉功能差异有着密切的关系。不对称性震颤常见于严重的内或外斜视、屈光参差性弱视等。

第 3 种，隐性眼球震颤：两眼同视时并无震颤现象，但当遮盖一只眼时，另一只眼出现眼球震颤的现象。这种震颤在遮盖视力较好的眼时，视力不好的眼的震颤尤其明显。可见于屈光参差、单眼眼底病变、角膜云翳，尤其是合并内斜或外斜时。如摘除一只眼时，保留下的眼则转为恒定性眼球震颤。

② 病理注视性眼球震颤。属于病理性的眼球震颤有以下 4 种。

第 1 种，黑矇性眼球震颤：长期单侧失明的眼可出现摆动性或冲动性的持续性眼球震颤，有些被测者则仅表现于注意力集中之时。先天性盲者，则会表现为主观不自觉的、双眼的大幅度不规则性震颤。

第 2 种，弱视性眼球震颤：一般发生在注视反射发育时期的婴儿期。常见病因为白化症、色素缺乏症、先天性白内障、先天性屈光间质、视网膜发育异常和脉络膜缺损等。注视反射建立困难最终导致摆动性或冲动性的持续性眼球震颤。震颤性质既可以是细微的，也可以是粗放的。对这类眼球震颤，目前尚无有效的治疗手段。

已经形成较稳定注视反射的被测者，在出现弱视时一般不再发生眼球震颤。

第3种，婴儿点头-眼球震颤：这种眼球震颤多发生在1岁以内，患儿大多营养不良。眼球震颤发生的时间多集中在6～7月间夜晚和黑暗时。临床表现为：眼球震颤（水平方向较为多见），点头（或旋转摆动）。震颤的幅度较小。两种症状的发生顺序为：先点头、后眼震，相隔时间约为0.5～2个月。症状的消失的顺序为：先停止眼震、后消失点头。这种震颤预后良好，多在1～2年内消失。

第4种，职业性眼球震颤：这种震颤，又叫做矿工性眼球震颤。这种震颤是由于在在黑暗环境下长期工作所致。其发生原因是：长期视网膜照度不足，使视锥细胞处于抑制状态，中心视力减退，黄斑失去固视功能所致。典型的症状为：振幅0.5mm，300次/min。暗环境下震颤加重；阵发性眼睑痉挛，角膜知觉减退、羞明，视野变小。

这种眼球震颤在增加被测者明视时间长度，充分改善工作照明条件时，这种眼球震颤会自行消失。

（2）神经性眼球震颤

① 中枢性眼球震颤：这里所说的中枢，是泛指四叠体、前庭神经核、动眼神经核、小脑脊髓束、纹状区与前庭器官的联系部位，当这些部位受到炎症、退行性病变、中毒影响、血管疾患、肿瘤及创伤性损伤时，就会引起冲动性眼球震颤。

② 前庭周围性眼球震颤：前庭性周围组织是指内耳和前庭神经支，以及前庭神经联络通道。这些部位受损（如内耳炎症），就可以引起眼球震颤。

中枢性眼球震颤的特征：眩晕症状较轻，持续时间较长，改变头位不影响眩晕程度。周围性眼球震颤的特征恰好与前者形成鲜明的对照。

**4. 眼球震颤的症状与诊断**

（1）眼球震颤的症状

被测者对眼球震颤症状知觉的轻重程度是有很大区别的。注视反射确立之前发生眼球震颤者，基本上没有太多的自觉症状，但是原发病所造成的视力不良则是具有共性的特征。倘若眼球震颤发生在注视反射确立之后，则将有明显的主觉症状，这些症状有以下两类：

① 视觉症状：

a.视力减退：远视力不良，是眼球震颤的一个必然症状。远视力不良有两种形式：一种形式是震颤引起视像混淆所导致的视力减退，这种形式下的视力下降是震颤导致的结果；另一种形式则是注视发展障碍引起的视力下降，这种形式的视力下降是引发震颤的原因。

有一些先天性眼球震颤，在视近时会产生双眼的集合。这种视近集合会消除或在一定程度上减少眼球震颤，这就使被测者具有较好的视近视力。

b.视像震颤：被测者注视外界物体时，会有视像震颤的主观知觉。这种视像震颤客观上是物像在视网膜上的移位。这种移位产生的主觉结果有以下两个。主观反应：知觉为外界物体的漂移或动荡；主诉症状：眩晕、恶心、呕吐。耳源性眩晕常使被测者不敢睁眼、不能站立。

c.复视：存在明确复视现象的只有中枢性眼球震颤。眼源性眼球震颤和耳源性眼球震颤一般没有复视的主观感觉。

② 其他症状：

a.代偿头位：对于冲动性眼球震颤者来说，被测者常常会通过转动头部达到使震颤最清晰的视野摆在注视的正前方，以便达到在一定程度上增进视力的目标。

b.头部震摇：头部的震摇现象多见于先天性婴儿点头-眼球震颤、职业性眼球震颤等。

（2）眼球震颤的诊断

对成年人眼球震颤进行诊断并非难事。一般来说，被测者都能提供准确的发病时间、伴随症状等信息，再通过相关检查，就可以做出相应的诊断。但是，对于年龄较小的被测者，就必须掌握其完整病史调查，并对其进行相应的体格检查和眼部检查。眼部检查应包括双眼视力检查、眼动的检查、双眼协调功能的检查。有时还应当使用检眼镜、裂隙灯和眼震电图进行检测。

**5.眼球震颤的矫治**

对眼球震颤进行治疗的方法有三类，即原发病治疗保守矫治、手术疗法，验光师对于眼球震颤的治疗，重点在于应当掌握保守矫治方法，其次才是了解原发病的治疗知识和手术矫治这样的概念。

（1）原发病治疗

对于任何疾病进行治疗或矫正，去除病因的治疗总是比较重要的。对眼球震颤的矫治同样是这样的，治疗原发病、清除病因是必须要进行的治疗手段。例如，由内耳炎症引起的眼球震颤，内耳的炎症治疗自然是不可或缺的。又如，职业性眼球震颤，只要改善工作条件，就可以治愈或改善眼球震颤的程度。

（2）保守矫治

眼球震颤的保守疗法总的看应当说有两种。一种是光学矫正的方法，另一种方法则是医学保守治疗。

① 光学矫正：对于存在屈光不正的眼球震颤者，进行屈光不正的矫正，这是对眼球震颤进行有效矫治的前提。不能给予被测者清晰的双眼视觉，就不可能使其获得双眼注视的稳定条件。这就是说，对每一位眼球震颤者，都应当在有效控制其条件下进行屈光检测，并力争对其进行完全性光学矫正。都必须应用三棱镜对被测者的集合予以适当的控制。光学矫正包括两个方面：屈光矫正和三棱镜的应用。

a.屈光矫正：在屈光矫正中，既可以使用普通眼镜，也可以使用角膜接触镜。两者的目的，都是要充分矫正被测者的屈光不正，为被测者双眼都获得清晰的视像创造必要的条件。通过实践观察，应用角膜接触镜不但有矫正屈光不正、提高视力的作用，而且还能够使眼球震颤得到减轻。但是，眼球震颤者往往视力不良，眼球稳定性较差，戴用角膜接触镜时稳定性较差，容易引起角膜、结膜的擦伤，因此不少被测者很难接受角膜接触镜应用。

b.三棱镜矫正：对眼球震颤者，应用三棱镜进行矫治，可消除被测者的代偿头位、增进视力，从而达到矫治眼球震颤的目的。从双眼三棱镜的应用中的基底朝向来考察，三棱镜的应用有两种方式，一种是三棱镜基底的异向使用，另一种是三棱镜基底的同向使用。这两种方法被统称为组合-三棱镜。

• 异向-三棱镜。加强双眼的集合可以减轻眼球震颤。在实际矫治中，双眼均使用基底向外三棱镜［图 15-16（a）］，可以诱发被测者的集合，从而起到抑制眼球震颤的作用。

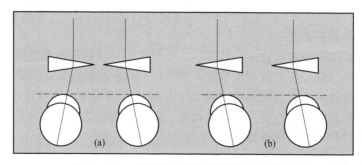

图 15-16　三棱镜矫治眼球震颤方法示意图

此种方法只适合于集合功能尚未被抑制和无面部偏位的眼球震颤者。

• 同向-三棱镜。对于跃动性（也称为急动型或称为跳动型）眼球震动。三棱镜的使用方法应当是：基底朝向同一方向。其规律为：三棱镜的顶指向静止眼位。即对于有头位代偿的被测者，三棱镜的尖端应指向眼所转向的方向，其基底应朝向眼转向的背侧方向。

——代偿头位右转，静止眼位朝向左侧：右眼-BO 三棱镜；左眼-BI 三棱镜，请参见图 15-16（b）。

——代偿头位左转，静止眼位朝向右侧：右眼-BI 三棱镜；左眼-BO 三棱镜。

据报道，应用三棱镜对＜15°代偿头位，可以达到微调眼位的作用。三棱镜应用的棱镜度，一般应控制在＜10$^\triangle$。倘若采用压贴三棱镜的话，所使用的三棱镜可以适当加大，单侧应用的极限值为 30$^\triangle$。

• 茶色-三棱镜：对于先天性特发性眼球震颤的被测者，应用有色三棱镜减低被测者视网膜照度可以起到较好的减轻眼球震颤的作用。

② 医学保守治疗：对医学保守治疗方法，一般认为有三种。即药物疗法、生物疗法、物理疗法等。

a.药物治疗：医学界对眼球震颤用的治疗药物曾经进行了积极的寻找，在当前比较引人注目的治疗药物是肉毒杆菌毒素 A（Botulinus toxin A）。

肉毒杆菌毒素 A：这种药物是革兰氏阳性厌氧芽孢杆菌所产生的一种嗜神经性的

外毒素。这种药物通过抑制神经末梢中的乙酰胆碱的释放，达到麻痹肌肉，从而起到改善眼位的作用。这种药物在减弱眼外肌功能的同时，可以使眼球的运动发生永久性的调整与改变。这种药物已应用于后天性获得性眼球震颤、先天性眼球震颤的治疗。关于这种药物的详细应用知识请参阅李凤鸣主编《中华眼科学》第八卷第十一章《化学去神经疗法——A型肉毒毒素的应用》（吴晓）。

其他药物：应用于眼球震颤的药物还有以下几种。

——东莨菪碱：静脉注射，降低获得性钟摆样眼球震颤；

——氯苯氨丁酸：消除周期转换型眼球震颤；

——利多卡因：静脉缓慢注射，抑制先天性眼球震颤；

——Clonazepam：可治疗上、下跳性眼球震颤；

——酒精：可提高往复型眼球震颤者的视力。

b.生物疗法：即利用听觉反馈技术，使眼球震颤运动声音化，通过训练，使被测者根据声音信号对眼球震颤进行控制，以便达到延长视像在视中心凹的停留时间以促进视力提高的目的。

c.其他疗法：还可以试用针灸疗法。

（3）手术疗法

手术疗法是治疗眼球震颤的主要方法，特别是先天性眼球震颤，方法也是相当多的。了解这方面的相关内容请参阅李凤鸣主编《中华眼科学》第八卷第十二章《斜视手术》（郭静秋）和麦光焕主编《现代斜视治疗学》。

## 四、特殊类型的斜视

在斜视的分类上除共同性斜视、非共同性斜视之外，还有一些很难归于这两种类型的斜视，这类斜视就被称为特殊类型的斜视。特殊类型的斜视主要是指由眼外肌异常或眼周围组织结构异常所导致的一类斜视现象，这一类斜视都伴有眼球运动障碍，而且有其特定的临床表现。在已知的经典著作中，这类斜视种类的数量描述并不一致，表15-29是我国著名斜视专家赫雨时和麦光焕对特殊类型斜视的分类。而对特殊类型斜视划分更为精细的应当是杨景存主编的《眼外肌病学》、崔国义等主编的《特殊类型斜视》（表15-30）。

**表 15-29　专家学者对特殊类型斜视的分类**

| 赫雨时编著《斜视》 | 眼眶内筋膜异常 | ①眼外肌广泛纤维化综合征；②固定性内斜视；③固定性上斜视；④眼球后退综合征；⑤眼球垂直后退综合征；⑥上斜肌腱鞘综合征 |
|---|---|---|
| | 先天性眼肌麻痹 | ①先天性眼外肌麻痹症；②慢性进行性眼外肌麻痹；③水平运动眼外肌麻痹；④垂直运动眼外肌麻痹 |
| 麦光焕主编：《现代斜视治疗学》 | | ①眼球后退综合征；②上斜肌腱鞘综合征；③固定性斜视；④先天性眼外肌纤维化；⑤内分泌性眼外肌肌病；⑥周期性斜视；⑦急性眶内肌炎；⑧眶底骨折；⑨急性共同性内斜视；⑩重症肌无力；⑪慢性进行性眼外肌麻痹；⑫间歇性外斜视合并调节性内斜视；⑬分离性垂直性偏斜 |

表 15-30  崔国义、张杰、曹晓燕对特殊类型斜视的分类

| 伴有眼球运动障碍 | ①眼球后退综合征；②眼球垂直后退综合征；③反向型眼球后退综合征；④上斜肌鞘综合征；⑤眼外肌粘连综合征；⑥固定性斜视；⑦眼外肌广泛纤维化综合征；⑧内分泌性眼外肌肌病；⑨爆裂性眼眶骨折；⑩重症肌无力；⑪慢性进行性眼外肌麻痹 |
|---|---|
| 无眼球运动障碍 | ①周期性内斜视；②急性共同性斜视；③A-V综合征；④分离性垂直偏斜；⑤分离性水平偏斜；⑥反向性斜视；⑦微小度数斜视；⑧盲点综合征；⑨婴幼儿性内斜视；⑩重症肌无力 |
| 特殊麻痹性斜视 | ①单眼双上转肌麻痹；②急单眼双下转肌麻痹；③周期性动眼神经麻痹；④眼肌麻痹性偏头疼；⑤疼痛性眼肌麻痹；⑥双眼上斜肌麻痹； |
| 肌源性特殊性麻痹 | ①眼外肌炎；②眼外肌发育不全；③眼外肌的外伤；④眼外肌囊虫病 |

文献中经常提到的特殊性斜视有上斜肌肌鞘综合征、眼球后退综合征、内分泌性眼外肌肌病、重症肌无力、爆裂性眶骨骨折、固定性斜视、先天性眼外肌纤维化、周期性动眼神经麻痹、慢性进行性眼外肌麻痹等。

**1. 上斜肌肌鞘综合征**

这一综合征是由布朗（Brown）在 1950 年首先报道的，因此又称为 Brown 氏综合征。拜列特（Billet）根据此综合征所具有的上斜肌起始部筋膜囊和肌膜粘连以及腱鞘缩短等特征，特将这一综合征命名为上斜肌肌鞘综合征。这一综合征被认为是由先天性上斜肌肌腱的腱鞘过短使眼球内转时不能上转，即被动上转受限的特殊性斜视。据相关报道，此综合征一般均为幼年发病，成年人中很少发生。

关于 Brown 氏综合征的病因当前还存在着争议，但一般认为是由上斜肌腱鞘过短、肌腱及邻近组织的异常纤维和炎症及瘢痕形成、异常神经支配、上斜肌术后并发症、下斜肌麻痹的并发症及视网膜和青光眼导管植入术后等引起的。

（1）临床特征

本综合征的发生一般多为单侧。最大特征是：眼球内转时上转和外上转受限。有头后仰、面转向患眼对侧的代偿头位。眼球内转时常伴有眼球下转。被测者伴有 V 性外斜。可能还存在对侧上直肌过强、眼球内转时睑裂增宽等。当被测眼由内上方注视向内下方注视运动时，可以在滑车部位感觉到有"咔嗒"现象。根据斜视的程度布朗氏综合征可以分为 3 种类型（表 15-31）。

表 15-31  Wilson（1989）对 Brown 氏综合征的程度分类

| 程度 | | 轻度 Brown 氏综合征 | 中度 Brown 氏综合征 | 重度 Brown 氏综合征 |
|---|---|---|---|---|
| 第一眼位 | | 正位 | 正位 | 下斜 |
| 内上转 | 受限 | + | + | + |
| | 伴下转 | − | + | + |

（2）临床矫治

对 Brown 氏综合征的矫治，首先要考虑病因的治疗，如局部的炎症（鼻窦炎）

风湿或类风湿关节炎等。针对布朗氏综合征的斜视的矫治有以下 3 种方法。

① 等待自行缓解。绝大部分 Brown 氏综合征被测者无需治疗即可自行缓解。可以自行缓解的指证是：在滑车部位感觉到有"咔嗒"现象。

② 应用药物。由后天性炎症引起的 Brown 氏综合征，可以选择在滑车部位注射类固醇药物对缓解症状是会有所帮助的。

③ 手术治疗。Brown 氏综合征实施手术矫治的指证：严重影响外在形象（原在眼位明显下斜；有明显的代偿头位现象）。手术的目的主要是解决第一眼位的双眼单视。

**2. 眼球后退综合征**

这种综合征是在 1887 年由斯蒂尔灵（Stilling）首先报道的。端纳（Duane）收集了文献中资料结合积累的案例，对这种综合征的临床特征进行了详细的描述，这就是该综合征被称为 Duane 氏综合征的由来。据国内文献报道，这种综合症大多表现为单眼，双眼发病率为 $10\%\sim20\%$。该综合征是一种比较常见的，属于先天性眼球运动障碍疾患，但确切病因还不是十分清晰，一般将其归因于解剖结构异常、神经支配异常、中枢神经异常、遗传等原因。

（1）临床特征

Duane 氏综合征都有眼球外转受限、眼球前后位置变化和睑裂大小变化这 3 种变化。这是诊断 Duane 氏综合征的最基本的起点。各种类型 Duane 氏综合征的眼位诊断要点请参见表 15-32。

这里要说明的是，眼球垂直综合征、反向眼球后退综合征一般不列入 Duane 氏综合征之中，而是单列于眼球后退综合征之中。

表 15-32　各种类型 Duane 综合征眼球运动障碍状况一览表

| Duane 综合征 | 第一眼位 | 内转 | | 外转 | |
|---|---|---|---|---|---|
| | | 受限程度 | 伴有症状 | 受限程度 | 伴有症状 |
| Ⅰ 型 | 轻度内斜 | 正常或轻度 | 睑裂变窄、眼球后退 | 明显或完全 | 睑裂增宽 |
| Ⅱ 型 | 轻度外斜 | 明显或完全 | 睑裂变窄、眼球后退 | 正常或轻度 | |
| Ⅲ 型 | 正位 | 明显或完全 | 睑裂变窄、眼球后退 | 明显或完全 | |
| 眼球垂直综合症 | 正位（可合并内斜或外斜） | 正常 | | 上转、下转受限 | |
| | | | | 向患眼侧外上方注视→ | 患眼低位、眼球后退 |
| | | | | 向患眼侧外下方注视→ | 患眼高位、眼球后退 |
| 反向眼球后退综合征 | 内斜或正位 | | 睑裂增宽、眼球突出 | 明显① | 睑裂变窄、眼球后退② |

① 当眼球外转越过眼的垂直中线后，会伴有眼球下转。

② 睑裂宽度$_{内转}$－睑裂宽度$_{外转}$＞4.0mm；眼球突出与眼球后退差应大于 3.0mm。

据文献资料报道，Duane 氏综合征被测者有 10％～20％会伴有视功能异常，还经常会伴有先天性眼部和全身的异常。

被测者视功能异常主要表现为不同程度的弱视。其性质一般为屈光参差性弱视，也有斜视性弱视。少数被测者会有复视症状。

Duane 氏综合征伴有眼部异常有角膜皮样肿、虹膜基质发育不良、白内障、玻璃体动脉残留、脉络膜萎缩、小眼球、上睑下垂、鳄鱼眼泪、眼球震颤等；头面部异常有耳聋、腭裂、面部畸形、外耳畸形等；全身异常有肢体、手、足异常。Duane 氏综合征伴有异常改变的种类尽管很多，但发生率并不高，其中最多见的是耳聋（16％），其次是眼部的轻度异常（8％）。

（2）临床矫治

对 Duane 氏综合征进行矫治，一定要注意以下两个问题。

① 屈光矫正问题　对有屈光参差、屈光不正者一定要进行验光、尽快配镜，特别是对有弱视的被测者则必须予以积极矫治。

② 外观形象问题　在正眼位时，被测者都会有正常的双眼单视。因此，Duane 氏综合征被测者一般没有必要选择手术矫治的方案。但是在以下情况下，则应选择手术的方法进行矫治。

a.显著的代偿头位。

b.患眼内转时伴有明显的上转或下转，而且转动迅速。

c.眼球后退严重。

d.原在眼位有明显偏斜，双眼单视功能障碍。

**3. 内分泌性眼外肌肌病**

这是一种与甲状腺功能亢进有关的，以肌细胞间质水肿、炎性浸润为主，肌纤维逐渐失去弹性为特征的一种自身免疫性疾病。该眼外疾病又叫做甲状腺相关免疫性眼病、突眼性眼外肌麻痹。这一肌病是由格勒维斯（Graves）在 1835 年从内科学的角度描述了本病的眼部症状，故这一肌病又被称为 Graves 氏病。5 年后贝兹道（Basedow）又从眼科学的角度对这一肌病进行了详细的描述，因此又被称为 Basedow 氏病。Graves 氏病约占成人眼眶疾病的 20％，是导致成年人复视比较常见的原因，也是导致成人突眼比较常见的原因。

（1）临床症状

本病在青年到老年均可发生，但以中年及以上的女性为多见（男：女＝1：4）。发病的时间长短不一，可在 10 天～12 年。单眼$_{发病}$：双眼$_{发病}$＝（80％～90％）：（10％～20％）。Graves 氏病的被测者绝大部分都有眼外肌肥大，下直肌是最容易受累及的眼外肌，下直肌受累时会出现上转受限（可伴有内斜），上转时则会出现复视主诉。

Graves 氏病的外观表现特征主要有眼睑肿胀、上睑退缩、眼睑下落迟缓和闭合不全、眼球突出、结膜充血水肿。倘若被测者出现视力下降，在排除屈光不正的情况下就可以基本确定：肥大的眼外肌已经压迫了视神经。

在此需要说明一点，Graves 氏病尽管与甲状腺机能亢进有很大的关联性，但也有 10％～15％的患者不存在甲状腺机能亢进的问题，但是绝大部分被测者仍存在自身免疫性问题。根据眼部病理改变状况，这种眼病在临床上可以分成稳定型、轻度活动型、中度活动型和重度活动型 4 种类型（表 15-33）。

表 15-33　Graves 氏病的临床分类

| 项目 | 稳定型 | 轻度活动型 | 中度活动型 | 重度活动型 |
| --- | --- | --- | --- | --- |
| 眼病状况 | 半年无变化 | 半年内持续加重 | 半年内持续加重 | 半年内持续加重 |
| 突眼状况 | <4mm | <4mm | ≥4mm | ≥4mm |
| 眼睑 | 无水肿 | 轻度水肿 | 中度水肿 | 重度水肿 |
| 结膜 | 无水肿、充血 | 无水肿、充血 | 轻度水肿、充血 | 高度水肿、充血 |
| 眼球运动障碍 | 可有 | 无 | 有 | 眼球固定 |
| 角膜 | 无改变 | 无改变 | 角膜上皮剥脱 | 角膜炎、角膜溃疡 |
| 复视 | 无 | 无 | 有 | |
| 视力 | 无改变 | 无明显改变 | 下降 | 高度下降或失明 |
| 视神经压迫症状 | 无 | 无 | 有 | 明显 |

　　（2）临床矫治

　　从矫治角度讲，Graves 氏病的矫治方法主要有以下 4 种。

　　① 对症治疗。这里说的对症治疗是指为缓解症状所采取的一些临时性措施。如缓解暴露性角膜炎的症状（夜间涂用眼膏）、保持眼球表面湿润（戴用太阳镜防晒、滴用甲基纤维素）、减轻、防止眼睑水肿（采用高头位睡姿）等。

　　② 药物治疗。对这种眼肌病的药物治疗主要有：甲状腺机能亢进的治疗（丙基硫氧嘧啶、他巴唑）、免疫机能的干预（环孢素 A）与治疗（皮质类固醇）。也可以考虑滴用心得安等肾上腺素能神经阻滞类药物治疗上睑退缩问题。肉毒毒素的眼外肌注射对早期被测者会有一定的疗效。

　　③ 光学矫正。对于较轻的斜视度（一般以 15°为界）可以考虑应用三棱镜予以矫正。但是应当注意以下两个问题：

　　第一，三棱镜矫正应以实现原在眼位的双眼单视为目标。本病因为眼位偏斜属于非共同性，因此通过三棱镜来实现各个注视眼位的高质量双眼单视是不太现实的。

　　第二，应用这种方法应注意对被测者的视功能状况和屈光状况的定期检测，以便在出现变化时作相应的调整。

　　④ 手术治疗　对 Graves 氏病的手术治疗则应在甲状腺机能正常和眼位偏斜状况均稳定半年以上，全身状况良好的状况下进行。

　　**4. 重症肌无力**

　　这是一种以骨骼肌易疲劳、肌力逐渐减弱为特征的自身免疫性疾病。幼儿到老年的各个发育时期均可发病，但以 16～35 岁这一阶段最多，以女性更为多见。本病病程最长可以达到 21 年，一般为 10～15 年。当前认为，本病系由于神经突触部位乙酰胆碱抗体的形成，使神经电位在运动终板明显衰减为微量终板电位（0.5～1.0mV），这样的电位刺激无法使肌细胞兴奋，这就是肌肉无力的根本原因。

（1）临床症状

重症肌无力的主要表现是：骨骼肌容易疲劳，咀嚼、呼吸乏力。眼部的症状则以复视、上睑下垂比较多见。被测者的症状常有午后加重的倾向。被测者的斜视为非共同性，有可能伴有调节与集合功能障碍。本病的诊断要点有两个：易疲劳和新斯的明药物试验阳性。

（2）临床矫治

对重症肌无力的治疗应遵循以内科药物治疗为主的原则。一般情况下，手术矫治应视为禁忌。

重症肌无力的内科治疗是指使用新斯的明和强的松的联合治疗，这种治疗对绝大部分被测者可以达到完全或部分缓解的作用。对这种方法无效的案例可能会伴有胸腺瘤，遇到这种情况，则需进一步检测，有胸腺瘤者则可以考虑实施胸腺切除。但是要注意两点：①小儿应慎重，有可能影响其免疫功能；②手术的最佳效果要在术后3年才能确认。

尽管手术一般被列为禁忌，但在被测者症状已经稳定达到（或超过）1年以上，或经较长时间观察证实内科治疗无效时，被测者存在弱视发生的潜在危险和复视现象严重者，可以考虑采取手术的方式予以矫治。

**5.爆裂性眶骨骨折**

当比较强的外力作用于眼眶前部时，通过骨骼中力的传递会导致眼眶最薄部位骨壁的断裂与断离，最容易发生断裂的部位一般位于眶底，其次为眶内壁。因此这种断裂与断离又叫做眶底骨折，也被称为布朗-奥特（Blow-Out）氏骨折。

（1）临床症状

这种创伤性疾患的发生是突发的，经常会有面部的损伤、眼睑的水肿和瘀斑。临床检查会发现眼球下陷。颧骨骨折会出现眶下区的皮肤感觉迟钝或消失。还会有眼球运动明显受限，受限的情况与损伤部位、程度有关，表15-34就是眶壁不同部位损伤后的眼位偏斜方向、运动障碍情况和伴发症状的最基本的临床表现。

表 15-34　眶壁不同部位骨折的临床表现

| 项目 | 眼位偏斜方向 | 运动障碍 | 伴发症状 |
| --- | --- | --- | --- |
| 眶下壁骨折 | 下斜 | 上转 | 下直肌嵌入骨断裂间隙 |
| 眶底骨折 | 上斜 | 下转减弱 | 眼球后陷、上睑沟加深、伙伴上睑下垂 |
| 眶内壁骨折 | | 无法外转、内转受限 | 眼球后退 |
| 眶上壁骨折 | 下斜 | 上转功能减弱 | 眼球后陷、上睑下垂 |

（2）临床矫治

对于爆裂性眶骨骨折的治疗最有效的方法应当是手术。但是，骨折发生后立刻实施手术的方式还是不适宜的。至少应当在局部水肿消退后的被动试验还是必要的。倘若被测者不存在复视或两周内复视消失（没有广泛性眶底骨折）则无需手术治疗。只有经 2～4 周眼球运动障碍仍未消失者才是手术矫治的临床指证。

#### 6. 其他特殊性斜视

特殊类型斜视的种类中，还包括一些比较少见的斜视类型，这些斜视在发生状况、眼位状况、伴发症状和手术矫治目标及最终矫治效果各方面都存在着差异，表 15-35 中所列举的 4 种斜视，就是经常被提及的几种少见的特殊类型斜视在这些方面的基本情况。

表 15-35　几种少见的特殊类型斜视的发生、眼位和手术矫治比较

| 项目 | | 固定性斜视 | 慢性进行性眼外肌麻痹 | 先天性眼外肌纤维化 | 周期性斜视 |
|---|---|---|---|---|---|
| 发生状况 | 发病年龄 | 无特征 | 各年龄均可发生，但以幼儿为多 | 无特征 | 10 岁之内最为多见 |
| | 眼别状况 | 单眼或双眼 | 双眼 | 全部或部分眼外肌 | 单眼（大部分） |
| | 病史 | 多为先天（遗传） | 半数有家族病史 | 家族史（常染色体显性遗传） | 个别人有家族病史 |
| | 病程 | 一旦出现，鲜有变化 | 病程迁延，可达30～40 年 | 既无进展变化，也无缓解趋势 | 突然发病，逐渐转为恒定内斜 |
| 眼位状况 | 固定眼位 | 内斜或内下斜 | 正位，或稍外斜（完全麻痹） | 向下 | 内斜 |
| | 运动障碍 | 外转 | 内转（内直肌常先受累） | 各方向运动均受限 | 向内上下转动均受限 |
| | 其他特点 | 牵拉试验阳性 | 上睑下垂出现较早，多为双侧 | 头后仰（下颌上抬） | 2～4 天/周期 |
| 矫治方式 | 选择 | 手术 | 手术 | 手术 | 手术 |
| | 目标 | 恢复正位和运动功能 | 改善外观形象 | 眼球回归正位 | 修正斜视日斜度 |
| | 效果 | 眼位、运动正常 | 但难以阻断进行性改变 | 不能恢复运动功能 | 眼位、眼球运动正常 |

### 五、眼科手术后的斜视

可以导致斜视并发症的眼科手术类型是很多的，如提上睑肌缩短术、翼状胬肉切除术、视网膜脱离手术、斜视手术、眼眶及眶内手术、白内障摘除术、人工晶体植入术。这些手术都有可能因术者经验不足、操作失当，或因术后护理失当、微生物感染，也可因受术者体质等因素导致术后即刻或延宕的眼位偏斜。在此，特将白内障、视网膜脱落这 2 种眼科的常见病手术后发生斜视的情况简要介绍如下。

#### 1. 白内障术后斜视

白内障是一种常见的致盲性眼病。白内障摘除与人工晶体植入是对白内障进行治

疗的最为常见的手术。白内障术后常会出现复视、斜视的并发症状。什么原因导致了这种并发症呢？如何进行处置呢？

（1）复视、斜视的产生原因

① 眼外肌的损伤。白内障手术后导致复视与斜视产生的比较常见的原因是：下直肌与上直肌在手术中受到意外损伤。前者的损伤最多见的原因是：球后注射后的直接损伤（如纤维化、肥大）、局部麻醉药对肌肉毒性作用、血管损伤导致供血不足等。后者的损伤，多见于固定缝线的直接或间接损伤，或暂时性麻痹所致。最严重的则是局部麻醉药误入视神经的蛛网膜下腔并扩散至颅内，这种情况会导致出现多条眼外肌的麻痹，甚至可能会出现危及生命的征兆。

② 原有视力状况的影响。可以导致术后发生复视、斜视的原因中，被测者原有视力不良是不可忽视的一个原因。这可以从两个方面来说明这种状况。

第一，知觉性外斜视。部分单眼视力较差的人会有代偿性的生理外斜视。白内障患者也是这样。属于知觉性外斜视者，在接受白内障手术后就会出现暂时性的复视。

第二，单纯视力不良。在已有眼外肌改变但患眼的视力又比较差的情况下，被测者患眼视像质量较差就很难形成真正的双眼单视，正是这一因素使被测者缺乏复视的主诉。手术后，患眼的视力得到了恢复，术后就会出现复视。

这两种情况的最终结果是不一致的。前者会随着异常知觉刺激的消失而消失。后者则不会自行恢复。因此，术前对被测者进行眼外肌功能检查是白内障术前检查中应列为必检的内容。

③ 光学原因。导致白内障手术后复视的更多见原因，则为光学原因。白内障术后的复视与斜视可分为两种，一种是单眼复视，另一种是双眼复视。

白内障术后发生单眼复视，常见的原因是伤口缝线的牵拉、人工晶体的偏位或倾斜、术后角膜水肿、创口愈合的牵拉作用，这是白内障术后发生散光度改变的最重要原因。白内障术后发生散光知觉的另一因素则是术前存在的晶状体散光被彻底消除后，其他部位原有散光仍旧存在，被测者的主观知觉对这种变化会表现为暂时的不适应所致。双眼复视多由术后双眼屈光参差发生的双眼视像不等所致。

（2）白内障术后复视、斜视的矫治

① 观察。术后所产生的复视，一般为暂时性的。有相当一部分受术者，可在术后一段时间得到逐渐恢复。因此，对白内障术后复视的常规处置方法是：观察 3～6 个月。

② 光学矫正。绝大部分复视是由光学原因所引起的。这种原因引起的复视可以通过屈光矫正得到满意的解决。

③ 手术矫治。在手术矫治前、手术中，关键是要做好手术方案的设计工作和并发症预防工作。对经观察和光学矫正效果不佳的案例，应考虑二次手术予以解决。

**2. 视网膜脱落术后斜视**

视网膜脱落术后的被测者中，有 50% 受术者会存在复视可能。但是，被测者受术眼一般视力较差，复视对被测者知觉的影响是有限的。这种复视大多会在 6 个月以内消失，约有 10%～20% 的视网膜脱落术后的被测者需要予以矫治。

（1）视网膜脱落术后发生斜视的原因

① 视网膜脱落手术的因素。手术后脂肪粘连是视网膜脱落术后发生斜视的最常见原因。手术中环形外加物本身、黄斑周围光凝固作用、斜视钩等器械对眼外肌的损伤，都有可能导致斜视的发生。

② 视网膜脱落术后的并发症。术后发生的屈光改变，可造成光学性单眼与双眼复视。眼外肌与巩膜的粘连也必然导致术后的斜视。

（2）视网膜脱落术后斜视的矫治

① 观察：术后所产生的复视、斜视现象，大多会在 4～6 个月内自然消失。验光师必须清楚：即便术后有斜视现象，也不宜建议立即选择手术矫治的方案。因为这种选择将有可能会导致视网膜再次发生脱落。

② 保守疗法：

a. 屈光矫正：增进融合功能的建立与恢复。

b. 三棱镜矫正：适合于小度数共同性斜视。

c. 肉毒杆菌毒素：局部肌肉注射。

③ 手术矫治：视网膜脱落术后发生斜视，有相当一部分是由于眼外肌的粘连所致。倘若视网膜脱落术后发生的斜视确实是因眼外肌与周围组织粘连所致，采取非手术的方法进行矫治是无济于事的，选择通过手术的方法将粘连的组织分离是唯一正确的选择。

# 第五节　斜视的眼镜矫治原则与方法

除手术治疗方法外，对斜视的矫治也可以采取非手术矫治的方法。从总的方面看，非手术矫治的方法有三种，即眼镜矫治、药物治疗和正位视觉训练。应当说，非手术矫治的方法是更为斜视被测者乐于接受的一种方法。但是，应用非手术矫治的方法，必须具备一定的条件，否则的话就会徒劳无益。在这一节中，我们将主要对斜视的眼镜矫治的原则与方法进行必要的介绍，关于药物治疗和正位视觉训练的问题，将在第六节中予以简要介绍。

## 一、非手术矫治的基本概念

非手术矫治的方法，也可以叫做眼内科矫治法，而更多的人更习惯于将其称为"保守矫治法"或"保守疗法"。应当说"保守矫治法""保守疗法"这类称谓是不科学的。因为，只要进行治疗和矫治，其措施就都应该是一种积极的行为。

### 1. 非手术矫治方法的指证

对于什么样的斜视被测者需要接受非手术矫治方案这一问题，验光师是有必要知道的。这是因为，眼镜矫治是这一类矫治方法中极为重要的一项内容，在非手术方法的实施中又是相对比较复杂的一种方式。需要接受非手术矫治方案的被测者的指证有以下几个方面。

（1）不具备手术指证

不具备手术指证的斜视被测者有两种。一种是只须采用非手术矫治就可以获得满意效果的被测者。例如完全性调节内斜视，只要使用适当的眼镜，就可以通过减少调节力的使用而使斜视得到纠正，当然也就无需使用手术疗法。另一种情况是：被测者的斜视类型尽管有必要接受手术矫治，但其斜视状况不稳定，这显然就不具备实施手术的临床指证。对这样的被测者，就需要通过非手术矫治的方法进行必要的控制性治疗，等待实施手术时机成熟以后再考虑手术的问题。

（2）对不愿接受手术矫治

那些对手术矫治方法不理解、不愿接受的被测者，经必要的解释、说明，仍无意接受手术时，只能采取非手术矫治的方法。当然，对于那些不愿接受手术又不明说，对检查与矫治采取不配合的个别被测者，也应当列入非手术矫治的对象。

（3）手术矫治成功性极小

对一些复杂性眼球运动异常类型的斜视实施手术矫治，其成功的概率是十分有限的。例如急性完全性动眼神经麻痹，即便采取手术矫治方案也是很难达到满意的矫治效果的。因此，急性完全性动眼神经麻痹手术矫治只能在急性发作 4～6 个月后，确实能证实被测者已进入稳定期之时才可以予以考虑。

（4）对伴有难以克服复视的斜视

对存在严重双眼视功能障碍现象者，应进行视野、双眼视功能的检测。经检查，倘若确认被测者因视野严重受损，或双眼视觉完全丧失而又存在双眼干扰，这样所形成的双眼单视功能障碍的复视，就是感觉性复视。这种复视对于各种矫治方法的反应都是不敏感的，而手术的方法又不能起到相应矫治作用，因此只能选择非手术矫治方案。例如，严重的双眼对称性偏盲，其双眼视野就不会有中央区域的重合，这样的情况手术也是无济于事的，当然就不应当考虑手术矫治的方案。同样，有管状视野的被测者同样有极为严重的复视现象，也是不能用手术方法进行矫治的。

**2. 非手术方法矫治的价值**

应用非手术矫治方案对斜视进行矫治有以下三种价值。

第一，最终矫治。通过非手术矫治方法，就可以对某些斜视起到完全矫治的作用。此时，非手术矫治方法所起到的价值，就是最终矫治价值。如青少年中度远视眼出现调节性内斜视，应用完全性屈光矫正起到的作用价值就是最终矫治价值。

第二，过渡矫治。在斜视矫治中，过渡性矫治就是说：当前实施的矫治方法属于过渡性的，而这些方法又是对最后的实施矫治方案的一种必要的准备与等待。这种准备与等待性质方法的价值就是过渡矫治。过渡性矫治有两种含义。

① 最终矫治方案的准备。有些被测者，尽管必须实施手术方法进行矫治，但是又因机体状况无法即刻实施手术，在此种情况下就必须采用过渡性矫治方案。例如某些情况下对弱视的矫治。

② 正处于不稳定期的处置。对还处于波动期的被测者来说，手术效果的不确定

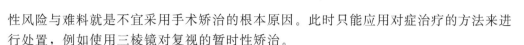

性风险与难料就是不宜采用手术矫治的根本原因。此时只能应用对症治疗的方法来进行处置，例如使用三棱镜对复视的暂时性矫治。

第三，替代矫治。对于因手术成功率比较低的，或因不愿接受手术而暂时不能实施手术矫治的被测者，只能用非手术矫治的方法进行替代性矫治，非手术矫治此时所发挥的作用性质只能是替代性的矫治。

**二、眼镜矫治的基本原则**

在非手术矫治方法中，应用眼镜矫治是最基本的一种方法。眼镜矫治有三种方式：光学镜片的屈光矫正、三棱镜对复视的矫正和单眼遮盖矫治。

**1. 屈光矫正**

（1）屈光矫正在斜视矫治中的作用

概括起来讲，眼镜在对有屈光不正的斜视矫治中的作用有以下 3 种：

① 用眼镜有效减少调节，减轻、控制内斜视；

② 因屈光所致的视力低下，用眼镜保持最佳视觉刺激，以避免弱视发生或促进视敏度恢复或提高；

③ 因屈光不正而视力不良，通过眼镜改变成像焦点位置使视力迅速提高。

正是上述眼镜在斜视矫治中的作用，在对斜视被测者进行检查时，都有必要将一般性屈光矫正镜度的检测列入眼的基本检测中。一经发现被测者存在屈光不正，就有必要考虑应用睫状肌麻痹剂进行散瞳验光。被测者的调节力相对比较高的有 3 种情况，应给予特别注意：

a. 少年儿童伴有屈光不正的斜视；

b. 伴有远视性屈光不正的斜视；

c. 虹膜颜色比较深的斜视。

对上述情况下的斜视都应进行散瞳验光。特别是，我国青少年中度远视性斜视具有以上 3 种情况，从控制调节的意义上讲，是应用睫状肌麻痹剂进行散瞳验光的最佳对象。而应用的睫状肌麻痹剂也应当是药物作用最为强大的阿托品。应用阿托品进行散瞳后的验光时间，也应选择在上午，这是有效控制调节的最佳时间。

（2）斜视屈光矫正应注意的问题

各种屈光不正的矫正都有一定的原则和规律。伴有不同类型屈光不正的斜视在进行光学矫正时也是有区别的，在矫正中特别应注意以下问题的处理。

① 近视性屈光不正斜视。对于近视性外斜视被测者一定要采取完全屈光矫正的方案进行矫正。对于存在斜视的低度近视眼也应当采用全部矫正的方案。屈光矫正镜度的全部矫正是有效控制近视性斜视的最佳选择。

② 远视性屈光不正斜视。对于远视性屈光不正斜视，不论屈光矫正镜度高低，都有必要进行完全屈光矫正镜度矫正。对于少年儿童被测者的屈光矫正，至少要给予完全屈光矫正镜度的矫正，倘若屈光矫正镜度较高（≥＋4.00D）也可以考虑使用散瞳后即刻检测的屈光矫正镜度矫正，这可能对预防或控制双眼弱视有积极的作用。

③ 散光与屈光参差要注意的问题。比较严重的散光与屈光参差都是导致弱视发生不可忽视的原因。因此，对有这两种形式屈光不正的少年儿童一定要给予完全屈光矫正镜度的矫正，特别是对散光度高于 1.50DC，参差量超过 1.00DS 的少年儿童都应当给予及时的配镜处理。在实际的屈光矫正中可能会遇到以下两种情况：

第一种情况，单纯性屈光不正难以适应。对完全屈光矫正镜度难以耐受的个别少年儿童，也应当通过使用适当降度的过渡眼镜进行阶段性矫正。使用过渡性眼镜的少年儿童，都应当在 1～3 个月后进行屈光复查，换用完全屈光矫正镜度眼镜，最迟也应在 6 个月之内实现完全屈光矫正镜度的矫正目标。

第二种情况，复性屈光不正难以适应。对存在复性屈光不正者出现的对完全屈光矫正镜度难以适应的情况的处理，应遵循的原则是：圆柱面镜度完全矫正，球面镜度适当降低。镜度降低的幅度应以被测者能够耐受的最高镜度为准。

对于≥2.50DC 的被测者，倘若单纯降低球面镜度仍难以耐受的话，也可以尝试适当降低圆柱面镜度予以处理。但在降低圆柱面镜度处置时，一定要先进行圆柱面镜度向等效球镜度的转换尝试。只有在对这种转换后被测者仍难以适应时，才能考虑单独降低圆柱面镜度的处理方法。

**2. AC/A 的测定与处置方案的选择**

在对斜视的屈光矫正中，AC/A 比率的问题也是一个必须考虑的问题。不能妥善处理 AC/A 这一问题，要想保证实现对斜视高质量矫治应当是不现实的。

AC/A 的检测是双眼视功能检测中的重要内容。A 为调节，C 为集合，AC 即为调节所引起的集合。AC/A 即为调节性集合与调节的比值：调节变化 1.0D 时所带动的集合量。AC/A 的单位为：棱镜度/屈光度。AC/A 的检测有两种方法，一种是隐斜法，另一种是梯度法。两种方法均需使用完全性屈光矫正镜度。

（1）隐斜法

有的学者将这种方法叫做远近法。这种方法的检测，是以视远的隐斜量与视近的隐斜量为基础，通过计算来获得 AC/A 的信息的。因此，这种方法是以视远的隐斜与视近的隐斜的检测作为核心检测内容的。

在应用隐斜法进行检测时，为了被测者始终处于稳定的调节状态，一般主张：远视力、近视力检测中均应使用 1.0 的视标。在检测过程中，必须先对被测者进行视远隐斜度的检测，再对视近隐斜度进行检测，最后还需量取被测者正确的瞳距。这里要说明的是，瞳距值不宜直接采用电脑验光仪所给出的瞳距值。条件许可时，最好使用徐氏视线测试计或瞳距仪进行检测。检测方法大多采用遮盖加三棱镜法进行检测。

① 简单比较法。这是在 AC/A 检查中最为简单的一种方法，只通过比较的方法就可以进行判断。这种方法就是将视远隐斜度与视近隐斜度进行比较，得出关于两者的大、小比对结果，并以此得出相应结论的方法。这种计算方式简单，操作也无需烦琐运算，因此，这种方法是验光师比较乐于使用的一种方式，具体分析方法是：

视远内隐斜度＞视近内隐斜度——AC/A 比率偏低；

视远内隐斜度＜视近内隐斜度——AC/A 比率偏高；

视远内隐斜度≈视近内隐斜度——AC/A 比率正常。

② 精确计算法。应用隐斜法时，用于 AC/A 计算公式有以下两个：

$$AC/A = PD + \frac{a^{\triangle} + b^{\triangle}}{D_n}$$

$$AC/A = PD + (a^{\triangle} - b^{\triangle})d_n$$

式中，$PD$ 为远用瞳距，计算单位为 cm；$a^{\triangle}$ 为视近隐斜三棱镜度；$b^{\triangle}$ 为视远隐斜三棱镜度；$d_n$ 以长度单位表述视近的距离；$D_n$ 为以屈光度来表述视近的距离。

例如，$PD=70mm$，5m 视距检测外隐斜为 $2^{\triangle}$，0.30m 视距检测内隐斜为 $5^{\triangle}$。

则：$AC/A = PD + (a^{\triangle} - b^{\triangle})d_n = 7 + [5-(-2)] \times 0.30 = 9.1$

即本例的 AC/A 为 9.1。

隐斜法测定过程中，往往会出现调节反应不一定与调节刺激相符的现象，这是调节滞后与焦深的影响。因此，在检测中，验光师需要加强与被测者的交流，或请被测者大声陈述报告内容来分散被测者的注意力，将调节滞后与焦深的影响控制在最小的程度。只有这样，检测的结果才能更为准确。

（2）梯度法

有的学者也将这种方法叫做调节梯度法，这种方法是在设定固定检测距离的情况下，通过加入一定球面镜度以减少被测者的调节力，从而达到减少相应集合的方法来考察：1D 的调节到底诱发了多少集合这个问题。正式检测前，一定要设定一个检查距离。对这一距离各类文献中没有明确规定，但在距离计算方面，多以 0.40m 为常例，笔者认为：这一距离的设定应与屈光矫正的实际相吻合，应与被测者戴用眼镜的应用距离相一致。

检测程序共分为两步进行：

① 要对被测者使用完全屈光矫正镜度的条件下，在设定的距离进行隐斜度的检测，检测的结果作为初始隐斜度。

② 要在被测者使用完全屈光矫正镜度的基础上，再加入一定的球面镜度的条件下，再次对被测者进行设定的距离进行隐斜度的检测，检测的结果作为再次隐斜度。检测中所加入的球面镜度是凸透镜时，将减少调节，也会相应减少集合；加入的球面镜度是凹透镜时，将增加调节，将相应增加集合力的使用。

球镜度的增减幅度为：$\pm 1.00D$。也有的人习惯用 $\pm 3.00D$ 的增减幅度。

① 计算公式。在梯度法的相关文献中，也有两组公式，根据对相关报道的比较，使用情况与公式如下：

第一组公式：用于附加凸透镜时。

$AC/A = F^{\triangle} - S^{\triangle}$；

$AC/A = \dfrac{F^{\triangle} - S^{\triangle}}{D}$。

第二组公式：用于附加凹透镜时。

$AC/A = S^{\triangle} - F^{\triangle}$；

$AC/A = \dfrac{S^{\triangle} - F^{\triangle}}{D}$。

公式说明：$F^{\triangle}$——即 first$^{\triangle}$、初始隐斜度；$S^{\triangle}$——即 second$^{\triangle}$、再次隐斜度。

② 计算。应用梯度法进行检测，对最后的计算尽管也有公式可以应用，但是验光师在实际工作中一般均采用口算的方法进行计算。

以上两种方法是实际工作中应用最普遍的方法。两种方法中，后一种方法因计算简单而更受青睐。梯度法检测的数值较隐斜法要低。这是因为隐斜法在检测视近隐斜和视远隐斜时，被测者存在近感性集合的影响。梯度法是同一视距条件下的检测，近感性集合不存在。因此，人们普遍认为梯度法检测的数值应当更接近实际。

（3）斜视屈光矫正方案的选择

斜视性屈光不正（或称为伴有屈光不正的斜视）矫正包括两个方面。其一是使用球面镜、球柱面联合透镜矫正屈光不正和斜视；其二则是使用底朝向某一方向的三棱镜对斜视进行矫治。如何根据 AC/A 的状况进行斜视的屈光矫正和斜视的矫治呢？就当前应用的方法而言，主要有两种方法。一种方法是结合视远、视近的眼位状况来确定屈光矫正方案；另一种方法是在斜视分型的基础上确定屈光矫正方案。不管对哪一种方案进行介绍，只要采取对两个方面分别介绍的方法，都将是篇幅较大、能看懂但又难以记忆的内容。在此，特尝试将各种斜视及 AC/A 检测结果与屈光矫正方案、三棱镜矫治方案汇制成表格的方式予以介绍。

① 根据斜视的分型确定矫正方案。这种方法是以眼科学对斜视的分类为基础，对临床检查的结果进行综合分析，确定具体被测者斜视类型，再根据斜视类型来确定相应的矫治方案。

我们首先以共同性内斜视为例来说明。共同性内斜视有两大类：一类是与调节因素有关的共同性内斜视，这种内斜视就被称为调节性内斜视；另一类是与调节因素无关的内斜视，这种内斜视就被称为非调节性内斜视。

调节性内斜视又分为 2 种，即屈光调节性内斜视、非屈光调节性内斜视和部分性内斜视。而非调节性内斜视又可以分为 2 种：先天性非调节性内斜视、后天性非调节性内斜视。后天性非调节性内斜视又分为基本型内斜视、集合过强性内斜视和部分调节性内斜视 3 种。与调节因素有关的共同性内斜视的临床基本表现，以及相应的即时矫治方案和随后需要实施的处置思路如表 15-36 所示。

而表 15-37 则是调节因素无关的非共同性内斜视的临床基本表现，以及相应的即时矫治方案和随后需要实施的处置思路。

表 15-36　与调节状况有联系的内斜视临床症状和矫治方案

| 项　目 | | 屈光调节性内斜视 | 非屈光调节性内斜视 | 部分调节性内斜视 |
|---|---|---|---|---|
| 发生年龄 | | 2～5岁 | 2～3岁 | 1～3岁 |
| 屈光不正性质 | | 中、高度远视 | 远视、正视或近视<br>但以中度远视为多 | 中、高度远视<br>常伴有散光、屈光参差 |
| 斜视变化 | 初期 | 间歇,斜度不稳定 | 间歇性 | |
| | 发展趋势 | 恒定内斜视 | 恒定内斜视 | 部分调节内斜视 |

| 项　　目 | | 屈光调节性内斜视 | 非屈光调节性内斜视 | 部分调节性内斜视 |
|---|---|---|---|---|
| 伴发弱视 | 可能 | 恒定内斜多有 | 可能有 | 有 |
| | 单眼、双眼 | 都有 | 单眼 | 都有 |
| 眼位有关并发症 | | 眼位回退 | 散开融合能代偿:隐斜<br>散开融合失代偿:显斜 | 下斜肌功能过强:V 型内斜<br>下斜肌功能不足:A 型内斜 |
| AC/A | | 正常 | 高 | |
| 完全屈光矫正镜度反应 | | 消失 | 近距仍有内斜 | 有所减轻或消失 |
| 屈光矫正 | 远用眼镜 | 充分矫正 | 充分矫正 | 充分矫正远视,或使用双光镜与缩瞳剂可消除、减少内斜视 |
| | 近用眼镜 | — | 需配用近用眼镜,可使用双光、渐进眼镜 | |
| 后续处置 | | 眼正位 3～6 个月后逐渐减少矫正镜度 | 正位训练可提高散开融合力,但不改变 AC/A | 非调节性内斜、内隐斜部分,需通过手术矫治 |
| 其他 | | 可使用缩瞳剂矫治内斜 | 可使用缩瞳剂矫治内斜正位训练有意义 | 积极治疗弱视 |

表 15-37　非调节性内斜视临床症状和矫治方案

| 项　　目 | | 先天性非调节性内斜视 | 后天性非调节性内斜视 | | |
|---|---|---|---|---|---|
| | | | 基本型内斜视 | 集合过强性内斜视 | 分开不足型内斜视 |
| 发生年龄 | | 出生后 6 个月内 | 出生 6 个月后 | 2～3 岁 | 出生 6 个月后 |
| 屈光不正性质 | | 轻度远视 | 没有明显的屈光不正 | 轻度远视或无屈光不正 | 轻度远视、正视或近视 |
| 斜视变化 | 初期 | 内斜度>50△,稳定 | 斜度较小 | 远距离正位、为内斜近距离 20△～40△ 内斜 | 间歇或恒定 |
| | 发展趋势 | | 逐渐增至 30△～70△ | | 远距内斜>近距内斜 |
| 伴发弱视 | | 常见 | 常有 | 罕见 | |
| 眼位有关并发症 | | 外转不足、内转过强常合并垂直内斜 | | | 可有眼球轻度外转不足分开容和范围明显下降 |
| AC/A | | 正常 | | 正常或低于正常 | 低 |
| 屈光矫正镜度反应 | | 无反应 | | 双光眼镜不改变内斜 | |
| 屈光矫正 | 远用眼镜 | 常规:足度矫正 | — | 屈光矫正 | 屈光矫正 |
| | 近用眼镜 | | — | | |
| 后续处置 | | 1～2 月后重新验光,矫正或过矫 0.50～1.00D。眼镜矫治效果不明显应手术矫治 | 积极治疗弱视之后尽早实施手术矫治 | 一般均需要手术矫治(但矫治效果欠理想) | 低度内斜可用三棱镜矫治;较大斜视度需手术矫治 |
| 注意 | | 手术矫治均应在不存在弱视情况下进行 | | | |

② 内斜视的屈光矫正原则。从上列的这两个表中，可以看出不同类型的内斜视，其眼位的临床表现（易发年龄、屈光性质、斜视表现、AC/A 值、对完全性屈光矫正的反应等）是不完全相同的，而矫治方案也是不太一样的。因此，在对斜视矫正时，需通过对相应的检测结果的分析，并对被测者的斜视类型做出诊断。只有这样，才能针对具体情况选择相应的矫正方案。有关内斜视的矫治要注意斜视与屈光两个方面的矫治问题，实施矫治时可以遵循的基本规律有以下四个方面：

第一，被测者存在弱视并发症时。首先采取的措施应当是对弱视的矫治。这里特别要强调两点：要强调的第 1 点是对弱视的矫治一定要尽早；要强调的第 2 点则是斜视手术不应在弱视未接受过矫治的情况下实施。

第二，被测者有屈光不正，一定要进行屈光矫正。而且在屈光矫正中，一般均以最高正镜度形式矫正为准。

第三，使用三棱镜进行矫治斜视，只适用于斜度相对较小的被测者。当使用一定的三棱镜已矫正视远时的斜视，却无法同时解决视近斜视时，则应当加配含有近用屈光矫正镜度的眼镜（根据具体情况选用近用单光镜、双光镜或渐进眼镜）。

第四，眼镜矫正和手术矫治并不是内斜视矫治方法的全部手段。在调节内斜视的矫治中，不应当忽视眼的正位训练、缩瞳剂对调节性斜视的作用。

③ 共同性外斜视屈光矫正的思路。以上是对内斜视有关的临床症状与矫治情况的简单概述。下面我们再对共同性外斜视的临床情况与矫治的思路进行简单介绍。

共同性外斜视则是另一类在临床上比较常见的斜视类型。这种类型的斜视可以分为 3 大类，即先天性共同性外斜视、后天性共同性外斜视和继发性共同性外斜视。后天性共同性外斜视又可以分为 3 种：间歇性外斜视、恒定性外斜视和调节性外斜视（在学术界对是否存在调节性外斜视尚未形成统一认识）。继发性共同性外斜视又分为两种：知觉性外斜视、斜视手术后外斜视（又分为内斜术后外斜视和残余性外斜视两种）。表 15-38 就是这些类型的共同性外斜视最基本的临床表现和相应的矫治方案的一览表。

在屈光检测与矫正中，我们可以根据以下几个线索，对被测者的临床症状进行分析：

第一，根据斜视发生的时间分析。发生较早的共同性外斜视（大多在 1 岁以内），一般均为先天性共同性外斜视和后天性共同性外斜视。只有发生较晚的共同性外斜视，才可能是继发性共同性外斜视。

第二，根据斜视发生的过程分析。假如被测者没有间歇性斜视的过程，其眼位的偏斜程度又比较大，基本可以确定被测者斜视的类型属于先天性共同性外斜视。倘若斜视发生的过程曾有间歇斜视经历，应当可以断定被测者的斜视类型应为后天性共同性外斜视。

第三，根据斜视手术经历分析。在继发性共同性外斜视被测中，有斜视手术经历的应属于斜视手术后外斜视。否则，肯定是知觉性外斜视，而知觉性外斜视者的视功能又必然会比较低下。

表 15-38　共同性外斜视临床症状和矫治方案

| 项目 | | 先天性共同性外斜视 | 后天性共同性外斜视 | | 继发性共同性外斜视 | | |
|---|---|---|---|---|---|---|---|
| | | | 间歇性外斜视 | 恒定性外斜视 | 知觉性外斜视 | 斜视手术后外斜视 | |
| | | | | | | 内斜术后外斜视 | 残余性外斜视 |
| 发生年龄 | | 多在出生~1岁 | 1岁内最多 | 由间歇性外斜发展而来 | | 内斜视手术过矫,高度远视眼 | 内斜视手术欠矫 |
| 屈光不正性质 | | 轻度屈光不正 | 近视占大多数 | | 视觉功能低下 | | |
| 斜视状况 | 斜度 | 大(20°~40°) | 不稳定(午后>早晨) | 恒定 | | | |
| | 形式 | 交替恒定 | 隐斜与显斜交替 | | 单侧(视力低下侧) | | |
| | 伴有 | 分离性垂直性偏斜 | 间歇者:A-V综合征和垂直性眼位偏斜 | 长期:多有单眼抑制现象 | | | |
| | | A型外斜视 | | | | | |
| 矫治 | 屈光矫正 | — | √ | — | — | — | |
| | 三棱镜 | — | √ | | | | √ |
| | 手术 | √ | √ | √(美容手术) | √ | √(美容手术) | √ |
| | 其他 | — | √ | — | 肉毒杆菌毒素注射 | 肉毒杆菌毒素注射 | |

当我们确定了被测者的斜视类型后，就可以从表 15-38 中查阅到有关的矫治方案的选项。这些矫治方案的临床价值如下：

a.手术矫治。应当说手术矫治是共同性外斜视的主要矫治手段。手术矫治的最佳目的是恢复双眼单视。倘若双眼单视无法恢复，手术的目的则是改善被测者的外观形象。

b.保守矫治。这里说的保守矫治，是特指眼内科的矫治手段，主要指三棱镜矫治和肉毒杆菌毒素的眼外肌注射。这类方法只适用于偏斜度较小的共同性外斜视。

c.屈光矫正。绝大部分外斜视被测者没有明显的屈光不正，因此这种方法的适用范围很小，一般只应用于间歇性外斜视等。

d.眼位训练。在斜视矫治中，外斜视的眼位训练的作用并不明显，因此在临床实践中均不将眼位训练列入外斜视的基本矫治选项中。

④ AC/A、眼位检测结果与矫正方案的选择。这是一种以 AC/A 比率的检查结果，结合视远、视近的眼位状况和屈光不正的性质来确认矫正方案的方法。这种方法应当是最为直接的一种方法。应用这种方法进行矫治前，必须对被测者进行视远眼位、视近眼位、AC/A 比率、屈光矫正镜度者 4 个方面进行检测，并根据检测结果选择相应的矫治措施。

关于应用这种方法对斜视进行矫治的方法，在由栅山富士雄监修，和泉行男、风见俊成合著的《两眼视机能检查の基础》一书中讲述的是非常清楚的，但因是文字表达形式，记忆起来相对比较困难。笔者根据《两眼视机能检查の基础》中描述的文字，特将这一部分改编成一览表的形式收录在拙著《眼屈光检测行为学》一书中。现将原表中的文字稍加订正，列为本书表 15-39，以供读者参考。验光师根据对被测者检测结果的分析，对照该表就可以确定具体的矫治方案。

表 15-39　视远斜位、AC/A、视近斜位的视功能分析与矫正方案一览表

| 眼位、AC/A 检测结果 | | | 屈光不正矫正方案 | | 眼位偏斜三棱镜矫治方案选择 |
|---|---|---|---|---|---|
| 视远斜位 | AC/A | 视近眼位 | 视远斜位不显著时的屈光矫正方案 | 视近斜位不显著时的屈光矫正方案 | |
| 外斜 | 高 | 外斜 | 负镜效度矫正 ① 近视眼：足度矫正 ② 远视眼：低度矫正 | ① 远视眼：低度矫正 ② 近视眼：足度矫正 | ① 加强集合储备力的视功能训练 ② 视远 BI 三棱镜矫正；视近不产生明显斜视 |
| | | 正位 | | 足度矫正 | ① 加强集合储备的视功能训练 ② 视远 BI 三棱镜矫正，近用附加正镜度 |
| | | 内斜 | | ① 远视眼：足度矫正 ② 近视眼：低度矫正 | ① 远视眼：足度矫正 ② 近视眼：足度矫正，近用附加正镜度 ③ 加强正、负集合储备视功能的训练 ④ 视远 BI 三棱镜矫正，近用附加正镜度 |
| 正位 | | 正位 内斜 | 足度矫正 | ① 远视眼：足度矫正 ② 近视眼：低度矫正 | ① 近用附加正镜度 ② 加强负集合储备视功能的训练 ③ 视近时应用 BO 三棱镜 |
| 内斜 | | 内斜 | ① 远视眼：足度矫正 ② 近视眼：足度矫正 或低度矫正 | ① 远视眼：足度矫正 ② 近视眼：低度矫正 | ① 加强负集合储备视功能的训练 ② 加强负集合储备视功能的训练，近用附加正镜度 ③ 视远时应用 BO 三棱镜，近用附加正镜度 |
| 外斜 | 正常 | 外斜 | ① 远视眼：低度矫正 ② 近视眼：足度矫正 | ① 远视眼：低度矫正 ② 近视眼：足度矫正 | ① 加强正集合储备视功能的训练 ② 视远 BI 三棱镜矫正 |
| 正位 | | 正位 | 足度矫正 | 足度矫正 | ① 一般无需处理 ② 对有视觉疲劳主诉者：另择时间重新测定。重新测定有新发现，按情况处理；无新发现，应考虑为非眼肌性视疲劳 |
| 内斜 | | 正位 | 远视眼：足度矫正 | 足度矫正 | ① 加强负集合储备视功能的训练 ② 视远时应用 BO 三棱镜；视近不产生明显斜视 |
| | | 内斜 | 近视眼：足度矫正 或低度矫正 | ① 远视眼：足度矫正 ② 近视眼：低度矫正 | ① 加强负集合储备视功能的训练 ② 近用附加正镜度 ③ 视远时应用 BO 三棱镜 |

| 眼位、AC/A 检测结果 | | | 屈光不正矫正方案 | | 眼位偏斜三棱镜矫治方案选择 |
|---|---|---|---|---|---|
| 视远斜位 | AC/A | 视近眼位 | 视远斜位不显著时的屈光矫正方案 | 视近斜位不显著时的屈光矫正方案 | |
| 外斜 | 低 | 外斜 | ① 远视眼：低度矫正<br>② 近视眼：足度矫正 | ① 远视眼：低度矫正<br>② 近视眼：足度矫正 | ① 加强正集合储备视功能的训练<br>② 视近 BI 三棱镜矫正 |
| 正位 | | 外斜 | 足度矫正 | ① 远视眼：低度矫正<br>② 近视眼：足度矫正 | ① 加强正集合储备视功能的训练<br>② 视近 BI 三棱镜矫正 |
| 内斜 | | 正位 | 足度矫正 | 足度矫正 | ① 加强视远负集合储备视功能的训练<br>② 视远时应用 BO 三棱镜 |

**3. 关于三棱镜的应用**

三棱镜在斜视的矫治中应当注意 3 个问题，即应用的范围、应用的底朝向和矫治的期限。

（1）三棱镜的应用范围

应用三棱镜可以矫治各种呈静态眼位偏斜的隐斜视和显性斜视，但不能对动态眼位偏斜（即旋转性隐斜视和旋转性斜视）产生有意义的矫治作用。

（2）三棱镜应用中底的朝向

在斜视矫治中，三棱镜将被置于眼镜框镜圈的近眼侧。三棱镜的尖端与眼位偏斜方向一致，其底的朝向与眼位的偏斜方向相反。

（3）三棱镜的应用

应用三棱镜矫治斜视的形式有两种，即短期应用和长期应用。

① 三棱镜的短期应用。三棱镜的短期应用是指为改善儿童双眼视功能的潜力或等待神经麻痹的自然恢复或等待手术时机时，使用塑料粘贴三棱镜（或三棱镜片）来改善眼位偏斜的状况，这样的话就会使被测者在很大程度上改善双眼视觉功能。但是必须说明一点，应用三棱镜时视力会有一定程度的下降（这与三棱镜的顶和底的厚度差固有的放大倍率不同有关）。

② 三棱镜的长期应用。当被测者不愿意或不适于接受手术矫治方案，对伴有复视的轻度眼位偏斜者，则应当选用三棱镜进行长时间戴用的方法进行处置。但应用这种方法进行矫治时，验光师必须清楚两点：

a. 这种方法只适用于小角度的静态眼位偏斜，对于较大程度的斜视三棱镜的作用十分有限，只能起到适当降低复视程度的作用。

b. 对于失代偿的隐斜视被测者，会有斜视度逐渐加大的趋势，则需不断加大三棱镜度才能控制眼位的偏斜。

在使用三棱镜的矫治中，无论是对眼位的偏斜采取全部矫正的方案，还是采取部分矫正的方案，都要考虑到眼外肌的性状因素、调节性因素、视像不等的因素以及视神经性疲劳等多方面的因素。还要考虑到三棱镜本身在截面方向的光学视像差异的影响越接近三棱镜的底，所产生的视觉光学效应越大，这种视觉效应有两个方面：

底$_{象差}$＞顶$_{象差}$；底$_{放大率}$＞顶$_{放大率}$。

只有在综合考虑以上因素的基础上制定的矫治方案，才能发挥理想的矫治作用。

**4. 单眼遮盖配镜矫治**

单眼遮盖配镜矫治，是对已经形成双眼单视功能障碍的后天性斜视，被测者表现对复视难以忍受的情况下，为缓解被测者视觉症状而采取的一种临时性矫治方法。这种方法的作用是：强化麻痹眼外肌的功能，最大限度地限制神经抑制冲动对其拮抗肌的影响，以预防拮抗眼外肌发生挛缩。这种方法只是一种过渡性的方法，是在寻找病因和等待最佳手术时机时采取的权宜方法。实施单眼遮盖时应注意以下 2 个方面的问题。

（1）单眼遮盖应当注意的事项

① 遮盖眼的选择。在遮盖时，一般以选择健眼进行遮盖为常规原则。但是，在双眼视力悬殊时，应当遮盖视力较差的眼，以保证被测者的正常的生活、学习和工作。

② 实施手术时机。这种矫治方法的实施不宜无限期地使用，较适宜的时间为 3 个月以内，最长不宜超过 6 个月。应确保斜视手术的实施一定要在被测者眼外肌发生挛缩之前。

（2）单眼遮盖的方法

实施单眼遮盖的方法有：眼罩遮盖、普通框架眼镜、隐形眼镜。

在这三种方法中，以眼罩遮盖方式最为简单、彻底，但这种方法对形象影响较大。

使用普通框架眼镜进行遮盖所使用的镜片有两种，一种是深色镜片，另一种是磨砂镜片。这种方法对外观形象的影响也是很大的。

另一种用于遮盖的用品就是遮光性隐形眼镜。这种方法尽管在外观形象上是最为理想的，但对戴用的卫生及操作要求却比较严格。

对于具体的被测者实施单眼遮盖，到底使用哪一种方法，应根据被测者的意愿、肌体状况和操作技能状况来确定。对于操作技能尚未达到精确程度的年龄较小被测者，使用隐形眼镜进行遮盖显然是不妥当的。当然，一名工作在灰尘较大环境下的被测者同样不适宜选用遮光性隐形眼镜。

**三、各类型斜视的屈光矫正**

前面，我们就斜视矫治的基本原则与方法进行了必要的介绍。那么具体到伴有屈光不正的斜视来说，应当怎样进行屈光矫正呢？这就是在这一个单元中要介绍的问题。在讨论这一问题前，特别要说明的是：这一单元讨论的问题只限于斜视矫治中屈光不正的眼镜矫正配用问题。

对于所有的斜视被测者，不管其视力状况如何，都应当对其进行眼屈光状态的检测，这种检测应当包括三个方面：屈光矫正镜度、双眼视功能状况和眼位偏斜程度的检测。在屈光状态的检测中需要了解其屈光状态、需要使用的屈光矫正镜度，都需要观察：在应用适当的屈光矫正镜度条件试戴状态下，对矫治斜视、改善双眼视功能的效果。对斜视被测者进行眼屈光状态的检测，都应当通过客观验光法进行，特别应当注意的是：对斜视（尤其是内斜视和内隐斜视的儿童）被测者第一次屈光检测时，都需要经过使用阿托品眼膏散瞳验光，结合主观检测与试戴来确定矫正镜度。在将来进行复查时，可以选择托品酰胺等作用快速的睫状肌麻痹剂。

对于斜视被测者使用眼镜的目的是：矫正屈光不正、纠正眼位、改善双眼视功能。只有兼顾这 3 个目的所制定的屈光矫正方案配制的眼镜，才有可能在斜视矫治过程中达到比较理想的效果。在此，我们特以屈光不正的形式为线索，对斜视矫治临床实践中最常遇到的屈光不正的矫治中应当注意的问题进行介绍。

**1. 远视性内斜视的屈光矫正**

远视性内斜视说的就是远视眼伴有内斜视的情况。在斜视屈光矫正实践中，这是最为常见的一种斜视类型。这种内斜视又可以分为调节性内斜视和非调节性内斜视两种。在这两种类型的斜视中又以前者最为多见。

在对伴有内斜视的远视眼被测者进行屈光检测时，当被测者应用完全屈光矫正镜度，进行试戴时眼位偏斜得到完全纠正，被测者就是完全调节性远视内斜视。倘若眼位偏斜得到部分纠正，被测者就属于不完全调节性远视内斜视（或部分调节性远视内斜视）。假如应用完全屈光矫正镜度后眼位偏斜程度没有改变，基本可以判定被测者应属于非调节性远视内斜视。

（1）调节性远视内斜视

对调节性远视内斜视进行屈光矫正的原则是：使用最高正镜效度形式（最高的远视镜度）的矫正镜度、得到最佳的视觉效果；眼位得到纠正和实现双眼单视。在为调节性远视内斜视制定屈光矫正方案时一定要注意以下 4 个问题。

第一，一定要以被测者屈光不正的程度为依据。

对调节性远视内斜视进行屈光矫正，原则上应当使用完全屈光矫正度。在对低、中度远视眼来说，这应当是一种必须遵守的法则。

对于高度远视眼的第一次配镜而言，刻板地应用这一原则显然是行不通的。矫正原则是不应当改变的，但必须首先为落实这一原则建立条件，这就要适当降低屈光矫正镜度，创设在时间上的一个过渡阶段。一般情况下以＋5.00～＋6.00D 降低屈光矫正镜度最低尺度。对接受这种处置的被测者的第 1 次复查应在戴镜 1 个月时进行，而后可以遵循每 3 个月复检一次的规律进行屈光矫正镜度的适应性复检。每一次复检都应根据被测者的适应状况，增加屈光矫正镜度＋0.50～＋1.00D。直至达到能够戴用完全屈光矫正度的眼镜。

第二，持续戴用较高远视镜度眼镜会使正常视觉发育受到影响。

长期使用较高远视镜度的眼镜也可能会出现新的问题，主要表现在生理屈光自然减退速度的减慢甚至会停止，从而导致调节功能发育不足、集合近点后退和异向融合的异常。因此，在临床上，不管眼位的偏斜是否得到纠正，均应将戴用完全屈光矫正镜度眼镜的时间限定在 1 年。1 年以后，均应为被测者制定逐渐降低屈光矫正镜度的方案。这一方案一般以每年降低＋1.00D 为宜。

第三，优先矫正散光。

对屈光不正为复性远视的调节性远视内斜视，在进行屈光矫正时应遵循散光优先矫正的原则。对散光的矫正应尽可能做到完全性矫正，球面镜度可以适当降低，应当是矫正调节性复性远视内斜视的基本准则。对于屈光矫正镜度较高、散光度相对较大的复性远视，第 1 次戴用的眼镜的联合等效镜度一般以＋5.00～＋6.00D 为宜。

在对调节性内斜视的屈光矫正中，开始戴用屈光矫正眼镜时，眼位被纠正了，但可能也有视力因此降低了的问题。应当说这是用眼镜矫治调节性内斜视早期比较常见的正常反应现象。这种现象会随被测者的调节力的逐渐放松而逐渐缓解，直到恢复正常的视力（或矫正视力）。

第四，屈光矫正一定要早、贵在坚持。

对调节性远视内斜视的屈光矫正一定要早，被测者也一定要坚持在矫正眼镜的戴用中按时进行屈光复查、及时调整镜度，在验光师的指导下配用适宜的眼镜，直到屈光生理状态达到比较稳定的青年阶段。

（2）非调节性共同性远视内斜视

对于非调节性共同性远视内斜视的处置，一般采取戴用完全屈光矫正镜度，以便使被测者获得最佳的矫正视力。在戴用眼镜半年（最长不宜超过 1 年）后，眼位偏斜程度始终没有变化的被测者，应建议其接受手术矫治。

**2. 近视性内斜视的屈光矫正**

被测者眼位成内斜视而屈光状态为近视屈光不正者尽管相对较少，但在屈光矫正实践中也是可以看到的一种内斜视类型。这种近视性内斜视有 2 种，即调节性近视内斜视和非调节性共同性近视内斜视。

对于这两种近视内斜视的屈光矫正，一般以最高正镜效度（即最低近视镜度）的屈光矫正镜度获得最佳矫正视力为配镜的基本原则。这两种近视性内斜视在戴用眼镜后，都有必要接受定期的屈光与斜视度的检测、观察。倘若被测者的斜视度能够保持半年以上的稳定，可以考虑实施手术矫治方案。应当说矫正视力相对正常的情况下，手术实施的越早对被测者双眼视功能恢复的前景也就会越乐观。

**3. 外斜视的屈光矫正**

可以应用眼镜进行矫正的屈光不正性外斜视有 3 种，这 3 种外斜视就是间歇性远视外斜视、间歇性近视外斜视和恒定性外斜视。绝大多数外斜视被测者，在早期都会表现为间歇特征，有时仅表现为注视远距离目标时的眼位外斜，有时也会表现为注视远距离目标和注视近距离目标时，都会呈现眼位的外斜状态。这种外斜状态在注意力不集中、视觉疲劳时会更突出或还可表现为加重的趋势。

对间歇性远视外斜视被测者，只要戴用屈光矫正眼镜可以使矫正视力能够提高，就应当戴用屈光矫正眼镜。但是，这里必须明确一点，远视外斜视被测者一定要使用能达到最佳矫正视力的最低正镜效度的远视镜片。否则，眼位的偏斜程度将会加大。不管戴用屈光矫正镜度与否，被测者都应当接受定期的屈光与斜视度的检测。

对于间歇性近视外斜视进行屈光矫正，也应戴用最低正镜效度（最高近视屈光矫正镜度）的镜片进行矫正。

不管是间歇性远视外斜视，还是间歇性近视外斜视，绝大多数间歇性外斜视都将转化为恒定性外斜视。只要被测者戴用屈光矫正眼镜能维持斜视度恒定半年以上，都应当考虑实施手术矫治方案以解决眼位偏斜的问题。

**4. 麻痹性斜视矫治的原则**

对麻痹性斜视进行矫治，就要对麻痹性斜视进行鉴别，确定被测者是属于先天性麻痹性斜视还是后天麻痹性斜视。进行这种鉴别是非常必要的。这是因为，后天性麻痹性斜视被测者是在双眼视功能发育趋于完善或已经发育完善的基础上发生的，这样被测者在临床症状上会表现出比较严重的双眼复视、视混淆，视功能效率降低，有的人还会出现眩晕、呕吐等非特异性症状，甚至还会有步履不稳的现象发生。而先天性麻痹性斜视被测者的麻痹性斜视，则是在双眼视功能尚未得到充分发育的情况下发生的，因此这些症状就会很不明显。这是对麻痹性斜视进行鉴别诊断的基本要点。读者可以依据表 15-40 所列举的对比项目，对被测者进行鉴别诊断。

表 15-40　先天性和后天性麻痹性斜视的鉴别表

| 项目 | | 先天性麻痹性斜视[1] | 后天性麻痹性斜视 |
|---|---|---|---|
| 复视 | 发生概率 | 少有 | 多见 |
| | 表现形式 | 代偿失控时突然发生 | 限于麻痹及作用方向 |
| | 发生 | 出现较早 | 比较突然 |
| 视像倾斜 | | 无 | 滑车神经麻痹者常见 |
| 伴发弱视 | | 可有 | 无 |
| 趋势 | | 转为共同性 | 无 |
| 代偿头位 | | 遮盖麻痹眼可能出现 | 遮盖麻痹眼则消失 |
| 面部不对称 | | 常有 | 无 |
| 拮抗肌挛缩 | | 无 | 有 |
| 异常投射 | | 无 | 有 |
| 临床干扰症状 | | 不明显 | 明显 |
| 非特异性临床症状 | | 一般无 | 敏感者常有 |

[1] 后天性麻痹性斜视迁延过久，也将会发生类似先天性麻痹性斜视的临床表现。

对麻痹性斜视进行鉴别诊断的最终目的是：为被测者设计恰当的矫治方案。先天性麻痹性斜视被测者双眼视功能不佳，恢复或重建正常的双眼视功能是比较困难的，进行眼位的矫治的目的必然是以改善外观形象为主旨。当然，对有可能重新建立双眼视功能的被测者，我们不能放弃希望，也需要积极努力予以矫治，这就要求为双眼视功能的启动建立起最基本的视觉均衡刺激条件，加强视觉训练的指导。而后天性麻痹性斜视被测者的双眼视功能已经趋于完善或发育完善，因此矫治中就应当以恢复双眼视功能为主要目标。

屈光状态为近视的间歇性外斜视，其屈光矫正镜度一般都相对较低，高度近视性屈光不正伴有外斜视的案例比较少见，尤其是青少年斜视被测者。对这样的被测者常规处理原则是给予完全屈光矫正镜度的矫正。经过戴用完全屈光矫正镜度眼镜，就使被测者实现了"镜-眼系统"的"人工正视状态"，经过一段时间的眼镜矫正，眼的调节力就会重新被调动起来，从而带动调节性集合而使外斜视得到有效的减弱和控制。

间歇性远视性外斜视视力低下者（一般为高度远视眼），一般应戴用可以获得最佳视力的最低屈光矫正镜度。对这样的被测者来说，是不能戴用最高正镜度眼镜进行矫正的，否则将会使外斜视的程度加重。倘若被测者的裸眼视力较好，或戴用眼镜后的矫正视力与裸眼视力没有明显的区别时，就不宜戴用眼镜。

不管是近视性间歇性外斜视，还是远视性间歇性外斜视，都有必要接受定期的屈光状态和斜视程度的检查。只要被测者戴用眼镜后的斜视程度保持半年～1年的恒定，就可以考虑实施手术矫治的方案。只有手术矫治，才是最终解决间歇性外斜视的根本方法，这也是可能帮助被测者重新建立双眼视功能的最为根本的方法。

**5. 斜视手术后的眼镜配制**

在一定意义上说，手术治疗是医学治疗方法中治疗者产生遗憾较多的一种方法。手术矫治斜视也是这样，不同被测者在视觉生理功能恢复与发展上的差异是产生这种遗憾的生理基础，而施术者经验的不够丰富、时机选择不当等原因则是这种遗憾产生的操作性条件。这种遗憾集中表现在两个方面：矫正不足或矫正过度。但是，术后再次发生眼位问题的原因，绝大多数是术后被测者不再继续戴用屈光矫正眼镜，或戴用屈光矫正镜度不正确的眼镜所致。不管什么原因引起的手术后的矫正不足或矫正过度，被测者一般不太愿意通过二次手术来进行矫治，绝大多数被测者都希望通过眼内科的方法得到解决。有一些案例，仍旧有必要接受二次手术的矫治，这是毋庸置疑的。但是也有相当多的被测者是可以避免二次手术矫治方案的。可以尝试应用的眼内科矫正方法有以下两种。

（1）斜视矫正术后的屈光矫正

接受手术矫治的斜视者，在术后均应重新验光。在此，我们仅以远视性斜视术后的屈光矫正镜度调整为例来说明这一问题。术后眼位矫正良好者，应当戴用可以获得最佳矫正视力的最小屈光矫正镜度的眼镜。对于出现眼位矫正不足和眼位矫正过度的现象，验光师应首先考虑屈光矫正镜度的调整问题。

对于内斜视术后出现眼位矫正不足的现象，应对被测者重新验光，通过试戴完全屈光矫正镜度试戴镜，观察改善眼位的效果，根据试戴效果确定被测者是否应当使用新的屈光矫正镜度。

① 可以使眼位纠正到正位的，就可以使用完全屈光矫正镜度的眼镜进行矫正。

② 倘若不能纠正到正位，可以采取适当过度矫正的方法配用眼镜，屈光矫正眼镜的镜度最大过度矫正量应当以＋1.00D 为限。

③ 内斜视术后出现眼位矫正过度时，应给予被测者较低的屈光矫正镜度的眼镜予以矫正。

通过以上配镜处置后，戴用新配眼镜的时间一般应控制在半年以内，如眼位仍为正位，可以适当调整屈光矫正镜度。

假如通过上述方法，被测者的眼位仍不能恢复到正位，就应当接受第二次手术方案的矫治。

（2）斜视矫正术后的棱镜应用

什么情况下可以考虑使用三棱镜进行矫治呢？一般认为，手术后已经实现视网膜正常对应，但因融合功能不全、融合范围过窄仍不能实现正常的双眼固视而表现一定程度的斜视角残留的情况下，可使用三棱镜纠正残留斜视角，以达到激发被测者双眼单视的形成。

确定斜视手术后是否存在过度矫正的问题，通常是在接受手术 2 个月后来判定。此时，被测者出现与术前相反方向的眼位偏斜时，就可以确认被测者存在过度矫正现象。倘若被测者在 2 个月内难以承受复视症状的干扰时，可以考虑使用压贴三棱镜的办法来暂时缓解被测者的症状，或配制戴用含有三棱镜度的屈光矫正眼镜以解决复视症状的干扰。

**6. 第 1 次配镜方案的设计**

对未经过配镜矫治的斜视被测者进行第 1 次屈光检测时，要想特别精确地确定其斜视的类型应当是一件比较困难的事情。往往需要经过一段时间的眼镜戴用矫治、观察、检测，才能准确地确定被测者斜视的性质。那么，如何为斜视被测者设计第 1 次配镜的方案呢？一般而言，对斜视被测者进行第一次屈光及斜视的矫正，都依据第一次检查的结果来确定屈光矫正眼镜的配制方案。被测者最初戴用的眼镜，在达到屈光矫正与斜视矫治的作用的同时，往往带有对进一步矫治方案的探究意义。这是因为处在长期斜视状态下的被测者的双眼视觉功能，是处于一种对异常眼位的适应状态之中，这种状态下检测出来的双眼视觉功能和眼外肌的功能数据，往往会带有一定适应性的烙印，可能并不一定能反映被测眼的异于正常生理的全部内容。因此，第一次矫正方案往往是制定进一步矫正方案的必要准备阶段。这也就使得第一次矫正方案一定会带有将被测者置于矫正状态下，通过进一步的观察，获得更为准确的检测数据的目的，这也是为制定更适合于被测者状况的矫正方案一定要做的事情。

尽管对斜视的第 1 次屈光矫正带有对矫治方案的探究意义，但是对第 1 次屈光与斜视的检测是不能掉以轻心的。只有通过精心的检测、分析，才能为被测者制定出最为合理的第 1 次屈光矫正方案。为伴有斜视的屈光不正者制定第 1 次配镜方案，只能使用即时检测并经试戴证实正确的屈光矫正数据。对于戴用这样的数据配制眼镜的被测者，验光师一定要特别提醒：在 1～3 个月后对其屈光矫正镜度与眼位偏斜程度进行复检。

**7. AC/A 的临床意义**

AC/A 的正常比值为（$3^\triangle \sim 5^\triangle$）：1。其意义为：每 1D 的调节可调动 $3^\triangle \sim 5^\triangle$ 的集合。记录时通常只记录比例号前的数字：$3^\triangle \sim 5^\triangle$。

（1）AC/A 的表现形式

① 低 AC/A。低 AC/A 的被测者，最大的特征就是：视近时的眼位比视远时的眼位更倾向于外斜位。低 AC/A 有两种类型：一种是集合不足；另一种是散开不足。

a.集合不足。集合不足有两种表现形式：视远正眼位-视近外斜位；视远、视近均为外斜位。从被测者视觉生理看，总的趋势是：集合近点距离偏大；视远外斜位＜视近外斜位。被测者主要的视觉感受是：近距离工作时，会出现眼部的不适、视像模糊，甚至复视以及视觉疲劳等。

b.散开不足。散开不足者，既可以表现为视近时正眼位和视远时的内斜位，也可以表现为视近时轻度的内斜位和视远时的高度内斜位。给人的印象往往是：视远内斜位＞视近的内斜位。散开不足者，常常会有视远时的不适、头痛、复视的症状表现。

② 正常 AC/A。具有正常 AC/A 的被测者，是不是就没有问题了呢？应当说，这需要具体分析，AC/A 正常，并不说明眼位正常，这是其一。其二，看上去的眼位正常，并不说明眼位没有问题。应当说这是在 AC/A 检测中随时都可能见到的现象。

a.融像性聚散功能不良。融像性聚散功能不良的被测者，视远、视近的眼位均正常，AC/A 也正常。所不同的是融像性聚散度检测时，BO△、BI△ 三棱镜的值低于正常值。被测者双眼单视的明视区域狭窄。经常会有与近距工作有关的主诉症状。

b.单纯性内斜位。单纯性内斜位的被测者，表现为视远时的明显的内斜位，视近时的外斜位基本上与视远时的外斜位一致。被测者的视觉表现为：视近时极易疲劳，视远视近都有可能出现视力模糊或复视。

c.单纯性外斜位。单纯性外斜位的被测者，视远时的外斜位≈视近时的外斜位。被测者的视觉表现为：视近、视远工作时，有视力模糊或复视，特别是视近时更为明显。

③ 高 AC/A。高 AC/A 的被测者，最大的特征就是：视近时的眼位比视远时的眼位的内斜更为明显。高 AC/A 也有两种类型：一种是集合过度；另一种是散开过度。

a.集合过度。集合过度者均表现为视近内斜位＞视远内斜位，即视近时的眼位比视远时眼位的内斜量更大，一般都在 3△ 以上。集合过度有两种表现形式：一种是视远正眼位-视近内斜位，另一种是视远、视近均为内斜位。两者的内斜的差异量与AC/A 的比值有着直接的关系，比值越大视近与视远的内斜差异量越大。被测者在近距离工作中常常伴有视力模糊、复视等感受，严重者几乎无法从事近距离工作。

b.散开过度。散开过度者眼位异常的表现为：视近正眼位-视远高度外斜位，即视近时眼位偏斜量符合预期值，而视远时则呈现为高度的外斜视，在实际工作中见到两者的差异超过 10△ 的情况并非难事。散开过度最常见的症状则是视远时常有复视现象和易疲劳。

这是一项对调节功能与集合功能相互关系状况的检测。AC/A 指的就是引起调节性辐辏的单位调节力与所诱发的调节性辐辏的三棱镜度比率。

（2）根据 AC/A 的比率制定屈光矫正方案的基本规律

根据 AC/A 的比率调整屈光矫正方案，是屈光正中经常使用的一种矫正镜度的调整方法。这种调整方法的应用有以下 2 个基本规律可以借鉴。

① AC/A 比率较低或正常的眼位偏斜者，对完全性正性屈光矫正镜度的矫正反应比较明显，只要正确使用完全性正镜效度眼镜，眼位的偏斜就可以完全消失。

② 高 AC/A 对完全性正性屈光矫正镜度的反应则呈现反向作用，有些被测者屈光矫正后，原来的远/近眼位偏斜差别也会呈现明显降低。但是，对于高 AC/A 被测者正确的屈光矫正方法，都将是使用近用正镜度附加这一种方法。采用的矫正方式，可以通过使用近用单光眼镜，也可以使用远近兼用的双光眼镜，还可以尝试应用渐进眼镜。

对于高 AC/A 远视性斜视者，还可以考虑应用缩瞳剂来降低 AC/A 的比率，当眼位转为正位时，则应当逐渐降低药物用量，直至停用。

在进行 AC/A 检测时，检测者应了解被测者最近用药的情况。以免因药物作用影响了我们对 AC/A 的正确判断。在临床上，最常用的可以影响 AC/A 的药物是：缩瞳剂、巴比妥。这两种药都可以减小 AC/A 比率。

# 第六节 斜视的药物治疗与视觉训练

## 一、药物治疗

用于斜视矫治与治疗的药物有两类，一类是直接作用于斜视治疗的药物，另一类是间接作用于斜视治疗的药物。属于前者的药物主要有散瞳药（阿托品、后马托品、托品酰胺等）、缩瞳药（碘磷灵、异氟磷、匹罗卡品等）、肉毒杆菌毒素（有 A、B、C、D、E、F、G 7 个类型，而以 A 型即 Botox 在眼科的应用最为广泛）。属于后者的药物主要有抗生素、皮质类固醇、神经营养药等。

**1. 缩瞳药在斜视屈光矫正中的应用**

缩瞳药的作用是增强睫状肌的张力使瞳孔缩小，从而有效提高应用者深径觉的深度距离，这在生理上也就有效降低了调节频率和减少了调节的张力，调节性集合也会相应降低，这就是缩瞳药对内斜视产生作用的基本原理。

缩瞳药在斜视矫治中有两种应用：

① 可以应用于调节性与非调节性斜视的鉴别诊断；

② 矫治集合过强性的内斜视。

长期应用缩瞳药会导致眼部充血、虹膜囊肿、白内障、瞳孔挛缩性缩小等副作用，而且此类药物难以提供对斜视的长期疗效。因此，在斜视矫治临床上不推荐长期使用缩瞳药，一般认为以 2～3 周为宜。

**2. 散瞳药在斜视屈光矫正中的应用**

在斜视矫治中应用的散瞳药，准确地说应叫做睫状肌麻痹剂。这类药物是通过阻断胆碱能受体，直接作用于睫状肌取消调节作用，从而使集合作用降低。在斜视矫治中的应用对象为调节性内斜视。主要应用于以下 2 种情况：

（1）不愿坚持戴镜

调节性内斜视患者因不愿坚持戴镜，或青少年在戴用完全屈光矫正镜度眼镜后，因睫状肌麻痹剂作用消失而出现视物不清的情况，应当考虑使用散瞳药，其目的是防止被测者视力的下降。对于这种情况一般应用 1%阿托品眼膏，每周 2～3 次。

（2）戴用矫正眼镜困难

年龄小的先天性内斜视患儿，因戴用矫正眼镜困难、不适于手术矫治而又存在弱视发生的可能时，可以应用散瞳药防止弱视的发生以保证双眼视功能的正常发育。散瞳药的具体使用方法是：在健眼应用 1%阿托品眼膏 1 次强迫其用斜视眼进行注视，第 1 次药物作用消失时（2 周）再进行交替使用，3 个月复查 1 次。重复这种应用方法，直至可以戴用矫正眼镜为止。

**3. 肉毒杆菌毒素在斜视屈光矫正中的应用**

在斜视的矫治中之所以使用肉毒杆菌毒素-A，是因为其在这 7 种类型肉毒杆菌毒素中麻痹作用最弱、副作用相对较轻。应当说，使用肉毒杆菌毒素-A 是斜视眼内科矫治方法的一种补充方法。只有掌握其适应症，才能取得比较理想的矫治效果。

（1）肉毒杆菌毒素的应用范围

肉毒杆菌毒素-A 在眼科的应用范围有 2 个方面：斜视的诊断和斜视的治疗。

① 斜视的诊断。应用肉毒杆菌毒素可以对被测者的眼外肌肌力、双眼视觉和眼球运动状况进行调查与评估。这种调查与评估的意义是：在术前评估实施斜视矫治手术后是否会出现难矫治性复视。主要用于：具有正位视状态、但复视试验又呈阳性的被测者；无主观不适感觉的持续性复视的被测者。还可以在斜视术后对受术眼外肌及对偶眼外肌的机能状态的评估。也可以对视野狭小的被测者是否可以维持双眼单视做出评估。

② 斜视的治疗。应用肉毒杆菌毒素对斜视矫治时，一定要记住一点：这种方法对较大程度的斜视作用极为有限，对类似眼球震颤、斜肌引发的斜视、A-V 综合征、迁延性限制性斜视和迁延性麻痹性斜视等情况也是难以起到明显作用的。

适于应用肉毒杆菌毒素-A 进行矫治的斜视有：急性眼外直肌麻痹、知觉性斜视、继发性斜视、微小性斜视等的矫治等。

③ 眼睑痉挛性问题的矫治。肉毒杆菌毒素注射还可以用于眼睑痉挛、下睑内翻、痉挛性肌肉运动障碍、肌震颤及搐搦等的治疗。当前在这方面的应用还不是十分普遍。

（2）肉毒杆菌毒素的注射方法

应用肉毒杆菌毒素对斜视进行矫治注射，均选择在角膜缘后 8～10mm 处沿肌肉眼眶侧进针，进针深度为 1.5～2.0mm。然后请被测眼向该肌肉作用方向转动，进针直到眼外肌的止端（接头部位）附近（应在眼外肌止端后约 2.5mm 处），当肌电达到最大幅度时，肌电图将会以响亮的声音通知检测者，此时就可以注射药物了。注射药物后，注射器应保持原位状态并留针 45s～1min（麦光焕先生建议留针 15s～1min）。

应用这种方法一般只限于内直肌、外直肌和下斜肌，实施注射的基本过程如表 15-41 所列。这里须说明一点，注射必须在表面麻醉（0.5％的卡因滴眼 2～3 次，1％肾上腺素滴眼 1 次）状态下由肌电图引导完成。

**表 15-41　各条眼外肌注射肉毒杆菌毒素的基本过程**

| 项　目 | | 内直肌 | 外直肌 | 下直肌 |
|---|---|---|---|---|
| 第一次眼球转动方向 | | 外转 | 内转 | 上转 |
| 初始进针 | 起始点 | 内直肌止端附近 | 外直肌止端附近 | 下直肌止端附近 |
| | 穿入 | 结膜下组织 | | |
| 第二次眼球转动方向 | | 内转 | 外转 | 下转 |
| 再次进针 | 形式 | 平行于眼眶内壁 | 平行于眼眶外壁 | 向后稍内 |
| | 方向 | 眶尖 | | |
| 进针位置 | | 内直肌终板附近 | 外直肌终板附近 | 下直肌终板附近 |
| 肌电图反映 | | 最大肌电信号 | | |
| 药物注射量 | | 0.1mL | | |
| 折射原位留针时间 | | 45s～1min | | |

（3）肉毒杆菌毒素的作用时间和副作用

① 作用时间。肉毒杆菌毒素注射后不会出现即时性的效应，药物效应多在注射后 1～7 个小时出现，7～14h 达到最大效应。药物作用会在 1～2 个月（崔国义认为 4～20 周）逐渐消失。

② 重复注射。绝大部分应用者均需重复注射，重复注射的间隔时间不得低于 2 周。

③ 副作用。这种药物的副作用为暂时性的。最常见的是上眼睑下垂（33.3％～35.6％），一般会在 1～3 个月内自行缓解。极少数被测者还可能发生瞳孔散大、调节减弱和结膜下充血等。

**4. 其他药物在斜视矫治中的临床应用**

在斜视矫治中使用的药物，除上述几种之外，还有一些其他药物，这些药物以抗生素、皮质类固醇、神经营养类药物的使用比较多见。

（1）抗生素类药物的应用

这类药物只有在眼的周边组织器官存在炎症（如鼻窦炎）的情况下才会使用。使用抗生素类药物，一般应给予足量应用，应用时间以 1 周为宜。

（2）皮质类固醇类药物在屈光矫正中的应用

对眼部周围组织器官的早期炎症，经抗生素治疗没有明显疗效时，也可以尝试应用皮质类固醇类药物。这种药物在斜视矫治中使用的时间不宜超过 1 个月，没有明确疗效应及时停用。服用方法为：强地松龙 30mg，每天 1 次（建议服用时间为早上 8 时）。

（3）神经营养类药物

对麻痹性斜视的矫治中，也可以适当选用复合维生素、三磷酸腺苷（ATP）等药物以促进眼外肌支配神经的恢复。

## 二、弱视的矫治

斜视被测者常因无法用双眼注视同一目标，导致视向不能同时落在双眼视网膜的对应点上而导致复视。此时，视觉中枢就会主动抑制斜视眼的视觉信号，这就是斜视眼发生弱视的原因。一般说来，斜视发生弱视的基本规律是：内斜视＞外斜视；恒定斜视＞间歇斜视；3 岁前＞3 岁后；单眼持续斜视时间越长弱视程度也会越重。对斜视性弱视矫治的基本方法有以下几种。

### 1. 矫正屈光不正

对屈光不正进行矫正是矫治弱视的一种主要的方法，尤其是对远视性弱视的儿童。倘若通过屈光矫正能获得良好的矫治效果，则无需进一步干预。

### 2. 健眼遮盖

实施健眼遮盖也是矫治弱视的一种主要的方法。通过这种方法，可以刺激弱视眼使其视觉功能获得恢复。进行健眼遮盖时一定要注意：对有屈光不正的被测者，一定要在合理的屈光矫正条件下进行。否则就不会取得预期的效果。

### 3. 控制调节

控制调节是一种用于矫治弱视的辅助方法。这种方法是在那些不愿接受健眼遮盖的被测者所采取的一种补救方法，这种方法只适用于轻度与中度弱视。具体方法就是通过应用 1% 阿托品滴眼来实现的。

### 4. 视觉压抑法

视觉压抑法是指通过一定的强制方式使健眼视力降低的矫治方法。应当说"控制调节"就是一种视觉压抑法。在斜视与弱视矫治中说到的视觉压抑法，更多的时候是特指高度正透镜雾视法。这种方法是在完全屈光矫正镜度的基础上增加 +3.00～+4.00D 的正性透镜度作为远用眼镜雾视镜度（另一可作参考的指标则是：雾视后的视力应为 0.1）。

通过这种方法，既能保证弱视眼的有效恢复，又能使健眼有一定的光感，对拒绝单眼遮盖的年龄较小的被测者来说，应当是一种可以被接受的方法。

斜视矫治中，不但应当注重眼位偏斜与屈光不正两个方面的矫治工作，也一定要注意对其伴有的弱视并发症予以矫治。应当说，眼位偏斜、屈光不正、弱视是斜视矫治中相互关联、相互影响的 3 个主要课题。处理得好，就会事半功倍；处理得不好，或忽略某一方面的矫治工作，就会难以取得预期的矫治效果。

## 三、正位视觉训练

只要说到斜视的矫治与矫正，就会涉及正位视的训练问题。那么，视觉训练是否对每一名斜视被测者都有效呢？对于具体的被测者，我们应当使用什么样的方法进行训练呢？对这几个问题的答案，验光师是必须搞清楚的。这是因为，不适宜的视觉训练可能会导致严重的复视，而且可能会是终生都难以克服的复视。

**1. 正位视觉训练的目的与作用**

（1）正位视觉训练的目的

正位视觉训练的目的只有一个，这就是使被测者获得双眼单视。眼位偏斜的被测者在双眼视觉上的问题有两个。其一是双眼没有足够的融像范围；其二是双眼眼球的运动不协调。这也就是说，正位视觉训练要达到的最直接目的是：扩大被测者双眼的融像范围；改善和规避双眼眼球的运动不协调。

（2）正位视觉训练的作用

正位视觉训练是一种对斜视矫治有效的方法，但也并不是对所有的斜视都一定有效的方法。因此，熟悉进行正位视觉训练的适用范围是十分必要的。概括起来讲，这种方法的适用范围有以下几个方面。

① 改善双眼融合。眼位偏斜者，双眼视觉就会发生隐性的或明显的问题。发生隐性问题者，就被称为隐性斜视。这样的被测者尽管在一定条件下可以实现双眼同视，而双眼融合则肯定存在问题。发生显性问题者，就被称为显性斜视，此时被测者就会出现双眼不能同视的问题。双眼同视都难以实现，双眼融合也就更无法实现了。那么，什么样的双眼融合状态，可以经过正位视觉训练取得比较满意的效果？只有以下两种情况。

a. 隐斜视。隐斜视通过正位视觉训练是可以获得理想的矫治效果的。即便是失代偿性隐斜视，也是可以获得比较满意的效果的。

b. 间歇性斜视。经过积极的正位视觉训练，间歇性斜视也可以获得比较满意的矫治效果。

以上是改善双眼融合效果比较好的两种眼位状况。这也就是说，眼位已经转化为恒定、稳定形式的斜视状态时，正位视觉训练的效果就将是极为有限的。

② 控制眼位偏斜。控制眼位偏斜，是指被测者自己识别复视，通过一定的自我控制方法对偏斜的眼位预防的方法。这种方法最适用于完全性调节性内斜视，也可应用于不全性调节性内斜视。但这种方法显然不适用于非调节性内斜视。这种方法还适用于集合不足型间歇性斜视，这样的被测者也是要通过自我控制的方法来实现。

③ 改善集合近点。当被测者存在集合不足时，也可以通过正位视觉训练的方法来改善集合近点的状态，从而获得在一定程度上近点距离减小的效果。

**2. 正眼位视觉训练的适应症**

（1）融合功能未完全丧失的内斜视

对于融合功能尚未完全丧失的内斜视，正位视训练可以起到有效缓解症状，使被测者重新获得双眼单视。大致上说，这种情况有：发生较早（尤其是 4 岁前）的共同性内斜视、偏斜度较小（一般是指＜25 度者）的内斜视以及交替性内斜视等。

（2）屈光参差性单眼斜视

由于屈光参差所引起的单眼斜视，包括因远视性屈光参差引起的调节过强型内斜视和引近视性屈光参差引起的调节不足型外斜视。这两种情况都适于接受正位视觉训练。调节过强型内斜视经过视觉训练，一般均可在较短的时间获得理想的效果。而由近视性屈光参差引起的调节不足型外斜视所需要的时间则会相对较长。这是因为近视眼的调节力比较低，只有在接受合理的屈光矫正镜度的矫正后，调节力经过一段时间适应后才能得到提高，训练的有效就是在调节力适应性提高的基础上发生的。

（3）间歇性外斜视

正位视觉训练对间歇性外斜视是有效的，但验光师必须清楚，这里说的间歇性外斜视是指具有双眼融合功能潜力的案例。对不具有双眼融合功能潜力的被测者实施正位视觉训练，则不会取得预期的效果。

（4）术后微小斜度的眼位偏差

正位视觉训练还可以应用于接受斜视手术后，斜视程度未能得到适宜的矫正而出现的微小的内斜视、轻微的矫正过度。但是，对于仅仅为了改善外观视觉效果的斜视手术后出现的类似现象，正位视觉训练很难发挥明确的效果。

**3. 正位视觉训练的方法**

正位视觉训练在解决具有融合功能的眼位偏斜方面是一种有效的方法。但这种方法也有其自身的限制。这种限制包括三个方面：

① 训练效果与年龄有关：年龄越小效果越理想，当被测者年龄大于 8 岁时效果则极为有限。

② 训练与屈光矫正效果有关：矫正视力越理想，训练效果越好。当被测者存在弱视时，必须首先对弱视进行矫治，只有弱视得到矫正后，训练的效果才会比较理想。假如屈光不正和弱视得不到合理的矫正，正位视觉训练将难以发挥有效的作用。

③ 正位视觉训练只是其他矫治方法的一种补充手段或辅助措施，单纯使用这种方法则很难达到预期的效果。

正位视训练的具体方法是很多的，这些方法可以在赫雨时先生编著的《斜视》、李俊洙主编的《实用小儿眼科学》、麦光焕主编的《现代斜视治疗学》和吕帆主编的《斜弱视和双眼视处理技术》等书籍中均有介绍，这些方法有几十种之多，对于这些方法本书不再一一介绍。在此，我们主要以大中型眼镜店、综合性医院眼科的设备条件作为基础，对训练方法的最基本情况进行简要的介绍。

正位视觉训练的基本方法，是指大中型眼镜店、综合性医院眼科所具备的设备条件下可以实施的训练方法。这些方法可以分成以下五种类型。

（1）生理复视法

这种方法是以注视近距离目标时远距离目标呈现复视像，而注视远距离目标时近距离目标呈现复视像的生理性复视作为基础设计的训练方法。这种训练方法是由曼恩（Mann）氏在 1940 年推荐使用的一种视觉训练方法。这种方法适用于散开功能过强、集合功能不足和内斜视术后过度矫正者。这种训练方法由以下 3 个步骤组成。

第 1 步，生理近距复视。

请被训练者将食指（或拇指）垂直放在两眼的正前方，令被测者注视远距离目标，此时手指就会呈现为两个并列的模糊影像。这种生理性复视（图 15-17）就叫做交叉性复视。

第 2 步，生理远距复视。

令被训练者注视手指，此时远距离的目标就会呈现为左右分开的模糊影像。这种生理性复视（图 15-18）就叫做非交叉性复视，也叫做同侧性复视。

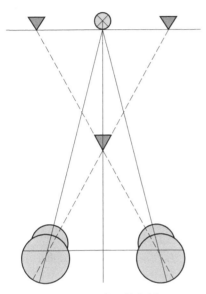

图 15-17　交叉性复视

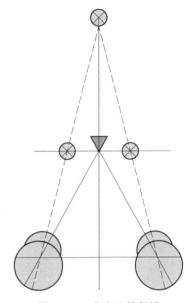

图 15-18　非交叉性复视

第 3 步，视觉注视训练。

请被训练者将位于正前方的手指做由近及远、再做由远及近的反复移动，并请被训练者注意远距离目标影像间距的变化。此时被训练者就会发现影像间距由大→小，再由小→大……的变化过程。

这种训练可以每天进行 2～3 次，每次 15min 为宜。对于初次接受这种训练的被测者，应选择较暗的环境，远距离目标宜选用明亮光点为宜，这对被训练者尽快掌握正位视觉训练的要领是有益的。

（2）障碍阅读训练法

什么是障碍阅读训练法呢？这就要明白"障碍阅读"中的以下两种含义。

第 1 种含义：阅读什么？阅读的材料一定是能引导我们双眼做横向反复扫描的东西。能满足这一条件的只有横排的字符，而最适宜作这种训练材料的就是我们经常阅读的各种书籍。

第 2 种含义：什么障碍？有的人将"障碍"表述为木条，也有人将其表述为小木棒，也有人将其表述为木棍。在诸多的表述只有赫雨时先生表述的最为形象：耳鼻喉科检查用的木质压舌板。这也就明确说明"障碍"：不能反光、颜色较暗，宽 1.5～2.0cm、长 15cm 左右。用这样的物品作"障碍"对前述"材料"进行阅读，就是障碍阅读。

我们应当怎样进行"障碍阅读"呢？首先，需将阅读材料置于眼前 30～40cm；其次，将"障碍"垂直置于眼与材料中间（图 15-19）。第一次进行障碍阅读训练之前，应向被训练者讲明：在阅读时，一定要保持头在空间位置的稳定，双眼同时注视。

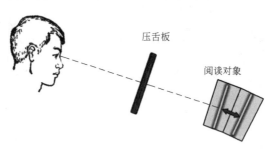

图 15-19　障碍阅读训练法示意图

当"障碍阅读"已经开始时，请被训练者报告阅读的视觉变化，并根据报告的情况做出视觉状态的判定。被训练者报告的情况有 4 种：

第 1 种，可以连续阅读。被训练者为双眼阅读。这是正常的视觉状态，两眼前分别有一个垂直的带状边界模糊的影像。这种视觉状态并不影响连续性阅读。

第 2 种，不能连续阅读。被测者为单眼阅读。为进一步证实这种判断，可以令其逐行阅读，不能读出的文字将呈垂直带状分布。

第 3 种，感觉交替使用左、右眼。这种现象说明调节张力过大，尽管被训练者可以进行阅读，但这种状态正是在训练中应当得到克服的问题。遇到这种状况，应在被训练者眼前适当加入正性镜片，加入量应为注视距离（m）的倒数。

第 4 种，可以连续阅读，但难以维持。这种现象说明调节不稳定，可能与心理紧张也有一定的关系。此时，则需要指导被训练者暂时离开阅读材料（有时可能还需要暂时避离阅读环境），自然注视远距离目标片刻后，再重新开始训练。

上述 4 种情况中，第 1 种状态是视觉训练所要求的正常状态，也是训练的最终目标。处于第 2 种状态的被测者，只能说明接受训练的意义极为有限。第 3 种状态是有必要接受这种训练的对象，也是通过训练可以获得明显效果的一种视觉状态。第 4 种状态也是可以获得明显效果的又一种视觉状态，但这种状态可能需要经过第 3 种状态才能进入视觉训练所要求的正常状态。

这种障碍阅读训练要反复进行，一般每日 3 次，每次 10～15min。

（3）手指操

这种方法又叫做手指-指鼻训练法、手指移动训练法。当代眼屈光学的先行者徐广第先生综合各家认识，特将这种方法命名为手指操。徐广第先生在 2005 年曾向笔者详细地介绍了手指操的基本原理和训练方法。根据自己对徐老教诲的记忆，特将徐老讲解的内容综述如下。

手指操共有 3 式，即单纯性手指操、远距离手指操，后者又分成有目标远距离手指操和无目标远距离手指操两种。远距离手指操，又可以应用于近视眼的预防工作，石家庄教育学院光学教研室的相关研究指出：这种方法对 92％ 的小学生均显示出有改善远视力的作用。徐老曾将远距离手指操在《青少年近视防治》一书中进行了介绍。这本书中，徐老只选择了应用于近视眼防治工作中的有目标远距离手指操和无目标远距离手指操。应当说这套手指操完整的应是 3 式。现在特将徐老的 3 式手指操简介如下。

第一式，单纯性手指操。

它是指不需要外界目标，仅通过观察眼前手指前后距离的变化来进行视觉训练的。这一操作的基本方法如下。

第 1 步，移近训练。训练者将胳膊伸直并竖起食指（位于眼前 45cm 左右），使之位于训练者双眼的正前方。引导训练者双眼注视指尖并将手指逐渐向自己的鼻尖移动。指导者此时要告诉被测者，当出现复视（实际操作中一般说：看成两个指尖）时要停止手指的移动。请训练者用力注视指尖使视像逐渐融合（倘若实在不能融合，应将手指略微移远些，至少应使手指移动到调节近点），保持注视 5～10s。

第 2 步，移远训练。在双眼保持注视指尖的状态下，将手指逐渐移远。

应用单纯性手指操进行训练，一般要求每日做 2～3 次，每次 10min。在训练中，需要注意两个问题。第一，移近训练和移远训练的转换特点：移近训练→移远训练的转换一定要停留注视，而移远训练→移近训练的转换时则应连续；第二，手指的移动要保持一定的张力，而且速度要慢。

第二式，无目标远距离手指操。

它是指在不设定明确远距离注视目标的条件下注视位于眼前 25cm 处的手指，通过自主的集合力进行的训练模式。用更通俗的言语来表述，就是通过一次次的对眼的方式来进行视觉训练。

第三式，有目标远距离手指操。

它是指在有明确远距离注视目标（≥5m）和固定近距离目标（即位于眼前 25cm处的手指）条件下进行的训练模式。这种手指操要求训练者对远距离注视目标和眼前25cm 处的手指两者间进行运动注视转移。

第二式和第三式手指操的其他要求，均与第一式手指操相同。手指操可以应用于外隐斜和间歇性共同性外斜视。徐广第先生基于手指操对眼的内、外直肌的协调运动具有一定的作用，当调节与集合处于协调，过度调节就会得到有效的控制，就可以起到预防与控制近视的作用。这是徐老推荐用手指操进行近视眼的预防与控制的原因所在。

（4）健眼遮盖法

这是在矫治伴有弱视的斜视和屈光参差被测者经常使用的一种方法。这种方法通过遮盖健眼，可以起到两种作用：一种作用是强制性结束双眼融合的条件，另一种作用是强迫被测者使用视力低下的劣势眼。在这两种作用之下，使被测者视力低下的眼

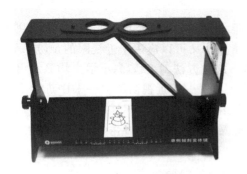

图 15-20　手描实体镜示意图

重新获得适应光刺激的条件，也为双眼视力和视网膜对应关系的调整提供了必要的基础。

（5）实体镜法

① 手描实体镜法。最简单的手描实体镜的结构如图 15-20 所示。

应用这种实体镜进行视功能训练当然是一种最为简洁的双眼视功能训练方法。这种方法通过对眼、手和大脑的联合动作训练，通过训练使受训练者的视知觉与现实空间建立起相对准确的空间位置联系，从而提高受训练者的空间感知觉能力，使双眼融合功能和立体视觉功能得到提高或改善。上方为双眼的窥视孔，两窥视孔中间有一可以向两侧倾斜的装有平面镜的板，两眼通过平面镜能够看到两侧立板内侧面上的图画。

训练准备：令被测者的健眼通过窥视孔，并经中间板上的平面镜观察到侧板上的图画（图 15-21）。患眼能看到手描实体镜地板上的纸和手持的笔。

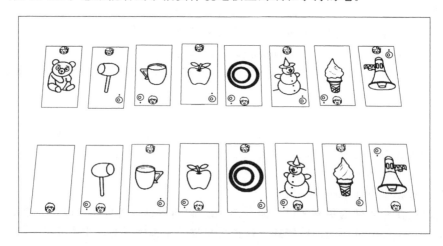

图 15-21　手描实体镜使用的图片示意图

训练操作：令受训练者用铅笔将健眼所看到的图案画在纸上。训练中，所使用的图画的复杂程度，应当根据视力状况与年龄进行选择。

第一种训练操作：脱抑制描绘训。

a.将卡片水平放置于实体镜靠近反光镜一侧的顶部用夹子固定，白纸置于底板上，调节到最佳舒适的角度，拧紧旋钮固定位置。

b.双眼紧贴目镜，一只眼通过反光镜看到卡片，另一只眼看到地板上的白纸，在白纸上描绘出卡片上的图案。

c.注意：训练右眼时，将实体镜反光镜隔板向左放置；训练左眼时，将实体镜反光板隔板向右放置。

第二种训练操作：聚散训练。

a. 将每组卡片中底部有竖线的一张固定在"0"刻度的位置，另一张放置于实体镜靠近反光镜一侧顶部用夹子固定，左右眼分别看到不同的图案。

b. 双眼紧贴目镜同时注视，此时两张卡片中的图案合成一张，逐渐清晰，圆圈部分会有漂浮物。

c. 反光镜隔板向左放置时，底板上的卡片向左移动，进行集合训练，向右移动进行散开训练。

d. 反光镜隔板向右放置时，底板上的卡片向左移动，进行散开训练，向右移动进行集合训练。

② Pigeon-Contonnet 实体镜。此种训练工具是由两块厚纸板对接黏合而成，中间为一高度为 25cm 的厚纸板中隔，其近顶端处有一面当做反光镜的小镜子（图 15-22 中黑色箭头所指的部位）。可以在两个位置对被测者进行训练。

如图 15-22（a）所示，将纸板平放在桌面，令中间隔板处于垂直状态，这就是第一位置。

被测者在第一位置进行注视，是使用两只眼睛分别直接注视中间隔板两侧的物品或画片的。被测者在第一位置可以接受交替固视功能、双眼融合功能的训练。

a. 交替注视训练。将小件物品（如硬币）和画片等交替置于中间隔板的两侧，请被测者予以确认并报告放置的方位。反复进行训练，并逐渐加快放置的速度、加快辨识报告反映，以提高被测者交替注视的能力。

b. 双眼同视训练。将一对同时知觉画片分别置于中间隔板两侧平置的纸板上，用捕捉法或重叠法进行训练，两种方法中，以捕捉法效果为佳。

使用这种实体镜进行训练的第二位置如图 15-22（b）所示，将一侧纸板平放在桌面，另一侧纸板倾斜两纸板的夹角为 120°～130°，并将中间隔板置于两纸板的中间位。

以图 15-22（b）为例，被测者在第二位置进行注视，其右眼直接注视平置的画片，而其左侧的画片，则须通过小镜子的反射才会进入被测者的左眼。在这一位置可以进行以下两种训练。

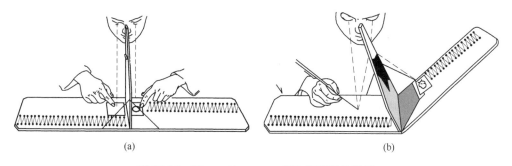

(a)　　　　　　　　　　　　(b)

图 15-22　Pigeon-Contonnet 实体镜训练示意图

c. 双眼同视训练。同第一位置。

d. 集合功能训练。使用一对融合画片，将其分别置于中间隔板的两侧。一只眼直接看到平置纸板上的画片，另一只眼通过反射镜间接看到斜置纸板上的画片。通过画片的相向运动可以训练被测者的负集合及散开的功能；令画片相背运动，可以训练被测者的正集合及会聚功能。

### 四、斜视屈光矫正中视近问题的处理

视近阅读工作眼动的变化对轴位是有影响的，这一问题在斜视矫治中是应当注意的。视近与视远的眼位到底存在怎样的生理差异，这一差异应当如何处置，这就是需要讨论的最后一个问题。

**1. 视近眼动的变化对轴位的影响**

具有正常双眼视功能的眼，当眼球上转并注视近距离目标时，眼球还会产生一定程度上的内旋。在进行近距离阅读工作之时，眼球向内下方转动时所产生的与之相适应的生理性运动，即生理性内转和生理性下转，还会带动一定程度的外旋。

（1）生理性内转

当被测者注视近距离目标时，就会发生眼球的内转，双眼的内转就会产生双眼的集合效应。那么，眼球内转的角度是多大呢？眼球的内转角度可以用下面的公式计算得出：

$$\tan\alpha = \frac{0.5 \times PD}{d+27}, \text{或} \alpha = \arctan\frac{0.5 \times PD}{d+27}$$

说明：此式中所使用的长度单位为 mm。式中，$\alpha$ 为单眼内转角；$PD$ 为远用瞳距；$d$ 为镜物距；27 为镜距（12mm）与眼的旋转中心距（15mm）之算术和。

不同镜物距情况下的内转角是不同的，经运用公式计算，1.0m、0.5m、0.4m、0.3m、0.25m 和 0.07m 镜物距时的眼的内转角如表 15-42 所列。

表 15-42　不同镜物距对内转角度的影响（表中设定 $PD=60$mm）

| 镜物距/m | 1.0 | 0.5 | 0.4 | 0.3 | 0.25 | 0.07 |
|---|---|---|---|---|---|---|
| 内转角度/(°) | 1.6732 | 3.2581 | 4.0189 | 5.2418 | 6.1812 | 17.1857 |

（2）生理性下转及外旋

当被测者视近时，眼的内直肌与下斜肌的收缩就会引起眼球内转、下转。眼的这两种转动会因为两种原因而引起一定程度的外旋。眼球转动的角度的大小与视距和瞳距有关。眼球转动的角度与视距呈负相关；眼球转动的角度与瞳距呈正相关。这也就是说，视距越小、瞳距越大，转动的角度也就越大；视距越大、瞳距越小，转动的角度也就越小。

眼在进行近距工作注视时，所产生的内转、下转与内旋运动的综合效应表现在散光轴上角度变化为外旋 5°～10°。眼在上转与集合时，所产生的内转、上转又会发生外旋运动，其综合效应表现为散光轴内旋 5°～8°。通常情况下，人在进

行近距工作时，眼球都是向内下注视，验光师对常规近距工作产生外旋的作用更加关注。

需要说明的是，有个别的被测者在视近时可以不表现出主觉轴向方位的变化，而是表现为柱镜度的变化，变化的幅度可达到≥0.75DC。具有这一特点的被测者特别容易产生视觉疲劳。

**2. 旋转性斜视与圆柱面镜的调整**

旋转性斜视矫治多采用手术矫治的方法。术后通常会有一定的暂时性过度矫正现象。对这种情况，需要做的是注意观察，而不是即刻再次手术。对这样的情况以及由光学性因素引起的旋转性隐斜视，大多与斜轴散光有关，对这种情况可以尝试用低度圆柱面透镜进行校正。首先我们对旋转性斜视的成像特点进行分析。

图 15-23 所示意的就是斜轴散光看到的物像和圆柱面镜矫正的示意图。图中 135°方向的放大率要比 45°方向的放大率大。被测者在注视垂直目标线时，所看到的垂直线的像就会依顺时针方向，向 135°方向偏转；而在注视水平方向的线条时，水平线也会向135°方向偏转，其旋转方向则为逆时针方向。此时，被测者所看到的图像在 45°方向上呈相对缩小改变（也可以表述为在 135°方向上呈相对放大改变）。这种现象既可以出现在单眼，也可以出现在双眼。具有这种改变的被测者，看东西会有不同程度的变形，视觉疲劳的症状也会相对比较明显。对图 15-23 中所示意的情况，只要能使图中双箭头方向获得一定程度的放大（或在与双箭头垂直方向上得到一定程度的缩小），就可以使畸变的视像得以改善。

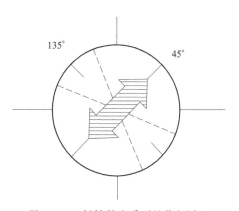

图 15-23　斜轴散光看到的像与矫正

旋转性斜视也呈现与上述现象类似的改变，这可能与被测者在一定眼位上眼的直肌与斜肌力量的不均衡有关。这些被测者在进行第一眼位的验光时，可能仅仅是单纯性屈光不正，而在进行近距离阅读时，就会发生外旋性旋转斜视。眼球在向上方进行近距离注视时，也有发生内旋性旋转斜视的可能。当然，后者的影响比前者在实际中的影响要小得多。

远视散光眼角膜的看近距离目标时的子午线方向的屈光力，比看远距离目标的子午线方向的要强。倘若注视近距离阅读目标时眼球向内旋的话，被测者往往会感觉去除一部分圆柱面镜的矫正方式更为舒适。这是因为在使用圆柱面镜的情况下，看得尽管清楚了，但也增加了被测者克服上斜肌比较弱所产生外斜倾向性的负担。去除一部分圆柱面镜矫正镜度后，看的目标的视像尽管有些模糊，但是可以避免因上斜肌所造成的融合阻力。同一名被测者眼球上转作近距离注视时，眼球会向颞侧旋转，此时使用圆柱面镜就会比不用更为舒适，这时角膜弧度最大方向的倾斜特征恰好减少了上斜肌的内旋负担。这应当是一些老年人尽管远用屈光矫正镜度有明显的散光成分，但在戴用近用眼镜时，更趋向于接受没有散光成分或适当较少散光镜度的矫正处方的原因所在。对存在旋转性的被测者，在屈光矫正方面，应当说有以下 4 种处理方案。

（1）适当降低屈光矫正镜度中的圆柱面镜度

对于工作较为粗放，主观要求降低圆柱面镜度的被测者，可以适当降低圆柱面镜度，这样的话就可避免或减轻被测者在近距离阅读时的视觉疲劳。但这种方法的应用，不应当是屈光矫正的常规方案，更不应当由验光师主动提出。这种方法毕竟会使矫正视觉的分辨力有一定的降低。

（2）近距离阅读眼镜的散光轴位应适当外旋

对于近距离工作负担较大的旋转性斜视，应配用专门的近用眼镜。并将近用眼镜的散光轴位向颞侧作一定程度的偏转，偏转的量应在 5°～10°之间，最大不宜超过 15°。

（3）近距离仰头工作用镜的散光轴位应适当内旋

对需要仰头从事近距离工作的旋转性斜视，应配用专门用于查询工作的近用眼镜。这种近用眼镜的散光轴位则需向鼻侧作一定程度的偏转，偏转的量尚未在相关的文献中见到，推测偏移的量不会大于近距离阅读眼镜轴位的偏斜量。但是，配这种眼镜的可能性相对较小，因为即便是从事图书馆工作的人，这种仰头查找资料的时间也是极为短暂的活动，需求并不大。

（4）对单纯性屈光不正者，加入 0.50DC

对于没有散光（或极微量散光）的被测者，可以考虑加用低度圆柱面镜加入到屈光矫正镜度之中，加入的量一般认为以 0.50DC 为宜。在适当增加圆柱面镜度进行校正时，验光师在设计矫治处方方案时一定要注意以下两点。

① 内隐斜合并旋转隐斜视时，应给予＋0.50DC 的圆柱面镜度。

② 外隐斜合并旋转隐斜视时，应给予－0.50DC 的圆柱面镜度。

**3. 伴有屈光参差斜视者的近用矫正处置**

屈光参差还可能存在隐性眼位参差的问题，特别是远视屈光参差的青少年儿童被测者。而且极易发生弱视与内斜视。对这类被测者，验光师必须给予被测者完全屈光矫正镜度的矫正，或者给予等像眼镜的矫正。在使用屈光矫正眼镜后，因双眼的屈光矫正镜度的差异，双眼在以同样幅度转动时，也会因产生的三棱镜效应上的差异，这种差异就被称为隐性眼位参差。对隐性眼位参差给予适当的处置，就是在对屈光参差被测者进行屈光矫正时，也要兼顾隐性眼位参差的处理问题。否则的话，被测者在获得完全屈光矫正镜度的矫正后，还会被明显的视觉疲劳所困扰。隐性眼位参差有两种形式，一种是水平隐性眼位参差，另一种是垂直隐性眼位参差。而由屈光参差所引起的隐性眼位参差应当是一种双眼的外旋现象。在上一章中提到的那名教师的差异性隐斜视野应当存在着这样的问题。

（1）等像处置

对有融像困难者，则应及时配制并戴用等像眼镜，以便预防双眼视功能遭到更大的破坏。等像眼镜的设计方法如下：

① 放大倍率比公式。

$$SM = SMS \times SMP$$

式中，SM 为眼镜片的总放大率；SMS 为眼镜片的形式放大率；SMP 为镜片的屈光放大率。上列公式的实际应计算公式如下：

即
$$SM = \frac{1}{1 - \frac{t}{n}D_1} \frac{1}{1 - dD_V}$$

式中，$t$ 为镜片中央厚度；$n$ 为镜片的折射率；$D_1$ 为镜片的前表面屈光度；$d$ 为镜距（角膜至镜片后表面的距离）；$D_V$ 为镜片后顶点屈光度。

计算方法：运用上式对两眼所用的镜片分别进行计算，比较两眼所用眼镜片的总放大率。

② 计算设计举例。

被测者屈光矫正处方：

R：+1.00DS。

L：+4.50DS。

商品镜片的光学数据：$n$ 为 1.523；$d$ 为 0.012。

两只镜片的屈光矫正数据：

R：$D_1$——+6.00D；$t$——0.0025m；$D_V$——+1.00DS。

L：$D_1$——+9.50D；$t$——0.0055m；$D_V$——+4.50DS。

将上述数值代入总放大率倍率公式计算：

R：$SM = 1.0099 \times 1.0121 = 1.0221$。

L：$SM = 1.0355 \times 1.0571 = 1.0946$。

两眼放大倍率的差为：0.0725，即 7.25%。当双眼放大倍率差异大于 5% 时，将可能无法完成融像而产生相应的症状。

③ 等像眼镜的设计。从镜片的总放大倍率公式中的 SMS 与 SMP 来看，SMP 是不可以轻易改变的。只有改变 SMS 中的 $t$、$D_1$ 相对容易些。我们试以左眼总放大倍率为基准，来考察对右眼镜片进行设计的情况。设右眼 $SM = 1.0946$，$SMP = 1.0121$，则有：

$$\frac{1}{1 - \frac{t}{n}D_1} = \frac{1.0946}{1.0121}$$

$$\frac{tD_1}{n} = 0.0754$$

$$tD_1 = 0.1148$$

上式经过计算可知：只要 $tD_1 = 0.1148$，双眼镜片的总放大倍率就可以趋于一致。

在实际设计等像眼镜时一般不采用单侧镜片调整的方法，大多采用左右镜片共同调整的方法，具体方法是：

a. 总放大倍率比较小一侧的镜片，适当增加镜片厚度和前表面的屈光度。

b. 总放大倍率比较大一侧的镜片，适当减少镜片厚度和前表面的屈光度。

经设计调整后的镜片总放大倍率差应控制到≤5％。

（2）水平隐性眼位参差

水平隐性眼位参差是指：眼在做水平方向注视运动时，双眼的眼位出现水平偏差，从而导致视像的水平性分离。这类被测者，在第一眼位时，大多没有眼位偏移的现象发生。对于这种水平隐性眼位参差目前在屈光矫正中尚无妥善的办法。验光师可以选用下列办法进行尝试性处理：

① 头转眼不动。在注视具体目标时，被测者要掌握的要领是：一定正对目标。注视侧方目标时，不是通过眼的转动，而是要通过头的转动来完成对目标的注视转移。

② 减小片径。减小片径，使矫正视野减小，实际上这就是一种减少注视转移幅度的方法。通过这种方法也可以在一定程度上控制水平隐性眼位参差对被测者视觉的影响。

③ 缩短镜距。缩短镜距可以在一定程度上减小双眼视像的差异，这也可以在某种程度上起到控制水平隐性眼位参差对被测者视觉的影响作用。

（3）垂直隐性眼位参差

人眼在垂直方向上的融像能力明显低于水平方向上的能力。青少年屈光参差得到圆满的远用矫正后，个别被测者会表现出对阅读没有兴趣。遇到这种情况，除考虑被测者的心理因素和性格特征的影响之外，也应当意识到被测者有可能存在垂直隐性眼位参差的问题。存在垂直隐性眼位参差的一个明显的但又不太容易被人注意到的症状就是：被测者的双眼极少向上或向下转。当被测者在长时间阅读时，通常会用低头的方式来代替眼的下转。对于存在垂直隐性眼位参差的被测者进行屈光矫正时，一定要进行隐性眼位参差的处理。现通过一个案例（图 15-24）来说明消解隐性眼位参差的计算方法。本案例在近距阅读时所产生的三棱镜效应如表 15-43 所示。

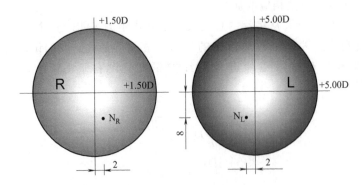

图 15-24  隐性眼位参差案例屈光情况示意图

从表 15-43 中可以知道被测者存在：垂直隐性眼位参差量为 2.8△、基底向上；水平隐性眼位参差为 1.3△、基底向外。对这样的状况，水平隐性眼位参差无需考虑，解决也只能通过头转眼不动、减小片径、缩短镜距这些蹩脚的方法予以解决。但是，垂直隐性眼位参差量已经达到 2.8△，则必须予以解决。

表 15-43 图 15-24 案例在 $N_R$ 与 $N_L$ 棱镜效应与隐性眼位参差状况

| 效应方向 | 右眼 | | 左眼 | | 隐性眼位参差 | |
|---|---|---|---|---|---|---|
| | 棱镜度 | 基底方向 | 棱镜度 | 基底方向 | 棱镜度 | 基底方向 |
| 垂直效应 | 0.8×1.5=1.2 | 基底向上 | 0.8×5.0=4.0 | 基底向上 | 4.0−1.2=2.8 | 基底向上 |
| 水平效应 | 0.2×1.5=0.3 | 基底向外 | 0.2×5.0=1.0 | 基底向外 | 0.3+1.0=1.3 | 基底向外 |

① 消解垂直隐性眼位参差办法的要点。可以使用三棱镜予以解决，一般以消解被测者垂直隐性眼位参差量的 1/3～2/3 为宜。

② 三棱镜的应用方法。使用三棱镜进行垂直隐性眼位参差消解的方法有两种。

第一种方法：使用近用附加三棱镜的办法予以解决。这种方法就是通过在偏移量较大的镜片的近用区粘贴一只三棱镜，来消解垂直隐性眼位参差的。

第二种方法：通过某一只镜片光学中心适当地移动产生三棱镜的作用，来实现消解垂直隐性眼位参差的目的。

以上两种方法中，粘贴的方法相对比较麻烦，但视觉效果相对较好，可以消解的眼位参差量也相对比较充分。第二种方法相对比较简单，但消解的眼位参差也会受到一定的限制。

以图 13-24 的案例作为对象，使用粘贴三棱镜的方法可以使用 2.8△、基底向上的三棱镜是没有问题的。但使用光学中心移动的方法，则只宜消解垂直隐性眼位参差量的 1/3～2/3。让我们来具体面对这一案例：

倘若消解 2.8△、基底向上垂直隐性眼位参差量 1/2 的话，只要将左眼的光学中心上移 2.8mm 就可实现视远与视近皆为 1.4△、基底向上垂直隐性眼位参差量的目标。

倘若光学中心上移 2.6mm 的话，将会为正视留下 1.5△ 基底向上垂直隐性眼位参差量，视近时则保有 1.3△、基底向上垂直隐性眼位参差量。

本案例不适于使用消解垂直隐性眼位参差量 1/3、2/3 这两点的办法，这样消解以后都将出现 1.86△、基底向上垂直隐性眼位参差的问题。

一般认为，人对垂直隐性眼位参差量的阈值为 1.5△。

# 第七节 同视机

笔者所见到的国内所出版的书籍中，赫雨时编著的《临床眼肌学》为最早详细介绍这种设备的临床应用的书籍。吕帆主编的《眼视光器械学》，谢培英、迟蕙主编的《眼视光医学检查和验配程序》是近年来介绍这种设备临床实际应用的书籍。同视机是诊断双眼视觉功能异常、视觉和眼球运动生理状态，以及进行双眼视觉训练、矫治的比较理想的仪器。这种仪器又叫做大型弱视镜，或叫做斜视镜、正位镜。这是一种反射式实体镜，这种设备最初只应用于眼科医院以及视觉研究部门，目前这种设备的应用正在逐渐向更多的医院、验配镜中心、视功能训练部门扩展。

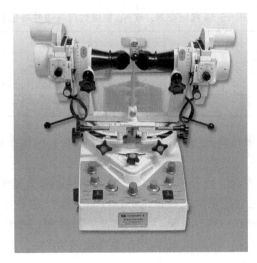

图 15-25　同视机外形示意图

## 一、同视机的结构

笔者特将阅读这几本书后对该设备在临床上的应用要点综述于此，以供参考。

同视机外形构造如图 15-25 所示。同视机主要有电源、传动两个部分。电源部分提供仪器内的照明，传动部分保证仪器各部分的联动。仪器最基本原理结构如图 15-26 所示。

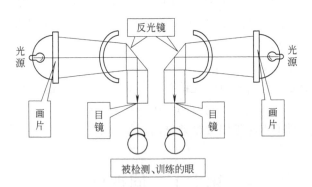

图 15-26　同视机基本原理结构图（本图显示的只是镜筒部分）

## 二、同视机的用途及画片

### 1. 同视机的用途

同视机的用途大致有三种：

第一种用途，双眼视功能的检测、视觉训练与治疗；

第二种用途，作为从事特殊职业的一项常规检测，如飞行员以及航天员的体检；

第三种用途，作为进行双眼视觉研究的工具。

**2. 同视机使用的画片**

同视机有三类画片。

（1）同时知觉画片

在赫雨时先生编著的书籍中，同时知觉画片共选用了三种图案：足球运动员和球门（图 15-27）、兽笼与大象（图 15-28）、兽笼与狮子（图 15-29），其中图 15-27 和图 15-29 为观察到的双眼合成后的图像。在检测同时知觉时，经常被使用的另一种画片是鸟笼与小鸟。

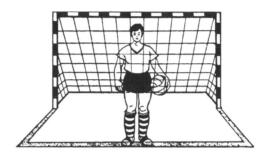

图 15-27　运动员和球门同时知觉画片

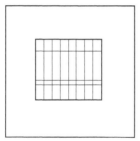 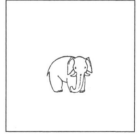

图 15-28　兽笼与大象同时知觉画片

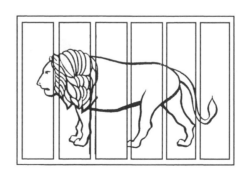

图 15-29　同时知觉画片

图 15-30 中左图是一只狗，右图是一个狗舍。双眼观察到的融合像，则是狗在狗舍里。图中的数字为图形具体部分呈现给人眼的视角。

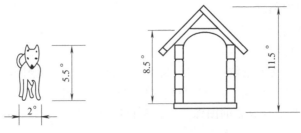

图 15-30　左、右周边控制点融合检测画片

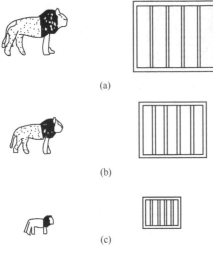

(a)

(b)

(c)

图 15-31　同样的图也有大小之分

双眼同时知觉画片有大小之分，即便是相同的画片，只要图的大小不同，检测的范围也是不同的，如图 15-31 中有三幅老虎与笼子的图，自上而下的对应视角则分别为：10°、3°、1°，分辨这三幅图分别需要近黄斑周围区域内、黄斑部、黄斑中心凹的视觉功能来辨认。

画片大小的设计与准备检测的视网膜范围大小有关。所使用的画片共有五种：≥10°者，适用于检测黄斑周围区及以内的区域；3°仅适用于检测黄斑部区域；5°、7°检测范围则稍大于黄斑区（图 15-32）；1°仅适于检测中心凹区域。此类图片是检测双眼同视状况，判断是否存在单眼抑制及其抑制级别所用的图片。

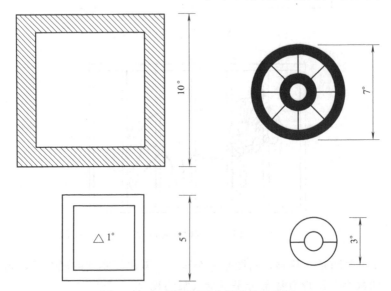

图 15-32　双眼同视画片的规格示意图

（2）双眼融合画片

这类检测画片都是由一对稍有差异的相同画面平行排列所组成的。

图 15-33 中左图是一只拿着花的小兔但没有尾巴，右侧图则是有尾巴却没有花，双眼观察到的融合像，则是一只有尾巴的小兔拿着花。图中的数字为图形呈现给人眼的视角。

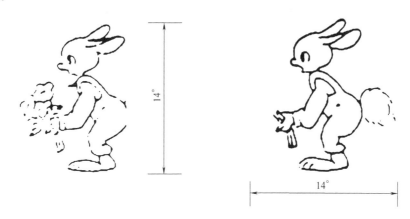

图 15-33　左、右周边控制点融合检测画片

图 15-34 中左图小孩的后方有蒲扇，而右侧图中的小孩只有前方蒲扇。这两幅图中的蒲扇位置成水平并列方式排列，其检测的控制点就叫做水平检测控制点。又因为其控制点位于周边部，因此又叫做周边检测控制点。

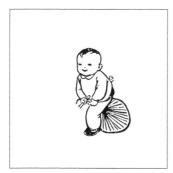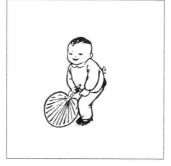

图 15-34　左、右周边控制点融合检测画片

图 15-35 中的楼阁的检测控制点位于中央门洞处，因此这种控制点就叫做中央检测控制点，这种图形适用于检测中心凹区域的视功能。

图 15-36 中左图的检测控制点位于上方，右图的检测控制点位于下方，这种方法设置的控制点称为上下检测控制点，又叫做垂直检测控制点。这样设置的控制点画片，是为检测周边部视网膜融合情况所设计的。

通过使用周边检测控制画片、中央检测控制画片、垂直检测控制画片进行检测，就可以对双眼视网膜的融合情况有一个较为全面的了解。

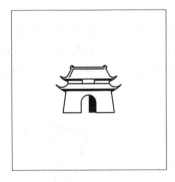 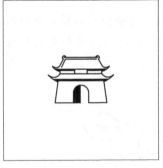

图 15-35　中央控制点融合检测画片

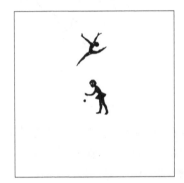 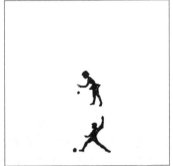

图 15-36　上下控制点融合检测画片

（3）双眼立体画片

　　双眼立体检查画片是为了引导双眼视线产生双眼立体视知觉所设计的画片。此类图片种类很多，繁简不同，在实际使用中以选择简单、边界清晰者为佳。过于复杂、凌乱的图形反而会影响被测者固视。立体知觉图片的规格如图 15-37 所示。图 15-38 为检测立体视知觉画片中的一种。其立体层次从远至近的依次为：大环、中环、上点、小环、中间点。图 15-39 是一种比较常见的立体知觉图片。

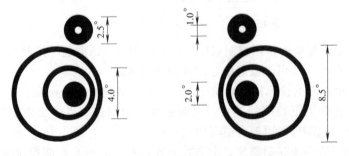

图 15-37　立体知觉检测画片规格示意图

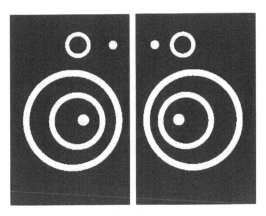

图 15-38 立体知觉检测画片示意图

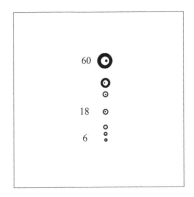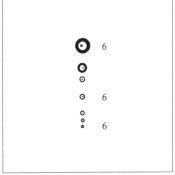

图 15-39 常用的立体知觉检测画片举例

这类图片的作用是检测双眼同时知觉功能、双眼立体视知觉。假如被测者单眼抑制、没有双眼立体视知觉能力，就无法分辨各个图形相互间的层次。

### 三、同视机检查程序

**1.同视机检查的准备**

使用同视机进行双眼视功能检测之前，首先要做好相关的准备工作，这些准备工作包括以下三项内容。

（1）常规检查

在常规检测中，最起码应当注意对外眼的常规检测，如角膜反光点的检测以及是否存在眼球震颤等。

（2）屈光检测

在被测者进行同视机检测之前，必须对其进行远用屈光矫正镜度检查、测量远用瞳孔距离。在进行双眼视功能检测之时，应当应用远用屈光矫正镜度、远用瞳孔距离。

（3）检测姿势调整

调整患者的座位及台子的高度，以便使被检测者能在舒适的姿态下接受检测、训练。

**2. 测定斜视角**

使用同视机可以对 Kappa 角、主觉斜视角和他觉斜视角进行检测。

（1）Kappa 角测定

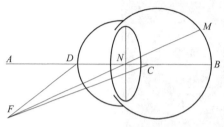

图 15-40 Gamma 角、Alpha 角、Kappa 角

使用同视机可以对被测者进行 Alpha 角和他觉角的检测。需要说明的是：Alpha 角很不容易测量精确，大多以 Kappa 角代替（图 15-40）。图中 $AB$ 为被检测眼的主光轴，$F$ 为被测者的注视点，$D$ 为角膜前顶点，$N$ 为节点，$C$ 为眼的旋转中心。$\angle ACF$ 为 Gamma 角，$\angle ANF$ 为 Alpha 角，$\angle ADF$ 为 Kappa 角。从图中不难看出，Kappa 角是我们可以直接观察到的和斜视有关的角度。

测量 Kappa 角必须使用特殊的画片（图 15-41），被测者注视点，倘若观察到被测者角膜上的反光点偏向鼻侧，其 Kappa 角的性质为正性，也称为阳性 Kappa 角；被测者角膜上的反光点偏向颞侧，其 Kappa 角的性质为负性，常称为阴性 Kappa 角。对被测者存在角膜反光点偏移者须检测其 Kappa 角的角度。检测方法是：请被测者注视 Kappa 角专用检测画片，先后从中心注视点向内、向外进行逐格移动。当注视到某一幅小图恰好其反光点位于角膜中心时，与该幅小图相对应的数字就是该被测者的 Kappa 角的数值。

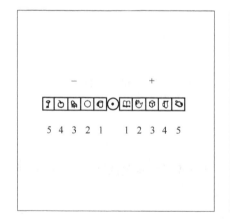 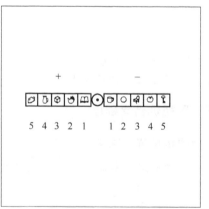

图 15-41 测量 Kappa 角的画片

（2）主觉斜视角测定

图 15-42 所示的图形则是检测被测者水平方向与垂直方向上主觉斜视角的画片，检测方法与检测 Kappa 角的方法相同。根据偏向方向（内、外；上、下），可以分别记作：向上（H＋）、向下（H－）；向内（V＋）、向外（V－）。如：向内偏斜 $3^{\triangle}$，记作 $V＋3^{\triangle}$。

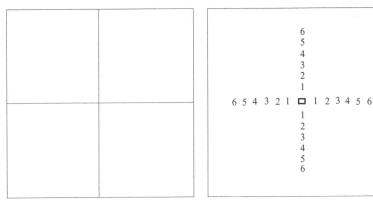

图 15-42　测量主觉斜视角画片

（3）他觉斜视角测定

被测者的双眼都具有良好的固视能力，检测者就应当在其左、右眼分别固视时进行分别测定。检测时所使用的画片应达到两个要求：被测者恰好能够看清；保证被测者能够固视画片注视中心点。

检测中，引导被测者注视被照亮的画片中的注视点，检测者调整同视机镜筒的方向，直至两眼的角膜反光点达到一致。此时镜筒上所显示的角度就是被测者的他觉斜视角。

检测时检测者也可以采用：先将左侧照明先行关闭，待右眼已经精确固视后再打开左侧眼照明之时，同时关闭右侧照明。再由右眼注视转向左眼注视之时，被测者的左眼必然会发生转动。后打开照明时，被侧眼发生由内向外转动时，检测者就需要将镜筒向集合的方向调整；被侧眼发生由外向内转动时，检测者就需要将镜筒向散开的方向调整。如此反复开、闭左右眼的照明，不断调整镜筒的方位，直至交替开、闭照明眼球不再转动，此时镜筒上所显示的角度就是被测者右眼固视时的左眼他觉斜视角。再用相同的办法测定左眼固视时的右眼他觉斜视角。

如斜视眼固视不稳定、眼球摆动甚至不能固视时，检测者应先选择两幅图形大小不同的画片，将较小的画片置于固视眼前，将较大的画片置于斜视眼前。根据斜视性质，调整同视机镜筒的方向，直至角膜反光点居于两眼角膜中心时止。此时镜筒上所显示的角度就是被测者的他觉斜视角。

使用同视机进行斜视角的检测是对斜视进行精确检测的一种手段，这种检测方法，不但可以精确测量斜视的量，对斜视原因的认定也有一定的作用。

**3. 双眼视功能检测**

（1）双眼同时视知觉的检测

检测者对被测者进行双眼同时视知觉的检测之时，应选用图形较大的画片，如足球队员与球门（图 15-27）。检测中，同视机镜筒的调整应由被测者自行操作。调整至足球队员站到球门中央为止，此时镜筒所指示的刻度就是被测者的自觉斜视角。倘若自觉斜视角与他觉斜视角相等，说明被测者具有同时视知觉功能（即双眼视网膜对应正常）。倘若自觉斜视角与他觉斜视角不等，说明被测者的同时视知觉功能存在异常视网膜对应，自觉斜视角与他觉斜视角之差就是异常对应角。

假如被测者有下列表述与行为也应视为异常：

第一种表述：看不到球门（或看不到足球运动员）。说明被测者只有单眼视觉，应判定被测者为单眼抑制，该被测者没有双眼同时视知觉功能。

第二种表述：球门（或足球运动员）瞬间消失又重新出现。说明被测者某一侧眼存在间歇性抑制现象，应判定单眼间歇性抑制。从双眼视功能上看，该被测存在同时视知觉间歇性丧失的症状。

第三种表述：球门与足球运动员交替消失、出现。此为交替注视。

第四种表述：足球运动员一会儿站在球门的左侧、一会儿站在球门的右侧。当出现这种情况时，就会出现不断来回调整同视机镜筒方向，力图使足球运动员站在球门中央的现象。这说明被测者双眼的同时视功能是不稳定的，存在视网膜对应的游走现象。

检测者在对被测者进行检测时，倘若存在两个视像刚一接近就立即向对侧分开的现象，说明被测者在融合点处存在抑制。在视像发生交叉换位时，将同视机镜筒所显示的角度与他觉斜视角进行比较：两者相等者，为交叉性视网膜对应；两者不等者，为交叉性视网膜异常对应。

在检测中被测者在任何角度上，都不能使双眼的视像重合，说明没有双眼的视网膜对应。

（2）双眼融合功能的检测

① 双眼融合功能同视机检测的基本概念。双眼融合功能是在双眼同视功能基础上的一种视觉功能。因此，检测完双眼同视功能以后，就应当继续检测双眼的融合功能。即便是双眼同时视功能存在障碍，只要被测者存在主觉斜视角，都应当进行双眼融合功能的检测。

进行双眼融合功能的检测，必须使用检测融合功能的专用画片。如前文所述的图15-34（小孩）、图15-35（楼阁）、图15-36（运动员）三组图形，这三组图中，小孩图形画片是检测水平方向外围视野的，楼阁图形画片是所检测则是视野的中央区域，运动员图形画片检测的是垂直方向外围视野的。通常情况下，这三种图形的画片都要进行检测，以便全面了解双眼融合功能的状况。当然，单独使用其中一种也是可以的。

双眼融合功能的检测方法有两种。一种方法是同视机检测法；另一种则是三棱镜检测法。实际屈光检测工作中，使用更多的是后一种方法。

② 双眼融合功能同视机检测的两种方法。

第一种，同视机检测法。使用同视机进行双眼融合功能的检测，一般可以分成以下4步：

第1步，将双眼的画片置于被测者可以清晰判定为两幅图的分散状态。

第2步，令被测者调整镜筒的位置，直至两图重合。检测者将镜筒锁定在融合挡位，使镜筒只能做相向同步运动。

这里需要强调：两图重合是指具有图中所有控制点的重合。

第 3 步，请被测者做镜筒的集合（辏）调整，直至重合图像再次一分为二，记住此时镜筒所显示的角度。这一角度一般为：25°～30°。

第 4 步，请被测者做镜筒的散开（辐）调整，直至重合图像再次一分为二，记住此时镜筒所显示的角度。散开的角度一般为 4°～6°。

垂直方向上散开的角度较上述水平散开的角度要小，一般为 2°～4°。

第二种，三棱镜检测法。使用三棱镜检测双眼融合有两种选择。一种是旋转棱镜，另一种是单片三棱镜。用综合验光仪检测屈光镜矫正度者，因仪器本身设置有旋转棱镜，故习惯于用旋转棱镜进行检测。使用验光镜片进行检测者则习惯于用单片三棱镜进行检测。具体检测程序可以分为 7 步：

第 1 步，令被测者用双眼注视 5m 远处的远用视力表 0.1 的视标（或点状视标）。

第 2 步，在被测眼前加入底向外（BO）的三棱镜，逐渐加大三棱镜度直至单一视像分为两个。此时所使用的三棱镜度就是被测者视远时所具有的集合储备力。远距离的集合储备力通常为 25△。

第 3 步，取消底向外（BO）的三棱镜，再次加入底向内（BI）的三棱镜，逐渐加大三棱镜度直至单一视像再次分为两个。此时所使用的三棱镜度就是被测者的视远时所具有的负向集合储备力。远距离的负向集合储备力通常为 $4^{\triangle} \sim 8^{\triangle}$。

第 4 步，令被测者用双眼注视 0.3m 远处的近用视力表 0.1 的视标（或点状视标）。

第 5 步，在被测眼前加入底向外（BO）的三棱镜，逐渐加大三棱镜度直至单一视像分为两个。此时所使用的三棱镜度就是被测者的视近时所具有的集合储备力。近距离的集合储备力通常为 $25^{\triangle} \sim 35^{\triangle}$。

第 6 步，取消底向外（BO）的三棱镜，再次加入底向内（BI）的三棱镜，逐渐加大三棱镜度直至单一视像再次分为两个。此时所使用的三棱镜度就是被测者的视近时所具有的负向集合储备力。近距离的负向集合储备力通常为 $16^{\triangle} \sim 18^{\triangle}$。

第 7 步，依上述方法，检测远距离与近距离的垂直融合储备力。垂直方向上的融合储备力通常为 $3^{\triangle} \sim 4^{\triangle}$。

应用同视机还可以对被测者非正视方向的注视进行融合力的检测。其方法是：将镜筒锁定在融合挡位，操纵双侧镜筒向同一方向的侧方移动。此时，被测者倘若不能继续保持双眼的融合状态，就说明被测者存在双眼融合无力。

（3）双眼立体视功能的检测

双眼视功能检测中最高级别视功能的检测为立体视功能的检测。立体视觉功能与双眼融合功能有什么区别呢？表 15-44 从 6 个方面进行了对照。从这 6 个方面的对比中，可以得到某些警示。在此笔者仅举一点为例：对于存在立体视觉的人，在其近点距离时的立体视觉能力最强。因此，在进行屈光学检测时，可以不拘泥于立体视觉检查图谱所规定的检测距离。只要检测出被测者具有裸眼立体视觉的功能，被测者在获得屈光矫正后也同样应当具有立体视觉功能。这显然与验光师工作有着极其重要的联系。

**表 15-44　双眼融合功能和立体视功能的区别**

| 视功能 | 基础 | 功能质量 | 运动 | 方向 | 定位类别 | 注视距离 |
|---|---|---|---|---|---|---|
| 融合功能 | 以减少双视差为目的 | 双眼视像差异越小，融合越充分 | 与眼的运动有关（力图减小双眼差异） | 各个方向的物像刺激都会诱发融合 | 两维（平面）定位 | 在任何注视距离都可以发生 |
| 立体视功能 | 以两眼视差为基础 | 双眼视差越小，立体视产生越困难 | 与眼的运动无关 | 主要反映在水平方向 | 三维（空间）定位 | 随注视距离加大而逐渐减弱① |

① 一般认为，当视距＞150～200m 时立体视觉会完全消失。但据笔者的观察立体视觉消失点的距离要比 200m 远的多。

进行立体视觉的检测，必须使用立体检测画片。在检测中，一般大多使用较为简单的图形作为画面，如图 13-37 所示。成年人也可以使用较为复杂一些的画面。

使用同视机进行检测时，应注意将镜筒略呈集合状态放置，这样更便于立体视觉的检测。

### 四、同视机在双眼视功能矫治训练的 17 种应用

在使用同视机进行双眼视功能的训练中，诸多前辈多年以来为我们积累了大量的经验，设计了众多的方法。在这方面，以赫雨时先生（图 15-43）的工作最为显著。

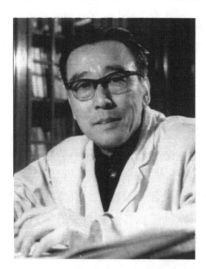

图 15-43　赫雨时，国内斜视与弱视学的莫基人之一

下面笔者特将赫雨时先生以公开发表形式介绍过的方法为主，并以孟祥成先生提出的方法作为补充，将使用同视机进行双眼视功能训练的方法简介如下。

使用同视机对视网膜异常对应进行矫治训练，赫雨时先生介绍了黄斑部刺激法、两眼视网膜动力刺激法、本体感觉定位法、交替刺激法、闪烁刺激法五种方法。孟祥成先生又从闪烁刺激法中心分离出了单侧闪烁刺激法、双侧同步闪烁刺激法这两种方法和交替视训练法。从各种文献上看，可以查阅到的用于视网膜异常对应性训练的方法共计 17 种。在此，特将这 17 种方法简要介绍如下。

#### 1. 黄斑部刺激法

通过同视机实施黄斑部刺激法对被测者进行对视网膜异常的矫治训练，所使用的画片为双眼融合画片及双眼同时知觉画片。具体矫治方法如下：

第 1 步，将同视机的镜筒固定在他觉斜视角的位置。

第 2 步，令被测者以某一眼注视同侧镜筒内的画片，并保持次镜筒处于固定位置。

第 3 步，检测者将另一侧镜筒在 6°范围之内做水平方向的快速移动。

视网膜对应正常者，看到的由检测者控制的画片在固定位置的图形上做快速的往复性掠过运动。对视网膜对应异常者，赫雨时先生、孟祥成先生都一致认为：所看到的两幅画片是呈分离状态的。赫雨时先生还特别强调：分离的图像会逐渐接近，然后又转为向对侧分开。

此阶段中，可以令被测者注视侧镜筒作追随运动。

第 4 步，检测者逐渐减少镜筒的运动幅度并停留在他觉斜视角的位置上。当镜筒停留在他觉斜视角的位置上，被测者能发现两幅画片呈现瞬间重合时，检测者应使镜筒迅速稍稍移转一些，以免发生抑制。训练中抑制发生的表现是：当两幅画片接近时，一侧画片会突然消失。当抑制发生时的处理方法是：将两幅图稍稍上下错开。使用具有上下控制点的画片可以避免训练中抑制现象的出现。在使用这种方法进行训练时，应记住赫雨时先生的话：令被测者以较多抑制的眼做固视，而刺激正常固视眼，这样做视功能的进步较快。

第 5 步，使用追随捕捉训练、追逐捕捉训练继续进行相关的训练。

使用这种方法的不足就是视像快速通过黄斑，有时不易引起被测者的注意。

**2. 两眼视网膜动力刺激法**

进行这项训练，使用同时知觉画片、双眼融合画片都可以，但以具有中心控制点的融合性图片为佳。此种方法只适用于能够合作，两眼可以正视前方，斜视角恒定不变，抑制较深的被测者。在实际训练中，一般主张选择图形较小的同时知觉或有中心控制点的融合性图片，以保证对视网膜黄斑的刺激。具体训练方法如下：

第一步，将同视机的镜筒固定在他觉斜视角，令被测者通过镜筒注视正前方。

第二步，检测者操作双侧镜筒在水平方向做快速往复性运动，实施对双眼视网膜对应点进行刺激。镜筒的运动幅度应根据抑制范围的大小而定：抑制范围大，镜筒的移动幅度就应当大；抑制范围小，镜筒的移动幅度就应当小。

第三步，逐渐减慢镜筒的运动幅度直至停止后画片仍能重合为准。

**3. 本体感觉定位训练法**

本体感觉定位训练法是一种对异常视网膜异常对应进行矫治训练的方法。适用于头脑较为灵活、注意力比较集中、动作较为协调的被测者。所使用的画片大多为同时知觉画片。本体感觉定位训练方法的具体操作是由三个步骤组成的。

第一，设定镜筒位置：将镜筒固定于他觉斜视角与主觉斜视角的平均值位。如被测者被诊断为完全性异常视网膜对应、左眼内斜 30°，将镜筒置于 15° 位置。在此位置上，被测者左眼的视像将出现于右眼视像的右侧（倘若被测者为正常视网膜对应，其左眼的视像则将出现于右眼视像的左侧）。

第二，教会被测者正确看：

① 令被测者先看其中一个图片，再注视另一图片。反复几次。

② 告知并引导：左眼注视时，左眼是从右向左转；右眼注视时，左眼是从左向右转。重复几次至体验到注视时眼转动的方向时止。

③ 告知讲解：眼球转回注视位时，该眼的视像在同侧。被测者反复体验至能正

确判断画片的位置。此时被测者的操作性反射已经建立，可以进入矫治训练。

第三，调整设备训练融合：被测者通过自己对镜筒的进行控制操作进行训练。此种训练法对已经建立起牢固的异常视网膜对应者无效。

**4. 交替刺激法**

对共同性内斜视被测者，为了刺激被测者鼻侧视网膜；对共同性外斜视被测者，为了刺激被测者颞侧视网膜，都须将同视机的镜筒置于略小于他觉斜视角的位置。

让被测者用左、右眼交替注视画片，力争使两幅画片重合。

**5. 闪烁刺激法**

进行这项训练可以选用同时知觉画片或双眼融合画片。选用画片也可以一眼选用黄斑型画片，另一眼用包含有黄斑型的画片。训练时须将两镜筒置于他觉斜视角。交替开关左、右眼的照明灯光，开关速度由慢逐渐加快，诱导双眼同时注视画片并重合。

**6. 单侧闪烁刺激法**

在这种训练法中，健眼所使用的画片为黄斑知觉画片，抑制眼所使用的为旁黄斑知觉画片。训练时须将两镜筒置于他觉斜视角。使抑制眼侧的灯光进入闪烁状态（或使该侧图片振动），闪烁（或振动）的速度由慢逐渐加快，反复训练，直至黄斑知觉画片的图形进入旁黄斑知觉画片中。

**7. 双侧同步闪烁刺激法**

这项训练可以选用同时知觉画片或双眼融合画片。

第一步，训练时须将两镜筒置于他觉斜视角，并令受训者通过镜筒注视前方。

第二步，打开双侧照明。最初的照明设置：患眼的光强应高于健眼，以便激发患眼兴奋性和提高患眼对视标的分辨力。

第三步，双眼同时闪烁照明：

① 对闪烁的控制，应采取闭灯时间长、开灯时间短的方式进行。被测者反复接受闪烁训练，直至抑制被消除。

② 抑制消除后，逐渐延长开灯时间。

③ 直至能同时视为止。

**8. 交替视训练法**

这种方法是在交替刺激法的基础上，在不断达到双眼同时知觉的条件下，逐渐将镜筒位置向他觉斜视角接近，直到达到在他觉斜视角的位置上实现双眼同时知觉。

**9. 排除抑制法**

当受训练者在使用同时知觉画片已经能够产生知觉视像的重叠之时，接下去的训练应为主觉训练。下面以狮子与兽笼画片为例介绍 3 种克服抑制的方法。

**10. 出入笼训练法**

将同视机的镜筒置于他觉斜视角位置。将一侧镜筒位置固定；令受训练者手扶另一侧镜筒的手柄操作镜筒移动。假如训练用的图片是狮子与兽笼的话，就会看到狮子进、出兽笼的现象：狮子在兽笼的右侧……狮子在兽笼之中……狮子在兽笼之左……狮子在兽笼之中……狮子在兽笼的右侧……如此反复。这种动物的出入兽笼训练，可以实现良好的双眼刺激。这种训练方法的作用就是预防抑制的发生。

### 11. 追随捕捉训练法

在这种训练中由检测者控制一侧的镜筒，由受训练者控制另一侧的镜筒。当狮子入笼后，检测者将镜筒向左方或右方移动几度，被测者也应向同侧方向转动镜筒，力争使狮子处于兽笼之中。这种训练不但对刺激视细胞、克服抑制现象是有利的，而且对训练眼外肌的力量是有一定作用的。

在以上两种训练方法中，应注意以下两个问题：

① 狮子进笼的时间不宜过于拖沓，延迟。否则就会重新出现抑制。

② 受训练者操作一侧镜筒时，宜操作放置兽笼画片侧镜筒，这种将狮子放进兽笼的方法更能集中其对操作的兴趣与注意力。

### 12. 同向移行训练法

令受训练者通过镜筒观察狮子与兽笼，并将狮子置于兽笼之中。检测者锁定两镜筒的角度。使两侧镜筒向左侧或右侧同步转动（转动时须使狮子始终处于兽笼内）。训练中，应逐渐缩小两镜筒的夹角，直至两镜筒均处于0°或最小角度时，狮子仍居于兽笼之中。此时，去掉屈光矫正眼镜，继续训练，再次达到两镜筒处于0°或最小角度时，狮子仍居于兽笼之中之时，这就说明被测者已经能够在放松调节的情况下保持双眼的融像能力。通过应用这种同向移行训练法进行训练，能够防止任意一只眼被抑制。

### 13. 融合功能训练法

对融合功能进行训练可以试用下面介绍的方法。进行融合功能的训练，必须选用合适的画片，选择的依据是：

① 必须选择融合画片；

② 受训练者融合比较弱时，应选择图形简单、色彩艳丽者为佳；

③ 训练集合力时，应选用较为精细的画片，以便通过调动调节达到强化集合的作用；

④ 根据训练范围的需求选择适宜的画片。

### 14. 分、合训练法

将融合画片置于双侧镜筒之内，由受训练者操作镜筒使两个图像重叠为一个完整的图像，分离，再重叠，再分离，反复进行。

### 15. 追逐重合训练法

在这种训练中，由检测者控制一侧镜筒，由受训练者控制另一镜筒。当两侧的画片重合时，检测者转动镜筒5°使视像分离。受训练者转动镜筒，使自己操控的图像追逐始动图像并与之重合，反复操作20次，稍事休息后再重复。此训练法可以在有效促进融合、克服抑制的同时，还可以使眼外肌的肌力得到有效的改善。

### 16. 侧视运动训练法

这种训练法与追逐重合训练法大致相近，其不同点则是侧视运动训练法对镜筒向侧方转动时双眼的融合功能的训练较为关注。这种训练法对轻度非共同性融合障碍的矫治是有一定作用的。

### 17. 聚散共同运动训练法

应用聚散共同运动训练法仍要使用融合画片。使用立体知觉画片，也可以取得比较好的训练效果。具体训练步骤如下：

第一步，将融合画片置于同视机中。

第二步，请受训练者注视镜筒，并将立体画片的视像重合。锁定镜筒的角度。

第三步，使镜筒作集合与散开的同步运动。

① 增加散开角度时，应引导受训练者放松调节（也可加入适当的凸透镜）。也可以采用让受训练者在注视远目标后，迅即注视画片的方法。也可以采取集合后渐渐散开的训练予以解决。

② 增加集合角度时，可以采用让受训练者在注视极近目标后，迅即注视画片的方法。也可以引导受训练者加强调节（也可加入适当的凹透镜）。

应用这种方法进行训练，可以使受训练者调节与集合的不协调关系得到适当的改善。

以上关于同视机的应用，我们之所以用了较大的篇幅，是出于三个方面的考虑：

① 关于同视机的应用方面的介绍很少，笔者只想为大家提供一份可供查阅的资料；

② 是为了缅怀赫雨时先生对斜、弱视矫治工作所作的贡献；

③ 随着现代化眼科器械与屈光检测、矫治设备不断更新与普及，同视机的应用应当在 5～10 年期间成为一项相对较为普及的设备。眼科医务工作者、从事眼屈光学的工作者、从事实际工作的验光师及青少年眼保健矫治的人员了解这方面的知识是非常必要的。这就是笔者特别将赫雨时先生关于同视机应用的知识介绍给各位读者的初衷。

当然，同视机在实际工作中，不仅可以应用于弱视眼，也可以应用于斜视眼，既可以用其进行检测，也可以应用这种设备进行视觉功能以及眼外肌的训练。这一设备在我国的眼镜零售行业并非没有出现过，从相关的历史资料不难确定，同视机在精益眼镜公司、北京大明眼镜公司都曾经出现过，什么原因遭到弃用，不得而知。

目前，生产的同视机，大多采用彩色图片，但画片的像质相对较差。客观讲，彩色图片的清晰度远没有黑白图片清晰，从道理上讲，不清晰的画片，辨识的难度就会增加，会不会影响检测、训练的效能，但目前尚无相关的报道。但是，提高画片的像质显然是生产厂家应当尽快完善的一个不能忽视的环节。

这一设备什么时候再次进入眼镜零售行业，进入青少年眼保健矫治领域，确切的时间较难预测，但是，在隐斜视、斜视及弱视矫治中，同视机是一种既可以用于诊断又可以用于治疗的较大型的设备，也是进行眼外肌功能训练的一种设备，重新进入这一领域则是必然的趋势。

隐性斜视、显性斜视是眼科、视光门诊、验光配镜经常遇到的问题，但是就其矫治方面来讲，目前还显得重视程度不够，基本上说，隐性斜视处于被忽略的状态，对于显性斜视来说则是过度追求手术治疗，当然手术几乎是解决显性斜视不可替代的办法，但是如何发挥屈光矫正、视功能训练的长处，以便使隐性斜视、显性斜视矫治工作达到更完善的层次，这还需要我们做更多的工作。

# 参 考 文 献

[1]　毕华德.眼科屈光学及其测定法.北京：人民卫生出版社，1955.

[2]　吴燮灿.眼科临床检查法.杭州：新医书局，1951.

[3]　孙桂毓.眼的屈光学概论.北京：人民卫生出版社，1954.

[4]　赫雨时.临床眼肌学.上海：上海科学技术出版社，1963.

[5]　杨雄里.生理光学——眼的光学与视觉.北京：科学出版社，1980.

[6]　赫雨时.斜视.天津：天津科学技术出版社，1982.

[7]　杨维周.眼的解剖、生理和临床检查.北京：科学技术文献出版社，1982.

[8]　刘家琦.实用眼科学，北京：人民卫生出版社，1984.

[9]　宋振英.眼科诊断学，北京：人民卫生出版社，1985.

[10]　荆其诚，焦书兰，纪桂萍.人类的视觉.北京：科学出版社，1987.

[11]　徐广第.眼屈光学.上海：上海科学技术出版社，1987.

[12]　宰春和.神经眼科学.北京：人民卫生出版社，1987.

[13]　孟祥成.儿童视力不良与斜视.哈尔滨：黑龙江人民出版社，1988.

[14]　谢培英.角膜接触镜.北京：人民卫生出版社，1991.

[15]　王超廷，崔国义.眼科大词典.郑州：河南科学技术出版社，1991.

[16]　徐宝萃，徐国旭.眼屈光学.哈尔滨：黑龙江科学技术出版社，1992.

[17]　陈长生.眼屈光学基础.北京：新时代出版社，1993.

[18]　汪芳润.近视眼.上海：上海医科大学出版社，1996.

[19]　李俊洙.实用小儿眼科学.北京：北京医科大学、中国协和医科大学联合出版社，1996.

[20]　陈林义.儿童眼病诊断与治疗.合肥：中国科学技术大学出版社，1997.

[21]　藤守尧，朱疆源.艺术与视知觉.成都：四川人民出版社，1998.

[22]　孙葆忱.临床低视力学.北京：华夏出版社，1999.

[23]　麦光焕.现代斜视治疗学.北京：人民卫生出版社，1999.

[24]　刘宝钟，金登洲.眼镜制作加工和调整.重庆：国家职业技能鉴定所，2000.

[25]　金登洲等.双眼视功能检查.重庆，2001.

[26]　阎洪禄，于秀敏.眼生理学.北京：人民卫生出版社，2001.

[27]　阎洪禄，高建鲁.小儿眼科学.北京：人民卫生出版社，2002.

[28]　杨雄里等.神经生物学.北京：科学出版社，2003.

[29]　杨景存.眼外肌病学.郑州：郑州大学出版社，2003.

[30]　呼正林.实用渐进眼镜学.北京：军事医学科学出版社，2004.

[31]　孙葆忱.低视力学.北京：人民卫生出版社，2004.

[32]　王满堂.视觉与知觉生理学.台北：艺轩图书出版社，2004.

[33]　李发科.趣论眼睛.长沙：中南大学出版社，2005.

[34]　王益明，何明裕.基础验光检查程序.台北：艺轩图书出版社，2005.

[35]　李凤鸣.中华眼科学.第二版.北京：人民卫生出版社，2005.

[36]　徐广第.眼科屈光学.第四版.北京：军事医学科学出版社，2005.

[37]　施殿雄.实用眼科诊断学.上海：上海科学技术出版社，2005.

[38]　呼正林.眼与眼镜200问.北京：军事医学科学出版社，2005.

[39]　王满堂.临床验光学.台北：艺轩图书出版社，2005.

［40］ 谢培英，迟蕙.眼视光医学检查和验配程序.北京：北京大学医学出版社，2006.

［41］ 中华医学会.临床诊疗指南（眼科学分册）.北京：人民卫生出版社，2006.

［42］ 褚仁远，谢培英.现代角膜塑形术.北京：北京大学医学出版社，2006.

［43］ 张桂秋.眼科学总论.北京：人民卫生出版社，2006.

［44］ 吴柳庭.验光配镜.北京：中国轻工业出版社，2006.

［45］ 吴燮灿.实用眼镜光学.北京：北京科学技术出版社，2007.

［46］ 吴淑英.儿童低视力保健学.天津：天津科技翻译出版公司，2007.

［47］ 严宏.弱视.北京：科学出版社，2007.

［48］ 汪芳润，尹忠贵.近视·近视眼·近视眼病.上海：复旦大学出版社，2008.

［49］ 袁志兰.眼科疾病诊断流程与治疗策略.北京：科学出版社，2008.

［50］ 呼正林.实用临床验光.北京：化学工业出版社，2008.

［51］ 孟旭霞.老年常见眼病诊断与治疗.北京：人民军医出版社，2008.

［52］ 谢立信.Harley 小儿眼科学.北京：人民卫生出版社，2009.

［53］ 呼正林.眼屈光检测行为学.北京：军事医学科学出版社，2009.

［54］ 呼正林.实用青少年验光配镜.北京：化学工业出版社，2009.

［55］ 呼正林.明明白白配眼镜.北京：化学工业出版社，2009.

［56］ 呼正林.渐进眼镜·原理·验光·配镜.第 2 版.北京：军事医学科学出版社，2008.

［57］ 王增寿.眼科用药指南.北京：化学工业出版社，2010.

［58］ 陈祖基.眼科临床药理学.第 2 版.北京：化学工业出版社，2011.

［59］ 张泳.准分子激光角膜屈光手术案例分析教程.北京：人民卫生出版社，2011.

［60］ 呼正林.临床验光经验集（修订版）.北京：军事医学科学出版社，2013.

［61］ 呼正林.基础验光规范与配镜.北京：化学工业出版社，2016.

［62］ 呼正林.验光操作流程图解.北京：化学工业出版社，2016.

［63］ 呼正林.眼睛健康，自己查.化学工业出版社，2016.

［64］ 呼正林.实用临床验光经验集.北京：化学工业出版社，2017.